《黄帝内经》和《本草纲目》中的

中药养生全典

柴瑞震　主编

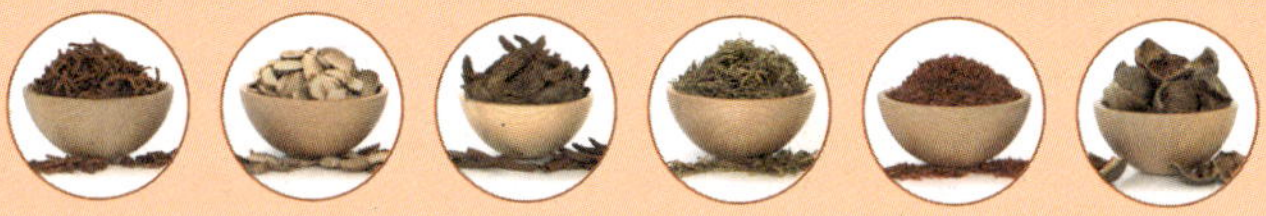

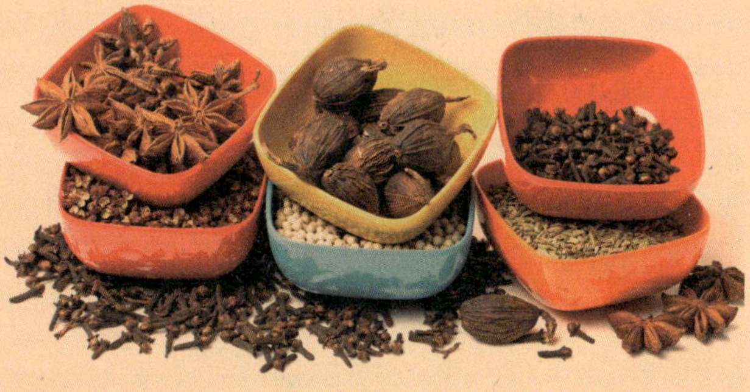

黑 龙 江 出 版 集 团
黑龙江科学技术出版社

作者简介

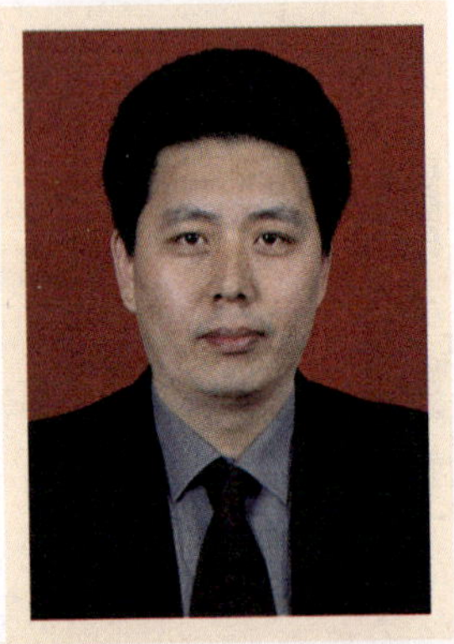

柴瑞震,男,汉族，1963年4月18日生，山西省万荣县荣河镇人，著名中医药学者、主任医师，世界传统卫生组织（WTHO）内科专业委员会副主任专家委员，中华人民共和国卫生部主管的《中华名医论坛》杂志原总编辑，中华中医药教育在线主讲人。

柴瑞震主要从事中国古医籍整理、校释工作及中医四大经典著作的研究，对《黄帝内经》《伤寒杂病论》《金匮要略》及《温病条辨》学说有较大的创新和发展，形成了其独特的学术思想和风格。其先后编著出版了《中国中西医结合内科学》、《中国百年百名中医临床家丛书—柴浩然》《中国当代名医类案》《中医学》《黄帝内经·素问现代研究》《黄帝内经·灵枢现代研究》《伤寒论心悟》《金匮要略心悟》《温病条辨现代研究》《妇产科学》（全国中专教材）《中国现代保健药物食物大全》《内科诊疗学与进展》《现代心血管病的诊断及治疗》《临床心电图诊断与鉴别诊断》《内科学学习指南》《日常饮食的减肥妙用—科学减肥》《常见慢性病营养配餐与食疗—便秘》《糖尿病》《中国药品检验标准规范与药品质控工作法规全书》《全国医院分级与疾病分类标准及医院工作制度配备职责规范》《全国中医诊疗技术标准规范与中医院工作政策法规全书》《中华医学创新成果宝典》等30多本重点医学书籍。撰写了200篇医学学术论文，分别在国内外杂志报刊发表。曾在国内成功地策划、主持了8次重大的中医药学术会议，受到了卫生部及国内同道的高度评价。

柴瑞震的从医业绩、学术思想及科研成果等，刊登在《中国中医药报》《健康报》《中国专利报》及《民主》杂志等上；他的资料还被收载入《世界名人录》《中国知识产权年鉴》《共和国功勋人物志》《中国劳模风采》《中国学术大百科全书》及《国家级科技成果研制功臣名录》等168部大型图书中。其曾多次在人民大会堂、中南海、钓鱼台国宾馆及国务院招待所，受到党和国家领导人的亲切接见及表彰。

序言 Preface

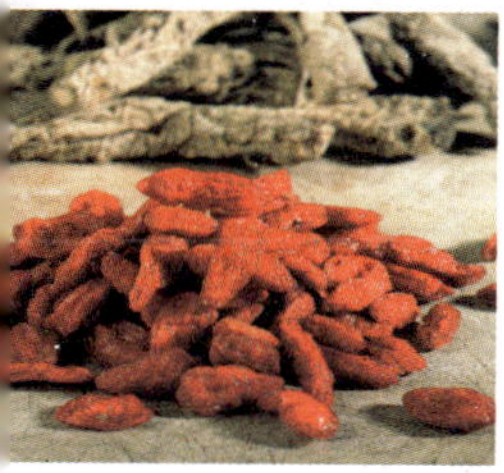
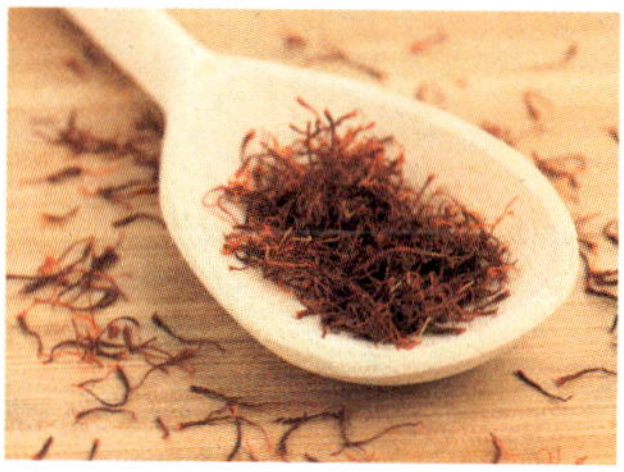
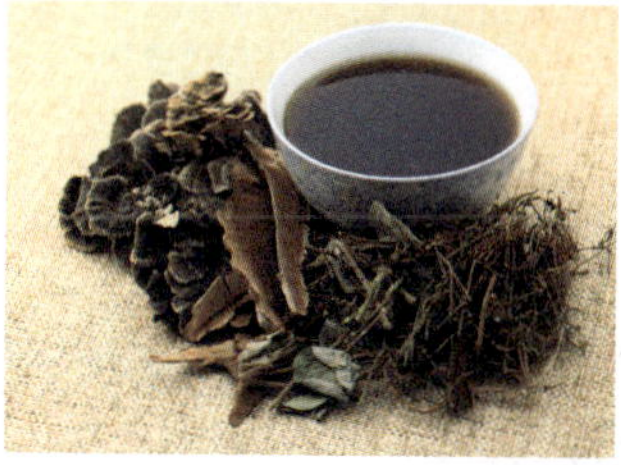
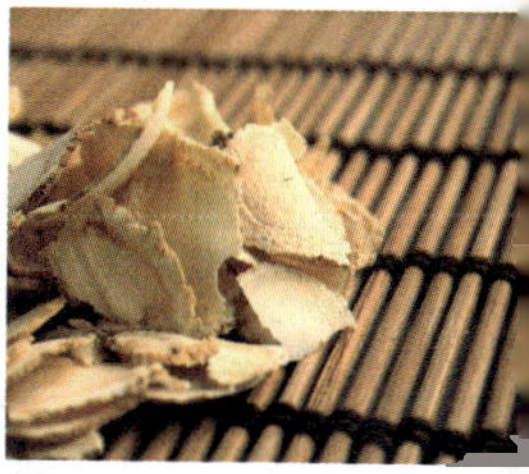

养生指保养、调养、颐养生命，即以调阴阳、和气血、保精神为原则，运用食养、药养、节欲、怡情等多种方法，以达到预防疾病、健康长寿的目的。整个中医学说就是广义的养生学，整个医药和养生体系在《黄帝内经》时代就已经很成熟。《黄帝内经》是我国第一部养生宝典，书中讲到了怎样治病，但更重要的讲的是怎样不得病，怎样使我们健康、长寿。这就是非常重要的思想：“治未病”，正如《黄帝内经》中说：“不治已病治未病，不治已乱治未乱。”主张不治已病，而治未病，同时主张养生、摄生、益寿、延年。

《本草纲目》是由明朝伟大的医药学家李时珍为修改古代医书中的错误而编的，他以毕生精力，亲历实践，广收博采，对本草学进行了全面的整理总结，历时29年编成，30余年心血的结晶，共有52卷，载有药物1892种，其中载有新药374种，收集药方11096个，不仅为中国药物学的发展作出了重大贡献，而且对世界医药学、植物学、动物学、矿物学的发展也产生了深远的影响。

本书共分为上、中、下三篇。上取《黄帝内经》中的养生文化精髓，解释中医学专业术语，以帮助读者更好的理解和阅读本书。中篇集合《本草纲目》中常用的384种药材，并搭配了药膳养生法，以方便读者更好的理解和运用药膳养生。下篇集合了临床上常见的100种疾病，并从疾病症状、病因、食疗原则、宜吃食物、忌吃食物以及药膳调养等方面进行了详细的分析讲解，以方便患者自制药膳居家疗养，早日摆脱疾病困扰。

在现在这个紧张忙碌、节奏紧凑的社会里，养生保健已经是生活必备要件，本书集《黄帝内经》和《本草纲目》之精华，兼顾科学性、实用性和通俗性，是您居家保健、养生治病不可缺少的好帮手。

柴瑞震

目录

Contents

上篇

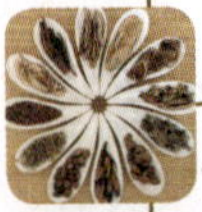

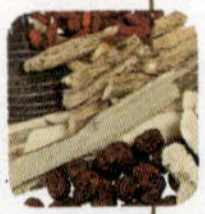

概谈《黄帝内经》中医养生学要领

第一章 《黄帝内经》谈中医养生

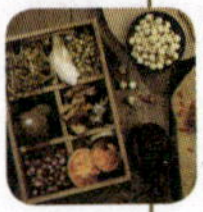

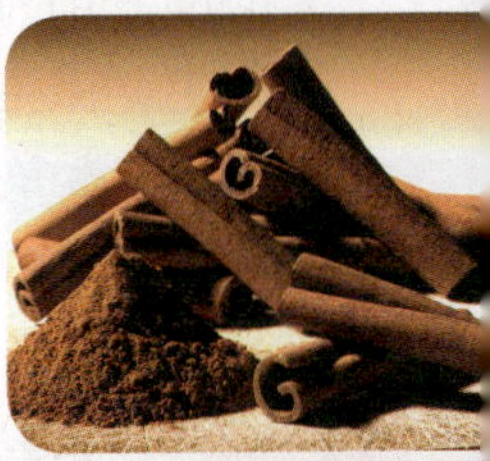

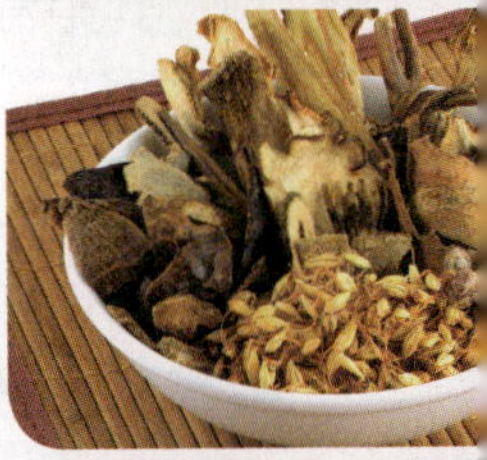

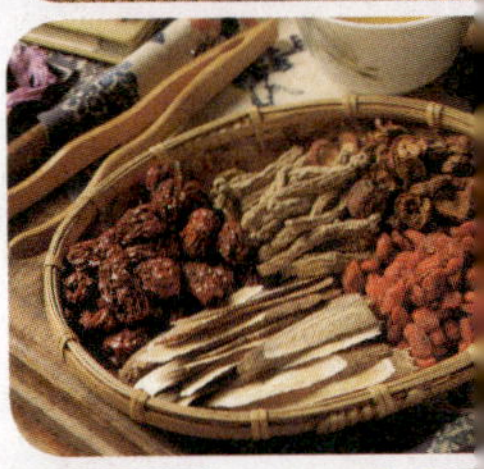

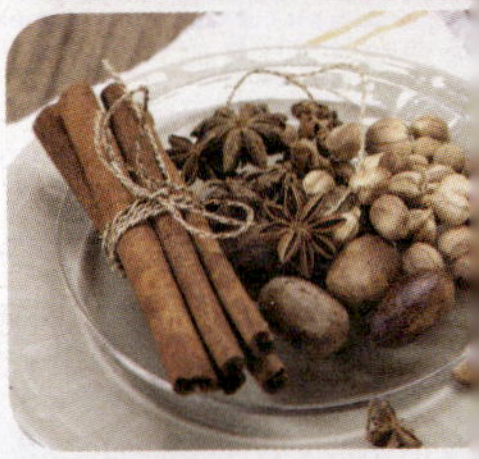

第二章 与中医养生有关的名词解释

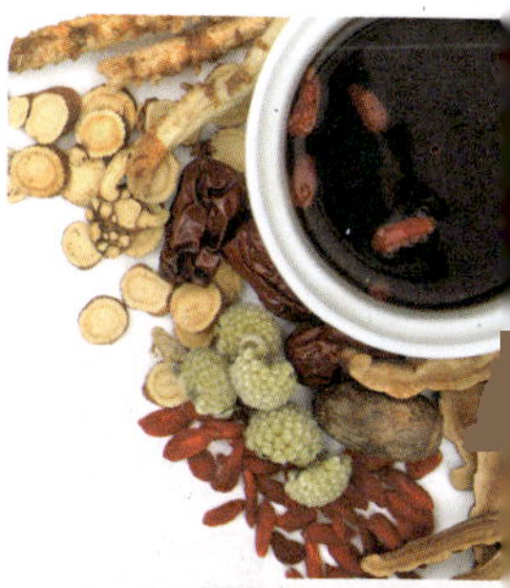

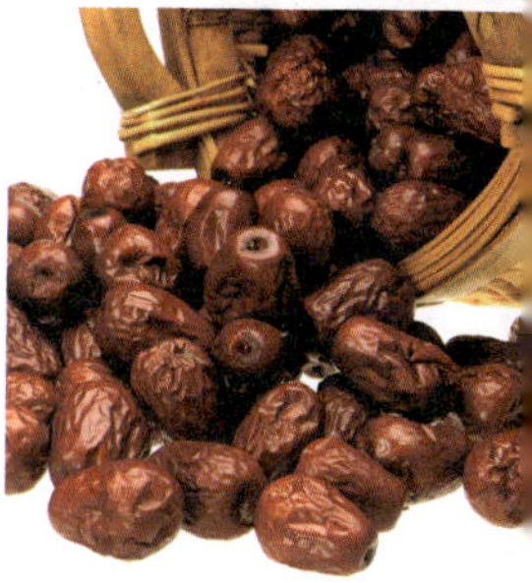

第三章 中药与食物的完美结合：药膳养生

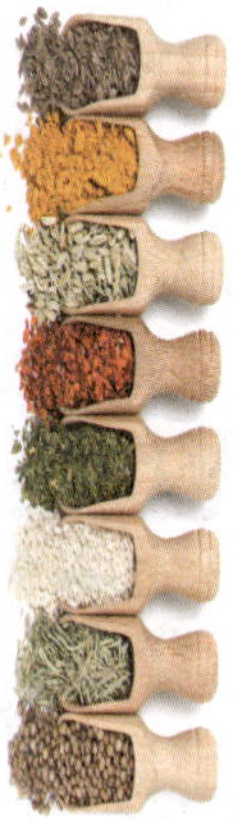

第四章 药膳养生与个人体质密切相关

目录

Contents

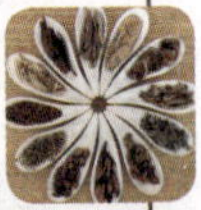

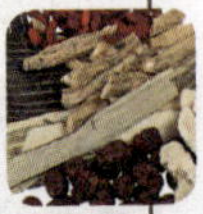

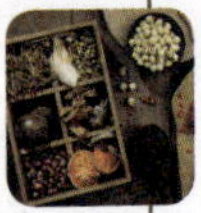

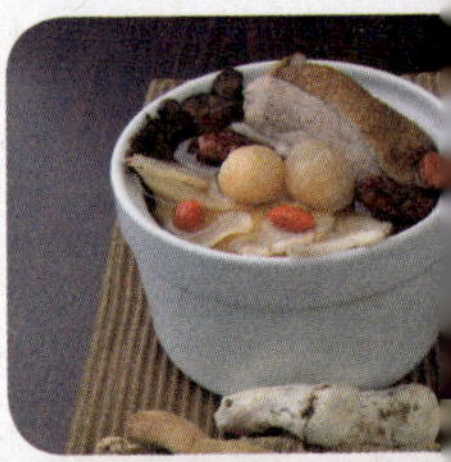

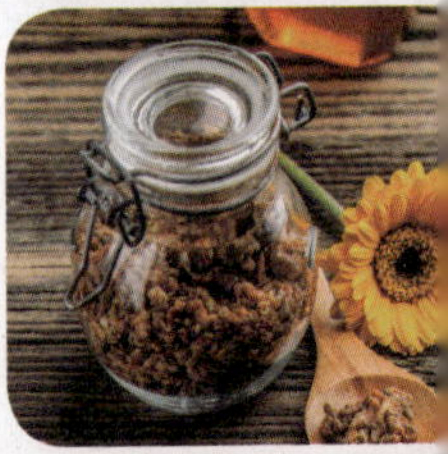

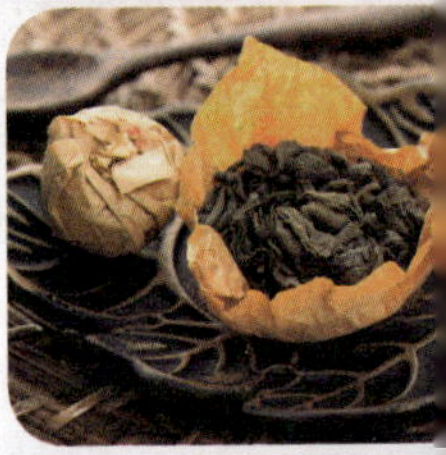

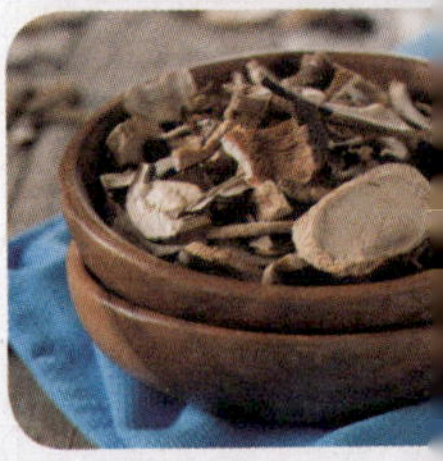

中篇

细数《本草纲目》384种中药品类、功效与养生法

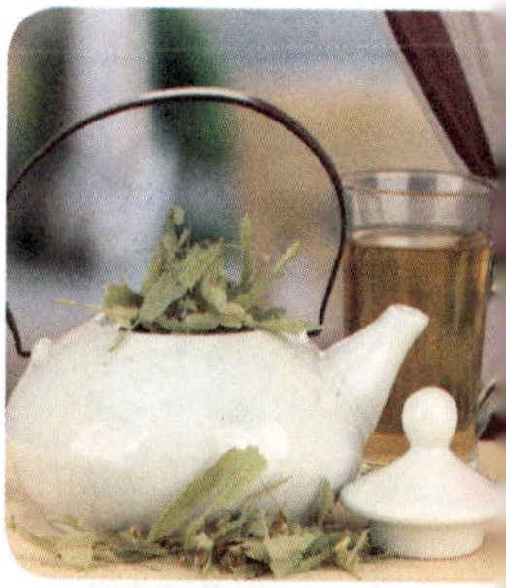

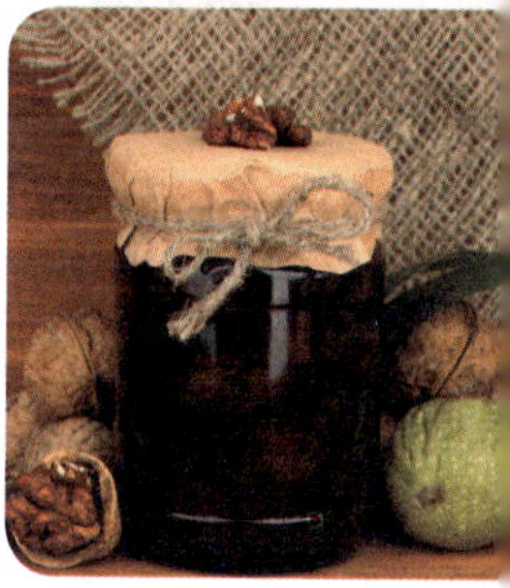

第一章　益气类本草养生法

第二章　补血类本草养生法

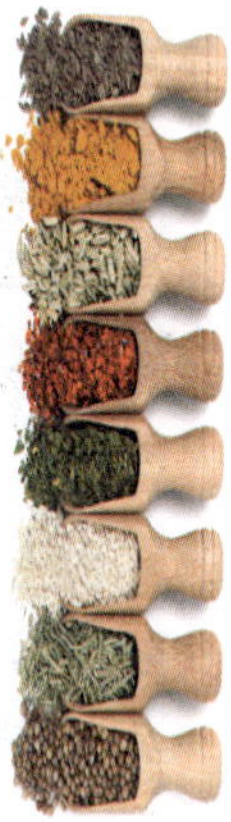

第三章　滋阴类本草养生法

目录

Contents

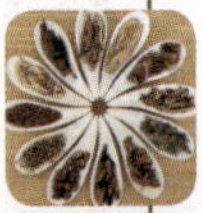
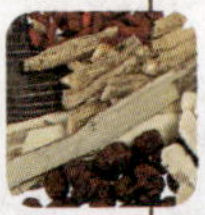

第四章 壮阳类本草养生法

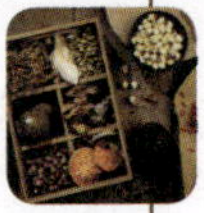
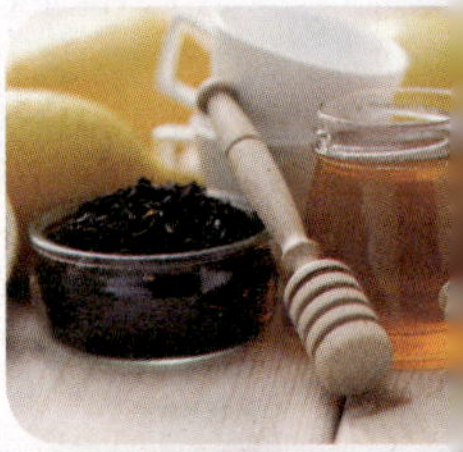
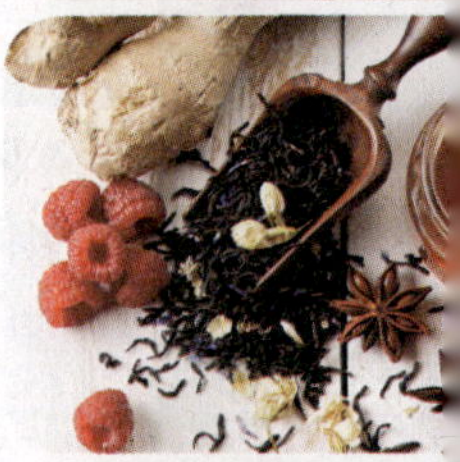

第五章 解表类本草养生法

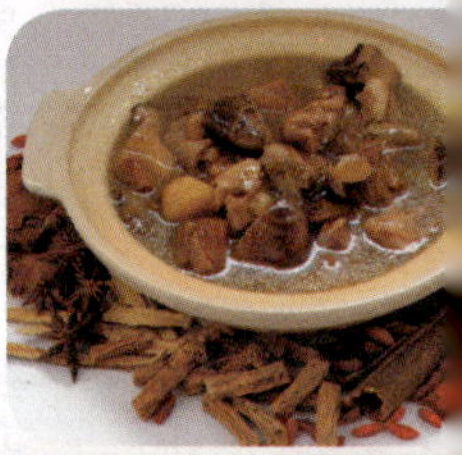
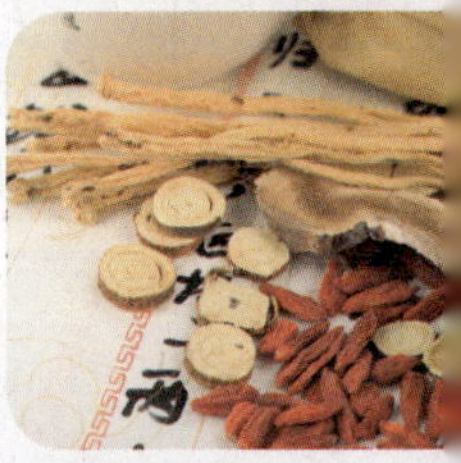

第六章 清热类本草养生法

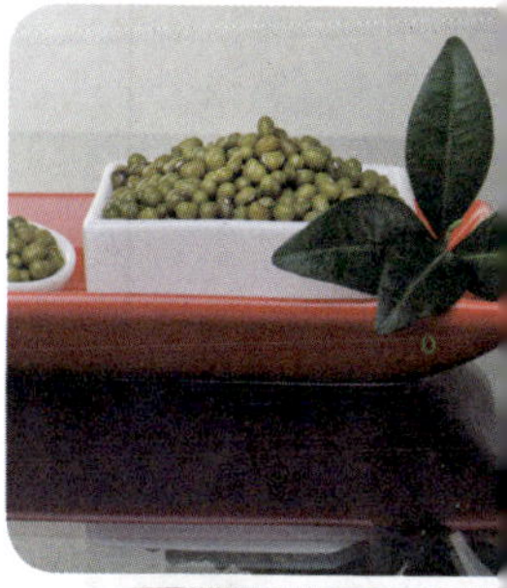

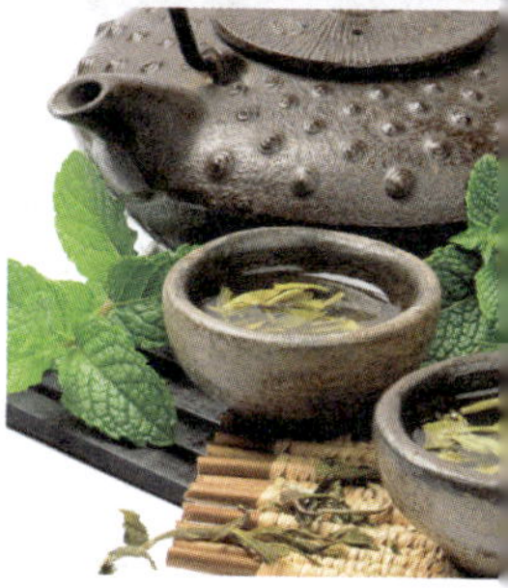

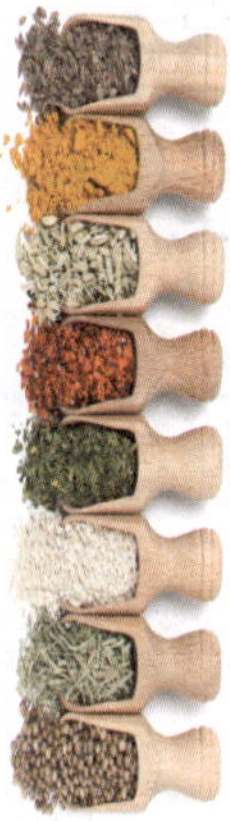

第七章 祛风湿类本草养生法

目录

Contents

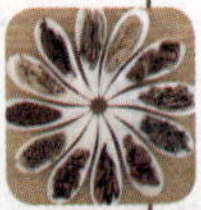

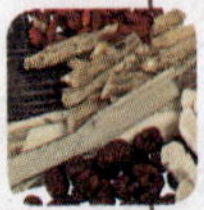

第八章 利水渗湿类本草养生法

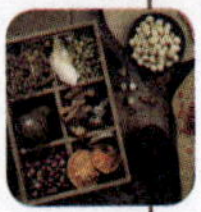

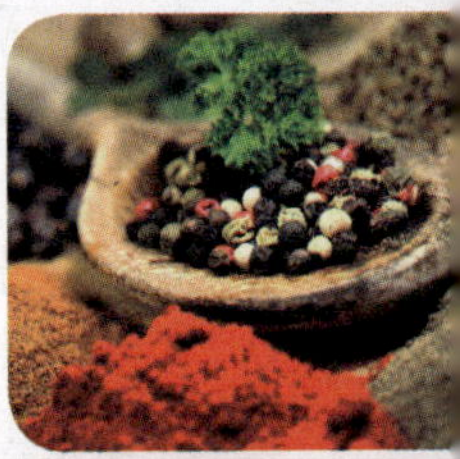

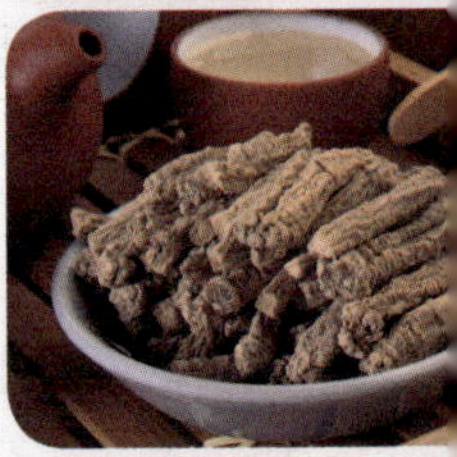

第九章 芳香理气类本草养生法

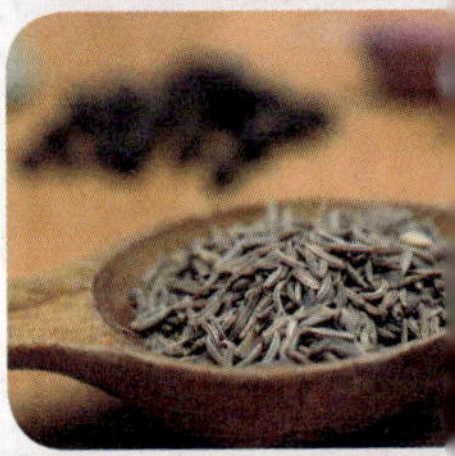

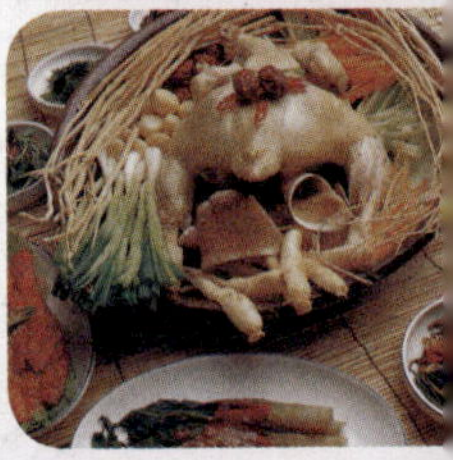

第十章 活血化瘀类本草养生法

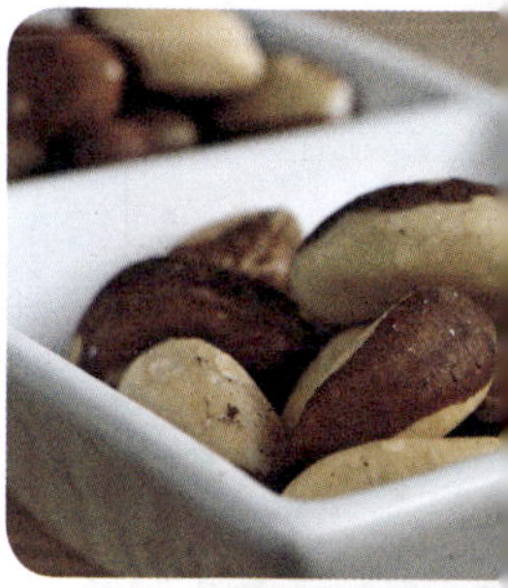

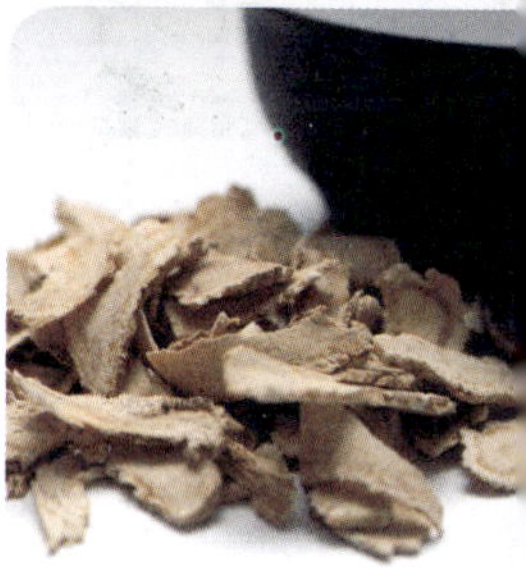

第十一章 止血类本草养生法

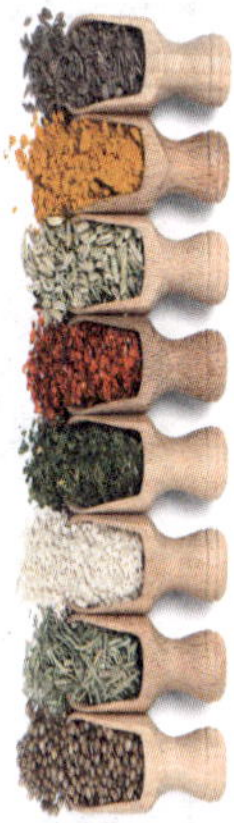

第十二章 消食驱虫类本草养生法

目录

Contents

第十三章 化痰止咳平喘类本草养生法

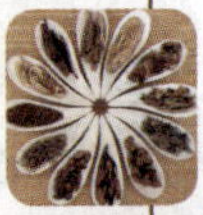
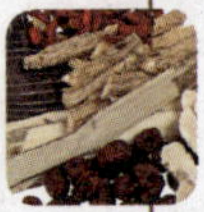

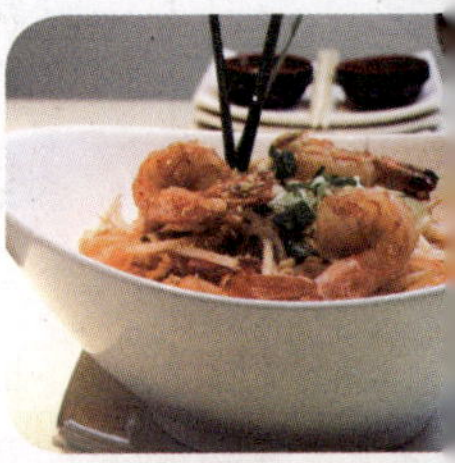

第十四章 养心安神类本草养生法

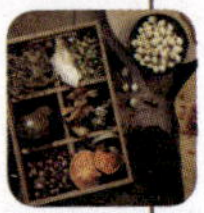
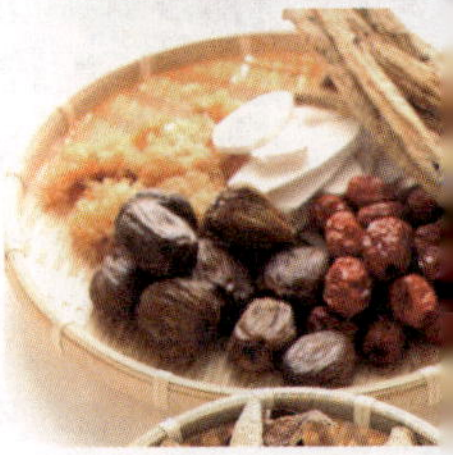

第十五章 平肝息风醒神类本草养生法

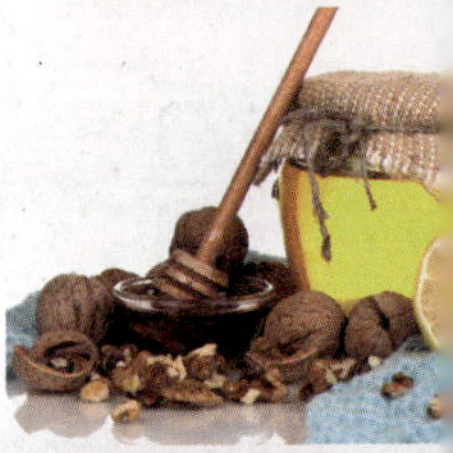

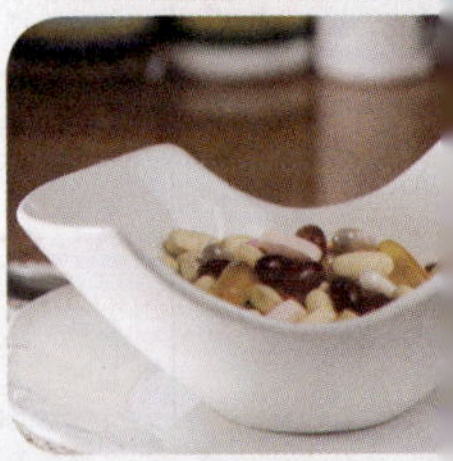

第十六章 收涩类本草养生法

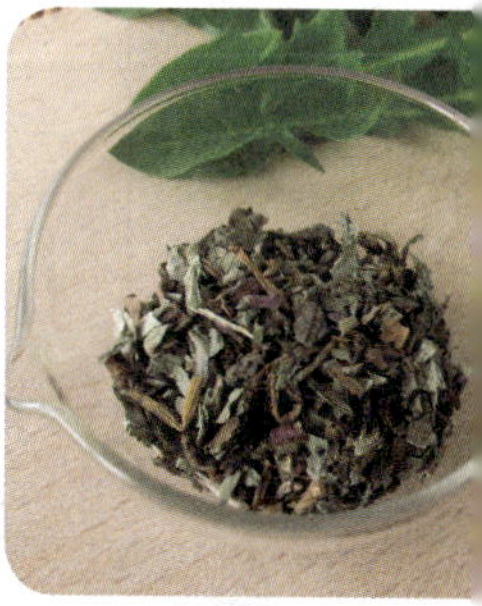

第十七章 泻下类本草养生法

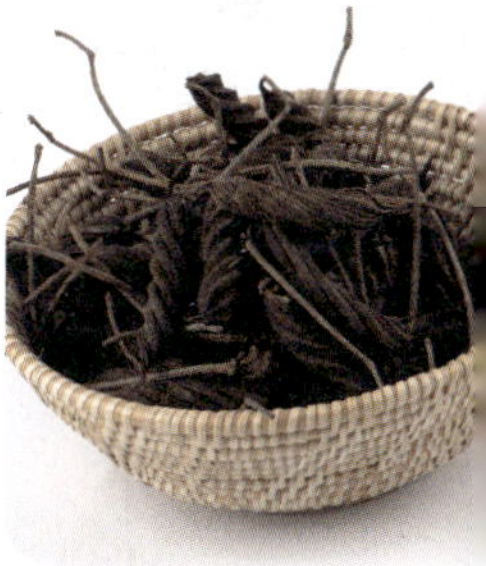

下篇

集《黄帝内经》与《本草纲目》，谈药膳对症食疗学

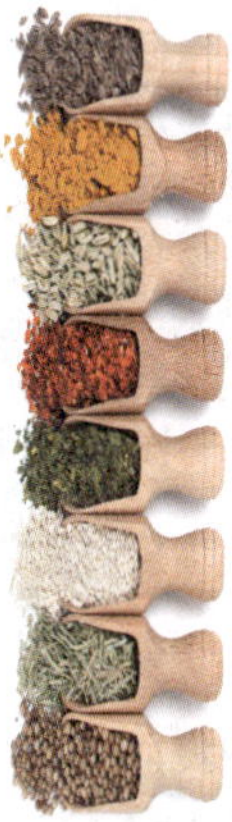

第一章 药膳对症食疗消化科常见病

第二章 药膳对症食疗呼吸科常见病

目录

Contents

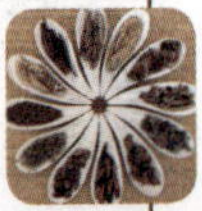

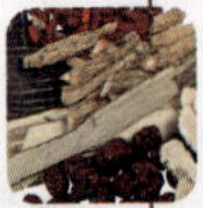

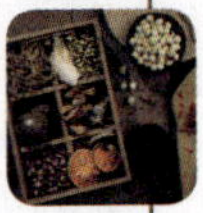

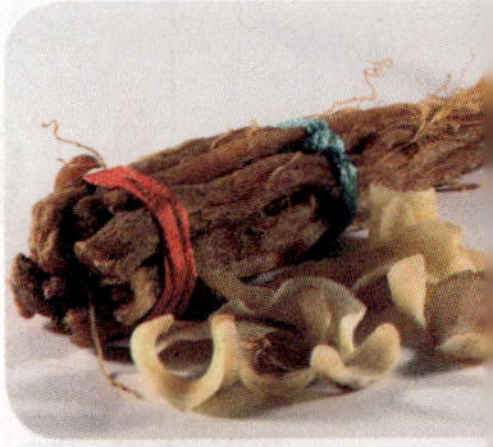

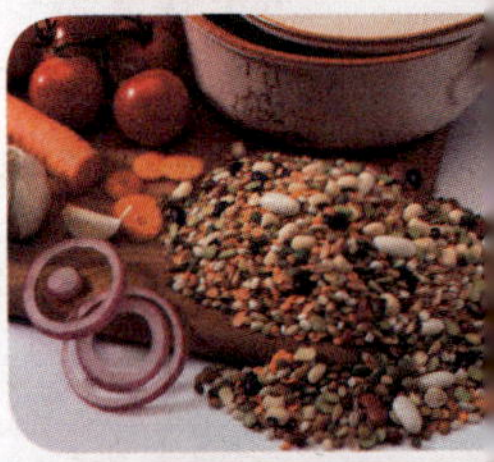

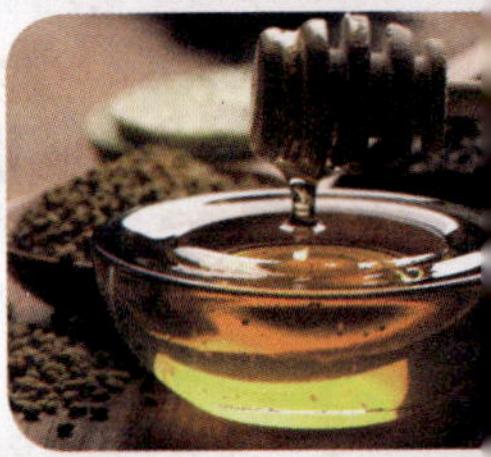

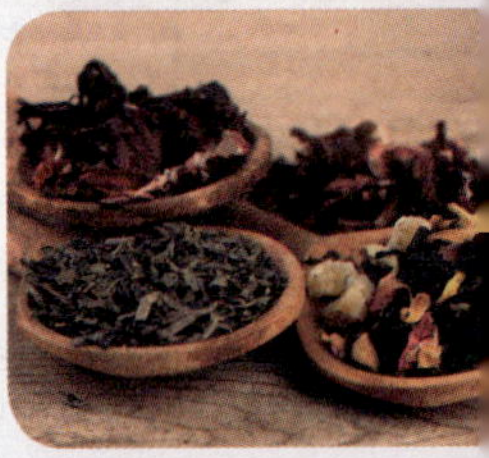

第八章 药膳对症食疗儿科常见病

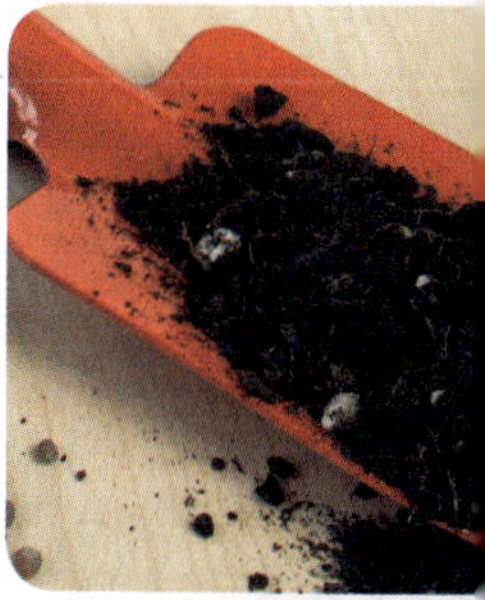

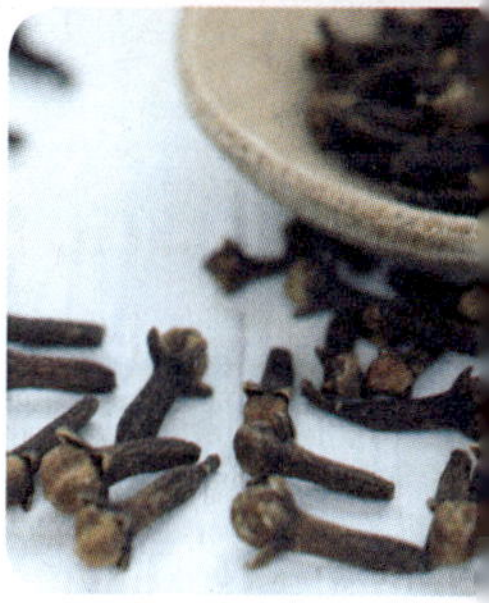

第九章 药膳对症食疗骨科常见病

第十章 药膳对症食疗五官科常见病

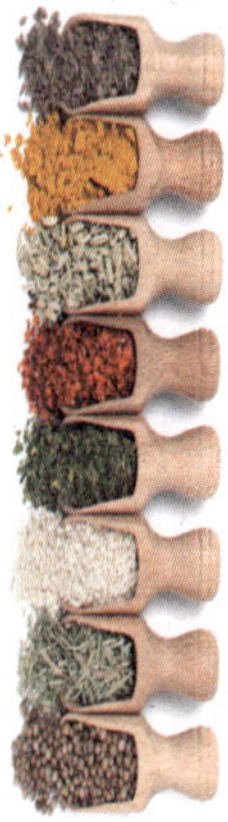

第十一章 药膳对症食疗皮肤科常见病

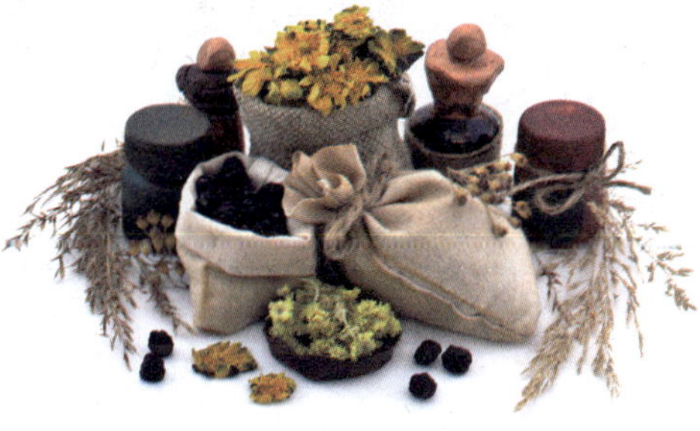

上篇

概谈《黄帝内经》中医养生学要领

《黄帝内经》是我国医学宝库中现存最早的一部医学典籍，是一部以人为中心，围绕生命问题而展开的百科全书，它荟萃了先秦诸子百家养生之道、医疗之术、长寿之诀，运用阴阳、五行、天人合一的理论，对人的生理、病理以及疾病的诊断、预防和治疗，做了比较全面的阐述，从我们的起居饮食出发，点点滴滴向我们传授了养生的奥秘、生命的智慧。

本篇共分为八章，第一章从《黄帝内经》出发，解读其中的养生奥秘；第二章针对中医术语中较常见且难理解的名词术语作了解析说明；第三章讲述了中药与食物的性味特点、搭配、禁忌以及药膳的制作等知识；第四章至第八章讲述了药膳养生，分别为各种体质、不同职业、不同年龄段、四季以及五脏的药膳养生。

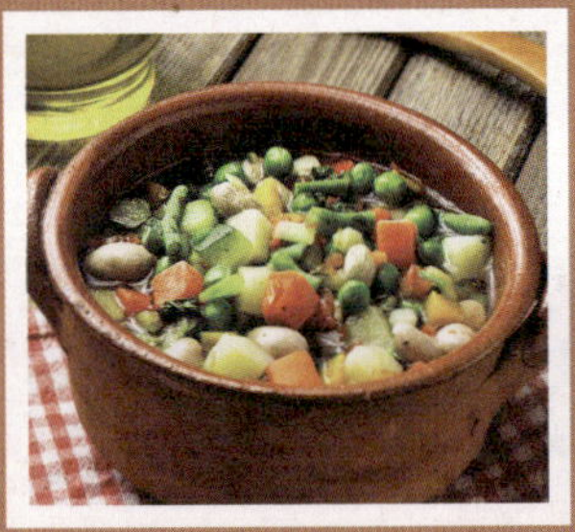
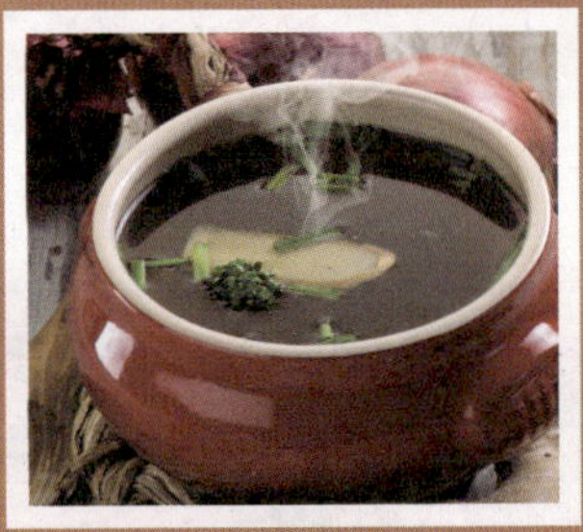
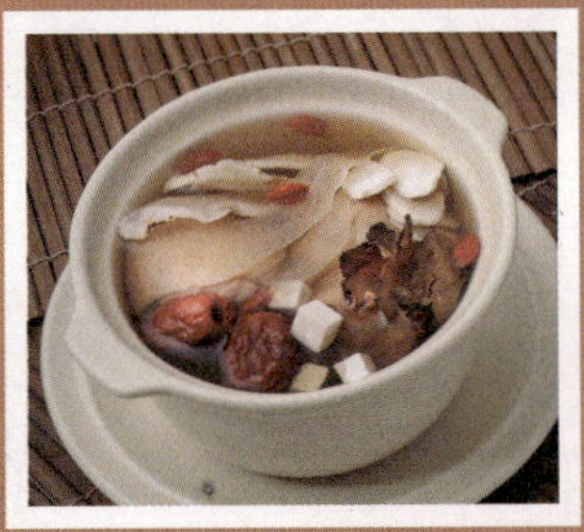

第一章

《黄帝内经》谈中医养生

●《黄帝内经》一书认为，人的起居饮食中，处处蕴含长寿的真理、健康的智慧，人如果“法于阴阳，和于术数，顺应四时，谨和五味”做到天人合一，就能尽享天年，长命百岁。但是现代人不但不能尽享天年，反而很多人患上各种各样的文明病，有的疾病甚至非常奇怪，这其中，除了环境的恶化之外，很大程度上取决于人们不讲健康的生活饮食习惯。

本章从《黄帝内经》的养生之道出发，通过解读老祖宗的养生精华和养生秘诀，让我们能从其中得到启发，悟出养生不是一种偶尔的行为，应当成为我们的生活方式。让我们一起走进《黄帝内经》奇妙的养生世界，共同感悟不生病的智慧。

《黄帝内经》强调以人为本

《黄帝内经》是一本值得每个中国人细细研读的书籍。它是第一部中医理论经典，也是第一部养生宝典。《黄帝内经》中讲到了怎样治病，但更重要的讲的是怎样不得病，怎样使我们在不吃药的情况下就能够健康，能够长寿，能够活到一百岁。“治未病”是《黄帝内经》中非常重要的思想。《黄帝内经》中说：“不治已病治未病，不治已乱治未乱。”“不治已病治未病”的意思是说，不要等得了病之后才去治疗，而是在未得病之前就要预防，这才是养生之道。

《黄帝内经》中的内容是“以人为本，尊重生命”的，从不草率“行事”。在《黄帝内经》看来，身体就是天下，就是国家，是从事一切生命活动的根本。中国人一直讲“修身、齐家、治国、平天下”，这恰恰在说明修身乃一切之本。《黄帝内经》认为生命是自自然然的一种存在，是自足的，人体本身就是一个和谐机制，它不需要人为的强制和主观意愿。也就是说，人体比头脑更聪明，头脑是有为，人体是无为。身体不适时，《黄帝内经》所主张的不是求医问药，而是固本强身，先把脏腑调理好，把气血养足，让经络畅通起来……它给予人体的是尊重。

《黄帝内经》认为，人体本身便是最完美、最和谐、最无为的，同时也具有最好的功能，套用一句佛家的话语：“这个创造所赋予的本贵肉身，原本就是万法俱是。”人体原本就配备着最精密的功能，例如自我治疗甚至组织再生的功能。就像现代个人计算机即插即用的简单特性一样，如果按照使用手册使用计算机，计算机就不太容易出现故障。同样的，人体具备了许多功能，如果能依照人体所设定配备的条件来使用人体，让人体原先具备的各种能力都能发挥，就能确保人体随时都拥有足够的能量，许多疾病就都不会发生。

但是，现代人都不好好使用身体，经常熬夜、经常烦躁、经常过量饮食等，使得自己的身体不能正常运转，于是故障——疾病经常登门造访。这都是不尊重自己的表现。你不尊重身体，又怎么能让身体健健康康的呢？《黄帝内经》一个宗旨是：健康长寿需要自制，不靠人不靠药，完全靠自己。其实，我们的身体是最无为的，只要我们好好地、正确地使用它，就可以达到百病不侵的良好状态。

我们都说，世界上最高的学问是研究人的学问，最聪明、最智慧的举动是对人的尊重，因为“身体才是革命的本钱”，是假借修真的载体，是我们要蓄之、养之的精品。事实上，《黄帝内经》就正是这样一本书，学习它，我们就可以完善人生，开始新的“航程”。

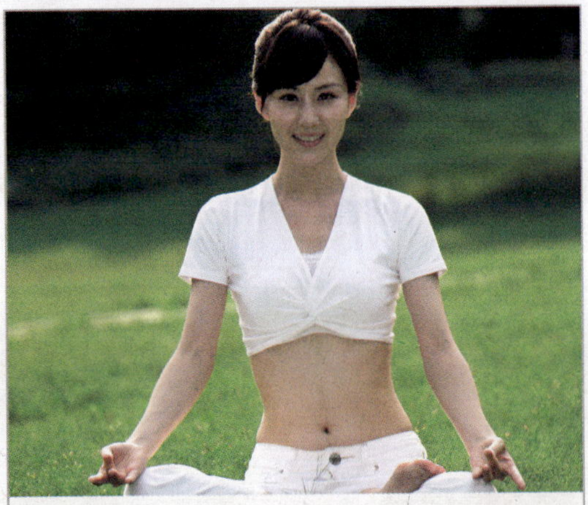

◎《黄帝内经》认为，人体本身便是最完美、最和谐、最无为的。

《黄帝内经》的养生之道

作为中国古代成书最早、影响最远的一部中医宝典，《黄帝内经》总结了古代中国人对于人体科学的认识，也奠定了中医学的理论体系。两千多年来，医家学者无不从中受益，因此，这部书被后人称作“经”。

古代具有高度智慧的人，对于疾病，不着重于治疗，而是着重于预防疾病的发生。正和治理国家一样，不是国家出了乱子才去整治，而是在平时便加以防范。假如等发生了疾病再去治疗，国家出了乱子才去整顿，这样做就像口渴了才去挖井、打仗了才去铸造武器一样，为时已太晚了。《黄帝内经》恰恰正是提倡这种思想，《素问・四气调神大论》认为：“圣人不治已病治未病，不治已乱治未乱。夫病已成而后药之，乱已成而后治之，譬犹渴而穿井，斗而铸锥，不亦晚乎？”

因此，《黄帝内经》整本书很少涉及什么病怎么治，而是在讲一个“道”，就是养生之道，如何让自己的身体更好地适应大自然，达到身体内部的和谐和身体与自然的和谐。只要领悟了《黄帝内经》的内涵，并且真正运用到生活中去，就能达到天人合一，长命百岁。

《黄帝内经・素问・上古天真论》将养生调摄方法归纳为“法于阴阳，和于术数，饮食有节，起居有常”，也就是说养生应做到：适应周围环境，避免外邪侵袭；锻炼身体，强壮体魄；节制饮食，注意起居；保养精神，保持精气充足等等。

中医的整体观念

中医理论认为人体是一个完整的系统，人体的器官不是独立存在着。每一个器官都是一个系统，包含了器官本体，以及和每一个器官相对应的经络和穴位。所以，中医不单根据症状治病，而要讲究整体观念，必须追根究底地推论疾病真正的原因。

中医治疗疾病的整体观念，具体应用时主要体现在诊断、药方和剂量三个方面：

诊断上的整体观念：中医认为人体是一个完整的、相互联系的整体。身体的某处发生病痛，不能简单地就事论事，只检查疼痛的部位。对身体的其他部位也要做详细的检查，此处的病痛可能是别的部位的病变所致。比如各种体表的组织器官的病变可能是体内脏?发生病变导致的。另外，也不能只对全身进行检查，而单单不检查发生病变的部位，这样做也是十分不科学的。总之，中医对疾病的诊断既关注整体也兼顾局部。

药方上的整体观念：中医的整体观念对开出的药方特别重视主药辅药的组合。中医在开药方时，既对主要病症开出药方，还兼顾到了次要疾病，并针对它开出药方。另外，还注意到每种药物的毒性和副作用，一般采用相制性配伍方法。

剂量上的整体观念：中医在药物的用量方面也坚持整体观念，不是片面强调疾病的需要，还注意到对整个身体的虚实所产生的影响。比如一些慢性疾病，只能用小剂量的药来慢慢治疗，不能过分求快而增加药物的用量。这样可能会适得其反，不仅不能更快地治愈疾病，可能还会加重患者的病情，更有甚者，可能还会引起身体别处的不适。

中医在调整亚健康方面独具魅力

身心上有不适感、自感身体不如以前，精力不再充沛，身体开始吃不消，失眠、乏力、没食欲、疲劳、神经衰弱、心悸、爱生气、过度紧张、血脂异常、血糖、血压偏高……中医专家介绍，如果这种状况持续一段时间，你可能不知不觉地已经成为都市“亚健康”一族的成员了。

面对这些异常的状况，一般西医的建议都是以改善生活或工作环境为主。中医的特色在于可以不依赖西方医学的检测，只根据症状来治疗。它的理念是“整体观念，辩证施治”，随着被治疗者的年龄、性别、症状等的不同，治疗的方法也各不相同。更强调把人看作一个整体，而不是“头痛医头，脚痛医脚”。因为亚健康状态本身就是一种整体功能失调的表现，所以中医治疗有独到之处。调理阴阳是治疗亚健康的主要方法之一。就人体而言，气为阳，血为阴；体表为阳，体内为阴；背部为阳，腹部为阴。就脏腑而言，五脏属阴，六腑属阳。但每一个“脏”又有阴阳之分。这些阴阳出现偏差都会出现不适。中医就是通过药物的阴阳（寒热温凉）属性去调整人体阴阳的偏差。

治理亚健康，许多传统中医技术都是可以运用的，如针灸、按摩、足疗、拔罐、刮痧等。中医药个性化治疗与辨证用药模式，是中药与西药的比较优势。

中药是实验科学的产物，其应用实践证明，中药具有多样性并适应多样性的特点，可将人们的“亚健康”状态调节到正常。

为什么说中医是健康生态医学

《黄帝内经》云：“上医医未病之病，中医医欲病之病，下医医已病之病”，中医学的“生生之道”强调“上工治未病”，并不把自己局限和降格为疾病医学。

高明的医生能治疗你没病时的不良状态，而中医的最大优势就在于：以养生预防为主。中医在治疗上讲究整体平和调节、个体化治疗。药物取自天然，在安全性上有优势。同时讲究“药食同源”，可从日常的膳食中进行人体的调理。经千年的实践，中医总结出一整套养生方法。

中医养生保健理论可以说每个人都知道一点，如“冬吃萝卜夏吃姜，不劳医生开药方”，这就是一种养生方法。长辈们常说：“要想小孩安，三分饥和寒”，要求小孩不要过饱和过暖，甚至要求成人吃饭也不要过饱，这也是中医的养生方法。早晨起来打打太极拳，同样是中医养生的方法。

医学应发挥其建设性和进取性的功能，以帮助和保证人的自我痊愈能力和健康能力充分地发挥和实现。不应该像过去那样，疾病医学把疾病完全看作是“恶”的体现，努力去发展能与之直接对抗和补充的替代性物质手段，以期达到征服疾病和消灭疾病的医学目的。医学的目的和本质功能要从专注于发现和确诊疾病到征服和消灭疾病的疾病医学，上升为以发现和发展人的自我痊愈能力和自我健康能力为主旨的，为人类生命活动的生存健康发展服务的健康医学。而中医恰恰就是这样一门以预防疾病为主的健康生态智慧学。

如何利用五行来说明五脏功能

中医在使用“五行”来说明藏象五脏功能时用的是比喻的方法。古人找到了金、木、水、火、土五中元素，借以比喻藏象五脏。

肺为金：象征清洁、清肃、收敛：一块金属禀性庄重，外表冰冷，有肃降的特性。金属坚硬沉重，说明它分子结构紧密，有收敛特性。脏象五脏中的肺有清肃之性，以降为顺，故肺属金。

肝为木，象征生长、生法、柔和、条达舒畅：一棵大树枝叶繁茂，树干枝横交叉，有的笔直，有的弯曲，有的向上生长，有的向外生长。脏象五脏中的肝，禀性喜条达疏通，不喜欢被抑制，表现出疏通开泄的功能特点，故肝为木。

肾为水：象征寒凉、滋润、向下运行：一条溪流顺势而下，滋养着周围土地上的万物。水性冰冷，故水为寒。投一块石子没入水中，再也看不见了。脏象五脏中的肾脏，就如同长江上的三峡水利工程枢纽，藏精、主水濡润的作用，故肾属。

火为心：象征温热、升腾、明亮：一堆篝火很温暖，火焰永远是向上升跨，上面烧壶水，永汽蒸腾四溢，篝火的周围有某种热烈的气氛。脏象五脏中，心为阳，阳为热，温暖着全身各部位，它推行血液循行全身，故心为火。

脾为土：象征生化、承载、受纳：一方黄土禀性敦厚、朴实，默默承载万物，生化出各种食物供养着包括人在内的一切生物，可以说天下万物依土以存、赖土以活。脏象五脏中脾的作用是运化水谷并提取营养物质，供养全身，它是气、血生化之源，故脾为土。

如何利用五行来治疗疾病

中医里有许多治疗方法是从阴阳五行中演化而来。“虚则补其母，实则泻其子”，中医在治疗虚症时常用补其母的方法。

滋水涵木法：是滋肾阴以养肝阴、以制约肝阳上亢的一种方法，适用于肾阴不足、水不生木，以致肝阴不足阴不制阳，引起肝阳上亢的症候。

益火补土法：按五行相生理论，用温心阳以助脾阳或者温肾阳以助脾阳。

培土生金法：补脾气以助肺气，适用于脾气虚弱不能资助肺脏、导致肺气虚弱或者因肺气虚而引起的肺脾两虚症。

金水相生法：又称滋养肺肾法，适用于肺虚不能输补津液以滋肾，或者肾阴不足，不能上滋肺而导致的肺肾阴虚症。

抑木扶土法：即疏肝、平肝，佐以健脾治疗肝旺脾虚，适用于木旺乘土的病症。

培土制水法：是用温运脾阳来治疗水湿停聚的一种方法，适用于脾虚不运、水湿泛滥而致的水肿胀满之症。此处的水不指肾，而指水湿邪气。

佐金平木法：是以清肃肺气以抑制肝木的一种治疗方法，有时又指通过抑制肝木以助肺气的清肃，适用于肝火犯肺症。

泻南补北法：南为火，北为水。实际上指泻心火补肾水，适用于肾阴不足、心火偏亢、水火不济，心肾不交之症。

细说《黄帝内经》养生防病六大观点

《黄帝内经》荟萃先秦诸子百家养生之道，从医学角度探讨养生与长寿，创造了不少养生理论和方法。这里将其归结为六大观点，分别从自然、食疗、防治、精气、意志和动静这六个方面阐释了养生的精髓。

自然观：“天人合一”。人体应顺应自然规律，才能维持正常生命活动。根据四时不同，采用春养生，夏养长，秋养收，冬养藏，以及春夏养阳、秋冬养阴的方法，即以自然之道。

食疗观：民以食为天。提倡“饮食有节”，维护后天脾胃之源。如“饮食自倍，脾胃乃伤，伤则化源不足，易生百病。”同时谆谆告诫人们，谨慎地调和五味，切忌偏嗜。

防治观：“圣人不治已病治未病，不治已乱治未乱。夫病已成而后药之，乱已成而后治之，譬扰温饱而穿井，斗而铸锥，不亦晚乎！”提出了未病先防的预防思想。

精气观：“嗜欲无穷，而忧患不止，精气弛坏，荣涩已除，故神去之，而疾不愈也。”精气的盛衰决定人体的生长衰老过程，又是机体抗病的源泉。因此，养生必慎房室，积精全神。

意志观：“意志者，收魂魄，适寒温，和喜怒者也。”发挥人的意志作用结合季节特点，调养精神意志。

动静观：“能动能静，解以长生。”主张形神兼养。按四时不同，养形调神。春天“夜卧早起，广步于庭”；夏天“夜卧早起，无厌于日”；秋天“早卧早起，与鸡俱兴”；冬天“早卧晚起，必待日光”。

细说《黄帝内经》三大养生原则——清积、和中、养元

《黄帝内经》是一部理论性极强，内容异常丰富、全面的医学巨著。这里简要介绍其“清积”、“和中”以及“养元”这三大养生原则。

清积：中医有个概念叫“积聚”。积聚分为：气积、血积、食积、酒积、痰积、肉积、水积、乳积……这些积滞犯于经络则经络湮瘀，犯于血脉则血脉阻塞，犯于五脏则五脏受累，犯于筋骨则筋骨获殃。《内经·汤液醪醴论》针对上述“嗜欲无穷，而忧患不止，精气驰坏，荣泣卫除”的普遍现象，响亮地提出了“清积”这个典型的调治原则，用清泻祛积的方法，疏通洗涤脏腑血脉，这样才能达到精神自生，形体自盛，骨肉健壮，健康长寿的目的。

和中：和法是中医养生的重要原则。《内经·经脉别论篇》指出：“饮入于胃，游溢精气，上输入脾，脾气散精，上归于肺，通调水道，下输膀胱，水精四布，五经并行，合于四时五脏阴阳，揆度以为常也”。由此可见，脾胃不但可吸收水谷精华，分布人体所需营养，而且还有统调脏腑阴阳，经络血脉的关键作用，中医所说的“得胃气者生，失胃气者死”就是这个道理。从这上面看，调理脾胃、和其中外的养生原则就显得尤为重要了。

养元：元气是人体精、气、神统摄的总汇。《内经·五常政大论》里明确讲道：“夫经络以通，血气以从，复其不足，与众齐同，养之和之，静以待时，谨守其气，无使倾移，其形乃彰，生气以长，命曰圣王。”就是说养是有前提的，必须先清除糟粕，疏通经络，调和气血，修复脏腑，这是关键。

谈《黄帝内经》中"女子以七为律"的养生之道

养生除了要遵循自然规律和生活规律之外，人体的生理变化规律也不容忽视。以人体生理变化规律为理论基础，根据人在每个周期内的变化而进行相应的养生行为，就叫阶段养生。阶段养生与人的生理变化周期相关，《黄帝内经》中对于阶段养生，有"七女男八"的观点，我们依据《素问·上古天真论》中的分法，以"七"为律，介绍女性的阶段养生。

"一七"：即7岁，《黄帝内经》中讲："女子七岁。肾气盛，齿更发长。"即女子到了7岁的时候，肾气开始充实，头发茂盛，牙齿更换。女子肾气充足的一个表现就是头发乌黑粗壮，七岁后女孩子的头发生长较快，这是精血充盈的表现，另外，乳牙开始脱落，换成新牙。

"二七"：即14岁，《黄帝内经》有云："二七而天癸至，任脉通，太冲脉盛，月事以时下，故有子。"天癸是一种主宰人类生殖能力的基本物质。女子14岁时，肾气充盛，大多数女孩已开始有月经。

"三七"：即21岁。《黄帝内经》中讲："三七肾气平均，故真牙生而长极"。到21岁的时候，肾气开始推动人的生殖功能的发育。当人自己发育成熟了以后，下一个任务就是繁衍后代，这就是大自然的规律。肾气就开始平衡了，平稳了。"真牙"就是俗称的智齿，智齿就会生出来，表明已长到了极点，也就是到21岁的时候，女子快要长到头了。

"四七"：即28岁。《黄帝内经》说："四七筋骨坚，发长极，身体盛壮"。到了21岁，女性就会停止长个了，但是，她的肾精和肾气仍然在往高处走。这些能量不是去增加她的高度，而是在不断地充实她的内脏组织和器官，外在的表现就是筋骨壮。

"五七"：35岁时，"阳明脉衰"，足阳明是胃经，手阳明是大肠经，这两条经脉循行于手和脚的外侧，汇聚于头面部，这里是指胃和大肠的精气开始衰竭了。女性在此时的面容开始憔悴了，头发也掉落了。

"六七"：即42岁。《黄帝内经》说："六七三阳脉衰于上，面皆焦，发始白"。当"阳脉衰于上"的时候，人的胃和大肠就开始衰弱。到了六七四十二岁的时候，女人所有内脏的功能都可以衰退，手太阳小肠经、足太阳膀胱经、少阳经（包括胆和三焦）这三阳脉也都有衰退迹象了，此时女性表现出来就是脸发黑、发黄，还有头发干枯，出现了白头发。

"七七"：49岁时，任脉开始虚弱，太冲脉也衰微了。这个时候"天癸"没有了，也就不能怀孕，不能生孩子了。所以，49岁对女子来说就是绝经期、更年期，真正开始衰老了。

"八七"：即56岁。女性到八七五十六岁这个年龄阶段，身体发育到了极致，身体各项功能开始衰退，筋骨没有弹性，骨质也没了韧性。筋在人体中有一个作用是固定骨骼的位置，一旦筋不能动，骨头就没了保护，很容易受伤。

"八七"之后：人在八七五十六岁之后，会出现掉头发、牙齿枯槁的问题。很多老年人到了这个年龄，牙齿开始掉落，头发也很稀疏，基本上掉光了。即便没掉，剩下的也全白了。这个阶段的女性，身体的机能逐渐在衰退，骨骼也比较脆弱，一不小心就容易骨折，许许多多的老人病也接踵而来。

谈《黄帝内经》中“男子以八为律”的养生之道

《黄帝内经》认为，所有生命现象都表现出一种周期性，具体到人体也是如此。以人体生理变化规律为理论基础，根据人在每个周期内的变化而进行相应的养生行为，就叫阶段养生。阶段养生与人的生理变化周期相关，《黄帝内经》中对于阶段养生，有“七女男八”的观点，这里我们依据《素问·上古天真论》中的分法，以“八”为律，介绍男性的阶段养生。

“一八”：即8岁，《黄帝内经》中讲：“丈夫八岁，肾气实，发长齿更。”即男孩到了8岁的时候，肾气开始充实，头发茂盛，牙齿更换。男子肾气充足的一个表现就是头发乌黑粗壮，八岁后男孩子的头发生长较快，这是精血充盈的表现，另外，乳牙开始脱落，换成新牙。

“二八”：即16岁，《黄帝内经》中讲：“二八，肾气盛，天癸至，精气溢泻，阴阳和，故能有子”。天癸是一种主宰男子生殖能力的基本物质。男子16岁时，肾气充盛，精子已经发育成熟，骨骼也在不断发育，饭量增加，此时是身体生长发育的高峰。

“三八”：即24岁，《黄帝内经》中讲：“三八，肾气平均，筋骨劲强，故真牙生而长极。”从16岁到24岁，男人的肾气除了支撑生育功能外，剩余的部分则分布到全身的各个部位，此时人长得很快，且非常有劲，皮肤、筋和肌腱都很有弹性，会长智齿。

“四八”：即32岁，《黄帝内经》中讲：“四八，筋骨隆盛，肌肉满壮”。男性到32岁，不再长高，但剩下的精气会充实到身体的各个部位。在这个阶段男性身体会变宽、变厚，体重也稍微会有所增加，使生理发育达到另外一个高峰。

“五八”：即40岁，《黄帝内经》中讲：“五八，肾气衰，发堕齿槁。”男子到了40岁，开始由盛转衰，肾气逐渐衰退，头发开始脱落，牙齿也变得更为枯槁。

“六八”：即48岁，《黄帝内经》中讲：“六八，阳气衰竭于上，面焦，发鬓斑白”。男子到了48岁，由于阳气衰退，面容开始憔悴，头发及双鬓也变得斑白。

“七八”：即56岁，《黄帝内经》中讲：“七八，肝气衰，筋下能动。”男子到了56岁，肝气开始衰退，筋变得僵硬，不能随意运动，动作也显得比较不灵活。

“八八”：即64岁，《黄帝内经》中讲：“八八，天癸竭，精少，肾藏衰，形体皆极，则齿发去。”男子到了64岁，天癸逐渐枯竭，精力稀少，肾脏衰弱，身体各个部分也开始逐渐老化，牙齿和头发也纷纷脱落。

“八八”之后：即64岁以后，男性全面步入老年期，《黄帝内经》中讲：“今五藏皆衰，筋骨解堕，天癸尽矣，故发鬓白，身体重，行步不正，而无子耳。”男子到了64岁以后，五脏的气都在衰退，筋骨惰性更盛，动作更迟缓，精气血亏，发髻斑白，身体负担感很重，走路会有些歪，耳朵也不灵光了。

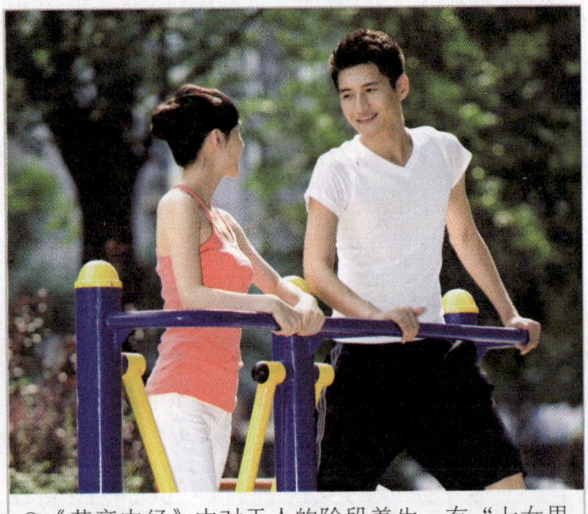

◎《黄帝内经》中对于人的阶段养生，有“七女男八”的观点。男子“以八为律”。

从《黄帝内经》中解读女人比男人长寿的奥秘

中国传统文化认为，男人为“阳”，女人为“阴”。“阴”与“阳”是事物的两个方面。《黄帝内经》里指出“阳”就是外面的、向上的、运动的、刚强的，而“阴”则是指里面的、向下的、静止的、阴柔的而这恰恰说出了男人和女人的不同之处。

一般情况下，男人更会更专注于事业和赚钱，喜欢畅想未来；而女人则更喜欢家长里短，比较专注于当下。为什么很多数据都显示女人反倒比男人长寿呢？这里有个很重要的原因，女人每个月都会来月经，可以排毒。而男人损耗的是精，女人损耗的是血，精是可以变现成很多东西的，损耗掉了很难补养。

《黄帝内经》一直强调，养生要身心兼顾。但是男人的社会角色决定了他要承担更多的责任，不能像女人那样柔弱。其实，难过的时候想哭就哭了，这是一种很好的宣泄。而所谓的“男儿有泪不轻弹”，导致男人的情绪有时候得不到很好的宣泄，就会在体内累积成为毒素。从心理方面来说，女人更善于进行情感上的沟通，在男人看来，女人很爱唠叨，其实这也是一种宣泄方式，通过对人倾诉或者唠叨，她的心理毒素就排除了，而男人很少像女人一样与别人谈论自己的生活，这也是男人不如女人长寿的一个原因。

所以，从生理特点、社会角色和心理等各方面来说，女人虽然比男人更容易显老，但女人比男人更长寿。

中医是怎样强调人的自我修复能力

“修复”是一切生物的本能，人体在不同组织中都存在着具有修复能力的干细胞。根据中医的理论，当我们平时劳累，身体没有能力排泄垃圾时，这些空间闲置着。但是当血气能量上升，人体有能力排泄垃圾时，不但要排泄当天的垃圾，还要排泄前些时候搁置的多余垃圾，同时为了这些额外的工作，人体也必须输送更多的能量物资才能完成任务，这时候排泄垃圾所需经过部位的各种物资的流量可能是平时的好几倍，有时候甚至需要开辟平常不使用的紧急通道。这些超量的负荷以及平常不使用的功能，自然使身体感觉不舒服，也就成了大家认定的生病症状了。这也就是为什么现代许多人反而有一种“越休息越生病”的原因。

当人体出现不适的时候，医疗的最大作用就是想尽办法激发人的这种自愈能力，让疾病彻底被人体战胜，而不是为了消灭这种不适而不惜扼杀人的自愈能力，让人体在疾病面前显得无能为力。因此，中医认为人体的自愈能力是非常强大的，医疗是为了激发或者增强这种自愈的能力。

所以，任何养生之道，都得先学会倾听身体的声音，它有自己的一套自愈方式。尽管有时候，这个过程会出现看似不良的现象，但都是为了身体好。所以，人们要做的是学会观察身体发出的信号，帮助它尽快完成自愈的任务，而不是不分青红皂白地治疗，那反而会在身体自愈过程中制造障碍。

如何利用“望、闻、问、切”四诊法养生治病

为了立证，并决定治疗方法，首先必须从患者身上搜集各种情况，因此，可透过五感，以观察、询问、触摸患者来进行诊查。在中医诊疗中，常常使用“望诊”、“闻诊”、“问诊”、“切诊”四种手段，合称“四诊”。“四诊法”是中医经过多年的传承，有着其独特的诊断方法，汇聚了中医的精髓，传承了多年至今仍在使用。

中医四诊法为：望诊、闻诊、问诊和切诊四个部分。四诊的每一部分虽各有其独自的特性，但彼此又是互相联系，不能偏废的四诊是搜集临床资料的主要方法，而搜集临床资料则要求客观、准确、系统、全习、突出重点。因此四诊不应该相互取代，只能互相结合。取长补短。四诊之间是相互联系、不可分割的，因此在临床运用时，需要将其有机地结合起来，只有这样才能全面而系统地了解病情，作出正确的判断。

四诊具有直观性和朴素性的特点，在感官所及的范围内，直接地获取信息即刻进行综合分析，及时作出判断。四诊的基本原理是建立在整体观念和恒动观念的基础上的，是阴阳五行、脏腑、经络、病因病机等基础理论的具体运用。物质世界的统一性和普遍联系，就是四诊原理的理论基础。中医讲求整体观，不孤立地对待每一个病证，综合四时变化、自然环境、情志形态、嗜好、体部和强弱，以及年龄、性别、职业等情况的差异，进行综合分析、诊断。了解患者病情与病态发展状况，探索病因和病机，最后，医生对四诊收集来的病情资料，根据症候特点运用八纲进行分析归类，从而辨别病位的深浅、病性的寒热、邪正斗争的盛衰及病证类别的阴阳。

“望诊”为四诊之首，是根据脏腑、经络等理论诊察疾病的方法。观察病人形五、面色、舌体、舌苔，根据形色变化确定病位、病性，称为望诊。人体外部和三脏六腑关系密切，若脏腑功能活动有变化，必然反映于人体外部的神、色、形、态等各方面。观察病人

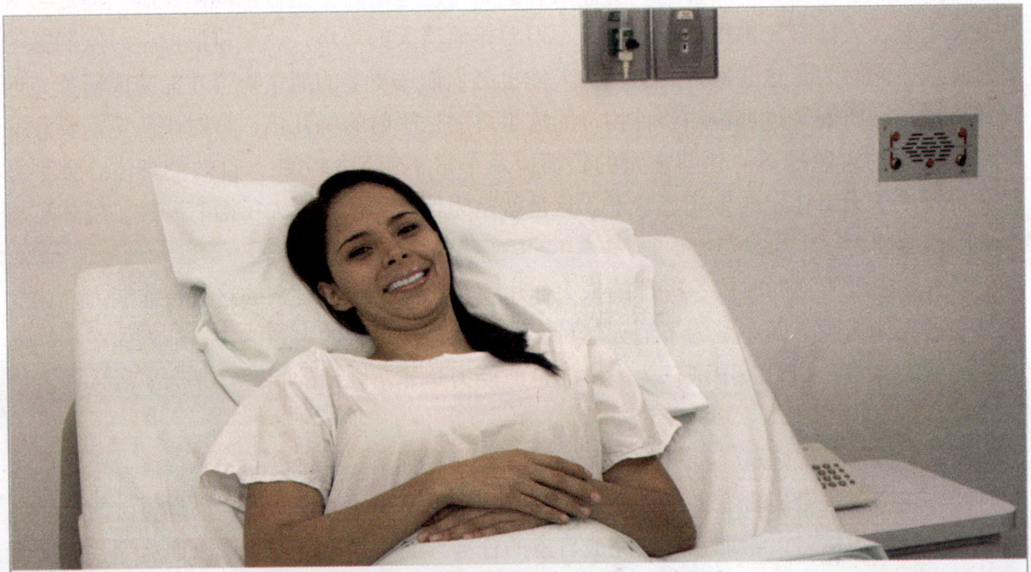

◎观察病人形五、面色、舌体、舌苔，根据形色变化确定病位、病性，称为望诊。

形五、面色、舌体、舌苔，根据形色变化确定病位、病性，称为望诊。

五脏六腑和体表由十二经脉贯通在一起，又分别和全身的筋、骨、皮、肉、脉相配，五官亦与五脏相关。因此，观察体表和五官形态功能的变化征象，可推断内脏的变化。同时还可反映全身精气的盈亏。精、气、神的变化三要表现在头部和双目，兼反映于全身形态、语言气息、面部色泽乃至脉象、舌象等方面。因此，望诊不仅可诊察内脏病变，还可了解人体精、气、神的动态变化情况。

“闻诊”是中医运用自己的听觉和嗅觉，通过听觉和嗅觉了解病人发出的语言、呼吸、咳嗽、呃逆、嗳气等声响和口气、分泌物和排泄物等的异常气味，来判断正气的盈亏和邪气性质，以推断疾病的方法。人体内发出的各种声音和气味均是在脏腑生理和病理活动中产生的，如五声（呼、笑、歌、哭、呻）和五音（角、徵、宫、商、羽）及五臭（臊臭、焦臭、香臭、腥臭、腐臭）都与五脏相应，是五脏功能变化的反映。因而声音和气味的变化可反映出内在病变，据以推断正邪盛衰和疾病种类。闻诊同望诊、问诊、切诊相结合，才能全面系统地了解病情，对疾病作出正确判断。闻诊包括“听”和“嗅”两方面。

明代著名医学家张景岳认为，问诊“乃诊治之要领，临证之首务”。四诊所获证象。大半均由问诊得来。问诊主要是对病人或陪诊者进行系统而有目的的询问。询问内容包括病人的体质、生活习惯、起病原因、发病及治疗经过、现在的症状及过去的病史、家族史等，以获得准确而有效的信息，为确诊和治疗做准备。

“切诊”是指用手触按病人身体，籍此了解病情的一种方法。切诊包括脉诊和触诊两个部分。脉诊也叫把脉，是医者用手指按患者腕后挠动脉搏动处，借以体察脉象变化，辨别脏腑功能盛衰，气血津精虚滞的一种方法。医生以自己的手指，触摸病人的头面、皮肤、四肢、胸腹、腰背等处的温度、润涩、积聚、痞块、肿胀和疼痛反应等情况，称为触诊。脉诊可为疾病的中医属性提供辨证依据。

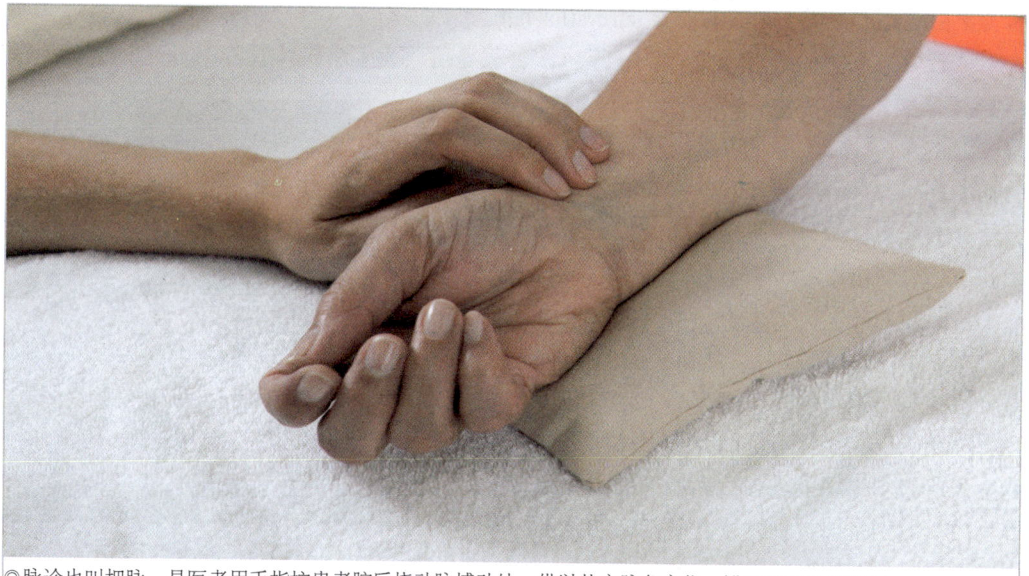

◎脉诊也叫把脉，是医者用手指按患者腕后挠动脉搏动处，借以体察脉象变化，辨别脏腑功能盛衰。

谈膳食平衡对养生的意义

《黄帝内经》素来强调食五谷以养人，认为“精”是人体各种活动的基础。而一直以来，我们所禀受的精气，就来自于五谷。五谷可以起到益五脏、厚肠胃、实肌体、强力气的作用。根据食物的种类，《黄帝内经》将饮食概括为：五谷为养、五果为助、五菜为充、五畜为益。

虽然和现代人的分法略微不同，但也说明了人体需要多方面的营养，只有做到食品的多样化与合理全面的调配，才能保持营养的平衡。

《素问·藏气法时论》记载说：“五谷为养，五果为助，五畜为益，五菜为充，气味合而服之，以补精益气。”认为粮谷、果品、蔬菜、肉类等是饮食的主要组成部分。

“五谷为养”：是指以粳米、小豆、麦、大豆、黄黍等谷物作为养育人体的主食，成为维持生命机体的基本食物或基本营养。“五谷”现在泛指各种主食食粮，一般统称为粮食作物，或者称为“五谷杂粮”，包括谷类（如水稻、小麦、玉米等），豆类（如大豆、蚕豆、豌豆、红豆等），薯类（如红薯、土豆）以及其他杂粮。“五谷”含的营养成分主要是糖类，其次是植物蛋白质，脂肪含量不高。古人把豆类作为五谷是符合现代营养学观点的，因为谷类蛋白质缺乏赖氨酸，豆类蛋白质缺少蛋氨酸，谷类、豆类一起食用，能起到蛋白质相互补益的作用。

“五果为助”：是指以桃、李、杏、栗、枣等多种鲜果、干果为生命机体营养的补助。在这里泛指水果和瓜果食品，它们是平衡饮食中不可缺少的辅助食品。水果含有丰富的维生素、微量元素和食物纤维，还有一部分植物蛋白质。“五果”尽量生吃，才能保证养分中的维生素不受烹调的破坏。鲜果加工成干果，便于运输和储存，虽然水溶性维生素有损失，但蛋白质与糖类反而因脱水而增多。硬果类如花生、核桃、瓜子、杏仁、栗子，所含蛋白质类似豆类，可弥补谷类蛋白质的不足。

“五菜为充”：是指以葵、韭、薤、藿、葱等蔬菜为生命机体营养的补充。这里泛指植物蔬菜类，蔬菜类食物富含多种微量元素、维生素、纤维素等，也是一种不可缺少的辅助食品。具有增强食欲、帮助消化和补充营养的作用，又有防便秘、降血脂、降血糖和防肠癌的作用。

“五畜为益”：是指牛、羊、豕、犬、鸡之类的动物性食物为生命机体营养的补益，在这里泛指肉食类及海产品。这些高蛋白、高脂肪、高能量的食品，是人体所需要的生长、修复组织及增强抗病能力的重要营养物质。特别是肉类食物，含有丰富的氨基酸，可以弥补植物蛋白质的不足。

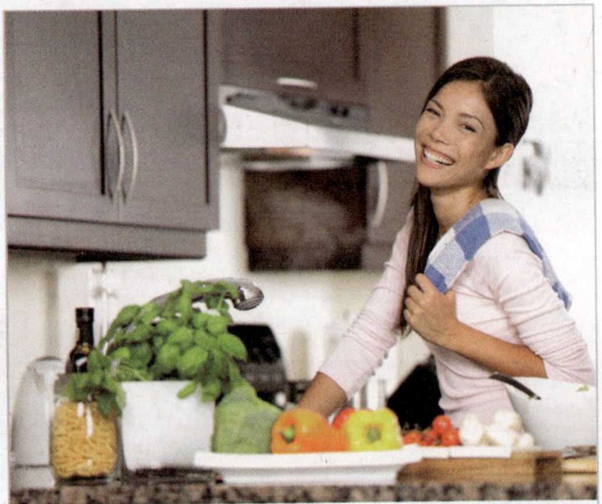
◎《黄帝内经》将饮食概括为：五谷为养、五果为助、五菜为充、五畜为益。

第二章

与中医养生有关的名词解释

●医学的目的就是要保障人类的健康，防治疾病，延年益寿。因此在这个大前提下，不论是什么医学，只要能达到这个目的的，就值得我们去学习，去研究；而真正决定是否有价值的，就在于这种医学是否确切对人类有着实在的作用。

中医文化博大精深，其蕴藏着深刻的哲理，但一般民众对中医的一些术语和词汇往往不求甚解，由于现代人对生命和健康的重视，也使得中医养生得到了推崇和重视。本章针对中医学中较常见且难理解得术语一一进行了讲述和分析，以便读者对中医文化有进一步的了解，也给您的日常养生保健提供了中医理论参考。

何谓“辨证论治”

“辨证论治”是中医治病的一个基本理念，就是医生根据病人的症状以及自己对医学的理解和经验，用推理的方法寻求疾病的根本原因，经过综合分析后拟定治疗方法。“辨证”即运用中医的诊断方法，对于病人复杂的症状，进行分析综合，判断为某种性质的证（证候）。“施治”是经过辩证后，根据中医的治疗原则，确定治疗方法。

在《黄帝内经》中，治病其实治的不是病，而是证。中医所说的“病”和“证”，概念不同，但两者的关系不可分割。“病”是一个总称，“证”是“病”所表现的主客观症状，是症病的病因、病位、性质和病人身体强弱等互相联系的一系列特征。一种病可以出现两种或两种以上的不同的“证”。例如热性病由于病因、病位、病人身体强弱等不同，征候表现也不同，可以出现表证、里证、半表半里证、寒证、热证、虚证、实证、阴证、阳证等不同性质的“证”。而同一个“证”可以在许多互不相同的疾病中出现，如表证可以出现于多种急性传染病的初期，对于疾病所表现的“证”辨别清楚，予以适当的治疗，这是“辨证施治”的精神实质。

例如头痛，头痛是“病”，而有很多原因可引起头痛，如风寒感冒引起的头痛，即外感头痛，多伴有发热、恶寒、头身酸痛等症状；血虚引起的头痛，即血虚头痛，多为隐痛、空痛，伴有头晕，面色苍白无华、口唇色淡等症状；肝阳上亢型头痛，患者有头痛如裂的感觉，伴有头晕、烦躁易怒、口苦咽干等症状，这些就是头痛所表现的“证”。

疾病的诊断必须经过这样一层一层的推理和分析，才能找出治疗的方法，因此，辨证施治要与辨病施治相结合，中医辨证施治不能只单纯地从疾病入手，有不少是从主证出发，进行辨证，同一疾病的原因和证候不同，则决定了治法的不同。“头痛”即是一例，外感头痛常有表证，治疗应从解表入手，表邪去，头痛自愈，内伤头痛分肝阳上亢、血虚、痰浊阻滞等不同证型，治疗肝阳上亢头痛应平肝潜阳；血虚头痛应养血补虚，血盈则头痛自愈，痰浊阻滞头痛者应从化痰开窍入手。总之，治病要找到疾病的源头和症结所在，按具体情况决定，而不能单纯的“头痛医头、脚痛医脚”。

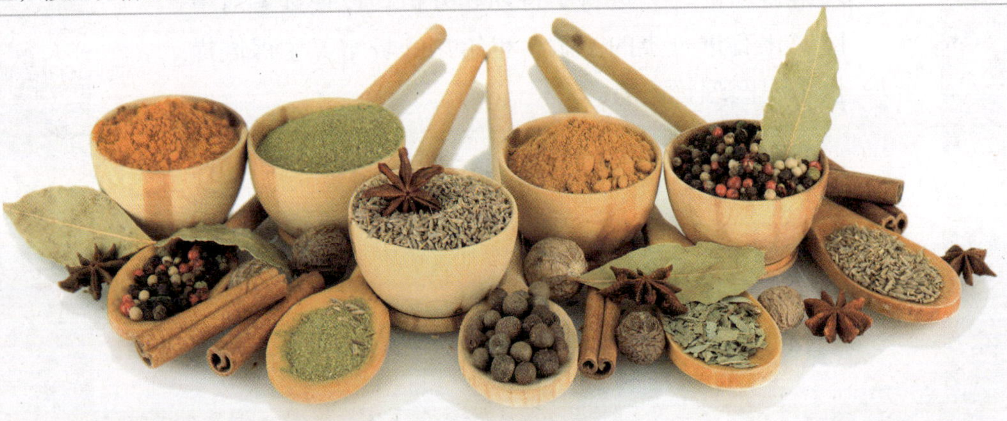

◎“辨证论治”是中医治病的一个基本理念。而现代中医也提倡结合食材和药材来预防和治疗疾病。

中医的“治未病”包括哪些内容

《黄帝内经》有言：“不治已病，治未病”，实际上就是防止疾病的发生和发展，强调“防患于未然”，这种“防”重于“治”的思想，非常具有现实意义。预防为主，防治结合，就成了中医学治病的一个方针。

“治未病”包括未病先防和已病防变两个方面。未病先防就是疾病未发生之前，做好预防工作，以防止疾病的发生，这就要做到以下两点：①培养正气、增强体质，提高抗病能力。正气的强弱由体质决定，体质的强弱与先天及后天的因素密切相关，因此既要注意健全先天，同时也要注意后天的全面调理。②做好预防工作，防止病邪侵袭。远离疾病传染源，如流感时期，不与流感病人接触，少去人多的地方，注意卫生。

既病防变是指如果疾病已经发生，应争取早期诊治，采取“先安未邪之地”的方法，以防止疾病的发展传变。因此要做到以下两点：①早期诊治。一般疾病在早期，多轻浅而易治，对正气的损害也不甚，故易于恢复健康。如急性肝炎、肾炎，早期治疗，效果较好；早期发现癌症，也有一定效果，并非绝症。②防止传变。防止疾病的发展传变，清代名医叶天士提出的“务在先安未受邪之地”即是此义。所以，在临床上必须掌握疾病传变规律。如外感病之六经传变、卫气营血传变、三焦传变等，及时采取适当的防治措施，可以制止疾病的发展或恶化。内伤病中，如治疗肝病，常配合健脾助运的方法，可以防止肝病传脾（木乘土），这就是既病防变的具体运用。

中医的“扶正祛邪”指的是什么

“正”是指人体正气，即人的机能及其抗病、康复能力。“邪”是泛指各种致病因素，包括外感六淫、内伤七情、饮食失宜、劳逸过度、各种外伤等。人体在整个生命活动中，必然会遭受邪气的侵袭，正气必然与之抗争，若正气弱，邪气盛，则疾病容易发生，或者病后病情易恶化。中医认为，在一般情况下，人体正气旺盛，足以抗御邪气的侵袭，即使受到邪气的侵犯，也能及时消除不利影响，因此不会发病。所以，中医认为治疗疾病就是要扶正祛邪，帮助改变体内正邪的势力对比，帮助正气增加，祛除邪气使其减少或消失。

具体来说，扶正祛邪也包括三个方面。

祛邪以扶正：这个主张主要是用于体内邪气旺盛的病症，因此要祛除邪气，祛邪就是扶正，中医常用的就是消解、发表、泻下等方法来祛邪，主要用于一些急性病。

扶正以驱邪：这主要用于体内正气虚弱或者单纯的正气不足而并无邪气，比如体虚昏迷、脾虚腹泻等。针对这种病症，中医采取益气、养血、滋阴、助阳等补虚措施。

扶正与祛邪并用：这用于正邪势力相当的情况下，邪气不如急性病那样旺盛，正气也呈现虚弱的态势，扶正与祛邪并用，既可以补正气之虚，也可以攻邪之盛。如治疗体虚反复感冒，得补虚与解表兼顾，如参苏散，人参补虚，苏叶解表散寒。

总之，无论用什么方式来祛邪扶正，要特别注意调动病人自己治疗疾病的积极性，以使其增加战胜疾病的信心，这样才能更快地康复。

什么是中医所说的“标本缓急”

“标”与“本”是中医治疗疾病时用以分析各种病证的矛盾，分清主次，解决主要矛盾的治疗理论。“标”即现象，“本”即本质。标本缓急是对于疾病各种不同的病症来讲的，中医经常用标和本来说明病症的各种矛盾，它讲求的是在治疗过程中要抓住和解决主要矛盾。

“本”就是指主要矛盾和病症的主要方面，“标”则是指次要矛盾和病症的次要方面。比如内脏为本，体表为标；正气为本，邪气为标；病因为本，症状为标。但是在疾病的发展过程中，标和本是随时可能变化的，以前的标可能会转化为现在的本，现在的本可能会转化成以后的标。所以中医在治疗疾病过程中对于标和本的治疗，要求区别主次和缓急，根据不同的情况采取不同的措施，一般有以下三种情况：

标本兼治：如果病症的标和本，也就是疾病的主要方面和次要方面同样严重的情况下，可以采取这样的治疗方式。标本兼治的具体方法有很多种，比如表里双解、攻补兼施等，这也是一种比较全面的治疗方式。

先治本后治标：这是在标症不急的情况下，治疗缓病所使用的方法。把病症的根本接触了，标症也就自然得到治愈了。

先治标后治本：在一些急症或紧急情况下，如果有需要，可以采取先治标的方法。一些特别紧急的情况下，如大出血、剧痛和高热等，则需要先治标，如果不当机立断可能会威胁生命，等到这些标症得到治疗后，再治本也不迟。

什么是中医所说的“对症下药”

“对症下药”一词出自《三国志·魏志·华佗传》，下面这个典故讲了“对症下药”的由来。

有一次，州官倪寻和李延一同到华佗那儿看病，两人诉说的病症相同：头痛发热。华佗分别给两人诊了脉后，给倪寻开了泻药，给李延开了发汗的药。两人看了药方，感到非常奇怪，问：“我们两人的症状相同，病情一样，为什么吃的药却不一样呢？”华佗解释说：“你俩相同的，只是病症的表象，倪寻的病是由内部伤食引起的，而李延的病却是因外感风寒，着了凉引起的。两人的病因不同，我当然得对症下药了，给你们用了不同的药。”倪寻和李延服药后，第二天病就全好了。

中医的一大优势就是配合体质和症状进行因人而异的治疗方法，中药疗法，是将数种甚至数十种的中药药材一起进行煎服而引导出数倍药效的方法。采用中药疗法的时候，即使病人的症状和病名相同，也不一定会采取相同的中药药物处方，因为人的体质不同而决定了处方的差异，中医师往往先仔细分析了病人的体质之后，结合病人的病症，再选出适合病人治疗的方法和中药处方进行治疗。

除了中药之外，中医还有气功按摩、针灸疗法等治疗方法。当然还有日常的食疗法，当然，这都需要“对症下药”，根据个人体质的不同，选择进行调理和治疗，对一个人的健康将有不错的疗养效果。

如何理解“君、臣、佐、使”的配方原则

方剂一般由君药、臣药、佐药、使药四部分组成，即“君臣佐使”的配伍方法。“君臣佐使”的提法最早见于《内经》，在《素问·至真要大论》中有：“主病之为君，佐君之谓臣，应臣之谓使”的记载。元代李杲在《脾胃论》中再次申明：“君药分量最多，臣药次之，使药又次之。由于“君臣佐使”为封建政体名称，现多改称“主辅佐使”或“主辅佐引”。

君药——是方剂中针对主证起主要治疗作用的药物，是必不可少的，其药味较少，药量根据药力相对较其他药大，居方中之首。

臣药——有两种意义，一是辅助君药加强治疗主病或主证的药物，以增强治疗作用。二是针对兼病或兼证起治疗作用的药物，其药力小于君药。

佐药——有三种意义，一是协助君药治疗兼证或次要症状；二是抑制君、臣药的毒性和峻烈性，如附子与干姜配伍，干姜可减轻附子之毒；三是反佐药，即根据病情需要，用于君药性味相反而又能在治疗中起相成作用的药物，如六味地黄丸中，山茱萸就是佐药，山茱萸为补肾阳药，这与补肾阴的君药熟地性味相反，但又能在治疗中起相成的作用。

使药——有两种意义，一是引方中诸药直达病证所在，多为引经药，如少阳胆经头痛，方药中常加柴胡作为足少阳胆经的引经药；二是调和方中诸药作用，如甘草，很多方剂中都放入甘草，这是用来调和药性的。

如何理解君臣佐使的组方原则呢？例如：《伤寒论》的麻黄汤，是由麻黄、桂枝、杏仁、甘草四味药组成，主治风寒表实证，症见恶寒发热、头痛身重、无汗、口不渴不喜饮、舌淡苔薄白、脉象浮紧。方中麻黄辛温解表，宣肺平喘，针对主证为君药，用量最重；桂枝辛温解表，通达营卫，助麻黄峻发其汗为臣药，用量较麻黄轻；杏仁肃肺降气，助麻黄以平喘为佐药；甘草调和麻黄、桂枝峻烈发汗之性，为使药。

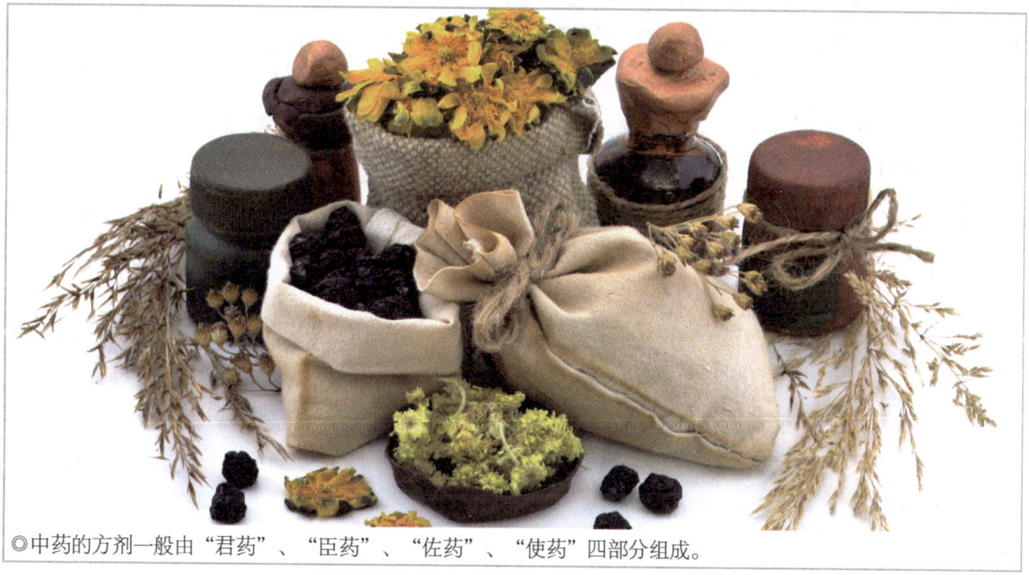

◎中药的方剂一般由“君药”、“臣药”、“佐药”、“使药”四部分组成。

什么是“外感六淫”、“内伤七情”

中医把导致疾病的因素分四类，外因、内因、病理产物和其他病因。外因即中医中的“外感六淫”，即风、寒、暑、湿、燥、火六种外感病邪的统称。

“淫”，即“太过”和“浸淫”的意思，引申为不正、异常。“六淫”与“六气”既有联系，又有区别。正常情况下，风、寒、暑、湿、燥、火是自然界六种不同的气候变化，称为“六气”。六气的不断运动变化，决定了一年四季气候的不同，即春风、夏暑（火）、秋燥、冬寒、长夏湿。机体通过自身的调节，对六气有一定的适应能力，一般不会使人体发病。当气候变化异常，超过了一定限度，如六气的太过或不及，非其时而有其气（如春天应温而反寒，秋天应凉而反热等），以及气候变化过于急骤（如急骤冷、暴热等），机体不能适应，可导致疾病的发生；或当人体的正气不足，抵抗力下降时，风、寒、暑、湿、燥、火乘虚而入，导致人体发生疾病，这种情况下的六气，便称为“六淫”。由于六淫是不正之气，所以又称为“六邪”。因此，是六气还是六淫，主要与机体是否发病有关。

“内伤七情”，即怒、喜、思、悲、忧、恐、惊七种精神状态的变化。不同的刺激，可产生不同的情志活动，因此，七情是一种正常的生理表现，一般不会使人致病。只有在突然的、强烈的或是持久的精神刺激下，引起情志急剧波动，如暴怒、狂喜、大惊、卒恐、悲哭、过思、忧郁等，超过了人体的生理范围，引起气机逆乱才会成为致病因素。

什么是“八纲辩证”

辨证即分析、辨认疾病的证候，是认识和诊断疾病的主要过程和方法。辨，即辨认，辨别，也就是分析。中医把临床上极其复杂的征候归纳为阴、阳、表、里、寒、热、虚、实八个纲领，这就是中医辨证的“八把尺子”，也就是八纲辨证。

阴阳辨证：阴阳是八纲的总纲，阴证包括虚、里、寒，阳证包括实、表、热。阴证主要指虚寒证，临床表现为倦怠乏力、精神不振、面色晦暗、四肢畏寒、口淡不渴、下痢清谷等。阳证主要指实热症，主要为躁动不安、大便秘结、发热、呼吸气粗、小便短赤。

表里辨证：表里辨证是一个相对的概念，它反映的是病势的深浅和病位的内外。表证主要是指疾病浅而轻，多由外邪侵入人体产生的一些证候，经常发生在外感的初级阶段，发病急，病程短；里证的疾病深且重，多深入到脏腑、骨髓、血液的一些证候，病程较长。

虚实辨证：虚实反应的是邪气盛衰的一对概念，实证指邪气盛，宜攻；虚证指正气不足，宜补。虚证和实证所辨别一般有以下的规律：体壮，舌体苍老，外感病初或中期，声高气粗。脉实有力，痛处拒按等症者多为实证；体弱，舌嫩，外感病后期，声低气怯，脉虚无力，痛处喜按等症状，为虚证。

寒热辨证：寒热反应疾病的性质，一般阳盛为热证，阴盛为寒证。恶寒喜热、口淡不渴、面白、四肢冷多为寒证；恶热喜冷、口渴喜冷饮、面红、四肢温热多为热证。

什么是“阴阳平衡”

“阴阳平衡”是生命活力的根本。阴阳平衡则人健康、有神；阴阳失衡人就会患病、早衰，甚至死亡。所以养生的宗旨是维系生命的阴阳平衡。

《黄帝内经》有云：“阴阳四时者，万物之始终也，死生之本也。逆之则灾害生，从之则苛疾不起，是为得道。”所以阴阳平衡是人体健康的根基，阴阳失调，疾病乃生，自然就美不起来了。什么是阴阳呢，估计大多数女性都不太了解，其实在我们的生活中，阴阳处处都在。凡是向上的、积极的、活动的、外在的均属于“阳”，静止的、向下的、沉降的、内在的均属于“阴”。比如，一天之中，白天为阳，夜晚为阴，而人体也要顺应自然界的阴阳消长来安排作息时间，所以白天劳作，夜间休息，人体才会处于健康状态。反之，容易引起机体阴阳失调而产生各种不适症状或疾病。

在《黄帝内经》中，岐伯提出了中医养生方法的总原则，即“法于阴阳、和于术数。”所谓“法于阴阳”，就是要按自然界的变化规律的起居生活，如日出而作，日落而息；饮食要遵循节气规律，吃应季食品，这样才能达到阴阳平衡、身体健康。

在中医看来，人体的气血津液等的和谐，其实就是阴阳和谐的原因。如果气血津液的运行失常，失去了原本的和谐状态， 那么各种不适的症状就会产生。在中医的眼中，阴阳失去和谐则预示着人体的某个部分出现了问题，也就是说，人体的某个器官无法进行正常的运行和活动，需要调理，才能够继续维持身体的正常活动。

什么是“气、血、津、精”

气、血、津、精是构成人类身体、维持生命活动的基本物质，是脏腑、经络的等组织器官进行生理活动的物质基础。

在中医学理论中，气既是物质又是功能，气的运动中医称为“气机”，有升、降、出、入四种运动形式，而“气”在不同脏府则有不同表现形式。气流布全身各处，走到脏腑就叫“脏腑之气”，至血脉内外则称“营卫之气”，至经络则称“经络之气”。人体血液的运行，要靠心气的推动；肺的呼吸运动也要靠肺气的宣发和肃降功能。

具体来说，气有以下功能：①促进内脏的机能和学和津液的流动。②维持体温、温暖内脏，以提高内脏机能的作用。③保护人体肌表，防止外邪入侵；④气化和固摄血、精、津，防止其流失。

血即血液，是构成人体和维持人体生命活动的基本物质之一，血液具有营养和滋养人体内脏和肌表的功能，还能维持人体正常的神志活动。

津即津液，是指机体除血液外的一切正常水液的总称，如胃液、肠液、涕、涎、泪等。津具有滋阴和濡养的生理功能。

精包括先天之精和后天之精，先天之精即生殖之精，禀受于父母。后天之精为脏腑之精，源于人摄取的食物所化生的精微物质。精具有繁衍生殖、生长发育、生髓化血、濡养内脏等功能。

"五脏六腑"是指哪五脏，哪六腑

《黄帝内经》中将五脏六腑都称为"官"，是说人体五脏六腑都各有职能，并根据这些不同的生理功能特点，各封以"官"位。而按照生理功能特点，脏腑分为五脏、六腑和奇恒之腑；以五脏为中心，一脏一腑，一阴一阳为表里，由经络相互络属。五脏具有制造并储存气、血、津液的功能，六腑则具有进行消化吸收的功能。

"五脏六腑"是我们用了几千年的一个名词，指的是人体内的主要器官。"脏"是指实心的器官，有心、肝、脾、肺、肾、为五脏。脏，古称藏。五脏的主要生理功能是生化和储藏精、气、血、津液和神，故又名五神脏。由于精、气、神是人体生命活动的根本，所以五脏在人体生命中起着重要作用。由于五脏贮藏和化生的精气，呈弥散状态，充满于五脏，故说五脏"满而不能实"。

"腑"是指空心的器官，有胆、胃、大肠、小肠、膀胱、三焦，受五脏浊气，名传化之府，故为六腑。在《内经》中"腑"写作"府"，有府库的意思。六腑的生理功能具体为：饮食物入胃，经胃的腐熟，下移小肠，进一步消化，并泌别清浊，吸收其中的精微物质，大肠接受小肠中的食物残渣，吸收其中的水分，其余的糟粕经燥化与传导作用，排出体外，成为粪便。在饮食物消化、吸收过程中，胆排泄胆汁入小肠，以助消化。三焦不但是传化的通道，更重要的是主持诸气，推动了传化功能的正常进行。六腑在生理功能上密切配合，共同完成饮食物的消化、吸收、转输和排泄。

何谓"三焦"

所谓"部位三焦"说，认为三焦并非是一个独立的脏腑器官，而是用以划分人体部位及内脏的特殊概念。根据三焦有上焦、中焦、下焦之别，把人体划分成上、中、下三个生理病理区域，将人体重要内脏器官分别辖于这三个区域之中。

三焦，为六腑之一，是上、中、下三焦的合称。六腑之一，位于躯体和脏腑之间的空腔，包含胸腔和腹腔，人体的其他脏腑器官均在其中，是上焦、中焦和下焦的合称，即将躯干划分为3个部位，横膈以上内脏器官为上焦，包括心、肺；横膈以下至脐内脏器官为中焦，包括脾、胃、肝、胆等内脏；脐以下内脏器官为下焦，包括肾、大肠、小肠、膀胱。

从功能而言，《灵枢 · 营卫生会篇》指出"上焦如雾、中焦如沤、下焦如渎"。

"上焦如雾"主要是指心肺的输布作用，"雾"是形容蒸发的气有如雾一样的弥漫。上焦心肺能宣发由中焦上输的水穀的精气，使之达于全身以温养肌肤、骨节，通调腠理，供给体内各组织器官的功能活动，这个作用好像雾露一样均匀地灌溉于全身。

"中焦如沤"指脾胃的消化转输作用，中焦主消化饮食，吸收精微，蒸化津液，使营养物质通过肺脉的输布以化生营气，这指脾胃的消化转输作用好像沤渍食物使之变化一样。

"下焦如渎"主要是指肾与膀胱的排尿作用，肠道的排便作用。"渎"是指下焦水液的排出。

何谓“肾阴”和“肾阳”

肾中精气是机体生命活动的根本，对机体各方面的生理活动均起着极其重要的作用。为了在理论和实践上全面阐明肾中精气的生理效应，将肾中精气的生理效应概括为肾阴和肾阳两个方面。肾阴和肾阳是机体各脏阴阳的根本，二者之间，相互制约，相互依存，相互为用，维护体内脏腑阴阳的相对平衡。

肾阳又有“元阳”、“真阳”、“真火”、“命门之火”、“先天之火”等别称。肾阳寓于命门之中，为先天之真火，是肾脏生理功能的动力，也可以说是人体热能的源泉。

肾阳亏虚是肾脏阳气衰竭表现的征候，临床表现：腰膝酸软，畏寒肢冷，尤以下肢为甚，头目眩晕，精神萎靡，面色白，舌淡胖苔白，脉沉弱或阳痿，妇女宫寒不孕，或大便久泄不止，完谷不化，五更泄泻，或浮肿，腰以下为甚，按之凹陷不起，甚则腹部胀痛，心悸咳喘。

肾阴又有“元阴”、“真阴”、“肾水”、“真水”等名称，是与肾阳相对而言。肾阴指本脏的阴液（包括肾脏所藏的精）。

肾阴亏虚，是肾脏阴气、阴液不足表现的征候，多由久病伤肾，或禀赋不足房事过度，或过服温燥劫阴之品所致。腰膝酸软、眩晕耳鸣、失眠多梦；男子阳强易举或阳痿、遗精，妇女经少经闭；或见崩漏，潮热盗汗，五心烦热，咽干颧红；少年白发、溲黄便干，舌红少津，脉细数。

如何理解“瘦人多火，肥人多痰”

中医有“瘦人多火、胖人多痰”的说法，其实，“多火”只说了瘦人体质特征的一半，而另一半特征是瘦人往往血虚、阴虚。

所谓的“瘦人”是指看起来形体消瘦，体型不够丰满者。阴血虚主要有头晕、眼花、耳鸣、失眠、心悸、肢体麻木等症状，还有面色萎黄或白皙、指甲或唇色淡白、脉细弱无力、舌淡等体征。而阴虚、血虚往往容易导致“火旺”，常表现为五心烦热、咽燥口干、急躁易怒及盗汗等症状，及颧红、舌红少苔、脉细数等体征。因此，“瘦人多火”可以从两个角度来理解，首先是瘦人多有虚火的表现，比如前面提到的五心烦热，睡眠不好，多梦易醒等。其次，瘦人如果吃了点补益或温性的食物或药物，往往容易上火，出现口舌生疮、口干、便秘等症状。

与“瘦人多火”的理解一样，“肥人多痰”，这里的“痰”并非是由呼吸道分泌而来，由口、鼻腔排出的“痰液”，而是指“痰湿”，是对体质的一种类似统计学的描述，是指一种生理、病理、治疗上潜在基础和疾病转归的潜在可能，而非一定的。机体内水液代谢异常而形成的病理产物，这种产物可以停聚在体内一定部位，也可以四处流窜。此外，肥胖的人还有气虚的表现，常有困倦、乏力、多汗等症状。气能推动水液代谢，气虚则水湿代谢不利，因此更加重了痰湿症状。此外，中医有言“怪病多由痰作祟”痰湿停肝脏，易引起脂肪肝；停四肢肌表，易引起水肿；停头部，会导致高血脂，头晕脑胀。

何谓“瘀血阻滞”，常见于哪些疾病

“瘀血阻滞”是指血液溢于脉外而停留于体内，或血液运行不畅而停滞于血脉之中，也称为“血瘀证”。瘀血内阻，血行不畅，以局部出现青紫肿块、疼痛拒按，或心、肝、脑等主要脏器瘀血阻络，功能障碍；或腹内肿块、刺痛不移、拒按；或出血紫暗成块，舌紫暗，脉弦涩等为常见症的证候。气虚、气滞、血寒、血热或外伤等各种原因造成的气血运行不畅或内出血，都会形成瘀血，因此又有气虚血瘀、气滞血瘀、寒凝血瘀、热结血瘀之分。瘀血影响气血的运行，进而可引起头、真心痛、关节痛、半身不遂、月经不调、肿块、疮疡等病证。

瘀血阻滞型疾病共同的症状有：①疼痛：疼痛是瘀血常见的症状，特点是刺痛、固定不移、拒按、经久不愈。②肿块：外伤出血，可于伤处见青紫色肿块或触到肿块。体内脏腑组织发生瘀血，也在患处多可触到坚硬的肿块。③出血：出血也是瘀血常见的症状，特点是血色多紫暗，常夹有血块。④体征：舌色紫暗或有瘀点，脉涩，面色黧黑，肌肤甲错，蜘蛛痣、表浅静脉怒张或有瘀斑。

瘀血致病相当广泛，其临床表现因瘀阻的部位不同而异。瘀阻心脉，可见心悸怔忡，心胸刺痛，痛引肩背；瘀阻于肺，可见胸痛、咯血；瘀阻胃肠，可见呕血、大便色黑如柏油样；瘀阻于肝，可见胁痛痞块；瘀阻子宫，可见小腹疼痛，月经不调，痛经、闭经、经血紫暗成块。

何谓“痰湿中阻”、“脾虚湿盛”

“痰湿中阻”是指痰湿内阻于脘腹内部，以脘腹痞塞不舒，胸膈满闷，头晕目眩，身重倦怠，食欲不振，腹胀呃逆，口淡不渴，小便不利，苔白厚腻，脉沉滑等为常见症的证候。“中”指“中焦”，多指脾胃。“痰湿”，这里的“痰”并非一般意义的痰液，而是指人体津液的异常积留，是病理性的产物；“湿”分为内湿和外湿，外湿指空气潮湿、环境潮湿，如淋雨、居处潮湿等，外在湿气会侵犯人体而致病；“痰湿中阻”的“湿”是一种内湿，是指消化系统运作失宜，对水在体内的流动失控以致津液停聚，或因饮食水分过多，或因饮酒、乳酪、生冷饮料，而使体内津液聚停而形成内湿。

“脾虚湿盛”是指脾气虚弱，无力运化水湿，导致水湿停滞脾胃，引起面色萎黄，四肢不温，神倦乏力，食欲不振，消化不良，水肿，大便溏稀，妇女可见带下量多，色白或淡黄，质稠无味，舌淡苔白或腻，脉缓而弱等症状。

脾有运化水湿的功能，当脾虚后，最常见的症状就是湿的代谢失调，也就是说湿气代谢不出，留滞体内，形成湿邪而致病。临床上所谓的湿盛，就是我们经常所说的水湿，它有外湿和内湿的区分。外湿是由于气候潮湿或涉水淋雨或居室潮湿，使外来水湿入侵人体而引起；内湿是一种病理产物，常与消化功能有关。中医认为脾有运化水湿的功能，若体虚消化不良或暴饮暴食，吃过多油腻、甜食，则脾就不能正常运化而使水湿内停；且脾虚的人也易招来外湿的入侵，外湿也常因阻脾胃使湿从内生，所以两者是既独立又关联的。

何谓“肝阳上亢”、“肝肾阴虚”

“肝阳上亢”是一种病证名，又称为“肝阳上逆”，“肝阳偏旺”。多因肝肾阴虚，水不涵木，肝阳亢逆无所制，气火上扰所致。肝上的阴阳必须平衡，如果肝阴不足，肝之阳气就会急剧上升。其主要症状有眩晕耳鸣，头目胀痛，面红目赤，急躁易怒，心悸健忘，失眠多梦，腰膝酸软，口苦咽干，舌红，脉细数。肝阳上亢证多见于高血压、高血脂、眩晕等病人，治疗宜平肝潜阳，滋阴降火。

肝阳上亢证的发病男性多于女性，但无统计学意义；45岁前发病率较低，脑力劳动者多于体力劳动者，与季节关系不大。肝上的阴阳必须平衡，如果肝阴不足，肝之阳气就会急剧上升，这时人就会面红耳赤、头涨头痛、急躁易怒，中医称之为肝阳上亢，西医用血压计一量，很可能发现血压变高了。

“肝肾阴虚”指肝肾阴液亏虚，虚热内扰，以晕眩耳鸣，五心烦热，低热颧红，头胀胁痛，视力减退，腰膝酸软，舌红少苔，脉弦细数等为常见病的证候。常见于虚劳、胁痛、腰痛、眩晕、头痛、月经先期、闭经、痛经，以及西医的慢性肝炎、慢性肾炎、高血压病、糖尿病、更年期综合征等疾病。肝肾阴虚，虚火上扰，头目失于阴精的滋养，故见头晕目眩，耳鸣健忘，口燥咽干；肝脉布于两胁，肝阴不足，肝脉失养，故见胁痛；阴虚内热，虚火上扰，故五心烦热，盗汗颧红，失眠多梦，男子遗精；冲任二脉隶属于肝肾，肝肾阴伤，冲任空虚，故月经量少或闭经；舌红少苔，脉细数也为阴虚内热之象。

何谓“心肾不交”、“心脾两虚”

“心肾不交”是指心阳与肾阴的生理关系失常的病理状态。中医的五行理论，心在上焦，属火；肾在下焦，属水。心中之阳下降至肾，能温养肾阳；肾中之阴上升至心，则能涵养心阴，得使肾水不寒，心火不亢，这称为心肾相交，或者叫水火相济。而心肾不交多由肾阴亏损，阴精不能上承，因而心火偏亢，失于下降所致。

在正常情况下，心火和肾水就是互相升降，协调，彼此交通，保持动态平衡。心肾不交的主要症状有：心烦失眠，心悸不安，眩晕耳鸣，健忘，五心烦热，咽干口燥，腰膝酸软，遗精带下，舌红，脉细数等。

中医学的脾脏与解剖学脾脏的概念不同，脾的功能也更宽泛。概括讲，脾主运化，能化生气血，维持营养物质的消化、吸收和转输。“心脾两虚”是心血不足，脾气虚弱所致的病证，多由饮食不节，劳倦伤脾，或思虑过度暗耗阴血，或久病失调及慢性出血等引起。临床上以心悸失眠、失眠多梦、健忘、食少、大便稀溏、倦怠乏力、或见崩漏、便血、皮下出血、舌淡、脉细弱主要表现。

心脾两虚证，广义上包括心脾气虚，心脾阴虚，心脾气阴两虚等几种类型。由于心主血，脾主运化，所以临床的心脾两虚证以心血不足，脾气虚弱者为常见。心脾两虚证常见于虚劳、心悸、怔忡、不寐、健忘、眩晕、出血证，以及西医的神经官能症、贫血、心律失常、心肌炎等疾病。

何谓“肝郁气滞”、“气郁化火”

“肝郁气滞”证是指肝失疏泄，情志抑郁，气机郁结，阻滞不行的一种证名。多因郁闷、精神受到刺激或因精神创伤史所导致。

其主要症状有：情志抑郁，肝经所过部位发生胀闷疼痛，胸胁或少腹胀闷窜痛，胸闷，善太息，情志抑郁易怒，或咽部异物感，或颈部瘿瘤，或胁下肿块。胃脘胀满，撑胀作痛，痛及两胁，情志不畅时更甚，或呕吐吞酸，嗳气频作，饮食减少，舌质淡红，苔薄白，脉弦。妇女可见经前乳房胀痛、乳腺增生、月经不调、失眠等病症。治疗此证应疏肝理气。在饮食上，还可多吃些具有疏肝理气作用的食物来帮助调理，如芹菜、西红柿、蓬蒿、萝卜、橙子、柚子、柑橘等。

六郁之中，气郁为先，气郁一成，诸郁遂生。人体的各种生理活动，以气为动力，能推动脏腑气化，输布津液，宣畅血脉，消化水谷。若情志过极，忧思郁怒，首害气机。肝气郁结，疏泄失常，气机郁滞，气郁由是而成。所谓气郁，通常是指肝气郁结。肝司疏泄，以气为用，气之疏泄，则可使周身之气机，脏腑之功能活动条达畅茂。若肝气郁结，疏泄失司，木郁而致诸脏气机皆不得畅达。“气郁化火”证是指气机郁滞，日久后化火火热，而气火并存的病理变化。以情绪抑郁，烦躁易怒，胸胁胀闷、灼痛，口苦口干，或头痛、目赤、耳鸣，或嘈杂吞酸，大便秘结，舌红苔黄，脉弦数等为常见症的证候。调理此种证候应疏肝解郁、清肝泻火。当然，除了药物调理，情志调理也是必不可少的。

区别“虚寒”、“实寒”和“虚热”、“实热”

“虚寒”是指证阳气虚弱的病症，症见面色少华，精神不振，畏寒肢冷，得热则舒，腹痛喜按，小便清长，大便稀薄，舌淡苔白，脉沉迟缓弱等。

“实寒”指感受阴寒之邪所致的证候，表现为口中和，四肢冷，小便清，腹痛拒按，大便秘结不下，舌苔白，脉沉弦等症。

“虚寒”和“实寒”的主要鉴别点在于：①实寒为剧烈疼痛拒按；虚寒为隐隐作痛喜揉喜按。②实寒除了局部冷痛外，没有全身症状。虚寒则兼有各脏腑功能的衰退，常有神疲乏力，精神不振，胃口不开，大便溏泄，精遗滑泻等症状。

“虚热”是指阴阳气血虚亏、正气不足所致的热证，因气血阴液不足，或邪盛伤正所致的热证。症见两颧潮红，心烦不眠，口燥咽干，潮热盗汗，大便秘结，舌红少苔或无苔，脉细数等。气虚热，升阳以散之；血虚热，滋阴以降之；如是气血俱虚热，升阳滋阴兼用之。

“实热”是指邪热亢盛，内外俱实的病证。症见壮热烦躁，面红目赤，渴喜冷饮，胸痛痰黄、腹痛拒按，大便秘结，小便短赤，舌红苔黄，脉洪数、滑实等。

虚热和实热的鉴别点在于：实热以邪热有余为主，病势急重，见满面赤热，烦渴多饮，舌红苔黄，脉洪数或滑数。虚热证以阴液亏虚为主，病久势缓，多为两颧潮红、五心烦热、盗汗，舌红少苔（少津），脉细数。

第三章

中药与食物的完美结合：药膳养生

●药膳是指在中华医药理论和饮食文化的指导下，将药物和食物搭配，通过烹调加工制作而成的，形、色、香、味俱佳的医疗保健食品。药膳不同于一般的中药方剂，又有别于普通的饮食，它取药物之性，用食物之味，“药食相配，药借食力，食助药威”，二者相辅相成，相得益彰，具有很好的养生功效。

广义上讲，日常所用的食材和中药材，就是药膳原料的来源。每味中药材都具有独特的性能，每种食材的性味也不尽相同，不同的食材和中药材，在中医学、烹饪学和营养学的理论指导下，严格按照药膳配方组合应用，就形成了各种美味的具有不同功效的药膳。巧妙搭配能使食材和药材的功效发挥到最大，以达到保健、强身、治病的功效。

中药的四性五味

“四性”即温、热、寒、凉。温性和热性药材都能温里散寒，适用于寒性病症。寒性和凉性药材多清热、泻火、解毒，适用于热性病症。“四性”外，还有性质平和的“平性”。

温：属性为阳，能驱寒补虚。典型药材：红枣、当归、龙眼等。

热：属性为阳，能驱寒、消除寒证。典型药材：肉桂等。

寒：属性为阴，能清热解暑、消除热证。典型药材：金银花、黄连、大黄、生地等。

凉：属性为阴，能降火气，减轻热证。典型药材：薏米、菊花、西洋参、罗汉果等。

“五味”本义是指药物食物的真实滋味。辛、甘、酸、苦、咸是五种最基本的滋味。此外，还有淡味、涩味。由于长期以来将涩附于酸，淡附于甘，以合五行配属关系，故习称“五味”。

酸：收敛固涩、助消化。典型药材：乌梅、五倍子、五味子、山楂、山茱萸等。

苦：清热、泻火、解毒、除烦、通便。典型药材：黄连、白果、杏仁、大黄、枇杷叶、黄芩、厚朴、白芍、青果等。

甘：滋补、和中、缓急。典型药材：人参、甘草、红枣、黄芪、淮山、薏米、熟地等。

辛：发散风寒、行气活血，治风寒表征，如感冒发烧、头痛身重。典型中药材：薄荷、木香、川芎、茴香、紫苏、白芷、花椒、肉桂等。

咸：泻下通便、软坚散结、消肿，用于大便干结，还可消除肿瘤、结核等。典型中药材：芒硝、鳖甲、牡蛎、龙骨、草决明、玉米须等。

中药的“归经”与五脏的关系

中药材的归经理论是以脏腑、经络理论为基础的，人体的脏腑各有特殊的生理功能和病理变化，经络将人体内外各部联系起来，构成一个整体。体表的外邪可以循经络内传至脏腑，脏腑的病变也可由经络而获得系统认识。在临床用药时，首先应根据各经所表现的症状进行诊断，然后再用相应的药物进行治疗。至于一药有归数经者，则是其治疗范围的扩大，对数经的病变均能发挥作用。

“归经”只是药物性能的一个方面，在应用药物的时候，如果只掌握药物的归经，而忽略了四气、五味、升降沉浮等性能，是不够全面的。此外，又由于脏腑、经络的病变是可以相互影响的，因此，在临床用药时，我们并不能单纯使用归某一经的药物。例如，肺病而见脾虚者，需兼用补脾的药物，使肺有所养而逐渐痊愈。

“升降沉浮”指的是药物作用于人体的四种不同趋向。各种疾病在病机和症候方面，常常都会表现出向上（如呕吐、呃逆、喘息等），向下（如腹泻、脱肛、崩漏等），向外（如阳气浮而发热、自汗、盗汗等），向内（如表邪不解、疹毒内攻等），病势趋向需要选用具有不同趋向的药物来治疗、改善以致消除这些病态。所以药物的作用趋向同疾病的表现是密切相关的。总的来说，凡是具有解表、散寒、升阳作用的中药，其药性均属升浮并具有上行向外作用；凡是具有清热、泻下、利水、收敛、降逆作用的中药，其药性都属于沉降并具有下行、向里作用。

中药煎煮的科学方法

明朝医学家李时珍曾说过："凡物汤药虽品物专精，修治如法，而煎煮者，鲁莽造次，水火不良，火候失度，则药以无功"。只有正确煎煮中药，才能真正发挥出汤剂的疗效。

煎煮中药的用具：正确选用煎药用具可避免中药变性，保持药物的有效成分及保温等，煎药用具一般以瓦罐、砂锅为好，搪瓷器皿或铝制品也可，忌用铁器、容器，因为有些药物与铜、铁一起加热后会起化学变化。煎具的容量应该大些，以利于药物的翻动，也可避免药液外溢，煎药时要加盖，以防水分蒸发过快、药物有效成分损失过多。

煎煮中药的火候：煎一般药宜先用大火后用小火，也就是前人所说先用武火（急火）后用文火（慢火）。同一药物因煎煮时间不同，其性能与临床应用也存在差异，煎解表药及其他芳香性药物、泻下药时，时间宜短，其火宜急，水量宜少。煎煮补益药时，其火宜慢、煎煮时间宜长，水量略多。有效成分不易煎出的矿物类、骨角类、贝壳类、甲壳类药，宜用小火久煎，以使有效成分更充分地溶出。如果将药煎煮焦枯，则应丢弃不用，以免发生不良反应。

煎煮中药的时间：药性不同，煎煮时间不一。解表药类宜用快煎，头煎10~15分钟，二煎10分钟；滋补类药物用慢煎，头煎30~40分钟，二煎25~30分钟；一般药物20~25分钟，二煎沸后15~20分钟；有先煎药时需先煎10~30分钟，后下药应在最后5~10分钟入锅。

煎煮中药的方法：中药材的煎煮方法很重要，一般药物可以同时煎，但部分药物需作特殊处理。所以，煎制中药汤剂时应特别注意以下几点。①先煎——如制川乌、制附片等药材，应先煎半小时后再放入其他药同煎。生用时煎煮时间应加长，以确保用药安全。川乌、附子等药材，无论生用还是制用，因久煎可以降低其毒性、烈性，所以都应先煎。磁石、牡蛎等矿物、贝壳类药材，因其有效成分不易煎出，也应先煎30分钟左右再放入其他药材同煎。②后下——如薄荷、白豆蔻、大黄、番泻叶等药材，因其有效成分煎煮时容易挥散或分解破坏而不耐长时间煎煮者，煎煮时宜后下，待其他药材煎煮将成时投入，煎沸几分钟即可。③包煎——如车前子、葶苈子等较细的药材，含淀粉、黏液质较多的药材，辛夷、旋覆花等有毛的药材，这几类药材煎煮时宜用纱布包裹入煎。④另煎——如人参、西洋参等贵重药材宜另煎，以免煎出的有效成分被其他药渣吸附，造成浪费。⑤烊化——如阿胶、鹿角胶、龟胶等胶类药，容易熬焦，宜另行烊化，再与其他药汁兑服。⑥冲服——如芒硝等入水即化的药材及竹沥等汁液性药材，宜用煎好的其他药液或开水冲服。⑦泡服——即可以像泡茶一样用开水直接冲泡，如菊花、胖大海等。

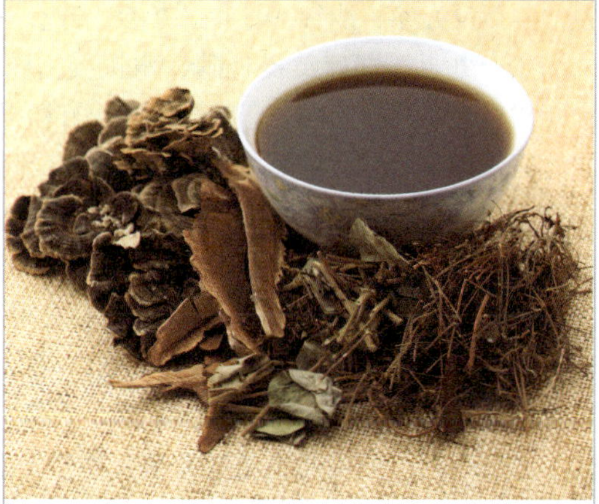

◎使用正确的方法来煎煮中药，才能真正发挥出汤剂的疗效。

中药的七种配伍关系

历代医家将中药材的配伍关系概括为七种，称为“七情”。

单行：用单味药治病。如清金散，单用黄芩治轻度肺热咳血；独参汤，单用人参补气救脱。

相使：将性能功效有共性的药配伍，一药为主，一药为辅，辅药能增强主药的疗效。如黄芪与茯苓配伍，茯苓能助黄芪补气利水。

相须：将药性功效相似的药物配伍，可增强疗效。如桑叶和菊花配伍，可增强清肝明目的功效。

相畏：即一种药物的毒性作用能被另一种药物减轻或消除。如附子配伍干姜，附子的毒性能被干姜减轻或消除，所以说附子畏干姜。

相杀：即一种药物能减轻或消除另一种药物的毒性或副作用。如干姜能减轻或消除附子的毒副作用，因此说干姜杀附子之毒。由此而知，相杀、相畏实际上是同一配伍关系的两种说法。

相恶：即两药物合用，一种药物能降低甚至去除另一种药物的某些功效。如莱菔子能降低人参的补气功效，所以说人参恶莱菔子。

相反：即两种药物合用，能产生或增加其原有的毒副作用。如配伍禁忌中的“十八反”，“十九畏”中的药物。

家庭药膳配伍，可取单行、相须、相使、相畏，相恶、相反的配伍一般禁用于家庭药膳中。

中药材用药之忌

中药材在使用的过程中，其用药的禁忌包括了“配伍的禁忌”以及“妊娠用药的禁忌”两个方面。

配伍禁忌：目前，中医学界共同认可的配伍禁忌为“十八反”和“十九畏”。

“十八反”即甘草反甘遂、大戟、海藻、芫花，乌头反贝母、瓜蒌、半夏、白蔹、白芨，藜芦反人参、沙参、丹参、玄参、苦参、细辛、芍药。

“十九畏”即硫黄畏朴硝，水银畏密陀僧，狼毒畏弥陀僧，巴豆畏牵牛，丁香畏郁金，川乌、草乌畏犀角，牙硝畏三棱，官桂畏石脂，人参畏五灵脂。

妊娠用药禁忌：妊娠禁忌药物是指妇女在妊娠期，除了要中断妊娠或进行引产外，禁用或须医生慎用的药物。根据临床实践，我们将妊娠禁忌药物分为“禁用药”和“慎用药”两大类。

①禁用药：禁用的药物多属剧毒药或药性峻猛的药，以及堕胎作用较强的药；如水银、砒霜、雄黄、轻粉、甘遂、大戟、芫花、牵牛子、商陆、马钱子、蟾蜍、川乌、草乌、藜芦、胆矾、瓜蒂、巴豆、麝香、干漆、水蛭、三棱、莪术、斑蝥等。

②慎用药：慎用药主要是大辛大热药、破血活血药、破气行气药、攻下滑利药以及温里药中的部分药。如桃仁、红花、牛膝、川芎、姜黄、大黄、番泻叶、牡丹皮、枳实、芦荟、附子肉桂、芒硝等。

食物应用禁忌

食物对疾病有食疗作用，但如运用不当，也可以引发病或加重病情。因此，在使用药膳食疗的过程中一定要掌握一些食材的使用禁忌知识，才能避免走进误区。

不适合某些人吃的食物：

白萝卜：身体虚弱的人不宜吃。

茶：空腹时不要喝，失眠、身体偏瘦的人要尽量少喝。

姜：孕妇不可多吃。

胡椒：咳嗽、吐血、喉干、口臭、齿浮、流鼻血、痔漏的人不适合吃。

麦芽、薏米：孕妇不适合吃。

杏仁：小孩吃得太多会产生疮痈膈热，孕妇也不可多吃。

西瓜：胃弱的人不适合吃。

桃子：产后腹痛、经闭、便秘的人忌食。

绿豆、枇杷：脾胃虚寒的人不宜食。

香蕉：胃溃疡的人不能吃。

不宜搭配在一起食用的食物：

蜂蜜与葱、蒜、豆花、鲜鱼、酒一起吃会导致腹泻或中毒。

柿子和螃蟹一起吃会腹泻。

羊肉和豆酱一起吃会引发痼疾。

羊肉和奶酪一起吃会伤五脏。

葱和鲤鱼一起吃容易引发旧病。

李子和白蜜一起吃会破坏五脏的机能。

芥菜和兔肉一起吃会引发疾病。

用蕹和牛肉做羹一起吃会引发疾病。

猪肉不可和田螺一起吃，否则会使人眉毛脱落。

不宜多吃的食物：

醋多吃会伤筋骨、损牙齿。

木瓜多吃会损筋骨，使腰部和膝盖没有力气。

乌梅多吃会损牙齿、伤筋骨。

杏仁吃太多会引起宿疾，使人目盲发落。

生枣多食，令人热渴气胀。

李子多吃，会使人虚弱。

姜吃得太多，令人少智、伤心神。

酒喝得太多会伤肠胃、损筋骨、麻醉神经、影响神智和寿命。

盐吃得太多，伤肺喜咳，令人皮肤变黑、损筋力。

肉类吃得太多，会让血管硬化、导致心脏病等。

中药与食物配伍禁忌

中药材与食物配伍禁忌是古人在日常生活中总结出来的经验，值得我们重视。在烹调药膳时，应特别注意中药与食物的配伍禁忌。

猪肉：不能和乌梅、桔梗、黄连、苍术、荞麦、鸽肉、黄豆、鲫鱼同食。猪肉与苍术同食，令人动风；猪肉与荞麦同食，令人毛发落、患风病；猪肉与鸽肉、鲫鱼、黄豆同食，令人滞气。

猪心： 不能与吴茱萸同食。

猪血： 不能与地黄、何首乌、黄豆同食。

猪肝： 不能与荞麦、豆酱、鲤鱼肠子、鱼肉同食。猪肝与荞麦、豆酱同食，令人发痼疾；猪肝与鲤鱼肠同食，令人伤神；猪肝与鱼肉同食，令人生痈疽。

鸭蛋： 不能与李子、桑葚同食。

狗肉： 不能与商陆、杏仁同食。

羊肉： 不能与半夏、菖蒲、铜、丹砂、醋同食。

鲫鱼： 不能与厚朴、麦门冬、芥菜、猪肝同食。

鲤鱼： 不能与朱砂、狗肉同食。

鳝鱼： 不能与狗肉、狗血同食：

龟肉： 不能与酒、果、苋菜同食。

病症忌口与发物忌口

患病需要忌口，如感冒就应该以清淡饮食为主，肝癌忌食油炸食品和酒等。但是，忌口要讲究科学，不能忌得太过，否则反而会影响病体康复。比如慢性肾脏病患者，需以低蛋白清淡饮食为主，不能大补，但这并不是意味着什么肉都不能吃，有些人因为忌得太过，到最后营养不良，反而给治疗和康复带来很大障碍。

民间说法中有很多“发物”，多指泥鳅、虾、蟹、海参、羊肉、牛肉、香椿等一些高蛋白质和高营养的食物。人们认为，凡患病就要忌食一切“发物”，否则会引起疾病复发或加重疾病的观点是完全没有科学根据的。营养学家认为，这些“发物”甚至可以刺激机体产生激发反应，唤醒肌体免疫力，促进生理功能的恢复和提高。如泥鳅富含蛋白质、脂肪、钙、铁以及多种维生素，是保肝护肝佳品，急、慢性肝炎病人应多食之；香椿有涩肠止血、燥湿、固精等功效，故适用于便血、痔疮、肠炎、痢疾、妇女赤白带下、男子遗精等疾病。

服药后忌口即服药后摄取哪些食物会增强或降低药物功效呢？例如病人正在服用健脾和胃、温中益气的中药，却又摄取一些凉性滑肠的食物，就削弱了药物的作用，起不到预期的进补和治疗效果。这时候就要注意食物与药物的相克关系，正确忌口或正确进补，如服含荆芥汤剂后应忌鱼、蟹；服用白术的汤剂后要忌桃、李、大蒜；服有土茯苓的汤剂忌蜂蜜等。

药膳的特点

药膳是药物与食物巧妙结合而配制的食品，它兼具药品与食品的作用，但又区别于单独的食品和药品，有其独有的特点。

药膳以中医学理论为基础，注重辨证用料：药膳在药物和食物的搭配、烹饪等方面均以中医药学和烹饪学的基本理论为指导，其配伍组方是按照中医方剂学的原则，针对临床表现的各种证型，按药物和食物的性能进行选择、调配、组合而成，以药物、食物之偏性来矫正脏腑机能之偏，使之恢复正常，增加机体的抵抗力。在选择药物和食物方面，必须依据中医的辨证论治原则，只有在正确辨证的基础上选配药膳，才会有奇妙之效。例如，出现食欲不振、胃腹隐痛、便清腹泻、精神疲倦、四肢软弱、头昏自汗、脉缓无力等症候时，中医辨证为脾气虚证，需用健脾益气的药膳来辅助治疗。具有健脾益气功效的中药材有党参、茯苓、薏米、莲子、芡实、白术、山药、红枣等，常用的药膳有人参红枣粥、山药鳝鱼汤、茯苓白豆腐、红枣饼等。在运用辨证论治原则的时候，还应注意四时气候、地理环境对人的生理、病理的影响，在不同的季节选择不同的药膳。

药膳以中华传统的烹调技术为手段，具有独特的制作方法：药膳主要由药物、食物和调料三部分组合而成，它必须寓药于食、寓性于味，融药物的功效及食物的美味于一体。这就要求制作药膳必须具有精湛的烹调技术，借助中国传统的烹调方法——炖、焖、煨、蒸、煮、熬、炒、卤、烧等，对所选用的中药和食物进行不同的炮制和加工，使制成的药膳兼具色、香、味、形，满足口味需求的同时达到治病、保健目的。由于药膳的组成原料比较特殊，故其制作方法也很特殊。药膳的烹调是依据中医学的用药要求，根据药物的药效性能，应用食品烹调和药物炮制技术组合而成的特殊制作方法。因此，在制作药膳时，不仅要具备精湛的烹调技术，还应掌握中医药的基本理论和药物炮制的方法。例如，制作“天麻蒸鱼”这道药膳时，应先将天麻用川芎、茯苓等药材炮制后，再用米泔水浸泡，然后放入米饭内蒸透，切片后置于鱼腹中，再加入调料蒸制而成，这样，天麻的药效才会全面地渗透入鱼肉中。

药膳“形为食、性为药”，具有保健、强身、抗老和辅助治病的作用：食用药膳与服药治病不同，对于无病之人，根据自己的体质合理选择进食药膳可达到保健、强身的作用。对于身患疾病之人，可先辨证，然后根据病症进食合适的药膳，对身体加以调养，增强体质，辅助药物最大程度的发挥其药效，从而达到辅助治病的作用。药膳还常被用于扶正固本方面，其常用的药物和食物有人参、黄芪、枸杞、山药、当归、阿胶、红枣、鸡、鸭、猪肉、羊肉等。

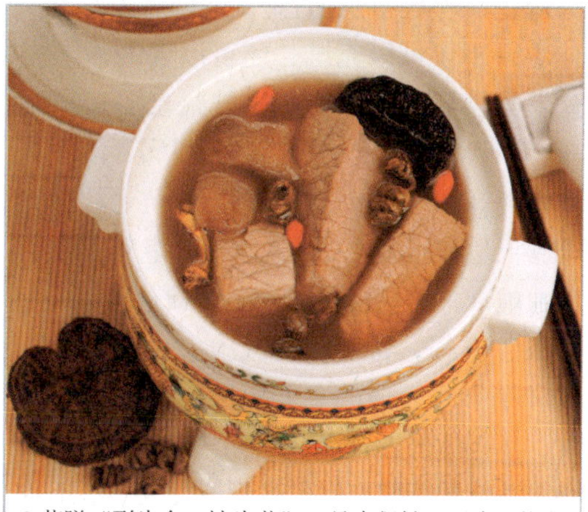
◎药膳“形为食、性为药”，具有保健、强身、抗老和辅助治病的作用。

药膳的分类

药膳的传统制作是以中医辨证论治理论为指导，将中药与食物相配伍，经过加工，制成色、香、味、形俱佳的具有保健和治疗作用的一种特殊食品。纵观古代医籍文献的中的分类方法记载，结合现代药膳加工、烹调技术引入药膳后所产生的影响，按药膳食品的治疗作用，制作方法和应用及药膳食品原料等方面进行如下分类。

按成品性状分类：①菜肴类：是以各种食物为主料，配以一定比例的中药材，经烹调而成的，具有色、香、味、形的特殊菜肴，可制成冷菜、蒸菜、炖菜、炒菜、卤菜等。②米面食类：以稻米、糯米、小麦面粉为基本原料，配以一定比例的中药材制成的馒头、面条、米饭、汤圆、包子、馄饨等。③粥食类：以米、麦、豆为基本原料，加入一些中药材，如枸杞子、山楂、百合等煮成的半流体饮食。④汤羹类：以肉、蛋、奶、海味等原料为主料，加入一些中医药材，用煎、煮、炖、煲等方法制作而成的较稠厚的汤液。⑤糕点类：按糕点的制作方法制作而成的药膳食品，如八珍糕、茯苓橘米糕、淮药金糕等。⑥饮料类：将药物和食物经浸泡或压榨，再以煎煮或蒸馏等方法制作而成的一种专供饮用的液体。⑦药酒类：药物加白酒浸制而成。⑧精汁类：是将药物或食物用一定的方法提取、分离后而制成的、有效成分含量较高的液体。⑨糖果类：是将药物的加工品加入熬炼成的糖料中混合后制成的固态或半固态，供含化或嚼食的药膳食品。⑩蜜饯类：植物新鲜或干燥的果实、果皮经药液、蜂蜜、糖液煎煮后，再附加大量的蜂蜜或白糖制作而成的药膳食品。

按食疗作用分类：①保健强身类药膳：保健强身类药膳可根据春、夏、秋、冬四个季节分为四季养生药膳，可根据心、肝、脾、肺、肾分为五脏养生药膳，针对女性的特点可分为：乌发明目、补血益气、滋阴润肤、去皱祛斑、祛痘降火、美白养颜、排毒瘦身等药膳，根据男性的生理特点可分为：活血理气、镇静安眠、补肾壮阳、强筋壮骨等药膳，根据儿童的生长特点可分为：补脑醒神、增强记忆等药膳。②辅助治病类药膳：辅助治疗疾病的药膳，主要是针对患者的具体情况，采用相应的药膳进行辅助治疗，对慢性病患者最为适宜。这类药膳经过炮制烹调后成为美味佳肴，不仅可以充饥，还可以辅助治疗疾病，如糖尿病、冠心病、神经衰弱、高血压、水肿、结石病、痢疾、妇科病、慢性支气管炎等。③抗老益寿类药膳：抗老益寿类药膳很适宜年老体弱的人食用。老年人由于气血虚衰，需要药膳滋补。有研究认为，人体五脏虚损，特别是肾气虚、免疫功能降低，是导致衰弱的主要原因。针对这一情况，年老体弱者食用补五脏、扶肾气、提高免疫功能的药膳，就可达到抗衰老、延年益寿的目的。

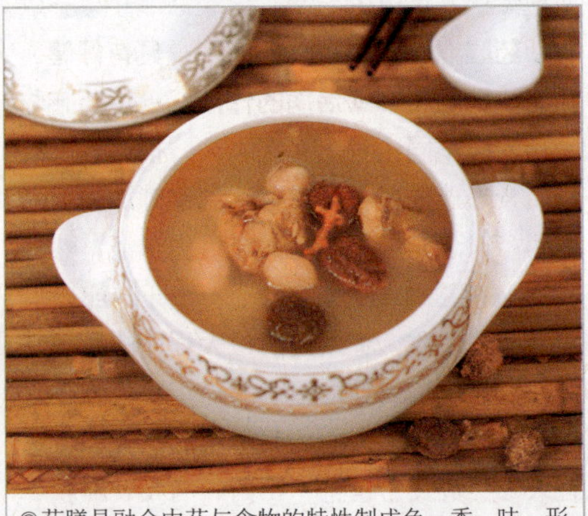
◎药膳是融合中药与食物的特性制成色、香、味、形俱佳的具有保健和治疗作用的一种特殊食品。

药膳的七种烹饪法

药膳“寓医于食”，既将药物作为食物，又将食物赋以药用，能防病治病、保健强身。在制作上，药膳的烹饪方法我们大体可将其分为“炖”、“焖”、“煨”、“蒸”、“煮”、“熬”、“炒”七种。可根据药膳原料的不同以及个人口味选择适合的烹饪方法。

炖：先将食材放入沸水锅里氽去血污和腥膻味，然后放入炖锅内（选用砂锅、陶器锅为佳）；药物用纱布包好，用清水浸泡几分钟后放入锅内，再加入适量清水，大火烧沸后撇去浮沫，再改小火炖至熟烂。炖的时间一般在2~3小时。特点：以喝汤为主，原料烂熟易入味，质地软烂，滋味鲜浓。

焖：将食材冲洗干净，切成小块，锅内放油烧至六七成热，加入食材炒至变色，再加入药物和适量清水，盖紧锅盖，用小火焖熟即成。特点：食材酥烂、汁浓、味厚，以柔软酥嫩的口感为主要特色。

煨：煨分两种，第一种是将炮制后的药物和食物置于容器中，加入适量清水慢慢地将其煨至软烂；第二种是将所要烹制的药物和食材经过一定的方法处理后，再用阔菜叶或湿草纸包裹好，埋入刚烧完的草木灰中，用余热将其煨熟。特点：加热时间长，食材酥软，口味肥厚，无需勾芡。

蒸：将原料和调料拌好，装入容器，置于蒸笼内，用蒸气蒸熟。“蒸”又可细分为以下五种：①粉蒸，药食拌好调料后，再用米粉包好上蒸笼，如粉蒸丁香牛肉。②包蒸，药食拌好调料后，用菜叶或荷叶包好再上笼蒸制的方法，如荷叶凤脯。③封蒸，药食拌好调料后，装在容器中，用湿棉纸封闭好，然后再上笼蒸制的方法。④扣蒸，把药食整齐不乱地排放在合适的特制容器内，上笼蒸制的方法。⑤清蒸，把药食放在特制的容器中，加入调料和少许白汤，然后上笼蒸制的方法。特点：营养成分不受损失，菜肴形状完整，质地细嫩，口感软滑。

煮：将药物与食物洗净后放在锅内，加入适量清水或汤汁，先用大火上烧沸，再用小火煮至熟。特点：适于体小、质软一类的食材，属于半汤菜，其口味鲜香，滋味浓厚。

熬：将药物与食物用水泡发后，去其杂质，冲洗干净，切碎或撕成小块，放入已注入清水的锅内，用大火烧沸，撇去浮沫，再用小火烧至汁稠、味浓即可。特点：汤汁浓稠、食材质软。

炒：先用大火将炒锅烧热，再下油，然后下原料炒熟。炒又可细分为以下四种：①生炒，原料不上浆，先将食物和药物放入热油锅中炒至五六成熟，再加入辅料一起炒至八成熟，加入调味品，迅速颠翻，断生即成。②熟炒，将加工成半生不熟或全熟后的食物切成片，放入热油煸炒，依次加入药物、辅料、调味品和汤汁，翻炒均匀即成。③滑炒，将原料加工成丝、丁、片、条，用盐、淀粉、鸡蛋清上浆后，放入热油锅里迅速滑散翻炒，加入辅料，用大火炒熟。④干炒，将原料洗净切好之后，先用调味料腌渍（不用上浆），再放入八成热的油锅中翻炒，待水气炒干，原料变微黄时，加入调料同炒，炒至汁干即成。特点：加热时间短，味道、口感均较好。

药膳原料的保存与使用窍门

药膳既可治病，又可强身防病，这是有别于药物治疗的特点之一。药膳之所以能发挥疗效，是因为药膳中的药材与食材新鲜、不被污染，营养成分不被破坏。因此，我们要对药膳原料进行正确的保存，避免其腐烂、发霉、虫蛀、受潮等。此外，正确使用药膳原料对于药膳的疗效发挥也有非常重要的影响。

中药材的保存方法：中药材受外界因素和自身因素的影响，如果保存不当，性质会不断发生变化。变质后的中药材有效成分会大大减少，从而失去药用价值。中药材变质后的主要表现有霉腐、虫蛀、泛油、泛糖、气味改变、色泽改变、形态改变、质地改变、风化、融化、潮解等。中药材的家居贮存方法主要有：①密封贮藏，包括罩帐、装入容器等。②干燥处理后贮藏，包括晾晒干、烘干、微波干等。③吸潮养护，包括机械吸潮、吸潮剂吸潮等。一般来说，味甜含糖质的中药材易被虫蛀、易发霉变色，如人参、党参、枸杞、红枣等，宜干燥处理后用防潮纸包装好，再放入容器或胶袋中密封保存，或置于冰箱冷冻柜中保存。一旦发现受潮，要立刻晾晒或用微波炉烘烤。含挥发油的药材易发霉、虫蛀、泛油，且不宜久藏，贮藏过久会因挥发油散失而降低疗效。当归、川芎、薄荷、丁香、荆芥、藿香、肉桂、红花等气味芳香的药材均含挥发油，此类药材应充分干燥后放入容器或胶袋中密封保存，置于干燥阴凉处。夏天应放于冰箱的冷冻柜中保存。富含粉性的药物易被虫蛀，如淮山、白芷、葛根、薏米、牛蒡、白芍等。洁净和干燥是防蛀虫的主要措施，可将这类药物干燥后筛去碎末，存放于通风干燥处，或装入胶袋挤去空气后密封保存，也可以放在冰箱的冷冻柜内保存。

药膳的增味小技巧：药膳在制作上，除了要遵循相关医学理论，要符合食材、药材的宜忌搭配之外，还有一定的窍门，这样可以让药膳吃起来更像美食。①适当添加一些甘味的药材：具有甘味的药材既有不错的药性，又可以增加菜肴的甜味，如汤里加一些枸杞子，不仅能起到滋补肝肾、益精明目的作用，还能让汤更加香甜美味。②用调味料降低药味：人们日常生活中所用的糖、酒、油、盐、酱、醋等均属药膳的配料，利用这些调味料可以有效降低药味。如果是炒菜，还可以加入一些味道稍重的调味料。③将药材熬汁使用：这样可以使药性变得温和，又不失药效，还可以降低药味，可谓“一举三得”。④药材分量要适中：切忌做药膳时用的药材分量与熬药相同，这样会使药膳药味过重，影响菜品的味道。⑤药材装入布袋使用：这样可以防止药材附着在食物上，既减少了苦味，还维持了菜肴的外观和颜色。

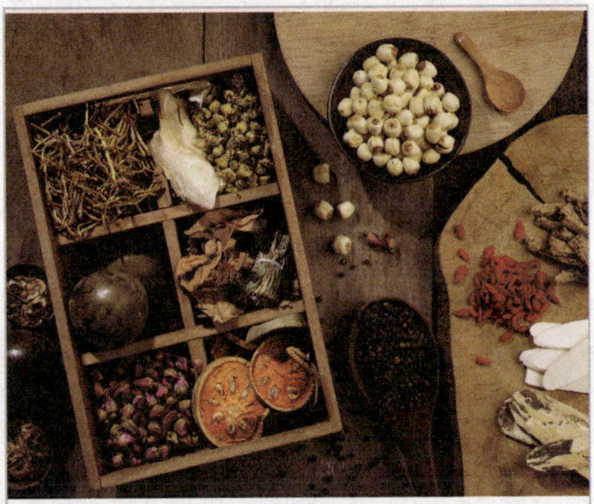
◎对药膳原料还应进行正确地保存，避免药材腐烂、发霉、虫蛀、受潮，影响药效。

第四章

药膳养生与个人体质密切相关

●所谓体质，是指在人的生命过程中，在先天禀赋和后天获得的基础上，逐渐形成的在形态结构、生理功能、物质代谢和性格心理方面，综合的、固有的一些特质。人的形体有胖瘦、体质有强弱、脏腑有偏寒偏热的不同，所受的病邪，也都根据每人的体质、脏腑之寒热而各不相同。《黄帝内经》将人的体质大致分为9种：平和体质、气虚体质、阴虚体质、阳虚体质、痰湿体质、气郁体质、血瘀体质、湿热体质以及特禀体质。因此不同的体质选用不同的药膳进行养生，绝不能所有的人都按照相同的方法养生保健。这就是所谓的养生要因人而异，有的放矢，体现个人差异。

平和体质的自测法与药膳养生法

平和体质是一种健康的体质，其主要特征为：阴阳气血调和，体型匀称健壮，面色、肤色润泽，头发浓密有光泽，目光有神，鼻色明润，嗅觉通利，唇色红润，不易疲劳，不易生病，生活规律，精力充沛，耐受寒热，睡眠良好，饮食较佳，二便正常。此外，性格开朗随和，对于环境和气候的变化适应能力较强。

平和体质一般不需要特殊调理，但人体的内部环境也易受外界因素的影响，如夏季炎热、干燥少雨，人体汗出较多，易耗伤阴津，所以可从适当选用一些滋阴清热的食材或药材，如：百合、玉竹、银耳、枸杞、沙参、梨、丝瓜、鸭肉、兔肉等。在梅雨季节气候多潮湿，则可选用一些健脾祛湿的食物或药材，如鲫鱼、茯苓、白扁豆、山药、赤小豆、莲子、薏仁、绿豆、马蹄、冬瓜等。

枸杞蒸鲫鱼

配方

鲫鱼1条，枸杞20克，生姜5克，葱6克，盐5克，味精3克，料酒4克

制作

①将鲫鱼洗净宰杀后，用姜丝、葱花、盐、料酒等腌渍入味。②将泡发好的枸杞均匀地撒在鲫鱼身上。③再将鲫鱼上火蒸6~7分钟至熟即可。

功效

健脾利水，补肝明目。

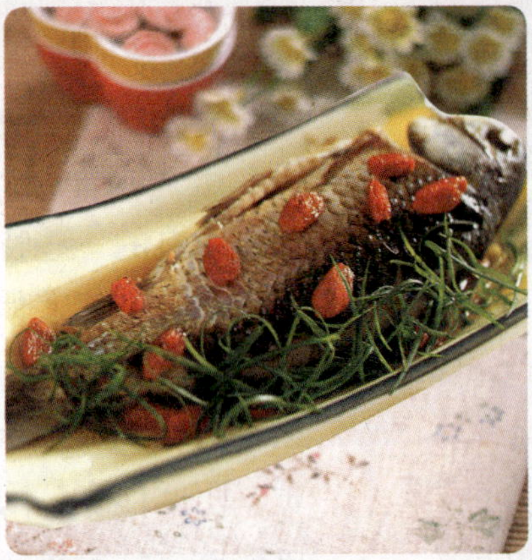

燕麦糯米红豆粥

配方

燕麦60克，糯米60克，红豆40克，白糖适量

制作

①将燕麦、糯米、红豆分别洗净备用。②置锅于火上，加水适量，先下入红豆，大火煮开后转小火续煮20分钟。③再下入燕麦、糯米煮至粥稠后，调入白糖即可食用。

功效

健脾养胃、养血补虚。

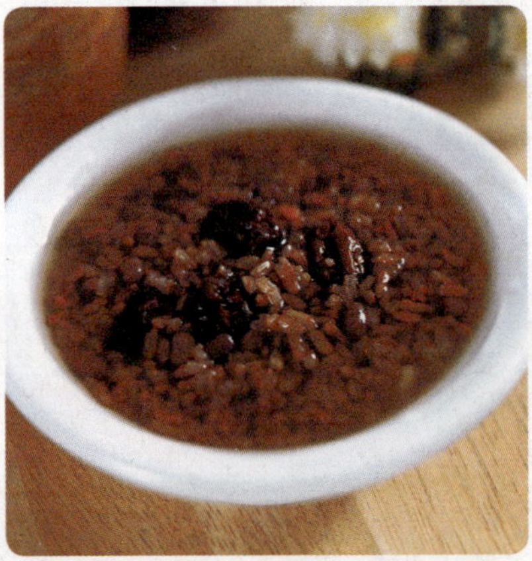

气虚体质的自测法与药膳养生法

气虚体质是由于一身之气不足，以气虚体弱、脏腑功能状态低下为主要特征的体质状态。气虚体质需要补气养气，不能劲补，要缓补，其主要特征为：形体消瘦或偏胖，体倦乏力，面色苍白，语声低怯，常自汗出，且动则尤甚，心悸食少，舌淡苔白，脉虚弱。若患病则诸症加重，或伴有气短懒言、咳喘无力、食少腹胀、大便溏泄、脱肛、子宫脱垂、心悸怔忡、精神疲惫、腰膝酸软、小便频多，男子滑精早泄、女子白带清稀。

气虚体质的人对寒热较为敏感，所以宜吃性平偏温的、具有补益作用的药材和食材。比如中药有人参、西洋参、党参、太子参、山药等。果品类有大枣、葡萄干、苹果、龙眼肉、橙子等。蔬菜类有白扁豆、红薯、淮山、莲子、白果、芡实、南瓜、包心菜、胡萝卜、土豆、香菇等。肉食类有鸡肉、猪肚、牛肉、羊肉、鹌鹑、鹌鹑蛋等。

归芪猪脚汤

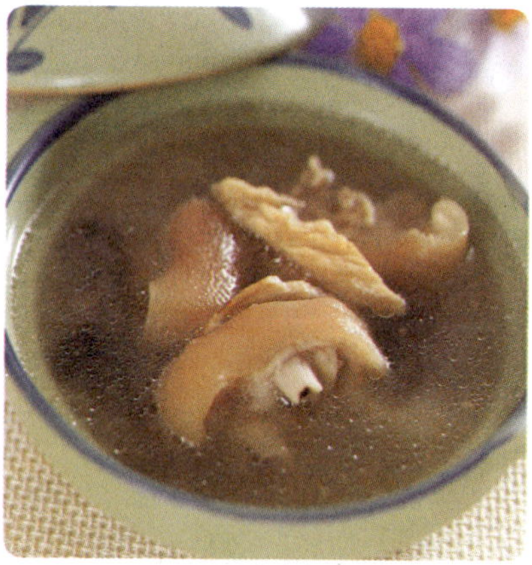

配方

猪脚1只，当归10克，黄芪15克，黑枣5个，盐5克，味精3克

制作

①猪脚刮净毛，斩件，放入滚水中武火煮10分钟，取出洗净，用清水漂过。②当归、黄芪剪丝洗净，黑枣洗净。③把全部用料放入清水锅内，武火煮滚后，改文火煲3小时，加调味料即可。

功效

补气养血，强筋壮骨。

太子参炖瘦肉

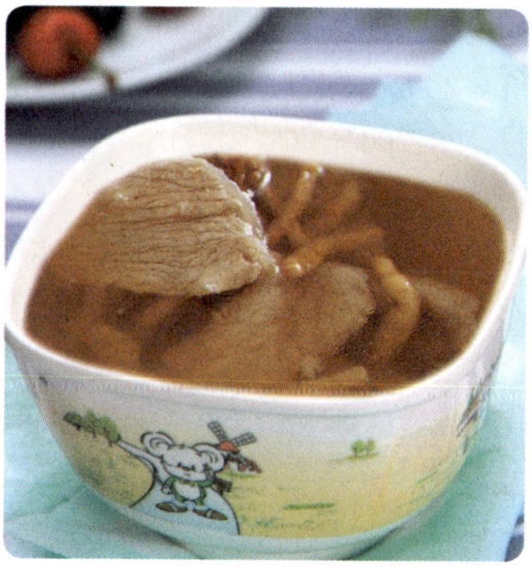

配方

猪瘦肉25克，太子参100克，无花果200克，盐、味精各适量

制作

①太子参略洗，无花果洗净，猪瘦肉洗净切片。②把全部用料放入炖盅内，加滚水适量，盖好，隔滚水炖约2小时，调味供用。

功效

益气养血，健胃理肠。

血瘀体质的自测法与药膳养生法

血瘀体质的人血脉运行不通畅，不能及时排出和消散离经之血，久之，就会瘀积于脏腑器官组织之中，而产生疼痛。其主要特征为：肤色晦暗，色素沉着，容易出现瘀斑，口唇黯淡，舌暗或有瘀点，舌下络脉紫暗或增粗，脉涩，易患癥瘕及痛症、血症等。此外，血瘀体质者易烦、健忘，不耐受寒邪。

血瘀体质者应多食山楂、红糖、玫瑰等，不吃收涩、寒凉、冰冻的东西。血瘀体质者养生重在活血祛瘀，补气行气。调养血瘀体质的首选中药是丹参，丹参是著名的活血化瘀中药，有促进血液循环，扩张冠状动脉，增加血流量，防止血小板凝结，保护心肌缺血的功效。另外，桃仁、红花、当归、田七、川芎和益母草等中药对于血瘀体质者也有很好的活血化瘀功效。

田七薤白鸡肉汤

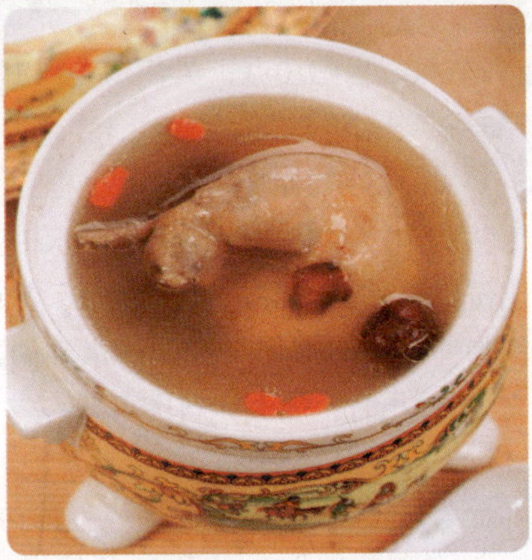

配方

鸡肉350克，枸杞20克，田七、薤白各少许，盐5克

制作

①将鸡肉洗净，斩件，汆水；田七洗净，切片；薤白洗净，切碎；枸杞洗净，浸泡。②将鸡肉、田七、薤白、枸杞放入锅中，加适量清水，用小火慢煲。③2小时后加入盐即可食用。

功效

散寒化瘀、活血止痛。

红豆益母汤

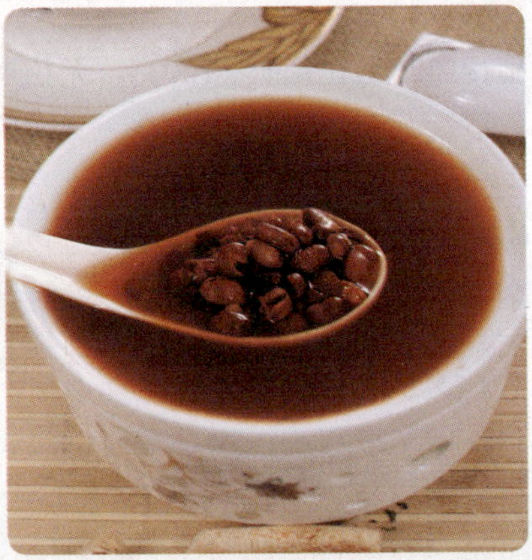

配方

红豆200克，益母草15克，白花蛇舌草15克，红糖适量，水1200毫升

制作

①将红豆和中药材洗净，红豆以水浸泡备用。②将益母草、白花蛇舌草加水，以大火煮滚后转小火，煎煮至剩2碗水的分量时滤渣，取药汁备用。③再将药汁加红豆以小火续煮1小时后，至红豆熟烂，即可加红糖调味食用。

功效

凉血解毒，活血化瘀。

阴虚体质的自测法与药膳养生法

“阴虚”是指精血或津液亏损。其主要特征为：口燥咽干，手足心热，体形偏瘦，鼻微干，喜冷饮，大便干燥，舌红少津，脉细数，易患虚劳、失精、不寐等病，感邪易从热化。此外，性情急躁，外向好动、活泼，耐冬不耐夏，不耐受暑、热、燥邪。此外，阴虚易化热，因此，此种体质的人容易上火。

阴虚症多源于肾、肺、胃或肝的不同症状，应根据不同的阴虚症状而选用药材或食材。应食用甘凉滋润之品，少食性温燥烈之品。比如中药材有银耳、百合、石斛、玉竹、枸杞等。食材类有石榴、葡萄、柠檬、苹果、梨、香蕉、罗汉果、西红柿、马蹄、冬瓜、丝瓜、苦瓜、黄瓜、菠菜、生莲藕等。新鲜莲藕非常适合阴虚内热的人，可以在夏天榨汁喝；如果藕稍微老一点，质地粉，补脾胃效果则更好。

麦冬胡萝卜鸭汤

配方

麦冬10克，胡萝卜200克，老鸭半只，盐、味精各适量

制作

①将老鸭洗净分别洗净备用。②置锅于火上，加水适量，先下入红豆，大火煮开后转小火续煮20分钟。③再下入燕麦、糯米煮至粥稠后，调入白糖即可食用。

功效

滋阴清热、益气补虚。

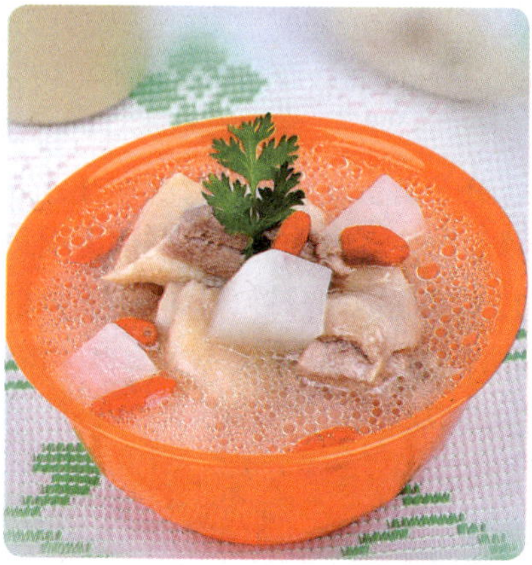

玉竹瘦肉汤

配方

玉竹30克，猪瘦肉150克，盐、味精适量

制作

①玉竹洗净用纱布包好，猪肉洗净切块。②玉竹、瘦肉同放入锅内，加适量水，大火煮沸后，转小火续炖30分钟，熟后取出玉竹，加盐、味精调味即可。

功效

滋阴润燥，益气补虚。

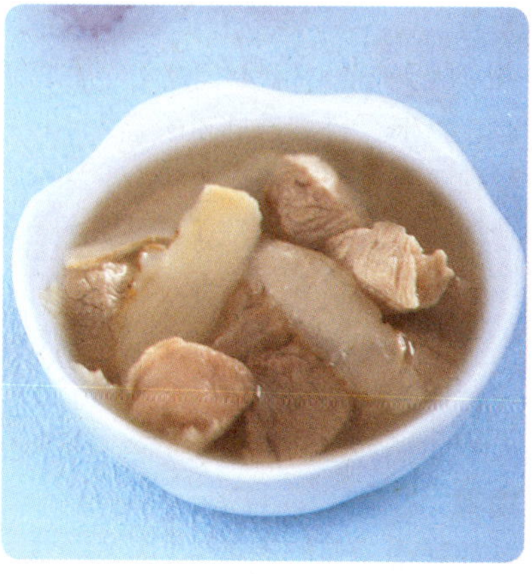

阳虚体质的自测法与药膳养生法

阳虚体质是指人体的阳气不足，人的身体出现一系列的阳虚症状。其主要特征为：畏寒怕冷，手足不温，肌肉松软不实，喜热饮食，精神不振，舌淡胖嫩，脉沉迟，易患痰饮、肿胀、泄泻等病，感邪易从寒化。此外，性格多沉静、内向，耐夏不耐冬，易感风、寒、湿邪。

阳虚体质者可多食温热之性的药材和食材，少吃或不吃生冷、冰冻之品。比如中药有鹿茸、杜仲、肉苁蓉、淫羊藿、锁阳等。果品类有荔枝、榴莲、龙眼肉、板栗、大枣、核桃、腰果、松子等。干果中最典型的就是核桃，可以温肾阳，最适合腰膝酸软、夜尿多的老年人。蔬菜类包含生姜、韭菜、辣椒、山药等。肉食类有羊肉、牛肉、狗肉、肌肉等。水产类有虾、黄鳝、海参、鲍鱼、淡菜等。

鹿茸枸杞蒸虾

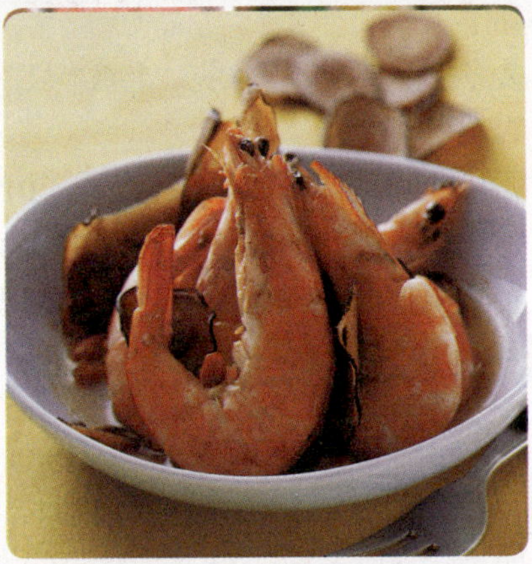

配方

大白虾500克，鹿茸10克，枸杞10克，米酒50毫升

制作

①虾子剪去须脚，自背部剪开，以牙签挑去肠泥，冲净、沥干。②鹿茸以火柴烧去周边绒毛，并与枸杞先以米酒浸泡20分钟。③虾子盛盘，放入鹿茸、枸杞和酒汁。④煮锅内加2碗水煮沸，将盘子移入隔水蒸8分钟即成。

功效

壮阳，补气血，益精髓。

猪肠核桃汤

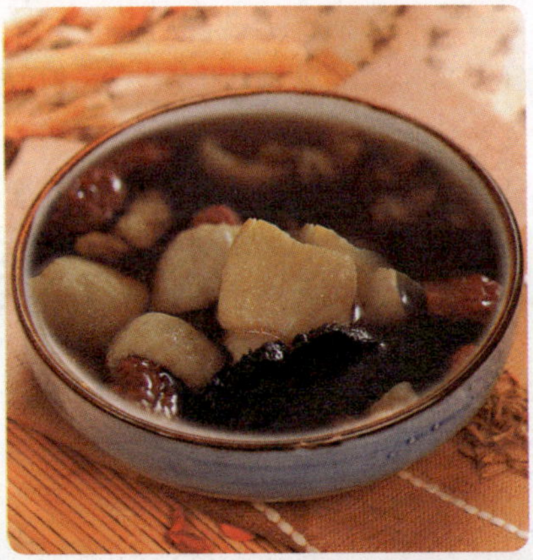

配方

猪大肠200克，核桃仁60克，熟地30克，大枣10枚，姜丝、葱末、料酒各适量，盐

制作

①将猪大肠反复漂洗干净，入沸水中焯2~3分钟，捞出切块；核桃仁捣碎。②大枣洗净，备用；熟地用干净纱布包好。③锅内加水适量，放入猪大肠、核桃仁、药袋、大枣、姜丝、葱末、料酒，大火烧沸，改用文火煮40~50分钟，拣出药袋，调入盐即成。

功效

滋补肝肾，强健筋骨。

痰湿体质的自测法与药膳养生法

痰湿体质者脾胃功能相对较弱，气血津液运行失调，导致水湿在体内聚积成痰。其主要特征为：体形肥胖，腹部肥满，面部皮肤油脂较多，多汗且黏，胸闷，痰多，口黏腻或甜，喜食肥甘甜黏，苔腻，脉滑，易患消渴、中风、胸痹等病。此外，性格偏温和、稳重，多善于忍耐，对梅雨季节及湿重环境适应能力差。

痰湿体质者养生重在祛除湿痰，畅达气血。痰湿体质者饮食以清淡为主，多食粗粮，夏多食姜，冬少进补。中药方面可选红豆、白扁豆、山药、薏米等有健脾利湿功效的，也可选生黄芪、茯苓、白术、陈皮等有健脾益气化痰功效的。食材方面，如玉米、小米、紫米、高粱、大麦、燕麦、荞麦、黄豆、黑豆、芸豆、蚕豆、红薯、土豆等。有些蔬菜比如芹菜、韭菜，也含有丰富的膳食纤维，非常适合痰湿体质者食用。

白扁豆鸡汤

配方

白扁豆100克，莲子40克，鸡腿300克，砂仁10克，盐5克

制作

①将清水1500毫升、鸡腿、莲子置入锅中，以大火煮沸，转小火续煮45分钟备用。②白扁豆洗净，沥干，放入锅中与其他材料混合，煮至白扁豆熟软。③放入砂仁，搅拌溶化后，加入盐调味后即可关火。

功效

健脾化湿，和中止呕。

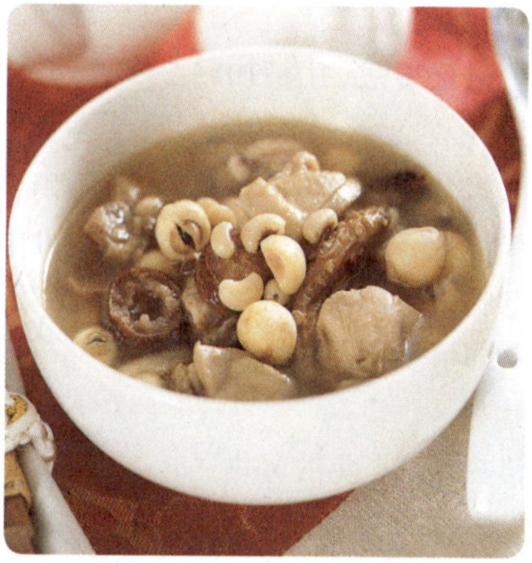

白术茯苓田鸡汤

配方

白术、茯苓各15克，白扁豆30克，芡实20克，田鸡4只（约200克），盐5克

制作

①白术、茯苓均洗净，投入沙锅，加入适量清水，用文火约煲30分钟后，倒出药汁，除去药渣。②田鸡宰洗干净，去皮斩块，备用；芡实、白扁豆均洗净，投入沙锅内大火煮开后转小火炖煮20分钟，再将田鸡放入锅中炖煮。③加入盐与药汁，一同煲至熟烂即可。

功效

健脾益气，利水消肿。

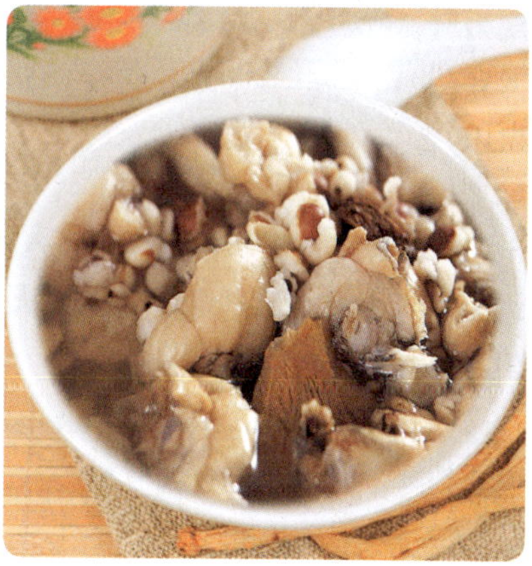

湿热体质的自测法与药膳养生法

湿热体质是以湿热内蕴为主要特征的体质状态。常表现为：面垢油光，易生痤疮，口苦口干，身重困倦，大便黏滞不畅或燥结，小便短黄，男性易阴囊潮湿，女性易带下增多，舌质偏红，苔黄腻，脉滑数，易患疮疖、黄疸、热淋等病。此外，容易心烦急躁，对夏末秋初湿热气候，湿重或气温偏高环境较难适应。

湿热体质者养生重在疏肝利胆，祛湿清热。湿热体质者饮食以清谈为主，可多食红豆，不宜食用冬虫夏草等补药。中药方面可选用茯苓、薏仁、红豆、玄参等清热利湿功效的。食材方面可多食绿豆、芹菜、黄瓜、丝瓜、荠菜、芥蓝、竹笋、藕、紫菜、海带、四季豆、兔肉、鸭肉等甘寒、甘平的食物。湿热体质者还可适当喝些凉茶，如决明子、金银花、车前草、淡竹叶、溪黄草、木棉花等，这对湿热体质者也有很好的效果，可驱散湿热，但不可多喝。

金银花饮

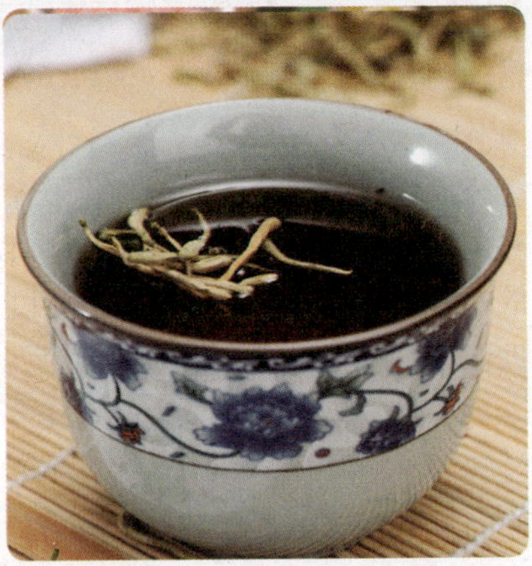

配方

金银花20克，山楂10克，蜂蜜250毫升

制作

①将金银花、山楂放入锅内，加适量水。②置急火上烧沸，5分钟后取药液一次，再加水煎熬一次，取汁。③将两次药液合并，稍冷却，然后放入蜂蜜，搅拌均匀即可。

功效

清热祛湿，驱散风热。

绿豆茯苓薏仁粥

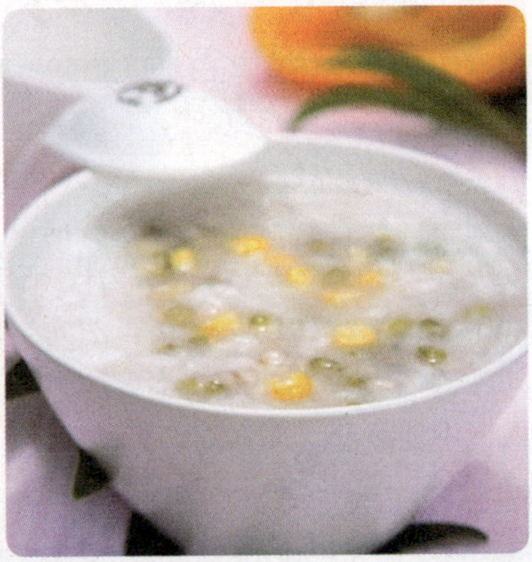

配方

绿豆200克，薏仁200克，茯苓15克，玉米粒10克，冰糖100克

制作

①绿豆、薏仁、玉米粒淘净，盛入锅中加6碗水。②土茯苓碎成小片，放入锅中，以大火煮开，转小火续煮30分钟。③加冰糖煮溶即可。

功效

清热利湿，养心安神。

气郁体质的自测法与药膳养生法

气郁体质者大都性格内向不稳定，敏感多虑。常表现为：神情抑郁，忧虑脆弱，形体瘦弱，烦闷不乐，舌淡红，苔薄白，脉弦，易患脏躁、梅核气、百合病及郁证等。此外，气郁体质者对精神刺激适应能力较差，不适应阴雨天气。

气郁体质者养生重在疏肝理气。宜多食一些行气解郁的食物，如佛手、橙子、柑皮等，忌食辛辣、咖啡、浓茶等刺激品。中药方面可选陈皮、菊花、酸枣仁、香附等。陈皮能顺气、消食、治肠胃不适等；菊花能平肝宁神、静思；香附能温经、疏肝理气；酸枣仁能安神镇静、养心解烦等。食材方面可选橘子、柚子、洋葱、丝瓜、包心菜、香菜、萝卜、槟榔、大蒜、高粱、豌豆等有行气解郁功效的食物，醋也可多吃一些。

山楂陈皮菊花茶

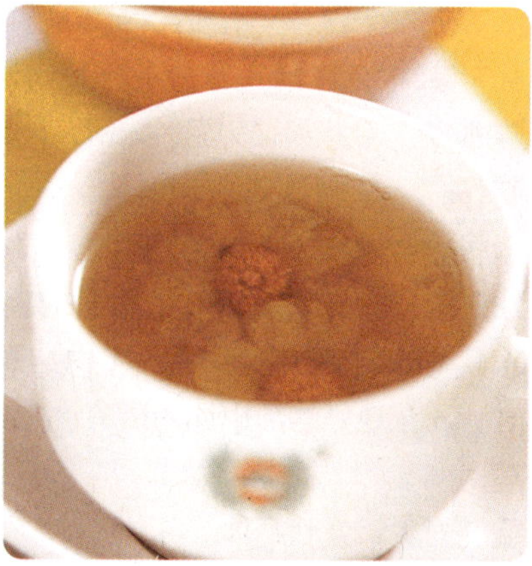

配方

山楂10克，陈皮10克，菊花5克，冰糖15克

制作

①山楂、陈皮盛入锅中，加400毫升水以大火煮开。②转小火续煮15分钟，加入冰糖、菊花熄火，焖一会儿即可。

功效

消食化积，宁神静思。

佛手瓜银耳煲猪腰

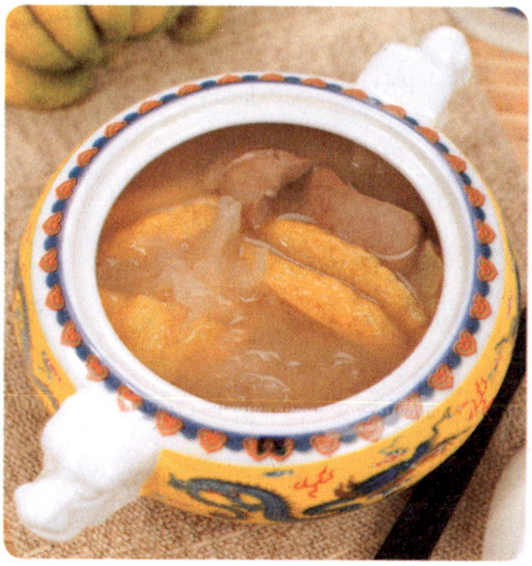

配方

佛手瓜100克，银耳40克，猪腰120克，盐、鸡精各适量，生姜4克

制作

①猪腰洗净去筋，切块；佛手瓜洗净，切块；银耳泡发洗净，去除黄色杂质，撕小块；姜洗净、切片。②锅中注水烧沸后放入猪腰，汆熟捞出。③瓦煲内注入适量清水，将所有备好的材料放入，小火煲煮2小时，调入盐、鸡精即可。

功效

行气解郁，滋阴补肾。

特禀体质的自测法与药膳养生法

特禀体质也就是过敏体质，属于一种偏颇的体质类型，过敏后会给病人带来各种不适。其主要特征为：常见哮喘、风团、咽痒、鼻塞、喷嚏等；患遗传性疾病者有垂直遗传、先天性、家族性特征；先天性禀赋异常者或有畸形，或有生理缺陷；患胎传性疾病者具有母体影响胎儿个体生长发育及相关疾病特征。此外，特禀体质者对外界环境适应能力差。

特禀体质者在饮食上宜清淡、均衡，粗细搭配适当，荤素配伍合理。宜多吃一些益气固表的药材和食材，起居避免过敏源，加强体育锻炼。益气固表的中药中最好的是人参，还有防风、黄芪、白术、山药、太子参等也有益气的作用。在食物方面可适当地多吃一些糯米、羊肚、燕麦、红枣、燕窝和有"水中人参"之称的泥鳅等。燕麦是特别适宜过敏体质的人的一种食物，经常食用可提高机体的免疫力，对防止过敏发生有至关重要的作用。

人参炖竹丝鸡

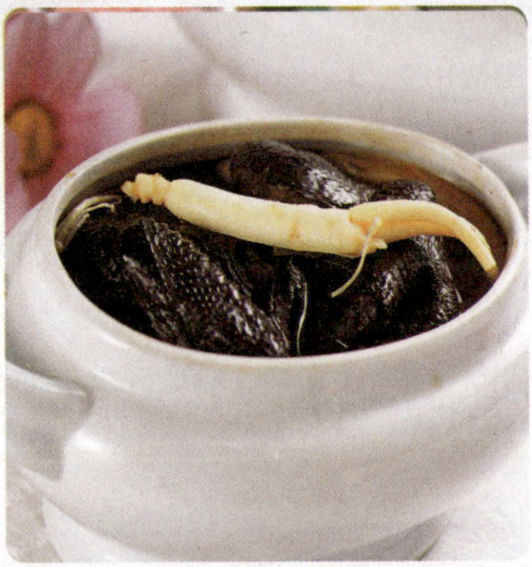

配方

鲜人参2根，竹丝鸡650克，猪瘦肉200克，生姜2片，花雕酒3克，金华火腿30克，味精、食盐、浓缩鸡汁各适量

制作

①将竹丝鸡去毛后，在背部开刀去内脏；猪瘦肉切件；金华火腿切粒。②把所有的肉料焯去血污后，加入其他原材料，然后装入盅内，移去锅中隔水炖4小时。③在炖好的汤中加入所有调味料即可。

功效

益气固表，强壮身体。

牛蒡枸杞排骨汤

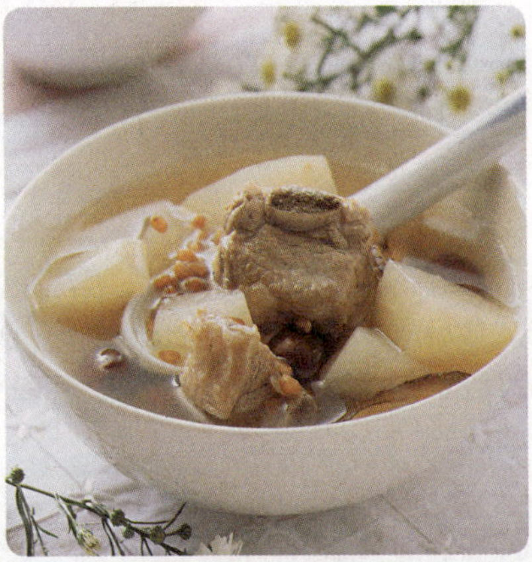

配方

牛蒡根300克，枸杞10克，排骨300克，盐适量

制作

①将牛蒡根去皮，洗净，切块；枸杞洗净备用。②排骨洗净，斩块，汆去血水后捞起冲净。③置沙锅于火上，加水适量，将排骨、牛蒡根、枸杞一起放入锅中，大火煮开后转小火续煮2小时，加盐调味即可。

功效

强筋壮骨、增强免疫力。

第五章

特定职业的药膳养生法

●职业不同的人所处的环境不同，他们对营养的需求也是不一样的。一个人从事不同职业，工作的状态也不一样。有的工作看起来轻松，却承受巨大的心理压力；有的工作看似简单，可体力消耗却非常大。但不管从事何种职业，“身体是革命的本钱”这个道理是通用的。医学专家指出，职业不同，身体消耗情况不一样，营养需求也有差异，平衡营养要因人、因时制宜，适当加以调节。因此，在日常生活中，如能够科学合理地安排饮食，可有效地预防、减轻职业病危害因素所致的健康危害，才能让我们轻松愉快地坚守在自己的工作岗位上。

脑力劳动者首选药膳

脑力劳动者，如设计师、策划员等。他们的工作时间大多是在办公桌前，长时间的坐姿状态会造成四肢血液循环受阻、静脉曲张或手脚酸麻等现象。脑力劳动者是靠脑子工作，思维劳动强度较大，难免会有烦躁、精神疲倦、神经衰弱等症状。因此，脑力劳动者必须要平衡调节好自己的营养。

在日常饮食中，脑力劳动者宜多吃富含维生素A、维生素C及B族维生素的食物，如胡萝卜、红枣、龙眼肉等，胡萝卜含有大量胡萝卜素，有养肝明目的作用，还可增强机体的抵抗力。红枣素有“天然维生素丸”之称，含有极高的维生素C，可提高记忆力，安抚神经、解除忧郁。龙眼肉含有磷脂和胆碱，有助于神经的传导功能。此外，脑力劳动者应多吃具有增强记忆力以及健脑的食物，如花生仁、核桃仁、猪脑等。主食多食粗粮，不宜只食精制米面，否则会破坏血液中的酸碱平衡，容易引起疲劳、健忘、焦躁。

核桃排骨汤

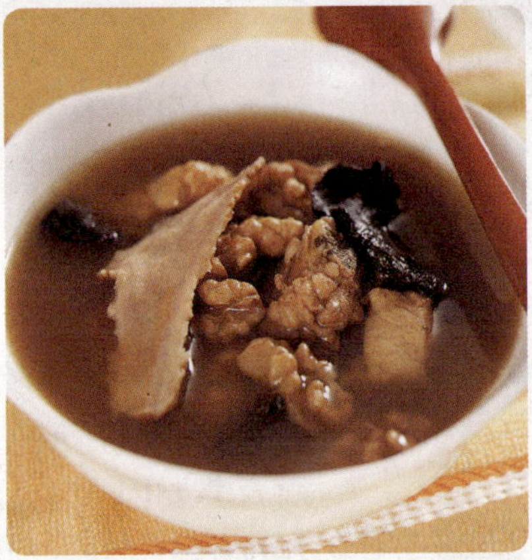

配方

排骨200克，核桃100克，何首乌40克，当归15克，熟地15克，盐适量

制作

①排骨洗净砍成大块，氽烫后捞起备用。②其他所有食材洗净。③再将备好的材料加水以小火煲3小时，起锅前加盐调味即可。

功效

提神健脑、滋阴补血。

胡萝卜红枣猪肝汤

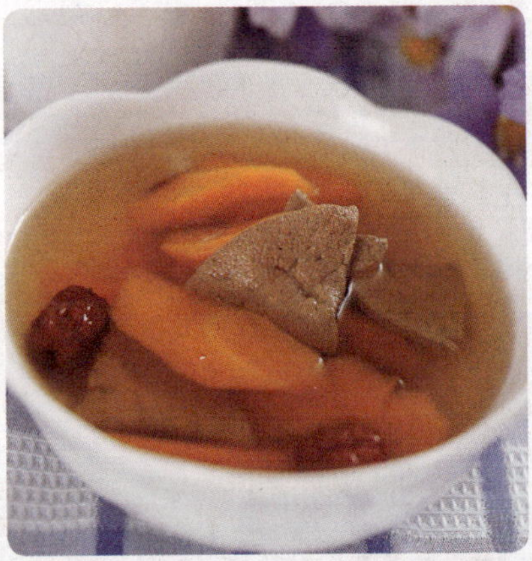

配方

猪肝200克，胡萝卜300克，红枣10颗，盐、料酒各适量

制作

①胡萝卜洗净，去皮切块，放油略炒后盛出；红枣洗净。②猪肝洗净切片，用盐、料酒腌渍，放油略炒后盛出。③把胡萝卜、红枣放入锅内，加足量清水，大火煮沸后以小火煲至胡萝卜熟软，放猪肝再煲沸，加盐调味。

功效

清肝明目、增强记忆力。

板栗桂圆粥

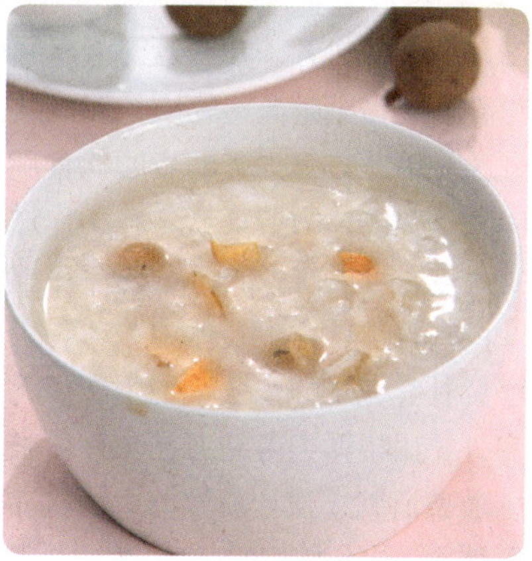

配方

桂圆肉20克，玉竹20克，大米90克，板栗20克，白糖适量

制作

①板栗去壳、去皮洗净，切碎；桂圆肉、玉竹洗净；大米泡发洗净。②锅置火上，注入清水，放入大米，用旺火煮制米粒开花。③放入板栗、桂圆肉、玉竹，用中火煮至熟后，放入白糖调味即可。

功效

补肾强腰、养血安神。

天麻苦瓜酿肉

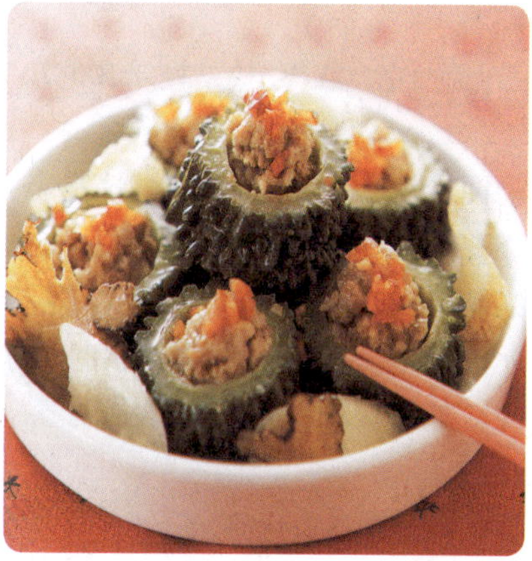

配方

天麻4克，川芎4克，茯苓4克，绿苦瓜300克，猪绞肉150克，甜椒末、盐、胡椒粉、米酒、香油、太白粉各适量

制作

①苦瓜切成高度约2厘米的圆圈状，用汤匙挖出中间的籽和白膜后铺于盘中备用。②绞肉加入调味料搅拌至出黏性，用汤匙填入苦瓜内备用。③将清水倒入锅中，加入川芎、茯苓、天麻，以中火煮沸，转小火续煮5分钟，过滤取药汁，再淋于苦瓜上，撒上甜椒末，放入蒸笼中，以大火蒸15分钟即可。

功效

清热活血、降压降脂。

野菊花土茯苓汤

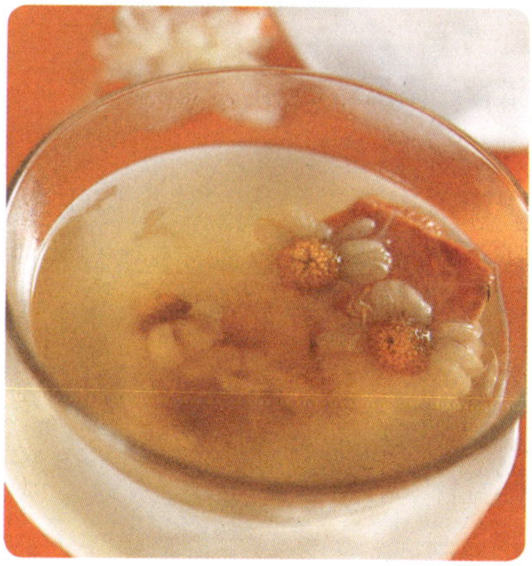

配方

野菊花、土茯苓各9克，金银花5克，冰糖10克

制作

①将野菊花、金银花去杂洗净；土茯苓洗净，切成薄片备用。②砂锅内加适量水，放入土茯苓片，大火烧沸后改用小火煮10~15分钟。③加入冰糖、野菊花，再煮3分钟，去渣即成。

功效

清热解毒、利尿祛湿。

体力劳动者养生须知首选药膳

体力劳动者，如搬运工人、运动员等。他们的工作多以肌肉、骨骼的活动为主，能量消耗多，需氧量高，物质代谢旺盛。一天下来，肌肉酸痛、神疲力倦，整个人像漏了气的气球。因此，体力劳动者的饮食应以强健筋骨、化瘀止痛、补充能量为主。此外，像搬运工人这类的体力劳动者，在工作过程中还有可能接触一些有害物质，通过合理膳食，在一定程度上可以减少或消除这些有害物质对身体的影响。

在日常饮食中，体力劳动者宜加大饭量来获得较高的热量，适当增加蛋白质的摄入，还要补充充足的水分、维生素和无机盐。宜多吃黑木耳、猕猴桃、橙子、南瓜、木瓜等。另外，由于体力劳动者在工作中难免会遇到碰伤、摔伤的情况，因此宜多食田七、五加皮等散瘀消肿、强壮筋骨的中药材。此外，还要多食抗粉尘的食物，如猪血、胡萝卜、动物肝脏等，它们能保护呼吸道，把毒素排出体外。

三七粉粥

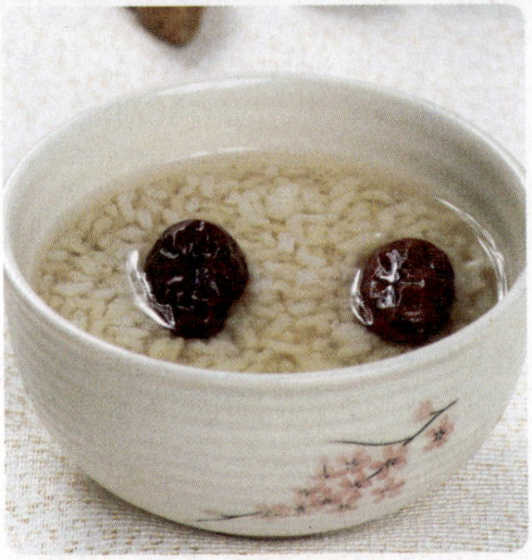

配方

三七粉3克，红枣5枚，粳米100克，红糖适量

制作

①粳米洗净；红枣去核、洗净备用。②将三七粉、红枣、粳米一同放入锅中，加水适量煮粥，加入红糖即可。③将羊肉、生姜盛入炖锅，加6碗水，大火煮开，转小火慢炖1小时；加入当归续煮20分钟，加盐调味即可。

功效

益气补虚、活血化瘀。

南瓜猪骨汤

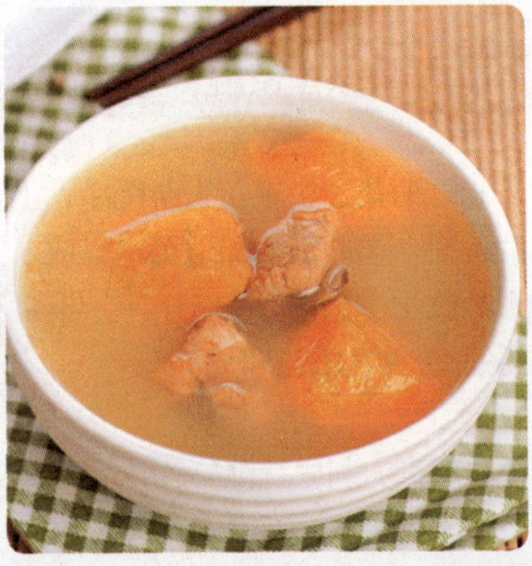

配方

猪骨、南瓜各100克，盐3克

制作

①南瓜去瓤，去皮，洗净切块；猪骨洗净，斩开成块。②净锅入水烧沸，下猪骨汆透，取出洗净。③将南瓜、猪骨放入瓦煲，注入水，大火烧沸，改小火炖煮2.5小时，加盐调味即可。

功效

强身体、壮筋骨。

夜间工作者首选药膳

夜间工作者，如娱乐场所服务员、出租车司机等。由于过着昼夜颠倒的生活，这对人体的生理和代谢功能都会产生一定的影响，有时会出现头晕、疲倦或者食欲不振的情况。因此，对于在夜间工作或长时间熬夜的人来说，在饮食上讲究是很有必要的。

在日常饮食中，夜间工作者要注意补充维生素A，如胡萝卜、动物肝脏等，都含有丰富的维生素A，多吃对眼睛有很好的保护作用。宜多食山楂、陈皮等具有助消化、增强食欲的中药材。另外，宜多食具有安神、助眠的食物，如牛奶、猕猴桃、莲子等，每晚临睡前喝上一杯热牛奶，对促进睡眠有很好的帮助。莲子是强心安神的中药材，可有效保护神经组织、安定神经、舒缓焦虑。但夜间工作者切勿为了提神，过量食用有刺激性的饮品，如咖啡、浓茶等。此外，夜间工作者忌多食甜食来补充能量，容易引起肥胖症、高脂血症等疾病。

红枣山楂茶

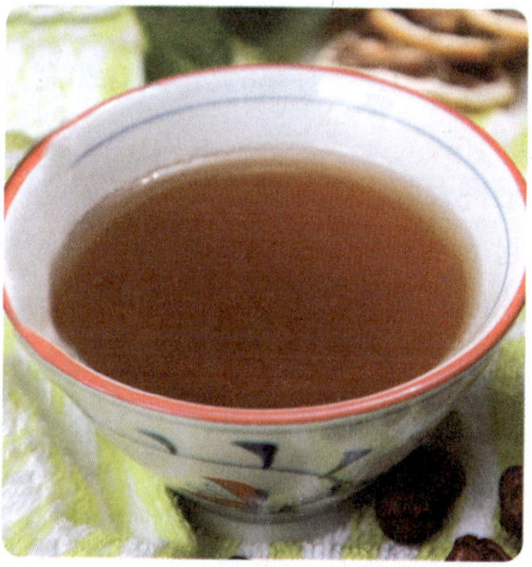

配方

红枣10颗，玫瑰花3朵，山楂10克，荷叶粉25克，柠檬半个

制作

①将红枣、玫瑰、山楂、荷叶粉加水煮，放在炉火上直到滚15分钟即可。②把切片后的柠檬放进去，1分钟熄火，去渣留汤即可。

功效

补气益血、健脾益胃。

莲子红枣糯米粥

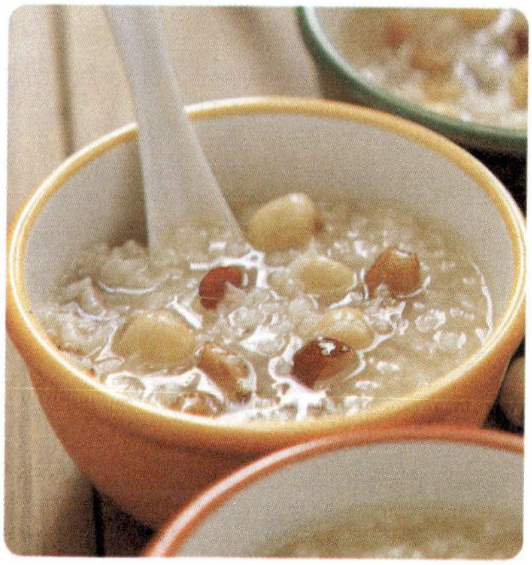

配方

圆糯米150克，红枣10枚，莲子150克，冰糖3大匙

制作

①糯米洗净，加水后以大火煮开，再转小火慢煮20分钟。②红枣泡软，莲子冲净，加入煮开的糯米中续煮20分钟。③待莲子熟软，米粒呈花糜状时，加冰糖调味即可。

功效

健脾养胃、安神益心。

高温工作者首选药膳

高温工作者，如炼钢工人、发电厂工人等。他们在高温环境下工作，体温调节、水盐代谢、血液循环等功能都会受到一定程度的影响，高温作业会使蛋白质代谢增强，从而引起腰酸背痛、头晕目眩、体弱多病、代谢功能衰退等症状。因此，高温工作者在饮食上应多加注意。

在日常饮食中，高温工作者应多补充蛋白质，高温作业会使蛋白质分解代谢增加，若蛋白质长期不足，则可能会造成负氮平衡。另外，要注意补充多种矿物质、维生素以及维持水、盐的平衡，饮食方面可多食富含维生素的食物，以维持正常的生理机能。药材方面可选用一些清热利尿的，如金银花、车前草等。食材方面可多食黄豆、黑豆、土豆、草鱼、苦瓜、甜瓜、茼蒿、芹菜等。

大蒜银花茶

配方

金银花30克，甘草3克，大蒜20克，白糖适量

制作

①将大蒜去皮，洗净捣烂。②金银花、甘草洗净，一起放入锅中，加水600毫升，用大火煮沸即可关火。③最后调入白糖即可服用。

功效

清热解毒、消炎杀菌。

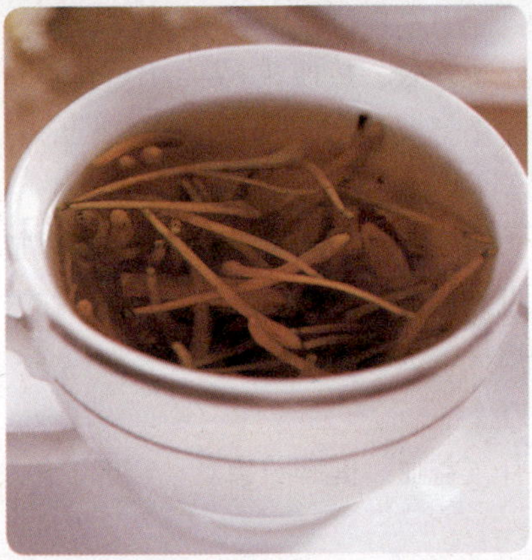

黄豆猪蹄汤

配方

猪蹄300克，黄豆300克，葱1根，盐5克，料酒8克

制作

①黄豆洗净，泡入水中至涨至二三倍大；猪蹄洗净，斩块；葱洗净切丝。②锅中注水适量，放入猪蹄汆烫，捞出沥水；黄豆放入锅中加水适量，大火煮开，再改小火慢煮约4小时，至豆熟。③加入猪蹄，再续煮约1小时，调入盐和料酒，撒上葱丝即可。

功效

益血补虚、增强体质。

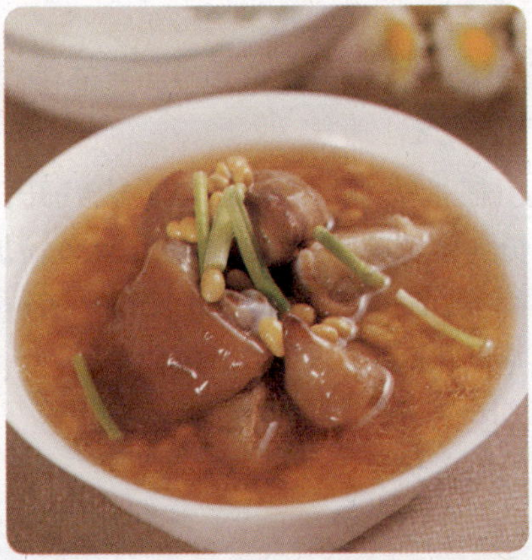

低温工作者首选药膳

低温作业对人体的正常生理功能有较大的影响。低温工作者与普通环境下的工作者的生理状态存在着明显的差异，他们在低温环境中作业，体热散失加速，基础代谢率增高。此外，低温会使甲状腺素的分泌增加，使物质的氧化过程加速，机体的散热和产热能力都明显增加。因此其营养的需求也有一定的特殊性。

在日常饮食中，低温工作者要注意补足热量，提高蛋白质的摄入量。如羊肉、牛肉、鸡肉、鹌鹑、海参等。它们富含蛋白质及脂肪，热量多，可提高机体的御寒能力。此外，补充富含钙和铁的食物可提高机体的御寒能力。含钙的食物主要包括牛奶、豆制品、海带、紫菜、贝壳、牡蛎、沙丁鱼、虾等；含铁的食物则主要为动物血、蛋黄、猪肝、黄豆、芝麻、黑木耳和红枣等。

黑豆牛肉汤

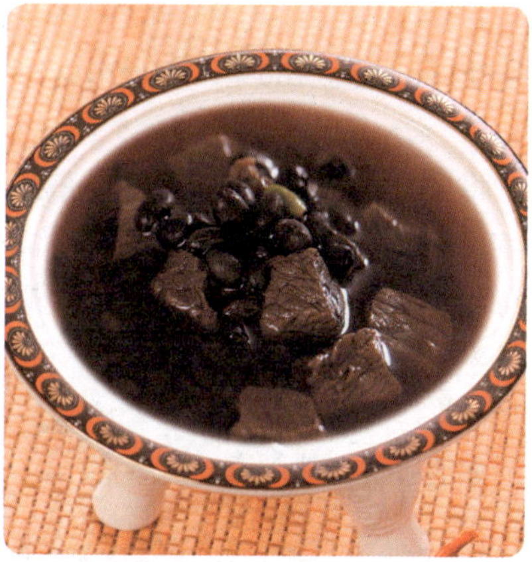

配方

黑豆200克，牛肉500克，生姜15克，盐8克

制作

①黑豆淘净，沥干；生姜洗净，切片。②牛肉切块，放入沸水中汆烫，捞起冲净。③黑豆、牛肉、姜片盛入煮锅，加7碗水以大火煮开，转小火慢炖50分钟，调味即可。

功效

补益血、提高御寒能力。

鲍汁鲜竹焖海参

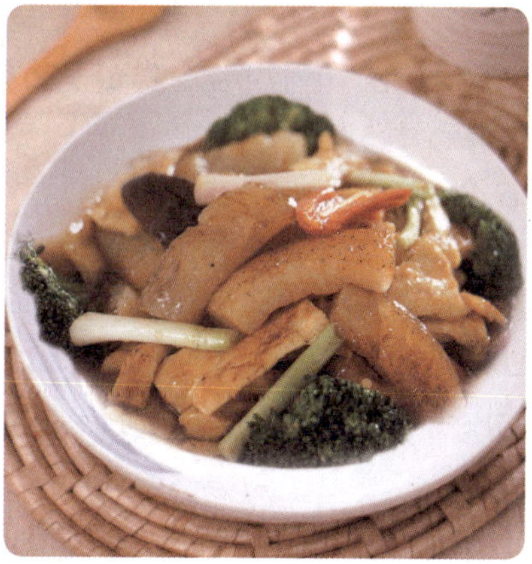

配方

鲜腐竹200克、水发海参200克，西蓝花100克，冬菇50克，炸蒜子6只，葱、盐、味精、糖、鸡精、蚝油、老抽各适量

制作

①锅中放入水，下入姜片、葱、海参煨入味待用。②将鲜腐竹煎至两面金黄色待用，西蓝花焯熟待用。③起锅爆香姜葱，下入鲜腐竹、海参、冬菇略焖，再下入所有调味料焖至入味后装盘，西蓝花围边即可。

功效

肾益精、养血润燥。

汞环境工作者首选药膳

汞的主要接触作业有汞矿开采和冶炼、电器制造、化工、仪器仪表制造、军火及医药等。汞中毒主要是通过呼吸道吸入汞蒸气或化合物气溶胶，汞进入血液后，与血清蛋白及血红蛋白结合，蓄积在体肉，引起脏器病变。常见的汞中毒有精神-神经症状、口腔炎和震颤等症状。

在日常饮食中，汞环境工作者要摄入足够的动物性蛋白和豆制品，以减轻体内汞的毒性。中医认为，绿豆可解百毒，可有效帮助体内毒物的排泄，促进机体的正常代谢，汞环境工作者可常食绿豆来解毒保健。此外，宜多食富含硒与维生素E的食物，如芝麻、花生、绿色蔬菜、蛋类、鱼类、牛奶等，以减轻汞的中毒症状。少食脂肪含量高的食物，如肥肉、烤鸭、奶油等。

绿豆莲子牛蛙汤

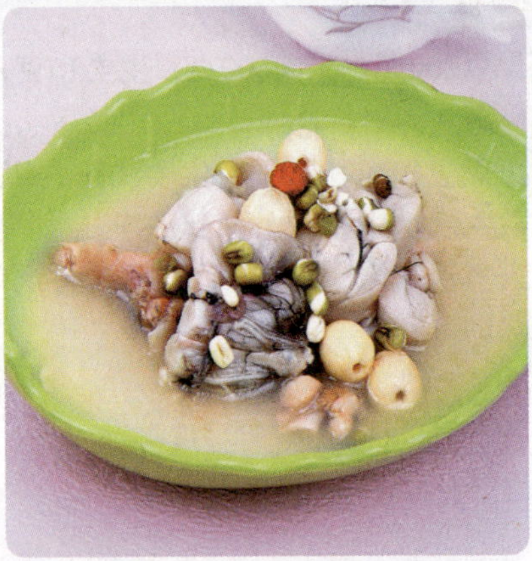

配方

牛蛙1只，绿豆150克，莲子20克，高汤适量，盐6克

制作

①将牛蛙清洗干净，斩块，汆水；绿豆、莲子淘洗净，分别用温水浸泡50分钟备用。②净锅上火，倒入高汤，放入牛蛙、绿豆、莲子煲至熟，加盐调味即可。

功效

利水消肿、清热解毒。

沙葛花生猪骨汤

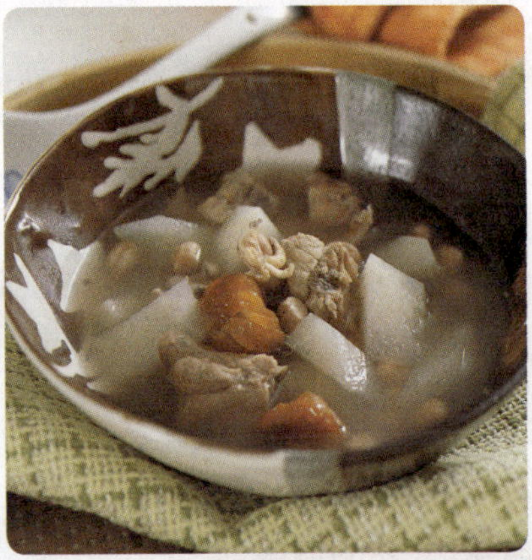

配方

沙葛500克，花生50克，墨鱼干30克，猪骨500克，蜜枣3颗，盐5克

制作

①沙葛去皮，洗净，切成块状。②花生、墨鱼干洗净；蜜枣洗净。③猪骨斩件，洗净，汆水。④将清水2000克放入瓦煲内，煮沸后加入以上材料，大火煮沸后改用小火煲3小时，加盐调味即可。

功效

生津止渴、健脾和胃。

高铅环境工作者首选药膳

高铅环境指的是铅及其化合物大量存在并可对人体机能造成危害的环境，例如印刷、油漆、陶瓷、玻璃、冶金等行业，铅元素可通过消化道和呼吸道进入人体，过量积蓄会引起慢性或急性中毒。

在日常饮食中，高铅环境工作者要及时补充维生素C，因为铅可促进维生素C的消耗。供给足够的蛋白质，优质蛋白可降低血铅浓度，从而降低中毒几率。此外，要多食含有果胶、膳食纤维的食物，如苹果、葡萄、草莓、香蕉、山楂、竹笋、香菇、银耳等，这些营养物质可降低肠道中铅的吸收。另外，高铅环境工作者可通过食用大蒜排出体内的毒素，大蒜中含有大量的辣素，它的杀菌能力可达到青霉素的1/10，其大蒜素可与铅结合成无毒的化合物，能有效防止铅中毒。

苹果雪耳猪腱汤

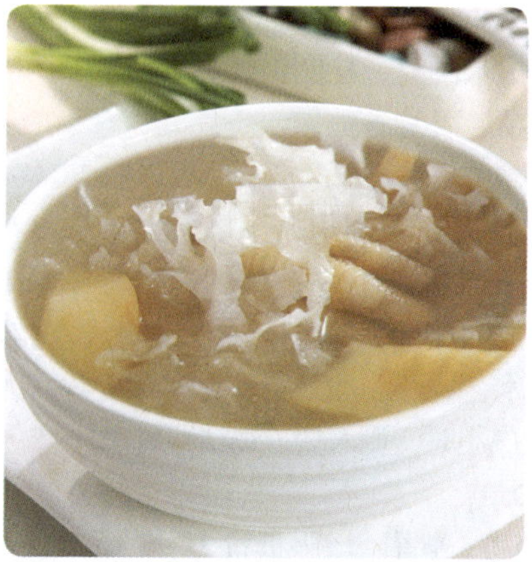

配方

苹果4个，雪耳15克，猪腱250克，鸡爪2个，水适量、盐适量

制作

①苹果洗净，连皮切成4份，去果心，鸡爪斩去甲趾。②雪耳浸透，剪去梗蒂，飞水，冲干净；猪腱、鸡爪飞水，冲干净。③煲中加清水，将各材料加入，以武火煲10分钟，改文火煲2个小时，下盐调味即可。

功效

排毒通便、滋阴润燥。

大蒜鳝鱼片

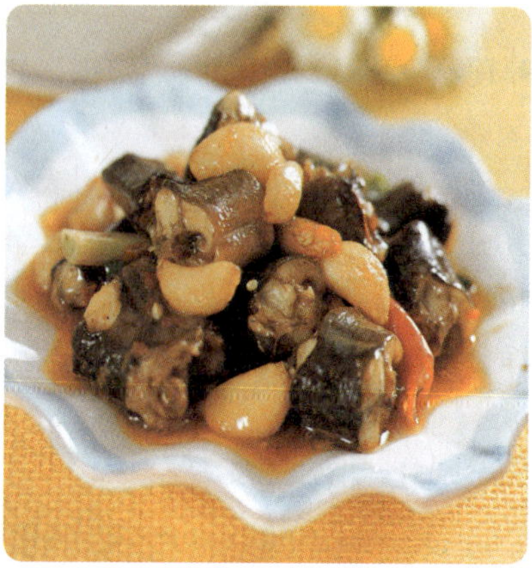

配方

净鳝鱼片400克，大蒜150克，葱15克，盐、味精、酱油20毫升，泡椒10克，绍酒、肉汤、芝麻油各适量

制作

①鳝鱼片洗净去头尾，切段；蒜炸香备用；葱切段。②炒锅置旺火上，下熟菜油烧至7成热，下鳝鱼段煸炒，加精盐、绍酒，煸至鳝段卷缩、酥软时倒入肉汤、下酱油、胡椒粉改用小火，烧至大蒜熟透，再加入芝麻油，即可起锅。

功效

杀菌解毒、防癌抗癌。

高苯环境工作者首选药膳

苯是一种无色、有芳香味的碳氢化合物，透明、易挥发、易燃、易爆。由于苯的挥发性大，暴露于空气中很容易扩散。人和动物吸入体内或皮肤接触大量苯会引起急性和慢性苯中毒。

在日常饮食中，高苯环境工作者宜多食富含维生素C及铁的食物，如樱桃、柿子、草莓、猕猴桃等。另外，要注意补充碳水化合物，如玉米、西瓜、香蕉、葡萄等，以提高机体对苯的耐受力。增加蛋白质的摄入量，以保证营养平衡，多食高蛋白食品，如鸡蛋、瘦肉、大豆、牛奶等；并配合食用含铁较多的食品和富含维生素C、维生素K、维生素B_1、维生素B_6等绿叶蔬菜水果，如动物肝脏、韭菜、菠菜、辣椒、白菜等。苯作业人员饮食中脂肪含量不宜过高，因为苯属于脂溶性有机溶剂，摄入脂肪过多可促进苯的吸收，增加苯在体内的蓄积。

玉米圆肉煲猪胰

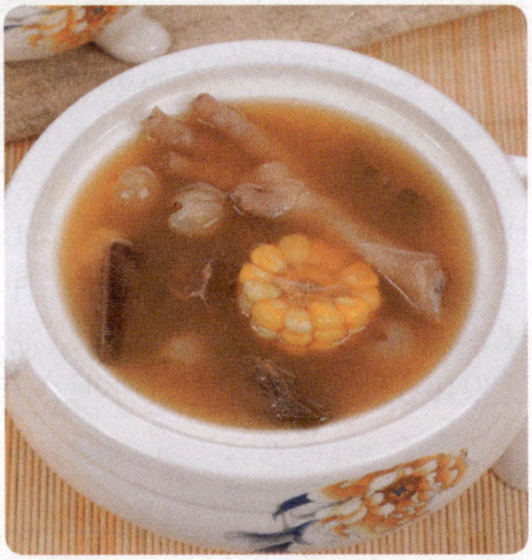

配方

玉米50克，桂圆肉20克，鸡脚1个，猪胰70克，盐、鸡精、姜片各适量

制作

①玉米洗净切成小块；鸡脚洗净，剪去趾甲；猪胰洗净，切成小块；桂圆肉洗净。锅内注清水，烧开后放入猪胰、鸡脚，汆去血水后捞出。②砂煲内注入清水，烧开后加入所有材料和姜片，大火烧沸后小火煲煮1.5小时，调入盐、鸡精即可。

功效

健脾养胃、增强抵抗力。

旱莲猪肝汤

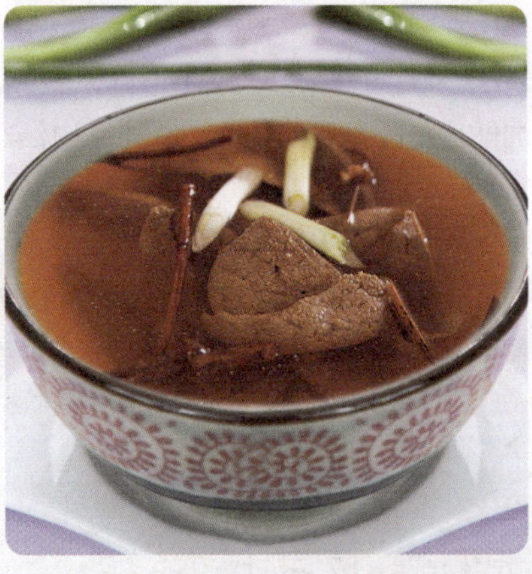

配方

旱莲草5克，猪肝300克，葱1根，盐1小匙

制作

①旱莲草洗净入锅，加4碗水以大火煮开，转小火续煮10分钟；猪肝洗净，切片。②取旱莲草汤汁，转中火待汤一沸，放入肝片，待汤开即加盐调味熄火；葱洗净，切丝，撒在汤面即成。

功效

滋补强身、增强免疫力。

放射性环境工作者首选药膳

从事核原料、医院放射性仪器及其他工业、军事工作的人员由于经常受基础放射线的照射，其机体受辐射的损伤很大，长期如此，可能造成生理功能的紊乱或营养不良，最终影响人的身体机能，容易出现局部损伤、皮炎、白内障、脱发，严重者会出现睾丸萎缩，或全身疲乏、衰竭，甚至发生癌症、死亡。

在日常饮食中，应常吃营养丰富、易消化吸收的食物。急性放射病人的胃肠功能多损伤，进食应少量多餐。要提高蛋白质的摄入量，以增加白细胞和血小板，防治放射性病症。此外，要多补充各类维生素，以改善机体代谢功能，多摄入无机盐，以促使人的饮水量增加而加速放射性物质随尿液排出。多食黑芝麻及螺旋藻食品，能提高人体的免疫力；多食紫苋菜、绿茶、西红柿、胡萝卜则可抗辐射。

黑芝麻山药糊

配方

黑芝麻250克，山药250克，制首乌250克，白糖适量

制作

①将黑芝麻、山药、何首乌洗净，晒干，炒熟，研成细粉。②再将三种粉末盛入碗内，加入开水和匀。③调入白糖和匀即可。

功效

健脾补肾、增强免疫力。

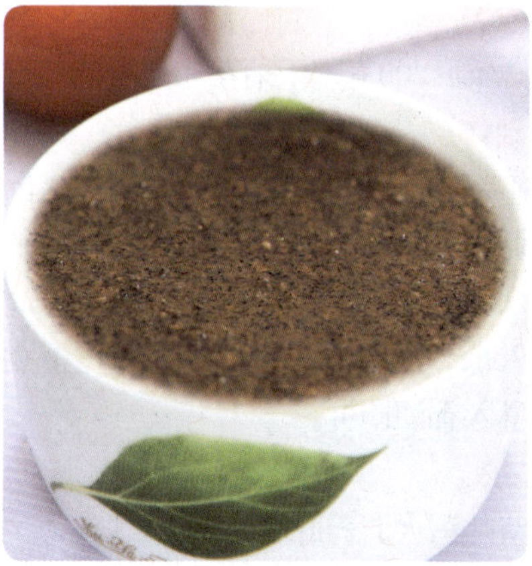

丁香绿茶

配方

丁香花瓣10克，绿茶3克

制作

①将丁香花瓣洗净撕碎，与绿茶搅拌均匀。②将丁香花与绿茶置于杯中，加入适量温水浸泡2分钟，把水倒掉。③加入适量沸水泡10分钟即可饮用。

功效

清肝泻火、抗辐射。

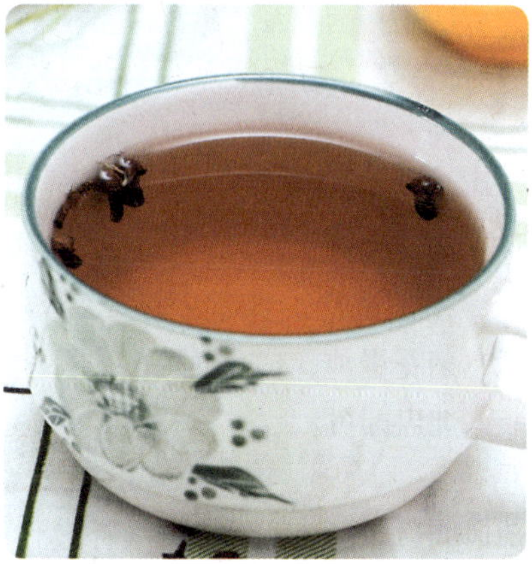

长时间电脑工作者首选药膳

电脑综合征是一种新型疾病。长时间电脑工作者，如网络销售员、编辑员等。这类人群在荧光屏前工作时间过长，视网膜上的视紫红质会被消耗掉，还会出现头晕、食欲下降、反应迟钝等电脑综合征症状。此外，长时间操作电脑的人因长期姿势不良、全身性运动减少，容易引起腕管综合征与关节炎。

在日常饮食中，长时间电脑工作者应多吃些胡萝卜、花生、核桃、豆腐、红枣、橘子以及牛奶、鸡蛋、动物肝脏、瘦肉等，从而补充人体内维生素A和蛋白质。多食碱性和含镁的食品，多补充脂肪酸、维生素A、维生素K、维生素E及B族维生素。另外，用菊花和枸杞子合泡成的杞菊茶具有清肝明目的作用，是最适宜长时间电脑工作者饮用的饮品。

菊花羊肝汤

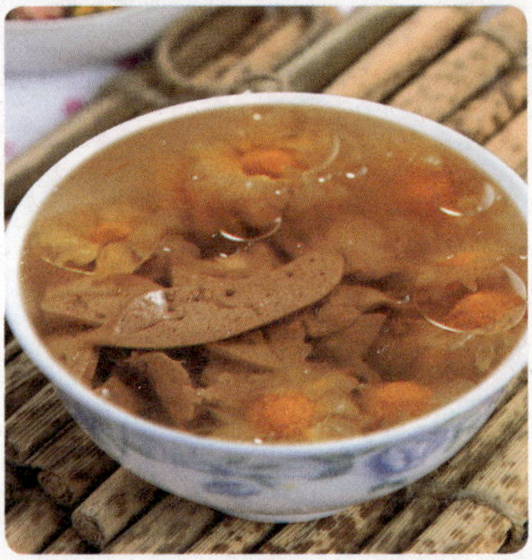

配方

鲜羊肝200克，干菊花50克，鸡蛋1个，姜、葱各适量

制作

①将羊肝切成片，菊花洗净；鸡蛋去黄留清，同生粉调成蛋清糊。②羊肝片入沸水中稍汆一下，捞出沥干水分，用盐、料酒、蛋清糊浆好。③锅中油烧热，注入水，加入羊肝片、盐、菊花稍煮，加味精煮沸后，淋入香油即可。

功效

清热泻火、养肝明目。

苦瓜菊花猪瘦肉汤

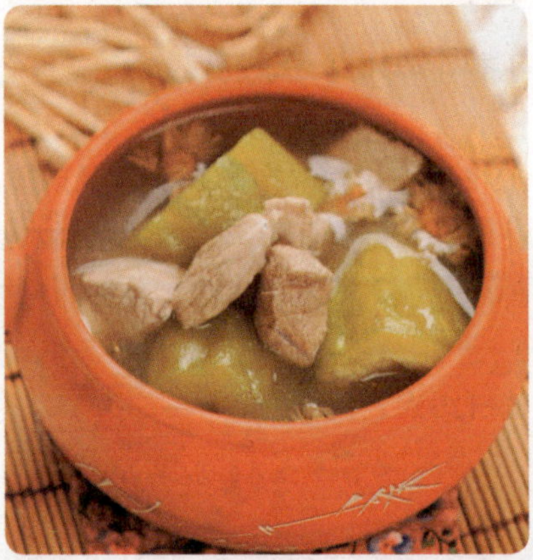

配方

瘦肉400克，苦瓜200克，菊花10克，盐、鸡精各5克

制作

①瘦肉洗净，切块，汆水；苦瓜洗净，去籽去瓤，切片；菊花洗净，用水浸泡。②将瘦肉放入沸水中汆一下，捞出洗净。③锅中注水，烧沸，放入瘦肉、苦瓜、菊花慢炖，1.5小时后，加入盐和鸡精调味，出锅装入炖盅即可。

功效

疏风明目、清热解毒、益气补虚。

第六章

不同年龄段选膳方案

●从婴幼儿、儿童、青少年、中年男女到老年人，不同年龄层的人各有不同的身体状况，因而其所需要的营养也是不一样的。有些成年人可以吃的食物婴幼儿与儿童却不一定适合吃；有些适宜女人吃的食物也不见得适宜男人吃；有些老年人吃了可滋补强壮的食物血气方刚的年轻人却不一定可以受得了。因此，在日常饮食中应该根据各年龄层不同的需求而进行合理的选择与搭配，尽量让食物中的营养能最大化的被吸收和利用。无论哪个年龄层，唯有吃对食物，才能拥有健康的好身体。

婴幼儿膳食指南

婴幼儿时期是生长发育的重要时期，需要大量的营养物质，如果喂养得好，发育就好，少得病；如果喂养不好，发育就会受到抑制，抵抗力低下，容易得病。此外，婴幼儿的肠胃尚未发育成熟，消化能力不强，咀嚼能力有限，所以要注意供给富有营养的食物。

在日常饮食中，婴幼儿宜多吃谷类食品，如大米粥、小米粥等。宜多摄取优质蛋白质和钙，鸡蛋不仅含丰富的蛋白质，还能促进婴幼儿的智力发育，是婴幼儿补充蛋白质的首选。香蕉、胡萝卜、西红柿、橙子、苹果、南瓜等蔬菜水果也宜多吃，可增强婴幼儿的抵抗力，促进其生长发育。婴幼儿各方面的发育都还不完全，因此饮食以流质为主，或者把食物搅成泥状喂食。婴幼儿的新陈代谢旺盛，水分需求大，父母要注意随时给婴幼儿补充水分。

玉米米糊

配方

鲜玉米粒60克，大米50克，玉米渣30克

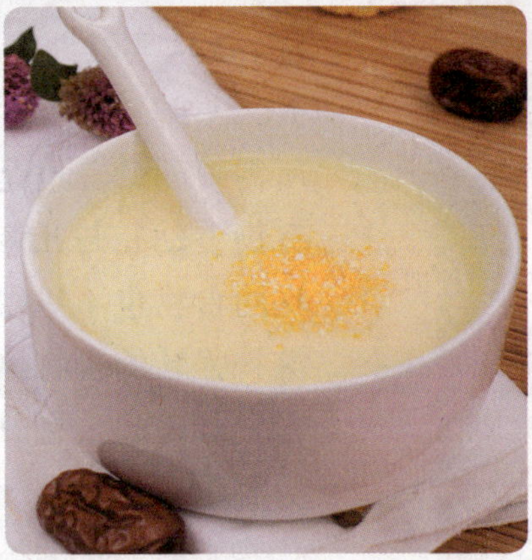

制作

①鲜玉米粒洗净；大米加入清水浸泡2小时；玉米淘洗干净。②将所有食材倒入豆浆机中，加水，按操作提示煮好米糊。

功效

健脑益智、加强营养。

姜汁南瓜糊

配方

南瓜90克，姜2片，盐3克，胡椒粉2克

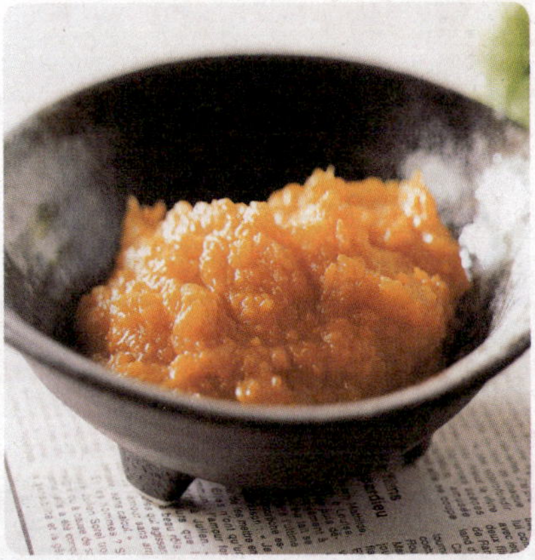

制作

①姜片加水2汤匙，以榨汁机打成糊，滤除渣质。②南瓜切块，煮烂，放凉，用果汁机打成糊状。③将姜汁加入南瓜糊中，文火煮滚，加盐、胡椒粉调味即可。

功效

好吸收、增强免疫力。

龙眼莲子羹

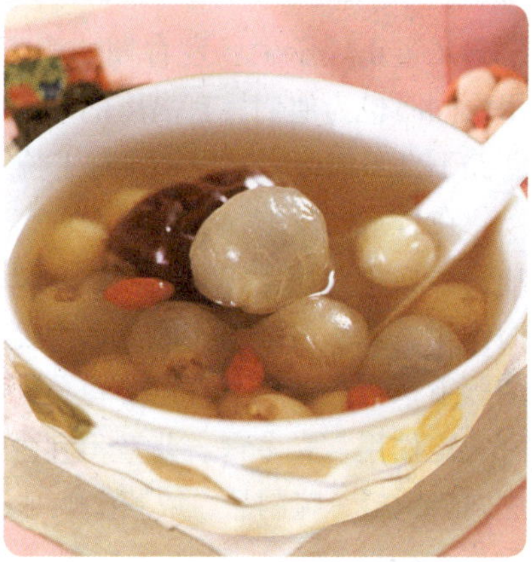

配方

龙眼100克，莲子80克，枸杞10克，红枣5克，白糖5克

制作

①将莲子、枸杞泡发，红枣去核，龙眼去壳。②再将所有备好的材料一起入锅，加水适量，大火煮沸后转小火续煮20分钟。③煲好后加入白糖即可。

功效

健脾养血、养心安神。

生姜猪肚粥

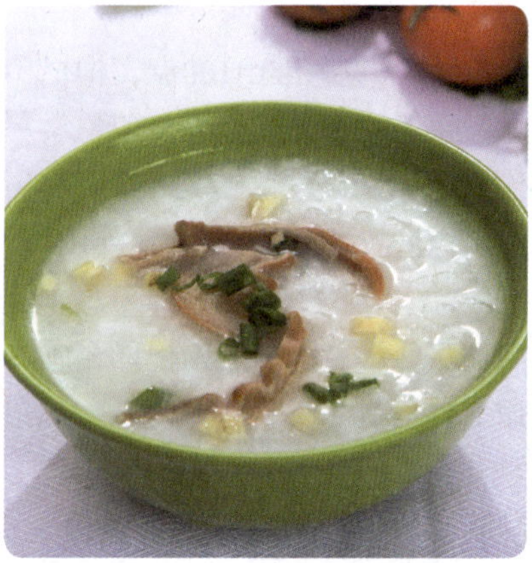

配方

猪肚120克，大米80克，生姜30克，盐3克，味精2克，料酒5毫升，葱花适量

制作

①生姜洗净，去皮，切末；大米淘净，浸泡半小时；猪肚洗净，切条，用盐、料酒腌制。②锅中注水，放入大米，旺火烧沸，下入腌好的猪肚、姜末，中火熬煮至米粒开花。③改小火熬至粥浓稠，加盐、味精调味，滴入香油，撒上葱花即可。

功效

温暖脾胃、益气补虚。

天冬米粥

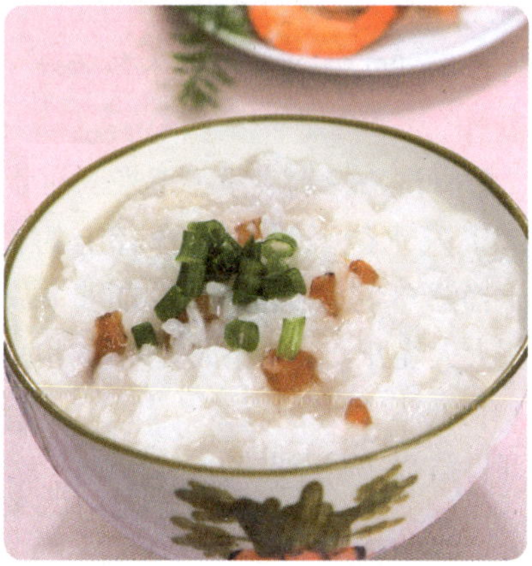

配方

天门冬25克、大米100克、白糖3克、葱5克

制作

①大米泡发洗净；天门冬洗净；葱洗净，切圈。②锅置火上，倒入清水，放入大米，以大火煮开。③加入天门冬煮至粥呈浓稠状，撒上葱花，调入白糖拌匀即可。

功效

滋阴清热、生津止渴。

学龄少年膳食指南

儿童正处于生长发育期，合理的营养对他们的生长发育和健康成长起着决定性的作用，同时也为他们具有高度的活动能力和良好的学习效果提供了物质基础。在这个时期，营养不良不但会影响少年儿童生长发育，而且有碍于智力的发育和身心的健康。

在日常饮食中，儿童的饮食营养要全面，粗细要搭配好。要摄入足够的蛋白质，以增加营养。多食用富含钙的食物，以强健骨骼。牛奶、豆制品、核桃等都具有促进大脑发育的作用，儿童可多食。此外，燕麦食品、小米、黄花菜、鱼、葱、蒜、动物肝脏、玉米、胡萝卜、西红柿、金针菇、花菜、莴笋、洋葱、山药、苹果、芋头等对儿童的生长发育都有一定作用，宜多食。儿童不宜食用像人参等太过滋补的中药材，会引起性早熟。此外，肥肉、饮料、腌制品、浓茶、咖啡、酒精等儿童也不宜食用。

淮山鱼头汤

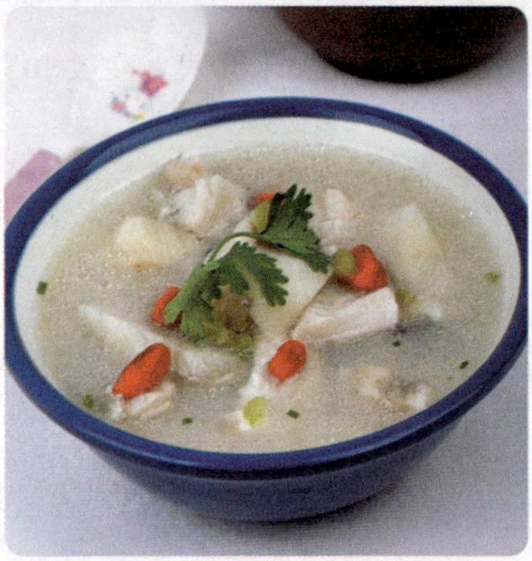

配方

鲢鱼头400克，淮山100克，枸杞10克，盐6克，鸡精3克，香菜5克，葱、姜各5克

制作

①将鲢鱼头洗净剁成块，淮山浸泡洗净备用，枸杞洗净。②净锅上火倒入油、葱、姜爆香，下入鱼头略煎加水，下入淮山、枸杞煲至成熟，调入盐、鸡精，撒上香菜即可。

功效

补脑益智、健脾益胃。

玉米胡萝卜脊骨汤

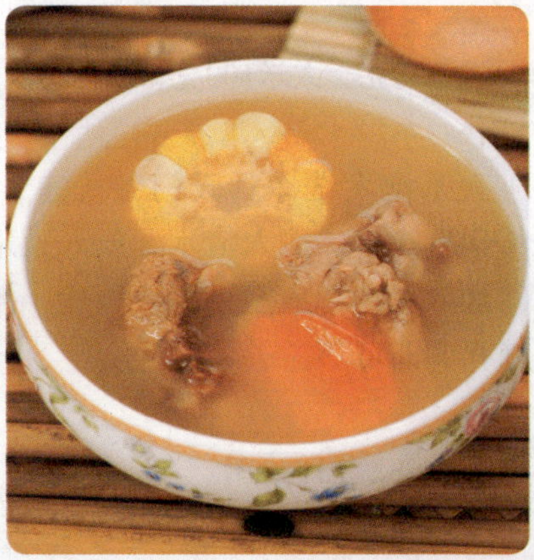

配方

脊骨100克，玉米、胡萝卜各适量，盐2克

制作

①脊骨洗净，剁成段；玉米、胡萝卜均洗净，切段。②锅入水烧开，滚尽脊背上的血水后捞出，清洗干净。③将脊骨、玉米、胡萝卜放入瓦煲，注入水，用大火烧开，改为小火煲炖1.5小时，加盐调味即可。

功效

开胃益智、调理中气。

青年女性膳食指南

青年时期是生长发育的旺盛时期，加之活动量大，学习负担重，对能量和营养的需求都很大。青年女性在青春期的发育是尤为重要的，此时，首先是女性的升高有了很明显的变化；其次，第二性征逐渐的发育成熟，如乳房变大、性器官的成熟、月经来潮等。在此期间多数女性是处于“是非期”和“朦胧期”，所以要注意生理和心理上的保健。方面知识的讲说。为了保证青春期的女性有一个健康的生理和心理上的发育，饮食上应该多注意富含蛋白质、维生素及微量元素的食物的摄入，食材方面宜多吃，如牛奶及豆制品，富含硒和锌元素的荠菜、大蒜、香菇、番茄、南瓜、牡蛎、青花鱼、鳗鱼、海带、芝麻、核桃等。蛋白质的摄入能促进性腺激素的分泌，硒和锌元素的摄入能调节体内激素的平衡。另外，青年期女性，应该保持心情愉快，以免影响内分泌紊乱；还要有好的卫生习惯。

海带烧黄豆

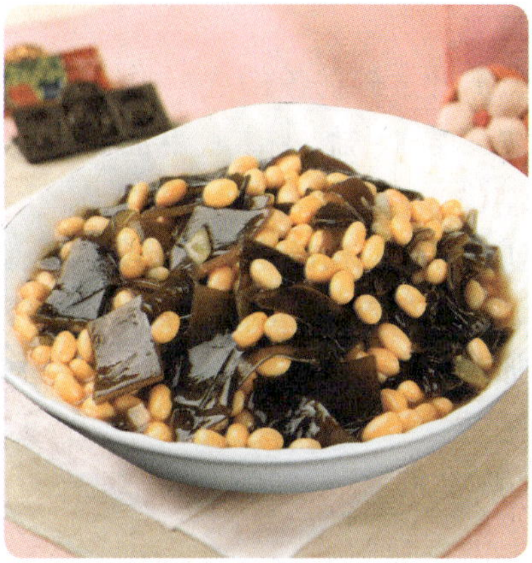

配方

黄豆50克，海带100克，葱花、蒜末、高汤、盐、胡椒粉、鸡精、水淀粉各适量

制作

①海带洗净、稍浸泡，切块；黄豆洗净，清水浸泡4~6小时。②热油爆香葱花、蒜末，放入黄豆、海带翻炒。添适量高汤、盐、胡椒粉焖煮至黄豆及海带熟软。③大火烧开收汁，加水淀粉勾芡即可。

功效

健脾利湿、清热降脂

黄豆猪手汤

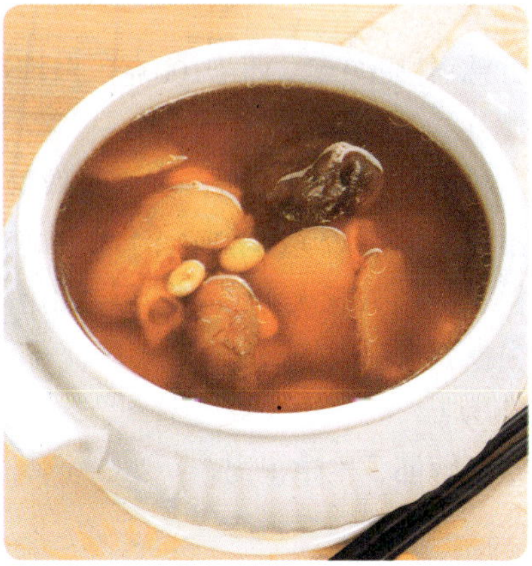

配方

猪蹄200克，黄豆、红枣各适量，盐3克，姜片6克

制作

①黄豆洗净后浸泡30分钟；红枣去核，洗净。②猪蹄洗净，斩件，飞水。③沙煲内注水，放入姜片、猪蹄、红枣、黄豆用大火煲沸，改小火煲3小时，加盐煮熟即可。

功效

健脾益气、滋阴润燥。

青年男性膳食指南

青年时期不管对于男性或女性来说都是一个很重要的时期，但对于青年男性来说是一个非常重要的生长发育阶段。男性从出生至30岁前后都一直有在发育，只是在青年期达到了巅峰，是生长发育的旺盛阶段。在此期间，会发生乳房的发育、声音变粗、性器官的发育成熟、遗精等生理现象。

在日常饮食中，要注意多摄入足够的优质蛋白，如瘦肉、蛋类、鱼、牛奶等，以保证发育的顺利进行。另外要注意多食用富含铁和维生素的食物，如大豆、韭菜、荠菜、芹菜、桃子、香蕉、核桃、红枣、黑木耳、香菇、牛肉、羊肉等。多吃谷类，保证充足的能量，另外，还可多吃富含锌元素的食材，如海带、紫菜等。忌过多食用肥肉、糖果等易引起肥胖的食物。避免暴饮暴食、偏食挑食，少吃零食，养成良好的饮食卫生习惯。

紫苏砂仁鲫鱼汤

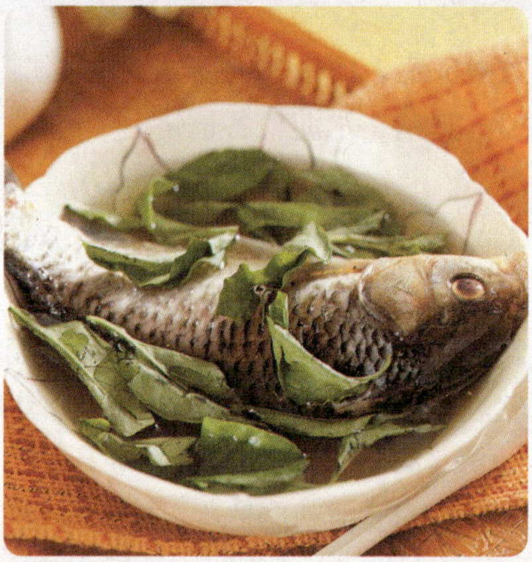

配方

紫苏叶、砂仁各10克，枸杞叶500克，鲫鱼1条，橘皮、姜片、盐、味精、麻油各适量

制作

①紫苏叶、枸杞叶洗净切段；鲫鱼治净；砂仁洗净，装入棉布袋中。②将所有材料和药袋一同放入锅中，加水煮熟。③去药袋，加味精，淋麻油即可。

功效

运脾化湿。

西米猕猴桃粥

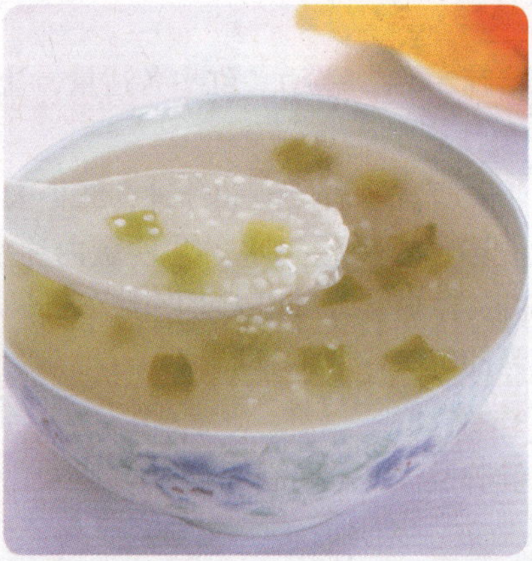

配方

鲜猕猴桃200克，西米100克，白糖适量

制作

①将猕猴桃冲洗干净，去皮，取瓤切粒；西米用清水浸泡发好。②取锅放入清水，旺火烧开，加入猕猴桃、西米，旺火煮沸。③再改用小火略煮，然后加入白糖调味即成。

功效

疏肝解郁、生津止渴。

孕产妇膳食指南

女性到了一定的年龄阶段就会结婚生子，孕产期间的女性是受保护的对象，要尤其注意自身的健康状况和宝宝的健康发育，应该避免不去人群密集的地方，防止感冒发烧、病菌感染等。孕产妇的女性最重要的是安胎，如出现孕期出血、胎动减少等异常现象应及时去医院检查，以避免危险的发生。

在饮食上，此类女性应多吃安胎内的药材和食材，多吃含蛋白质、维生素、微量元素等丰富的食材，应全面搭配，不能过于单一。如鱼、黄瓜、海带、豆腐、牛奶、冬瓜、南瓜、菠菜、小白菜、白菜等，不宜吃辛辣食品、刺激性饮品及冷饮等，如辣椒、胡椒、花椒、芥末、咖啡、浓茶等。另外孕产妇不宜长期吃土豆，因为土豆中含有生物碱，过多食用会影响胎儿生长发育。

绞股蓝首乌红枣茶

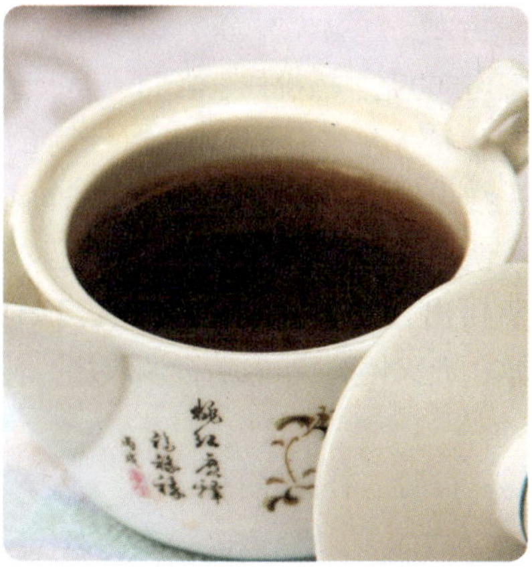

配方

何首乌10克，绞股蓝8克，熟地6克，红枣3颗，红糖适量

制作

① 何首乌、绞股蓝、熟地、红枣分别洗净备用。② 将何首乌、熟地、红枣先放入锅中，加水适量，煮开后转小火煮20分钟。③再放入绞股蓝续煮5分钟，滤去药渣，再加入红糖搅拌均匀后即可饮用。

功效

养血益气、滋阴补肾。

阿胶牛肉汤

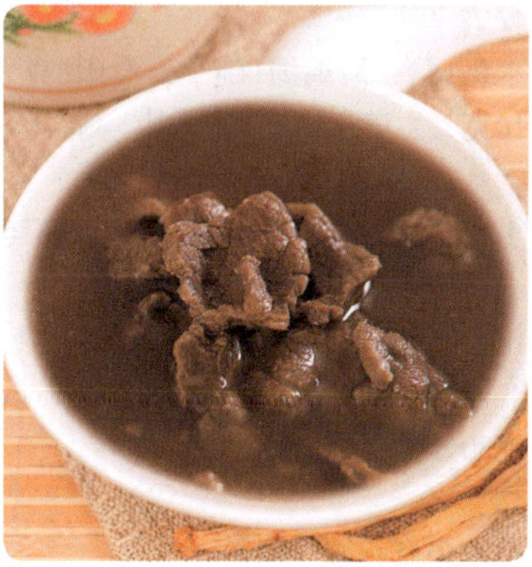

配方

阿胶粉9克，牛肉100克，米酒20毫升，生姜10克，红糖适量

制作

①将牛肉洗净，去筋切片。②牛肉片与生姜、米酒一起放入沙锅，加适量水，用文火煮30分钟。③再加入阿胶粉，并不停地搅拌，至阿胶溶化后加入红糖，搅拌均匀即可过火。

功效

补虚安胎、养血安神。

更年期女性膳食指南

女性由于生理期的原因，身体状况较多，尤其到了更年期，体内雌激素水平下降，会出现代谢紊乱（如潮热、盗汗、烦躁易怒、腰膝酸软、性欲减退等）以及贫血、骨质疏松等症状。此外，这个年龄段的女性也是心脑血管疾病的高发年龄，如高血压、高血脂、冠心病等。因此，饮食养生对更年期女性来说，显得尤为重要。

在日常饮食中，更年期的女性宜多补充维生素C，如红枣、樱桃、橙子、竹笋、胡萝卜等，以延缓衰老。多食富含维生素D的食物，如脱脂牛奶、鱼肝油、乳酪、坚果、动物肝脏和海带、紫菜等海产品，可以促进钙的吸收，预防骨质疏松。宜多食含有维生素E的食物，如谷类、小麦胚芽油、棉籽油、绿叶蔬菜、蛋黄、番茄、胡萝卜、莴苣、肉类及乳制品等，以抗衰老，防癌抗癌。此外，女性还可选择一些滋阴补血的中药材食用，如当归、龙眼肉、何首乌、阿胶、熟地等，对中年女性有很好的滋补功效。

核桃仁当归瘦肉汤

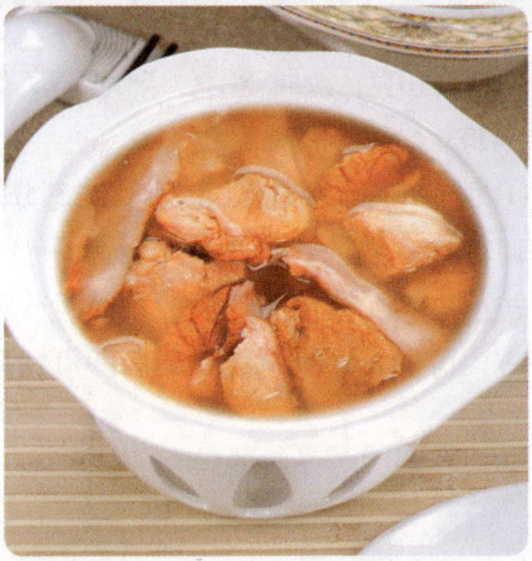

配方

瘦肉500克，核桃仁、当归、姜、葱各少许

制作

①瘦肉洗净，切件；核桃仁洗净；当归洗净，切片；姜洗净去皮切片；葱洗净，切段；瘦肉入水汆去血水后捞出。②瘦肉、核桃仁、当归放入炖盅，加入清水；大火慢炖1小时后，调入盐，转小火炖熟即可。

功效

滋补肝肾、补血养颜。

阿胶淮杞炖水鱼

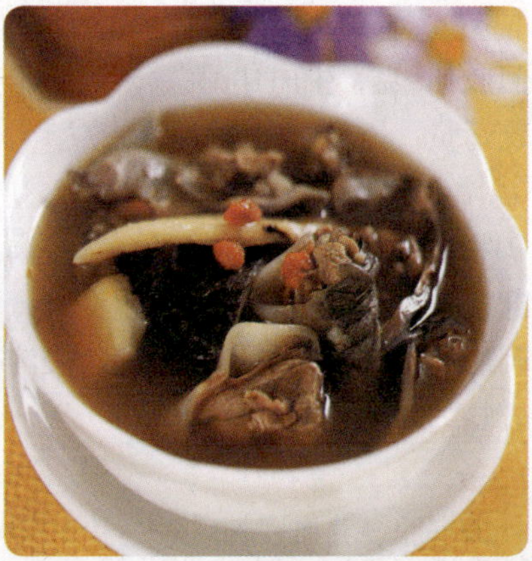

配方

水鱼1只，清鸡汤1碗半，淮山8克，枸杞子6克，阿胶10克，生姜1片，绍酒、盐、味精各适量

制作

①水鱼宰杀洗净，切块，飞水去其血污，淮山、枸杞子用温水浸透洗净。②将水鱼肉、清鸡汤、淮山、枸杞子、生姜、绍酒置于炖盅，盖上盅盖，隔水炖之。③待锅内水开后用中火炖2小时，放入阿胶后再用小火炖30分钟即可。

功效

补血止血、滋阴润燥。

青壮年男性膳食指南

青壮年男性是指年龄在20~45岁的男性。期间男性变得高大魁梧，活动量大、工作量大、压力大等是导致青壮年男性身体每况愈下的根本原因，如出现头晕头痛、腰膝酸软、神疲乏力、倦怠欲睡、食欲不佳等状况。此外，男人的胆固醇代谢经常遭到破坏，易患心脏病、中风、心肌梗塞和高血压等疾病，因此，在饮食和心情方面的注意就尤为重要。

在日常饮食中，男性应多摄入含纤维的食物，以加强肠胃的蠕动，降低胆固醇。宜食富含镁的食物，有助提高男性的生殖能力。平时可多食的食材有花生、大豆、韭菜、芹菜、白萝卜、黑木耳、绿豆、紫菜、香菇、芝麻等。其中大豆能预防心脏病、冠状动脉硬化；芹菜养血补虚、平肝降压；白萝卜可补虚利尿、促进消化；黑木耳能排除肠道堵塞；绿豆有利于消化、降低胆固醇等。此外，青壮年因房事过多而导致肾阳虚，所以还可适当选择一些补阳类的中药材，如鹿茸、巴戟天、补骨脂、杜仲等。

鹿茸炖乌鸡

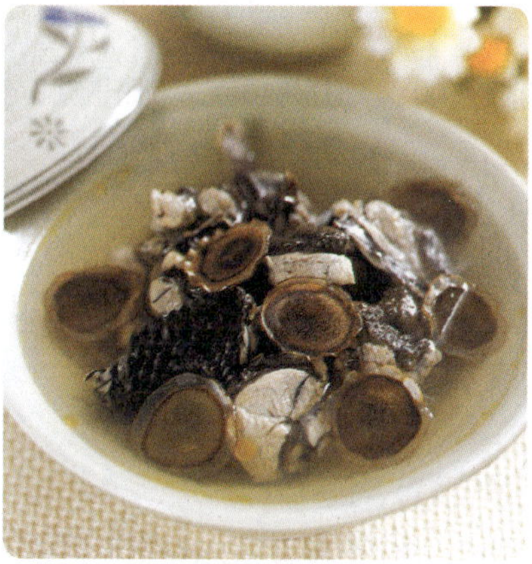

配方

乌鸡250克，鹿茸10克，盐适量

制作

①乌鸡洗净，切块，与鹿茸一齐置炖盅内。②加适量开水，以小火隔水炖熟。③加盐调味后即可服用。

功效

保肝护肾、增强体质。

杜仲巴戟猪尾汤

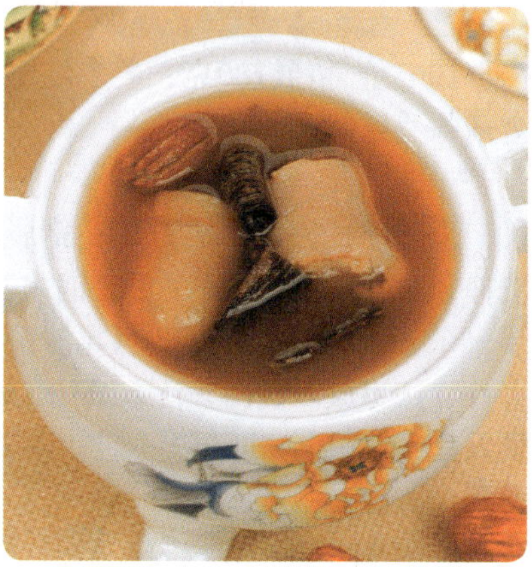

配方

猪尾、巴戟、杜仲、红枣各适量

制作

①猪尾洗净，斩件；巴戟、杜仲均洗净，浸水片刻；红枣去蒂洗净。②净锅入水烧开，下入猪尾汆透，捞出洗净。③将泡发巴戟、杜仲的水倒入瓦煲，再注入适量清水，大火烧开，放入猪尾、巴戟、杜仲、红枣改小火煲3小时，加盐调味即可。

功效

滋补肝肾、强壮筋骨。

中老年人膳食指南

人进入了中老年期，体内细胞的新陈代谢能力逐渐减弱，生理功能减退，消化系统的调节适应能力也在下降。一系列的生理变化，势必使中老年人的营养需要也发生相应的变化。因此要相应地进行饮食方面的调整，才能合理、科学地让中老年人获取到足够的营养，维持身体健康，达到延年益寿的效果。

在日常饮食中，中老年人宜多食具有健补脾胃、益气养血作用的食物，如红枣、黑芝麻、山药、猪肚、泥鳅等。宜多食含有丰富蛋白质、维生素、矿物质的特色食物。多食粗粮，如玉米、小米、燕麦、大豆等，可增强体力，延年益寿。此外，虾皮、鱼类、醋、青枣、白菜、南瓜、羊肉等也是非常适宜中老年人食用。此外，老年人应少食多餐，营养均衡，口味清淡，忌食生冷、高糖、高盐、高脂肪、高胆固醇的食物。

淮杞红枣猪蹄汤

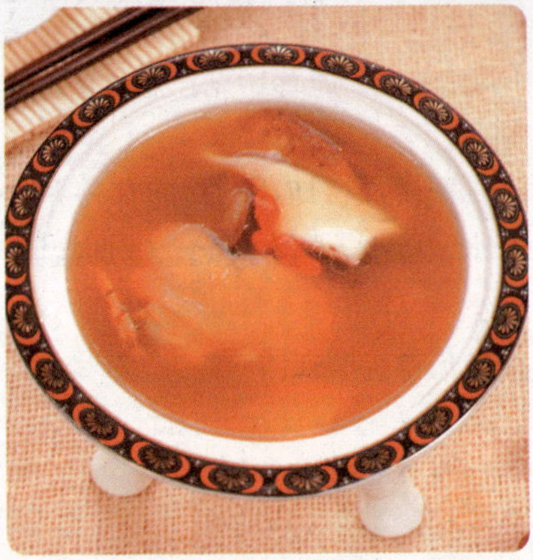

配方

猪蹄200克，山药10克，枸杞5克，红枣少许，盐3克

制作

①山药洗净，切块；枸杞洗净泡发；红枣去核洗净。②猪蹄洗净，斩件、飞水。③将适量清水倒入炖盅，大火煲滚后，放入全部材料，改用小火煲3小时，加盐调味即可。

功效

健脾益胃、益气补血。

南瓜猪展汤

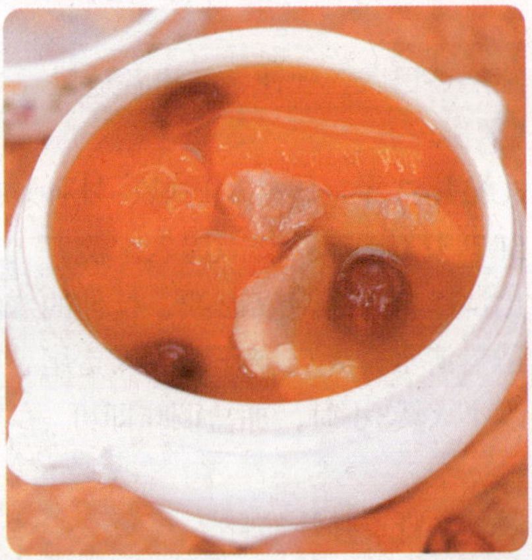

配方

南瓜100克，猪展180克，姜、红枣适量，盐、高汤、鸡精各适量

制作

①南瓜洗净，去皮切成方块；猪展洗净切成块；红枣洗净；姜洗净去皮切片。②锅中注水烧开后加入猪展，汆去血水后捞出。③另起沙煲，将南瓜、猪展、姜片、红枣放入煲内，注入高汤，小火煲煮1.5小时后调入盐、鸡精调味即可。

功效

强身健体、降低血糖。

第七章

《黄帝内经》提倡四季“因时”择食

●春夏秋冬又称为“四季”，是地球围绕太阳运行所产生的结果。春季，谓之发陈，是推陈出新，生命萌发的时令；夏季，谓之蕃秀，是自然界万物繁茂秀美的时候；秋季，谓之容平，自然景象因万物成熟而平定收敛；冬季，谓之闭藏，是生机潜伏，万物蛰藏的时候。春夏秋冬，各有其独特之处。而春夏秋冬的变化，又与人体的健康息息相关。四季气候的不同，其养生的重点也不一样。然而在这个气候千变的季节变换中，我们又该如何去选择药材和药膳来调养自己的身心呢？

春季药膳养生法

春季天气逐渐转暖，万物复苏，整个自然界生机勃勃，欣欣向荣。此时，人体生理机能逐渐开始活跃，为了让身体像大自然一样展示出生机，春季的饮食要顺应阳气升发向上、万物始生的特点，所以选择药膳宜清轻升发，温养阳气，着眼于一个“升”字。

古代养生著作《摄生消息论》认为：“当春之时，食味宜减酸益甘，以养脾气”。春季应多吃甜食有利于加强肝、脾、胃的功能。春季应当进食的食物和药材主要有枸杞、菠菜、动物肝脏、蜂蜜、花菜、胡萝卜、马蹄等。春季阴雨绵绵，空气湿润，此时，会有“湿邪”入侵人体，而湿邪最易损伤脾阳，易出现嗳气、恶心、呕吐、食少等症。此时应适当进食健脾祛湿的食物，如茯苓、鲫鱼、赤小豆、薏米、白扁豆、芡实等。同时，春季不能吃太多的酸味食物，更不能过食大辛大热如羊肉、狗肉等食物，否则易耗气伤阴。

兔肉百合枸杞汤

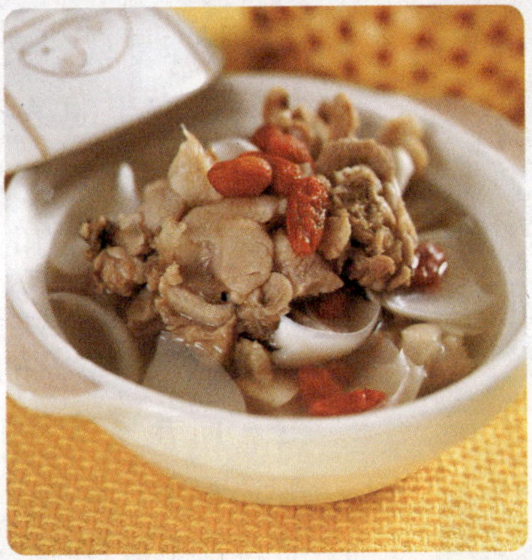

配方

兔肉60克，百合130克，枸杞50克，葱花、盐各适量

制作

①将兔肉洗净，砍成小块；百合洗净，剪去黑边；枸杞泡发。②锅中加水烧沸，下入兔肉块，焯去血水，去浮沫后捞出。③在锅中倒入一大碗清水，再加入兔肉、盐，用中火烧开后倒入百合、枸杞，再煮5分钟，放入葱花，立即起锅即成。

功效

滋阴补肝。

猪肚黄芪枸杞汤

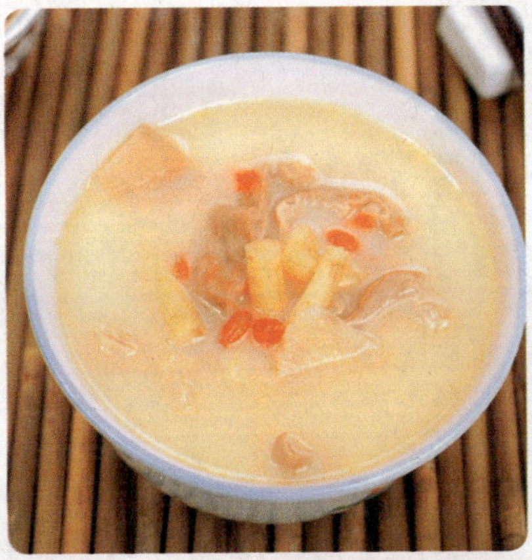

配方

猪肚300克，黄芪、枸杞各10克，生姜10克，盐适量

制作

①猪肚用盐、生粉搓洗干净，切小块；黄芪、枸杞用清水冲洗干净；生姜洗净，去皮切片。②锅中注入烧开，放入猪肚，汆至收缩后取出，用冷水浸洗。③将所有食材放入同一砂煲内，注入适量清水，大火煮开后转小火煲煮，2小时后调入盐、鸡精即可。

功效

健脾益胃、升举内脏。

葡萄红枣汤

配方

红枣15克，葡萄干30克

制作

①葡萄干洗净，备用。②红枣去核，洗净。③锅中加适量的水，大火煮沸，先放入红枣煮10分钟，再下入葡萄干煮至枣烂即可。

功效

补血益气、滋阴养肝。

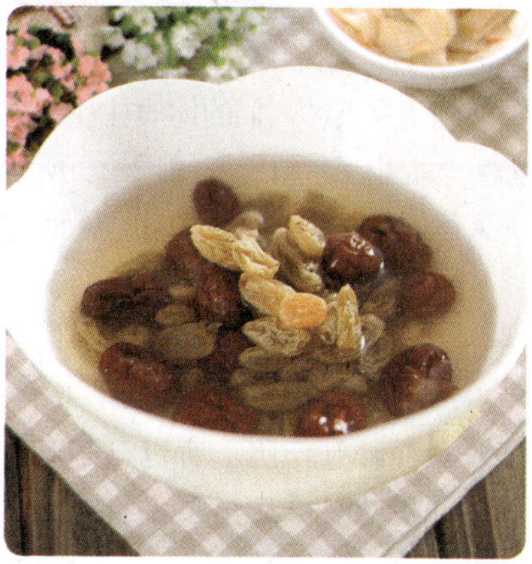

党参枸杞子猪肝汤

配方

党参、枸杞子各15克，猪肝200克，盐适量

制作

①将猪肝洗净切片，汆水后备用。②将党参、枸杞子用温水洗净后备用。③净锅上火倒入水，将猪肝、党参、枸杞子共一同放进锅里煲至熟，用盐调味即可。

功效

滋补肝肾、补中益气。

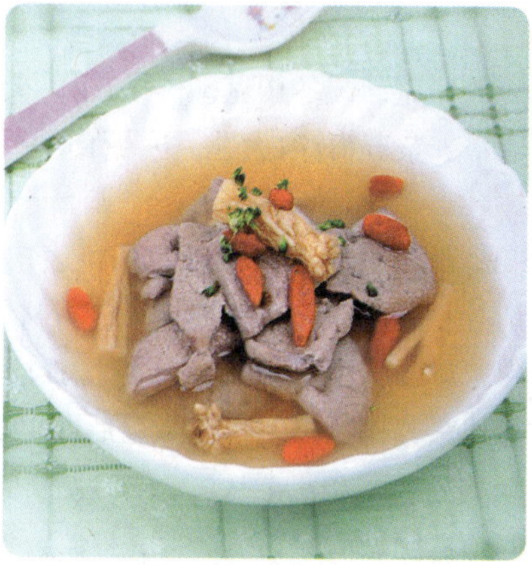

菊花北芪煲鹌鹑

配方

鹌鹑1只，黄芪、菊花、枸杞各9克，盐适量

制作

①菊花洗净，沥水；枸杞洗净泡发；黄芪洗净，切片。②鹌鹑去毛及内脏，洗净，汆水。③瓦煲里加入适量水，放入全部材料，用大火烧沸后改小火煲2小时，加盐调味即可。

功效

健脾益气、养肝补肾。

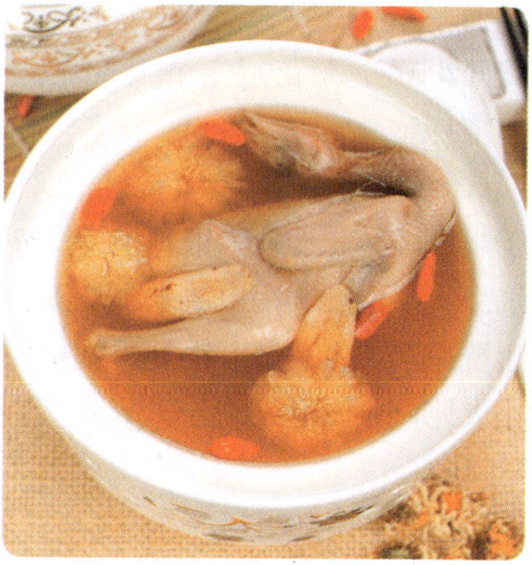

夏季药膳养生法

夏季天气炎热，肤腠开泄，体力消耗比其他季节大，同时由于昼长夜短、睡眠不足等原因，到了夏天，人们的体质往往都会有所下降，常使人有“无病三分虚”的感觉。由此，中医养生学提出了“清补”的理论。所谓清补，即选用一些性寒味酸、补心养肺的中药或食物来补充人体的营养及消耗的体力，从而达到增强机体的体质，改善虚弱状态的目的。

夏季饮食应该多吃清凉可口、容易消化的食物，如喝粥。而在菜肴的搭配上，要以素为主，以荤为辅。选择新鲜、清淡的各种时令蔬菜。除了蔬菜，夏季也是水果当道的季节。此外酸味食物能够敛汗、止泻、祛湿，既可以生津止渴、健脾开胃，又能够预防因流汗过多而耗气伤阴，所以夏季宜吃酸性食物如西红柿、乌梅、山楂、芒果、葡萄、柠檬等。在炎热夏季应尽量不食用温里类药材，易耗阴助火类食材，从中医角度讲，夏季之“火”是一种致病因素，“火”乃“热”之盛者矣。

麦冬杨桃甜汤

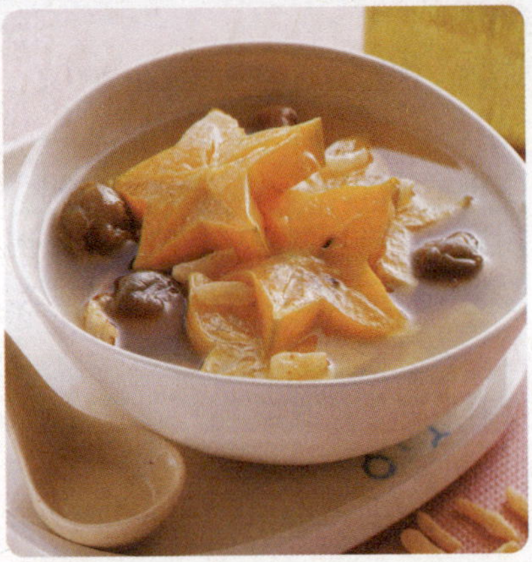

配方

麦冬15克，天冬10克，杨桃1个，紫苏梅4个，600毫升清水，紫苏梅汁1大匙，冰糖1大匙

制作

①全部药材放入棉布袋；杨桃表皮以少量的盐搓洗，切除头尾，再切成片状。②药材与全部材料放入锅中，以小火煮沸，加入冰糖搅拌溶化。③取出药材，加入紫苏梅汁拌匀，待降温后即可食用。

功效

润肺养阴、清除粉刺。

菊花鸡肝汤

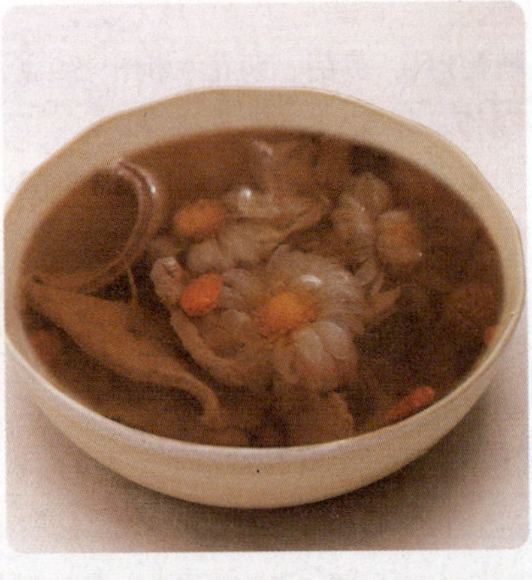

配方

鸡肝200克，菊花9克，银耳50克，枸杞15克，盐3克，鸡精3克

制作

①鸡肝洗净，切块；银耳泡发洗净，撕成小朵；枸杞洗净，浸泡。②锅中放水，烧沸，放入鸡肝过水，取出洗净。③将鸡肝、银耳、枸杞放入锅中，加入清水小火炖1小时，调入盐、鸡精即可。

功效

滋阴泻火、清肝明目。

解暑西瓜汤

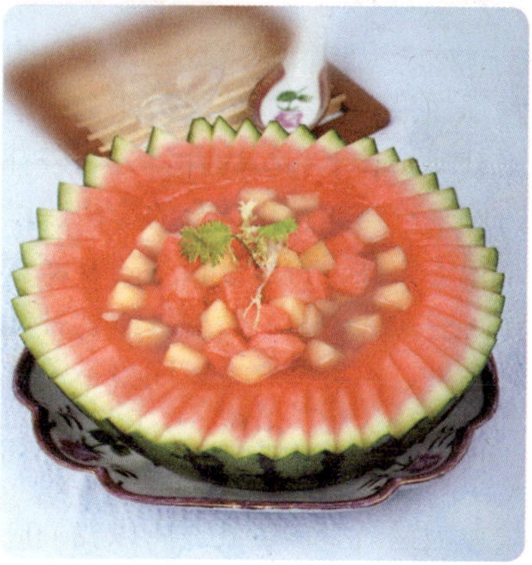

配方

葛根粉10克，西瓜250克，苹果100克，白糖50克

制作

①将西瓜、苹果洗净去皮切小丁备用。②净锅上火倒入水，调入白糖烧沸。③加入西瓜、苹果，用葛根粉勾芡即可。

功效

清热解暑、生津止渴。

山楂麦芽猪腱汤

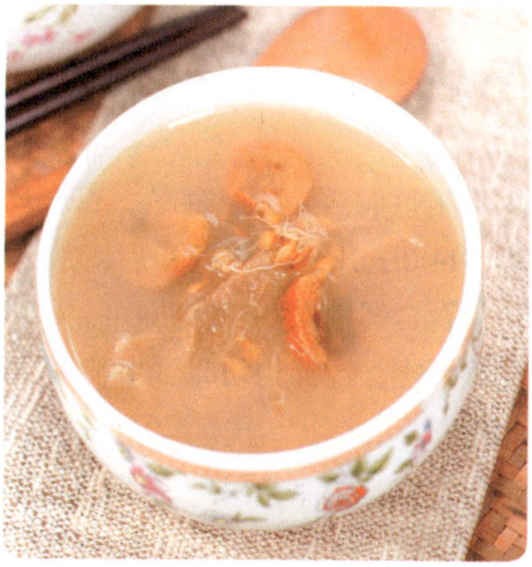

配方

猪腱、山楂、麦芽各适量，盐2克，鸡精3克

制作

①山楂洗净，切开去核；麦芽洗净；猪腱洗净，斩块。②锅上水烧开，将猪腱汆去血水，取出洗净。③瓦煲内注水用大火烧开，下入猪腱、麦芽、山楂，改小火煲2.5小时，加盐、鸡精调味即可。

功效

健脾益胃、消食化积。

绿豆炖鲫鱼

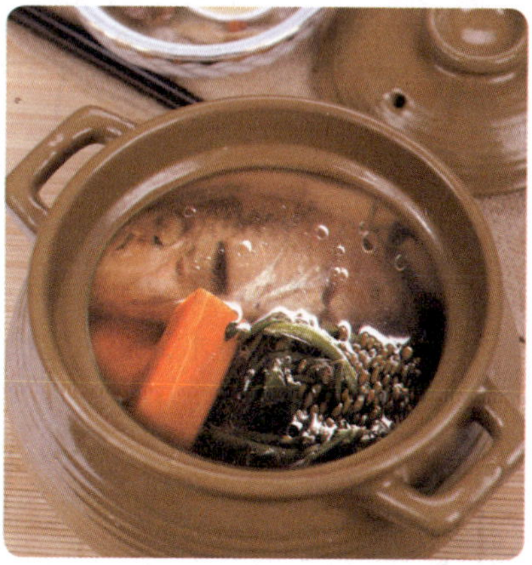

配方

绿豆50克，鲫鱼1条，西洋菜150克，姜10克，胡萝卜100克，盐、鸡精、胡椒粉、香油各适量

制作

①胡萝卜去皮洗净切片，鲫鱼洗净备用，西洋菜洗净，姜去皮切片。②油锅内放入鲫鱼煎至两面金黄时捞出。③将所有材料放入煲内，倒入高汤，大火炖约40分钟，放入西洋菜稍煮，放入调味料即可。

功效

润肺养阴、清除粉刺。

秋季药膳养生法

秋季天气干燥阴冷，人体内的水分相对减少，若摄水量太少，会损体内的“阴分”。秋季如果不注意调节，可能会引起心血管、肠胃消化系统疾病，故秋季进行平补很重要。平补即用甘平和缓的补益方药进补，以达到保健养生、治疗体虚久病等的目的。秋季一般采取平补与润补相结合的方法，以达到养阴润肺的目的。补肺润燥要多食用芝麻、蜂蜜、水果等柔软、含水分较多的甘润食物。此外，还应多食白萝卜、胡萝卜、豆腐、甘蔗、柿子、香蕉、橄榄、菠萝等。秋补宜引补，中医认为在秋季补食之前最好先调理脾胃，然后再食补，不然补之太过而身不受，则病出。所以在补之前宜吃些补益气血、健脾补肾的食药材，如芡实、山药、大枣、龙眼、鸡肉、牛肉等。

另外，秋天寒冷干燥，有的人感到脸庞紧绷，甚至连嘴唇都会出现干裂等现象。其主要原因是缺少核黄素。所以我们应多吃含核黄素较多的食物，如动物的肝、肾、心，奶及其制品，禽蛋类，豆类及其制品，谷类等。

玉竹西洋参茶

配方

玉竹20克，西洋参5克，麦冬8克，百合5克，蜂蜜适量

制作

①将玉竹、西洋参、麦冬、百合均洗净备用。②锅中加水600毫升，大火煮开后，放入玉竹、西洋参、麦冬、百合转中火煮5分钟即可。③滤去药渣，待温后，加入蜂蜜，搅拌均匀即可当茶频频饮用。

功效

滋阴益气、生津止渴。

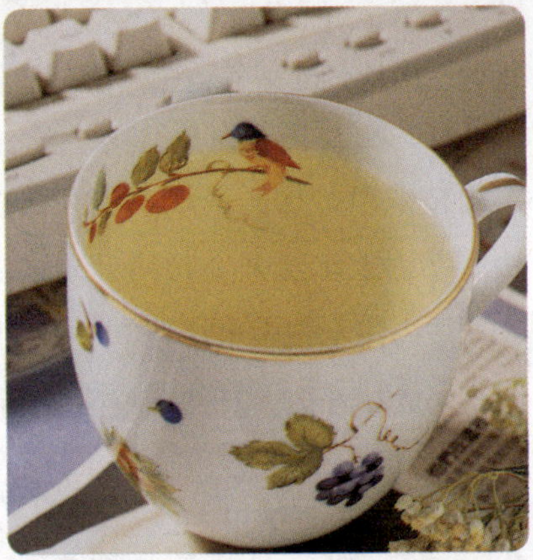

银耳淮山莲子煲鸡汤

配方

鸡肉400克，银耳、淮山、莲子各20克，枸杞10克，盐、鸡精各适量

制作

①鸡肉治净，切块，汆水；银耳泡发洗净，撕小块；淮山洗净，切片；莲子洗净，对半切开，去莲心；枸杞洗净。②炖锅中注水，放入鸡肉、银耳、淮山、莲子、枸杞，大火炖至莲子变软。③加入盐和鸡精调味即可。

功效

益气补虚、滋阴润燥。

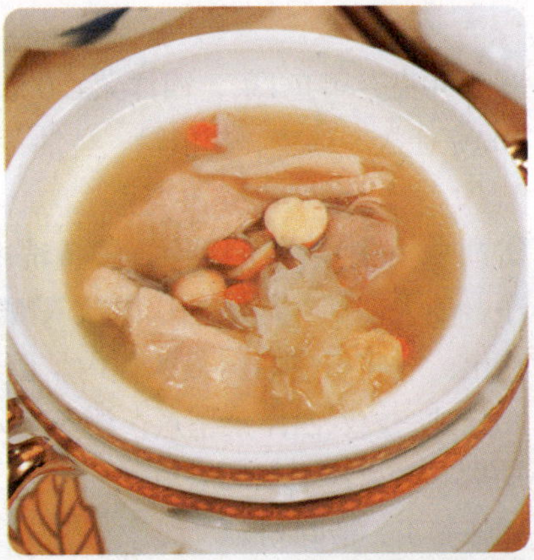

雪梨银耳瘦肉汤

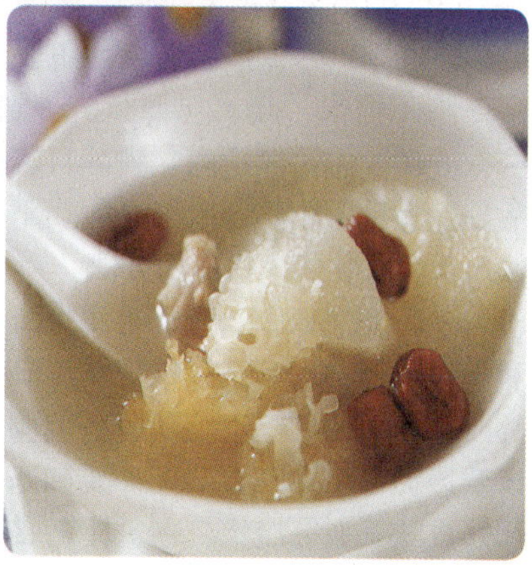

配方

雪梨500克，银耳20克，猪瘦肉500克，大枣8颗，盐5克

制作

①雪梨去皮洗净，切成块状，猪瘦肉洗净，入开水中汆烫后捞出。②银耳浸泡，去除根蒂部，撕成小朵，洗净，大枣洗净。③将1600毫升清水放入瓦煲内，煮沸后加入全部原料，武火煲开后，改用文火煲2小时，加盐调味即可。

功效

滋阴养胃、强心健脑。

太子参百合甜枣汤

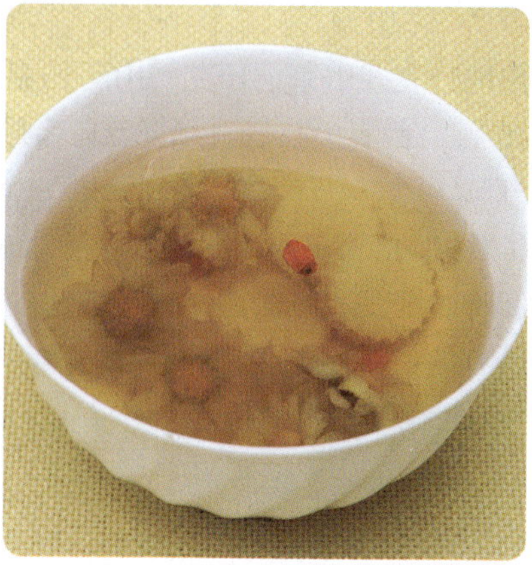

配方

新鲜百合30克，太子参5克，红枣5颗，冰糖适量

制作

①百合剥瓣，洗净；太子参、红枣分别洗净，红枣泡发1小时。②太子参、红枣盛入煮锅，加3碗水，煮约20分钟，至汤汁变稠，加入剥瓣的百合续煮5分钟，汤味醇香时，加冰糖煮至溶化即可。

功效

益气养阴、生津润燥。

桔梗苦瓜

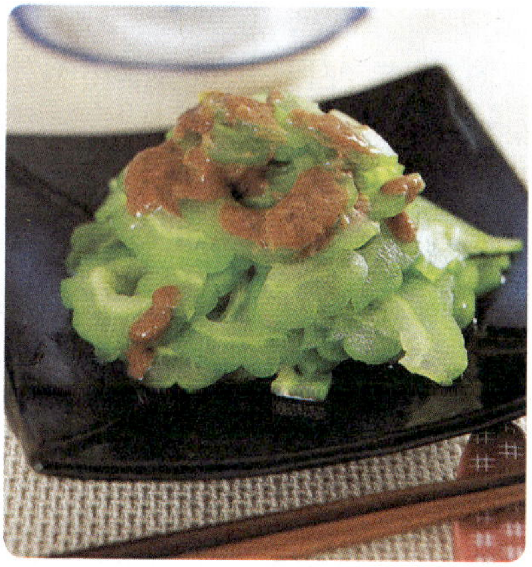

配方

玉竹10克、桔梗6克、苦瓜200克、花生粉1茶匙、山葵少许、酱油适量

制作

①苦瓜洗净，对切，去籽，切薄片，泡冰水，冷藏10分钟。②将玉竹、桔梗打成粉末；将调味料和粉末拌匀，淋在苦瓜上即可。

功效

清肺润燥、止咳化痰。

冬季药膳养生法

在冬季，水寒成冰，大地龟裂，白昼开始缩短，夜晚变长，人应该早睡晚起，避寒就暖，绝不提倡“闻鸡起舞”，待到日光照耀时起床才好，不要轻易地扰动阳气，妄事操劳，要使神志深藏于内，安静自若。冬季寒冷，人体阳气偏虚、阴寒偏盛，要守避寒冷，故养生宜助生阳气，求取温暖，不要使皮肤开泄而令阳气不断地损失，这是适应冬季的气候而保养人体闭藏机能的方法。

冬季天气寒冷，寒邪易伤肾阳，中医养生学认为，冬季适宜温补。在冬天，根据体质和疾病的需要，有选择性地食用温性药材和食物，可以提高人体的免疫功能，如此不仅能够改善畏寒的现象，还能有效地调节体内的物质代谢，最大限度地把能量贮存于体内。所以要遵循冬季“三要”，一要御寒；二要保温；三要防燥。冬季干燥，人们常有鼻干、舌燥、皮肤干裂等症状，应多补充维生素B_2和维生素C。维生素B_2多存在于动物的肝、蛋类、乳酪中，维生素C多存在于新鲜蔬菜和水果中。

肾气乌鸡汤

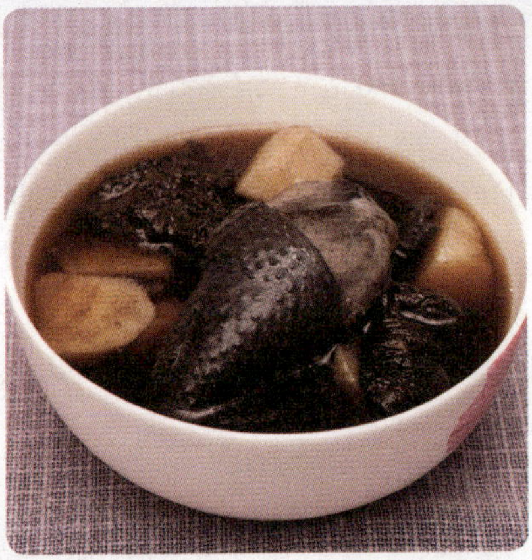

配方

熟地15克、山茱萸10克、山药15克、丹皮10克、茯苓10克、泽泻10克、牛膝8克、乌鸡腿1只、盐1小匙

制作

①将鸡腿洗净，剁块，放入沸水汆烫，去掉血水。②将鸡腿及所有的药材盛入煮锅中，加适量水至盖过所有的材料。③以武火煮沸，然后转文火续煮40分钟左右即可取汤汁饮用。

功效

滋阴补肾、温中健脾。

白萝卜煲羊肉

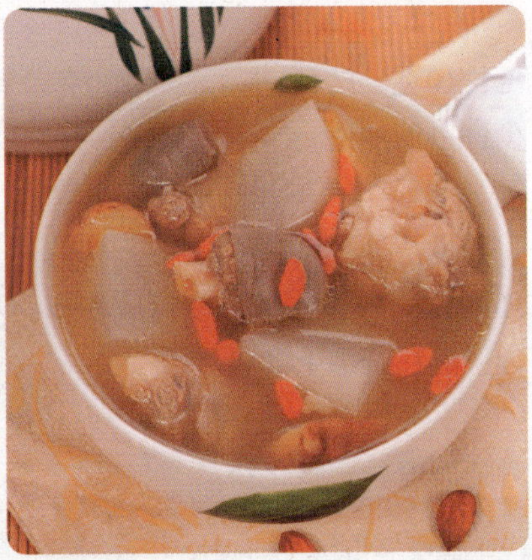

配方

羊肉350克，白萝卜100克，生姜、枸杞各10克，盐、鸡精各5克

制作

①羊肉洗净，切件，汆水；白萝卜洗净，去皮，切块；生姜洗净，切片；枸杞洗净，浸泡。②炖锅中注水，烧沸后放入羊肉、白萝卜、生姜、枸杞以小火炖。③2小时后关火，加入盐、鸡精调味即可。

功效

温经散寒、清肺除燥。

大米神曲粥

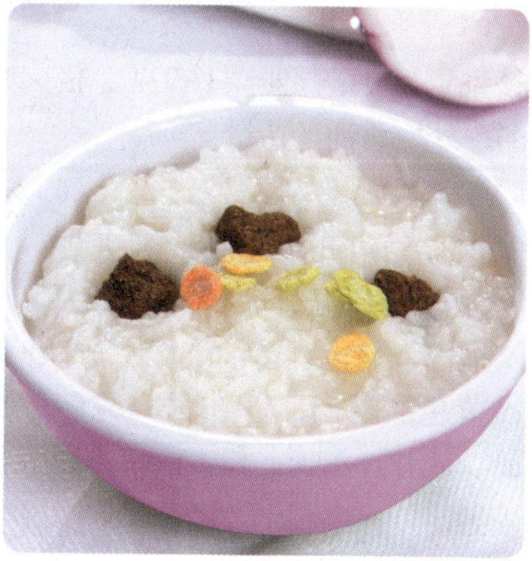

配方

神曲适量，大米100克，白糖5克

制作

①大米洗净，泡发后，捞出沥水备用；神曲洗净。②锅置火上，倒入清水，放入大米，以大火煮至米粒开花。③加入神曲同煮片刻，再以小火煮至浓稠状，调入白糖拌匀即可。

功效

健脾消食、理气化湿。

牡蛎白萝卜蛋汤

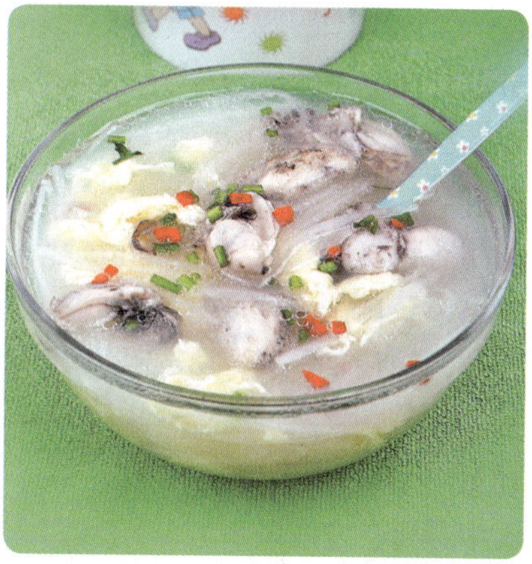

配方

牡蛎500克，白萝卜100克，鸡蛋1个，精盐5克，葱花适量

制作

①将牡蛎肉洗净，白萝卜洗净切丝，鸡蛋打入盛器搅匀备用。②汤锅上火倒入水，下入牡蛎肉、白萝卜烧开，调入精盐，淋入鸡蛋液煮熟，撒上葱花即可。

功效

暖胃散寒、补虚损。

杜仲牛肉

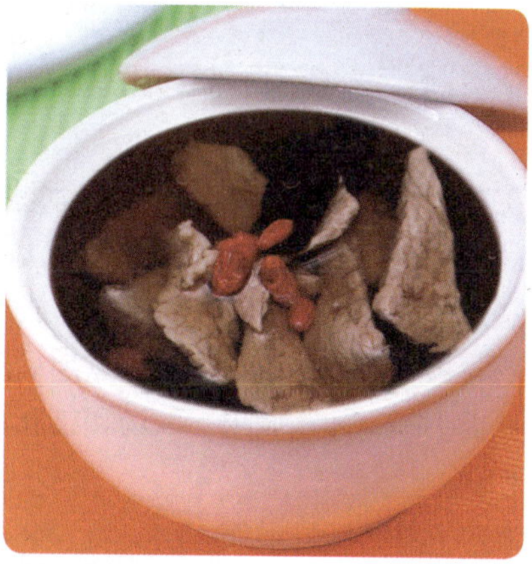

配方

杜仲20克、枸杞15克、牛肉500克、绍兴酒2汤匙、姜片、葱段少许，鸡汤、盐各适量

制作

①将牛肉洗净，放在热水中稍烫一下，去掉血水。②将杜仲和枸杞用水冲洗一下，然后和牛肉一起放入锅中，加适量水，用武火煮沸后，转文火将牛肉煮至熟烂。③起锅前捡去杜仲、姜片和葱段，调味即可。

功效

补益肝肾、强筋骨。

核桃拌韭菜

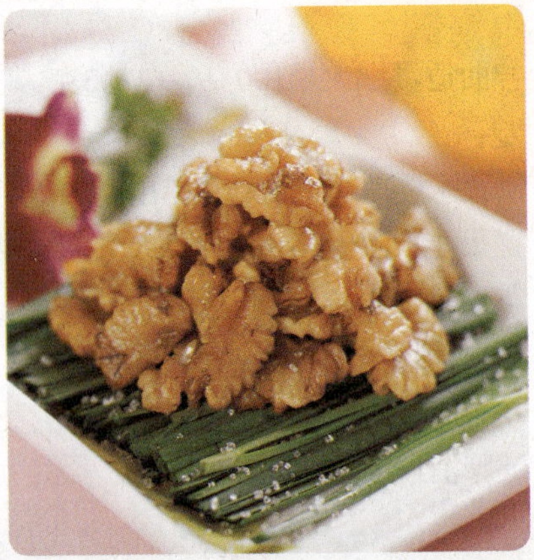

配方

核桃仁300克，韭菜150克，猪肉15毫升，白糖、白醋、盐、香油各适量

制作

①核桃仁用开水泡胀，剥去皮，用清水洗净沥干水分；韭菜用温开水洗净，切成3厘米长的段备用。②锅内入猪肉，待油烧至七成熟时，下入核桃仁炸成浅黄色后捞出。③在另一只碗中放入韭菜、白糖、醋、盐，拌入味，和核桃仁一起装盘即成。

功效

补肾健脑、润肠通便。

香菜鱼片汤

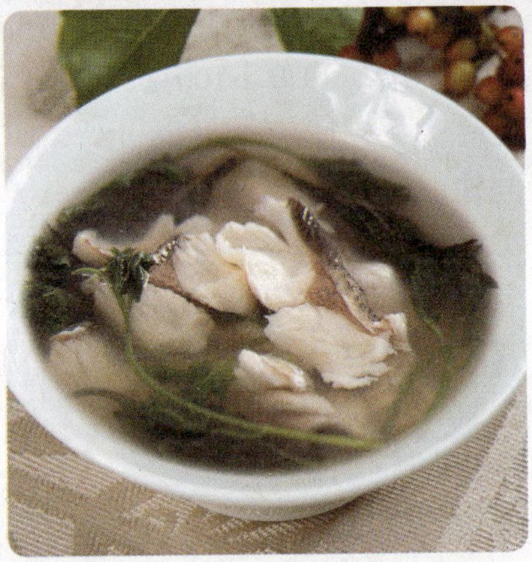

配方

紫苏叶10克，砂仁5克，生姜5片，香菜50克，鲫鱼100克，盐、酱油、味精各适量

制作

①将香菜洗净切碎；紫苏叶洗净，切丝；生姜洗净切丝。②鱼肉洗净切薄片，用盐、姜丝、苏叶丝、酱油拌匀，腌渍10分钟。③锅内放水煮沸，放入腌渍的鱼片、砂仁，煮熟，加盐、味精即可。

功效

温中暖胃、发散风寒。

胡椒猪肚汤

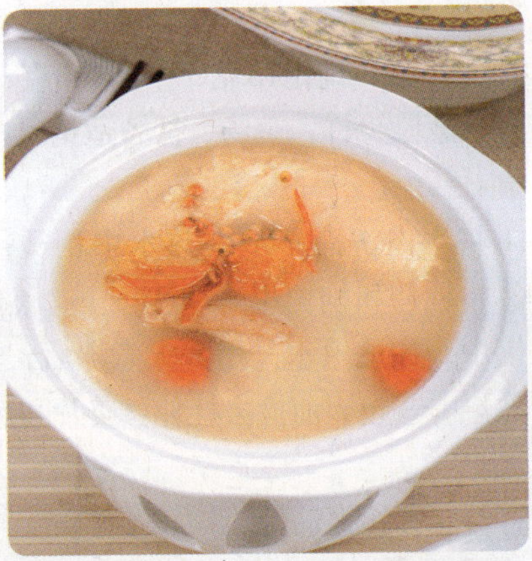

配方

猪肚1个，蜜枣5颗，胡椒15克，盐适量

制作

①猪肚加盐、生粉搓洗，用清水漂洗干净。②将洗净的猪肚入沸水中氽烫，刮去白膜后捞出，将胡椒放入猪肚中，以线缝合。③将猪肚放入砂煲中，加入蜜枣，再加入适量清水，大火煮沸后改小火煲2小时，猪肚拆去线，加盐调味，取汤和猪肚食用。

功效

温经通脉、暖胃散寒。

第八章

《黄帝内经》中的脏腑养生精华

●脏腑是人体内脏的总称，古人把内脏分为五脏和六腑两大类：五脏是心、肝、脾、肺、肾；六腑是胆、胃、大肠、小肠、膀胱和三焦。生命活动的进行，即是脏腑活动功能的体现。而五脏六腑的正常运作，除了与平时良好的生活作息和习惯有关外，还离不开健康的饮食。五脏六腑各个脏腑所需要的营养物质不一样，只有在吃对各脏腑所需的各种营养的前提下，才能更好地保养我们的五脏六腑，使其各司其职，才能维持人体正常的生理平衡，达到调养身心的目的。

巧用药膳补益脾胃

脾胃在人体中的地位非常重要，《黄帝内经·素问·灵兰秘典论》中说道：“脾胃者，仓廪之官，五味出焉。”将脾胃的受纳运化功能比作仓廪，也就是人体内的“粮食局长”，身体所需的一切物质都归其调拨，可以摄入食物，并输出精微营养物质以供全身之用。如果脾胃气机受阻，脾胃运化失常，那么五脏六腑无以充养，精气神就会日渐衰弱。

中医认为：“脾胃内伤，百病由生”。脾胃受损，就容易感受外邪，招致疾病。所以，中医十分强调脾胃对人体的重要作用，认为养生要以固护脾胃为主，养脾要和养胃结合起来。常用的养护脾胃的药材和食物有党参、白术、茯苓、山药、山楂、小米、蜂蜜、薏米、饴糖、白萝卜、银耳、木瓜、苹果等。

淮山鹿茸山楂粥

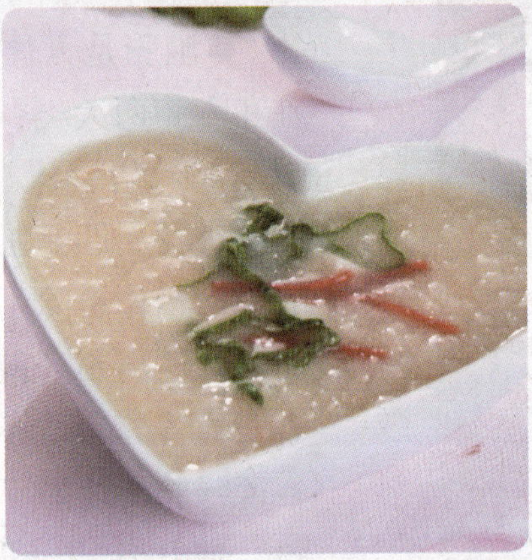

配方

淮山30克，鹿茸适量、山楂片少许、大米100克、盐2克，味精少许

制作

①淮山去皮洗净，切块；大米洗净；山楂片洗净，切丝。②鹿茸入锅，倒入一碗水熬至半碗，去渣装碗待用，原锅注水，放入大米，用大火煮至米粒绽开，放入淮山、山楂同煮。③倒入熬好的鹿茸汁，改用小火煮至粥成闻见香味时，放入盐、味精调味即成。

功效

补肾健脾。

山药排骨煲

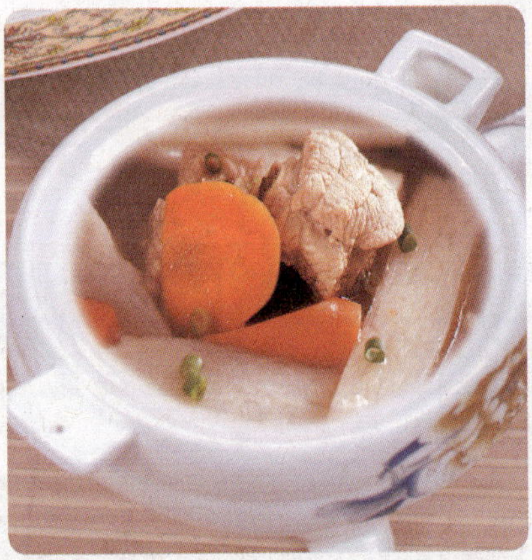

配方

山药100克，排骨250克，胡萝卜1个，生姜5克，葱6克，盐5克，味精3克

制作

①排骨洗净，砍成段，胡萝卜、山药均去皮洗净切成小块。②锅中加油烧热，下入姜片爆香后，加入排骨后炒干水分。③再将排骨、胡萝卜、山药一起放入煲内，以大火煲40分钟后，调入味即可。

功效

健脾益气、延缓衰老。

党参麦冬瘦肉汤

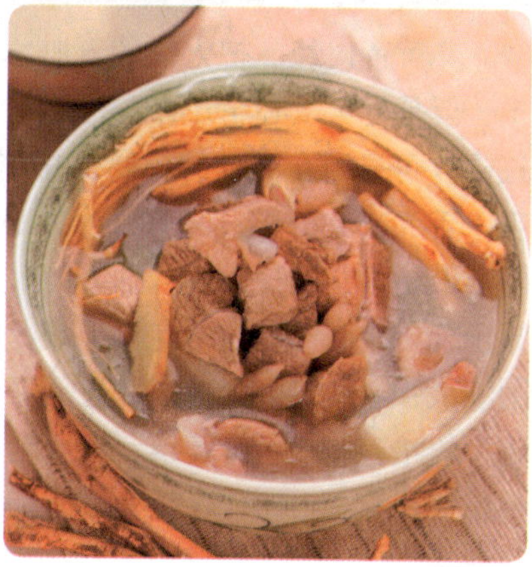

配方

瘦肉300克，党参15克，麦冬10克，山药适量，盐4克，鸡精3克，生姜适量

制作

①瘦肉洗净，切块；党参、麦冬分别洗净；山药、生姜洗净，去皮，切片。②瘦肉汆去血污，洗净后沥干水分。③锅中注水，烧沸，放入瘦肉、党参、麦冬、山药、生姜，用大火炖，待山药变软后改小火炖至熟烂，加入盐和鸡精调味即可。

功效

益气滋阴、健脾和胃。

黄芪炖生鱼

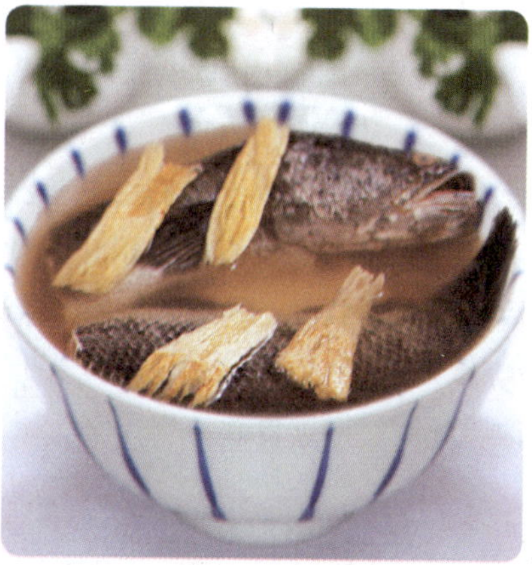

配方

生鱼1条，枸杞5克，红枣10克，黄芪5克，盐5克，味精3克，胡椒粉2克

制作

①生鱼宰杀，去内脏，洗净，斩成两段；红枣、枸杞泡发；黄芪洗净。②锅中加油烧至七成油温，下入鱼段稍焯后，捞出沥油。③再将鱼、枸杞、红枣、黄芪一起装入炖盅中，加清水炖30分钟，调味即可。

功效

补气健脾。

参枸杞红枣汤

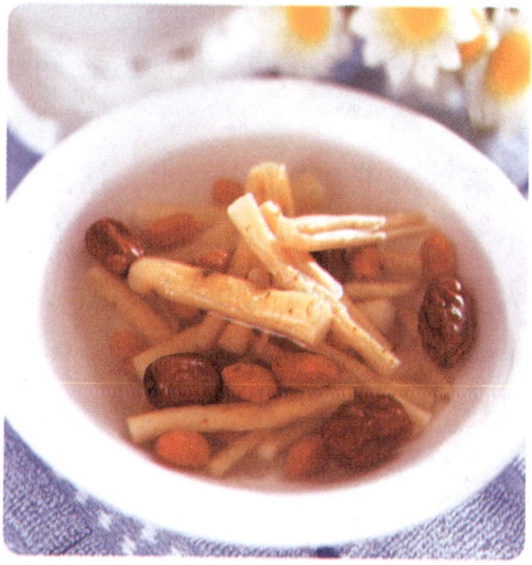

配方

党参20克，红枣、枸杞12克

制作

①将党参洗净切成段。②再将红枣、枸杞放入清水中浸泡5分钟后捞出备用。③所有材料放入沙锅中，冲入适量开水，煮约15分钟即可。

功效

补气健脾、滋阴养血。

巧用药膳养护心脏

《黄帝内经》把人体的五脏六腑命名为十二官，其中，心为君主之官。把心称为君主，就是肯定了心在五脏六腑中的重要性，心是脏腑中最重要的器官。心的生理功能是否正常，可显露在面部的色泽变化中。如心气心血不足，会造成面色苍白无华。心在窍为舌，舌为心的外候，又称舌为“心之苗”。心的功能正常，则舌体红润，柔软灵活，味觉灵敏。舌头是暗紫色，主要是由于心阳虚损，或寒滞血脉，血瘀于心流通不畅所致；如果出现舌头变红发肿的症状，或者是心烦失眠等，可能是小肠瘀积了过多的热而影响到心的缘故；心火上炎则舌红，甚至生疮。养护心脏，日常饮食在于“两多、三少”，多吃杂粮、粗粮；多食新鲜蔬菜、大豆制品。少吃高脂肪、高胆固醇食品；少饮酒；少吃盐。此外，多选择对心脏有益食物，如莲子、猪心、苦参、当归、五味子、龙眼、苦瓜等。

木耳桂圆汤

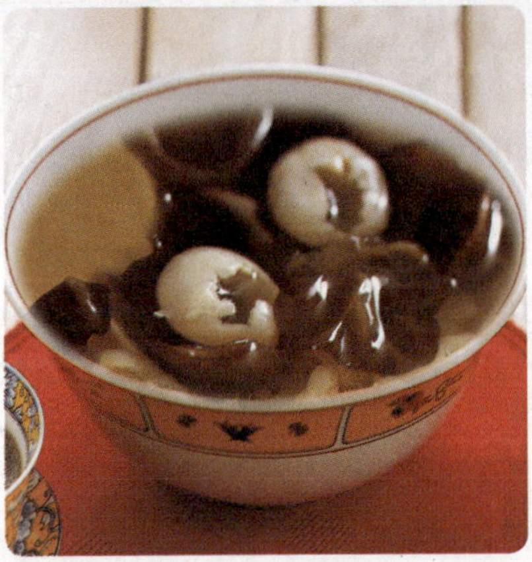

配方

黑木耳3克、桂圆肉5克、冰糖适量

制作

①先将木耳用温水泡，摘去老蒂；桂圆肉洗净。②在煮锅内，放入适量清水，用旺火煮沸，把木耳、桂圆肉放进锅内共煮。③最后，加冰糖调味即可。

功效

改善睡眠、增进食欲。

莲子茯神猪心汤

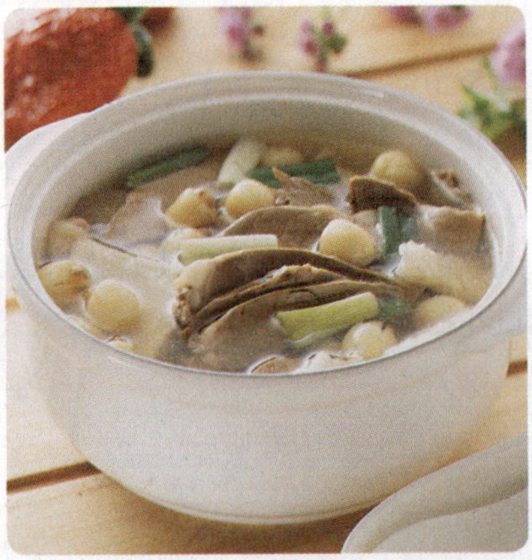

配方

猪心1个，莲子200克，茯神25克，葱段少许，盐5克

制作

①猪心入开水汆烫去血水，捞出，再放入清水中清洗干净。②莲子、茯神洗净后入锅，加4碗水熬汤，以大火煮开后转小火煮30分钟；猪心切片，放入锅中，煮至熟，加葱段、盐即可。

功效

补血养心、安神助眠。

当归炖猪心

配方

鲜猪心1个，党参20克，当归15克，葱、姜、盐、料酒各适量

制作

①猪心治净剖开；党参、当归洗净，再一起放入猪心内，用竹签固定。②在猪心上，撒上葱、姜、料酒，再将猪心放入锅中，隔水炖熟。去除药渣，再加盐调味即可。

功效

补血益气、养心安神。

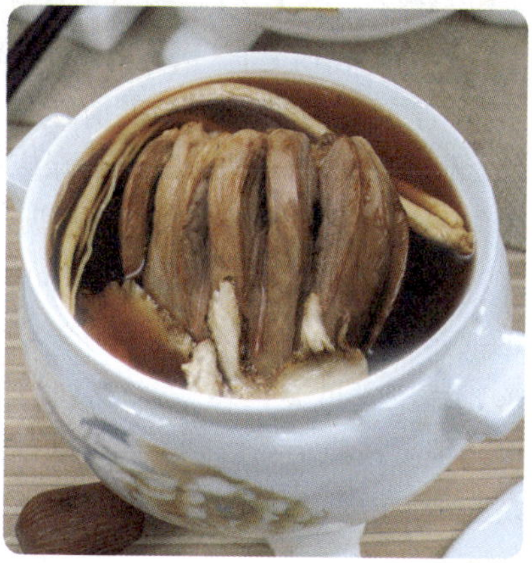

猪肝炖五味子

配方

猪肝180克，五味子15克，红枣2颗，姜适量，盐1克，鸡精适量

制作

①猪肝洗净切片；五味子、红枣洗净；姜去皮，洗净切片。②锅中注水烧沸，入猪肝汆去血沫。③炖盅装水，放入猪肝、五味子、红枣、姜片炖3小时，调入盐、鸡精后即可食用。

功效

滋肾温精、养心安神。

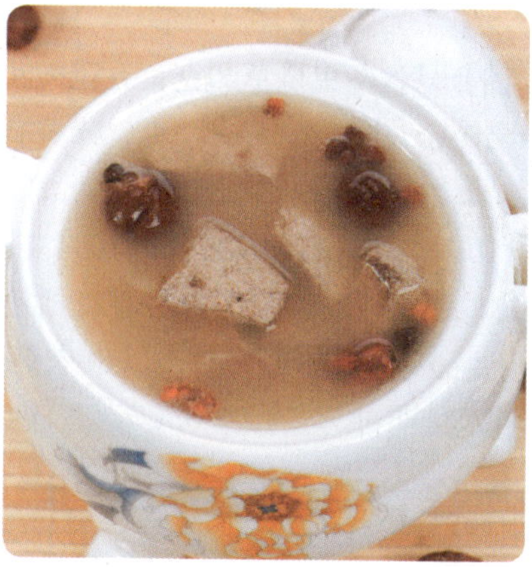

丹参檀香饮

配方

丹参、檀香、砂仁各15克，白糖少许

制作

①将药材放入砂锅，加水1000毫升，水沸，续煮15分钟，取汁倒入茶杯。②加放白糖，搅匀待温饮用。

功效

活血通脉、养心止痛。

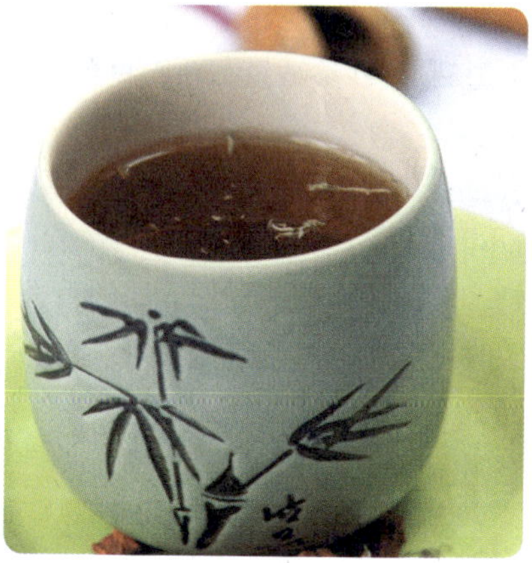

巧用药膳润肺益气

肺为“相傅之官”，是因为肺有以下三大功能，即肺主气，主肃降，主皮毛。养肺有多种方法，中医提出“笑能清肺”，笑能使胸廓扩张，肺活量增大，胸肌伸展，能宣发肺气、调节人体气机的升降、消除疲劳、驱除抑郁、解除胸闷、恢复体力，使肺气下降、与肾气相通，并增加食欲。清晨锻炼，若能开怀大笑，可使肺吸入足量的大自然中的“清气”，呼出废气，加快血液循环，从而达到心肺气血调和，保持人的情绪稳定。饮食养肺也是非常重要的一个方面，应多吃老鸭、杏仁、玉米、黄豆、黑豆、冬瓜、番茄、藕、甘薯、猪皮、贝类、梨等养肺食物，常用的养肺药材有：冬虫夏草、沙参、鱼腥草、川贝等，但要按照个人体质、肠胃功能酌量选用。此外，养肺要少抽烟，注意作息等。每天坚持跑步、散步、打太极拳、做健身操等运动，以增强体质，提高肺脏的抗病能力。

虫草炖乳鸽

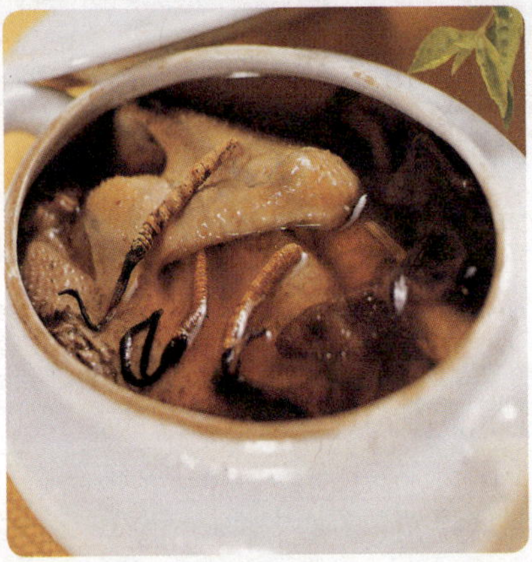

配方

乳鸽1只，冬虫夏草20克，五花肉20克，蜜枣10克，红枣10克，生姜20克，盐5克，味精3克，鸡精2克

制作

①五花肉洗净，切成条；乳鸽洗净；蜜枣、红枣泡发；生姜去皮，切片。②将所有原材料装入炖盅内。③加入适量清水，以中火炖1小时，最后调入调味料即可。

功效

补肾益肺、强身抗衰。

沙参百合甜枣汤

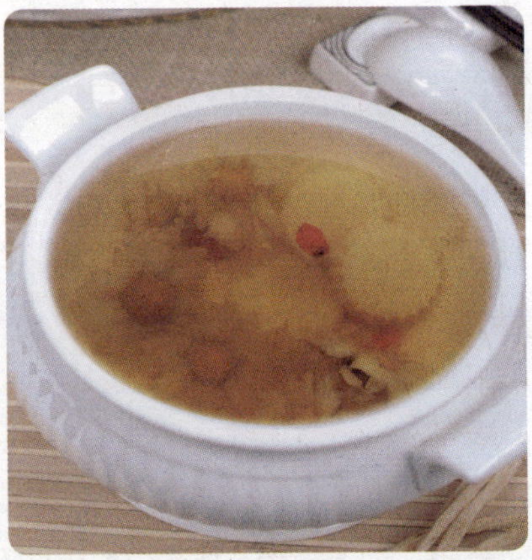

配方

红枣5颗，沙参适量，新鲜百合30克，冰糖适量

制作

①百合剥瓣，洗净；沙参、红枣分别洗净，红枣泡发1小时。②沙参、红枣盛入煮锅，加3碗水，煮约20分钟，至汤汁变稠，加入剥瓣的百合续煮5分钟，汤味醇香时，加冰糖煮至溶化即可。

功效

滋阴润肺、生津止渴。

川贝母炖豆腐

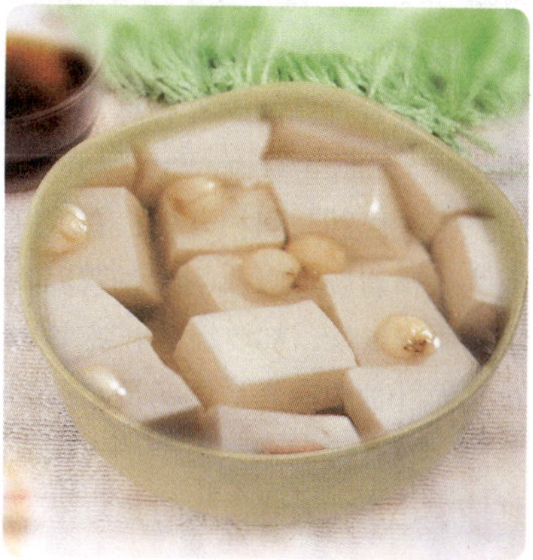

配方

豆腐300克，川贝母25克，蒲公英20克，冰糖适量

制作

①川贝母打碎或研成粗米状；冰糖亦打成粉碎；蒲公英洗净，煎取药汁去渣备用。②豆腐放炖盅内，上放川贝母、冰糖，盖好，隔滚水文火炖约1小时，吃豆腐及川贝。

功效

清热化痰、润肺止咳。

山药杏仁糊

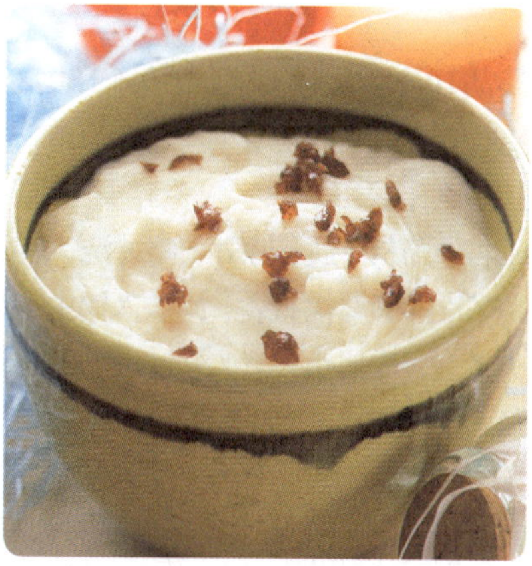

配方

山药粉2大匙，杏仁粉1小匙，鲜奶200毫升，细砂糖少许

制作

①将牛奶倒入锅中以小火煮。②然后倒入山药粉与杏仁粉，并加糖调味，边煮边搅拌，以免烧焦粘锅。煮至汤汁成糊状，即成。

功效

补中益气、温中润肺。

沙参豆腐冬瓜汤

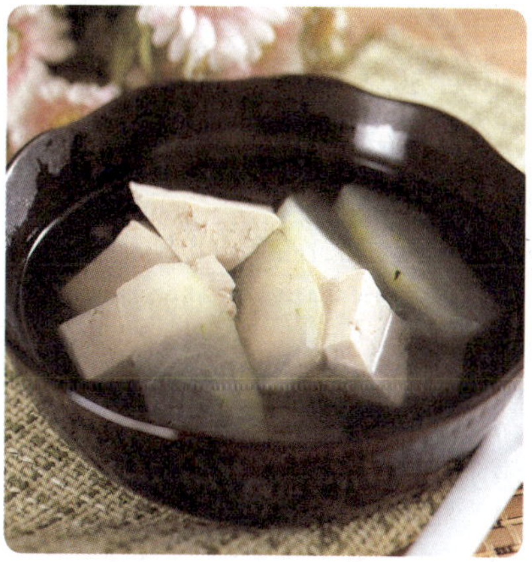

配方

沙参10克、葛根10克、豆腐250克、冬瓜200克

制作

①豆腐切小块，冬瓜去皮后切薄片，北沙参、葛根洗净备用。②锅中加水，放入豆腐、冬瓜、沙参、葛根同煮。③煮沸后加少量油盐调味即可食用。

功效

滋阴清热、生津止渴、润肺。

巧用药膳养护肝胆

清代医学家周学海在《读医随笔》中说：医者善于调肝，乃善治百病。由此，我们可以看出肝对人体健康具有总领全局的重要意义。肝脏的生理功能主要有以下三方面：①肝主疏泄。②肝主藏血。③肝主筋。

中医讲肝与胆相表里，有“肝胆相照”之说，人们通常把肝脏比作一个“化工厂”，因为人体胃肠道吸收的各种营养物质，如蛋白质、碳水化合物、脂肪、维生素等，或是有害物质、毒素，都要经过肝脏来处理，有过滤的作用。

养肝护胆应先从调畅情绪开始，养肝最忌发怒，因此，平时应尽量保持稳定的情绪。其次，饮食保健也是重要的方面，应多食强肝养血、排毒护肝的食物，如枸杞、猪肝、西红柿、花菜、天麻、柴胡、菊花、车前草等。

柴胡莲子田鸡汤

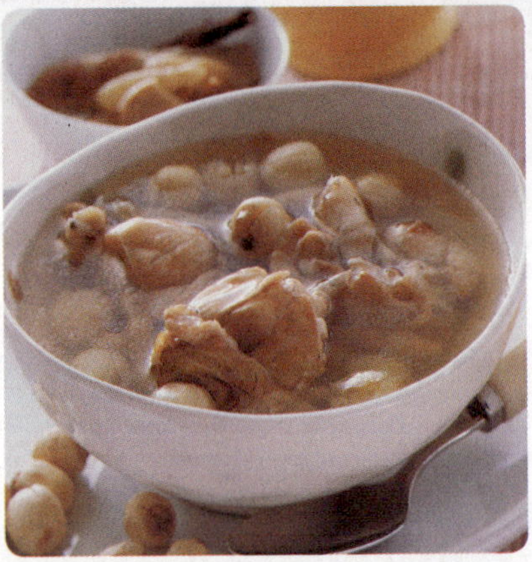

配方

柴胡10克、香附10克、莲子150克、陈皮5克、甘草3克、田鸡3只、盐适量

制作

①将中药材（莲子除外）略冲洗，装入棉布袋，扎紧。②莲子洗净，与棉布袋一同放入锅中，加水1200毫升，以大火煮开，专用小火煮30分钟。③田鸡宰杀，洗净，剁块，放入汤内煮沸，捞弃棉布袋，加盐调味即可食用。

功效

疏肝除烦、行气宽胸。

枸杞子炖甲鱼

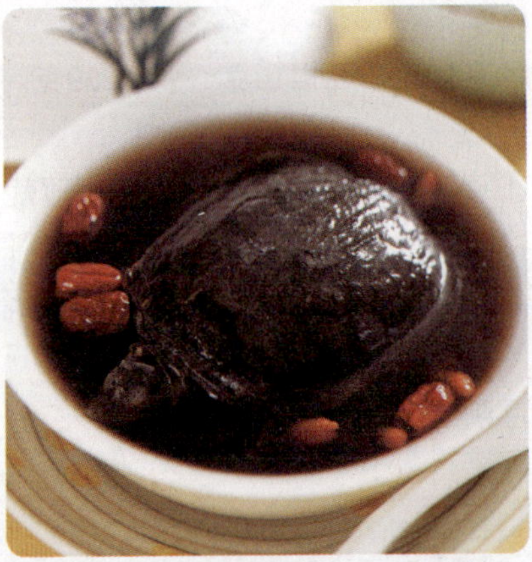

配方

枸杞子30克，桂枝20克，莪术10克、红枣8枚，盐、味精各适量，甲鱼250克

制作

①甲鱼宰杀后洗净。②枸杞子、桂枝、莪术、红枣洗净。③将盐、味精以外的材料一齐放入煲内，加开水适量，文火炖2小时，再加盐、味精调味即可。

功效

滋阴养血、活血化瘀。

菊花决明饮

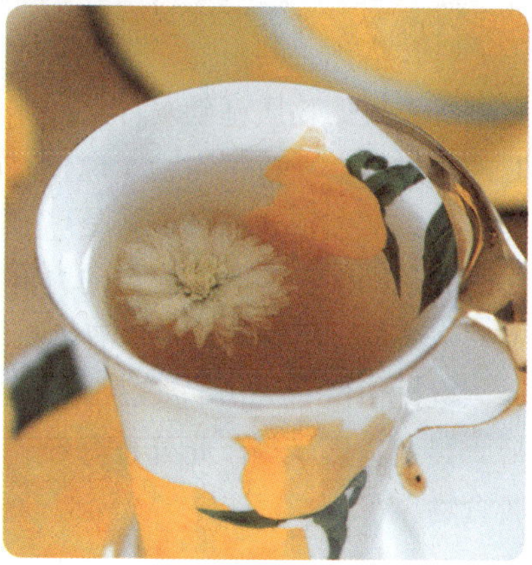

配方

菊花10克，决明子15克，白糖适量

制作

①将决明子洗净打碎。②将菊花和决明子一同放入锅中，加水600毫升，煎煮成400毫升即可。③过滤，取汁，加入适量白糖即可饮用。

功效

清肝明目、利水通便。

枸杞鹌鹑蛋鸡肝汤

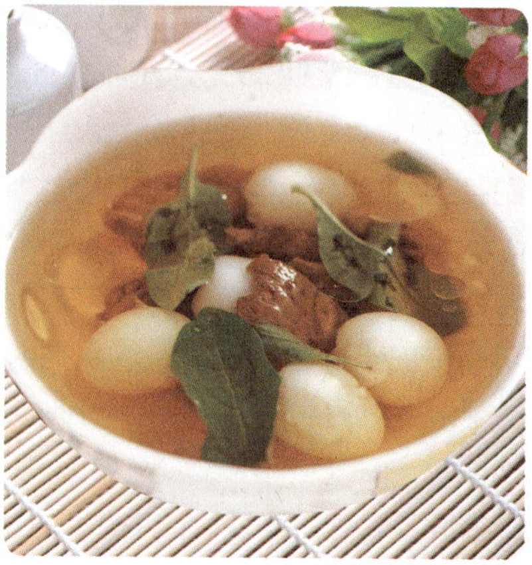

配方

鸡肝150克，枸杞叶10克，鹌鹑蛋150克，生姜5克，盐5克

制作

①鸡肝洗净，切成片；枸杞叶洗净。②鹌鹑蛋入锅中煮熟后，取出，剥去蛋壳；生姜洗净切片。③再将鹌鹑蛋、鸡肝、枸杞叶、生姜一起加水煮5分钟，调入盐煮至入味即可。

功效

养肝明目、滋阴养血。

山药白芍排骨汤

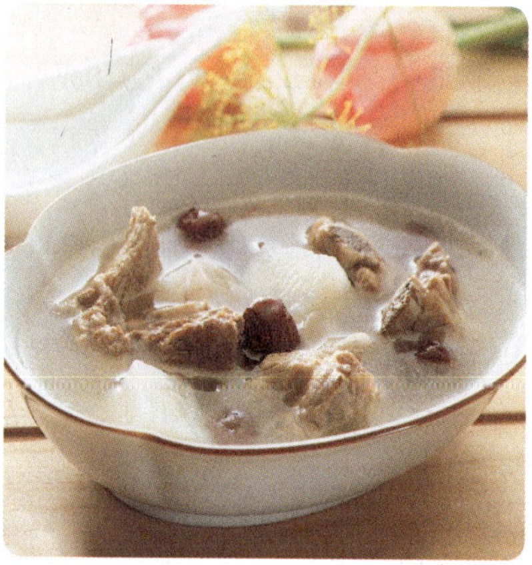

配方

白芍10克，蒺藜10克，新鲜山药300克，排骨250克，红枣10颗，盐2小匙

制作

①白芍、蒺藜装入棉布袋系紧；红枣用清水泡软；排骨冲洗后入沸水中汆烫捞起。②将排骨、红枣和棉布袋放入锅中，加水1800毫升，大火烧开后转小火炖40分钟，加盐调味即可。

功效

养血健脾、柔肝止痛。

巧用药膳温补肾脏

肾，俗称“腰子”，作为人体一个重要的器官，是人体赖以调节有关神经、内分泌、免疫等系统的物质基础。肾是人体调节中心，人体的生命之源，主管着生长发育，衰老死亡的全过程。《黄帝内经》说：“肾者，作强之官。”这就是在肯定肾的创造力。“作强之官”，“强”，从弓，就是弓箭，要拉弓箭首先要有力气。“强”就是特别有力，也就是肾气足的表现，其实我们的力量都是从肾来，肾气足是人体力量的来源。肾的功能主要有三个方面：主藏精，主水液代谢，主纳气。

根据中医里“五色归五脏”的说法，黑色食物或药物对肾脏具有滋补作用，如黑芝麻、黑豆、黑米等。此外，海参、核桃、羊肉、板栗、韭菜、西葫芦、马蹄也是良好的养肾食物。

杜仲艾叶鸡蛋汤

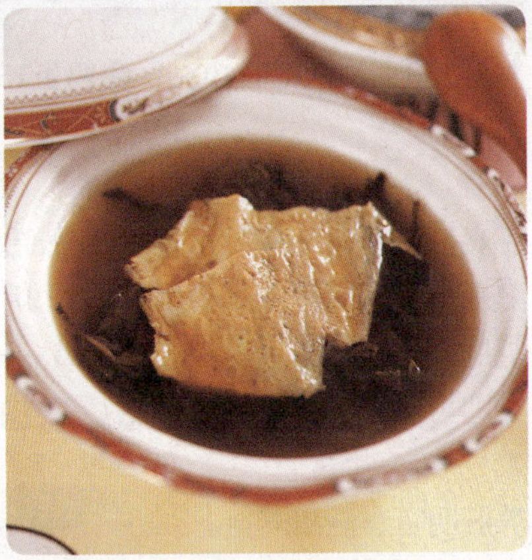

配方

杜仲25克，艾叶20克，鸡蛋2个，精盐5克，生姜丝少量

制作

①杜仲、艾叶分别用清水洗净。②鸡蛋打入碗中，搅成蛋浆，再加入洗净的姜丝，放入油锅内煎成蛋饼，切成块。③再将以上材料放入煲内，用适量水，猛火煲至滚，然后改用中火续煲2小时，精盐调味，即可。

功效

滋补肝肾、理气安胎。

熟地当归鸡

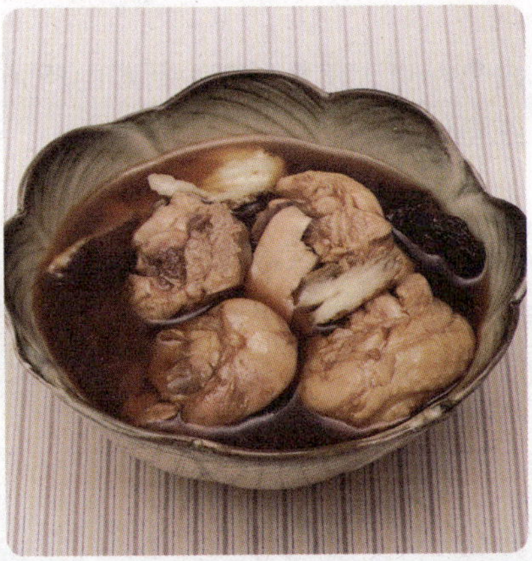

配方

熟地25克，当归20克，白芍10克，鸡腿一只，盐适量

制作

①鸡腿洗净剁块，放入沸水氽烫、捞起冲净；药材用清水快速冲净。②将鸡腿和所有药材放入炖锅中，加水6碗以大火煮开，转小火续炖30分钟。③起锅后，加盐调味即成。

功效

养血补虚、滋肾。

葱油韭菜豆腐干

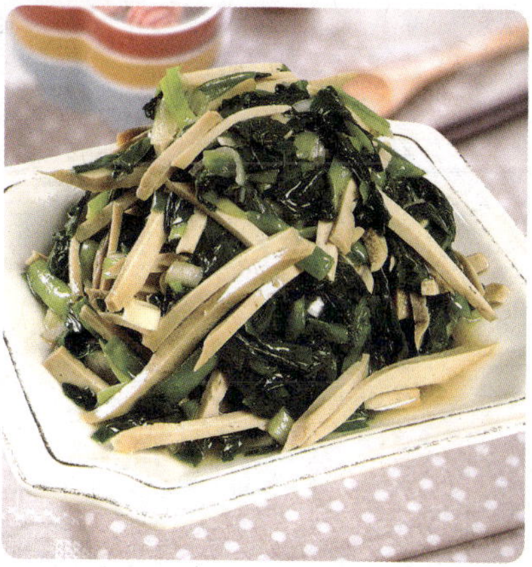

配方

韭菜400克，豆腐干200克，葱花10克，盐4克，鸡精2克，老抽、香油各少许

制作

①将韭菜洗净，切段；豆腐干洗净，切成细条。②炒锅加油烧至七成热，下入豆腐干翻炒，再倒入韭菜同炒至微软。③加葱花、盐、鸡精、老抽和香油一起炒匀。

功效

补肾壮阳、润肠通便。

姜片海参炖鸡汤

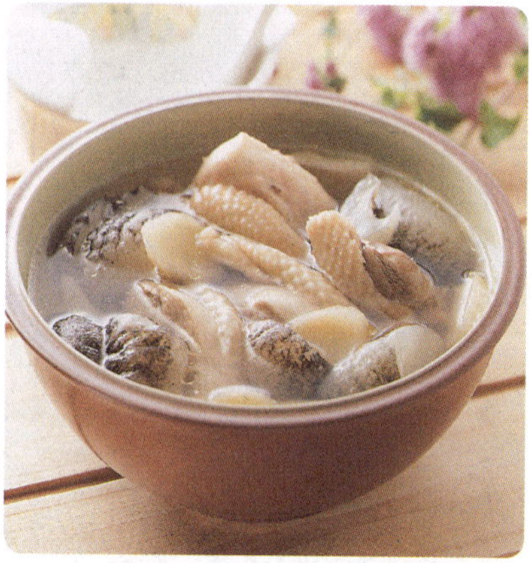

配方

白参3只、鸡腿1只、姜1段、盐2小匙。

制作

①鸡肉氽烫，捞起，备用；姜切片；海参自腹部切开，洗净腔肠，切大块，氽烫，捞起。②煮锅加6碗水煮开，加入1的材料煮沸，转小火炖约20分钟，加入海参续炖5分钟，加盐调味即成。

功效

补肾益精、益气补虚。

杜仲羊肉萝卜汤

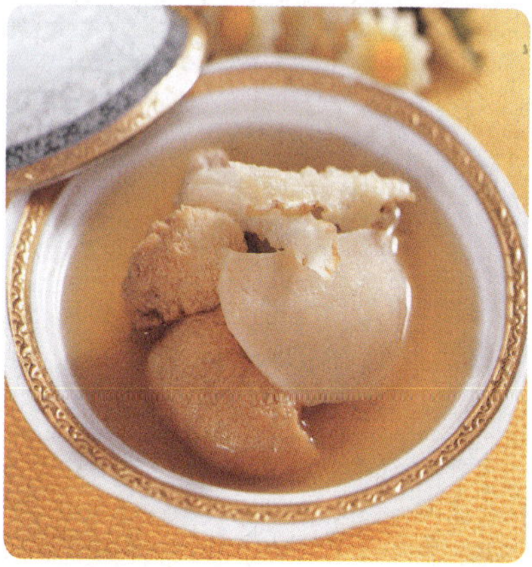

配方

杜仲15克，羊肉200克，白萝卜50克，羊骨汤400毫升，盐、味精、料酒、胡椒粉、姜片、辣椒油各适量

制作

①羊肉洗净切块，氽去血水；白萝卜洗净，切块。②将杜仲同羊肉、羊骨汤、白萝卜、料酒、胡椒粉、姜片一起下锅，加水烧沸后小火炖1小时，加调料调味即可。

功效

滋补肝肾、强筋骨。

中篇

细数《本草纲目》384种中药品类、功效与养生法

《本草纲目》是我国药学史上一部巨著，收药丰富，集明代以前本草之大成，保存了大量的古代药学文献，并补充了许多作者亲自采访和亲身体验得到的经验。“本草”是指药物以草药居多，以草药为本。《本草纲目》原著收药共1892种，被誉为“东方药物巨典”。

本篇的撰写参考了药学家李时珍著的《本草纲目》以及唐代医学家孙思邈著的《千金药方》和《千金翼方》等医学专著，收录了《本草纲目》中最具实用性的384种药物。将这些药材按功效的不同共分为17类，为十七章，对每种药材的性味归经、功效主治以及本草药典均做了详细的介绍，还搭配了相应的养生药膳进行保健和辅助疗病，让您远离疾病困扰。

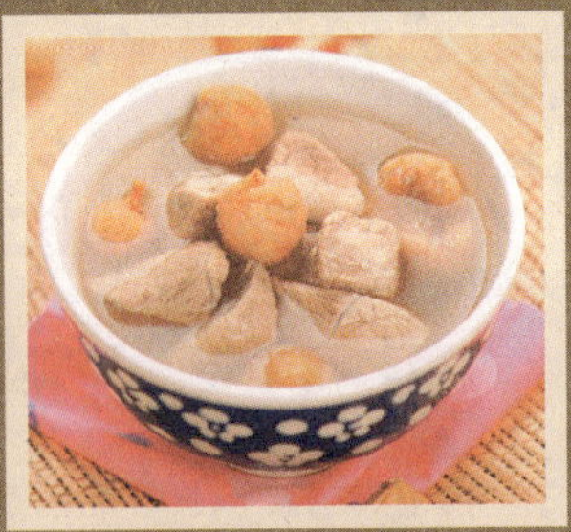

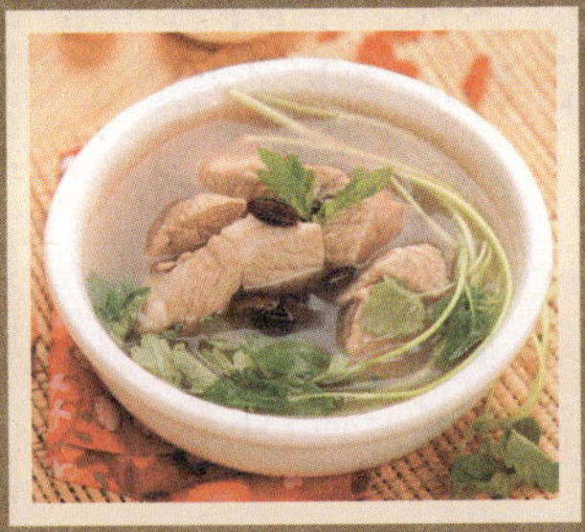

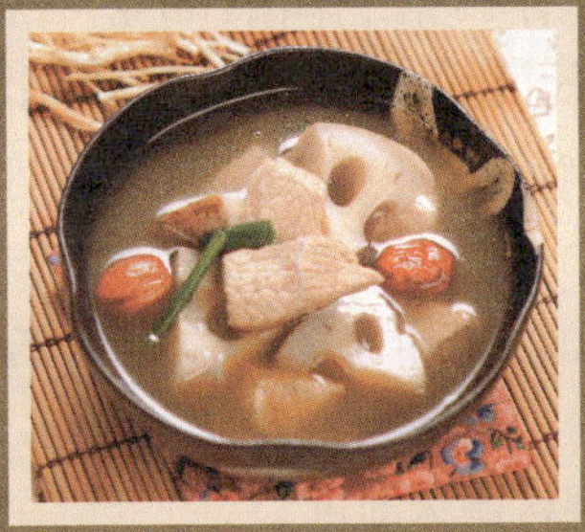

第一章

益气类本草养生法

●凡能补虚扶弱，纠正人体气虚，包括脾气、肺气虚弱症状的药材，以治疗气虚为主要作用的药物，称为补气药。中医所说的“气”，一般指人体各系统器官的生理功能。“气虚”就是指人体各系统器官生理功能的不足，尤其是指消化系统和呼吸系统的不足，即中医所讲的脾气虚和肺气虚。

脾气虚主要表现为倦怠、四肢无力、食欲不振、腹胀肠鸣、便溏腹泻、内脏下垂（如胃下垂）等。肺气虚主要有短气、活动时气喘、咳嗽、声音低微、面色淡白、自汗等。

补气药大多味甘甜，对久病、大病之后体质虚弱，或年老体虚者大有补益作用。补气药一般多腻滞，多服易导致腹胀，因此宜与少许理气药同用；此外，感冒患者也不宜食用补药。

人参【百草药王】

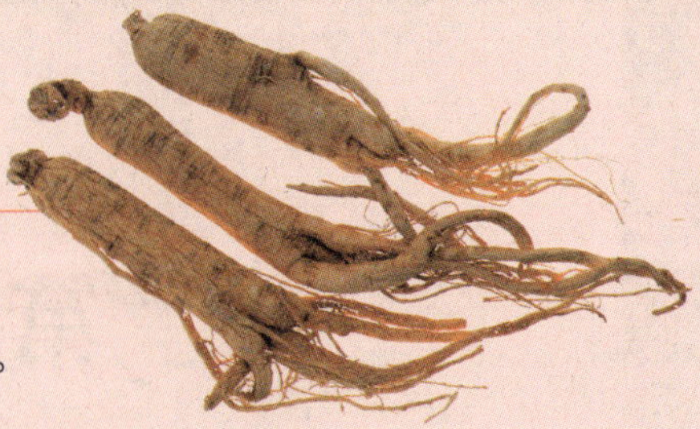

【类　　别】益气药
【别　　名】棒槌、山参、园参、人衔、神草。
【性味归经】性平，味甘、微苦。归脾、肺经、心经。
【养生剂量】3～9克。
【适合体质】气虚体质。
【适宜人群】适宜气血不足、慢性腹泻、喘促气短、身体瘦弱、劳伤虚损、脾胃气虚、食少倦怠、大便滑泄、体虚、惊悸、健忘、头昏、贫血、阳痿、崩漏、神经衰弱等患者服用。
【不宜人群】精神病、狂躁症、思觉失调、严重失眠者、肾功能衰竭伴有尿少者或准备换肾者、高血压未受控制的患者、肝炎出现明显黄疸（即小便深黄、眼黄、皮肤黄）者、患有伤风感冒等实证、发烧、失眠烦躁、化脓性炎症、流鼻血、肾功能不全、身热便秘者不适宜服用人参。准备进行器官移植者，不适宜在手术前服用人参，最好在一年内都不要服用人参。

本草药典

◎人参为五加科植物人参的干燥根，主要分布于黑龙江、吉林、辽宁和河北北部。人参含有多种氨基酸、植物甾醇、人参酸、挥发油、胆碱、葡萄糖、麦芽糖、人参皂苷、人参炔醇、烟酸、泛酸、维生素B_1、维生素B_2及钙、磷、钾、钠、铁等成分。

功效主治

◎人参具有大补元气、复脉固脱、补脾益肺、生津安神的功效。用于治疗体虚欲脱、肢冷脉微、脾虚食少、肺虚喘咳、津伤口渴、内热消渴、久病虚羸、惊悸失眠、阳痿宫冷、心力衰竭、心源性休克等症。

选购保存

◎红参类中以体长、色棕红或棕黄半透明、皮纹细密有光泽、无黄皮、无破疤者为佳。边条红参优于普通红参。红直须质量优于红弯须。山参是各种人参中品质最佳的一类。当中又以纯野山参为上品，其补气固脱的功效尤佳。各类山参中均以五形俱佳为优。生晒参类性味偏寒，且加工中不损失成分，以体重、无杂质、无破皮者为佳。对已干透的人参，可用塑料袋密封以隔绝空气，置于阴凉处或冰箱冷冻室内保存即可。

食用须知

◎人参自古以来拥有“百草药王”的美誉，更被东方医学界誉为“滋阴补生，扶正固本”之极品，是体虚乏力者的滋补圣品。人参可煎汤服用，服用时用量不宜过大，否则会出现肿胀，主要是颜面部，有兴奋、眩晕、皮肤瘙痒等副作用。在烹调人参时，最好把人参切断或者拍碎，因为芦头容易引起呕吐，故应去掉。服用人参还需注意季节的变化，一般来说：秋冬季天气凉爽，进食比较好；而夏季天气炎热，则不宜食用。

相宜食物搭配及功效

山药

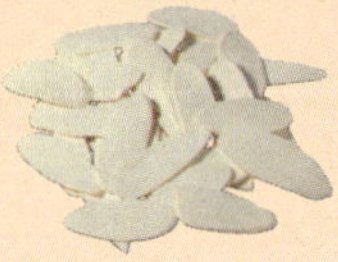

益气补虚，可补肺、脾、肾三脏之气。

鸡肉

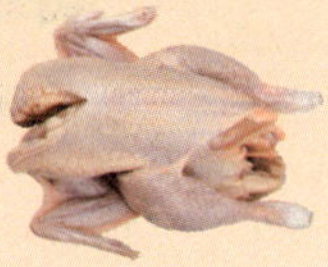

益气填精、养血调经。

乳鸽

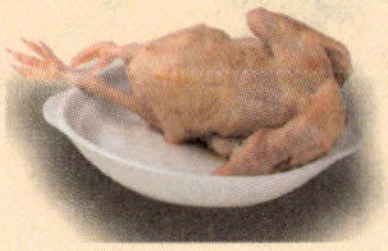

能补虚扶弱。

莲子

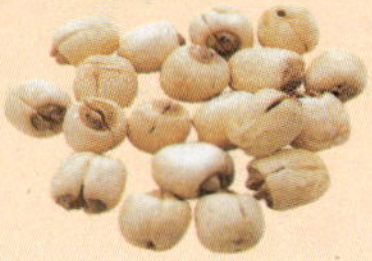

有补气健脾之功。

鳝鱼

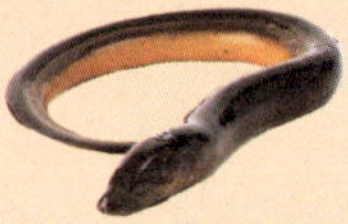

治疗气血不足、体倦乏力、心悸气短。

粳米

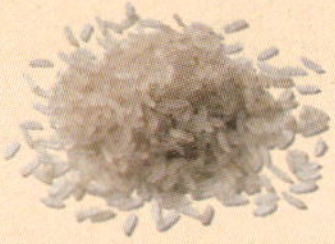

辅助治疗五脏虚衰、劳伤亏损。

枸杞

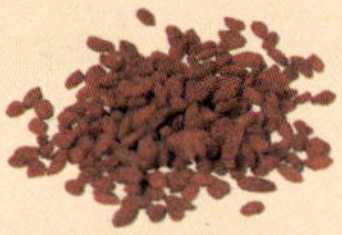

滋阴益气，抗衰防老。

银耳

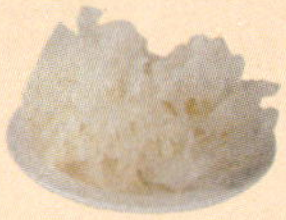

益气补虚、滋阴润肺。

相克食物搭配及后果

菠菜

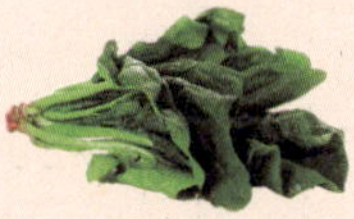

影响吸收，降低药效。

葡萄

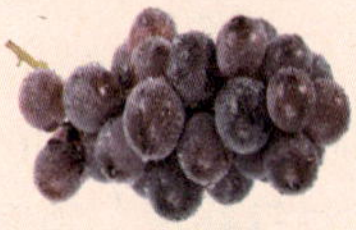

导致腹泻。

橘子

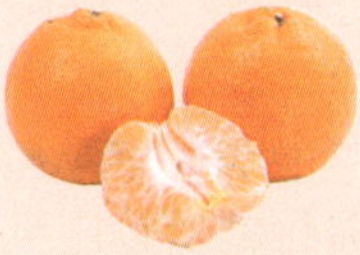

影响吸收，减低药效。

兔肉

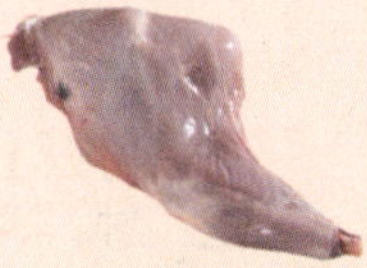

导致上火。

猪血

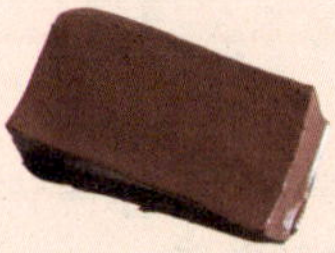

影响吸收，降低药效。

萝卜

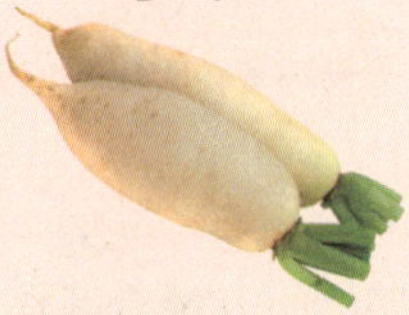

两者作用相反，不宜同用。

藜芦

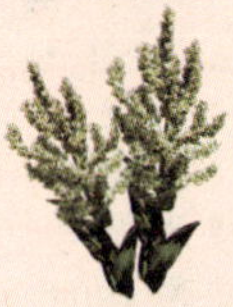

损害、抵消人参的补气效果。

皂荚

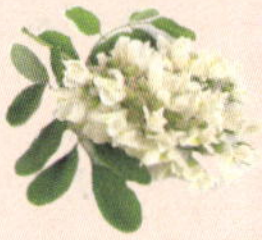

损害、抵消人参的补气效果。

五灵脂

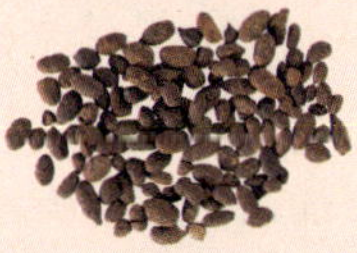

损害、抵消人参的补气效果。

浓茶

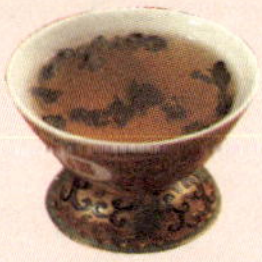

影响吸收，减低药效。

山楂

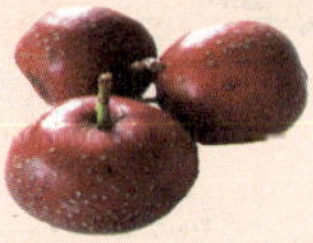

影响吸收，减低药效。

推荐养生食疗方

紫苏叶人参汤

材料

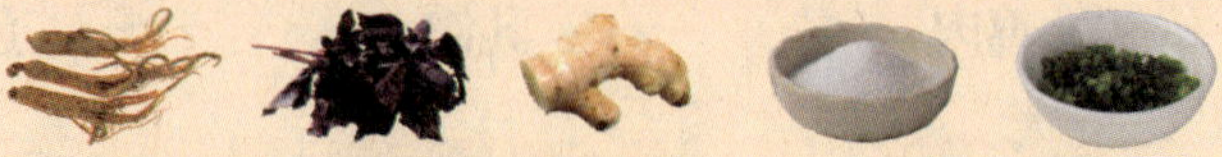

人参10克　鲜紫苏叶300克　生姜适量　白糖适量　葱花适量

做法

将紫苏叶洗净；人参切薄片，生姜洗净，一起放入锅中，大火煮开后转小火续煮15分钟，去渣，加入白糖、葱花拌匀，分两次服用。本品能补气温中、调和营卫。

人参姜糖饮

材料

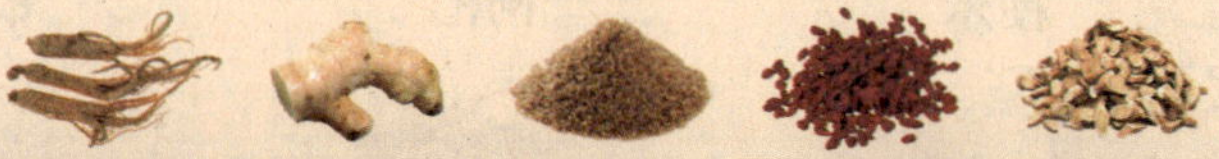

人参5克　生姜3片　红糖10克　枸杞6克　黄芪5克

做法

人参切片，生姜洗净，切丝，黄芪枸杞洗净，一起放入杯内，以沸水冲泡，盖浸5分钟，再调入少量红糖，应有足够的辛辣味，趁热服用。能补气助阳、温胃散寒。

人参五味小麦茶

材料

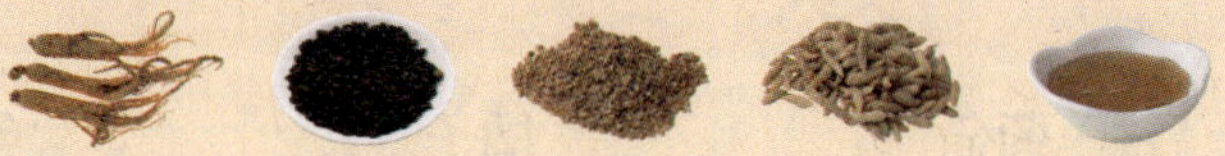

人参片10克　五味子12克　浮小麦30克　麦冬4克　饴糖适量

做法

将以上药材分别洗净，放入锅中，加水适量，大火煮沸后转小火续住30分钟，再调入少量饴糖，趁热服用。能益气补虚、固表止汗。

人参核桃粳米粥

材料

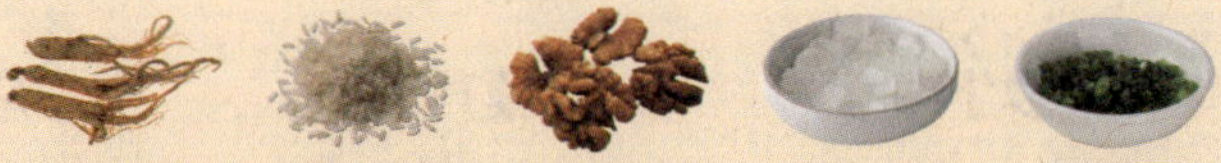

人参3克　粳米50克　核桃仁20克　冰糖适量　葱花适量

做法

人参研成粉末，粳米洗净、泡发，与核桃仁、冰糖一起入锅内，加水煮沸后以慢火煮至米开花粥稠时，撒入葱花即可。能补肾固本、益智补脑。

人参蜂蜜芝麻粥

材料

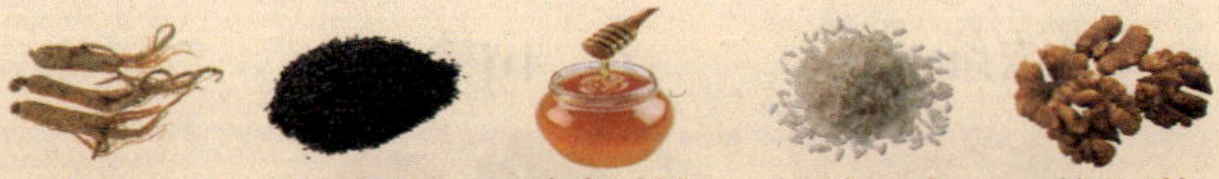

人参3克　黑芝麻30克　蜂蜜适量　粳米50克　核桃5枚

做法

将人参、芝麻、核桃均捣烂，磨成糊状，倒入锅中，加米，加水适量，煮成糊状后调入蜂蜜食用，可改善老年人气虚便秘症状。本品能益气补虚、润肠通便。

人参菠菜肉汤

材料

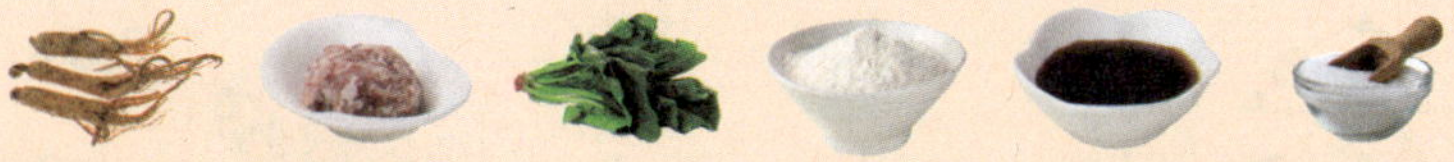

人参5克　猪肉馅250克　菠菜500克　面粉250克　酱油适量　盐适量

做法

将菠菜洗净剁成菜泥，用纱布包好，挤出菜汁备用；人参研成细末，用香油、酱油、盐、肉拌匀，用面粉、菠菜汁和肉馅按常规做成饺子即可。能益气补血、养心安神。

人参茱萸羊肉汤

材料

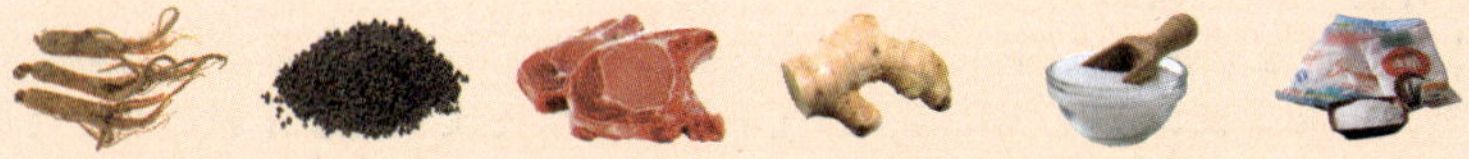

人参8克　吴茱萸10克　羊肉300克　生姜适量　盐适量　味精适量

做法

将人参、吴茱萸均洗净备用，羊肉洗净切块，将羊肉、人参、吴茱萸一起放入锅中，加水适量，大火煮沸后，转小火续炖2小时，加盐调味即可。能温里散寒、补虚调经。

人参鸡汤

材料

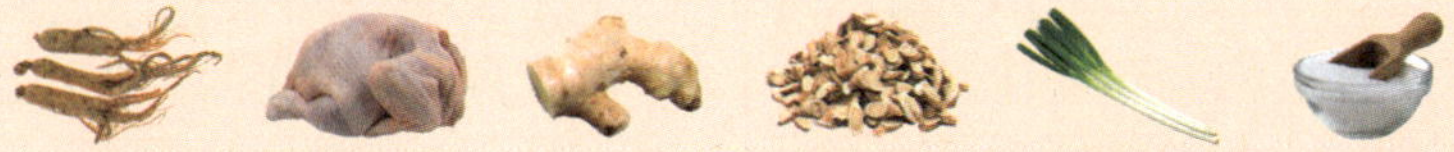

人参3克　鸡500克　生姜10克　黄芪10克　葱白适量　盐适量

做法

加水500毫升入锅煮沸，加入人参、鸡肉、生姜、黄芪转小火煮2小时，加入葱白、盐调味后出锅。能益气补虚、大补元气。

人参当归乌鸡汤

材料

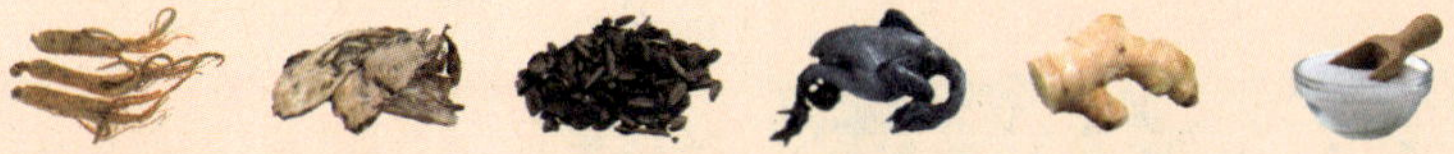

人参5克　当归30克　香附10克　乌鸡1只　生姜适量　盐适量

做法

将乌鸡常法处理，去毛和内脏，剁成块；人参、当归、香附均洗净；将以上材料一起放入锅中，加水适量，大火煮沸后转小火续炖2小时，加盐调味即可。能益气养血、调经止痛。

参芪猪肚汤

材料

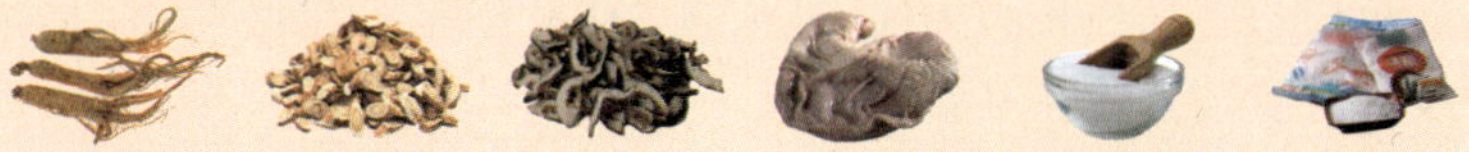

人参10克　黄芪15克　枳壳10克　猪肚一个　盐适量　味精适量

做法

将人参、黄芪、枳壳均洗净备用，猪肚用少量食盐搓洗干净，切成细条，将猪肚、人参、黄芪枳壳一起放入锅中，加水适量，大火煮沸后，转小火续炖2小时，加盐调味即可。能补气健脾、升托内脏。

党参 【补益上品】

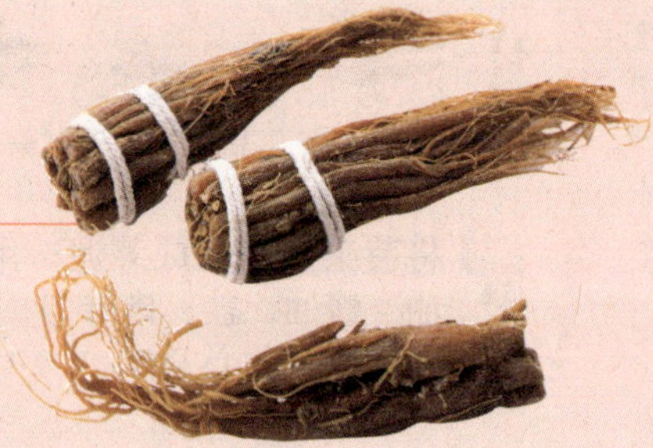

【类　　别】益气药
【别　　名】黄参、狮头参、中灵草、东党参、汶元参。
【性味归经】性平，味甘；归脾、肺经。
【养生剂量】9～30克。
【适合体质】气虚、血虚体质。
【适宜人群】党参适宜于体质虚弱、气血不足、面色萎黄、病后产后体虚者，脾胃气虚、神疲倦怠、四肢乏力、食少便溏、慢性腹泻、肺气不足、咳嗽气促、气虚体弱、易于感冒者，气虚血亏、慢性肾炎蛋白尿者，慢性贫血、萎黄病、白血病、血小板减少性紫癜以及佝偻病患者食用。党参可煎汤服用，有时为防其气滞，可酌加陈皮或砂仁。
【不宜人群】阴虚内热者、内火过盛者、气滞者、感冒患者。

本草药典

◎党参为桔梗科植物党参的干燥根，据产地分西党参、东党参、潞党参三种。西党参主产陕西、甘肃；东党参主产东北等地；潞党主产山西。党参含有葡萄糖和17种氨基酸以及皂甙、生物碱、蛋白质等化合物及铜、铁等14种矿物质。

功效主治

◎党参为中国常用的传统补益药，是气血不足者之上品。具有补中益气、健脾益肺的功效，适用于脾肺虚弱、气短心悸、食少便溏、虚喘咳嗽、内热消渴等症。现代临床上常用其治疗慢性肾炎蛋白尿者，慢性贫血、萎黄病、白血病、血小板减少性紫癜以及佝偻病等。

选购保存

◎各种党参中以野生台参为最优。西党以根条肥大、粗实、皮紧、横纹多、味甜者为佳；东党以根条肥大、外皮黄色、皮紧肉实、皱纹多者为佳；潞党以独支不分叉、色白、肥壮粗长者为佳。党参含糖分及黏液质较多，在高温和高湿度的环境下极易变软发黏，应慎防贮藏时霉变和虫蛀。要充分晾晒党参，然后用纸包好装入干净的密封袋内，置于通风干燥处或冰箱内保存。

食用须知

◎结膜炎、猩红热、流行性腮腺炎、传染性肝炎、肺气肿的感染期均是感外邪所致，不宜服用党参，因为邪不去只扶正气，反而闭门留寇，“气能生火”、“补能留邪”，或抑制身体正常祛痰能力。实证、热证、正虚邪实证也因同一道理而不应单独服用。党参可煎汤服用，服用时量过大（每剂超过60克）宜引起心前区不适，有时为防其气滞，可酌加陈皮或砂仁以行气消滞。

推荐药膳养生方

党参虾仁粥

材料

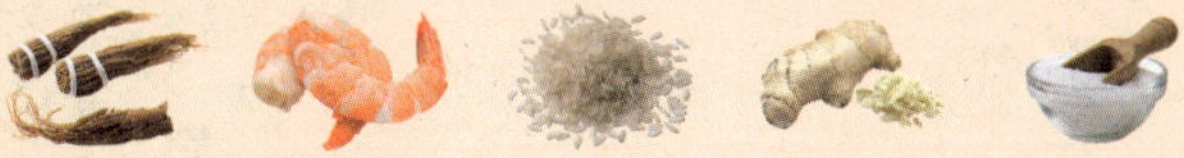

党参15克　虾仁150克　粳米80克　姜丝适量　盐适量

做法

党参洗净，切成小段，粳米洗净，泡发，一起放入锅中，加水适量，大火煮开转小火续煮20分钟，加入虾仁、姜丝煮至粥稠，加盐调味即可。本品补气通乳、益智补脑。

党参茯苓粥

材料

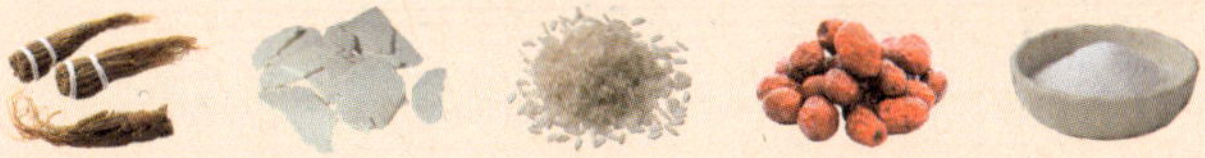

党参20克　茯苓10克　粳米80克　大枣10克　白糖适量

做法

党参、茯苓、大枣均洗净，粳米洗净泡发，一起放入锅中，加水适量，大火煮沸后转小火煮成稠粥，加入适量白糖调味即可。本品健脾益气、补虚安神。

四君子鸡汤

材料

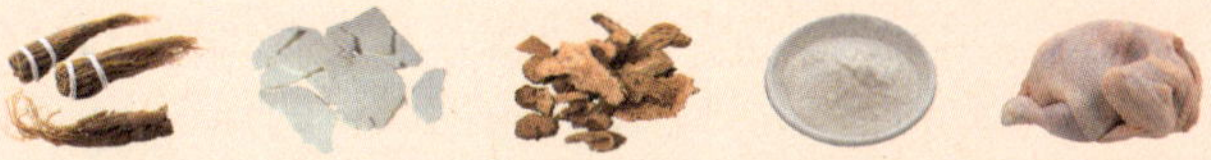

党参20克　茯苓10克　白术10克　甘草粉3克　鸡一只

做法

党参、茯苓、白术均洗净备用；鸡洗净，去内脏，斩块，汆去血水；将材料一起放入锅中，加水适量，大火煮沸后转小火续炖2小时，加盐调味即可。本品补气健脾、增强体质。

党参龙眼黑米粥

材料

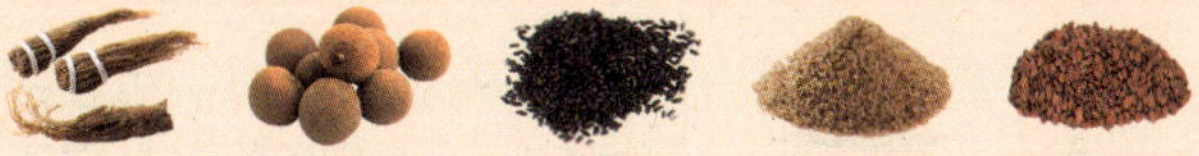

党参10克　龙眼肉10克　黑米80克　红糖适量　酸枣仁6克

做法

党参洗净，切小段，黑米洗净泡发，枣仁研磨成末；与龙眼肉一起放入锅中，加水800豪升，大火煮沸后转小火煮至粥稠，加入红糖调味即可。本品益气养血、养心安神。

党参山药排骨汤

材料

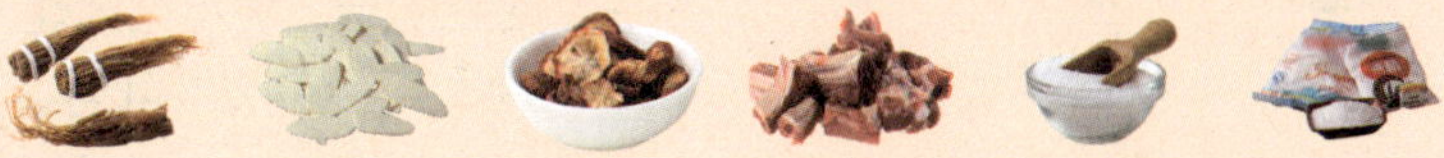

党参15克　山药20克　山楂6克　排骨300克　盐适量　味精适量

做法

党参、山药、山楂均洗净备用，排骨洗净，汆去血水，一起放入锅中，加水适量，大火煮开转小火续煮2小时，加盐调味即可。本品益气补虚、健脾开胃。

西洋参 【凉补佳品】

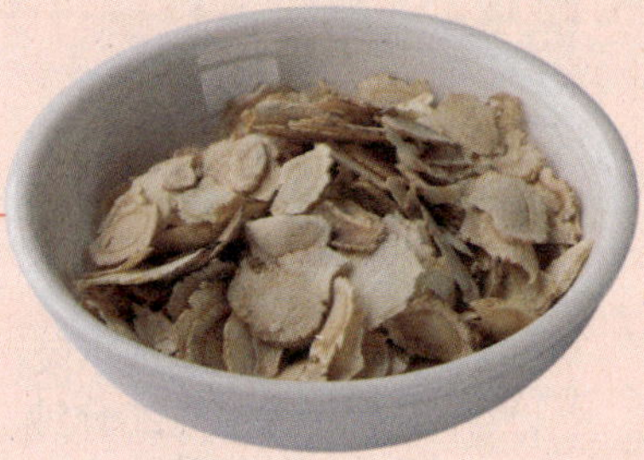

【类　　别】益气药

【别　　名】西洋人参、洋参、西参、花旗参、广东人参。

【性味归经】性凉，味甘、微苦。入心、肺、肾三经。

【养生剂量】3~10克。

【适合体质】气虚、阴虚体质。

【适宜人群】主治肺虚久嗽、失血、咽干口渴、虚热烦倦。还可以治疗肺结核、伤寒、慢性肝炎、慢性肾炎、红斑性狼疮、再生障碍贫血、白血病、肠热便血。

【不宜人群】体质虚寒、胃有寒湿、风寒咳嗽，消化不良的人不宜服用西洋参。

本草药典

◎西洋参是五加科植物西洋参的干燥根。主产于美国、加拿大及法国，现在我国也有栽培。西洋参含人参皂苷类、氨基酸、微量元素、树脂、淀粉、果胶、人参三糖、胡萝卜苷、甾醇及无机盐等。是补气首选药材，是气虚燥热者的凉补佳品。

功效主治

◎西洋参具有益肺阴、清虚火、生津止渴的功效，具有显著地抗疲劳、抗缺氧的功效，对大脑也有镇静作用，对心脏更有中度兴奋的作用。流行性感冒、发烧未退者不宜服用西洋参，否则内火无法发透，反而会产生寒热现象。

推荐药膳养生方

洋参生鱼汤

材料

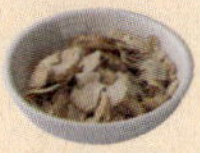
西洋参10克

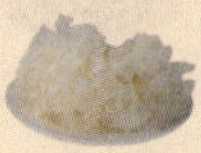
银耳10克

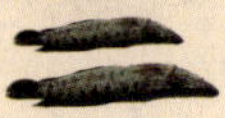
生鱼200克

做法

生鱼洗净切段，银耳泡发洗净，撕成小朵；将所有材料入锅，加水煮沸，转小火续煮1小时，加盐调味即可。本品滋阴清热、美容养颜。

参杞鸭汤

材料

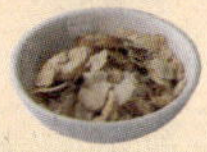
西洋参10克

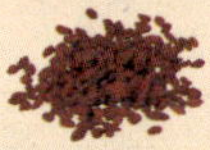
枸杞15克

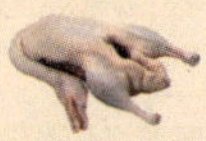
老鸭半只

做法

枸杞、西洋参洗净，老鸭洗净，剁块，一起放入锅中，加水适量，大火煮沸后，转小火续炖2小时，加盐调味。本品清热滋阴、益气补虚。

玉竹洋参茶

材料

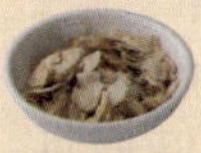
西洋参5克

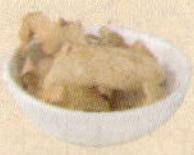
玉竹5克

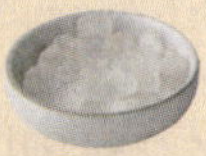
冰糖适量

做法

将玉竹、西洋参冲净，切小片，放入杯内，以沸水冲泡，加盖焖10分钟，再调入少量冰糖即可。本品益气滋阴、止消渴。

太子参

【平补珍品】

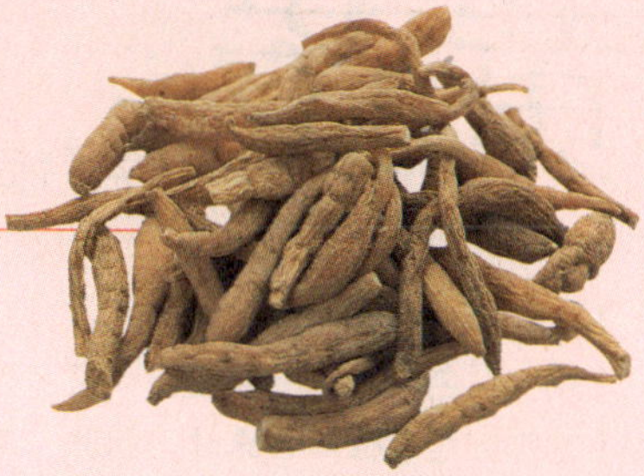

【类　　别】益气药

【别　　名】孩儿参、童参、米参。

【性味归经】性平，味甘、微苦。归脾、肺经。

【养生剂量】3～10克。

【适合体质】气虚体质。

【适宜人群】脾气虚弱、食少倦怠者；肺虚久咳气喘者；贫血、自汗、糖尿病等患者。

【不宜人群】外感患者；风寒感冒未愈者；内火旺盛者。

本草药典

◎太子参为石竹科孩儿参的干燥块根。主产于江苏、山东、安徽等地。含有皂甙、果糖、淀粉、多种维生素、棕榈酸、亚油酸，同时还含有磷脂、16种氨基酸、挥发油以及锰、铁、铜、锌等多种微量元素。太子参是阴虚血热者的补气良药。

功效主治

◎太子参具有补肺、健脾的功效，主治肺虚咳嗽、脾虚食少、心悸自汗、精神疲乏、益气健脾、生津润肺等症。用于脾虚体弱、病后虚弱、气阴不足、自汗口渴、肺燥干咳等症。实验证实，太子参有抗衰老的作用，还对淋巴细胞有明显的刺激作用。

推荐药膳养生方

太子参炖肉

材料

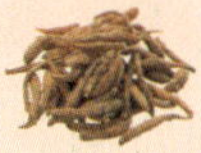
太子参15克

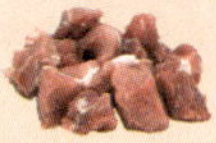
猪瘦肉200克

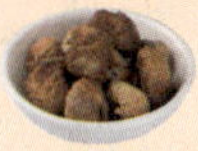
无花果20克

做法

太子参略洗；无花果洗净；猪瘦肉洗净切片；全部用料放入炖盅内，加水适量，隔水炖2小时，加盐调味即可。本品可益气健脾、润肺止

米参猪心汤

材料

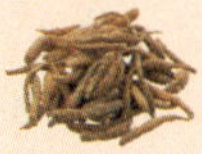
太子参10克

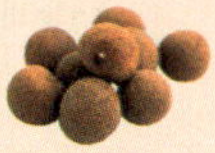
桂圆肉20克

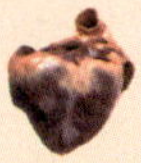
猪心半个

做法

猪心挤去血水，切片；太子参切段；一起放入锅中，炖煮2小时，加盐调味即可。本品益气补血、养心安神。

童参百合汤

材料

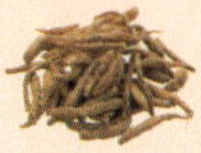
太子参5克

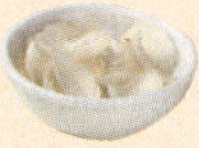
鲜百合30克

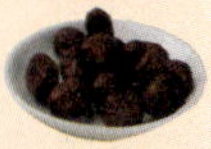
红枣5颗

做法

百合洗净；太子参、红枣分别洗净，一同入锅，炖至汤味醇香时，加适量的冰糖煮至溶化即可。本品益气养阴、生津润燥。

黄芪【益气固表常用药】

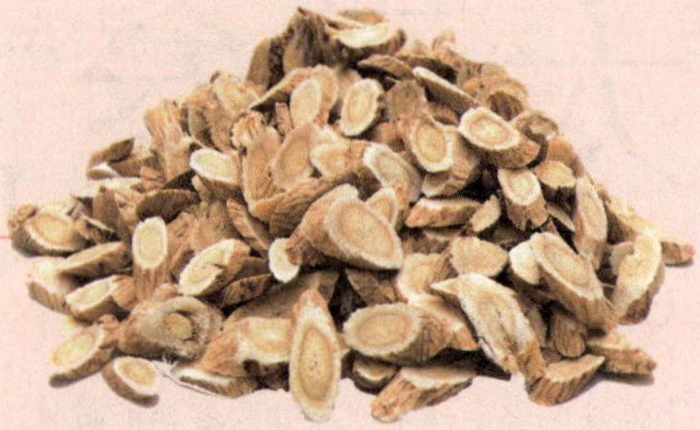

【类　　别】益气药
【别　　名】北芪、绵芪、口芪、西黄芪。
【性味归经】性温，味甘。归肺、脾、肝、肾经。
【养生剂量】10～30克。
【适合体质】气虚体质。
【适宜人群】脾虚腹泻者；气血不足者；气短乏力，内脏下垂者；慢性肝炎、低血压、糖尿病、肾炎患者；表虚自汗盗汗者；体虚易感冒者；阳虚水肿者。
【不宜人群】实证及阴虚阳盛者；面部感染患者；消化不良者；上腹胀满和有实证、阳证者。

本草药典

◎黄芪为为豆科植物膜荚黄芪或蒙古黄芪的干燥根。主产内蒙古、山西、河北、吉林、黑龙江等地，现广为栽培。黄芪富含多种氨基酸、胆碱、甜菜碱、苦味素、黏液质、钾、钙、钠、镁、铜、硒、蔗糖、葡萄糖醛酸、叶酸等成分。黄芪是最佳的补中益气之药。

功效主治

◎黄芪具有补气固表、利尿消肿、托毒排脓、敛疮生肌的功效。药理实验也证明，黄芪有轻微的利尿作用，可保护肝脏、调节内分泌系统。主治气虚乏力，食少便溏，中气下陷，子宫脱垂，久泻脱肛，便血崩漏，表虚自汗，痈疽久溃不敛，血虚萎黄，内热消渴等。

选购保存

◎黄芪以根条粗长、皱纹少、菊花心鲜明、空洞小、破皮少、质坚而长、粉性足、味甜者为佳；红芪以皮色红润、根条均匀、坚实、粉性足者为佳，而根条细小、质较松、粉性小及顶端空心大者次之。保存应放在通风干燥处保存，以防潮湿、防虫蛀。我国的黄芪以内蒙古武川黄芪的品质最好，多种有效成分指标均超过国家标准，妙玉堂黄芪片是黄芪中品质最好的大斜片。

食用须知

◎黄芪不宜与白藓皮配伍同用，两者搭配会降低药效。黄芪还有抗肿瘤、抗骨质疏松等作用，肿瘤患者、骨质增生患者可经常服用。骨质疏松、腰椎病、颈椎病，可见关节疼痛、麻木自汗等症者，可用黄芪配伍桂枝、白芍、生姜、红枣等药。黄芪配伍桂枝、白芍、饴糖、甘草、大枣等，可治疗消化性溃疡。黄芪配伍白术、防风，可治疗体虚自汗盗汗症。

推荐药膳养生方

黄芪牛肉粥

材料

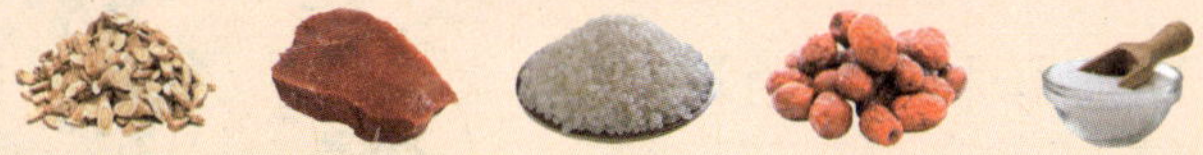

炙黄芪30克　牛肉100克　大米30克　大枣10枚　盐适量

做法

牛肉用盐水洗净，切丁；红枣洗净并去核；炙黄芪洗净；将黄芪和牛肉一同入锅煮汤，煮半小时后去除黄芪，留汤备用。将大米淘洗净，与牛肉汤一同入锅，加入红枣，用文火煮粥即可。本品补脾健胃、益气固表、调和营卫。

黄芪牛肉汤

材料

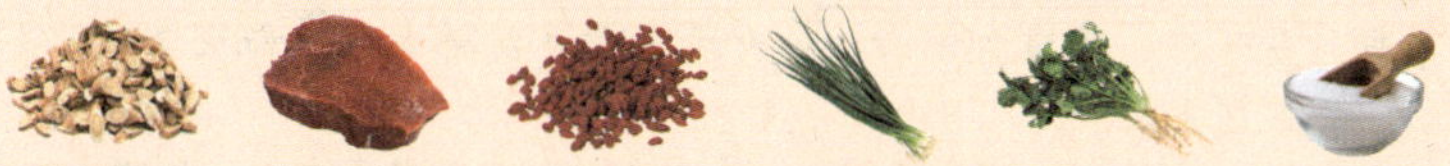

黄芪10克　牛肉400克　枸杞10克　葱段适量　香菜20克　盐适量

做法

将牛肉洗净，切块，汆水；香菜择洗干净，切段；黄芪用温水洗净备用。净锅上火倒入水，下入牛肉、黄芪煲至熟，然后撒入葱段、香菜、加盐调味即可。本品益气补虚、强身健体。

猪肚黄芪枸杞汤

材料

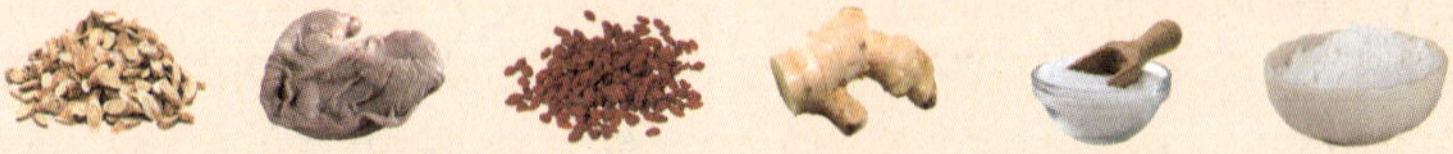

黄芪10克　猪肚300克　枸杞10克　生姜10克　盐适量　生粉适量

做法

猪肚用盐、生粉搓洗干净，切小块；黄芪、枸杞洗净；生姜洗净，切片。锅中注水烧开，放入猪肚，汆烫后捞出。将所有材料放入砂煲内，注入清水，大火煮开后转小火煲煮2小时，加盐调味即可。本品健脾益胃、升举内脏。

黄芪鳝鱼汤

材料

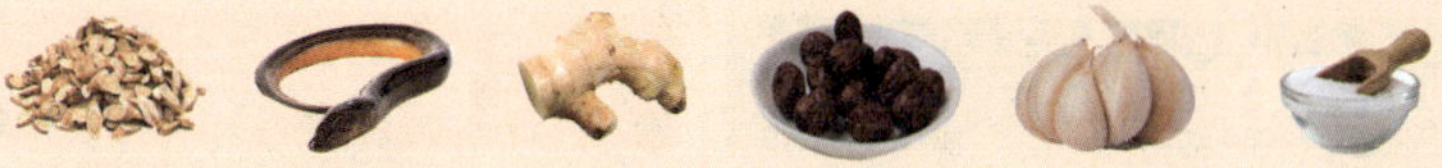

黄芪30克　鳝鱼300克　生姜1片　红枣5枚　大蒜2个　盐适量

做法

黄芪洗净；红枣洗净去核；大蒜去皮；生姜切丝；鳝鱼去肠洗净、斩件备用。起油锅放入鳝鱼、姜丝、盐一起炒至鳝鱼半熟，将全部用料放入锅内，加水适量，武火煮沸后转文火煲煮2小时。本品补气养血、健美容颜。

黄芪枸杞猪肝汤

材料

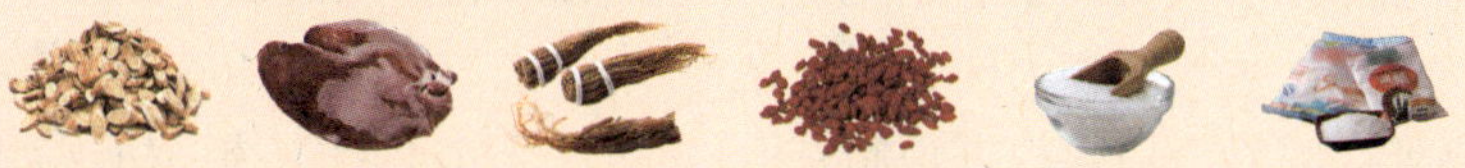

黄芪10克　猪肝300克　党参15克　枸杞10克　盐适量　味精适量

做法

猪肝洗净，切片；党参、黄芪洗净，放入煮锅，加6碗水以大火煮开，转小火熬高汤。熬汤20分钟，转中火，放入枸杞煮约3分钟，放入猪肝片，待水沸后，加盐调味即可。本品补气养血、养肝明目。

白术【健脾利湿要药】

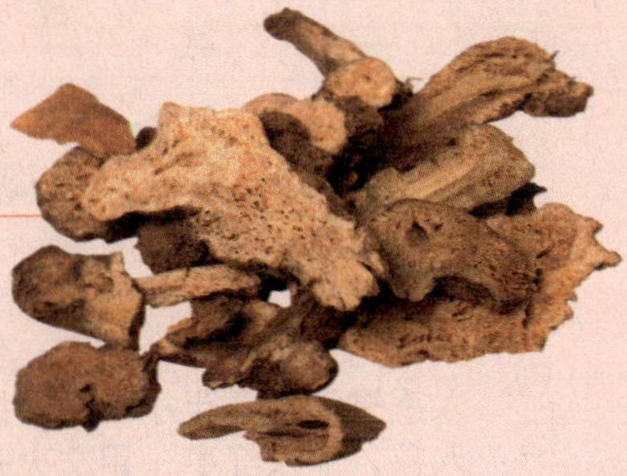

【类　　别】益气药
【别　　名】山蓟、山芥、天蓟、山姜、冬白术。
【性味归经】性温，味苦、甘。归脾、胃经。
【养生剂量】5～15克。
【适合体质】痰湿体质、气虚体质。
【适宜人群】自汗易汗者；脾虚腹泻者；妇女带下量多清稀者；孕妇气虚胎动不安者；肥胖者；肾炎水肿、高血压患者。
【不宜人群】高热、阴虚火盛、津液不足、烦渴、小便短赤、胃胀腹胀、气滞饱闷者。

本草药典

◎白术为菊科植物白术的干燥根茎。主产浙江、安徽。它含挥发油、苍术酮、苍术醇、白术内酯A、白术内酯B等。白术能抑制子宫平滑肌，对自发性子宫收缩以及益母草等引起的子宫兴奋性收缩有显著白术抑制作用，所以有较好的安胎作用。

功效主治

◎白术有健脾益气、燥湿利水、止汗、安胎的功效。常用于脾胃气弱，倦怠少气，虚胀腹泻，水肿，黄疸，小便不利，自汗，胎气不安等病症的治疗。此外，白术还有抗氧化、延缓衰老、利尿、降血糖、抗菌、保肝、抗肿瘤等药理作用。

选购保存

◎白术质坚硬，不易折断，断面不平坦，黄白色至淡棕色，有棕色油点状油室散在，烘干者断面角质样，色较深，有裂隙，气清香，嚼之略带粘性。选购以体大、表面灰黄色、断面黄白色、有云头、质坚实，香气浓者为佳，置于阴凉、干燥处，防蛀。白术根据炮制方法的不同可分为生白术、焦白术、炒白术，利水消肿、固表止汗宜生用；健脾和胃宜炒用；健脾止泻宜焦用。

食用须知

◎忌与土茯苓配伍，两者同食能降低药性。以个大，质坚实，断面贡白色为佳，贮存时宜置于阴凉、干燥处，要防蛀。脾气不足，形瘦面黄，不思饮食，脘腹胀满，大便溏薄者，可与人参、茯苓、炙甘草等配伍，以增健脾益气之功。表虚自汗，稍微活动则汗出厉害者，经常感冒者，可单味煎水或研末服用，也可与黄芪、防风配伍同用，以固表止汗。

推荐药膳养生方

山药白术羊肚汤

材料

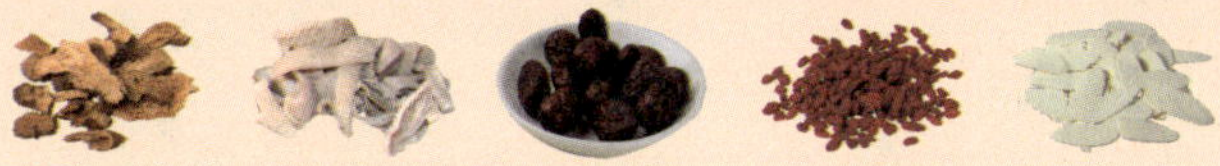

白术10克　羊肚250克　红枣15克　枸杞15克　山药10克

做法

羊肚洗净切块，汆水；山药去皮，切块；白术洗净、红枣、枸杞洗净。锅中烧水，放入羊肚、山药、白术、红枣、枸杞，加盖。炖2小时后调入适量的盐和鸡精即可。本品补气安胎、升举内脏。

薏芡白术田鸡汤

材料

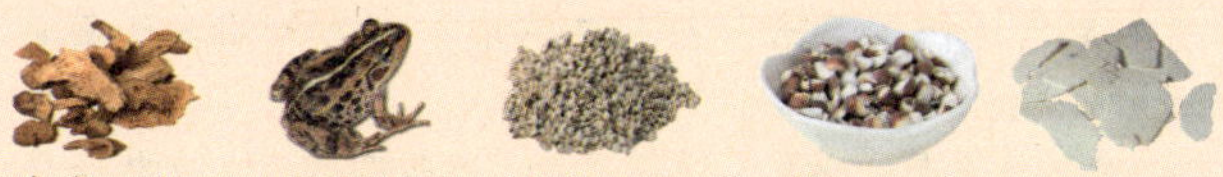

白术12克　田鸡4只　薏仁30克　芡实20克　茯苓12克

做法

白术、茯苓洗净，煎取药汁；田鸡宰洗干净，去皮斩块；芡实、薏仁洗净，泡发好后，投入沙锅内大火煮开后转小火炖煮20分钟，再将田鸡放入锅中炖煮，加入盐与药汁，一同煲至熟烂调味即可。本品健脾止泻、利水消肿。

白术猪肚粥

材料

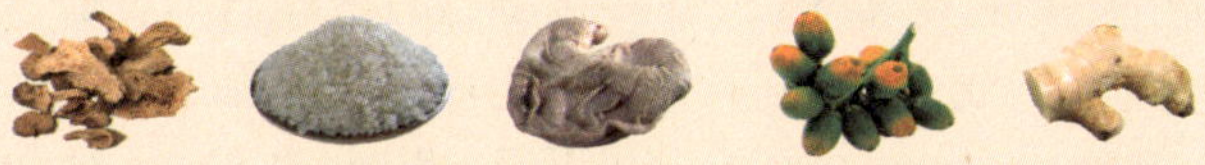

白术30克　大米100克　猪肚1个　槟榔10克　生姜适量

做法

猪肚处理干净后，入沸水煮20分钟，切成丝；白术、槟榔洗净，入锅煎取药汁备用；大米淘洗干净备用。原药汁中放入大米、猪肚丝、姜丝适量，熬煮成稀粥时加入葱花、盐、味精适量调味即可。本品补气健脾、燥湿利水。

香砂白术粥

材料

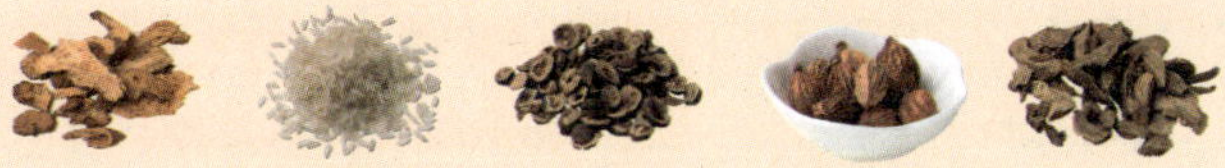

白术12克　粳米50克　枳实10克　砂仁3克　木香3克

做法

粳米淘洗干净；白术、枳实、砂仁、木香分别洗净，一起入锅加适量清水煎汁，煎好后去渣留汁备用。然后将药汁和粳米一同入锅煮粥，至粥熟烂时，撒入适量葱花，调入适量的盐调味即可。本品健脾和胃、消食下气。

防风白术瘦肉粥

材料

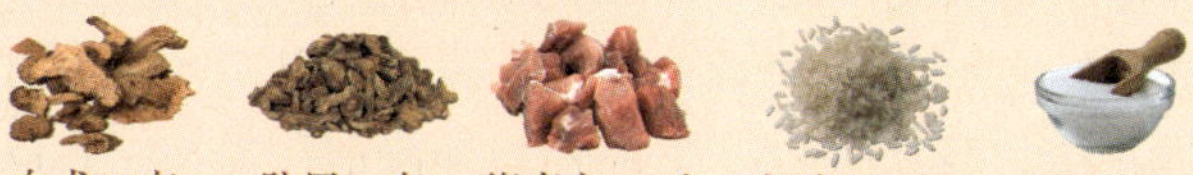

白术15克　防风12克　猪瘦肉100克　粳米100克　盐适量

做法

防风、白术洗净，一同入锅加水煎汁，煎好后去渣留汁；粳米淘洗干净；瘦肉洗净，切块，用水煮熟后捞起备用。然后将粳米、药汁、瘦肉一起入锅煮粥，至米熟烂后，加入适量的调料调味即可。本品健脾、养胃、消食。

山药【补肺、脾、肾三脏】

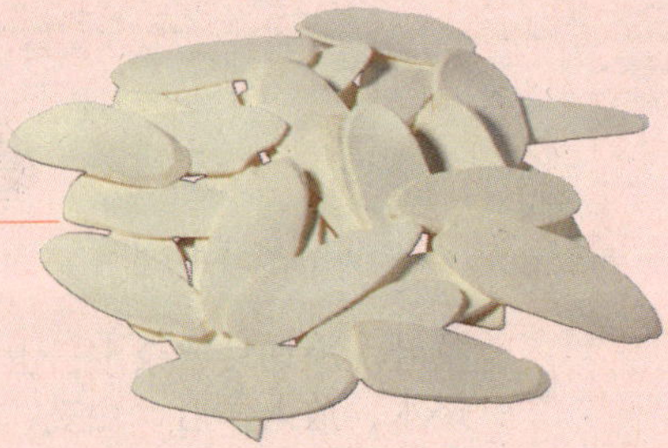

【类　　别】益气药
【别　　名】怀山药、淮山药、山芋、山薯、山蓣。
【性味归经】性平、味甘；归脾、肺、肾经。
【养生剂量】5～15克。
【适合体质】一般体质均可食用。
【适宜人群】脾虚、肺阴不足、肾阴不足者；头晕耳鸣者；脾胃气虚者；贫血、神经衰弱患者；慢性腹泻者；糖尿病患者。
【不宜人群】肠胃积滞者；阴虚燥热者；感冒、便秘患者；疔疮疖肿者；皮肤瘙痒者。

本草药典

◎山药是薯蓣科植物薯蓣的干燥根茎。主产于河南、山西、河北、陕西等地。山药含有甘露聚糖、3，4－二羟乙胺、植酸、尿囊素、胆碱、多巴胺、山药碱等成分。山药是最佳的补脾良药。

功效主治

◎山药具有滋养润肺、益气健脾、补肾固精的功效。能促进肠胃蠕动，帮助消化以及治疗食欲不振、便秘等。山药还有清虚热、止渴止泻，还有消炎抑菌、调节细胞免疫力的功效。适用于脾虚食少、久泻不止、肺虚喘咳、肾虚遗精、带下、尿频、虚热消渴等症。

选购保存

◎山药以条粗、质坚实、粉性足、色洁白者、煮之不散、口嚼不黏牙为最佳。经烘干的山药要存放在通风干燥处，防潮、防蛀。新鲜山药购买后如不马上食用，可将山药去皮切块后依每次的食用量以塑胶袋分装，并放冰箱上层急速冷冻。烹调时不需要解冻，待水烧开后马上下锅，既方便又能确保山药品质。山药和苹果一样因为富含铁质，切开后出现褐化为正常现象，可安心食用。

食用须知

◎山药忌与碱性药物（如胃乳片）搭配。山药皮中所含的皂角素或黏液里含的植物碱，少数人接触会引起山药过敏而发痒，处理山药时应避免直接接触。山药不要生吃，因为生的山药里有一定的毒素。烹制山药菜肴时，山药切片后需立即浸泡在盐水中，以防止氧化发黑。新鲜山药切开时会有黏液，极易滑刀伤手，可以先用清水加少许醋洗，这样可减少黏液。

推荐药膳养生方

淮山鸡汤

材料

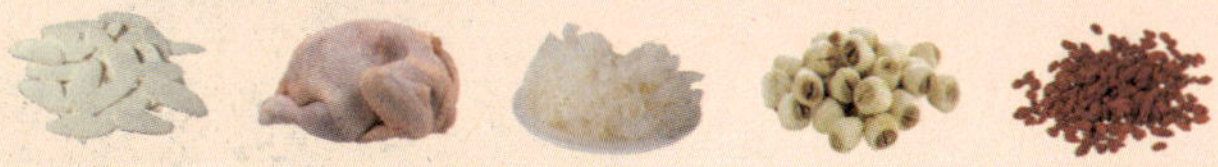

山药20克 鸡肉400克 银耳20克 莲子20克 枸杞10克

做法

将鸡肉处置干净，切块，汆水；银耳泡发洗净，撕小块；淮山洗净，切片；莲子洗净，对半切开，去莲心；枸杞洗净备用。炖锅中注水，放入以上所有材料，大火炖至莲子变软后，加盐和鸡精调味。本品益气补虚、滋阴润燥。

羊排红枣山药煲

材料

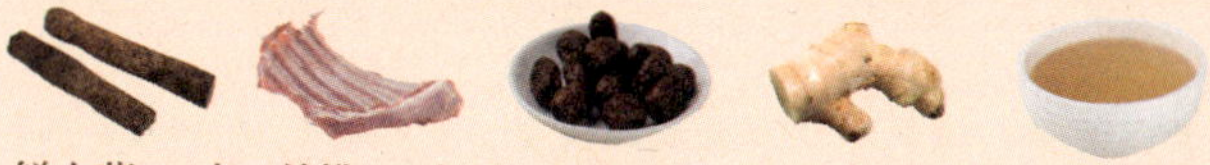

鲜山药200克 羊排350克 红枣5颗 生姜3片 高汤适量

做法

将羊排洗净，切块，汆水；山药去皮，洗净，切块；红枣去核洗净备用。净锅上火倒入高汤，大火煮开，下入生姜片、羊排、山药、红枣，以大火煲15分钟后转小火煲至羊肉熟烂，加盐调味。本品温胃散寒、益气补血。

淮山生鱼汤

材料

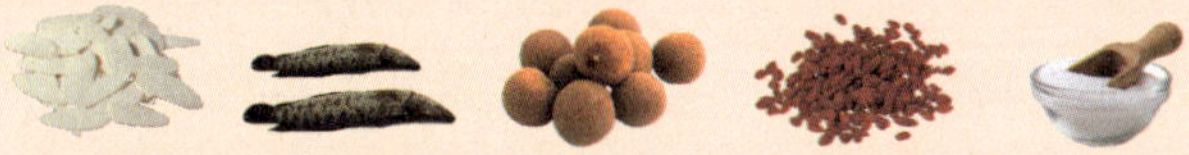

淮山药12克 生鱼300克 桂圆肉20克 枸杞15克 盐适量

做法

将生鱼处理干净，切块，入沸水中汆去血水；淮山、桂圆肉均洗净；枸杞洗净泡发备用。将所有材料放入汤锅中，加适量水，以大火煮沸后改小火慢炖1小时，鱼熟烂后，加入盐调味即可。本品益气养血、养心安神。

山药小米粥

材料

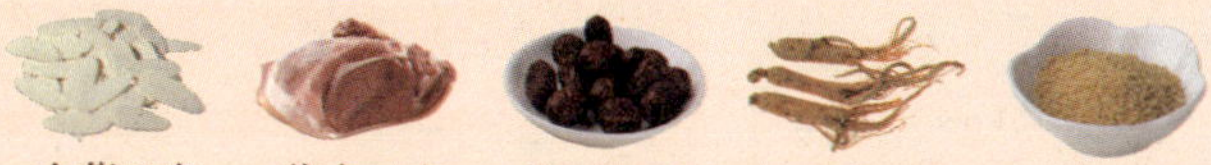

山药50克 猪肉50克 红枣20克 人参10克 小米100克

做法

猪肉洗净切片；红枣洗净，去核；小米洗净；将猪瘦肉、人参、山药、红枣、小米一同放入砂锅内，加适量清水共煮粥。粥将熟时，加盐调味即可。本品滋补强身、延年益寿。

山药杞子老鸭汤

材料

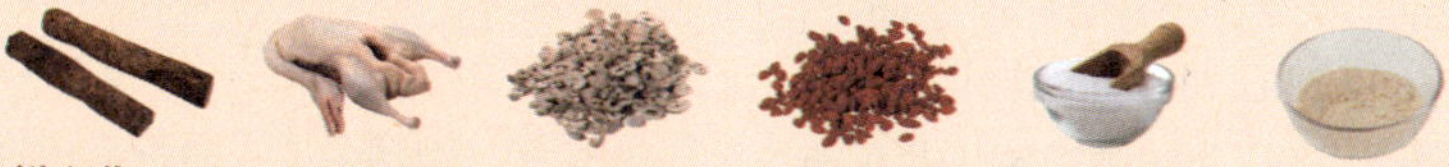

鲜山药150克 老鸭350克 丹皮6克 枸杞15克 盐适量 鸡精适量

做法

将老鸭处置干净，切件，汆水；山药洗净，去皮，切块；丹皮、枸杞洗净备用。锅中放入鸭肉、山药、枸杞、丹皮，加入适量清水，置火上。大火煮开后转小火慢炖2小时，调入盐和鸡精即可。本品益气补虚、滋阴清热。

红枣

【天然维生素丸】

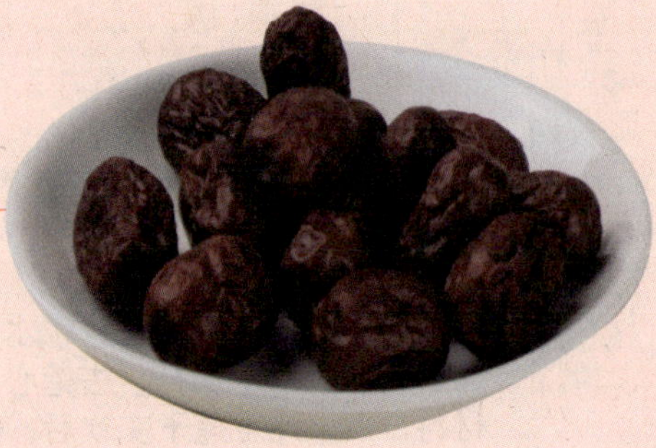

【类　　别】益气药
【别　　名】干枣、美枣、良枣、红枣。
【性味归经】性温、味甘；归脾、胃经。
【养生剂量】10～20克。
【适合体质】气虚、血虚体质。
【适宜人群】脾虚食欲不振者；骨质疏松者；贫血、体虚患者；心律失常、心肌缺血者；月经不调者；营养不良者。
【不宜人群】龋齿疼痛者；便秘、消化不良、腹部胀满者；咳嗽者；高血糖、高血脂患者；痰多者。

本草药典

◎红枣为鼠李科植物枣的成熟果实。主产于河北、河南、山东、四川、贵州等地。含光千金藤碱、大枣皂苷、胡萝卜素、维生素C等成分。红枣是中药里的综合维生素，素有“天然维生素丸”之称，对抗癌、预防高血压和高血脂也有一定效用。

功效主治

◎红枣具有补脾和胃、益气生津、养血安神、缓和药性的功效。主治胃虚食少、脾弱便溏、气血津液不足、营卫不和、心悸怔忡等症。红枣能促进人体细胞的新陈代谢，增强肌力，消除疲劳，也可以扩张血管，增加心肌的收缩力，改善心肌营养。

选购保存

◎红枣以颗粒饱满，表皮不裂、不烂，皱纹少，痕迹浅；皮色深红，略带光泽；肉质厚细紧实，捏下去时滑糯不松泡，身干爽，核小；松脆香甜者为佳。红枣在夏天时容易出现虫子，因此购买红枣后，可以放在密闭的塑料盒或玻璃罐中密封保存，以防虫蛀，也可放进冰箱冷藏，效果更佳。大枣因加工的不同，而有红枣、黑枣之分，入药一般以红枣为主。

食用须知

◎红枣自古以来就被列为“五果”（桃、李、梅、杏、枣）之一。我国著名的大枣品种有山西黄河滩枣、五佛大枣、山东大枣、泗洪大枣、阜平大枣、金丝小枣、赞皇大枣、哈密大枣、新郑大枣等。成熟晒干的（忌蒸煮）大枣和丹参片空腹服，可治疗银屑病，另以大枣配芹菜根服用，能降低胆固醇。临床研究显示：连续吃大枣的病人，健康恢复比单纯吃维生素药剂快3倍以上。

推荐药膳养生方

粉葛红枣猪骨汤

材料

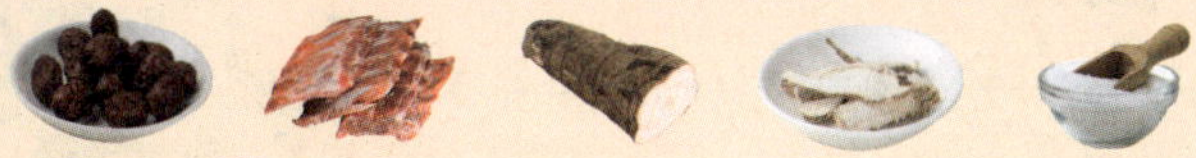

红枣5颗　猪骨200克　粉葛100克　白芷6克　盐适量

做法

粉葛洗净，切块；白芷、红枣洗净；猪骨洗净斩块，入沸水锅中煮尽血水，捞出洗净。将粉葛、红枣、猪骨、白芷放入炖盅，注入清水，大火烧沸后改小火炖煮2小时，加盐调味即可。本品养颜润肤、滋阴润燥。

红枣炖兔肉

材料

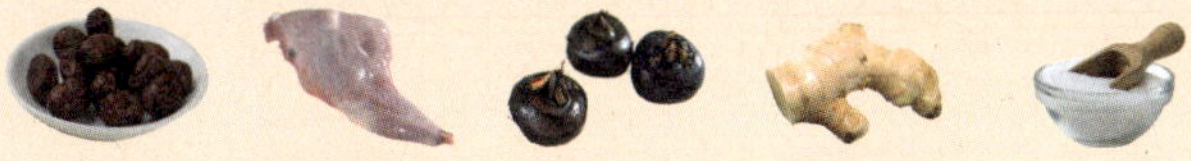

红枣20克　兔肉500克　马蹄50克　生姜3片　盐适量

做法

兔肉洗净，切块；红枣洗净去核；马蹄洗净，去皮；生姜洗净；将兔肉、红枣、马蹄、生姜一起放入炖盅内，加滚水适量，盖好，隔滚水炖1～2小时，加盐调味即可。本品清热凉血、降压降脂。

红枣白萝卜猪蹄汤

材料

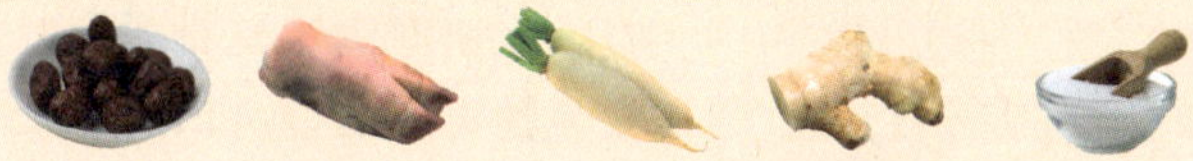

红枣20克　猪蹄300克　白萝卜300克　生姜3片　盐适量

做法

猪蹄洗净斩件；白萝卜洗净切片；红枣洗净。锅入水烧沸，将猪蹄放入，滚尽血水，捞出洗净备用。将猪蹄、红枣放入炖盅，注入水用大火烧开，放入白萝卜，改小火煲2小时，加盐调味。本品健脾益气、养血下乳。

红枣糯米粥

材料

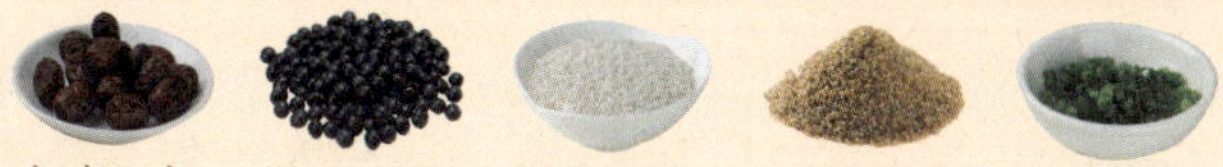

红枣30克　黑豆100克　糯米150克　红糖少许　葱花适量

做法

先将黑豆、糯米浸泡，泡发软后洗净；将黑豆和糯米入开水煮10分钟；红枣去核并洗净，加入粥中煮至米烂豆熟，调入适量红糖、葱花调匀即可。本品祛风解毒、活血利水、补脾益肾。

红枣猪肝冬菇汤

材料

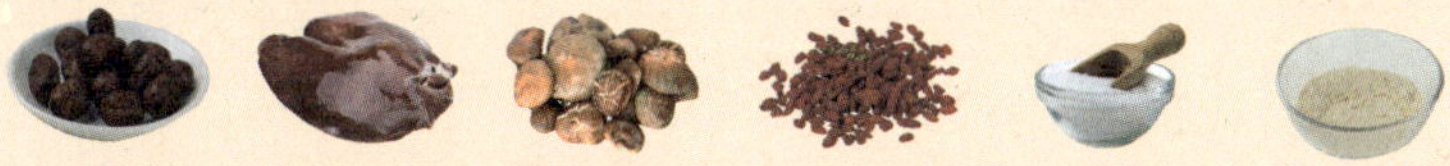

红枣6颗　猪肝250克　冬菇30克　枸杞10克　盐适量　鸡精适量

做法

猪肝洗净切片；冬菇洗净，撕小片；红枣、枸杞分别洗净；姜洗净去皮切片。锅中注水烧沸，放入猪肝汆水去血沫。炖盅装水，放入所有食材，上蒸笼炖3小时，调入适量的盐、鸡精调味即可。本品可养肝明目、健脾益胃。

白扁豆【和中化湿佳品】

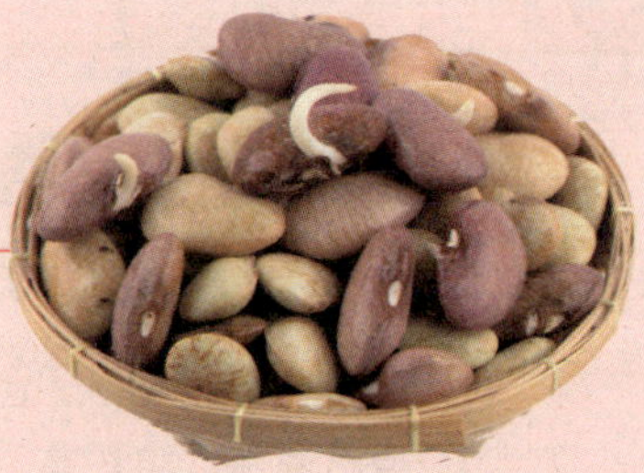

【类　　别】益气药
【别　　名】峨眉豆、羊眼豆、肉豆
【性味归经】性微温，味甘；归脾、胃经。
【养生剂量】10～15克。
【适合体质】气虚、痰湿体质者。
【适宜人群】脾虚湿滞，食少、便溏或泄泻者；夏日暑湿呕吐腹泻者。
【不宜人群】实热、肠燥便秘者。

本草药典

◎白扁豆为豆科植物扁豆的干燥成熟种子。主要场地来自江苏、河南、安徽、浙江等地。扁豆含有蛋白质、脂肪油、烟酸、氨基酸、维生素A、维生素B、维生素C及生物碱等。扁豆含有抑制病毒的成分，具有抗病毒、降低血糖、增强造血功能、抗肿瘤等的作用。

功效主治

◎白扁豆具有健脾化湿、和中消暑、利水消肿等功效，主治脾胃虚弱、食欲不振、大便溏泻、夏日暑湿吐泻、胸闷腹胀等肠胃不适症。白扁豆还可用于脾虚湿浊下注所致的白带过多症状，可与白术、苍术、芡实等补气健脾除湿之品配伍同用。

推荐药膳养生方

扁豆粥

材料：

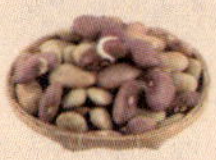
鲜白扁豆120克

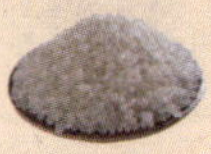
大米50克

做法：将大米洗净；白扁豆用水泡好洗净，一同入锅加入适量的清水煮粥，至粥熟豆烂时，加糖调味即可。本品清热解毒、健脾和中。

人参扁豆粥

材料：

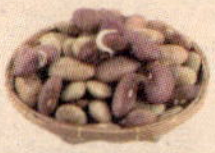
白扁豆10克

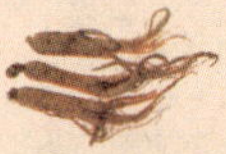
人参5克

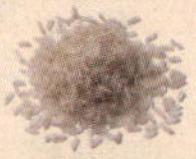
粳米100克

做法：将白扁豆洗净；大米淘洗干净；将大米、白扁豆、人参片一同入锅煮粥，煮至扁豆烂熟时即可。本品可健脾暖胃、益气补虚。

山药扁豆粥

材料：

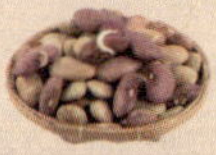
白扁豆15克

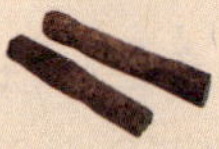
鲜山药30克

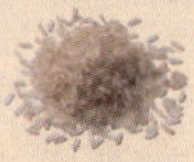
粳米30克

做法：将粳米洗净；扁豆用水泡发。将粳米、白扁豆、山药一同入锅加入适量清水煮粥食用。本品补益脾胃、消暑化湿。

绞股蓝

【神奇的不老长寿草】

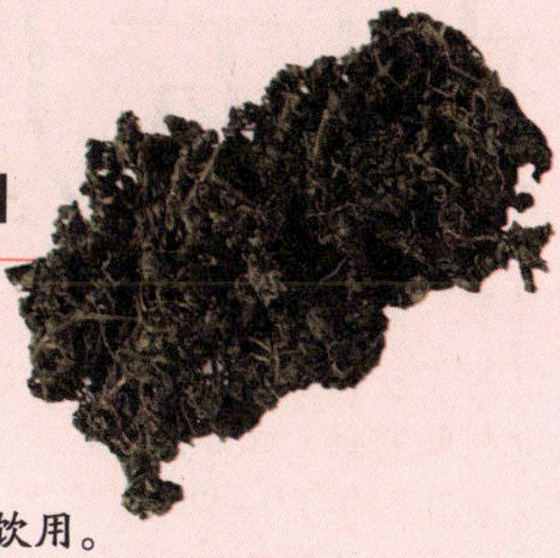

【类　　别】益气药

【别　　名】七叶胆、小苦药、公罗锅底、落地生、遍地生根。

【性味归经】味苦、微甘，性凉；归肺、脾、肾经。

【养生剂量】内服：煎汤，15～30克；研末，每次3～6克；或泡茶饮用。

【适合体质】气虚体质。

【适宜人群】气虚体质者；湿热体质者；三高病、失眠、咳嗽咳痰、肝炎等患者。

【不宜人群】脾胃虚寒腹泻者。

本草药典

◎绞股蓝为葫芦科植物绞股蓝的全草。产于安徽、浙江、江西、福建、广东、贵州。含绞股蓝皂苷1～52，其中12分别与人参皂苷（RbRbRb、Rf2）结构相同，另含有黄酮、糖类等成分。绞股蓝被称为“神奇的不老长寿草”，有增强免疫力、延缓衰老、防癌抗癌等作用。

功效主治

◎绞股蓝具有降血脂、调血压、促眠、消炎解毒、止咳祛痰等作用，现多用作滋补强壮药。适用于老年性慢性支气管炎、冠心病气虚、慢性肠炎等症。常饮绞股蓝的人能加强血液循环，促进新陈代谢有规律地进行，从而保持和恢复皮肤的健美。

推荐药膳养生方

绞股蓝首乌茶

材料

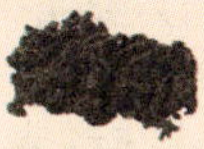

绞股蓝8克

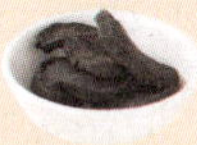

何首乌10克

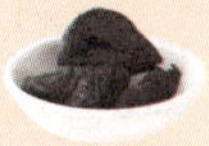

熟地6克

做法

先将何首乌、绞股蓝、熟地分别洗净，放入锅中，加水适量，煮开后转小火煮20分钟。本品养血益气、滋阴补肾。

绞股蓝菊花茶

材料

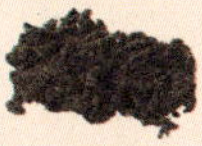

绞股蓝5克

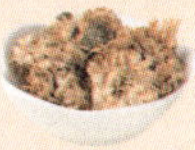

菊花3克

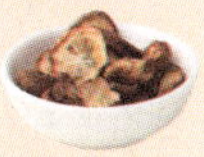

山楂3克

做法

将绞股蓝、枸杞、山楂分别洗净，一起放入锅中，煎水服用。本品保肝护胆、降脂降压。

绞股蓝大米粥

材料

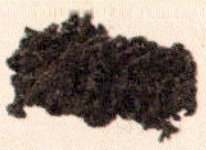

绞股蓝40克

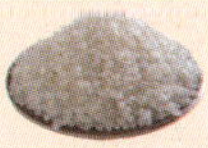

大米100克

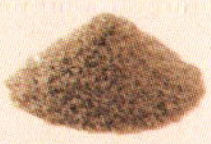

红糖适量

做法

绞股蓝洗净；大米洗净备用。将绞股蓝入锅加水煎汁和大米一同入锅注入适量的清水煮粥，调入红糖即可。本品益气养血、消瘀散结。

刺五加【补气降压佳品】

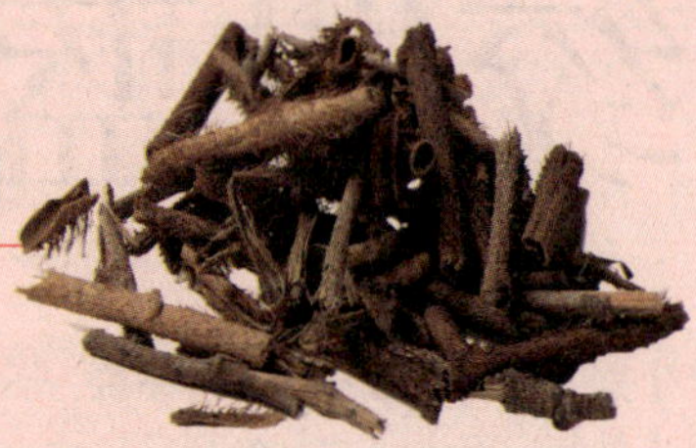

【类　　别】益气药

【别　　名】五加皮、五加参、刺拐棒。

【性味归经】味甘、微苦，性温。归脾、肺、心、肾经。

【养生剂量】9～30克。

【适合体质】气虚和阳虚体质。

【适宜人群】脾肺气虚，体倦乏力，食欲不振，久咳虚喘者；阳气不足，筋骨失于温养而见腰膝酸痛者；心脾两虚，心神失养之失眠、健忘者。

【不宜人群】阴虚火旺者。

本草药典

◎本品为五加科植物刺五加的根茎或茎。主产于辽宁、吉林、黑龙江、河北、山西等地。春秋二季采挖，洗净、干燥，润透，切厚片，晒干，生用。本品含多种糖苷、异秦皮定、绿原酸、芝麻素、硬脂酸、白桦脂酸、苦杏仁苷等成分。

功效主治

◎祛风湿、壮筋骨、活血去瘀，用于治疗风寒湿痹、筋骨挛急、腰痛、阳痿、脚弱、小儿行迟、水肿、脚气、疮疽肿毒、外伤等病症。此外，本品还有抗心律失常、改善大脑供血量、升高低血压、降低高血压、止咳祛痰、调节内分泌功能紊乱、抗炎、抗病毒等作用。

推荐药膳养生方

刺五加糯米酒	材料	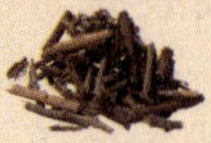 刺五加50克　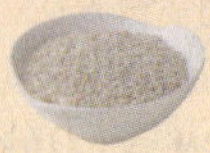 糯米500克	做法：刺五加洗净，加入适量的水，泡透后煎煮，每30分钟取煎液1次，共取2次。再用净煎液与糯米煮粥食用。本品可祛风湿、强筋骨。
刺五加粥	材料	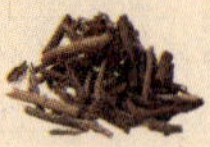 刺五加15克　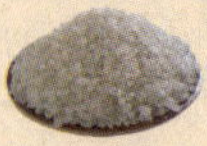 大米80克　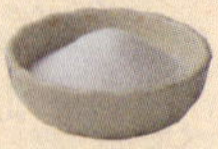 白糖3克	做法：大米洗净；刺五加用清水洗净，煎汁，去渣留汁。再将洗净的大米和药汁一同入锅煮粥，调入白糖即可。本品可疏肝理气。
刺五加牛肉	材料	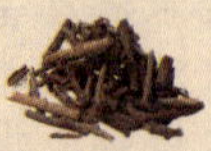 刺五加10克　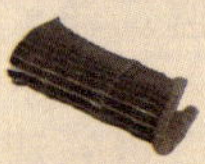 杜仲10克　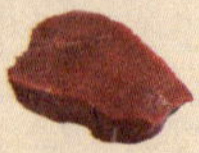 牛肉半斤	做法：五加皮、杜仲煎汁备用；牛肉切片，拌入姜末、米酒、酱油、生粉腌渍20分钟后拌炒，倒入药汁炒熟装盘。本品可祛风除湿、强壮筋骨。

五指毛桃

【补气生津佳果】

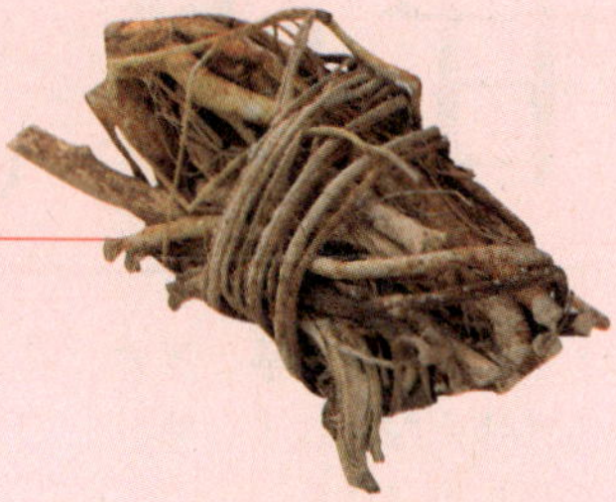

【类　　别】益气药

【别　　名】五爪龙、土黄芪、南芪。

【性味归经】味甘，性微温。归脾、肺、肾经。

【养生剂量】5～20克。

【适合体质】痰湿体质。

【适宜人群】脾气虚弱者，痰湿阻滞者，慢性支气管炎患者，肺结核咳嗽者，风湿性关节炎患者，盗汗者，食少无力者，月经不调者，产后缺乳者等。

【不宜人群】温热病者不宜。

本草药典

◎五爪龙为桑科榕属植物粗叶榕，以根入药。产于福建、广东、海南、广西、贵州、云南等地。五指毛桃根煎剂、乙醇提取物、乙醇回流后残渣的水提取物有明显的止咳作用。试管试验对金黄色葡萄球菌、甲型链球菌亦有较好的抑菌作用。

功效主治

◎具有健脾化湿，行气化痰，舒筋活络的功效。用于治疗肺结核咳嗽，慢性支气管炎，风湿性关节炎，腰腿疼，脾虚浮肿，病后盗汗，带下，食少无力，产后无乳，月经不调等病症。五指毛桃对免疫功能具有调节作用，能提高机体的免疫功能。

推荐药膳养生方

五爪龙排骨汤

材料

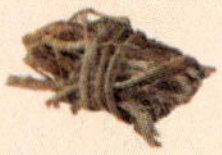
五指毛桃50克

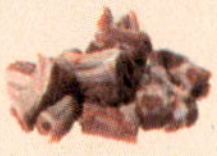
排骨两条

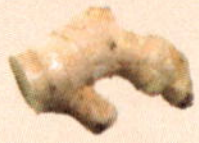
姜2片

做法

五指毛桃洗净，泡15分钟；排骨洗净汆水，斩件备用。将五指毛桃和排骨一同放瓦煲里，炖汤食用。本品可健脾补虚。

毛桃瘦肉汤

材料

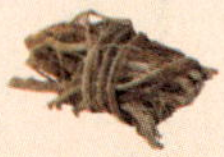
五指毛桃30克

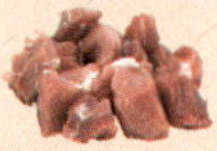
瘦肉50克

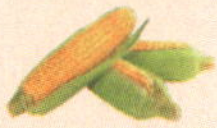
玉米2个

做法

五指毛桃洗净泡好；猪瘦肉洗净，然后切片；玉米洗净，切段；一同入锅炖汤食用。本品可健脾消食、强壮筋骨。

毛桃祛湿汤

材料

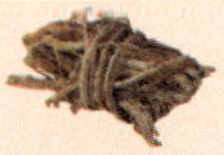
五指毛桃40克

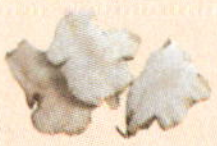
土茯苓15克

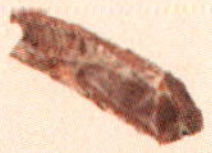
猪脊骨200克

做法

五指毛桃洗净，泡发；土茯苓洗净；猪脊骨洗净，斩件，汆水，将以上材料一同入锅炖汤食用。本品可健脾祛湿、清热润肺。

甘草

【调和诸药、解诸毒】

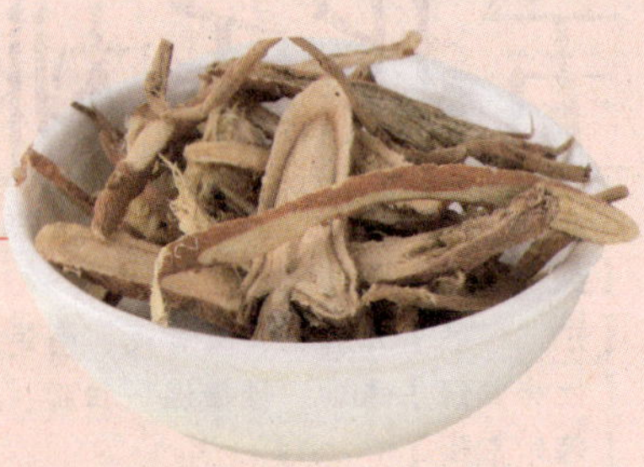

【类　　别】益气药
【别　　名】美草、蜜甘、灵通、粉草、甜草。
【性味归经】性平，味甘。归心、肺、脾、胃经。
【养生剂量】5～10克。
【适合体质】平和体质。
【适宜人群】心气不足者，脾气虚弱之倦怠乏力、食少便溏者，痰多咳嗽者，脘腹及四肢挛急作痛者，热毒疮疡者，食物中毒者。
【不宜人群】湿热胀满、呕吐、水肿及有高血压症的患者忌服。

本草药典

◎甘草为豆科植物甘草的根及根茎，多年生草本植物，多生于河岸的砂质土或向阳的草原上。它含有甘草甜素、多种黄酮化合物、葡萄糖、苹果酸、桦木酸、蔗糖等成分。甘草是一种补益中草药，广泛用于各类方剂中，有“十方九草”之美誉。

功效主治

◎甘草可和中缓急、润肺、解毒、调和诸药。临床分生甘草与炙甘草。炙甘草偏于补中益气、缓急止痛，可治脾胃虚弱、食欲不振、腹痛便溏、劳倦发热、肺痿咳嗽、心悸等。而生甘草则善于清热解毒、祛痰止咳、调和药性，可治咽喉肿痛、痈疽创伤等症。

推荐药膳养生方

甘麦枣肉汤	材料	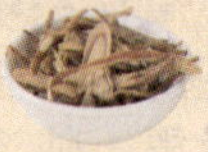 甘草8克	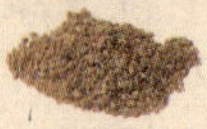 小麦20克	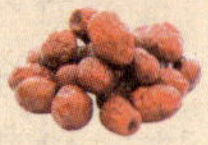 大枣10克	做法	先将瘦肉洗净，切件，甘草、小麦、红枣洗净，一起放入沸水锅中，以小火炖2小时，加盐调味即可。本品可疏肝解郁、养心安神。
黄连甘草汁	材料	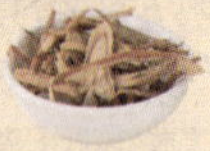 甘草5克	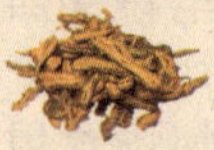 黄连5克	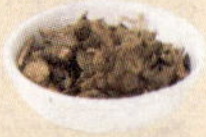 黄芩3克	做法	将洗净的黄连、黄芩、甘草放入炖盅内，然后加入适量的清水，用大火煮大约30分钟即可。本品可清胃热、除口臭。
甘草竹叶粥	材料	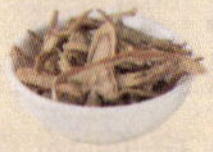 甘草6克	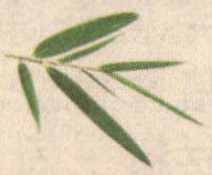 竹叶8克	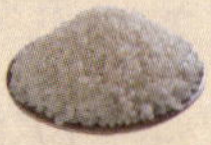 大米100克	做法	大米洗净；竹叶、甘草均洗净，煎取药汁待用。大米煮粥，加入甘草竹叶汁，同煮至浓稠状即可。本品可滋阴清热、利尿通淋。

蜂蜜

【老人的牛奶】

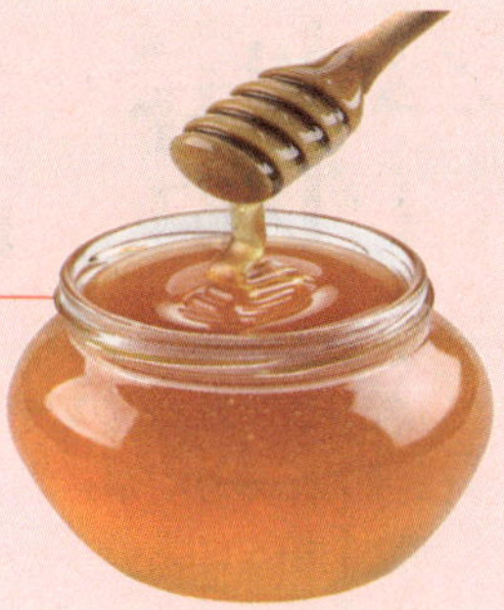

【类　　别】益气药

【别　　名】白蜜、生蜂蜜、炼蜜。

【性味归经】性平，味甘；归肺、脾、大肠经。

【养生剂量】10～50克。

【适合体质】气虚体质、平和体质、阴虚体质。

【适宜人群】中虚脘腹疼痛者；肺虚燥咳者；肠燥便秘者；川乌中毒者；皮肤粗糙、面生色斑者；癌症患者。

【不宜人群】凡湿阻中满，湿热痰滞，便溏或泄泻者要慎用或尽量不用。

本草药典

◎蜂蜜含有维生素B、维生素D、维生素E、盐酸、泛酸以及钙、铁、铜、锰、磷、钾等矿物质。蜂蜜中还含有氧化酶、还原酶、过氧化酶、淀粉酶、酯酶以及转化酶等，是一种营养丰富的天然滋养食品，也是最常用的滋补品之一。

功效主治

◎蜂蜜具有补虚、润燥、解毒、美白养颜、润肠通便之功效，对少年儿童咳嗽治疗效果很好。蜂蜜对某些慢性病还有一定的疗效，常服蜂蜜对于心脏病、高血压、肺病、眼病、肝脏病、痢疾、便秘、贫血、神经系统疾病、胃和十二指肠溃疡病等都有良好的辅助医疗作用。

推荐药膳养生方

蜂蜜桂花糕

材料：

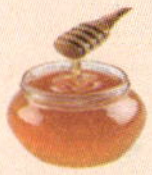

桂花蜂蜜2茶匙

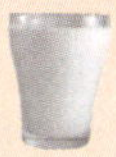

牛奶200毫升

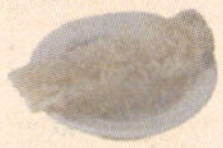

琼脂4茶匙

做法：将琼脂放入水中，用慢火将琼脂煮烂后，加糖煮至糖完全溶解；加入桂花蜂蜜拌匀，冷却；加入蜜糖即可。本品养心安神、疏肝除烦。

香蕉蜂蜜牛奶

材料：

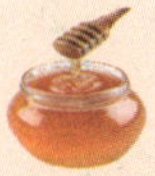

蜂蜜适量

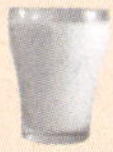

牛奶200毫升

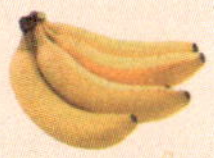

香蕉半根

做法：香蕉、橙子去皮，与蜂蜜一起放入果汁机内搅拌；待搅至黏稠状时，冲入热牛奶，再搅拌10秒钟即可。本品可养颜润肤、排毒通便。

桑叶银翘饮

材料：

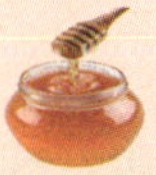

蜂蜜适量

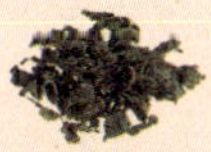

桑叶10克

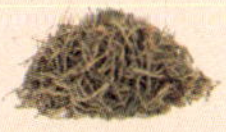

金银花8克

做法：将药材洗净；置锅于火上，加清水600毫升，煮15分钟后熄火，滤去药渣，留汁，加入蜂蜜即可。本品可发散风热，适合风热感冒患者饮用。

饴糖

【和中、缓急、止痛】

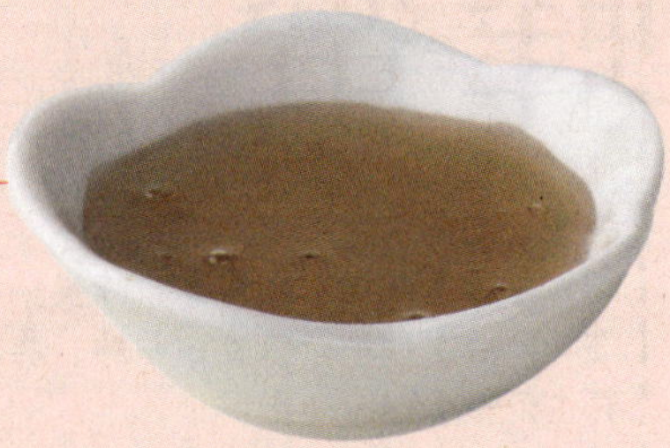

【类　　别】益气药
【别　　名】饧、胶饴、麦芽糖、软糖、糖稀。
【性味归经】性味甘，温。归脾、肺、胃经。
【养生剂量】10～50克。
【适合体质】气虚体质。
【适宜人群】中虚里急，脘腹疼痛者；肺虚干咳少痰者。
【不宜人群】脾胃湿热、中满呕哕者不宜，糖尿病患者不宜，痰湿盛者不宜；牙露、赤目、疳病者不宜。

本草药典

◎饴糖为米、麦、粟或玉蜀黍等粮食，经发酵糖化制成。全国各省都有出产。有软、硬两种，软者称胶饴，硬者称白饴糖，均可入药，但以用胶饴为主。本品主要含麦芽糖、葡萄糖、糊精及少量蛋白质、脂肪、维生素B等，能补脾精、化胃气、生津养血、缓急止痛等。

功效主治

◎有缓中，补虚，生津，润燥，缓急止痛的功效。主治劳倦伤脾，里急腹痛，肺燥咳嗽，吐血，口渴，咽痛，便秘，益气力，消痰止嗽，并润五脏治中焦营气暴伤，眩晕，消渴，消中，怔忡烦乱。临床观察本品有滋养、止咳、止腹绞痛作用。

推荐药膳养生方

	材料	做法
饴糖茶	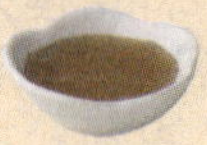 饴糖30克 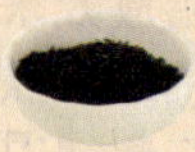 红茶3克	先将红茶叶用沸水冲泡5分钟后去渣取汁备用；饴糖用沸水拌匀溶解，倒入茶汁即可。本品健脾润肺、滋养强身。
萝卜汁麦芽糖	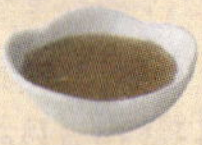 饴糖80克 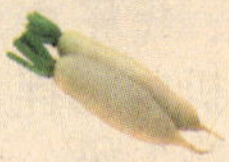 白萝卜200克	白萝卜削去外皮刨丝备用；取一碗，放入刨好的白萝卜丝、麦芽糖拌均匀后，腌30分钟，挤汁，煮沸即可。本品化痰止咳、润肺养胃。
砂仁饴糖茶	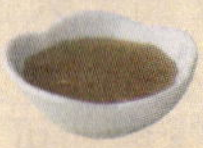 饴糖20克 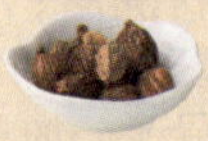 砂仁10克	将砂仁洗净，煎取药汁备用；将饴糖倒入药汁中，搅拌均匀后温服即可。本品理气安胎、和中止呕，可治疗妊娠呕吐。

第二章

补血类本草养生法

●凡能补血，以治疗血虚证为主的药物，称为补血药。本类药物的药性多温或平，质地滋润，多入心、肝、脾、肾经，能补肝养心或益脾，以滋生血液为主。该类中药材适用于心肝血虚所致的面色萎黄，唇爪苍白，眩晕耳鸣，心悸，失眠健忘等证，适用于肝肾精血亏虚证。

在使用补血药时要注意血虚与阴虚及气虚的密切关系，血虚常导致阴虚，故在使用补血药时常配补阴药。又脾为后天之本，脾主运化，脾的运化功能衰弱，补血药就不能充分发挥作用，所以在使用时还应适当配伍健运脾胃的药材。

补血药多滋腻黏滞，妨碍运化，因此脾胃湿滞，脘腹胀满，食少便溏者应慎用，必要时，可配伍化湿行气消食药，以助运化。

当归

【补血调经第一药】

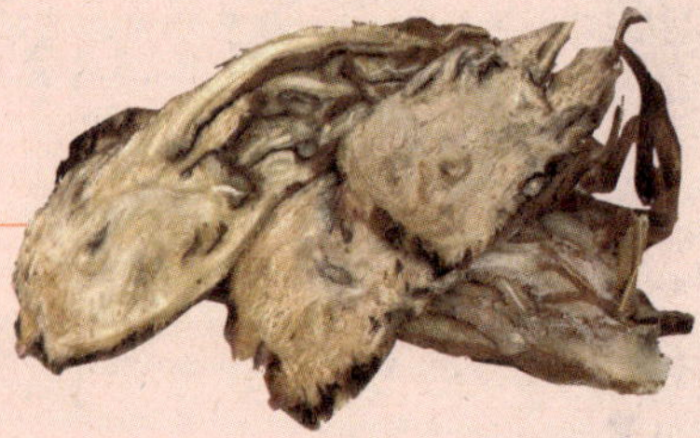

【类　别】补血药

【别　名】全当归、秦当归、云当归、川当归、西当归。

【性味归经】味甘、辛，性温。归肝、心、脾经。

【养生剂量】10～40克。

【适合体质】血虚体质、血瘀体质。

【适宜人群】腹胀疼痛、月经不调、闭经者；气血不足者；血虚便秘者；血虚头晕目眩；产后病后体虚者；产后缺乳者；跌打损伤患者。

【不宜人群】慢性腹泻、湿阻中满、大便溏薄者；月经过多、有出血倾向、阴虚内热者均不宜服用。

本草药典

◎当归为伞形科植物当归的根，根上端称“归头”，主根称“归身”；支根称“归尾”，全体称“全归”。当归含有多种氨基酸、挥发油、亚油酸、水溶性生物碱、蔗糖、维生素E、脂肪、β～谷固醇、烟酸、棕榈酸、硬脂酸、维生素B_{12}等成分。

功效主治

◎当归具有补血和血、调经止痛、润燥滑肠的功效，为调经止痛的理血圣药。多用于治疗月经不调、经闭腹痛、症瘕积聚崩漏、血虚头痛、眩晕、痿痹、赤痢后重、痈疽疮窃、跌打损伤等症。本品还要抗缺氧、抗癌、护肤美容、抗动脉硬化的功效。

选购保存

◎选购当归时，以主根粗长、皮细、油润，外皮呈棕黄色、断面呈黄白色，质实体重，粉性足，香气浓郁的为质优；主根短小，支根多，皮粗，味苦或辨味过重，断面呈红棕色的为质次。柴性大、干枯无油或断面呈绿褐色的当归不可当药用。当归除了含有挥发油外，还含有丰富的糖分，较易走油和吸潮，所以当归必须密封后，贮藏在干燥和凉爽的地方。

食用须知

◎当归一般生用，为加强活血的功效则酒炒用。通常补血宜用当归身，破血宜用当归尾，止血宜用当归炭；和血（补血活血）用全当归。月经不调，属肝郁气滞，经来先后无定期者，可用当归配伍柴胡、白芍、白术等同用。血虚面色萎黄、唇爪苍白、头晕目眩、心悸肢麻者，可用当归配伍与熟地、白芍、川芎同用。年老体弱、产后血虚肠燥便秘者，可与火麻仁、生地等药配伍。

推荐药膳养生方

当归田七炖鸡

材料

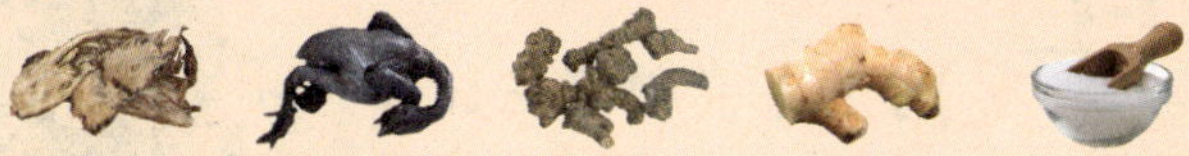

当归10克　乌鸡150克　田七8克　生姜10克　盐适量

做法

将当归、田七洗净；乌鸡洗净，斩件；生姜洗净切片。再将乌鸡块放入滚水中煮5分钟，捞起过冷水；然后把全部材料放入煲内，加滚水适量，盖好，文火炖2小时，加盐调味供用即可。本品可活血化瘀、调经止痛。

核桃当归瘦肉汤

材料

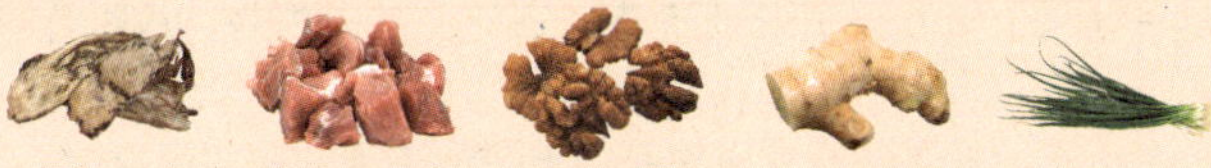

当归10克　瘦肉500克　核桃仁15克　姜少许　葱少许

做法

瘦肉洗净切件；当归洗净，切片；姜去皮切片；葱洗净，切段。然后将瘦肉入水氽去血水后捞出。最后把瘦肉、桃仁、当归放入炖盅，加入清水，大火慢炖1小时后，调入盐，转小火炖熟即可食用。本品可益气补血、润肠通

当归美颜汤

材料

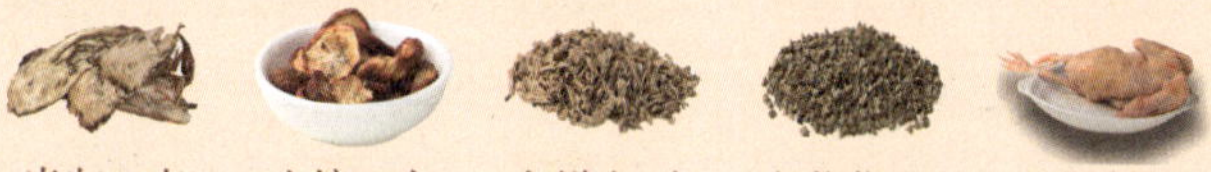

当归12克　山楂10克　白鲜皮8克　白蒺藜10克　乳鸽1只

做法

将乳鸽处理干净；将当归、山楂、白鲜皮、白蒺藜分别洗净，然后一起放入锅中加水煎汁，煎好后去渣留汁备用。将乳鸽加入药汁内，以中火炖煮约1小时后转小火煮至乳鸽熟烂后加盐调味即可。本品可补血活血、美白养颜。

当归生姜羊肉汤

材料

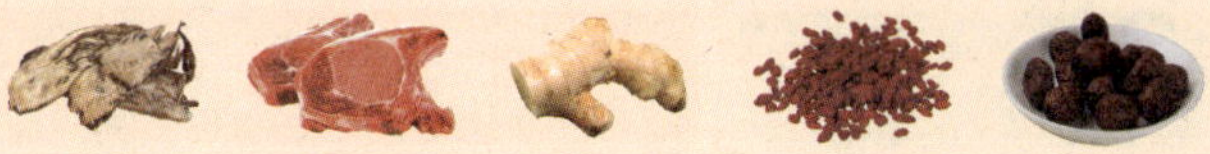

当归10克　羊肉300克　生姜10克　枸杞15克　红枣8枚

做法

将羊肉洗净切件，氽水；当归洗净切块；生姜切片；红枣、枸杞洗净。将羊肉、当归、生姜、枸杞、红枣放入锅中，加入清水小火炖2小时，煮至羊肉熟烂后调入盐、鸡精调味稍炖后出锅即可。本品可温经散寒、祛瘀止痛。

川芎当归黄鳝汤

材料

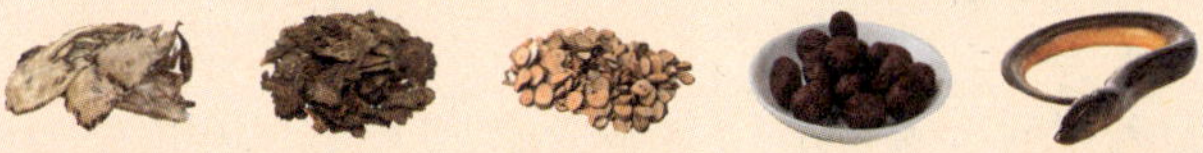

当归12克　川芎8克　桂枝5克　红枣5颗　黄鳝200克

做法

川芎、当归、桂枝洗净；红枣洗净；黄鳝剖开，去除内脏，洗净，入开水锅内稍煮，刮去黏液，切长段备用。将全部材料放入沙煲内，加清水适量，武火煮沸后，改文火煲2小时，加盐调味即可。本品可祛风除湿、活血通络。

熟地黄【养血益精佳品】

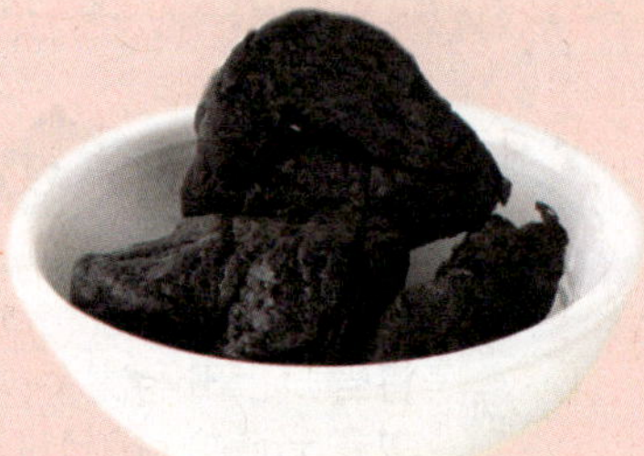

【类　别】补血药

【别　名】熟地、地黄根、大熟地。

【性味归经】味甘，性微温。归肝、肾经。

【养生剂量】10～30克。

【适合体质】血虚、阴虚体质。

【适宜人群】阴虚潮热盗汗者；肝肾阴虚引起的遗精、盗汗、五心烦热、烦躁易怒、腰膝酸软患者。

【不宜人群】外感未清者；消化不良者；脾胃虚寒者；大便泄泻者；阳虚怕冷者。

本草药典

◎地黄是中医中的重要药材，分鲜地黄、生地黄、熟地黄。熟地黄为生地黄加上黄酒拌蒸或直接蒸至黑润而成，于秋季时采挖，除去芦头、须根及泥沙再加工制成。它含有梓醇、地黄素、甘露醇、维生素A类物质、糖类及胺基酸等成分。

选购保存

◎熟地为不规则的块状，内外均呈漆黑色，有光泽，外表皱缩不平，断面泣润，中心部往往可看至光亮的油脂状块，粘性大，质柔软。味甜。选购熟地黄时，以体重肥大、质地柔软、断面乌黑油亮、味甜、黏性大者为佳。熟地应置于通风干燥处密封保存，并防霉、防虫蛀。熟地有酒熟地黄、熟地炭之别，酒熟长于地滋阴补血；熟地炭长于养血止血。

功效主治

◎熟地黄补血滋润、益精填髓，主治血虚萎黄、眩晕心悸、月经不调、血崩不止、肝肾阴亏、潮热盗汗、遗精阳痿、不育不孕、腰膝酸软、耳鸣耳聋、头目昏花、须发早白、消渴、便秘、肾虚喘促等症。临床用于治糖尿病、高血压、慢性肾炎及神经衰弱，均颇有疗效。

食用须知

◎与当归、白芍、川芎同用，治疗血虚萎黄、眩晕、心悸、失眠及月经不调等病。与猪大肠、核桃仁、大枣配伍，滋补肝肾，强健筋骨。熟地补血常与当归、白芍等同用，补肝肾常与山茱萸等同用；配党参、酸枣仁、茯苓等品，可用于心悸、失眠；配当归、白芍、川芍、香附等药，可用于治疗月经不调。熟地久服有腹胀、腹泻、胃胀等副作用，此外，煎煮熟地黄时不可用铜、铁器。

推荐药膳养生方

蝉花熟地猪肝汤

材料

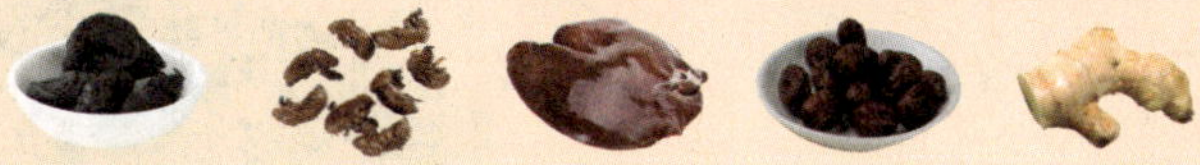

熟地12克　蝉蜕10克　猪肝180克　红枣6枚　生姜5片

做法

蝉蜕、熟地、红枣洗净；猪肝洗净切片，加淀粉、香油腌渍片刻；姜洗净切片。将蝉花、熟地、红枣、姜片放入瓦煲内，注入清水，中火煲约2小时，放入猪肝至滚熟，再放入盐、鸡精调味即可。本品可滋补肝肾、聪耳明目。

毛桃熟地炖甲鱼

材料

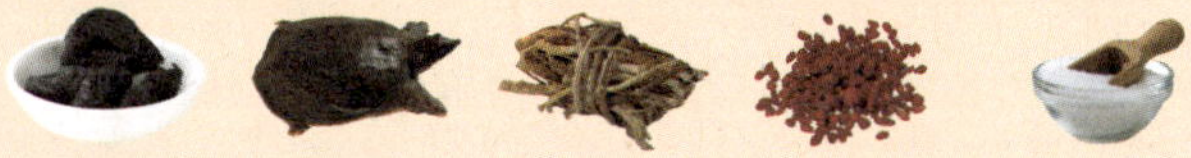

熟地黄20克　甲鱼1只　五指毛桃根10克　枸杞15克　盐适量

做法

五指毛桃根、熟地黄、枸杞均洗净；甲鱼处置干净，斩块，汆水。再将五指毛桃根、熟地黄、枸杞放入砂锅，注水烧开，下入甲鱼，用小火煲煮4小时，煲至甲鱼肉熟烂后加盐、味精调味即可。本品滋补肝肾、软坚散结。

生熟地玉竹饮

材料

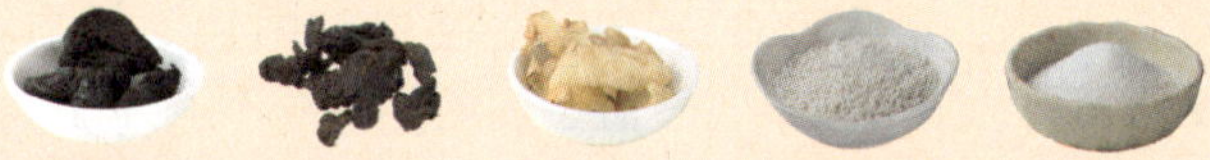

熟地15克　生地10克　玉竹6克　藕粉适量　白糖适量

做法

先将熟地、生地、玉竹均洗净，然后放入锅中，加水700毫升煎煮15分钟后，滤去药渣，留汁备用。然后将藕粉用少量凉开水拌成芡汁，倒入药汁中，边煮边搅拌至羹状时，加入白糖即可关火。本品可滋阴清热、生津止渴。

归芎熟地鸡汤

材料

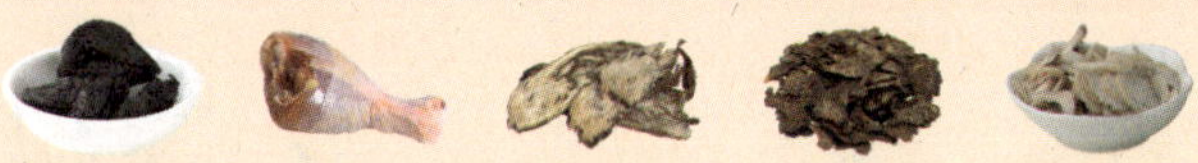

熟地25克　鸡腿150克　当归15克　川芎5克　炒白芍10克

做法

先将鸡腿洗净剁块，放入沸水中汆烫，捞出冲净；药材用清水快速冲净备用。将鸡腿和所有药材放入炖锅，加入适量的水以大火煮开后，转小火续炖40分钟，炖至肉熟烂后加盐调味即可。本品可补血、活血、止痛。

六味地黄鸡汤

材料

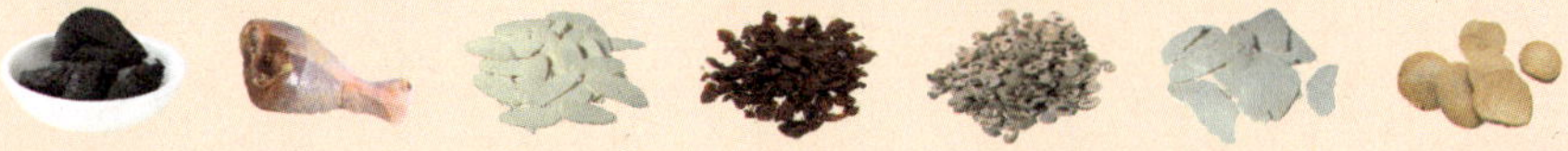

熟地25克　鸡腿150克　山药20克　山茱萸6克　丹皮8克　茯苓8克　泽泻5克

做法

先将鸡腿洗净并剁块，放入沸水中汆烫、捞起、冲净；将所有药材洗净与鸡腿一道放入炖锅，加入适量的水以大火煮开后转小火慢炖，煮至鸡肉熟透后加入味精调味即可。本品可滋阴补肾、固精填髓。

阿胶【补血止血珍品】

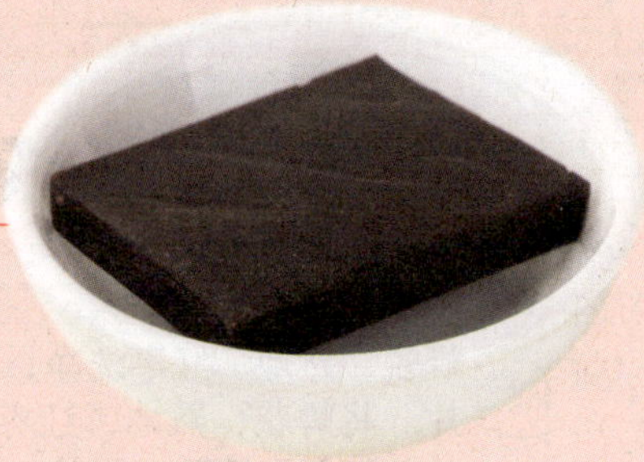

【类　　别】补血药
【别　　名】驴皮胶、傅致胶、盆覆胶。
【性味归经】性平、味甘。归肺、肝、肾经。
【养生剂量】3～10克。
【适合体质】血虚体质。
【适宜人群】体质虚弱者；血虚萎黄、眩晕心悸者；贫血、低血压患者；月经不调者；失眠多梦者。
【不宜人群】素体内热较重，口干舌燥、潮热盗汗者；脾胃有湿、大便溏稀者。

本草药典

◎阿胶为马科动物驴的皮，经漂泡去毛后熬制而成的胶块，以山东、浙江、江苏等地产量较多。以原胶块用，或将胶块打碎，用蛤粉炒或蒲黄炒成阿胶珠用。阿胶含有多种氨基酸及明胶原、骨质原、灰分、铁、锌、钙、硫等物质，是女人的补血佳品。

功效主治

◎阿胶具有滋阴润肺、补血止血、定痛安胎的功效。可用于眩晕、心悸失眠、久咳、咯血、衄血、吐血、尿血、便血、崩漏、月经不调等症。阿胶可促进细胞再生，升高失血性休克者之血压，改善体内钙平衡，防止进行性营养障碍，提高免疫功能。

推荐药膳养生方

阿胶牛肉汤

材料

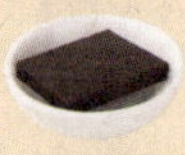
阿胶粉9克

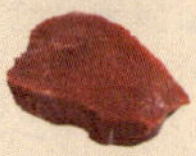
牛肉100克

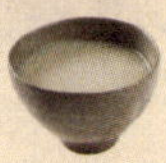
米酒20毫升

做法

将牛肉洗净，切片；与米酒一起放入沙锅，用文火煮30分钟；加入阿胶粉，搅拌至阿胶溶化后即可。本品可补虚安胎、养血安神。

黄连阿胶汤

材料

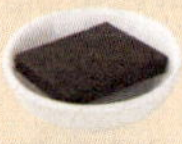
阿胶9克

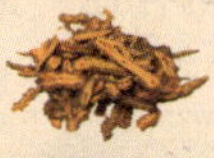
黄连10克

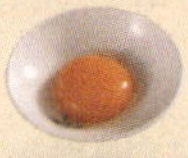
鸡子黄2枚

做法

黄连洗净，先放入煮锅内，加水8杯、浓煎至3杯，去渣后，再加入鸡子黄煮熟，加阿胶烊化即可。本品可清热泻火、育阴生津。

阿胶蛋酒羹

材料

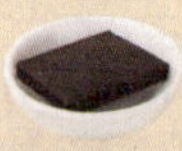
阿胶1块

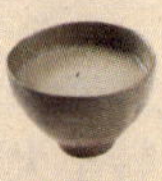
米酒1瓶

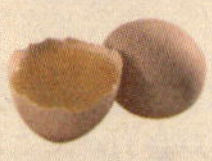
鸡蛋2个

做法

阿胶打碎；鸡蛋放入碗中，搅打成蛋花备用。锅中加水，下入米酒、阿胶煮2分钟，加入鸡蛋液，煮开即可。本品可养血补虚、美容养颜。

何首乌

【补血乌发良药】

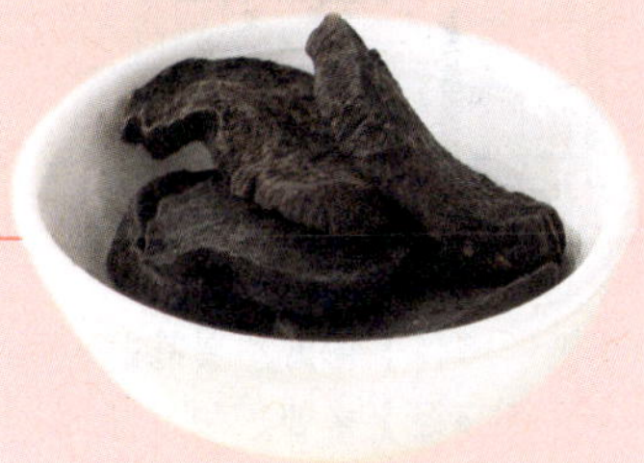

【类　　别】补血药
【别　　名】生首乌、制首乌、首乌、赤首乌、地精、山首乌。
【性味归经】味甘苦涩，性温；归肝、心、肾经。
【养生剂量】制过后的用量为10～40克。
【适合体质】血虚体质。
【适宜人群】血虚头晕者；肾虚头发早白、脱发者；头晕耳鸣者；腰膝酸软者；阴虚盗汗者；烦热失眠者。
【不宜人群】大便溏薄、脾湿中阻、食积腹胀者；风寒感冒未愈者；高胆固醇患者。

本草药典

◎何首乌为蓼科何首乌的块根，于秋冬两季时采挖。它主要有大黄酚、大黄素、大黄酸、大黄素甲醚等，此外，尚含有卵磷脂等成分。药理研究表明，此类成分具有降低血脂及胆固醇，还能增强机体免疫力的作用。何首乌是抗老护发的滋补佳品。

功效主治

◎何首乌有补肝益肾、养血祛风的功效，常用来治肝肾阴亏、须发早白、血虚头晕、腰膝软弱、筋骨酸痛、遗精、崩带、久疟久痢、慢性肝炎、痈肿、瘰疬、肠风、痔疾等症。晒干制成的首乌润肠通便的效果显著，常用于老年人身上；鲜首乌的消肿作用更佳。

推荐药膳养生方

乌黑鸡爪汤

材料

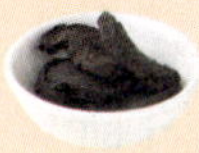
何首乌10克

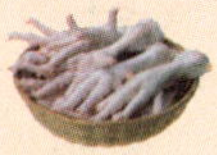
鸡爪8只

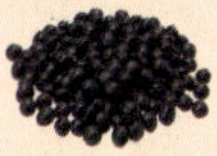
黑豆20克

做法

先将鸡爪洗净；首乌、黑豆洗净；将鸡爪、首乌、黑豆一起放锅中，加适量清水煲3小时，加盐调味即可。本品可补肾乌发、滋阴养血。

首乌炒猪肝

材料

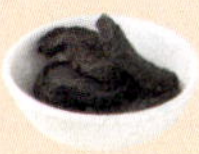
何首乌20克

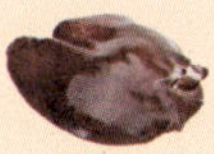
猪肝300克

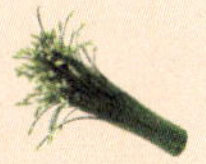
韭菜花250克

做法

猪肝洗净切片；韭菜花切段；首乌煎取药汁与生粉拌匀备用。起油锅，放入猪肝、韭菜花拌炒，淋上药汁勾芡。本品可养肝明目、乌发。

首乌人参鸡汤

材料

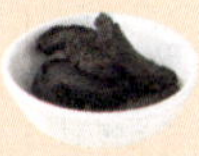
制首乌20克

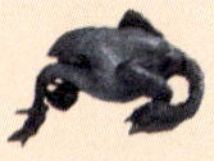
乌鸡1只

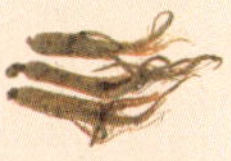
人参10克

做法

乌鸡、人参、首乌洗净。将人参、当归、红枣纳入鸡腹中；起锅放入所有材料，加水炖汤，煮至鸡肉熟透调味即可。能活血养血、补虚。

白芍【柔肝止痛良药】

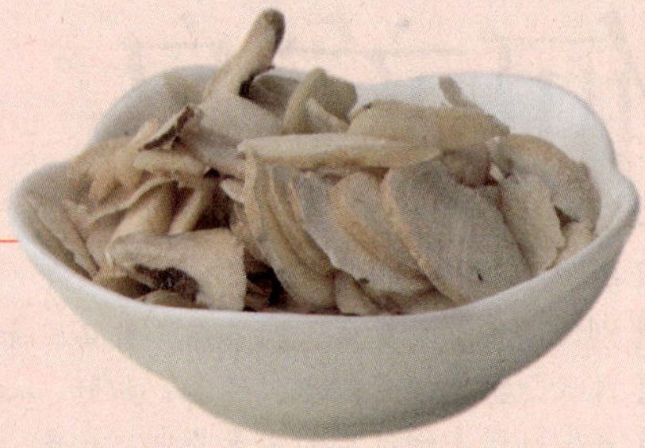

【类　　别】补血药
【别　　名】将离、金芍药、杭勺、东勺、芍药。
【性味归经】味苦、酸，性凉。归肝、脾经。
【养生剂量】10～20克。
【适合体质】血虚体质。
【适宜人群】泻痢腹痛、自汗盗汗、月经不调、产后血虚血瘀腹痛者；肝炎、抑郁症、胃痛、消化性溃疡患者。
【不宜人群】小儿麻疹、虚寒、腹痛、泄泻者，妇女产后亦不可用。

本草药典

◎白芍含有芍药甙、牡丹酚、芍药花甙、苯甲酸、挥发油、脂肪油、树脂、鞣质、淀粉、糖类、黏液质、蛋白质等成分。白芍是一种常见的补血良药。白芍中所含的白芍总苷具有抗炎和调节免疫功能等药理作用，临床上用于类风湿性关节炎及老年病的治疗，效果较好。

功效主治

◎白芍具有养血柔肝、缓中止痛、敛阴收汗的功效，生白芍平抑肝阳，炒白芍养血敛阴，酒白芍可用于和中缓急、止痛，具有较强的镇痛效果。多用于治疗胸腹疼痛、泻痢腹痛、自汗盗汗、阴虚发热、月经不调、崩漏带下等病症。白芍还有镇痛、抗惊厥等药理作用。

推荐药膳养生方

白芍瘦肉汤	材料：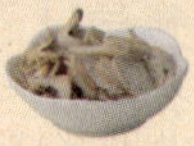 白芍20克 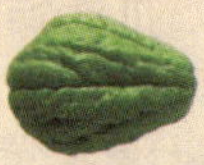 鲜佛手瓜200克 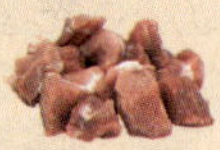 猪瘦肉400克	做法：佛手瓜、白芍洗净切片；瘦猪肉洗净，切片，将所有材料放入瓦煲内炖汤，肉熟透调味即可。本品疏肝和胃、理气止痛。
白芍当归鸡汤	材料：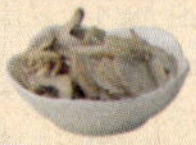 当归20克 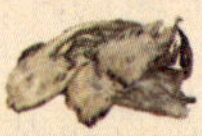 白芍10克 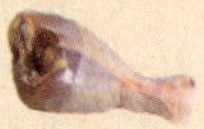 鸡腿1只	做法：鸡腿洗净剁块；当归、白芍洗净；将鸡腿和所有药材放入炖锅中，炖汤食用。本品养血补虚。
白芍川芎炖鱼头	材料：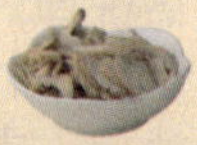 白芍10克 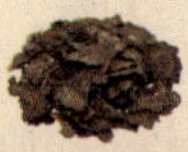 川芎10克 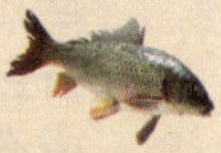 鲤鱼头1个	做法：将白芍、川芎洗净备用。鲤鱼头去鳃洗净；一同入锅炖汤食用。本品可行气补血、镇静止痛，治疗头痛。

干荔枝 【补血佳果】

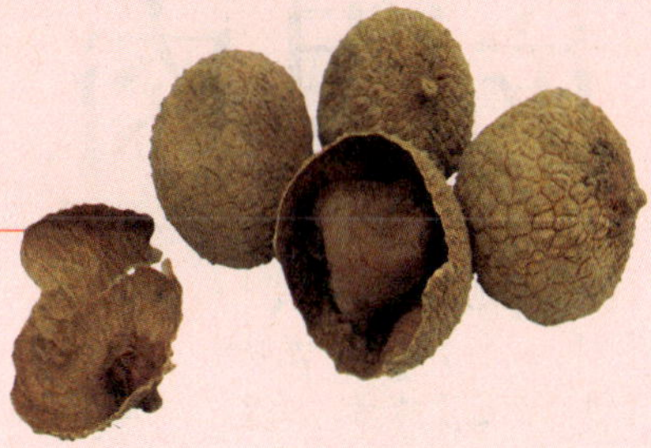

【类　　别】补血药
【别　　名】荔枝干
【性味归经】味甘、酸，性温。归脾、胃、肝经。
【养生剂量】10～30克
【适合体质】血虚体质
【适宜人群】体质虚弱者，病后津液不足者，贫血者，脾虚腹泻或老年人五更泻者，胃寒疼痛者等。
【不宜人群】出血病患者，女性妊娠及糖尿病患者，湿热体质者。

本草药典

◎本品为鲜荔枝加工干制，历史较为悠久。成品肉厚，味香甜。加工荔枝干的品种，多采用怀枝、糯米糍，尤以糯米糍为佳，制成品肉厚核小，蜜甜醇香。本品含有葡萄糖、果糖、蔗糖、苹果酸及蛋白质、脂肪、维生素A、B族维生素及维生素C等营养素。

功效主治

◎具有益心肾、养肝血、健脾胃的功效。主治颈淋巴结核，淋巴结核及疔毒，气虚胃寒，脾虚泄泻，老人五更泻，妇女贫血及虚弱，血崩，小儿遗尿。干荔枝配伍莲子煮汤食用，可健脾养血；配伍海藻、黄酒，可治疗颈淋巴结核。

推荐药膳养生方

莲子荔枝汤

材料

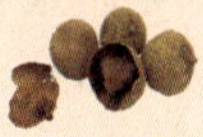
荔枝干30粒

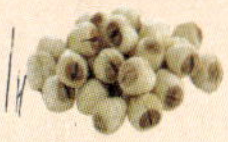
莲子60克

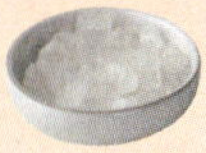
冰糖适量

做法

将荔枝干去壳和核；干莲子用水泡软；炖盅内注入适量清水，放入荔枝干、莲子、冰糖，隔水炖1小时即可。本品可养血益脾。

荔枝红枣汤

材料

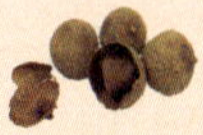
荔枝干30粒

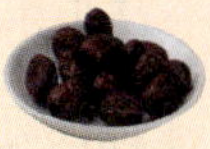
红枣8枚

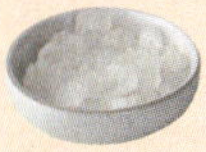
冰糖适量

做法

将荔枝干去壳和核；然后将荔枝干和红枣一同入汤锅，注入适量的清水煮汤，加入冰糖炖汤食用。本品可益气养血。

荔枝山药粥

材料

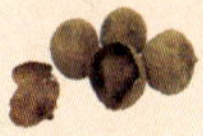
荔枝干10粒

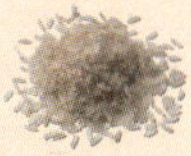
粳米50克

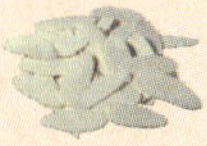
淮山药12克

做法

荔枝干去壳去核；粳米洗净；莲子泡好，一同入锅，注入清水煮粥即可。本品可补肾止泻。

龙眼肉

【养血安神佳品】

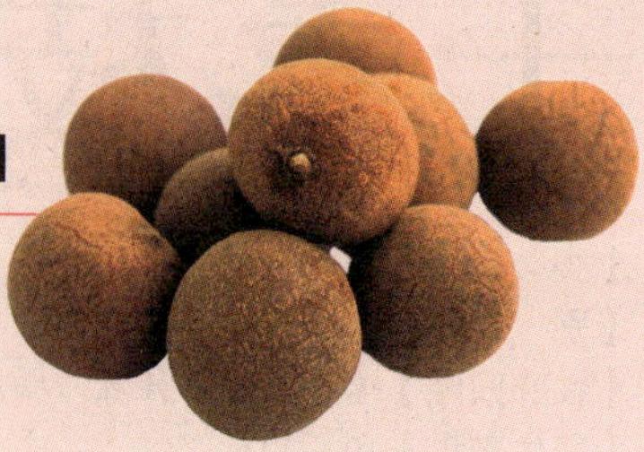

【类　　别】补血药

【别　　名】蜜脾、龙眼干、福肉、桂圆肉。

【性味归经】味甜，性温；归心、脾经。

【养生剂量】10～30克。

【适合体质】血虚体质。

【适宜人群】孕妇；产后病后体虚者；慢性消耗性疾病患者；失眠、肾虚、便秘者。

【不宜人群】痰多火盛者；舌苔厚腻者；大便滑泻者；感冒未愈者；阴虚火旺、痰湿中阻者。

本草药典

◎龙眼为无患子科植物龙眼果实的干燥假种皮。它含有葡萄糖、蔗糖、酒石酸、腺嘌呤、胆碱及蛋白质、脂肪等成分。是人们日常补身的滋养强化剂。龙眼肉以颗粒大小均匀、凸圆中空、色泽统一、明黄澄白、玲珑剔透、手感干爽、无杂质和添加剂者为佳。

功效主治

◎龙眼肉具有补虚益智、补益心脾、养血安神的功效。龙眼肉一般应用于治疗气血不足、体虚乏力、营养不良、神经衰弱、健忘、记忆力衰退、头晕失眠、心悸的症状，对体虚人士及产后妇女，有补血、复原体力等功效，还可降血脂，增加冠状动脉血流量。

推荐药膳养生方

龙眼鸡汤

材料

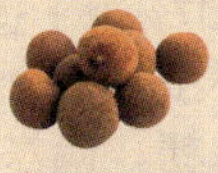
龙眼肉20克

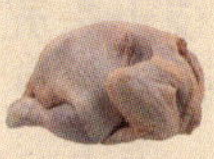
鸡肉400克

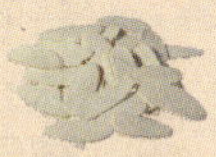
山药12克

做法

鸡洗净斩件，汆去血水；将鸡肉、龙眼肉、山药放入锅中，加水慢炖2小时，至鸡肉熟透后加盐调味即可。本品可益气补血、强身健体。

桂圆炖猪蹄

材料

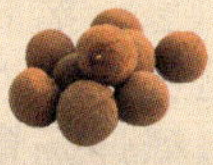
龙眼肉30克

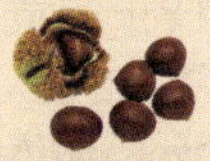
鲜板栗200克

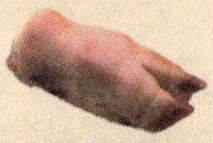
猪蹄2只

做法

板栗入开水中煮5分钟，捞起剥膜；将猪蹄斩块，汆烫，所有材料一起放入炖锅中炖汤食用。本品可补血美容、补肾下乳。

麦枣龙眼汤

材料

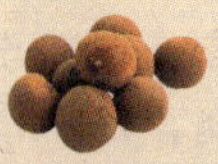
龙眼肉20克

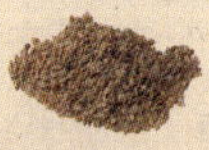
浮小麦30克

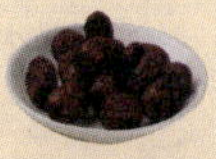
红枣8颗

做法

浮小麦淘净；红枣洗净、去核；将浮小麦、龙眼肉、红枣一同放入锅中，煮汤食用。本品可补血养心、安神助眠。

红糖

【补血调经】

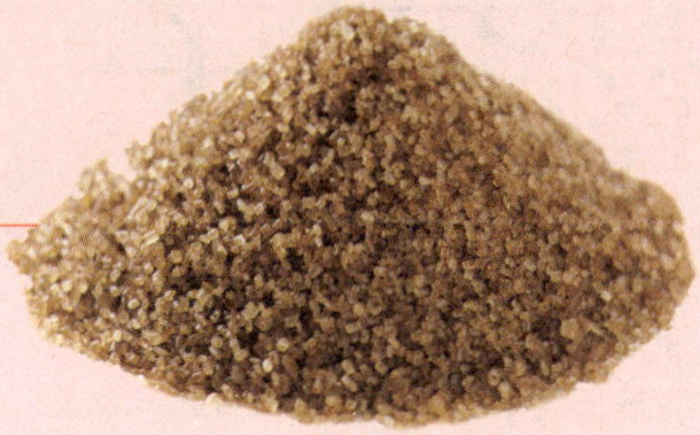

【类　　别】补血药

【别　　名】赤沙糖、紫沙糖、片黄糖。

【性味归经】性温，味甘。入肝、脾经。

【养生剂量】15～30克。

【适合体质】血虚体质。

【适宜人群】低血糖患者，妇女体虚、月经不调、痛经、腰酸腰痛、红色暗红有血块者以及孕产妇。

【不宜人群】平素痰湿偏盛者，消化不良者，肥胖症患者，糖尿病患者。

本草药典

◎红糖是甘蔗经榨汁，通过简易处理，经浓缩形成的带蜜糖。它所含的钙质比白糖含钙量多2倍，含铁质比白糖含铁量多1倍，同时含有胡萝卜素、维生素B烟酸以及锰、锌等微量元素。红糖中含有的多种维他命和抗氧化物质，能抵抗自由基，抗老化。

功效主治

◎红糖具有补中疏肝、止痛益气、调经和胃、活血化瘀、健脾暖胃的功效。对风寒感冒、脘腹冷痛、月经不调、产后恶露不绝、喘嗽烦热、妇人血虚、食即吐逆等症有食疗作用。中医营养学认为，性温的红糖通过“温而补之，温而通之，温而散之”来发挥补血作用。

推荐药膳养生方

当归红糖饮

材料

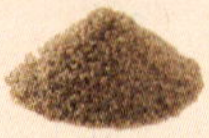

红糖30克

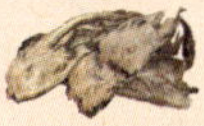

当归30克

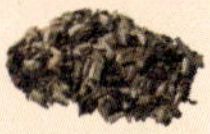

益母草15克

做法

当归、益母草洗净，切薄片；置锅于火上，放入当归、益母草大火煮开后转小火续煮10分钟，加入红糖即可。本品可补血活血、调经止痛。

姜糖粥

材料

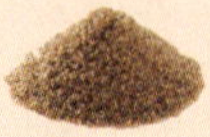

红糖20克

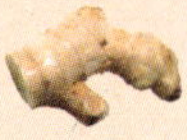

生姜20克

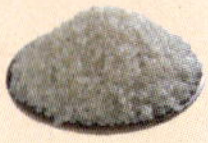

大米80克

做法

大米洗净，浸泡半小时；葱白、生姜洗净切丝。大米入锅，加水煮半小时，下入姜丝、红糖、葱白煮成稠粥。本品可发汗解表、温胃散寒。

月季玫瑰茶

材料

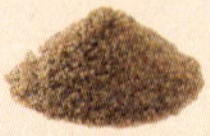

红糖10克

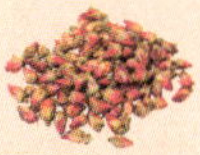

月季花6克

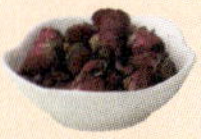

玫瑰花5克

做法

将月季花、玫瑰花、陈皮分别用清水洗净，一起入锅，煎水服用。本品可疏肝解郁、理气宽胸。

楮实子

【滋补肝肾佳品】

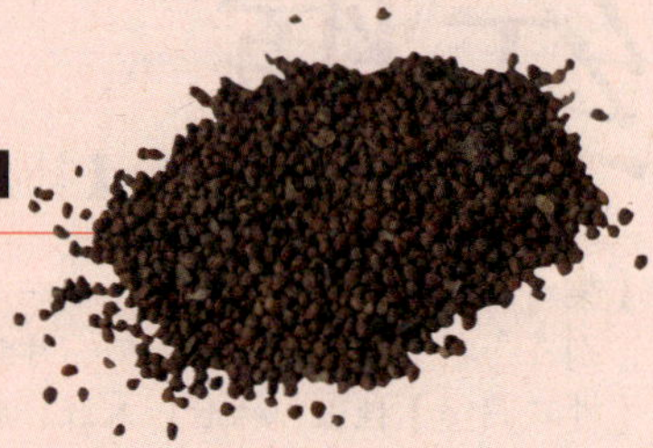

【类　　别】补血药

【别　　名】褚实。

【性味归经】味甘，性寒；归肝、肾经。

【养生剂量】5～10克。

【适合体质】阴虚体质。

【适宜人群】肝肾虚弱患者，腰膝酸软患者，虚劳骨蒸患者，目翳昏花患者，水肿胀满患者。

【不宜人群】脾胃虚寒，大便溏泻者慎服。

本草药典

◎本品为桑科构树植物构树的果实，呈圆形，卵圆形至宽卵形，稍扁，表面红棕黄色，微具网状皱纹和颗粒状凸起，质硬而脆，易压碎。主要产于河南、湖南、湖北、山西、甘肃等地。果实中含有皂苷，B族维生素及油脂。选购本品以色红、子老、无杂质者为佳。

功效主治

◎具有滋阴益肾、清肝明目、健脾利水的功效。主治肝肾阴虚所致腰膝酸软、阳痿、头晕目眩，目生障翳，水肿尿少、虚劳蒸骨等病症。此外，据药理研究表明楮实子的提取液有增强记忆、防治老年痴呆，同时对酪氨酸酶有抑制和激活的作用。

推荐药膳养生方

楮实枸杞饮

材料

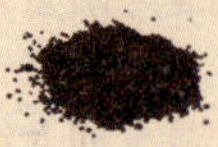
楮实子10克

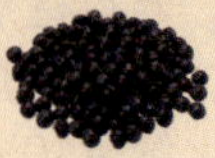
黑豆20克

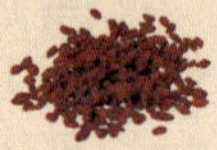
枸杞15克

做法

黑豆、楮实子均洗净，晒干，研成粉末，放入杯中，加入枸杞，用开水冲服，加入白糖调味即可。本品健脾、补益肝肾。

楮实枸杞粥

材料

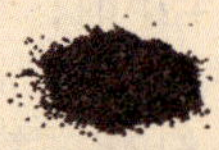
楮实子8克

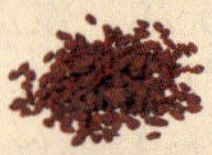
枸杞12克

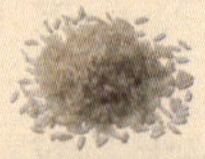
粳米50克

做法

将楮实子、枸杞洗净；粳米洗净；楮实子、粳米一起入锅，注入适量的清水煮成稀粥时，倒入枸杞粒，加入白糖即可。本品养肝补肾。

楮实荆芥茶

材料

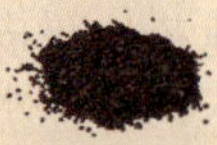
楮实子10克

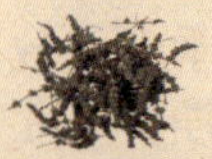
荆芥穗12克

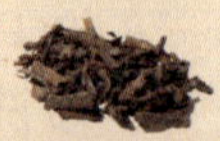
地骨皮10克

做法

将楮实子、荆芥穗、地骨皮洗净，一同入锅，注入适量的清水煎汁，煎好后去渣留汁，加入白糖即可。本品疏风散热、除虚热。

第三章

滋阴类
本草养生法

●以滋养阴液，用于治疗阴虚证的药物，称为补阴药。补阴包括补肺阴、补胃阴、补肝阴、补肾阴、补心阴等具体功效，分别治疗肺阴虚、胃阴虚、肝阴虚、肾阴虚、心阴虚证。本类药的性味以甘寒为主，能清热者，可有苦味。本类药均可补阴，并多兼润燥和清热之效。

肺阴虚，可见干咳少痰、咯血或声音嘶哑。胃阴虚，可见口干咽燥、胃脘隐痛、饥不欲食，或脘痞不舒，或干呕呃逆，舌干苔少等。肝阴虚可见头晕耳鸣、两目干涩，或四肢麻木、爪甲不荣等。肾阴虚可见头晕目眩、耳鸣耳聋、牙齿松动、腰膝酸痛、遗精等。心阴虚可见心悸怔忡、失眠多梦等。

本类药大多有一定滋腻性，脾胃虚弱，痰湿内阻，腹满便溏者慎用。

枸杞【养肝明目、抗衰老】

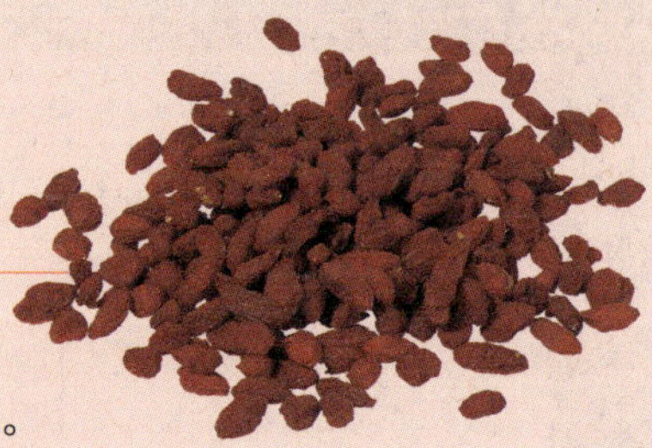

【类　　别】滋阴药

【别　　名】苟起子、枸杞红实、甜菜子、西枸杞、枸杞果。

【性味归经】味甘，性平；归肝、肾、肺经。

【养生剂量】5～30克。

【适合体质】阴虚体质、血虚体质。

【适宜人群】血虚、慢性肝炎、贫血患者；肝肾亏虚所致的两目干涩、视物昏花者，眼科及肝病患者。

【不宜人群】冒发热患者；外邪实热，脾虚湿热泄泻者。

本草药典

◎枸杞为茄科植物枸杞或宁夏枸杞的成熟果实，其浆果为红色。它富含维生素B维生素B维生素C 、甜菜碱、胡萝卜素、玉蜀黄素、烟酸钙、磷、铁、有机锗、β～谷甾醇、亚油酸、酸浆果红素以及14种氨基酸等成分，有抗衰老、抗肿瘤、抗突变等作用。

功效主治

◎枸杞子具有滋补肝肾、益精明目、润肺止咳的功效。主治肝肾亏虚、头晕目眩、目视不清、腰膝酸软、阳痿遗精、虚劳咳嗽、消渴引饮等症。枸杞子能促进调剂免疫系统功能，可提高睾酮水平，促进造血功能，有保肝及降脂肪肝、降血糖、降血压的作用。

选购保存

◎选购枸杞子时，一要看色泽：品质好的枸杞子，表面鲜红色至暗红色，有不规则皱纹，略具光泽。二闻气味：没有异味和刺激的味道。三尝味道：口感甜润，无苦味、涩味，则为优质品。用碱水处理过的枸杞子有苦涩感。在选购时，如果枸杞的红色太过鲜亮，可能曾被硫磺薰过，吃起来会有酸味，不宜选购。枸杞子应置于阴凉干燥处保存，防潮、防蛀。

食用须知

◎枸杞既可作为坚果食用，又是一味功效显著的传统中药材。与女贞子、红糖制成冲剂口服，对治疗高脂血症有一定效果。枸杞子冬季宜煮粥，夏季宜泡茶，一年四季养身滋补的好东西。枸杞全身都是宝，枸杞子富含枸杞蛋白多糖、维生素C、磷、铁等多种营养成分，能补虚生精，用来入药或泡茶、泡酒、炖汤，如能经常饮用，可调节免疫功能的作用，便可强身健体。

推荐药膳养生方

佛手枸杞老鸭汤

材料

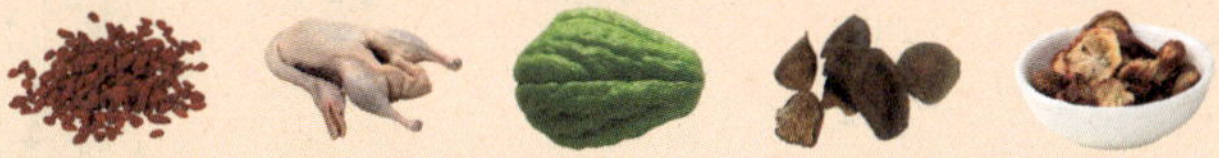

枸杞12克　老鸭250克　佛手瓜100克　陈皮10克　山楂10克

做法

老鸭处置干净，切件，入沸水锅汆水，捞出沥干备用；佛手瓜洗净切片；枸杞洗净，浸泡。净锅中放入老鸭肉、佛手瓜、枸杞、陈皮、山楂，加入适量清水，炖至鸭肉熟烂后，加盐调味即可。本品可益气补虚、消食除胀。

枸杞牛肝汤

材料

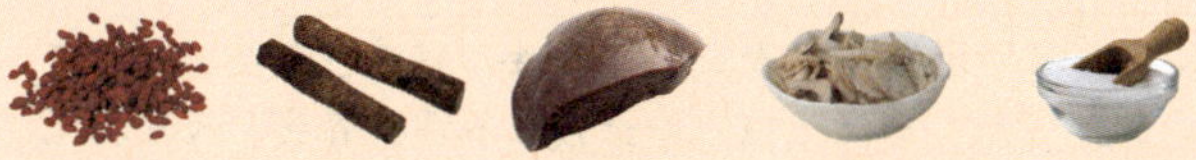

枸杞10克　鲜山药600克　牛肝500克　白芍5克　盐适量

做法

牛肝洗净，汆水后捞起，切成薄片；山药削皮，洗净切块；白芍洗净。将牛肝、山药、白芍放入炖锅中，加适量清水，大火煮沸后转小火慢炖1小时。最后加入枸杞，续煮10分钟，加盐调味即可。本品可滋阴补血、养肝明目。

淮山薏米枸杞汤

材料

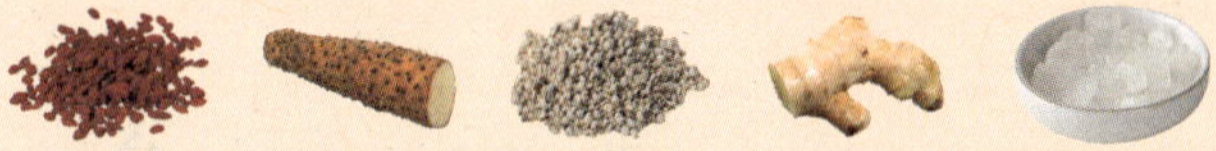

枸杞10克　淮山25克　薏米50克　生姜3片　冰糖适量

做法

先将山药去皮，洗净切块；薏米泡发好后，洗净沥干备用；枸杞泡发洗净。然后将备好的材料一同入锅，加入适量的清水，加入生姜，以小火煲约1.5小时，至其熟烂后再加入适量的冰糖调味即可。本品可益气健脾、止泻止带。

猪皮枸杞红枣汤

材料

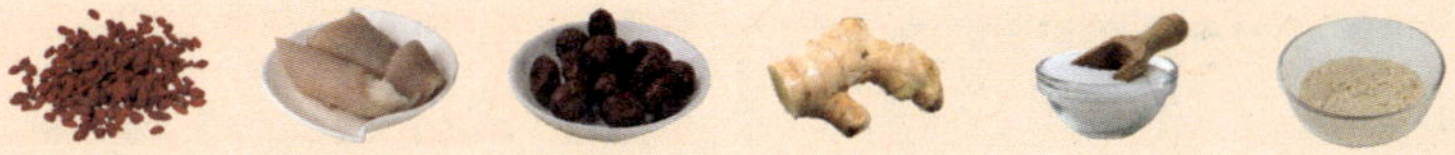

枸杞12克　猪皮80克　红枣15克　姜3片　盐适量　鸡精适量

做法

猪皮洗净切块；红枣、枸杞分别洗净。净锅注水烧开后加入猪皮汆透后捞出，往砂锅内注入高汤，加入猪皮、枸杞、红枣、姜片，小火煲2小时，至猪皮熟烂后调入适量的盐、鸡精调味即可。本品可益气补血、美容养颜。

猪肠莲子枸杞汤

材料

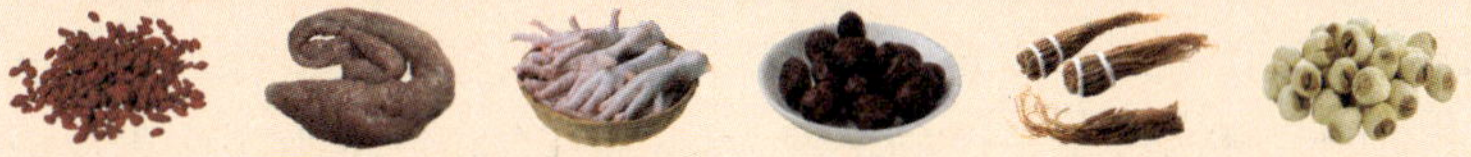

枸杞12克　猪肠150克　鸡脚4只　红枣8枚　党参15克　莲子15克

做法

猪肠切段洗净；鸡脚、红枣、枸杞、党参均洗净；莲子去皮、去莲心，洗净备用；锅注水烧开，下猪肠汆透，然后捞出沥干。将所有材料一同入瓦煲，注入清水，炖至猪肠熟烂后加盐调味即可。本品可益气补虚、涩肠止泻。

银耳【菌中之冠】

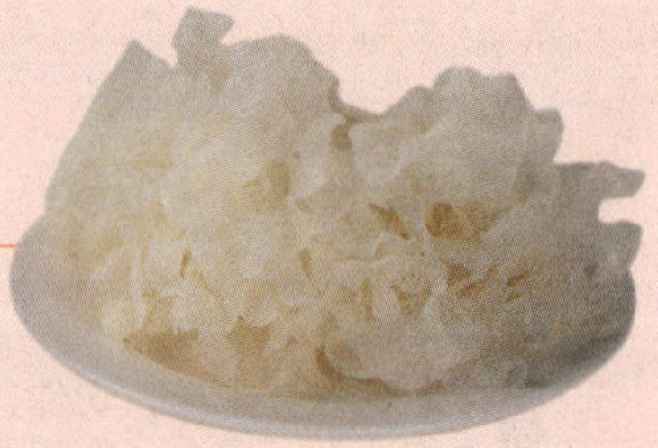

【类　　别】滋阴药
【别　　名】白木耳、银耳、白耳、桑鹅、五鼎芝、白耳子、银耳花。
【性味归经】性平，味甘、淡。归肺、胃、肾经。
【养生剂量】10～30克。
【适合体质】阴虚体质。
【适宜人群】适宜阴虚火旺、老年慢性支气管炎、肺源性心脏病、免疫疲力低下、体质虚弱、内火旺盛、虚痨、癌症、肺热咳嗽、肺燥干咳、妇女月经不调、胃炎、大便秘结患者食用。
【不宜人群】患有风寒咳嗽、湿热惹痰而至咳、气虚出血、外感初起感冒者不宜食用。

本草药典

◎银耳是生于枯木上的胶质药用真菌，分布于西南及陕西、江苏、安徽、浙江、江西、福建、台湾、湖北、湖南、广东、海南、广西等地。银耳有“菌中之冠”的美称，历代皇家贵族都将银耳看做是“延年益寿之品”、“长生不老良药”。

功效主治

◎银耳具有润肺生津、滋阴养胃、益气安神、强心健脑等作用。主治虚劳咳嗽、痰中带血、津亏口渴、病后体虚、气短乏力等症。银耳能提高肝脏解毒能力，起保肝作用；银耳对老年慢性支气管炎、肺原性心脏病也有一定疗效。常食银耳还能美容润肤、瘦身减肥。

选购保存

◎选购银耳时，应选择颜色白净带微黄、略带特殊药性味、基地部小、朵大肉厚者为佳。银耳本身无味道，选购时可取少许试尝，如对舌有刺激或有辣的感觉，干银耳呈白色，证明这种银耳是用硫磺熏制过的，只有新鲜或者泡发后的银耳是白色的，晒干或烘干后的正常颜色为金黄色。银耳含有丰富的蛋白质和多糖类，容易受潮，因此需要密封储存，并放置在阴凉干燥处。

食用须知

◎银耳中质量上乘者为雪耳，烹制银耳时，宜先用开水泡发，泡发后应去掉未发开的部分，特别是呈现淡黄色的部分。在日常生活中，可以在煮粥、炖猪肉时放一些银耳，这样即可以享受美食，又能滋补身体，一举两得。变质的银耳食用后会发生中毒反应，故选购时宜仔细。银耳中含有丰富的蛋白质维生素等，所以银耳粉有抗老去皱及紧肤的作用，常敷还可以去雀斑黄褐斑等。

推荐药膳养生方

木瓜银耳猪骨汤

材料

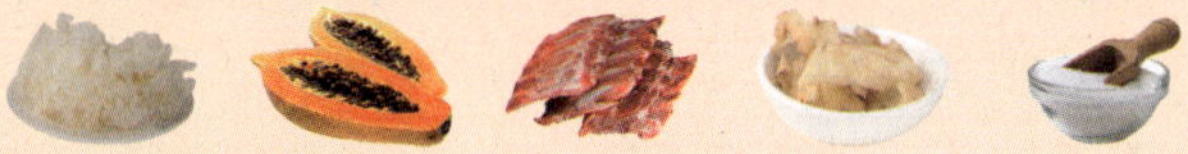

银耳10克　木瓜100克　猪骨150克　玉竹5克　盐适量

做法

木瓜去皮，洗净切块；银耳洗净撕片；猪骨洗净斩块，氽去血水；玉竹洗净；将以上材料一起放入瓦煲，注入适量的清水，大火烧开后改小火炖煮2小时，加盐调味即可。本品可滋阴润燥、美容养颜。

银耳枸杞鸡肝汤

材料

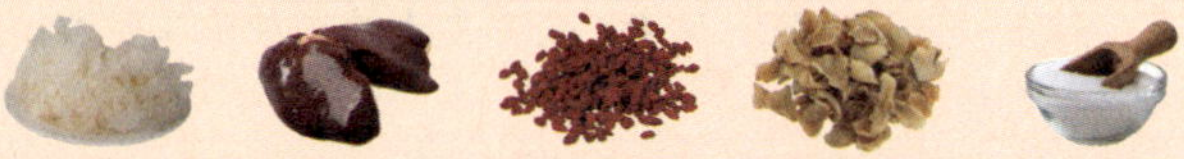

银耳10克　鸡肝200克　枸杞15克　百合5克　盐适量

做法

鸡肝洗净，切块；银耳泡发洗净，摘成小朵；枸杞、百合洗净，浸泡备用。锅中放水烧沸，放入鸡肝、银耳、枸杞、百合放入锅中，加入适量的清水，用小火炖1小时，加盐调味即可。本品可滋补肝肾、养血明目。

椰肉银耳煲老鸽

材料

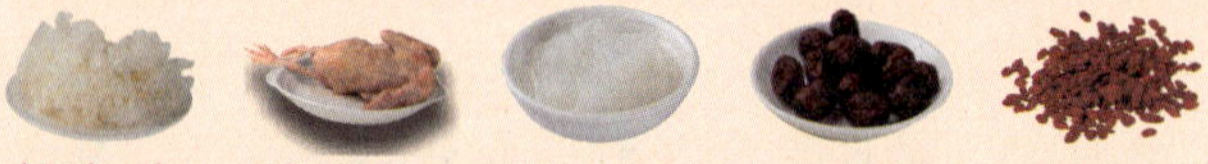

银耳10克　乳鸽1只　椰子肉100克　红枣8枚　枸杞12克

做法

乳鸽洗净，氽去血水；银耳泡发洗净；红枣、枸杞均洗净，浸水10分钟，红枣去核。将以上材料一同放入炖盅，注水后以大火煲沸后转小火煲煮2小时，至肉熟烂后加盐调味即可。本品可滋阴润肺、补血养颜。

银耳山楂粥

材料

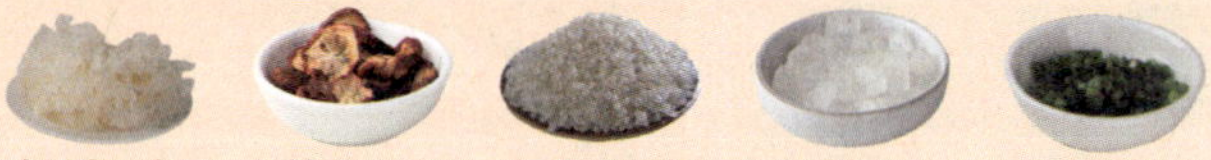

银耳15克　山楂片15克　大米100克　冰糖5克　葱花适量

做法

大米洗净，用清水浸泡；银耳泡发后洗净，去蒂，撕小块。锅置上火，放入大米，加适量清水煮粥，煮至七成熟时，放入银耳、山楂煮至米粒开花，然后加入适量的冰糖熬融，撒入葱花调匀即可。本品可滋阴美容、降压降脂。

银耳红枣粥

材料

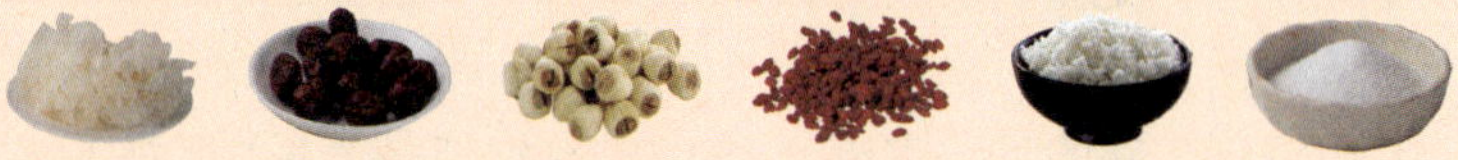

银耳10克　红枣20克　莲子20克　枸杞10克　白米饭1碗　白糖适量

做法

银耳泡发洗净，撕碎；红枣洗净去核，切小块；莲子、枸杞洗净。锅置火上，注水烧开，倒入白米饭搅匀。再放入银耳、红枣、莲子、枸杞同煮至黏稠时，调入白糖搅匀即可。本品可益气补阴、降低血压。

百合

【滋阴养心佳品】

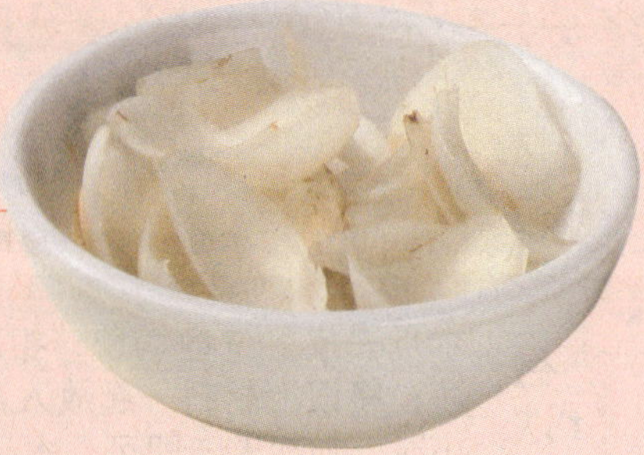

【类　　别】滋阴药。
【别　　名】白百合、蒜脑薯、玉手炉、倒仙。
【性味归经】味甘，性微寒；归肺、心经。
【养生剂量】10～30克。
【适合体质】阴虚体质。
【适宜人群】心烦易怒者；血虚心悸、失眠多梦者；更年期女性；神经衰弱者；阴虚发热、五心潮热；肺结核患者。
【不宜人群】风寒咳嗽、脾虚便溏者；痰湿中阻、食积腹胀者。

本草药典

◎百合鳞茎含秋水仙碱等多种生物碱及淀粉、蛋白质、脂肪等。麝香百合的花药含有多种类胡萝卜素。卷丹的花药含水分、灰分、蛋白质、脂肪、淀粉、维生素、泛酸、维生素C、并含β-胡萝卜素等成分。百合药食两用，既可作为食材，又能起到药用功效。

功效主治

◎百合具有养阴润肺、清心安神、补中益气、健脾和胃、清热解毒、利尿、凉血止血的功效。适用于燥热咳嗽、阴虚久咳、劳嗽痰血、虚烦惊悸、失眠多梦、精神恍惚、心痛、喉痒、胃阴不足之胃痛，二便不利、浮肿、痈肿疮毒、脚气、产后出血、腹胀、身痛等症。

选购保存

◎百合以鳞片均匀，肉厚，色黄白，质硬、脆，筋少，无黑片、油片为佳。鲜百合的贮藏要掌握“干燥、通气、阴凉、遮光”的原则。干百合富含淀粉，易遭虫蛀、受潮生霉、变色。吸潮品表面颜色变为深黄棕色，质韧回软，手感滑润，敲之发声沉闷，有的呈现霉斑。贮藏期间，发现包装内温度过高或轻度霉变、虫蛀，应及时拆包摊晾、通风。虫患严重时，可用磷化铝等药物熏杀。

食用须知

◎百合所含秋水仙碱对肠胃有刺激作用，用量过多可产生胃肠道症状如恶心、呕吐、食欲减退、腹泻等反应。将百合除去杂质洗净，在清水中反复漂洗后加水入锅，用水煮至极烂，加入适量白糖，带汤一并食用，可作结核病患者的食疗佳品。炙百合为百合片用蜂蜜炙用，其润肺止咳力强。现代医学研究认为，百合抗癌效果明显，故癌症病人可经常食用百合。

推荐药膳养生方

百合乌鸡汤

材料

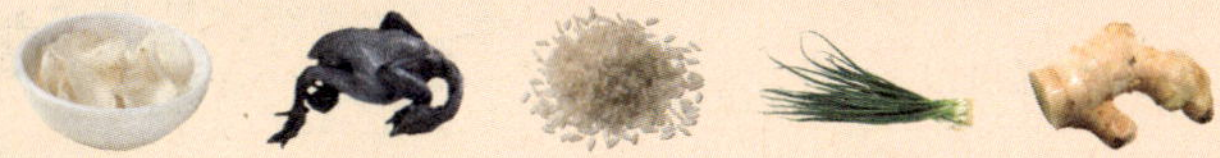

生百合30枚　乌鸡1只　粳米100克　葱5克　姜4克

做法

乌鸡洗净斩件，汆水；百合洗净；姜切片；葱切段；粳米洗净。起锅注水烧开。锅中加适量清水，下入乌鸡、百合、姜片、粳米炖煮2小时，至乌鸡肉熟烂后下入葱段，加盐调味即可。本品可滋阴补血、养心安神。

杏仁百合粳米粥

材料

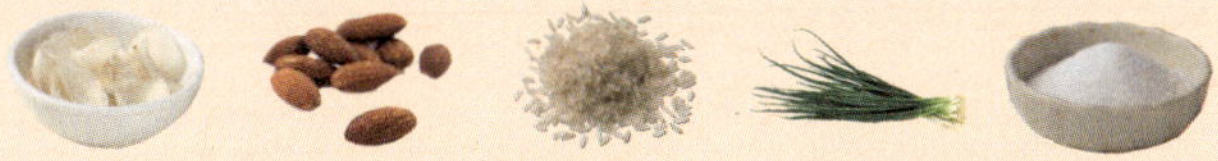

鲜百合15克　南杏仁15克　粳米90克　葱5克　白糖6克

做法

百合洗净；南杏仁泡发洗净；粳米泡发洗净；葱洗净，切花备用。然后锅置上火，注水后，放入粳米，用大火煮至米粒开花。再放入百合、杏仁，改用小火煮至粥成，加入白糖搅拌均匀调味即可。本品可补肺滋阴、止咳化痰。

百合猪蹄汤

材料

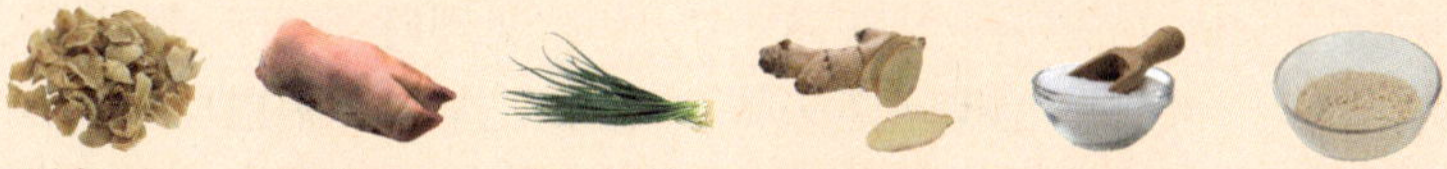

百合30克　猪蹄1只　葱段适量　姜片适量　盐适量　鸡精适量

做法

将猪蹄去毛洗净，斩件；百合洗净备用。然后起锅注水烧开水，将猪蹄块下入沸水锅中汆去血水，然后捞起备用。再将猪蹄、百合同入锅，加适量水，大火煮开后，转中火炖至猪蹄熟烂，调味即可。本品可美容养颜、丰胸下乳。

莲子百合煲瘦肉

材料

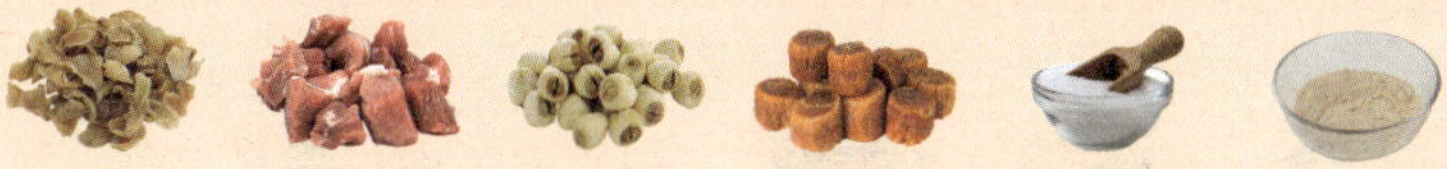

百合20克　瘦肉300克　莲子20克　干贝10克　盐适量　鸡精适量

做法

瘦肉洗净切块；莲子洗净去心；百合、干贝洗净。锅中注水，烧沸，放入瘦肉、莲子、百合、干贝，大火煮沸后转小火慢炖至熟后，加入盐和鸡精调味即可。本品可养心安神、滋阴润燥。

百合绿豆汤

材料

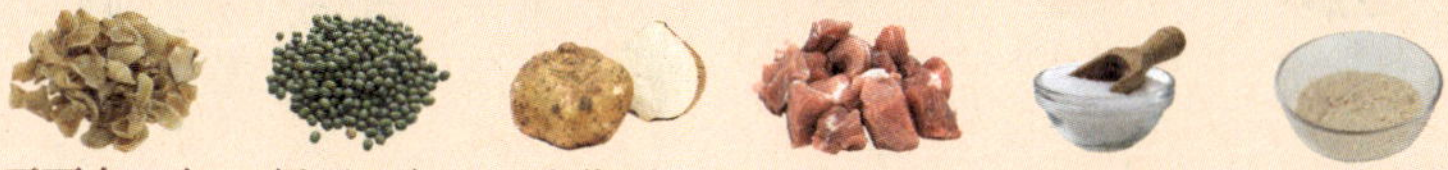

干百合40克　绿豆50克　凉薯1个　瘦肉150克　盐适量　鸡精适量

做法

百合泡发洗净；绿豆用清水浸泡后洗净；瘦肉洗净切块；凉薯洗净，去皮，切块；将百合、绿豆、凉薯块、瘦肉一同放入煲中，以大火煲开，然后转用小火煲15分钟至熟，加入调味料调味即可。本品可清热解毒、滋阴润肺。

燕窝

【滋阴补虚珍品】

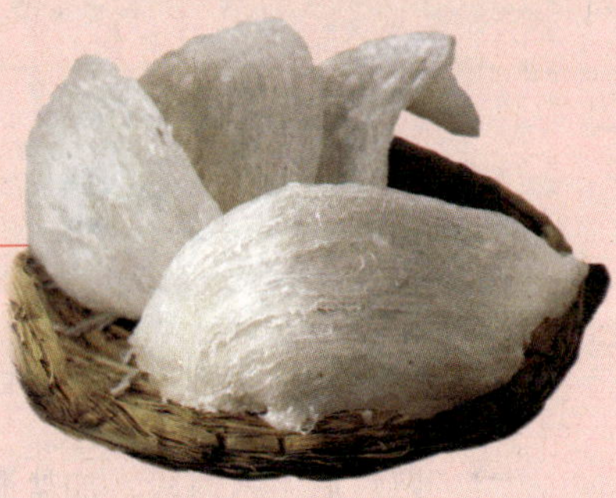

【类　　别】滋阴药

【别　　名】燕菜、燕室、燕根。

【性味归经】性平，味甘；归脾、肺经。

【养生剂量】3～10克。

【适合体质】阴虚体质。

【适宜人群】孕产妇；儿童；病后康复者；吸烟者；癌症患者；阴虚干咳咯血者；胃阴亏虚胃痛者；皮肤干燥粗糙者。

【不宜人群】脾胃虚所致脘腹冷痛者。

本草药典

◎燕窝为雨燕科动物金丝燕及多种同属燕类用唾液与绒羽等混合凝结所筑成的巢窝。以印度尼西亚、马来西亚、新加坡和泰国等东南亚一带海域及我国南海诸岛居多。燕窝含有钙、磷、钾等矿物质，据测定，天然燕窝富含蛋白质，还含有微量脂肪、纤维质和多种氨基酸。

功效主治

◎具有滋阴润肺、化痰止咳、补中益气、治虚损劳的功效，可用来润肠健脾、调理呼吸道及强化肺部功能等。主治气虚、胃阴虚所致的反胃、干呕等症。此外，燕窝中还含有促进细胞分裂的激素和表皮生长因子，能促进细胞再生，增强对放射线损害的抵御能力。

推荐药膳养生方

木瓜炖燕窝

材料

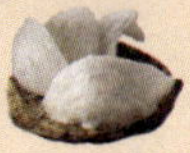

燕窝10克

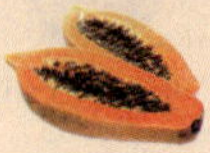

鲜熟木瓜1个

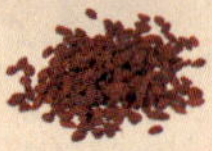

枸杞10克

做法

木瓜切开，去除内核，用汤匙挖出木瓜肉；燕窝洗净，和木瓜肉一同放进炖盅内，加盖，隔水炖2小时即可。本品可滋阴润肺、美容丰胸。

西瓜汁燕窝

材料

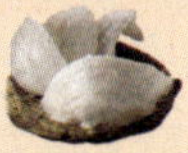

燕窝6克

西瓜1/4个

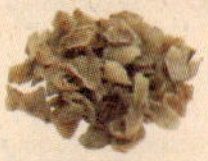

百合10克

做法

西瓜去皮切块，放入榨汁机中榨汁；燕窝洗净，将燕窝置于炖锅内加入西瓜汁、百合，隔水炖1～2小时即可。本品可清热解暑、润肺止咳。

燕窝银耳红枣羹

材料

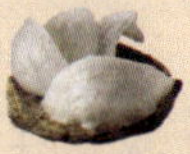

燕窝8克

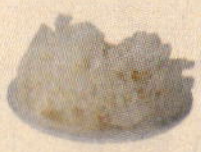

银耳30克

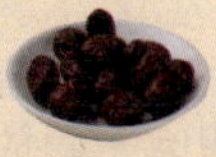

红枣8枚

做法

银耳洗净泡发，去硬蒂，撕成小片；红枣洗净；将燕窝、银耳、红枣一同入炖锅，加水煲煮至熟烂即可。本品可滋阴润肺、养血补虚。

北沙参

【滋阴润肺佳品】

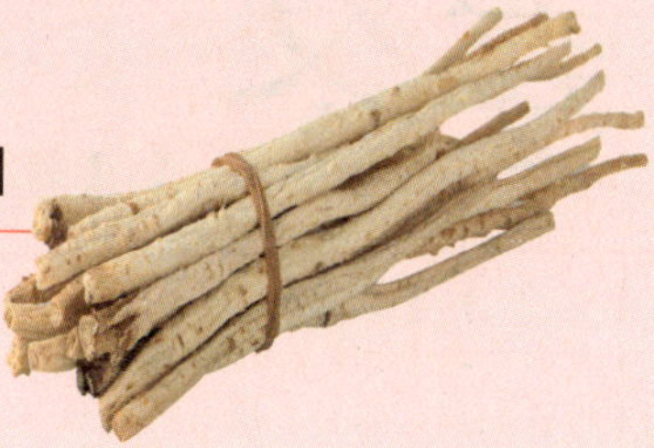

【类　　别】滋阴药

【别　　名】海沙参、银条参、莱阳参、辽沙参、野香菜根

【性味归经】性凉，味甘、苦；入胃、肺经。

【养生剂量】5～15克。

【适合体质】阴虚体质。

【适宜人群】热病津伤者；阴虚气喘咳嗽者；自汗盗汗者；高血压、高血脂、糖尿病、冠心病、慢性咽炎等患者。

【不宜人群】风寒作嗽及肺胃虚寒者；痰湿中阻、食积腹胀者。

本草药典

◎北沙参为伞形科植物珊瑚菜的根。主产于山东、河北、辽宁、江苏等地。它含有挥发油、香豆素、淀粉、生物碱、三萜酸、豆甾醇、β-谷甾醇，沙参素等成分。北沙参是人们日常滋阴的常用良药。近代临床用北沙参与其他药材配伍，治疗肺癌、鼻咽癌、肝癌等癌症。

功效主治

◎北沙参主要有养阴清肺、祛痰止咳、益脾健胃、养肝补肾、生津祛痰的功效。北沙参主要用来治疗肺热、阴虚引起的肺热咳嗽、痨嗽咯血，及热病伤津引起的食欲不振、口渴舌干、大便秘结，秋季引起的干咳少痰、咽干音哑、皮肤干燥瘙痒也很适合。

推荐药膳养生方

沙参老鸭煲

材料

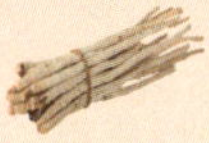

沙参10克

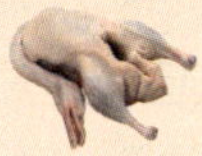

老鸭500克

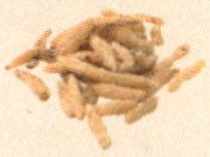

麦冬10克

做法

老鸭洗净，斩块汆水；将沙参、麦冬洗净。净锅上火，倒入适量清水，下入所以材料炖汤食用。本品益气养阴、润肺止咳。

沙参养颜汤

材料

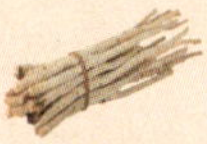

北沙参10克

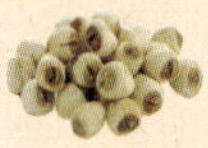

莲子20克

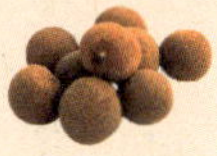

桂圆肉10克

做法

将以上药材洗净；一同放入煲中加入适量的清水，煮成甜汤食用。本品可滋阴润燥、美容养颜，适合女性朋友食用。

参合枣汤

材料

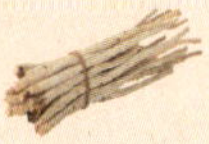

沙参12克

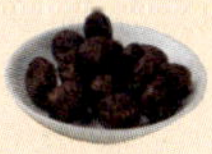

红枣5颗

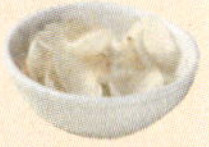

鲜百合30克

做法

百合剥瓣，洗净；沙参、红枣洗净。一同入煮锅，至汤味醇香时，加冰糖煮至溶化即可。本品可养阴润肺、生津化痰。

麦冬 ○【养阴生津润肺】

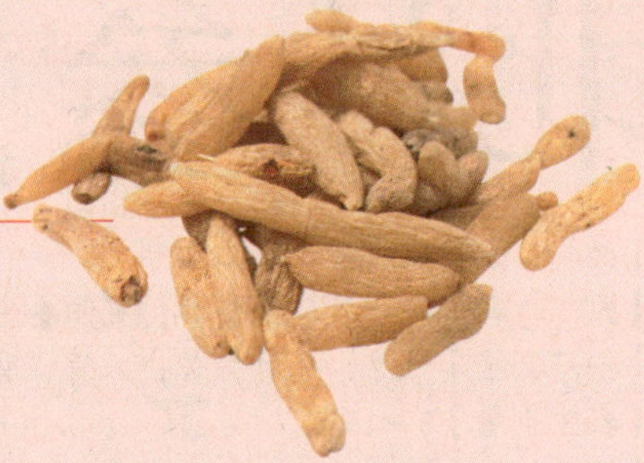

【类　　别】滋阴药

【别　　名】寸冬、川麦冬、浙麦冬、麦门冬。

【性味归经】味甘、微苦，性微寒；归心、肺、胃经。

【养生剂量】5～20克。

【适合体质】阴虚体质。

【适宜人群】阴虚内热者；更年期女性；产后病后体虚者；卵巢早衰患者；血虚失眠、头晕耳鸣者。

【不宜人群】脾胃虚寒泄泻者；胃有痰饮湿浊者；风寒咳嗽者；痰湿中阻、大便稀薄者。

本草药典

◎麦冬为百合科植物大麦冬的干燥块茎。主产于四川、浙江、湖北、贵州、江苏、广西等地。含麦冬皂苷A、B、C、D等多种皂苷，以及麦冬黄酮等成分。选购麦冬以个大、肥壮、半透明、质柔、色黄白、有香气、嚼之发粘、干燥无须者为佳。

功效主治

◎麦冬具有养阴生津、润肺清心的功效，常用于治疗肺燥干咳、虚痨咳嗽、津伤口渴、心烦失眠、内热消渴、肠燥便秘、咽白喉、吐血、咯血、肺痿、肺痈、消渴、热病津伤口干咽燥等病症。麦冬具有抗心肌缺血、抗血栓形成的作用，能显著降低血液黏度，预防中风。

推荐药膳养生方

麦冬黑枣乌鸡汤

材料

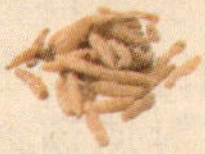

麦冬15克

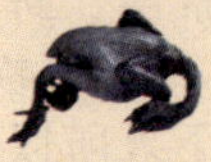

乌鸡400克

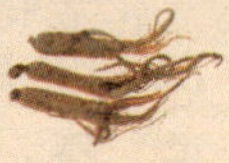

人参8克

做法

乌鸡洗净斩件；人参、麦冬洗净切片。起锅，注入适量的清水烧开，放入乌鸡、人参、麦冬，加盖慢炖2小时。本品益气补血、养心固肾。

麦冬生地炖脊骨

材料

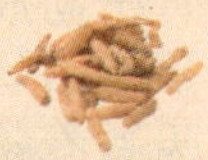

麦冬10克

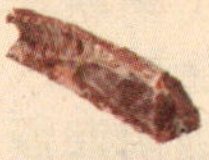

猪脊骨250克

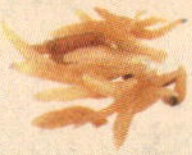

天冬10克

做法

天冬、麦冬分别洗净；猪脊骨洗净斩件，汆去血水。再把猪脊骨、天冬、麦冬、盐放入炖盅内，加盖炖3小时。本品滋阴润燥、降低血糖。

党参麦冬瘦肉汤

材料

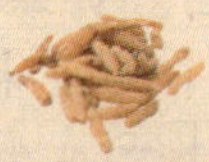

麦冬10克

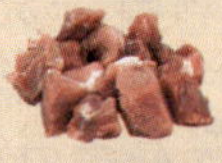

瘦肉300克

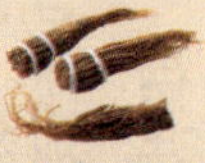

党参15克

做法

瘦肉洗净切块；党参、麦冬分别洗净，锅中注水，烧沸，放入瘦肉、党参、麦冬炖汤，加入盐调味即可。本品滋阴益气、健脾和胃。

玉竹【补阴佳品】

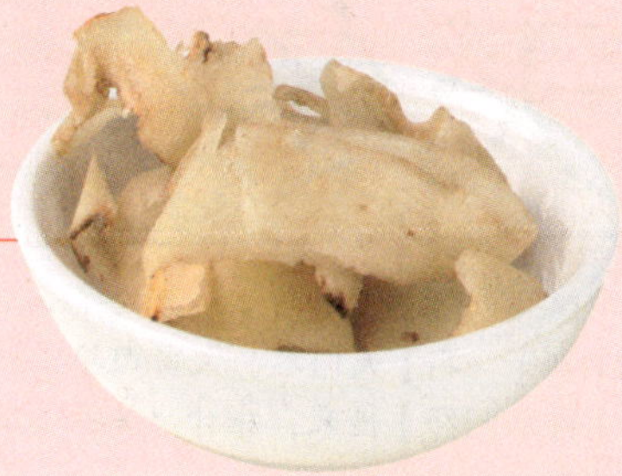

【类　　别】滋阴药
【别　　名】委萎、山姜、芦莉花、连竹、西竹。
【性味归经】性平、味甘；归肺、胃经。
【养生剂量】10～15克。
【适合体质】阴虚体质。
【适宜人群】脾胃虚弱者；胃阴亏虚者；营养不良患者；糖尿病、高血脂、冠心病等患者。
【不宜人群】胃有痰湿气滞者忌服；感冒患者；消化不良者；湿浊中阻者忌服。

本草药典

◎玉竹为百合科植物玉竹的根茎，主产于河南、江苏、辽宁、湖南、浙江。它含有玉竹黏多醣等多醣类，甾体皂苷及其他的生物碱、维生素A等成分。玉竹以条长、肉肥、黄白色、光泽柔润、嚼之略黏者为佳。应置于通风干燥处保存，预防发霉与虫蛀。

功效主治

◎玉竹具有养阴润燥、除烦止渴的功效，常用于治疗燥咳、劳嗽、热病阴液耗伤之咽干口渴、内热消渴、阴虚外感、头昏眩晕、筋脉挛痛等病症。玉竹可能双向调节血糖，使低血糖升高，同时降低高血糖。玉竹有较好的强心作用，临床上常用于治疗冠心病。

推荐药膳养生方

玉竹鲫鱼汤

材料：

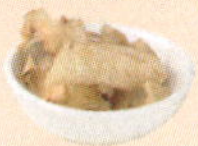
玉竹10克

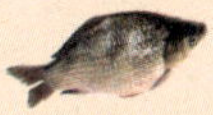
鲫鱼350克

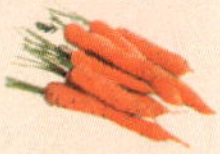
胡萝卜1根

做法：鲫鱼洗净，过油煎香备用；胡萝卜去皮洗净，切片；玉竹洗净。然后将原材料放入汤锅中，炖汤食用。本品可养阴生津、益气健脾。

玉竹枣鸡汤

材料：

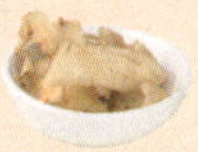
玉竹10克

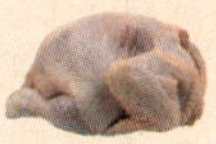
鸡肉350克

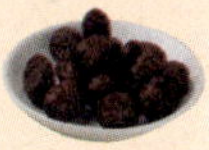
红枣5颗

做法：鸡肉洗净切块，汆去血水；玉竹洗净切段；红枣洗净。起锅注水，烧沸，放入鸡肉、玉竹、红枣炖汤食用。本品可滋阴养血、益气补虚。

玉竹煲猪肺

材料：

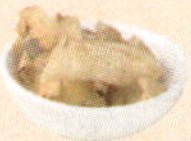
玉竹10克

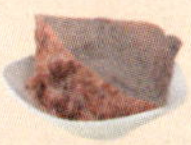
猪肺350克

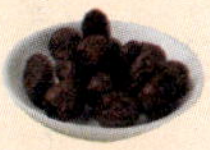
红枣8枚

做法：猪肺洗净切片，汆去血水；玉竹、红枣分别洗净，一起入锅炖汤食用。本品可滋阴润燥、润肺止咳。

天冬

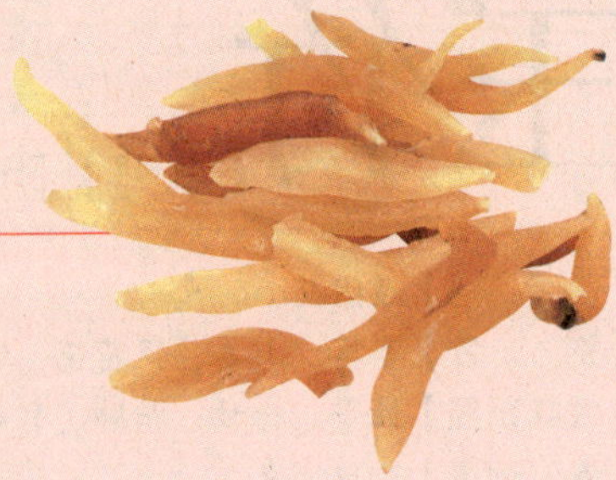

【滋阴降火的止咳药】

【类　　别】滋阴药
【别　　名】天门冬、大当门根、多儿母。
【性味归经】性寒，味甘、苦；归肺、肾、胃经。
【养生剂量】5~20克。
【适合体质】阴虚体质。
【适宜人群】咳嗽吐血、肺痿、肺痈者；风寒、腹泻、食少者；内热消渴者；阴虚发热者、肠燥便秘者。
【不宜人群】脾胃虚寒和便溏者。

本草药典

◎天冬为百合科植物天门冬的块根。主产于我国中部、西北、长江流域及南方各地。它含多种螺旋甾甙类化合物天冬甙、天冬酰胺、瓜氨酸、丝氨酸等近20种氨基酸，以及低聚糖，并含有5-甲氧基-甲基糠醛等成分。天冬是滋阴降火的止咳中药。

功效主治

◎天冬养阴生津、润肺清心，用于肺燥干咳、虚劳咳嗽、津伤口渴、心烦失眠、内热消渴、肠燥便秘、白喉。适用于老年慢性气管炎和肺结核患者，尤其有黏痰难以咯出，久咳而偏于热者，可用天冬润燥化痰和滋补身体。除此之外，可治疗肺痿、肺痈。

推荐药膳养生方

天冬猪肺汤

材料：

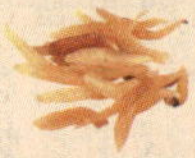
天冬10克

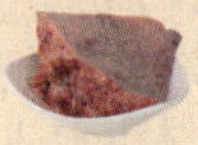
猪肺250克

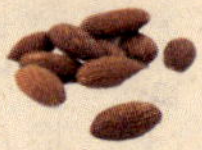
南杏仁10克

做法：猪肺洗净切件，入沸水锅汆水；南杏、天冬均洗净；将以上主料连同高汤倒进炖盅，炖汤食用。本品可滋阴润肺、止咳化痰。

二冬粥

材料：

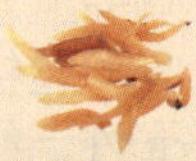
天冬20克

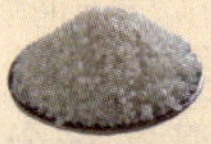
大米100克

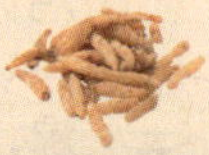
麦冬10克

做法：大米洗净；天冬、麦冬洗净；锅置火上，倒入适量的清水，放入大米、天冬、麦冬煮成稠粥，调入白糖即可。本品可养阴生津、降低血糖。

天冬雪梨汤

材料：

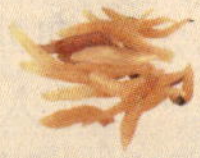
天冬10克

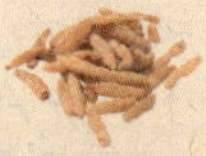
麦冬15克

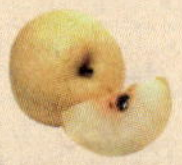
雪梨1个

做法：雪梨洗净，去皮去核，切片，将麦冬、天冬洗净备用，一同入瓦罐内，炖煮至雪梨熟烂，加入冰糖即可。本品可养阴润燥、清肺生津。

黑芝麻【乌发抗衰佳品】

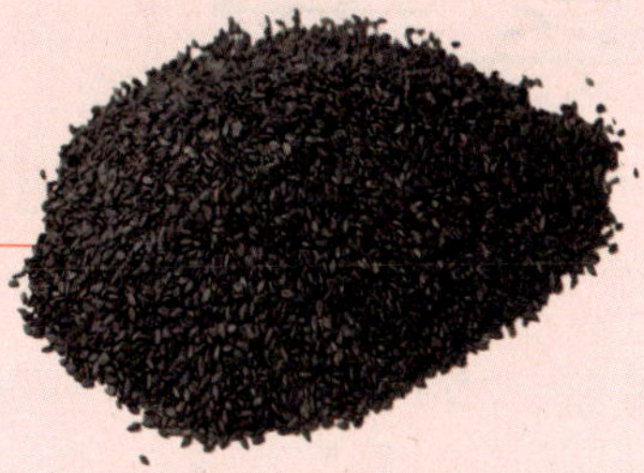

【类　　别】滋阴药

【别　　名】胡麻、芝麻。

【性味归经】性平，味甘；归肝、肾、肺、脾经。

【养生剂量】10～30克。

【适合体质】阴虚体质。

【适宜人群】高脂血症、高血压、身体虚弱、贫血、老年哮喘、肺结核、荨麻疹、血小板减少性紫癜、糖尿病、痔疮以及出血体虚等病患者。

【不宜人群】患有慢性肠炎、便溏腹泻、阳痿、遗精等病症的人。

本草药典

◎芝麻为脂麻科植物脂麻的成熟种子。主要产于山东、河南、湖北、四川、安徽、江西、河北等地。本品所含的亚油酸成分，可除去附在血管壁上的胆固醇；含有的芝麻素具有优异的抗氧化的作用，可保肝护心、延缓衰老，具有抗癌的作用。

功效主治

◎具有润肠通乳、补肝益肾、养发明目、抗衰老等功效，对于肝肾不足所致的视物不清、腰酸膝软、耳鸣耳聋、发枯发落、眩晕、眼花、头发早白等病症有一定的治疗效果。黑芝麻含有的维生素E居植物性食品之首，能起到抗衰老和延年益寿的作用。

推荐药膳养生方

灵仙牛膝茶

材料：

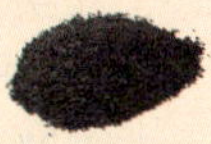

黑芝麻20克

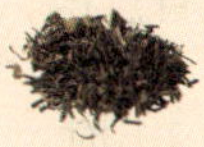

威灵仙8克

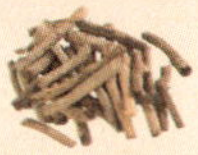

牛膝10克

做法：将威灵仙、牛膝煎取药汁备用；将黑芝麻炒香，磨成细粉。最后将芝麻粉撒入药汁，加入白糖搅拌均匀即可。本品可舒经活络、祛风除湿。

芝麻核桃粥

材料：

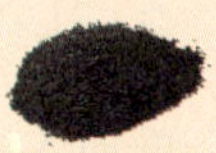

黑芝麻20克

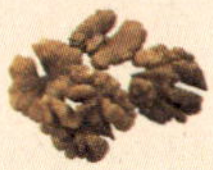

核桃仁15克

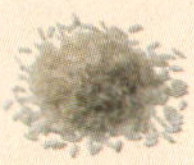

粳米50克

做法：核桃仁洗净；大米淘洗干净；黑芝麻炒香，研成细粉。将大米、核桃、黑芝麻粉一同入锅煮粥即可。本品可益智补脑、养肾乌发。

芝麻山药糊

材料：

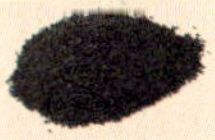

黑芝麻20克

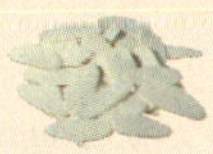

山药15克

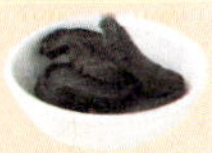

制首乌20克

做法：黑芝麻、山药、何首乌洗净，晒干，研成细粉，盛入碗内，加入开水和匀，调入白糖搅拌均匀即可。本品可润肠通便，防衰抗老。

桑葚

【滋阴、补肝肾】

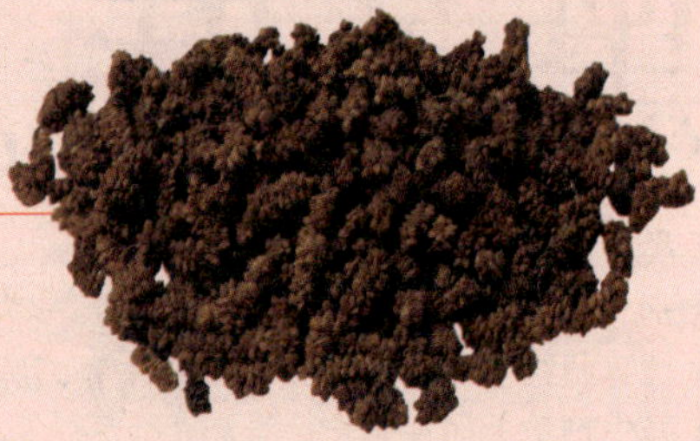

【类　　别】滋阴药
【别　　名】桑果、桑葚子、乌椹、桑枣。
【性味归经】味甘、微酸，性凉。归肝、肾经。
【养生剂量】10～30克。
【适合体质】阴虚体质。
【适宜人群】肝肾亏虚者；胃阴亏虚、咽干口燥、烦渴喜饮者；头发早白者。
【不宜人群】少年儿童、脾虚便溏者；脾胃虚寒、便溏腹泻者；糖尿病患者。

本草药典

◎桑葚为桑科叶小乔木桑树的果穗，于4~6月果实变红时采收。它含糖、鞣酸、苹果酸及维生素A、B族维生素、维生素C及胡萝卜素等成分，而其含有的脂肪酸主要由亚油酸和少量的硬脂酸、油酸等组成。桑葚是中老年人抗衰老的佳果，常食桑葚可以明目，缓解眼睛疲劳干涩的症状。

功效主治

◎桑葚具有补肝益肾、生津润肠、乌发明目等功效。可治肝肾阴亏、消渴、便秘、目暗、耳鸣、关节不利等症。其他像少年白发、产后血虚便秘、糖尿病、贫血、高血压、高血脂、冠心病等，服食桑葚也可获得改善。桑葚有改善皮肤血液供应，营养肌肤，乌发等作用。

推荐药膳养生方

桑葚牛骨汤

材料

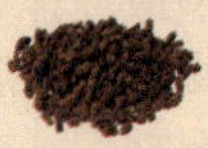
桑葚子20克

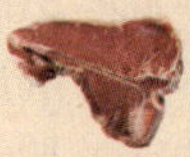
牛排骨350克

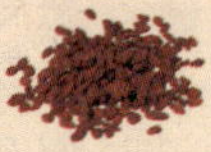
枸杞15克

做法

牛排骨洗净，斩块，汆去血水；桑葚子、枸杞洗净，一起入锅，用小火慢炖2小时，至牛排骨熟烂后调盐即可。本品可滋补肝肾、壮骨明目。

桑葚奇异奶

材料

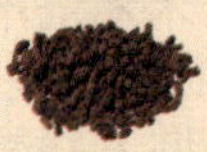
桑葚20克

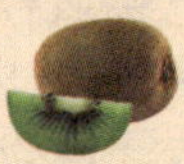
奇异果1个

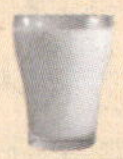
牛奶150毫升

做法

桑葚洗净，泡软；奇异果去皮切块。然后将桑葚、奇异果一起放入果汁机内榨汁。再加入牛奶即可。本品可滋阴养肝、美白养颜。

桑葚山萸汤

材料

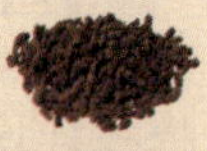
桑葚20克

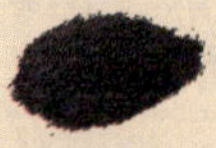
黑芝麻15克

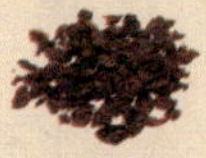
山茱萸10克

做法

黑芝麻洗净后入热锅中焙香，研成细粉。将桑葚、山茱萸洗净后，用开水冲泡，撒入黑芝麻粉，加白糖即可。本品可滋阴养血、补肾固精。

黄精【滋补肝肾、润肺】

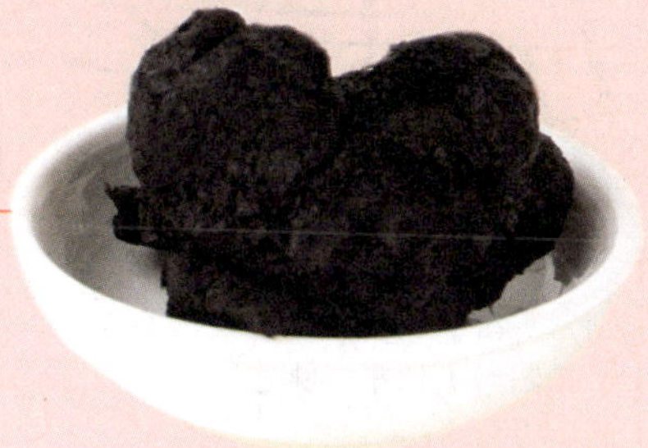

【类　　别】滋阴药

【别　　名】黄之、鸡头参、龙衔、太阳草。

【性味归经】味甘、性平。归脾、肺、肾经。

【养生剂量】5～15克。

【适合体质】阴虚、气虚体质。

【适宜人群】肺痨咳血者；肾虚腰膝酸软、五心烦热、阳痿早泄、遗精、夜尿频多者。

【不宜人群】脾胃虚寒、腹泻便溏、食欲不振者；虚寒泄泻、痰湿、痞满、气滞者。

本草药典

◎黄精为为百合科植物囊丝黄精、热河黄精、滇黄精、卷叶黄精等的根茎。主产贵州、湖南、浙江、广西、河北、内蒙古、辽宁、山西等地。它含有黏液质、淀粉、糖分及多种氨基酸等成分。古代养生学家以及道家视黄精为补养强壮食品，更是一种常用的中草药。

功效主治

◎黄精养阴益气、健脾润肺、益肾养肝，可用于治疗虚损寒热、脾胃虚弱、体倦乏力、口干食少、肺虚燥咳、精血不足、内热消渴以及病后体虚食少、筋骨软弱、风湿疼痛等症。黄精还有降低血压的作用，对高血压以及动脉硬化等心脑血管疾病均有一定的防治作用。

推荐药膳养生方

黄精炖乳鸽

材料：

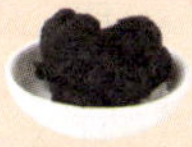
黄精15克

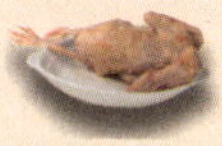
乳鸽1只

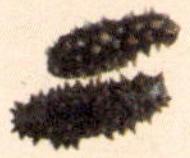
海参30克

做法：乳鸽洗净，氽水；海参洗净泡发；黄精洗净。将乳鸽、黄精、海参放入瓦煲，炖汤食用。本品可补肾壮阳、抗衰防老。

黄精山药鸡

材料：

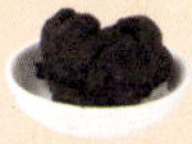
黄精10克

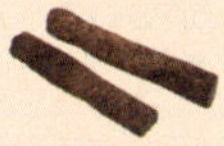
鲜山药200克

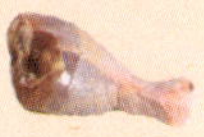
鸡腿1只

做法：鸡腿洗净剁块；黄精洗净；山药去皮切块；将鸡腿、黄精、山药一同放入锅中，炖汤食用即可。本品可滋阴补虚、益气健脾。

黄精瘦肉粥

材料：

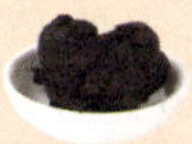
黄精20克

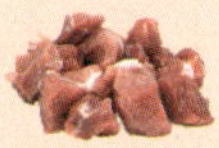
猪瘦肉50克

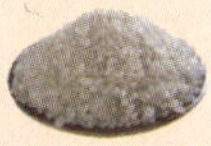
大米100克

做法：猪瘦肉洗净，切小粒，入沸水锅氽水；将黄精、大米、瘦肉一同入锅煮粥，加盐调味即可。本品可补肺益肾、延年益寿。

女贞子

【补肝肾、抗衰老】

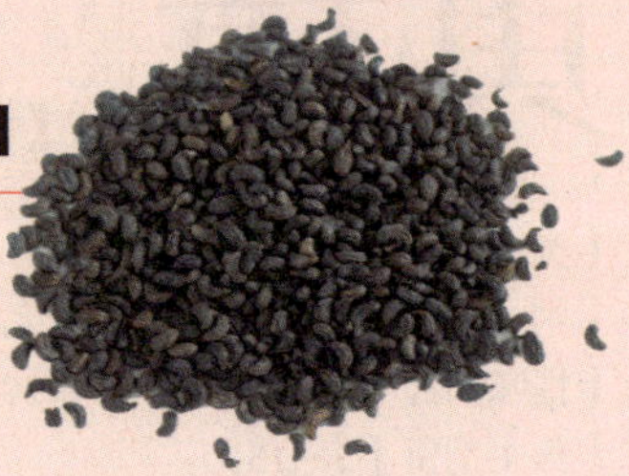

【类　　别】滋阴药
【别　　名】女贞、女贞实、冬青子、白蜡树子。
【性味归经】性平，味苦、甘；归肝、肾经。
【养生剂量】6～15克。
【适合体质】阴虚体质。
【适宜人群】肝肾阴虚所致目暗不明、视力减退、须发早白、眩晕耳鸣、失眠多梦、腰膝酸软、遗精、消渴及阴虚内热之潮热、心烦等病证者。
【不宜人群】脾胃虚寒泄泻者，肾阳不足阳虚者。

本草药典

◎本品含女贞苷、10-羟基女贞苷、橄榄苦苷、10-羟基橄榄苷、洋丁香酚苷、新女贞子苷、8-表金银花苷、有旋-花旗松素、槲皮素、外消旋圣草素、齐墩果酸、乙酰齐墩果酸、熊果酸、乙酰熊果酸、女贞子酸、女贞苷酸、β-谷甾醇等成分。女贞子是抗老回春的圣品。

功效主治

◎女贞子具有补肝肾、强腰膝的功效。主治阴虚内热、头晕目花、耳鸣、腰膝酸软、须发早白等症。女贞子可以增加冠状动脉血流量，有降脂、降血糖、降低血液黏度的作用，有抗血栓和防治动脉粥样硬化的作用，对放疗、化疗所引起的白细胞减少有升高作用。

推荐药膳养生方

女贞子鸭汤

材料

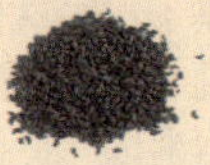
女贞子15克

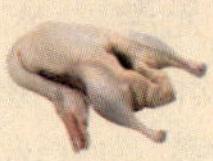
鸭肉500克

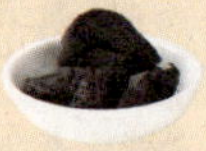
熟地黄20克

做法

鸭宰杀，去毛及内脏，洗净切块，汆水。将熟地、女贞子洗净后与鸭块一同入锅，小火炖至鸭肉熟烂即可。本品可滋补肝肾、养阴益气。

女贞子粥

材料

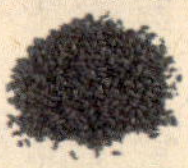
女贞子15克

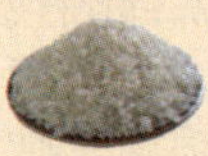
大米100克

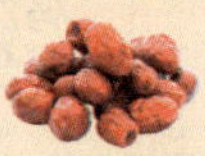
大枣20克

做法

女贞子洗净，入锅煎取药汁。将红枣洗净，与大米一同入锅煮粥，加入女贞子汁，煮至粥稠即可。本品可降脂降糖、抗老回春。

益阴酒

材料

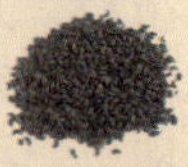
女贞子60克

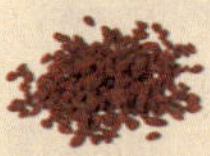
枸杞60克

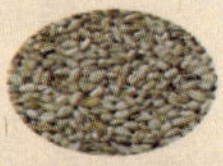
胡麻仁60克

做法

将女贞子、枸杞、胡麻仁捣碎，同共用细纱袋包好，放入装有1000毫升的白酒坛中密封，14日后开封饮用。本品可滋阴补肾、乌须黑发。

墨旱莲

【滋阴、止血】

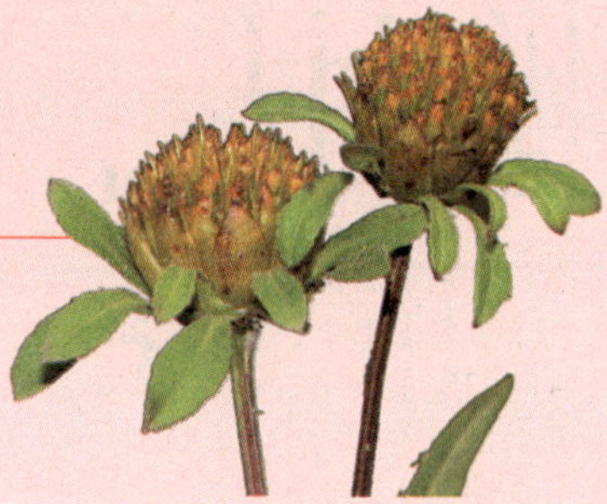

【类　　别】滋阴药

【别　　名】金陵草、莲子草、旱莲草、旱莲子、白旱莲。

【性味归经】性寒，味甘、酸；归肝、肾经。

【养生剂量】10～20克。

【适合体质】阴虚体质。

【适宜人群】肝肾阴虚或阴虚内热所致须发早白、头晕目眩、失眠多梦、腰膝酸软、遗精耳鸣等病证者；慢性肝炎、痢疾等患者。

【不宜人群】胃弱便溏者；肾气虚寒者。

本草药典

◎本品为菊科植物鳢肠的全草。主要分布于辽宁、河北、山东、江苏、浙江、安徽、福建、湖北、湖南、云南等地。全草含有皂苷、烟碱、维生素A、鳢肠素及多种噻吩化合物等，本品在选用时以肥壮、叶多、色绿、带有花序、干燥无杂者为佳。

功效主治

◎滋补肝肾、滋阴补血、凉血止血。用于须发早白、眩晕耳鸣、腰膝酸、阴虚血热、吐血、血衄、尿血、崩漏下血、外伤出血等病症。墨旱莲可提高淋巴细胞转化率，促进毛发生长，使头发变黑；以墨旱莲叶粉敷于出血处并稍加压迫，有很好的止血作用。

推荐药膳养生方

莲草鱼鳔汤

材料

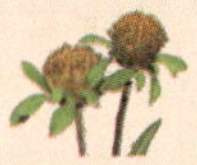

旱莲草30克

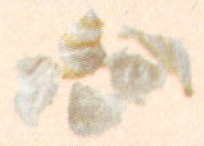

黄鱼鳔100克

做法

旱莲草、鱼鳔均洗净；一同入锅，加入适量的清水，用大火煮开后再转小火煮，至鱼鳔完全融化后即可。本品可凉血止血。

旱莲红枣汤

材料

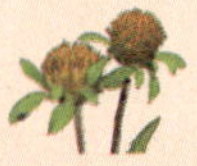

旱莲草50克

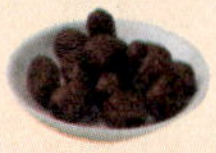

红枣10枚

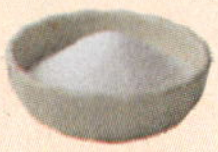

白糖适量

做法

旱莲草、红枣洗净；一同入锅煎水，煮好后去除旱莲草，饮汤食枣即可。本品可滋阴补血、补肝肾。

莲草生地粥

材料

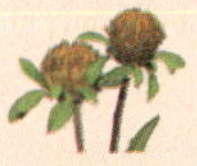

旱莲草20克

生地20克

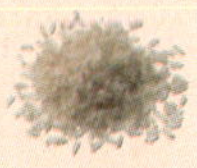

粳米100克

做法

先将旱莲草、生地洗净；粳米淘洗干净。然后将其一同入锅，加水煮粥食用。本品可滋阴补血、清虚热、止盗汗、止血。

鳖甲

【滋阴散结良药】

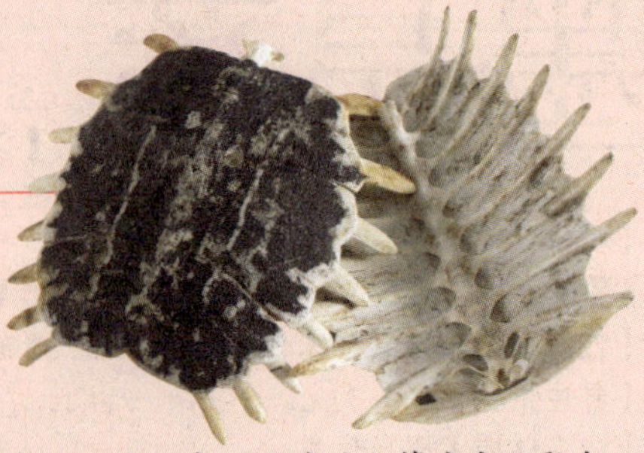

【类　　别】滋阴药

【别　　名】上甲、鳖壳、团鱼甲、鳖盖子。

【性味归经】性平，味咸；归肝、肾经。

【养生剂量】10～20克。

【适合体质】阴虚体质。

【适宜人群】肝肾阴虚所致阴虚内热、阴虚风动、阴虚阳亢诸证者；肝脾肿大等癥瘕积聚者；温病后期，阴液耗伤，邪伏阴分，夜热早凉，热退无汗者。

【不宜人群】脾胃阳衰、食减便溏者；孕妇。

本草药典

◎本品为鳖科动物中华鳖的背甲。主要产于湖北、安徽、浙江、江西等地。鳖甲含有动物胶、角蛋白、碘及维生素D等。完整的干燥鳖甲呈卵圆形或椭圆形，背面微隆起，灰褐色或黑绿色，并有褶皱及突起状的灰黄色或灰白色斑点。切忌不宜与马齿苋同食。

功效主治

◎具有养阴清热、滋阴潜阳、退热除蒸、平肝熄风、软坚散结的功效，用于治疗劳热骨蒸、阴虚风动、症瘕痃癖、经闭经漏、小儿惊痫等病症。鳖甲能提高淋巴细胞转化率，增强机体免疫力；能抑制肝、脾之结缔组织增生，提高血浆蛋白水平，还有抗击肿瘤等作用。

推荐药膳养生方

鳖甲炖鸡	材料	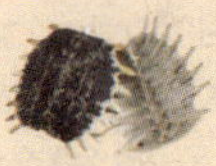 鳖甲1个	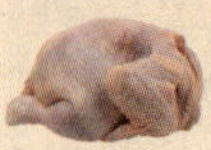 母鸡1只	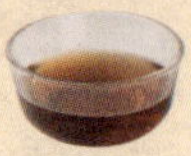 黄酒适量	做法	鳖甲洗净；母鸡洗净斩件，汆水。鳖甲入锅，炖1小时后，再下鸡肉，待鸡肉熟烂后加入黄酒、盐调味即可。本品可滋阴益气。
鳖甲海带汤	材料	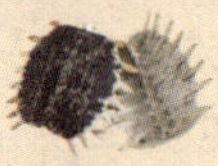 鳖甲1个	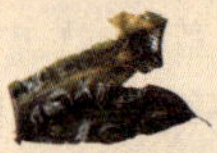 海带100克	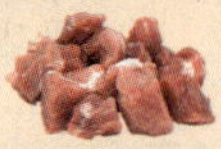 猪瘦肉150克	做法	海带泡发洗净，切片；猪肉洗净切块；鳖甲入锅，注入适量的清水，炖1小时后，再加入海带、猪瘦肉炖汤食用。本品可软坚散结、抗癌。
鳖甲茵陈饮	材料	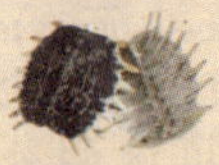 生鳖甲30克	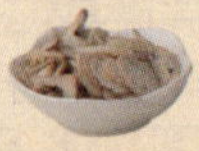 生白芍15克	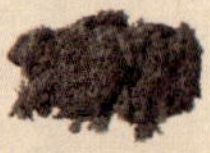 茵陈10克	做法	鳖甲洗净；生白芍、茵陈洗净；鳖甲打碎入锅加水先煎，再加入生白芍、茵陈煎煮30分钟即可。本品可降血压、止头痛。

第四章

壮阳类本草养生法

●凡能补助人体阳气，治疗各种阳虚病证的药物，称为补阳药。主要适应于肾阳不足，畏寒肢冷，腰膝酸软，性欲淡漠，阳痿早泄，精寒不育或宫冷不孕，尿频遗尿；脾肾阳虚，脘腹冷痛或阳虚水泛之水肿；肺肾两虚，肾不纳气之虚喘以及肾阳亏虚，下元虚冷，崩漏带下等证。

本类药物味多甘辛咸，药性多温热，主入肾经，能补助一身之元阳，肾阳之虚得补，其他脏腑得以温煦，从而消除或改善全身阳虚诸证。使用本类药物，阳虚重者，多配伍温里药；若伴有气虚症状，多配伍补气药同用；精血亏虚者，多与养阴补血药配伍。

补阳药性多燥烈，易助火伤阴，故阴虚火旺者忌用。

鹿茸【补三代的壮阳珍品】

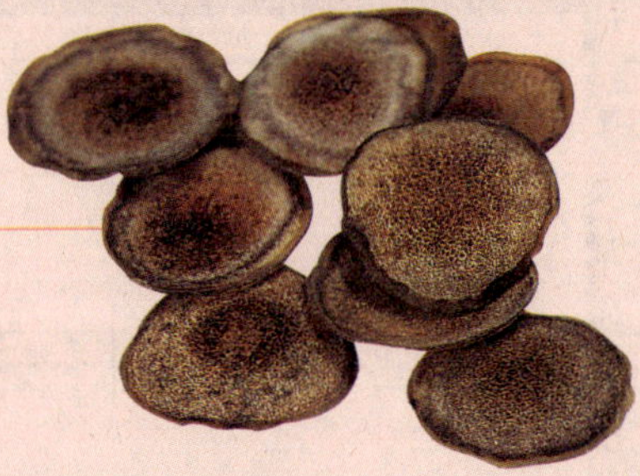

【类　　别】壮阳药

【别　　名】斑龙珠、黄毛茸、马鹿茸、青毛茸。

【性味归经】味甘、咸，性温；归肾、肝经。

【养生剂量】3～10克。

【适合体质】阳虚体质。

【适宜人群】尤其适宜中年男性、体质较差的老年人、阳虚者、性功能衰退者、疲劳过度的中青年、有溃烂者，患有子宫虚冷、崩漏等妇科疾病的中年妇女以及食欲不振者食用。

【不宜人群】阴虚阳亢、血分有热、胃火炽盛、肺有痰热及外感热病者。此外，在服用本品时要注意剂量，宜从小量开始，缓缓增加，不可骤用用大量，以免阳升风动，头晕目赤，或伤阴动血。

本草药典

◎鹿茸是指梅花鹿或马鹿的雄鹿未骨化而带茸毛的幼角。它含有大量的氨基酸葡萄糖、半乳糖胺、骨胶质、脑素、酸性黏多糖及脂肪酸、核糖核酸、脱氧核糖核酸以及维生素A、蛋白质、钙、磷、镁等成分。鹿茸是一种贵重的中药，为常用的滋补强壮剂。

功效主治

◎鹿茸有补肾壮阳、益精生血、强筋壮骨的功效。适用于肾阳不足、精血虚亏、阳痿早泄、宫寒不孕、头晕耳鸣、腰膝酸软、四肢冷、神疲体倦、肝肾不足、筋骨痿软或小儿发育不良、囟门不合、行迟齿迟、虚寒性崩漏、带下、溃疡久不愈合等症。

选购保存

◎鹿茸以梅花鹿茸较优。以粗壮、主支圆、顶端丰满、“回头”明显、质嫩、毛细、皮色红棕，较少骨钉或棱线，有光泽者为佳。而细、瘦、底部起筋、毛粗糙，体重者为次货。马鹿茸以外皮灰黑色，茸毛灰褐色或灰黄色，锯口面外皮较厚，中部密布细孔，质嫩为佳。保存时宜放入樟木箱内，置阴凉干燥处，密闭，防蛀、防潮。

食用须知

◎常与人参、黄芪、当归同用，治疗诸虚百损、元气不足、畏寒肢冷等。鹿茸可加工成鹿茸粉、鹿茸精、鹿茸片等多种剂型。大剂量鹿茸精能使心缩幅度缩小，心率减慢，并使外周血管扩张，血压降低；中等剂量鹿茸精引起离体心脏活动明显增强，心缩幅度增大，心率加快，结果使心脉搏输出量和百分输出量都增加。此外，鹿茸具有明显的抗脂质过氧化作用及抗应激作用。

推荐药膳养生方

鹿茸枸杞蒸虾

材料

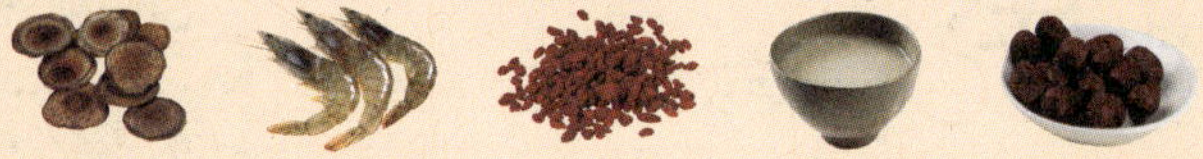

鹿茸5克　大白虾500克　枸杞10克　米酒50毫升　红枣适量

做法

大白虾剪去须脚，自背部剪开，以牙签挑去肠泥，冲净；鹿茸、枸杞洗净沥干备用，以米酒浸泡20分钟；将虾子摆盘，放入鹿茸、枸杞、红枣和酒汁，隔水蒸至虾熟，鹿茸软化后即可。本品可壮元阳、补气血、益精髓。

鹿茸炖乌鸡

材料

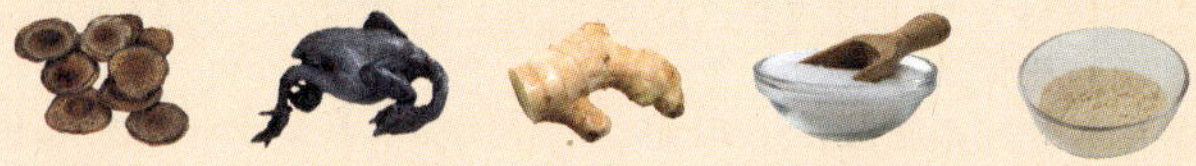

鹿茸5克　乌鸡250克　生姜5片　盐适量　鸡精适量

做法

乌鸡处置干净后洗净，切块，氽水备用；鹿茸用温水洗净，沥干备用；然后将乌鸡块与鹿茸、生姜一同置入炖盅内，加适量开水，用大火煮开后再转以小火隔水炖熟，至肉熟烂后加入盐调味即可。本品可保肝护肾、增强体质。

鹿茸虫草酒

材料

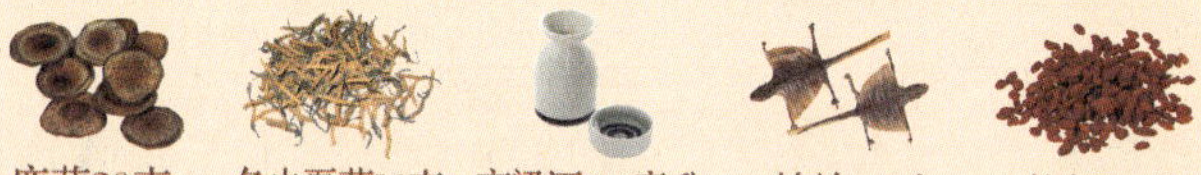

鹿茸20克　冬虫夏草10克　高粱酒500毫升　蛤蚧一对　枸杞15克

做法

将鹿茸用温水洗净，切片；虫草稍用水冲，沥干。然后将以上药材一同置入容器中，加入高粱酒，密封，浸泡一段时间（大约10个月左右）后，再启封，饮用时滤去药渣即可。本品可补肾壮阳。

鹿茸乌鸡汤

材料

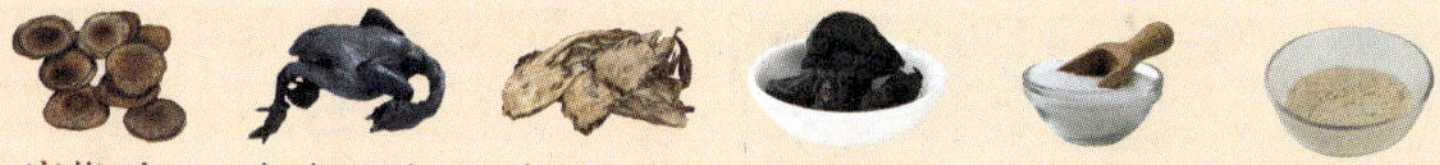

鹿茸3克　乌鸡250克　当归10克　熟地10克　盐适量　鸡精适量

做法

乌鸡洗净切块，氽水；鹿茸洗净，切片；当归、熟地分别用清水冲洗净备用。然后另起锅，材料一起放入炖盅内，加水，隔水炖熟。先用大火煮开后再转小火炖，待熟后，加入调料调味即可。本品可补肾壮阳、益精生血。

茸杞红枣鹌鹑汤

材料

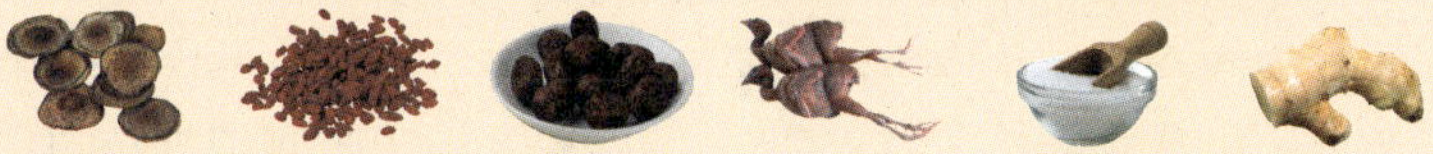

鹿茸3克　枸杞15克　红枣5颗　鹌鹑2只　盐适量　生姜适量

做法

鹿茸洗净切片；枸杞洗净；红枣洗净，去核备用。将鹌鹑处置干净，洗净斩大件，氽水备用。再将全部材料一起放入炖盅内，加适量清水，隔水炖2小时，至肉熟烂后加盐调味即可。本品可补肾养巢、延年益寿。

冬虫夏草

【肺肾双补的名贵药材】

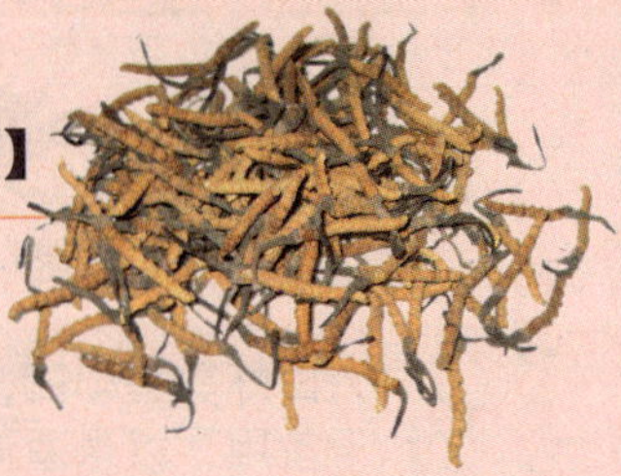

【类　　别】壮阳药

【别　　名】虫草、夏草冬虫、中华虫草。

【性味归经】味甘、性平；归肺、肾经。

【养生剂量】3～10克。

【适合体质】气虚、阳虚体质。

【适宜人群】呼吸困难、肺纤维化、血管硬化、各类肝病、各类肾病、心衰、阳痿、阴冷、肤干、脏躁、失眠、肿瘤、代谢综合征、红斑狼疮、脉管炎、前列腺炎、易感冒等免疫力低下、年老体弱多病，产后体虚者和亚健康状态者

【不宜人群】风湿性关节炎患者应减量服用，儿童，孕妇及哺乳期妇女、感冒发烧、脑出血人群以及有实火或邪胜者不宜服用。

本草药典

◎冬虫夏草由虫体与虫头部长处的真菌子座相边而成。它含有丰富的氨基酸，如天冬氨酸、苏氨酸、丝氨酸、谷氨酸、脯氨酸等。此外，冬虫夏草还含有多种微量元素，如铜、锌、锰、铬等。冬虫夏草是一种传统的名贵滋补中药材，是补虚的佳品。

功效主治

◎具有益肾壮阳、补肺平喘、止血化痰的功效。适用于肾虚腰痛、阳痿遗精、肺虚或肺肾两虚之久咳虚喘、劳嗽痰血、病后体虚不复、自汗畏寒等症。现代临床还用于肾衰竭、性功能低下、冠心病、心律失常、高脂血症、高血压、鼻炎、乙型肝炎等病的治疗。

选购保存

◎冬虫夏草以虫体粗，形态丰满，外表黄亮，子座短小，闻起来有一股清香的草菇气味的为佳。冬虫夏草富含蛋白质与多糖类，在夏季特别容易霉变、虫蛀、变色。可将冬虫夏草与花椒一同放入密闭干燥的玻璃瓶，置冰箱中冷藏，随用随取。若发现虫草受潮后，应立即暴晒。虫草不宜过久保存。贮藏数量较多的虫草，多采用除氧保险技术，可保存长达2年。

食用须知

◎单用泡酒服，或与五加皮、桑寄生等同用，宜风湿痹证而寒湿偏盛。以冬虫夏草煎汤连渣服用，治疗慢性肾衰患者有效。营养成分分析表明，冬虫夏草的营养高于人参，在食疗方面最好选用猪、羊、鸡、牛等温性肉类搭配，效果较佳；对于呼吸道抵抗力低，易受风寒感冒者，可用冬虫夏草作为补品服食，加强抵抗力。冬虫夏草全年均可服用，冬季服用效果更佳。

推荐药膳养生方

虫草润肤茶

材料

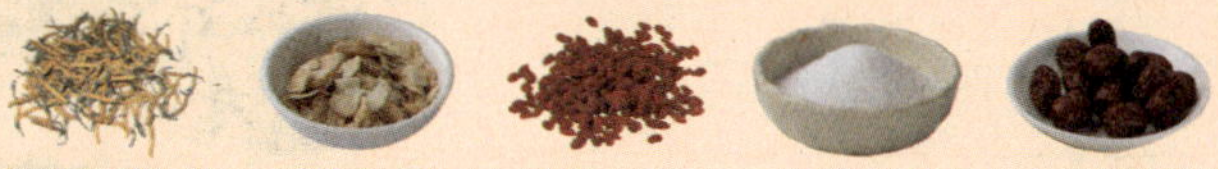

冬虫夏草6克　西洋参8克　枸杞10克　白糖适量　红枣适量

做法

虫草研成末；西洋参、枸杞洗净。将西洋参、红枣和枸杞一同入锅，加入水煎汁，用大火煮开后，再用小火续煮20分钟，煎好后去渣留汁，将准备好的虫草粉撒入药汁中，搅拌均匀即可。本品可补虚损、益精气、泽润肌肤。

虫草海马炖鲜鲍

材料

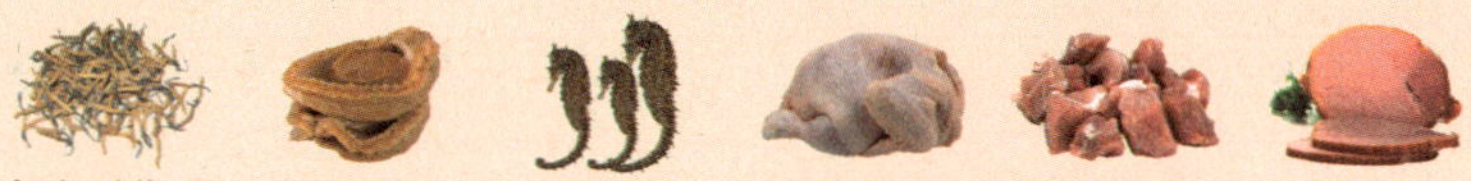

冬虫夏草2克　大鲍鱼1只　海马4只　光鸡500克　猪瘦肉200克　火腿30克

做法

海马洗净；光鸡洗净剁块；瘦肉洗净切粒；火腿切粒。将鸡块和瘦肉入沸水锅氽水，去血丝后捞起沥干备用。最后把所有的原材料一同放入炖盅，放入锅中隔水炖4小时，至肉熟烂后加盐调味即克。本品可补肾壮阳、生精添髓。

虫草炖乳鸽

材料

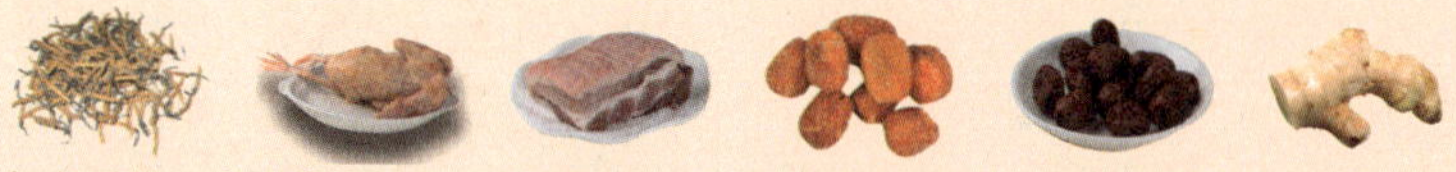

冬虫夏草10克　乳鸽1只　五花肉50克　蜜枣10克　红枣10克　生姜适量

做法

五花肉洗净，切条；乳鸽洗净，氽水备用；蜜枣、红枣泡发。再将所有原材料装入炖盅内，加入适量清水，用大火煮开后转以中火炖2小时，至肉熟烂后调入调味料即可。本品可补肾益肺、强身抗衰。

补骨脂虫草羊肉汤

材料

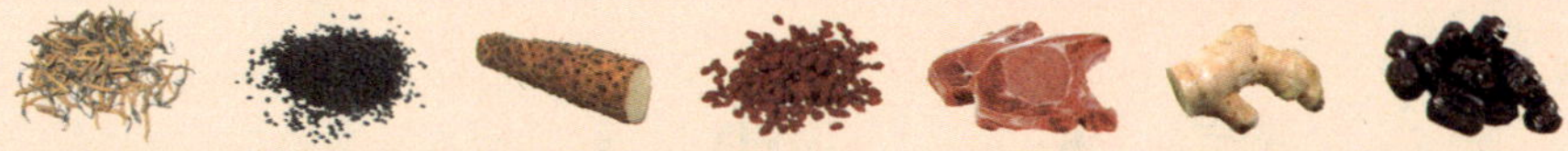

冬虫夏草10克　补骨脂20克　淮山15克　枸杞子15克　羊肉750克　生姜4片　蜜枣4个

做法

羊肉洗净，切块，氽水去除膻味备用；冬虫夏草、淮山、枸杞子洗净，枸杞泡软备用。然后将所有材料一同放入锅内，加水，煮汤，至肉熟烂后加入适量的调料调味即可。本品可补虚壮阳、补肝肾。

虫草红枣炖甲鱼

材料

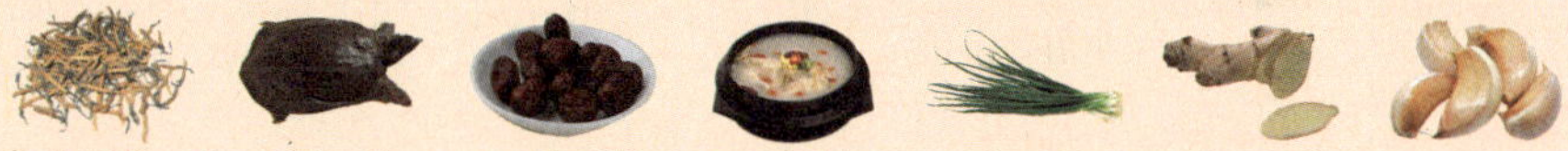

冬虫夏草10克　甲鱼1只　红枣10颗　鸡汤适量　葱适量　姜片适量　蒜瓣适量

做法

甲鱼洗净，切成块，氽水；虫草洗净；红枣去核，洗净。将甲鱼放入砂锅中，上放虫草、红枣，加料酒、葱、姜、蒜、鸡汤，先用大火煮开后再转以中小火炖2小时，至肉熟烂后，调盐即可。本品可滋阴补肾、养肺补心。

海参 【阴阳双补珍品】

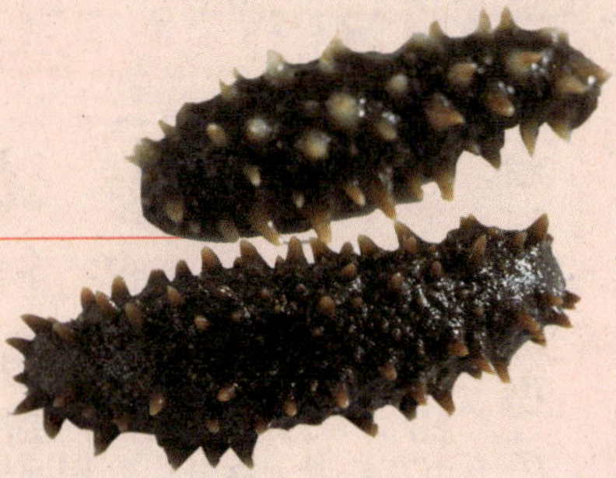

【类　　别】壮阳药
【别　　名】刺参。
【性味归经】性平，味甘、咸；归肾、肺经。
【养生剂量】50～100克。
【适合体质】阳虚、血虚体质。
【适宜人群】气血不足者；肾阳不足者；肝炎患者；高脂血症者；冠心病及动脉硬化患者；精血亏损者；肠燥便秘者；外伤出血者；阳痿、遗精患者等。
【不宜人群】脾虚不运者；外邪未尽者；感冒者；咳痰气喘者；急性肠炎患者；菌痢及大便溏薄等病症者。

本草药典

◎海参为刺参科动物刺参或其他海参的全体。分布于我国黄海及渤海区域。海参含有粗蛋白质、粗脂肪、蛋白质、脂肪、碳水化合物及钙、铁、磷、碘等营养元素。从海参体壁中分离出刺参酸性粘多糖可令血液循环中血小板明显减少，起到很好的抗血栓的作用。

功效主治

◎具有补肾益精、滋阴、养血润燥、止血的功效。用于治疗精血亏损、虚弱劳怯、阳痿、梦遗、肠燥便秘、肺虚咳嗽咯血、肠风便血、外伤出血等病症。此外，海参对于高血压、冠心病、动脉硬化都有比较好的预防作用，还能养颜乌发，抗衰老。

推荐药膳养生方

海参炖鸡汤

材料

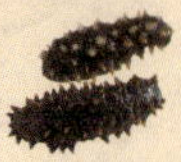
海参3只

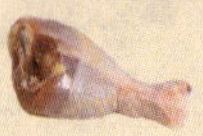
鸡腿1只

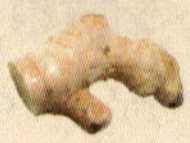
姜1段

做法 将鸡肉洗净汆烫；姜洗切片；海参切开，洗净腔肠，切大块；将以上三味一起炖汤食用。本品可补肾壮阳、益精填髓。

上海青扒海参

材料

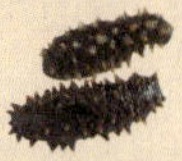
海参100克

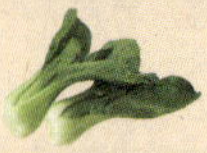
上海青150克

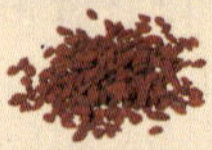
枸杞适量

做法 海参洗净切条；枸杞洗净，上海青洗净。起锅烧热，放入海参翻炒片刻，加上海青、枸杞焯熟，摆盘即可。本品可益气补虚、防癌抗癌。

海参炖乳鸽

材料

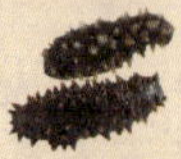
海参4个

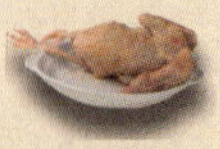
乳鸽1只

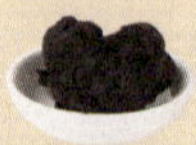
黄精12克

做法 乳鸽洗净、汆水；将海参从腹部切开后，洗净腔肠。然后一同放入瓦煲，炖至肉熟烂后加盐调味即可。本品可补肾壮阳、抗衰防老。

核桃仁

【益智补脑佳果】

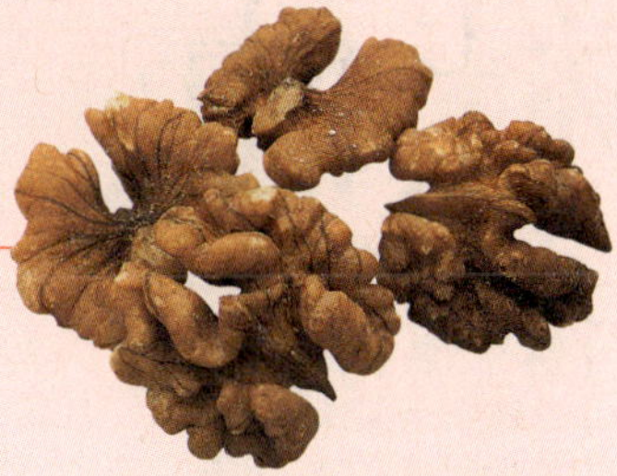

【类　　别】壮阳药

【别　　名】胡桃仁、核仁、胡桃肉。

【性味归经】性温、味甘；归肾、肺、大肠经。

【养生剂量】10～30克。

【适合体质】阳虚体质。

【适宜人群】肾亏腰痛、肺虚久咳、气喘、便秘、健忘怠倦、食欲不振、腰膝酸软、气管炎、便秘、神经系统发育不良、神经衰弱、心脑血管疾病患者。

【不宜人群】肺脓肿、慢性肠炎患者及腹泻患者。

本草药典

◎核桃为胡桃科植物胡桃的种子。主产于河北、北京、山西、山东等地。其含脂肪油，主成分为亚油酸、油酸、亚麻酸的甘油酯。另含蛋白质、碳水化合物及维生素等营养成分。其中的亚麻油酸是人体理想的肌肤美容剂，含有的不饱和脂肪酸能减少肠道对胆固醇的吸收。

功效主治

◎具有温补肺肾、强健筋骨、定喘润肠、乌须发、降低血脂的功效。用于治疗由肝肾亏虚引起的腰腿酸软、筋骨疼痛、牙齿松动、须发早白、虚劳咳嗽、小便频数，妇女月经和白带过多等。长期食用对癌症有一定的预防效果。本品不宜生食过多，宜导致腹泻。

推荐药膳养生方

核桃乳鸽汤

材料

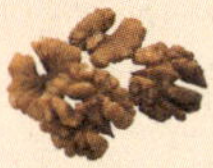

核桃仁20克

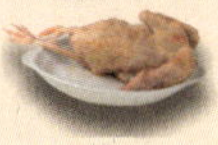

乳鸽1只

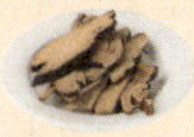

灵芝10克

做法

将核桃仁、党参、灵芝洗净。乳鸽去内脏，洗净斩件；锅中加水烧开，放入食材炖汤，加盐调味。本品可益智补脑、补肾延年。

决明核桃粥

材料

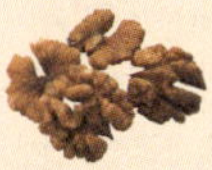

核桃仁30克

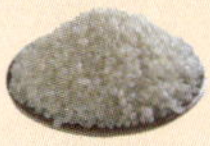

大米70克

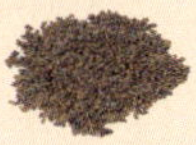

决明子15克

做法

大米洗净；核桃仁、决明子均洗净，一起入锅煮粥食用。本品可润肠通便，适合老年性便秘患者食用。

杏仁核桃奶

材料

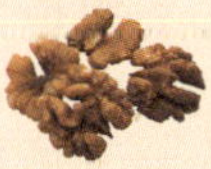

核桃仁20克

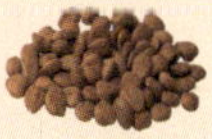

杏仁9克

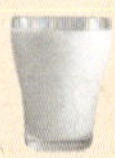

牛奶200克

做法

将杏仁、核桃仁洗净备用，入锅加适量的水烧沸，倒入牛奶，用文火煎煮20分钟即可。本品可润肠通便、益智补脑。

杜仲

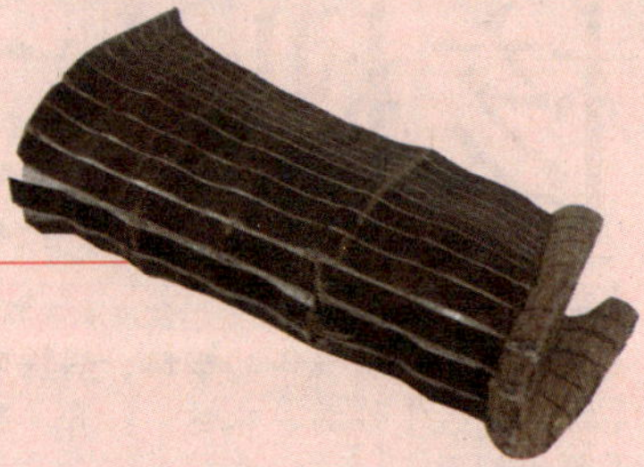

〇【补肾、强腰、安胎】

【类　　别】壮阳药
【别　　名】制杜仲、北仲、厚杜仲、川杜仲、思仲、思仙。
【性味归经】味甘，性温。归肝、肾经。
【养生剂量】10～40克。
【适合体质】气虚、阳虚体质。
【适宜人群】适宜高血压、高血脂、心脑血管疾病者；肾虚，体虚乏力者；失眠多梦，皮肤粗糙、暗淡者；体弱多病，腰膝酸软、免疫力低下者；习惯性流产妇女、小儿麻痹后遗症患者以及肾气不足者食用
【不宜人群】阴虚火旺者；少尿、尿黄者。

本草药典

◎杜仲为杜仲科落叶乔木植物杜仲的树皮，它富含木脂素、维生素C以及杜仲胶、杜仲醇、杜仲甙、松脂醇二葡萄糖甙等化合物，其中松脂醇二葡萄糖甙为降低血压的主要成分。杜仲被称为“植物黄金”。杜仲不宜与蛇皮、玄参一起使用。

功效主治

◎杜仲具有降血压、补肝肾、强筋骨、安胎气等功效，可用于治疗腰脊酸疼，足膝痿弱，小便余沥，阴下湿痒、筋骨无力、妊娠漏血、胎漏欲堕、胎动不安、高血压病等。此外，还具有增加肝脏细胞活性，恢复肝脏功能、增强肠蠕动、防止老年记忆衰退等作用。

推荐药膳养生方

杜仲鹌鹑汤

材料：

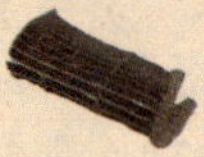

杜仲20克

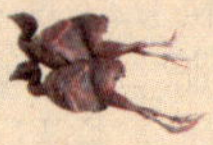

鹌鹑1只

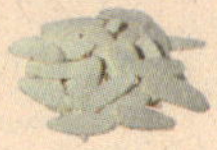

山药12克

做法：鹌鹑去内脏，洗净，剁块，汆水。杜仲、山药洗净，将全部用料放入锅内，炖汤食用。本品可补肝肾、强筋骨。

杜仲寄生鸡汤

材料：

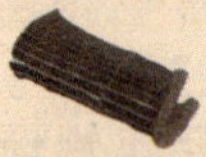

炒杜仲20克

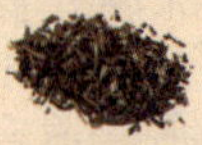

桑寄生6克

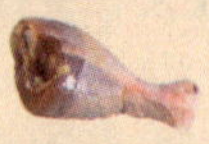

鸡腿150克

做法：将鸡腿洗净剁块，汆水，桑寄生洗净；将鸡肉、炒杜仲、桑寄生一道放入锅中炖汤食用。本品可补肾安胎、强腰壮骨。

杜仲艾叶蛋汤

材料：

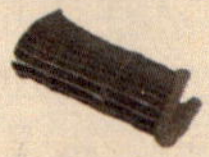

杜仲25克

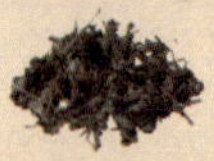

艾叶10克

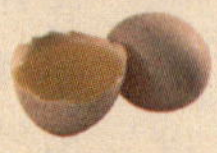

鸡蛋2个

做法：杜仲、艾叶洗净；鸡蛋打入碗中，搅成蛋浆，放入锅内煎成蛋饼，然后一同放入煲内，煮汤食用。本品可补益肝肾、暖宫安胎。

巴戟天【补肾阳、强筋骨】

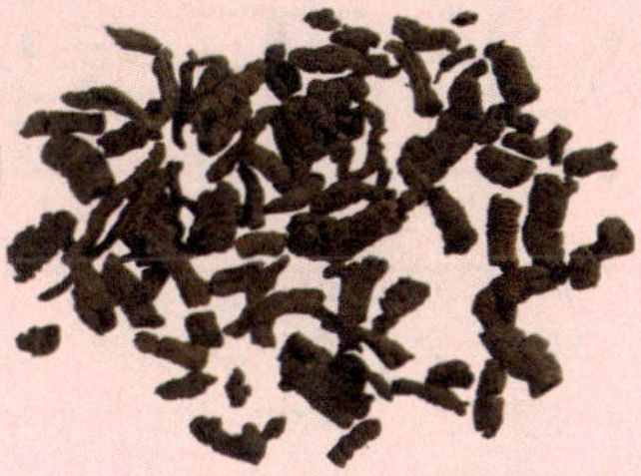

【类　　别】壮阳药
【别　　名】巴戟、巴吉天、戟天、巴戟肉、鸡肠风。
【性味归经】味辛、甘，性微温。归肝、肾经。
【养生剂量】6～15克。
【适合体质】阳虚体质。
【适宜人群】身体虚弱者；风湿痹痛、筋骨挛急患者；肾阳虚所致阳痿、宫冷不孕、小便频数、早泄、遗精、腰膝酸软者等。
【不宜人群】火旺泄精、阴虚水乏、小便不利、口舌干燥者。

本草药典

◎巴戟天为双子叶植物茜草科巴戟天的干燥根，有“不调草”之称。主产于广东、广西等地。它含有苷类、单糖、多糖、氨基酸，及大量的钾、钙、镁等元素，有提高免疫力、增强抗应激能力，并能抗炎、升高白细胞。巴戟天提取物及其单体化合物具有抗抑郁作用。

功效主治

◎本品具有补肾助阳、祛风除湿、强筋壮骨的功效。主治肾虚阳痿、遗精早泄、小腹冷痛、小便不禁、月经不调、宫冷不孕、风寒湿痹、腰膝酸软、盘骨痿软等症。经研究发现，本品还可延缓脑组织衰老，降低脑组织中的脂褐素水平，提高大脑对缺氧的耐受能力。

推荐药膳养生方

塘鲺巴戟汤

材料

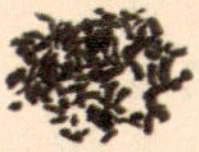
巴戟10克

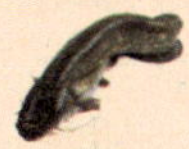
塘鲺250克

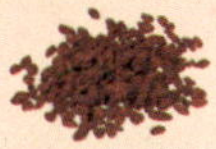
枸杞3克

做法 先将塘鲺宰杀洗净；枸杞、巴戟洗净。将所有材料装入煲内，加适量清水，炖汤食用即可。本品可补肾健脾、祛风除湿。

巴戟黑豆汤

材料

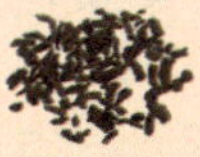
巴戟天15克

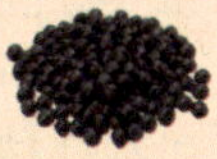
黑豆100克

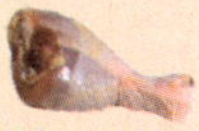
鸡腿150克

做法 鸡腿洗净剁块，入沸水汆烫；巴戟天、黑豆洗净，一道盛入锅中，加水盖过材料，炖汤食用。本品可补肾助阳、祛风除湿。

巴戟炖瘦肉

材料

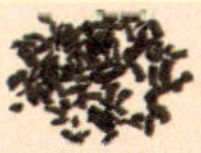
巴戟天10克

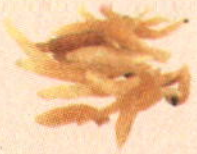
天冬10克

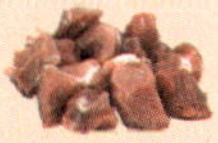
猪瘦肉150克

做法 巴戟天、天冬洗净；猪瘦肉洗净，切块，一同放入锅内，加水，大火煮开后改小火煮30分钟，加盐调味。本品可滋阴补肾、降血压。

淫羊藿

【补肾壮阳佳品】

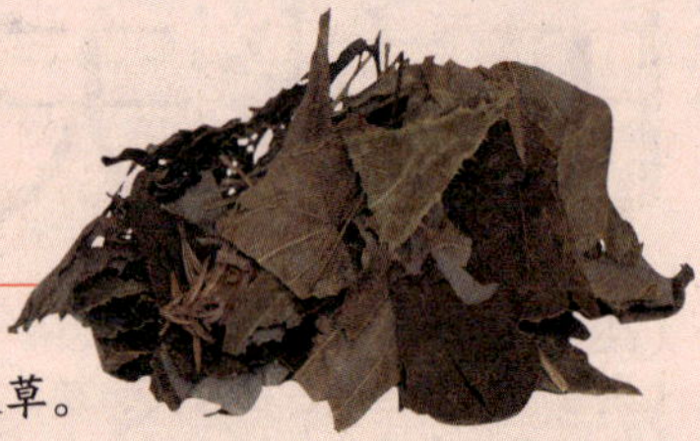

【类　　别】壮阳药
【别　　名】刚前、仙灵脾、仙灵毗、黄连祖、放杖草、弃杖草。
【性味归经】味辛、甘，性温；归肝、肾经。
【养生剂量】10～30克。
【适合体质】阳虚体质。
【适宜人群】适宜宫冷不孕者；阳虚性高血压者；妇女更年期高血压者；肾阳虚衰所致阳痿尿频、腰膝无力者；风寒麻痹、肢体麻木者等。
【不宜人群】有口干、手足心发热、潮热、盗汗等阴虚火旺症状者不宜。

本草药典

◎淫羊藿为小檗科多年生草本淫羊藿、心叶淫羊藿或箭叶淫羊藿的茎叶，主产于陕西、辽宁、山西、湖北、四川、广西等地。淫羊藿提取物主要成分为淫羊藿苷、去氧甲基淫羊藿甙、葡萄糖、果糖以及挥发油、生物碱、维生素E及微量元素锰等。

功效主治

◎具有补肾壮阳、祛风除湿、强筋健骨的功效，主治阳痿、遗精早泄、精冷不育、尿频失禁、肾虚喘咳、腰膝酸软、筋骨挛急、风湿痹痛、半身不遂、四肢不仁等症。淫羊藿在临床上主要用于治疗生殖、骨关节、呼吸系统疾病。

推荐药膳养生方

淫羊藿鸡汤	材料	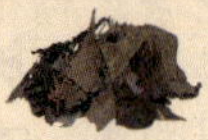 淫羊藿9克	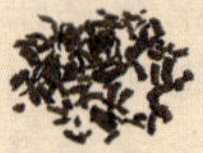 巴戟天10克	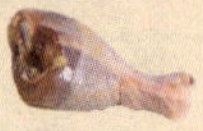 鸡腿1只	做法：鸡腿洗净剁块，汆水，捞起冲净，将巴戟天、淫羊藿洗净，一起放入煲中，加水炖至鸡肉烂熟，加盐调味。本品可补肾壮阳、强筋壮骨。
淫羊藿大枣茶	材料	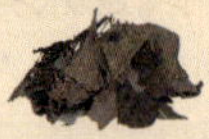 淫羊藿8克	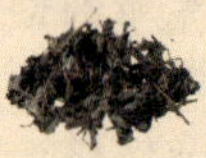 艾叶5克	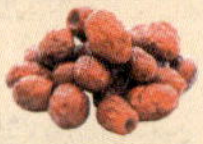 大枣5枚	做法：淫羊藿、艾叶、大枣均洗净；加水煮20分钟即可。滤去淫羊藿和艾叶，加入红糖即可。本品可补虚壮阳、降低血压。
淫羊藿酒	材料	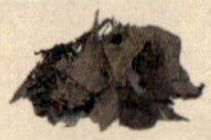 淫羊藿60克	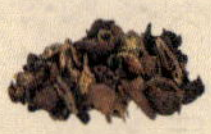 金樱子20克	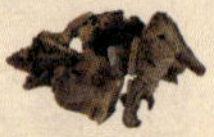 狗脊30克	做法：将淫羊藿、金樱子、金毛狗脊均洗净，沥干，装入纱布袋内，扎紧口袋，放入酒罐内浸泡7日，每日饮30毫升。本品可益肾壮阳、祛风除湿。

虫草花

【物美价廉补虚药】

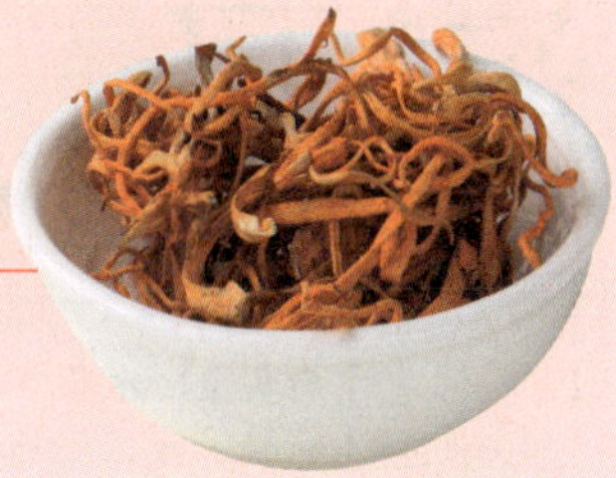

【类　　别】壮阳药

【别　　名】虫草菌、北冬虫草。

【性味归经】味甘，性平；归肺、肾经。

【养生剂量】3～20克。

【适合体质】阳虚体质。

【适宜人群】脑力劳动者，亚健康人群，易疲劳者，易感冒者，过肥过瘦者，体弱者，免疫力低下者，腰膝酸痛者，肾功能低下者，面部有色斑、晦暗者，年老体弱者，病后体衰者，产后体虚者等。

【不宜人群】婴幼儿、儿童及食用真菌过敏者

本草药典

◎“虫草花”并非花，它是人工培养的虫草子实体，培养基是仿造天然虫子所含的各种营养成分，包括谷物类、豆类、蛋奶类等养分，属于一种真菌类。其与常见的香菇、平菇等食用菌很相似，只是菌种、生长环境和生长条件不同。虫草花含有丰富的蛋白质等营养。

功效主治

◎本品具有益肝肾、补精髓、止血化痰的功效，主要用于治疗眩晕耳鸣、健忘不寐、腰膝酸软、阳痿早泄、久咳虚喘等病症。虫草中的虫草酸和虫草素能够综合调理人机体内环境，增强体内巨噬细胞的功能，对增强和调节人体免疫功能、提高人体抗病能力有一定的作用。

推荐药膳养生方

虫草花养颜汤

材料

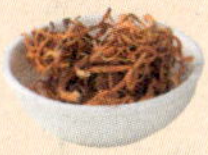

虫草花12克

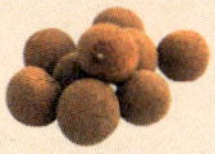

桂圆肉10克

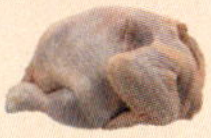

母鸡1只

做法 虫草花洗净，红枣、桂圆肉洗净，红枣去核；将鸡处置干净，一起放入锅内，炖汤食用。本品可益气补血、美容养颜。

虫草蒸母鸭

材料

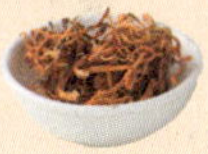

北虫草18克

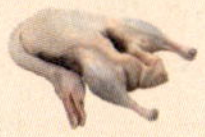

嫩母鸭1只

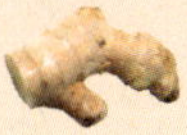

生姜10克

做法 嫩母鸭洗净、剁块；虫草花洗净，将北虫草塞入鸭腹内，注入适量的清水，加入生姜，炖汤食用。本品可补肾益精、补虚抗衰。

北虫草虾仁汤

材料

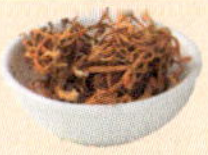

北虫草8克

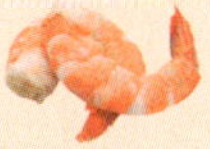

虾仁30克

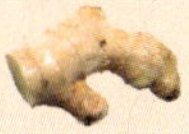

生姜3片

做法 先将虫草花洗净；虾仁洗净；生姜洗净备用。然后将虫草花、虾仁、生姜一同入锅，炖汤食用。本品可补肾之阴阳虚弱。

海马

【补肾壮阳珍品】

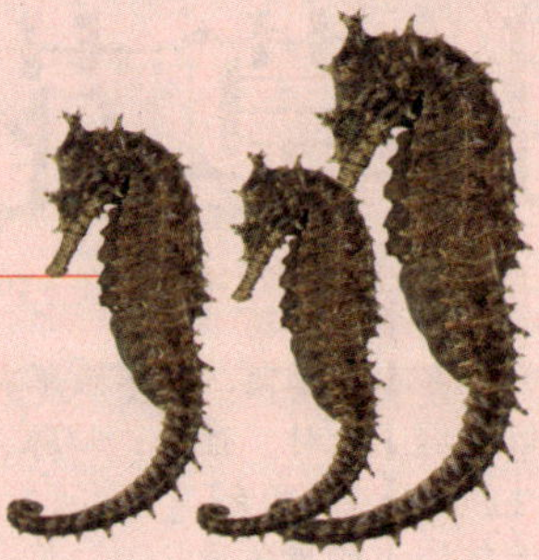

【类　　别】壮阳药

【别　　名】马头鱼、水马、海蛆。

【性味归经】味甘、咸，性温。归肾、肝经。

【养生剂量】3~10克。

【适合体质】阴虚体质。

【适宜人群】肾气亏虚阳痿不举、肾关不固、遗精早泄、精冷不育者；女子性欲低下、宫冷不孕者；肾虚作喘者；癥瘕积聚，跌打损伤者等。

【不宜人群】阴虚火旺者；感冒未清者。

本草药典

◎海马为海龙科动物线纹海马、刺海马、大海马、三斑海马或小海马的干燥体，主要产自广东、福建、台湾等地。它含氨基酸及蛋白质、脂肪酸、甾体和无机元素。三斑海马含硬脂酸、胆固醇、胆固二醇等成分。线纹海马和刺海马含乙酰胆碱脂酶、蛋白酶。

功效主治

◎海马具有强身健体、补肾壮阳、舒筋活络、消炎止痛、镇静安神、止咳平喘等药用功能。适用于肾虚阳痿、精少，宫寒不孕，腰膝酸软，尿频；肾气虚，喘息短气；跌打损伤，血瘀作痛等症。此外，海马还具有兴奋强壮的作用，能催性欲，治阳痿不举等。

推荐药膳养生方

海马炖乳鸽	材料	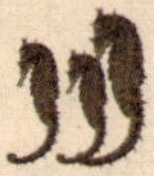 海马8克 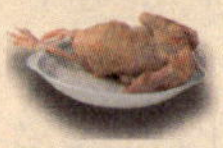 乳鸽1只 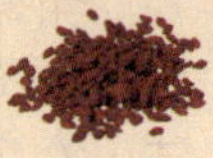 枸杞10克	做法：乳鸽洗净，汆水；海马、枸杞洗净；将枸杞、海马、乳鸽一起放入炖盅，炖汤食用。本品可补肾壮阳、强身健体。
海马三宝汤	材料	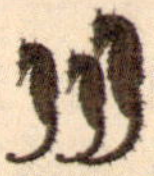 海马1对 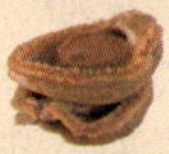 鲍鱼1只 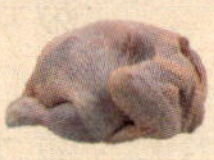 光鸡500克	做法：鲍鱼去肠，洗净；海马洗净。将光鸡洗净，斩件，汆去血水；把所有的材料装入炖盅炖汤。本品可既滋阴又壮阳。
海马核桃汤	材料	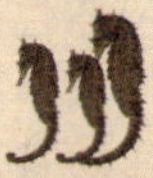 海马15克 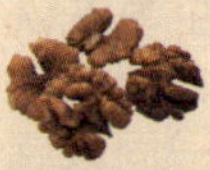 核桃仁30克 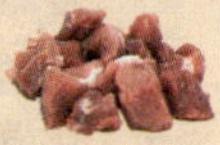 猪瘦肉200克	做法：猪瘦肉切块，入沸水汆水后备用；海马洗净。将所有材料一同入锅，加入适量的清水炖煮2小时。本品能温肾助阳。

韭菜籽

【补肾壮阳常用药】

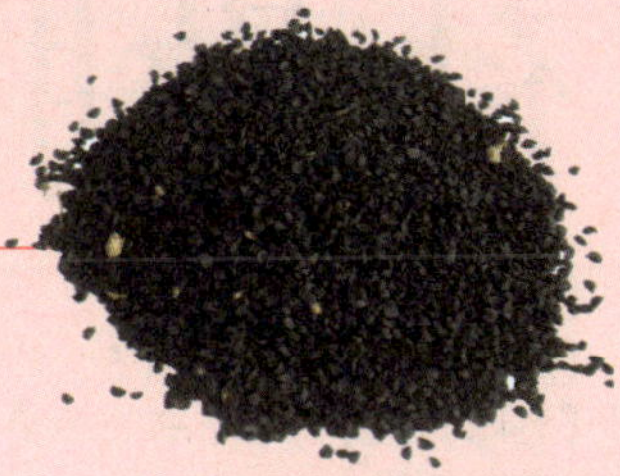

【类　　别】壮阳药
【别　　名】韭子、炒韭菜籽。
【性味归经】味辛、甘，性温。归肾、肝经。
【养生剂量】5~10克。
【适合体质】阳虚体质。
【适宜人群】肾阳虚衰，下元虚冷之阳痿不举，遗精遗尿，腰膝酸软者；肾阳不足，带脉失约，白带白淫者。
【不宜人群】阴虚火旺者。

本草药典

◎韭菜籽为百合科植物韭菜的干燥成熟种子。秋季果实成熟时采收果序，晒干，搓出种子，除去杂质。主要产于河北、山西、吉林、江苏、山东、安徽、河南等地。韭菜籽含有左旋肉碱、皂苷及丰富的纤维素，其中左旋肉碱具有抗机体疲劳、衰老的作用。

功效主治

◎具有补肝肾、暖腰膝、助阳固精、补肾助阳、缩尿止带的功效。主要用于治疗阳痿、遗精、遗尿、小便频数、腰膝酸软或冷痛、白带过多等病症者。还能促进生长发育，预防心血管疾病，可达到延年益寿的目的；含有的纤维素能刺激肠胃，促进肠胃蠕动，有通便的效果。

推荐药膳养生方

韭菜籽蒸猪肚

材料

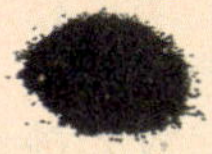

韭菜籽12克

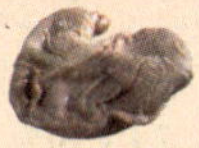

猪肚1个

做法

猪肚划一长口，用盐水反复搓洗干净；将韭菜籽洗净，用纱布袋将其装好，扎紧袋口放入猪肚内；炖汤食用。本品可温阳益胃、补肾固精。

韭菜籽粥

材料

韭菜籽30克

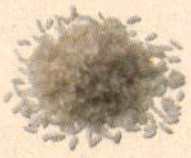

粳米100克

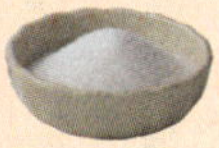

白糖适量

做法

韭菜籽洗净晒干，小火微炒，研成细粉；粳米洗净入锅，加水煮粥，加入白糖拌匀调味即可。本品可补肾阳，治疗阳痿。

韭菜籽饼

材料

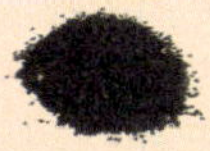

韭菜籽30克

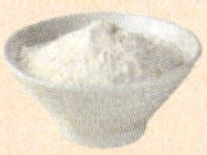

面粉适量

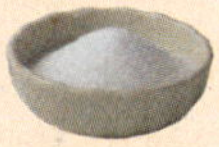

白糖适量

做法

韭菜籽洗净，入锅微炒，研成细粉；白糖溶化成糖水；将韭菜籽粉和糖水一同加入面粉和匀，发酵好后做成小饼烤熟。本品可补益肾阳。

补骨脂

【肺肾双补佳品】

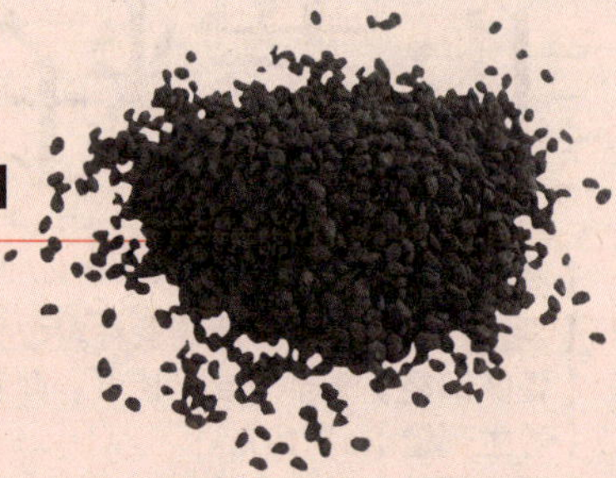

【类　　别】壮阳药

【别　　名】骨脂、故子、故脂子、故之子。

【性味归经】味辛、苦，性温。归肾、心包、脾、胃、肺经。

【养生剂量】6～15克。

【适合体质】阳虚体质。

【适宜人群】适宜肾阳不足、下元虚冷、腰膝冷痛、银屑病患者；肾虚遗精、遗尿、尿频者；脾肾阳虚五更泄泻者。

【不宜人群】阴虚火旺引起的眼红、遗精、尿血、大便干燥、小便短涩等症者不宜服用。

本草药典

◎补骨脂为豆科植物补骨脂的果实，广泛分布在地中海地区。它含挥发油、树脂、香豆精衍生物、黄酮类化合物（补骨脂甲素、乙素等）等成分。补骨脂是常用的补肾助阳药。补骨脂对由组胺引起的气管收缩有明显扩张作用，补骨脂酚有雌激素样作用。

功效主治

◎补骨脂具有补肾助阳、纳气平喘、温脾止泻的功效。主治肾阳不足、下元虚冷、腰膝冷痛、阳痿遗精、尿频、遗尿、肾不纳气、虚喘不止、脾肾两虚、大便久泻，外用可治白癜风、斑秃、银屑病等症。

推荐药膳养生方

补骨脂猪腰汤

材料

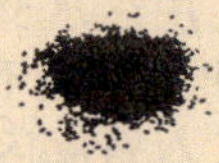
补骨脂15克

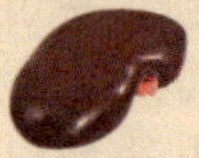
猪腰1个

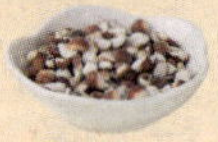
芡实20克

做法

补骨脂、芡实洗净；猪腰剖开，去白色筋膜，加盐揉洗，以水冲净；将所有材料一同放入砂煲中炖汤食用。本品可补肾固精、纳气平喘。

补骨脂猪肚汤

材料

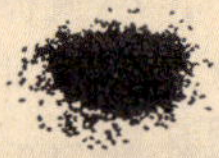
补骨脂12克

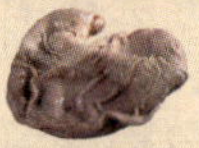
猪肚300克

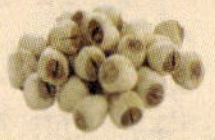
莲子10克

做法

猪肚用盐水洗净，切片；莲子洗净、泡发去心；补骨脂洗净后，将以上材料一起放入锅中，加盐炖汤食用。本品可补肾助阳、健脾止泻。

补骨脂白鸽汤

材料

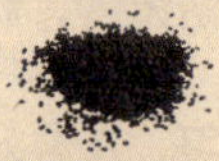
补骨脂10克

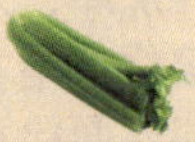
芹菜200克

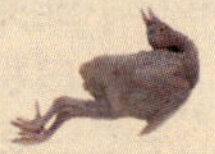
白鸽1只

做法

补骨脂洗净，打成细粉；芹菜洗净，切段；白鸽宰杀，洗净切块，汆水起锅放入所有材料炖汤食用。本品可益脾肾、降血压。

狗鞭

【以形补形佳品】

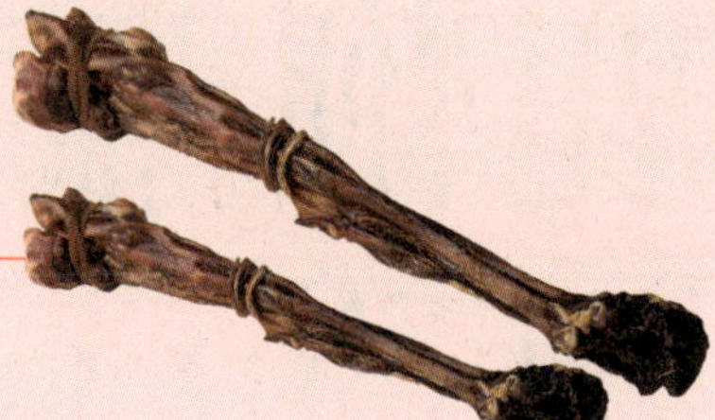

【类　　别】壮阳药
【别　　名】牡狗阴茎、狗精、犬阴、黄狗肾、狗肾。
【性味、归经】味咸，性温；归肾经。
【养生剂量】1条。
【适合体质】阳虚体质。
【适宜人群】肾虚阳衰者，阳痿不举者，遗精者，阴囊湿冷者，腰膝酸软者，女子虚寒带下者等人群。
【不宜人群】阴虚火旺、阳盛者忌用。

本草药典

◎狗鞭为犬科动物雄性家狗带睾丸的阴茎。主产广东、广西、江苏等地，以广东出产最为有名，有广狗肾之称。本品含雄性激素、蛋白质、脂肪等营养物质。故而具有雄激素样作用，是补肾壮阳的佳品。

功效主治

◎本品温而不燥，补而不峻，具有温肾壮阳，补益精髓，强腰的功效；主治肾阳衰弱，阳痿，遗精，男子不育，阴囊湿冷，腰膝酸软，年老体弱，形体羸弱，女子虚寒带下，产后体虚；阴精亏虚所致阳痿宫冷，健忘耳鸣，神思恍惚，腰酸足软等症。

推荐药膳养生方

黄豆狗鞭汤

材料

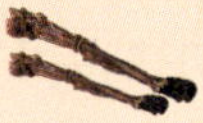

狗鞭200克

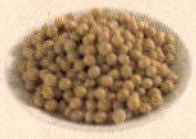

黄豆100克

做法

狗鞭处置干净，切块备用；黄豆洗净后，泡软；然后将黄豆、狗鞭一同入炖锅加入适量的清水，加盐、味精炖汤食用。本品可补益肾阳。

龙眼狗鞭汤

材料

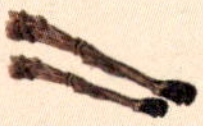

狗鞭1条

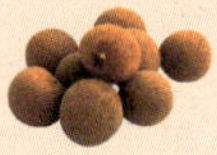

龙眼肉30克

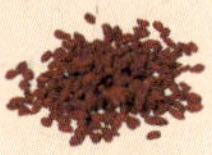

枸杞20克

做法

狗鞭去除杂质，洗净切块；枸杞洗净，所有材料同入炖盅内，加开水适量，隔开水炖3小时，加盐调味即可。本品可安神定志、补肾壮阳。

熟地狗鞭汤

材料

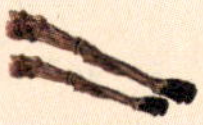

狗鞭1条

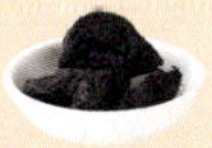

熟地10克

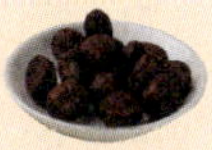

红枣4枚

做法

狗鞭挑开，用沸水汆过后，去除其细毛和臊腺，斩成小块；熟地、红枣洗净，把以上材料放入炖盅内，炖汤食用。本品可补肾壮阳。

鹿鞭

【补肾壮阳珍品】

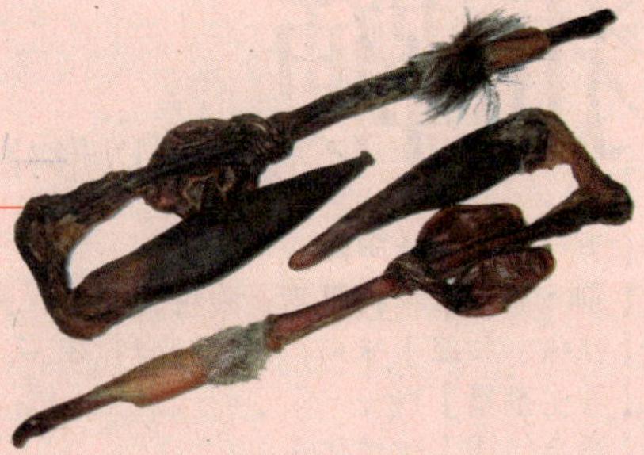

【类　　别】壮阳药
【别　　名】鹿肾、鹿冲、鹿阴茎。
【性味、归经】味咸、辛，性温。归肝、肾、膀胱经。
【养生剂量】1只。
【适合体质】阳虚体质。
【适宜人群】肾阳虚弱者，阳痿遗精、早泄者，腰膝酸软者，耳聋耳鸣者，宫冷不孕者，带下清稀者等。
【不宜人群】阴虚火旺、阳盛者。

本草药典

◎鹿鞭为鹿科动物梅花鹿或马鹿雄性的外生殖器。宰鹿后，割取阴茎及睾丸，除净残肉及油脂，固定于木板上风干即成。本品在选购时宜以粗大、油润、无残肉及油脂、无虫蛀、干燥者为佳。鹿鞭含蛋白质、脂肪、维生素C、A及无机盐营养物质，是补肾阳的极佳良药。

功效主治

◎具有补肾精，壮肾阳，益精，强腰膝的功效。主治肾虚劳损，肝肾不足所致腰膝酸痛，耳聋耳鸣；肾阳不足所致阳痿，遗精，早泄，宫冷不孕，带下清稀，五劳七伤，体倦乏力，精神不振，阳气衰弱，妇女血虚等病症。

推荐药膳养生方

鹿鞭蒸鸡

材料

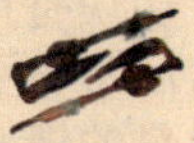

鹿鞭1条

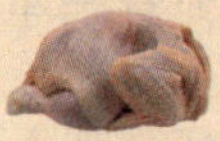

子公鸡2只

做法　子公鸡宰杀清洗干净，切块，汆水；鹿鞭洗净切块，用盐腌制；一起入锅炖汤食用。本品可补肾壮阳、补虚损。

首乌蒸鹿鞭

材料

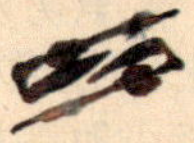

鹿鞭200克

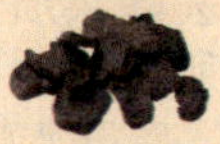

首乌50克

做法　鹿鞭洗净，放在高压锅中炖30分钟，取出切片摆盘，撒姜丝，葱段，制首乌煎汁浇淋在鹿鞭上即可。本品可补肾壮阳，延年益寿。

鹿鞭药酒

材料

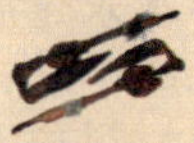

鹿鞭1条

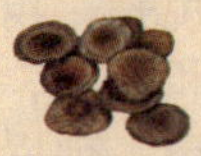

鹿茸10克

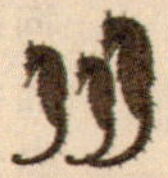

海马1对

做法　鹿鞭洗净，晒干；海马洗净；然后将鹿鞭、海马、蛤蚧一同放入白酒中，浸泡15日即可。本品可补肾壮阳、强腰。

牛大力

【补肾强筋常用药】

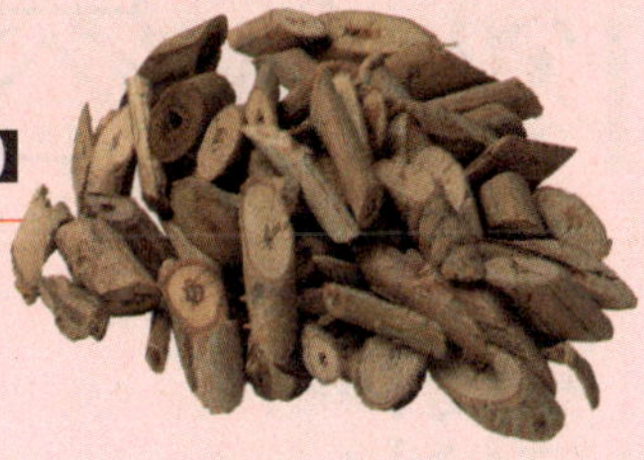

【类　　别】壮阳药
【别　　名】猪脚笠、山莲藕、金钟根、倒吊金钟、大力薯。
【性味归经】味甘，性平。归肺、肾经。
【养生剂量】20～50克。
【适合体质】阳虚体质。
【适宜人群】肾虚者，血气不旺者，风湿骨痛者，经常咳嗽且患有急慢性支气管炎及吸烟人士者。
【不宜人群】阴虚火旺者。

本草药典

◎牛大力为豆科崖豆藤属植物美丽崖豆藤的根。本品全年可采，以秋季挖根为佳。牛大力含蛋白质，淀粉质及生物碱。主要分布于福建、台湾、广西、广东、湖北、湖南，贵州、江西等地。在选购时宜以片大、色白、粉质、味甜者为佳。

功效主治

◎具有补虚润肺，平肝养肾，壮阳，强筋活络的功效。主治肺热，肺虚咳嗽，肺结核，风湿性关节炎，腰肌劳损，肾虚，气虚，腰酸腿痛，慢性肝炎，慢性支气管炎，遗精、白带等病症。在煲汤食用时常与土茯苓和赤小豆配伍使用，效果较好。

推荐药膳养生方

大力猪骨汤

材料

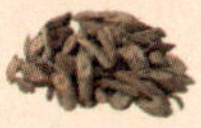
牛大力100克

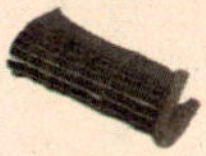
杜仲20克

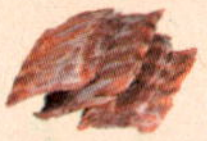
猪骨1斤

做法：牛大力洗净切段；猪骨洗净，斩件氽水；杜仲洗净。最后将全部材料一同放入瓦煲内，炖汤食用。本品可补肝肾、强筋骨。

大力千斤骨汤

材料

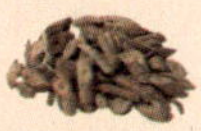
牛大力100克

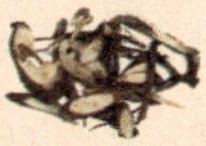
千斤拔30克

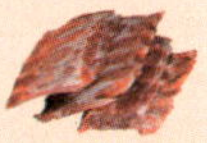
猪骨1斤

做法：鲜牛大力、千斤拔洗净切片；猪骨洗净，斩件，氽水洗净；蜜枣去核。将材料一同入瓦煲内，炖汤食用。本品可滋补肝肾、强壮筋骨。

牛大力牡蛎汤

材料

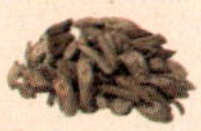
牛大力100克

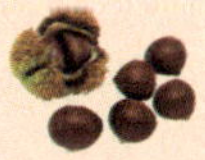
栗子10枚

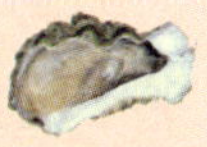
牡蛎肉50克

做法：牛大力洗净切段；牡蛎肉浸洗干净；将栗子去壳，洗净。将全部材料一同入瓦煲内，炖汤食用。本品可补肾强腰、滋阴养血、强筋骨。

肉苁蓉

【肾虚腹泻的常用药】

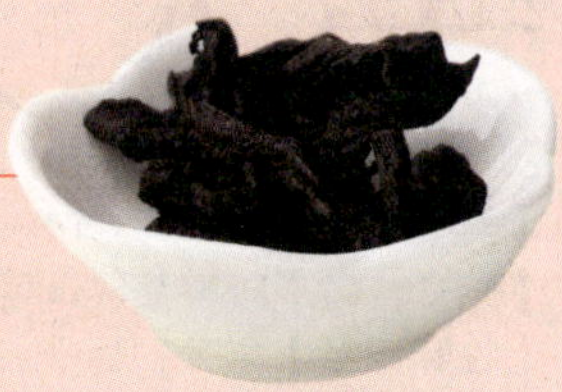

【类　　别】壮阳药
【别　　名】大芸、金笋。
【性味归经】味甘、咸，性温。归肾、大肠经。
【养生剂量】10～30克。
【适合体质】阳虚体质。
【适宜人群】适宜月经不调者，不孕、四肢不温及高血压患者；肾阳亏虚，精血不足之阳痿早泄、宫冷不孕、腰膝酸痛、痿软无力者等。
【不宜人群】阴虚火旺及大便泄泻者、相火偏旺、胃弱便溏、实热便结者禁服。

本草药典

◎肉苁蓉含有丰富的生物碱、结晶性的中性物质、氨基酸、微量元素、维生素等成分。肉苁蓉属列当科濒危种，是一种寄生在梭梭、红柳根部的寄生植物，对土壤、水分要求不高。分布于内蒙古、宁夏、甘肃和新疆，素有“沙漠人参”之美誉，具有极高的药用价值。

功效主治

◎肉苁蓉具有补肾阳、益精血、润肠通便的功效。主治肾阳虚衰、精血亏损、阳痿、遗精、腰膝冷痛、耳鸣目花、带浊、尿频、月经不调、崩漏、不孕不育、肠燥便秘等症。据临床研究表明，本品对子宫肌瘤的疗效显著。

推荐药膳养生方

苁蓉骶骨汤

材料：

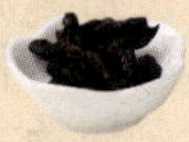
肉苁蓉15克

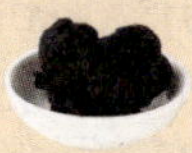
黄精15克

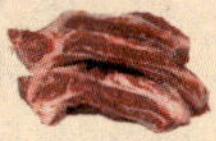
猪尾骶骨1副

做法：猪尾骶骨洗净斩件，入沸水汆烫。肉苁蓉、黄精分别洗净，一道放入煮锅，炖汤食用。本品可补肾壮阳、强腰壮骨。

苁蓉羊骨汤

材料：

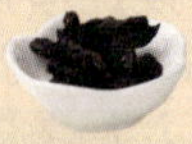
肉苁蓉20克

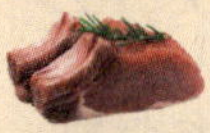
羊骨400克

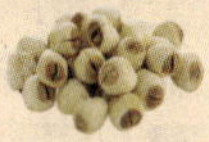
莲子20克

做法：羊骨洗净，斩件，汆水；肉苁蓉洗净切块；莲子洗净，一同放入炖盅，炖蒸2小时，加盐调味即可。本品可补肾固精、温经散寒。

肉苁蓉药酒

材料：

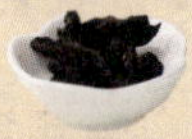
肉苁蓉30克

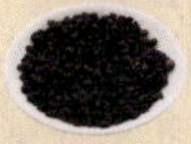
五味子15克

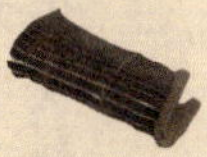
杜仲40克

做法：先将以上药材洗净，晒干，捣碎成细末，用纱布袋包住，扎紧口；浸泡在白酒中，密封，至10日后，开封饮用即可。本品可滋补肝肾。

沙苑子

【补肾固精佳品】

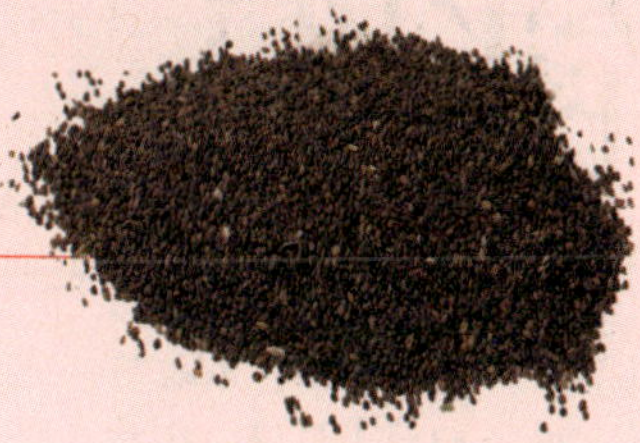

【类　　别】壮阳药
【别　　名】潼蒺藜、沙苑蒺藜、蔓黄芪、夏黄草。
【性味、归经】味甘，性温。归肝、肾经。
【养生剂量】9～15克。
【适合体质】阳虚体质。
【适宜人群】肝肾不足者，腰膝酸软者，头晕眼花者，遗精早泄者，小便频数者，尿血者，白带异常者，失眠多梦者等。
【不宜人群】相火炽盛，阳强易举者不宜。

本草药典

◎沙苑子为豆科一年生草本植物扁茎黄芪的成熟种子。其内含脂肪油，鞣质，维生素A类物质等，有收缩子宫和抗利尿作用。本品含有黄酮类等化合物，这类物质在药理作用上能保护肝糖元积累，降血脂、降酶，预防低血糖；能减慢心率，降低血压，增加脑血流量。

功效主治

◎本品具有补肝、益肾、明目、固精的功效。主要用于治疗肝肾不足、腰膝酸痛、眩晕目昏、遗精早泄、小便频数、小便余沥、遗尿、尿血、白带异常等病症。此外，本品还具有抗疲劳、增加体重、耐寒、镇痛、镇静、解热、抗炎、抗利尿等作用。

推荐药膳养生方

双子甲鱼汤

材料

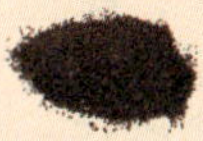

沙苑子15克

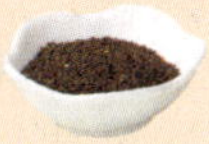

菟丝子20克

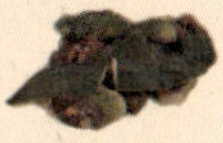

鳖肉1000克

做法

沙苑子、菟丝子洗净；鳖活杀，剖腹留肝、蛋，去肠杂，切块，汆水；一同入锅炖汤食用。本品补肾阳、益精液。

沙苑猪肝汤

材料

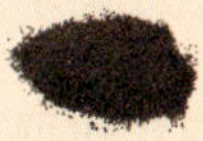

沙苑子20克

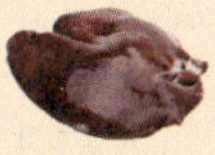

鲜猪肝300克

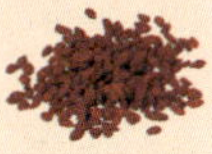

枸杞10克

做法

沙苑子洗净，煎取浓汁；猪肝洗净，去筋膜切片；枸杞洗净，将以上材料入锅炖汤食用。本品益肾养血、养肝明目。

益智沙苑饼

材料

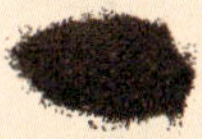

沙苑子30克

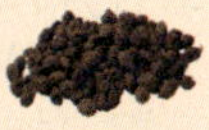

益智仁20克

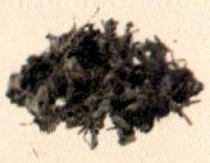

艾叶50克

做法

艾叶洗净，煎取浓汁。益智仁、沙苑子洗净烘干研成细末，用艾叶汁调成泥状，做成适宜的圆饼，烤熟食用。本品益肾固冲、调经止血。

锁阳 【补肾、润肠良药】

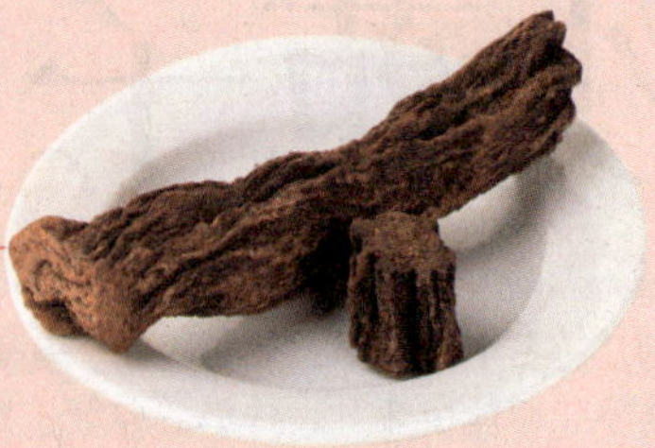

【类　　别】壮阳药

【别　　名】琐阳、不老药、地毛球、羊锁不拉。

【性味、归经】性温、味甘；归脾、肾、大肠经。

【养生剂量】3～15克。

【适合体质】阳虚体质。

【适宜人群】肾虚阳痿、早泄者；腰膝软弱无力的中老年人、免疫力低下、易感染疾病者；中青年操劳事业而健康透支者；尿频便秘、失眠脱发、哮喘、痿弱早泄等多种慢性疾病患者。

【不宜人群】泄泻及阳事易举而精不固者；大便溏薄者、性功能亢进者。

本草药典

◎锁阳属肉质寄生草本，寄生于白刺的根上。地下茎粗短，具有多数瘤突吸收根。本品主产于甘肃，新疆阿勒泰、青海等地。锁阳含有花色甙等化合成分，其中棕榈酸和油酸为其主要成分。有研究指出本品的药理作用对内分泌和免疫功能都有一定的调节作用。

功效主治

◎本品具有补肾润肠、固精的功效。主治肾阳亏虚，精血不足之阳痿、不孕、下肢痿软、筋骨无力；早泄、气弱、大便燥结、小便频数、血尿、淋漓不尽；腰膝酸软；畏寒、四肢疼痛；月经不调、宫冷带下；女子不孕、男子不育；失眠健忘等病症。

推荐药膳养生方

锁阳胡桃粥

材料：

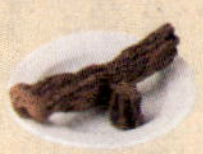

锁阳15克

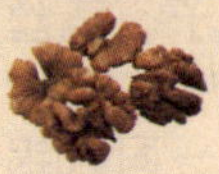

胡桃仁15克

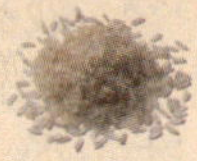

粳米100克

做法：锁阳洗净，煎汁，核桃仁洗净，入锅炒香，将其捣碎备用。粳米淘洗干净同药汁、核桃仁一同入锅煮粥食用。本品可补益肾阳、润肠通

锁阳粥

材料：

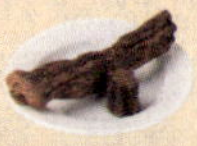

锁阳30克

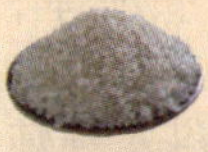

大米100克

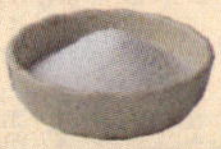

白糖适量

做法：锁阳洗净，煎汁，大米淘洗干净备用。再将大米和药汁一同入锅煮粥，加入白糖调匀即可。本品可壮阳固精、养血强筋。

羊肾锁阳汤

材料：

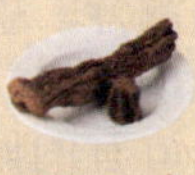

锁阳15克

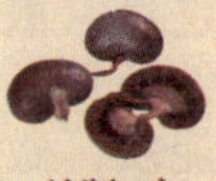

羊肾2个

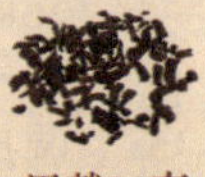

巴戟18克

做法：先将羊肾洗净去筋膜臊腺，切片；巴戟天、新鲜锁阳洗净，与羊肾一同入沙锅，加适量清水，炖2小时，加盐调味即可。本品可温补肾阳。

菟丝子

【补肾安胎良药】

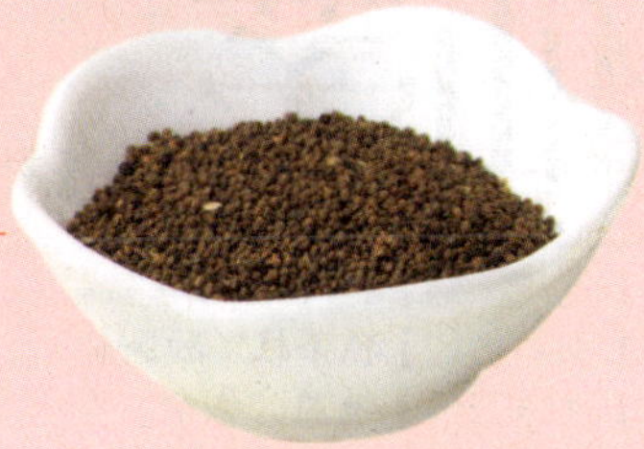

【类　　别】壮阳药

【别　　名】豆寄生、无根草、黄丝。

【性味归经】味辛、甘，性微温。归肝、肾、脾经。

【养生剂量】5～15克。

【适合体质】阳虚体质。

【适宜人群】阳痿遗精者；尿频遗尿；腰膝酸软、性欲冷淡患者；肾虚腰痛者；宫冷不孕者；肝肾不足之目暗不明者等。

【不宜人群】阴虚火旺、便秘、小便短赤、血崩、大便燥结者。

本草药典

◎菟丝子为双子叶植物药旋花科植物菟丝子、南方菟丝子、金灯藤等的种子，产于连云港、邱县、铜山、宝应、南京、吴江等地，它含生物碱及糖类等成分，其中菟丝子黄酮可有效增加冠脉血流量、减少冠脉阻力，使缺血心肌供血量增加。

功效主治

◎本品具有滋补肝肾、固精缩尿、安胎、明目、止泻的功效。可用于治疗腰膝酸软、目昏耳鸣、肾虚胎漏、胎动不安、脾肾虚泻、遗精、消渴、尿有余沥、目暗等症。外用可治白癜风。菟丝子在药理作用上能明显增强红细胞免疫功能，明显提高人精子体外活动功能。

推荐药膳养生方

鸡杂汤

材料

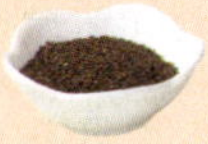

菟丝子10克

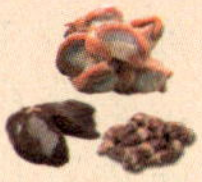

鸡内脏1份

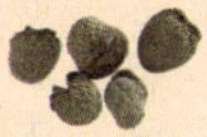

覆盆子10克

做法

鸡内脏洗净，切片；将药材洗净，与鸡内脏一起入锅炖汤，待汤好肉熟时，加盐调味即可。本品可补肾固精、缩尿止遗。

菟杞炖鹌鹑

材料

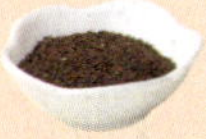

菟丝子12克

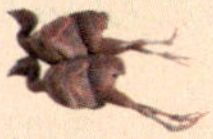

鹌鹑2只

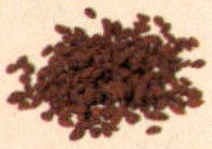

枸杞10克

做法

鹌鹑洗净，氽水备用；菟丝子、枸杞洗净，将以上用料倒进炖盅，加盖炖2小时，肉熟烂后加盐调味即可。本品可补肾安胎、益气养血。

菟丝子炖狗肉

材料

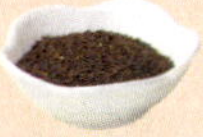

菟丝子15克

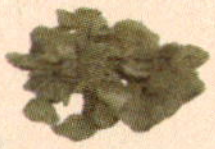

制附片3克

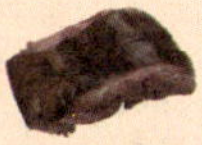

狗肉500克

做法

将菟丝子、制附片冲净；狗肉洗净斩件，将以上材料一同入锅，炖2小时，加入料酒、盐调味即可。本品可温肾壮阳。

仙茅

◎【补肾阳、壮筋骨】

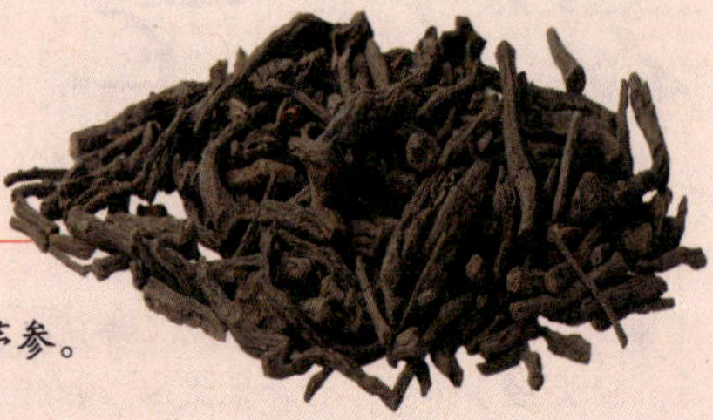

【类　　别】壮阳药
【别　　名】独茅根、独脚仙茅、风苔草、冷饭草、仙茅参。
【性味归经】性温、味辛、有小毒；归肾、肝经。
【养生剂量】5～15克。
【适合体质】阳虚体质。
【适宜人群】腰膝冷痛及食欲不振者；肾阳不足，命门火衰之阳痿精冷、小便频数者；筋骨痿软无力者等。
【不宜人群】阴虚火旺者。

本草药典

◎仙茅为石蒜科植物仙茅的根茎。本品主产于四川南部、云南、贵州、广西、浙江、江西、福建、台湾、湖南和广东等地。仙茅所含化合物主要有环菠萝蜜烷型三萜皂苷、含氯酚、酚苷、木脂素苷、黄酮、生物碱、长链脂肪族类化合物、多糖等。

功效主治

◎本品温肾阳、壮筋骨。治阳痿精冷、小便失禁、崩漏、心腹冷痛、腰脚冷痹、痈疽、瘰疬、阳虚冷泻筋骨痿痹等。临床上现较多用于配淫羊藿治疗高血压病。据现代药理活性研究显示仙茅具有调节免疫、抗氧化、保肝、抗高血糖、补肾壮阳及抗骨质疏松、抗炎等作用。

推荐药膳养生方

仙茅虾

材料

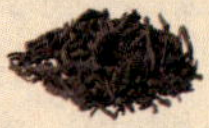
仙茅15克

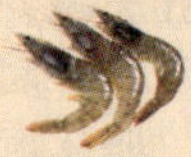
大虾250克

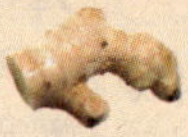
生姜适量

做法

仙茅洗净备用；大虾去壳，挑去虾肠；生姜洗净切末，一起放入瓦煲内，炖汤食用。本品补肾阳，治疗肾虚阳痿。

仙茅瘦肉汤

材料

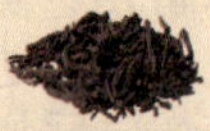
仙茅15克

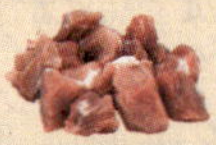
猪瘦肉500克

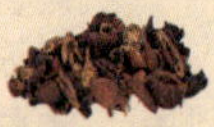
金樱子15克

做法

猪肉洗净切块，仙茅、金樱子洗净，和猪肉一起入锅，小火慢炖至肉熟烂，加盐调味即可。本品可补肾阳、强筋骨、祛寒湿。

仙茅枸杞茶

材料

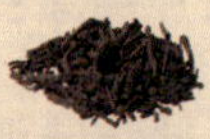
仙茅6克

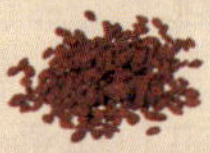
枸杞子12克

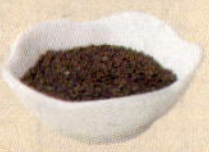
菟丝子9克

做法

仙茅、枸杞子、菟丝子分别洗净；一同入锅加入适量的清水煎汁。本品可补益肾阳、提高性功能，适合性欲低下的患者服用。

续断

【补肾壮腰佳品】

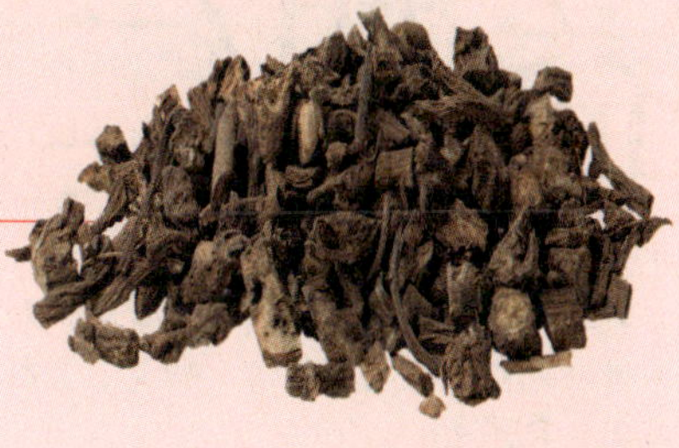

【类　　别】壮阳药

【别　　名】龙豆、接骨、南草、接骨草、川断。

【性味归经】性微温，味苦、辛；归肝、肾经。

【养生剂量】5～15克。

【适合体质】阳虚体质。

【适宜人群】腰背酸痛、肢节麻痹、足膝无力者；肾阳不足，下元虚冷，阳痿不举，遗精滑泄，遗尿尿频者等。

【不宜人群】初病者；怒气郁者。

本草药典

◎续断为川断种植物川断或续断的根。根长圆柱形，略扁，微弯曲。表面棕褐色或灰褐色，有多数明显而扭曲的纵皱纹及沟纹，并多数明显而扭曲的纵皱纹及沟纹，并可见横长皮孔及少数须根痕。质稍软，久置干燥后变硬。本品含有生物碱、挥发油。

功效主治

◎具有补肝肾、续筋骨、调血脉的功效。用于治疗腰背酸痛、肢节麻痹、足膝无力、胎漏崩漏、带下遗精、跌打创伤、损筋折骨、金疮痔漏、痈疽疮肿等病症。据现代药理研究表明本品有降低骨激活频率和抑制骨吸收的作用，预防骨质疏松；可抑制子宫平滑肌的收缩。

推荐药膳养生方

续断猪尾

材料

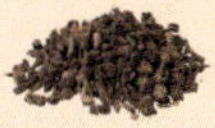
续断20克

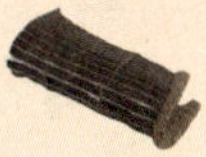
杜仲30克

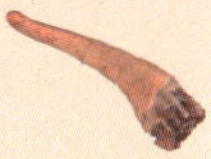
猪尾1条

做法

将续断、杜仲用清水洗净；猪尾处置干净后洗净，切段，然后将其入沸水锅汆水，将以上一同放沙锅中炖汤食用。本品可补肝肾、强筋

续断猪腰

材料

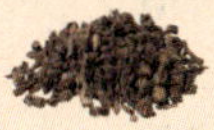
续断20克

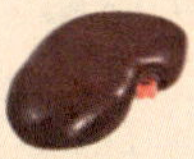
猪腰1个

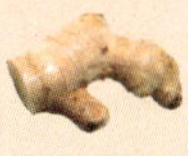
生姜20克

做法

将猪腰筋膜去除，洗净切片；生姜切丝；续断用清水洗净。将猪腰片、续断、生姜一同入锅，炖汤食用。本品可补肾强腰、安胎。

独活续断汤

材料

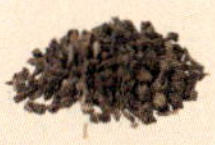
续断8克

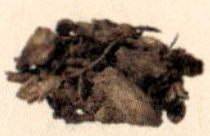
独活6克

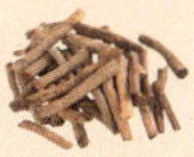
牛膝10克

做法

先将全部药材洗净，一同入锅，加入适量的清水，先用大火煮沸后，再转以小火煮30分钟，去渣留汁。本品可补肾强腰、祛风除湿。

益智仁

【益智、止涎良药】

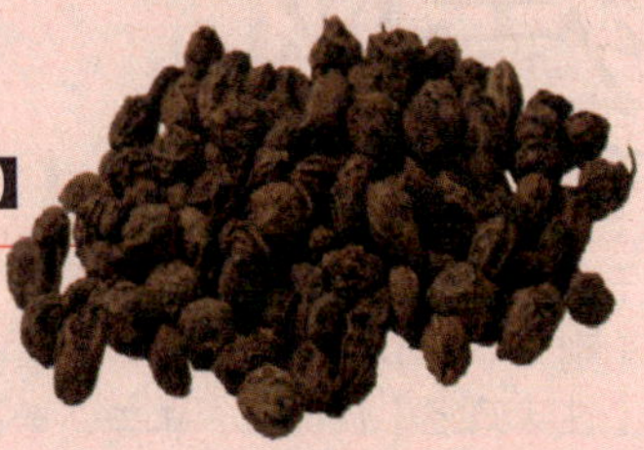

【类　　别】壮阳药
【别　　名】益智子、摘子、益智、智仁。
【性味归经】味辛，性温。归脾、肾经。
【养生剂量】6～15克。
【适合体质】阳虚体质。
【适宜人群】脾虚多涎者；肾虚遗尿、尿频、小便频数者；脾肾虚寒、五更泄泻者；脘腹冷痛，呕吐泄利者等。
【不宜人群】阴虚火旺者，尿色黄赤且尿道疼痛、尿频者，脾胃湿热者。

本草药典

◎益智仁为姜科植物益智的干燥成熟果实。主产于海南岛山区，此外广东雷州半岛、广西等地亦产。它含挥发油、益智仁酮、维生素B、维生素C、维生素E及多种氨基酸、脂肪酸、黄酮类、多糖等成分。

功效主治

◎本品具有温脾、暖肾、固气、涩精的功效。主治脾肾虚寒、腹痛腹泻或肾气虚寒小便频数、遗尿、遗精、白浊或脾胃虚寒所致的慢性泄泻及口中唾液外流而不能控制者。药理研究表明益智仁有延缓衰老、健胃、减少唾液分泌的作用，还是温脾暖肾、固气涩精的好帮手。

推荐药膳养生方

益智核桃粥	材料	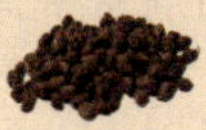 益智仁10克	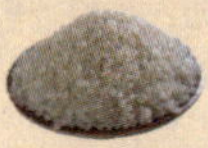 大米100克	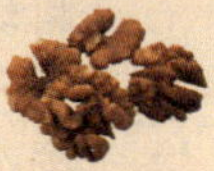 核桃仁	做法	大米洗净；与益智仁、核桃仁一同入锅，煮成稠粥食用即可。本品能益智补脑、固肾涩精，尤适合老年人食用。
益智鱼汤	材料	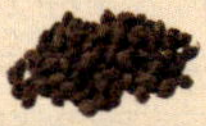 益智仁10克	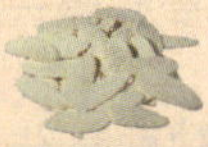 淮山药30克	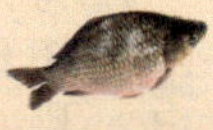 鲫鱼1条	做法	鲫鱼去除鳞、内脏，洗净切块；煎至两面金黄色后与益智仁、淮山药一同入锅炖汤食用。本品可温脾暖肾、止流涎、益智补脑。
益智补血粥	材料	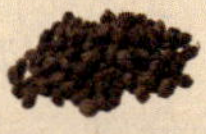 益智仁15克	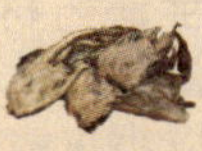 当归15克	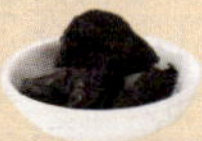 熟地15克	做法	益智仁、当归、熟地洗净，粳米淘洗干净，一同入锅煮粥食用。本品可补血润肤、温脾和胃、固肾益阳。

蛤蚧【肺肾双补珍品】

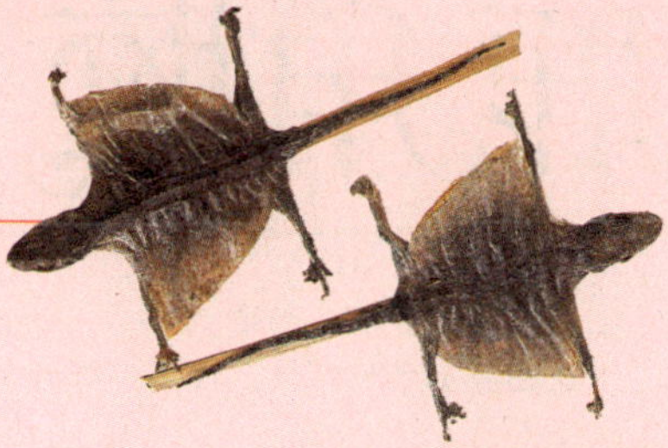

【类　　别】壮阳药
【别　　名】蛤蚧壳、蛤蚧干、对蛤蚧。
【性味归经】性平、味咸；归肺、肾经。
【养生剂量】1～2对。
【适合体质】阳虚体质。
【适宜人群】肺虚咳嗽，肾虚作喘，虚劳喘咳者；肾阳亏虚、精血亏虚阳痿者；肾虚腰痛者；咯血消渴者等。
【不宜人群】湿热型咳嗽者；外感风寒、阴虚火旺者。

本草药典

◎蛤蚧为壁虎科动物蛤蚧出去内脏的全体。主产于广西、云南、贵州等地。蛤是雄性，有雄激素的作用，蚧是雌性，有雌激素的作用。本品含有肌肽、胆碱、蛋白质、磷脂、脂肪酸、甘氨酸、脯氨酸、谷氨酸等养分。在选购时宜以体大、肥壮、尾完整为佳。

功效主治

◎具有补肺益肾、定喘止嗽、助阳益精的功效，主治虚劳咳嗽、咯血、消渴、阳痿，肾不纳气的虚喘久漱症、精血亏虚等症。据现代药理研究表明，蛤蚧的提取液有性激素样作用、抗炎作用、平喘作用、对免疫功能的调节作用及抗衰老等其他作用。

推荐药膳养生方

蛤蚧定喘酒	材料	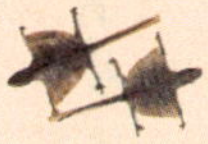 蛤蚧1对 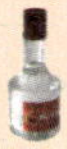 白酒1000毫升	做法	蛤蚧切成小块；将白酒倒入小坛，将蛤蚧浸泡于白酒中，加盖密封，置于阴凉处存15日后开封饮用。本品可补肺益肾、纳气定喘。
蛤蚧参茸酒	材料	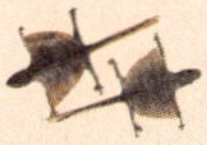 蛤蚧1对 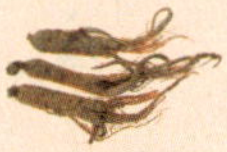 人参20克 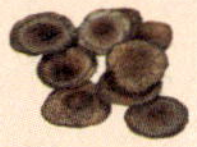 鹿茸10克	做法	鹿茸切薄片；人参碎成小段；蛤蚧切小块；将1升白酒倒入小坛，放入药材，加盖密封，15日后开封饮用，日饮30毫升。本品补肾阳、益精血。
蛤鞭酒	材料	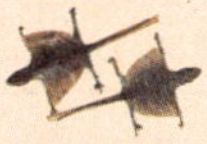 蛤蚧1对 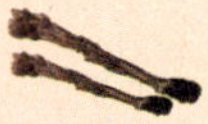 狗鞭1只 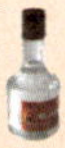 白酒2000毫升	做法	蛤蚧切成小块；狗鞭酥炙，研末。将药材一同浸入白酒中，加盖密封，浸泡1月后饮用即可。本品补肾壮阳，治疗肾阳亏虚等症。

鹿角胶

【补肾益精良药】

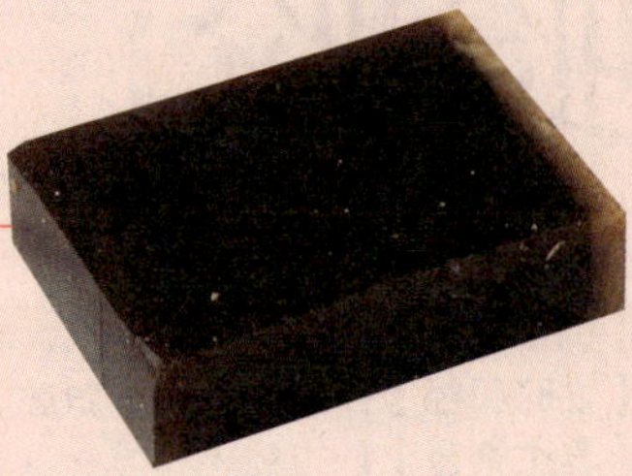

【类　　别】壮阳药

【别　　名】白胶、鹿胶。

【性味归经】味甘，咸，性温；归肝、肾经。

【养生剂量】3～10克。

【适合体质】阳虚体质。

【适宜人群】虚劳羸弱者，头晕耳鸣者，腰膝酸软者，阳痿遗精者，宫寒不孕者，胎动不安者，崩漏带下者，吐血、咯血者等。

【不宜人群】阴虚火旺者，肠胃郁火者，糖尿病患者。

本草药典

◎鹿角胶为鹿科鹿属动物梅花鹿或马鹿的角经水煎熬，浓缩制成的固体胶。主要产于吉林、辽宁、黑龙江、山东等地。本品主要成分与鹿角相似，主要含胶质、磷酸钙、碳酸钙等，据研究表明其药理作用主要为增强性功能。

功效主治

◎具有温补肝肾，益精养血的功效。主要用于治疗血虚头晕，腰膝酸冷，虚劳消瘦，阳痿滑精，崩漏下血，便血尿血，阴疽肿痛等病症及肾阳不足、崩漏之偏于虚寒者。本品在服用时宜饭前服用。服用2周后症状无改善，或加重，或出现新的严重症状，应立即停药。

推荐药膳养生方

鹿角胶粥

材料

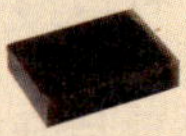
鹿角胶6克

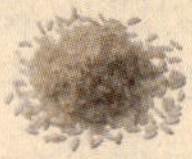
粳米60克

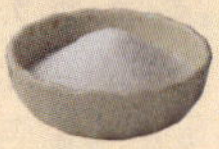
白糖适量

做法：先将粳米洗净，入锅，加水适量，大火煮沸后将鹿角胶放入锅中，转改为小火煮成粥，粥成后加白糖即可。本品可温补肝肾。

鹿角胶蜜奶

材料

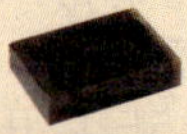
鹿角胶6克

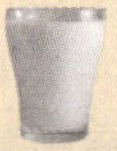
牛奶250克

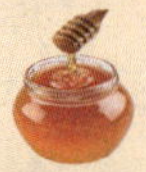
蜂蜜适量

做法：先将鹿角胶放入开水溶化；然后将牛奶倒入锅内煮沸，关火，放入溶化后的鹿角胶，加入蜂蜜。将其搅拌均匀即可。本品可补肾固精。

鹿角胶地黄饮

材料

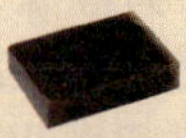
鹿角胶6克

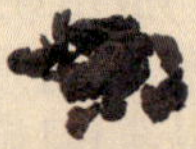
生地黄20克

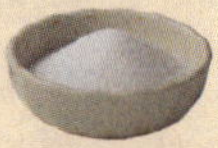
白糖适量

做法：将生地煎取药汁，和鹿角胶一同入锅，置火上，边煮边搅拌，至鹿角胶完全融化，关火，加入白糖搅匀即可。本品可补肝肾、益精血。

第五章

解表类本草养生法

●凡以发散表邪，治疗表证为主的药物，称解表药或发表药。根据解表药的药性及功效主治差异，可分为发散风寒药（辛温解表药药）及发散风热药(辛凉解表药)两类。本类药物大多辛散轻扬，主入肺、膀胱经，偏行肌表，能促进肌体发汗，使表邪由汗出而解,主要用治恶寒发热、头身疼痛、无汗或有汗不畅、脉浮之外感表证。部分解表药尚可用于水肿、咳喘、麻疹、风疹、风湿痹痛、疮疡初起等兼有表证者。

使用解表药时应针对外感风寒、风热表邪不同，相应选择长于发散风寒或风热的药物。若虚人外感，根据体质不同，分别与益气、助阳、养阴、补血药配伍，以扶正祛邪。使用发汗力较强的解表药时，用量不宜过大，以免耗伤阳气，损及津液。

麻黄 【发汗解表】

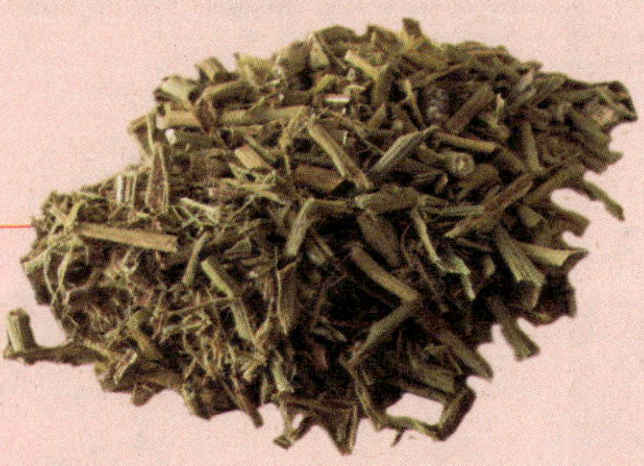

【类　别】辛温解表药
【别　名】龙沙、卑相、卑盐、狗骨。
【性味、归经】味辛、苦，性温；归肺、膀胱经。
【养生剂量】3～10克。
【适合体质】平和体质。
【适宜人群】老人、幼儿及风寒感冒者；寒痰停饮，咳嗽气喘，痰多清稀者；肺热壅盛，高热喘急者；水肿者。
【不宜人群】素体虚弱而自汗、盗汗、气喘者忌服；高血压病患者慎用。

本草药典

◎麻黄为麻黄科亚灌木草麻黄、木贼麻黄及中麻黄的干燥草质茎。主要产于河北、内蒙古、甘肃、山西等地。秋末采收。本品含多种生物碱及挥发油、有机酸类、黄酮类等，具有兴奋心脏、收缩血管、升高血压、兴奋中枢、抗炎、抗菌、抗病毒等作用。

功效主治

◎本品具有发汗解表、宣肺平喘、利水的功效，主治伤寒表实、发热恶寒无汗、头痛鼻塞、咳嗽气喘、小便不利、风邪顽痹、皮肤不仁、风疹瘙痒等病症。临床研究表明以麻黄附子细辛汤加味治疗风寒侵袭头部，经脉郁滞，又兼少阴阳虚，入冬屡患偏头痛者，效果良好。

推荐药膳养生方

麻黄牛肉汤

材料

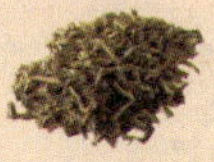
麻黄9克

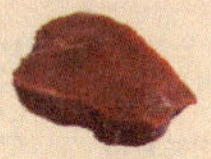
牛肉200克

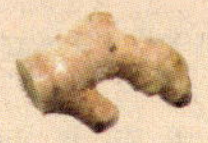
生姜4片

做法

将麻黄洗净；牛肉洗净，汆水切块备用；生姜洗净切丝。然后将其一同入锅，加水煮汤，至肉熟烂调味即可。能敛肺固表、辛温暖胃。

麻黄附片羊肉汤

材料

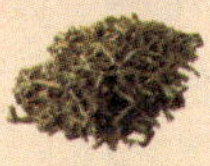
麻黄5克

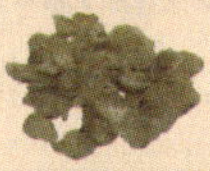
制附片4克

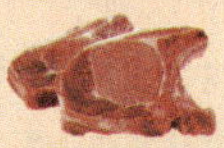
羊肉500克

做法

将羊肉洗净，汆水切块备用；将麻黄、制附片洗净，装入纱布袋，扎紧袋口备用。将其一同入锅煮汤至熟调味即可。能温阳散寒。

陈皮麻黄炖猪肺

材料

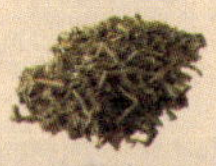
麻黄8克

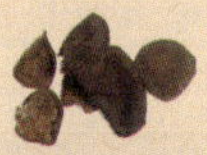
陈皮10克

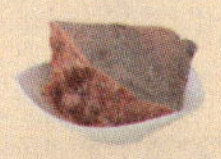
猪肺150克

做法

将麻黄、陈皮洗净；猪肺洗净，汆水切块备用。然后一同入锅，加水煮汤，至熟调味即可。能温肺补虚，止咳平喘。

桂枝

【温经通脉】

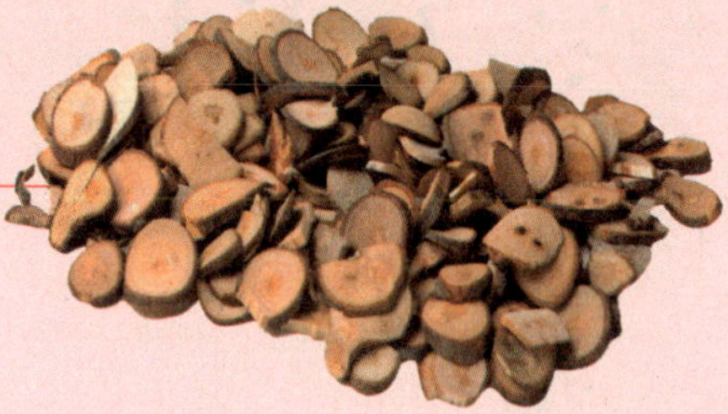

【类　　别】辛温解表药
【别　　名】柳枝、玉树。
【性味归经】性温，味辛、甘；归心、肺、膀胱经。
【养生剂量】5～15克。
【适合体质】平和体质。
【适宜人群】风寒感冒、脘腹冷痛、血寒经闭、心悸者。胸阳不振，心脉瘀阻，胸痹心痛者；中焦虚寒，脘腹冷痛者等。
【不宜人群】有口渴、唇燥、咽喉肿痛等热证、血证者；孕妇；月经过多者。

本草药典

◎桂枝为樟科常绿乔木肉桂的干燥嫩枝。主产于广西、广东、云南、福建等地。春夏采收。本品含有挥发油，尚含有黏液质、鞣质及树脂等，有镇静、镇痛、抗惊厥、抗肿瘤、止咳、利尿、强心、健胃和抑菌等作用。

功效主治

◎本品具有发汗解肌、温通经脉、助阳化气、平冲降气的功效。用于治疗风寒感冒、脘腹冷痛、血寒经闭、关节痹痛、痰饮、水肿、心悸、奔豚等病症。本品在治疗中焦虚寒，脘腹冷痛者时，与白芍、饴糖等配伍使用效果较佳。

推荐药膳养生方

桂枝炖甲鱼

材料

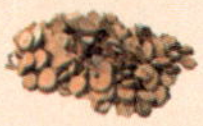
桂枝15克

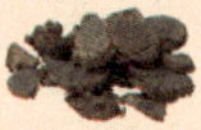
莪术10克

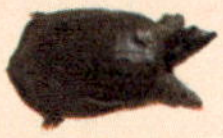
甲鱼1只

做法

将甲鱼宰杀后洗净，切块，汆水备用；药材洗净。将其一同入锅，加入适量枸杞、红枣煮汤，至熟调味即可。能活血化瘀、散结消肿。

排骨桂枝汤

材料

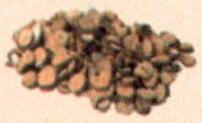
桂枝15克

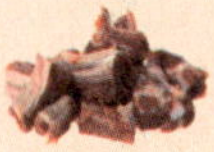
排骨350克

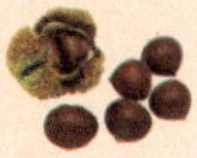
板栗8枚

做法

将排骨洗净、切块、汆水；桂枝洗净；板栗炒熟后去壳备用。再一同入锅，倒入高汤，煮至肉熟烂，调味即可。能温经通脉、行气活血。

桂枝羊肉汤

材料

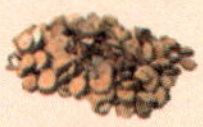
羊肉150克

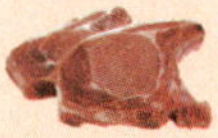
吴茱萸10克

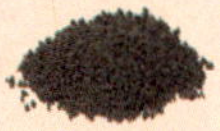
桂枝10克

做法

将羊肉洗净，切块，汆水；吴茱萸、桂枝洗净，入锅煎取药汁。将其同入锅，加入适量枸杞、栗子，煮至肉熟即可。能暖胃散寒。

紫苏叶 【疏散风寒】

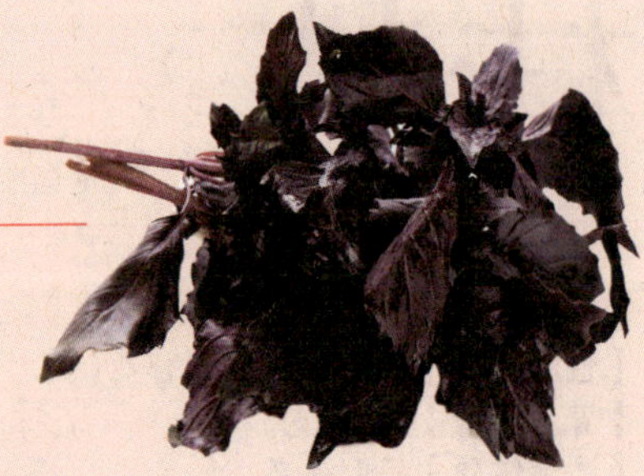

【类　　别】辛温解表药
【别　　名】紫苏、苏叶、赤苏、香苏。
【性味、归经】味辛，性温。归肺、脾经。
【养生剂量】5～15克。
【适合体质】阳虚体质、气郁体质和痰湿体质
【适宜人群】感冒风寒、咳嗽、气喘、胸闷不舒、食欲不振者；气滞，胸脘满闷、恶心呕逆，咳喘痰多者；七情郁结者等。
【不宜人群】风热感冒、高热及气弱者；阴虚火旺者；肠燥便秘患者。

本草药典

◎紫苏为唇形科植物紫苏的叶。全国均有出产。本品主要含挥发油。据现代药理研究表明紫苏能促进胃液分泌，增强胃肠蠕动，祛痰，减少支气管的分泌物，利尿，还有良好的抗菌作用，能抑制葡萄球菌的生长。

功效主治

◎本品具有解表发汗、散寒理气、调和营卫的功效，主治外感风寒，恶寒发热，头痛无汗，咳嗽气喘，脘腹胀闷，呕恶腹泻，咽中梗阻，妊娠恶阻，胎动不安，食鱼蟹中毒，痈疮等病症。在解鱼蟹毒时，与生姜、陈皮、藿香等药配伍效果较好。

推荐药膳养生方

名称	材料	做法
紫苏鲫鱼汤	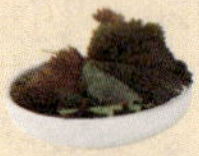 紫苏叶10克 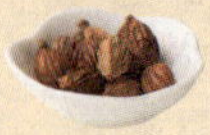 砂仁10克 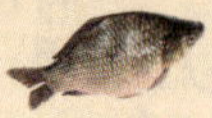 鲫鱼1条	将紫苏、适量枸杞叶洗净；鲫鱼处置干净后洗净，入锅煎至两面金黄后捞起备用；砂仁洗净。然后同入锅煮汤至熟即可。能止呕安胎。
苏叶大米粥	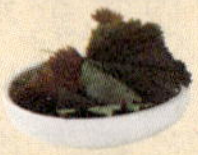 紫苏叶10克 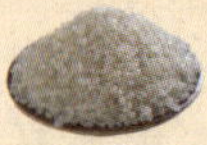 大米100克 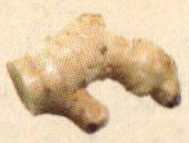 生姜15克	将大米洗净；紫苏洗净，切小片；生姜切末；大米入锅煮粥，至稀粥时加入紫苏、姜丝，至粥好时加入红糖拌匀即可。能温胃散寒。
生姜紫苏茶	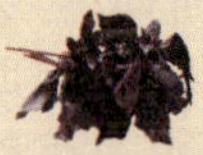 紫苏10克 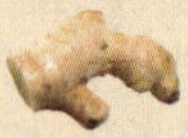 生姜适量 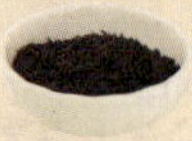 红茶6克	将生姜洗净，切片；红茶洗净，紫苏洗净。将以上材料烘干后，入杯中，加入适量沸水，10分钟后饮用即可。能疏风散寒。

白芷

【祛风解表】

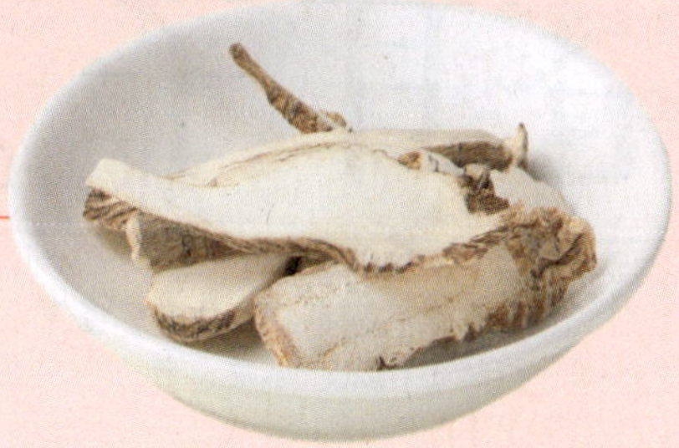

【类　　别】辛温解表药
【别　　名】川白芷、香白芷。
【性味归经】味辛、性温。归肺、胃、大肠经。
【养生剂量】3～15克。
【适合体质】痰湿体质。
【适宜人群】感冒风寒、头痛、鼻塞者；皮肤病患者；妇女白带异常者；脾虚腹泻者；眉棱骨痛的患者；鼻炎患者等。
【不宜人群】阴虚血热者；食积腹胀者、少食者。

本草药典

◎白芷为伞形科植物兴安白芷、川白芷、杭白芷的干燥根。主要产于四川、浙江、山西、江苏、河南、河北等地。它含欧前胡素、白芷毒素等成分。其中小量白芷毒素有兴奋延髓血管运动中枢、呼吸中枢、迷走神经及脊髓的作用，大剂量可引起痉挛继而麻痹。

功效主治

◎具有解表散风、通窍、止痛、燥湿止带、消肿排脓的功效。可用于治疗外感风寒、阳明头痛、疮痈肿毒、齿痛、鼻渊、寒湿腹痛、肠风痔漏、赤白带下、痈疽疮疡、皮肤燥痒、疥癣等病症。在治疗外感风寒时，与防风、细辛、川芎等药配伍效果较好。

推荐药膳养生方

白芷炖鱼头

材料

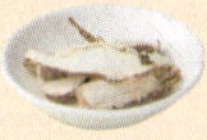
白芷8克

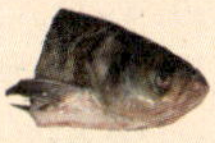
鱼头1个

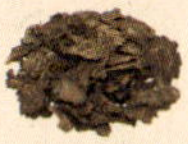
川芎6克

做法

将鱼头洗净后对半剖开，下入热油锅稍煎，捞出备用；川芎、白芷、适量枸杞洗净。然后一同入锅煮汤，至熟调味即可。能散寒解表。

白芷煮赤小豆

材料

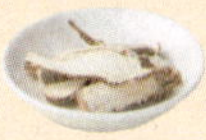
白芷10克

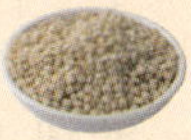
高粱米70克

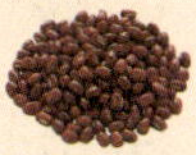
赤小豆50克

做法

将高粱米、赤小豆、适量薏米泡发洗净；白芷洗净，入锅煎汁，去渣留汁备用。然后一同入锅煮汤，至熟加入白糖即可。能清热燥湿。

绿茶白芷茶

材料

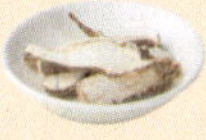
白芷6克

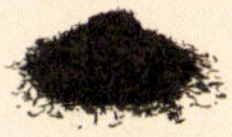
绿茶3克

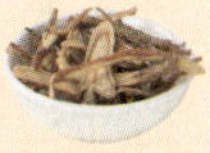
甘草8克

做法

将白芷、甘草洗净；绿茶去杂质备用；将白芷和甘草入锅，加水煎汁，去渣留汁。再将绿茶放入药汁中浸泡10分钟即可。能解表祛风。

苍耳子 【祛风止痛】

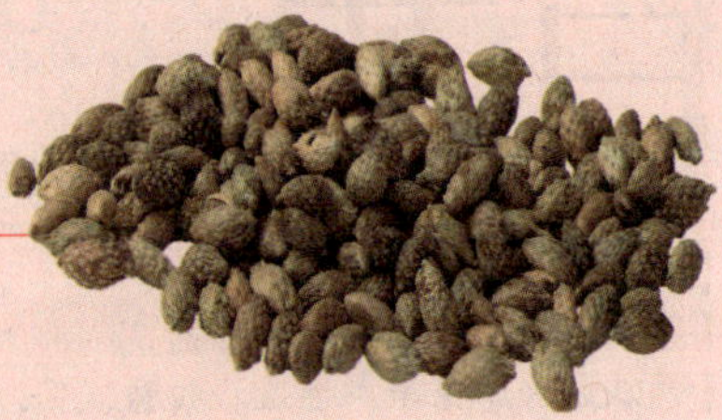

【类　　别】辛温解表药
【别　　名】卷耳、苓耳、地葵、苍耳。
【性味、归经】性温，味甘、苦；归肺经。
【养生剂量】3～10克。
【适合体质】痰湿体质。
【适宜人群】外感风寒者，恶寒无汗者，头痛鼻塞者，肺有郁热者，风寒湿痹者，周身疼痛、屈伸不利者，风疹瘙痒、疥癣者等。
【不宜人群】血虚头痛者不宜。

本草药典

◎苍耳子为菊科一年生草本苍耳的干燥成熟带总苞的果实。全国各地都有野生。秋季采收。本品含有苍耳子苷、苍耳醇、异苍耳醇、亚油酸、棕榈酸以及氨基酸等化学成分。其中所含苷类物质有降血糖、镇咳的作用。此外，其煎剂对部分细菌及真菌有抑制作用。

功效主治

◎具有祛风散热、解毒杀虫的功效。可用于治疗感冒、头风、头晕、鼻渊、目赤、目翳、风温痹痛、拘挛麻木、风癞、疔疮、疥癣、皮肤瘙痒、痔疮、痢疾、湿痹拘挛等病症。本品在治疗风寒时常与辛夷、白芷等药配伍使用，效果较佳。

推荐药膳养生方

苍耳子粥

材料

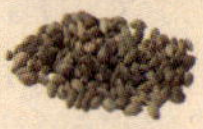
苍耳子10克

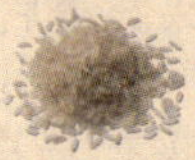
粳米100克

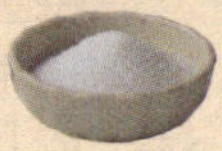
白糖适量

做法

将苍耳子洗净，入锅煎汁，去渣留汁备用；将粳米洗净，然后与药汁同入锅煮粥，至成粥时加入白糖拌匀即可。能散风除湿。

红枣苍耳子汤

材料

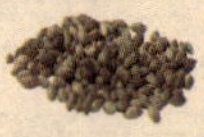
苍耳子8克

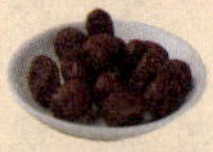
红枣8枚

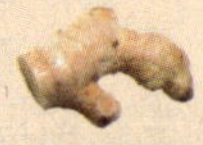
生姜2片

做法

将苍耳子、红枣洗净，红枣去核备用；生姜洗净。然后一同入锅煎汁，去渣留汁。加入适量红糖拌匀即可。能补脾和胃、除湿散寒。

苍耳子茶

材料

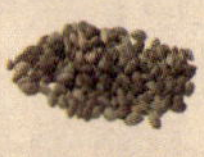
苍耳子12克

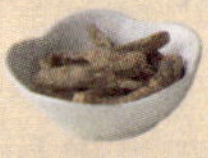
天麻15克

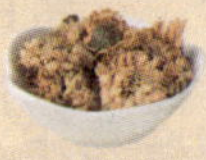
菊花15克

做法

将天麻、菊花洗净，苍耳子泡发好洗净；然后将其一同入锅，加水煎汁，去渣留汁，加入白糖拌匀即可。能祛风止痛，治疗眩晕头痛。

防风

【祛风除湿】

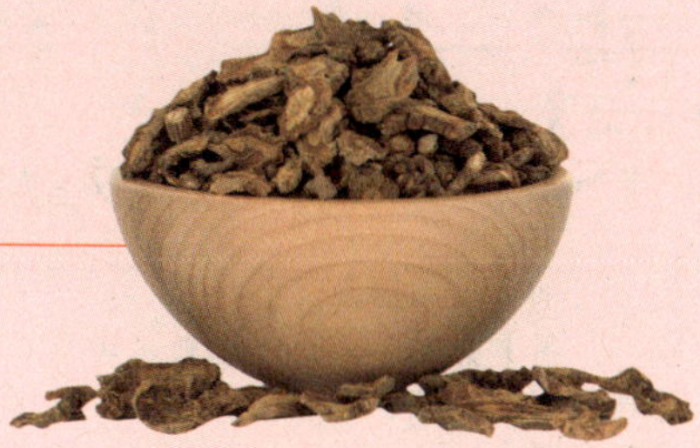

【类　　别】辛温解表药

【别　　名】关防风、川防风、防丰、茴草、屏风。

【性味归经】性温、味辛；归膀胱、肝、脾经。

【养生剂量】5～15克。

【适合体质】痰湿体质。

【适宜人群】风寒湿痹、肢节疼痛、筋脉挛急者；风热表证之发热恶风、咽痛口渴者；风寒、风热所致之瘾疹瘙痒者等。

【不宜人群】血虚痉急或头痛不因风邪者；阴虚火旺、血虚发痉者。

本草药典

◎防风为伞形科多年生草本防风的干燥根。主要产于东北、河北、四川、云南等地。在春秋季采挖。本品含有挥发油、多糖、胡萝卜苷、甘露醇、酚类等化学成分，有解热、抗炎、镇痛、抗病毒、抗肿瘤、抗惊厥及提高机体免疫功能的作用。

功效主治

◎具有发表、祛风、胜湿、止痛的功效。用于治疗外感风寒、头痛、目眩、项强、风寒湿痹、骨节酸痛、四肢挛急、破伤风角弓反张、牙关紧闭、抽搐等病症。本品在治疗风湿痹痛时，常与羌活、独活、桂枝、姜黄等药配伍，效果较佳。

推荐药膳养生方

防风黄芪茶

材料

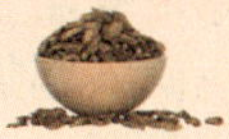
防风4克

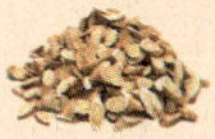
黄芪10克

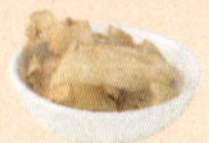
玉竹6克

做法

将药材及适量枸杞洗净，然后入锅煎汁，去渣留汁备用。将苹果、猕猴桃洗净去皮，切小块，入药汁焖10分钟即可。能补气益血。

防风粥

材料

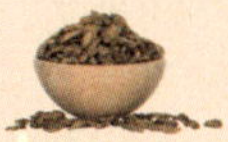
防风10克

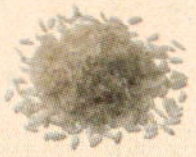
粳米100克

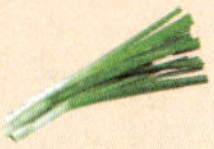
葱白2根

做法

将防风洗净，然后入锅煎汁，去渣留汁备用；将粳米洗净与药汁一同入锅煮粥，至粥成时撒入葱花，加入白糖拌匀即可。能疏风解表。

防风薏米粥

材料

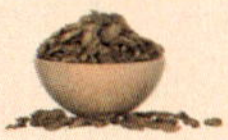
防风12克

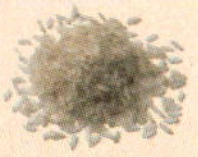
粳米100克

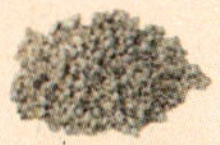
薏米50克

做法

将防风洗净，然后入锅煎汁，去渣留汁备用；粳米洗净；薏米洗净泡发。再将其同入锅煮粥，至粥成时加入白糖拌匀即可。能祛风除湿。

藁本 【祛风散寒】

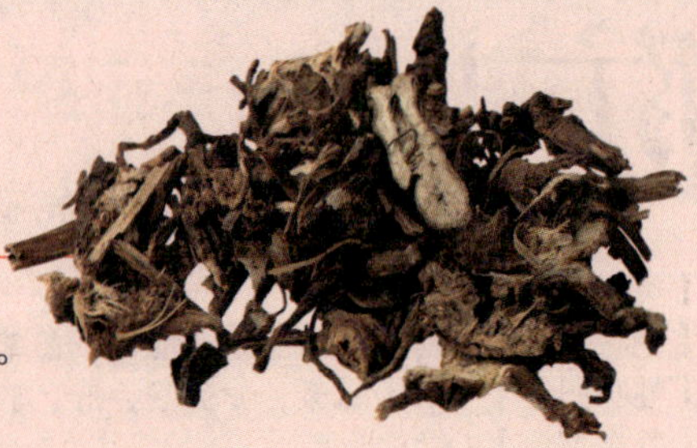

【类　　别】辛温解表药

【别　　名】藁茇、鬼卿、地新、山茝、蔚香、微茎。

【性味归经】味辛，性温。归膀胱、肝经。

【养生剂量】3～10克。

【适合体质】痰湿体质。

【适宜人群】外感风寒、风寒湿痹者，皮肤风湿瘙痒者；太阳风寒，循经上犯之头痛、鼻塞、巅顶痛者等。

【不宜人群】血虚头痛者不宜。

本草药典

◎藁本为伞科多年生草本藁本和辽藁本的干燥根茎及根。主要产于四川、湖南、辽宁、河北等地。本品含有挥发油，还含有棕榈酸和蔗糖，具有镇静、镇痛、解热及抗炎的作用，还有降压、扩张冠脉，增加血流量，解除血管痉挛和改善心肌缺血等作用。

功效主治

◎本品具有祛风，散寒，除湿，止痛的功效。用于治疗风寒感冒，巅顶疼痛，风湿肢节痹痛等病症。本品在治疗风寒夹湿，头痛明显时，常与羌活、独活、防风等祛湿药配伍使用，祛风散寒、祛湿止痛效果较好。

推荐药膳养生方

藁本瘦肉汤

材料

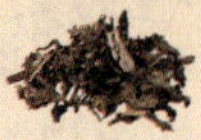
藁本8克

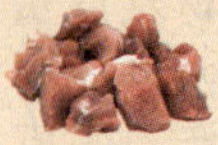
猪瘦肉150克

做法

将藁本洗净；瘦肉洗净，切块，汆水备用；然后一同入锅加入姜片煮汤，至熟后去掉藁本，加入调料调味即可。能祛风散寒、和胃。

藁本粥

材料

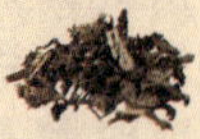
藁本10克

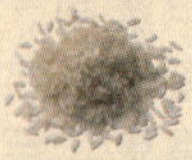
粳米50克

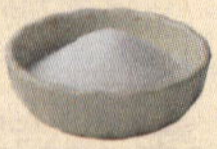
白糖适量

做法

将藁本洗净，入锅煎汁，去渣留汁备用。将粳米洗净与药汁同入锅煮粥，至粥成时加入白糖拌匀即可。能祛风除湿、止痛。

藁本川芎茶

材料

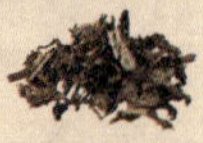
藁本8克

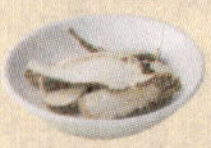
白芷6克

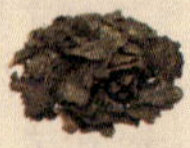
川芎6克

做法

将藁本、白芷、川芎洗净用；然后将其一同入锅，加水煎汁，去渣留汁，加入白糖拌匀即可。本品能疏风散寒、祛头痛。

荆芥 【疏风解表】

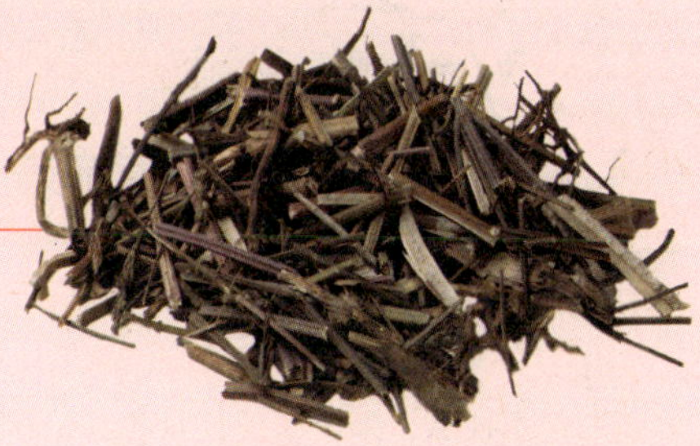

【类　　别】辛温解表药
【别　　名】假苏、姜苏、稳齿菜、四棱杆蒿。
【性味归经】性温、味辛；归肺、肝经。
【养生剂量】5～15克。
【适合体质】痰湿体质。
【适宜人群】感冒发热、头痛者；表邪外束，麻疹初起、疹出不畅者；疮疡初起而有表证者；吐血、衄血、便血、崩漏等多种出血证者。
【不宜人群】病人表虚有汗者；血虚寒热而不因于风湿风寒者。

本草药典

◎荆芥为唇形科一年生草本荆芥的干燥地上部分。主要产于江苏、浙江、江西、湖北等地。本品含挥发油等化合物。据现代药理研究表明此类化合物对金黄色葡萄球菌、白喉杆菌、伤寒杆菌、痢疾杆菌、绿脓杆菌和人型结核杆菌均有一定的抑制作用。

功效主治

◎本品具有发表、祛风、理血的功效。主治感冒发热、头痛、咽喉肿痛、中风口噤、吐血、衄血、便血、崩漏、产后血晕、痈肿、疮疥、瘰疬等病症。本品在治疗出血证时，常与生地黄、白茅根、侧柏叶等凉血止血药配伍使用，效果较佳。

推荐药膳养生方

荆芥防风茶

材料

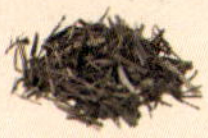
荆芥10克

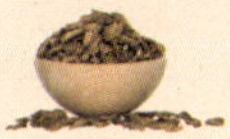
防风8克

做法

先将荆芥、防风洗净，然后一同入锅，注入适量水煎汁，去渣留汁。向药汁中加入适量的白糖拌匀即可。能发散风寒。

荆芥生姜粥

材料

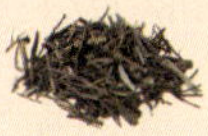
荆芥10克

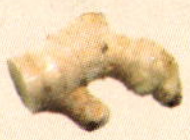
生姜8克

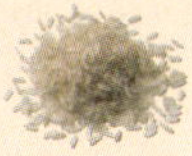
粳米50克

做法

将荆芥洗净，入锅煎汁，留汁备用。将粳米洗净同药汁入锅煮粥，成稀粥时加入姜末拌匀，至粥成加白糖拌匀即可。能祛寒发汗。

荆芥粥

材料

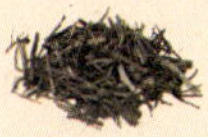
荆芥10克

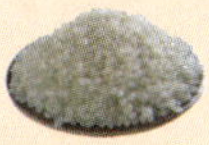
大米100克

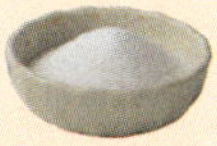
白糖适量

做法

将荆芥洗净，入锅加水煎汁，去渣留汁备用；大米洗净，与药汁一同入锅煮粥，至粥成时调入白糖拌匀即可。能疏风解表、宣散毒疹。

羌活

【散寒解表，除湿止痛】

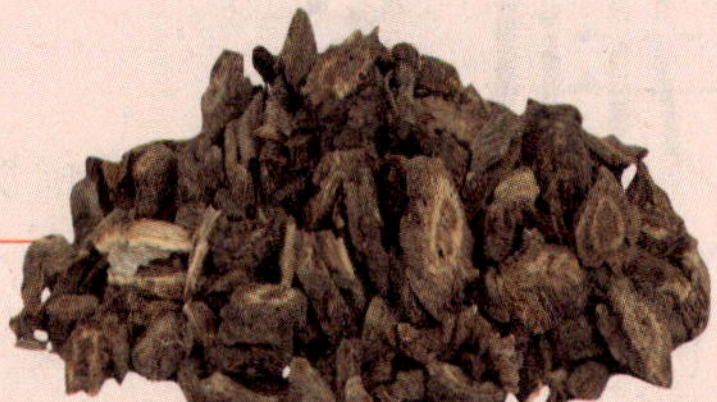

【类　　别】辛温解表药

【别　　名】羌青、护羌使者、胡王使者、羌滑、退风使者、黑药。

【性味归经】性温，味辛、苦；归膀胱、肝、肾经。

【养生剂量】3～15克。

【适合体质】阳虚体质。

【适宜人群】风寒感冒者；阳痿遗精者；肾虚者。

【不宜人群】血虚痹痛者；气虚多汗者。

本草药典

◎羌活为伞形科多年草本羌活或宽叶羌活的干燥根茎及根。主产于四川、甘肃、青海及云南等地。本品含有挥发油、氨基酸、单糖、有机酸及生物碱等化学成分。其中所含的挥发油能兴奋汗腺而解热，有镇痛、抗炎、抗过敏、抗休克、抗心律失常等作用。

功效主治

◎本品具有散表寒、利关节、祛风胜湿、止痛的功效。主治感冒风寒、头痛无汗、风寒湿痹、项强筋急、骨节酸疼、风水浮肿、痈疽疮毒、阳痿遗精、遗尿尿频、肾虚作喘、五更泄泻等病症。本品在治疗风寒夹湿时，常与防风、细辛、川芎等药配伍，效果较好。

推荐药膳养生方

羌活酒

材料

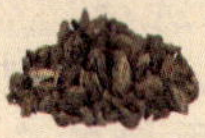

羌活15克

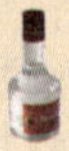

白酒100毫升

做法

将羌活洗净，晒干，捣碎，将其装入纱布袋，袋口扎紧；白酒倒入杯中，将药包浸泡于杯中，盖上盖，密封数日即可。能散寒止痛。

羌活粥

材料

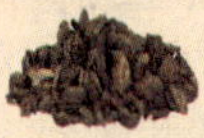

羌活10克

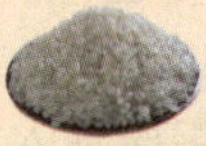

大米100克

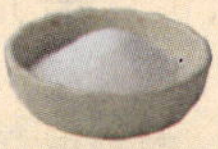

白糖适量

做法

将羌活洗净，入锅加水煎汁，去渣留汁备用；将大米洗净同药汁同入锅煮粥，至粥成时，加入白糖拌匀即可。能散寒解表、除湿止痛。

羌活板蓝根汤

材料

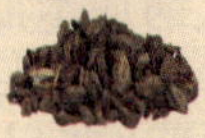

羌活10克

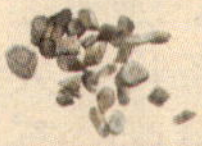

板蓝根25克

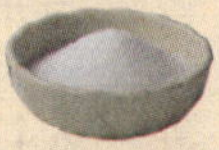

白糖适量

做法

将羌活、板蓝根洗净，然后一同入锅加水煎汁，去渣留汁备用。将白糖加入药汁中拌匀即可。能清热解毒，治疗感冒。

细辛

【发汗解表，治感冒】

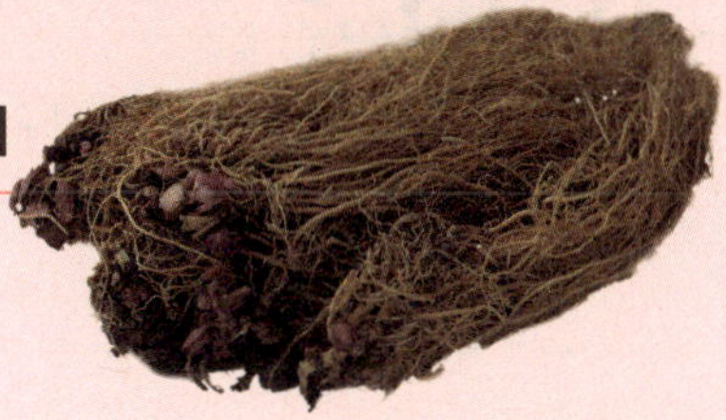

【类　　别】辛温解表药
【别　　名】北细辛、独叶草、金盆草。
【性味归经】性温、味辛；归肺、胃经。
【养生剂量】1～3克。
【适合体质】痰湿体质。
【适宜人群】风寒感冒引起的恶寒发热、头痛无汗、鼻塞流涕患者；鼻炎、鼻窦炎患者；风寒性头痛、牙痛、痹痛等多种寒痛证者。
【不宜人群】气虚多汗、血虚头痛、阴虚咳嗽者；风热感冒者；肾功能不全者。

本草药典

◎细辛是马兜铃科植物北细辛的干燥全草。主产于东北地区。它含有挥发油，其主要成分为甲基丁香酚、优香芹酮、榄香素、细辛醚等成分。细辛挥发油、水及醇提取物分别具有解热、抗炎、镇静、抗惊厥及局麻作用；大剂量挥发油可使中枢神经系统先兴奋后抑制。

功效主治

◎本品具有祛风散寒、通窍止痛、温肺化饮、解热镇痛、抑菌的功效。用于治疗风寒感冒、头痛牙痛、鼻塞鼻渊、风湿痹痛、痰饮喘咳等病症。本品在治疗风寒感冒之症见鼻塞流涕时，常与白芷、苍耳子等药配伍使用，效果较佳。

推荐药膳养生方

方名	材料	做法
细辛粥	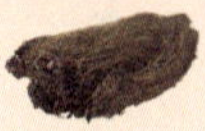 细辛3克 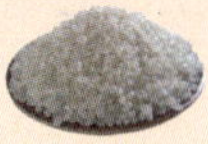 大米100克	将细辛洗净，入锅加水，煎取汁液，去渣留汁；大米洗净与药汁一同入锅煮粥，至粥成时加入白糖拌匀即可。能祛风散寒、温肺化饮。
细辛苍耳饮	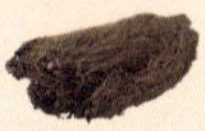 细辛3克 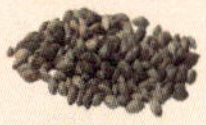 苍耳子10克 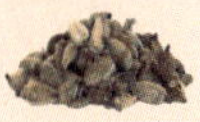 辛夷10克	将细辛、苍耳子、辛夷洗净。然后将其一同入锅煎汁，去渣留汁，加入红糖拌匀即可。能发散风寒、宣通鼻窍。
细辛生姜粥	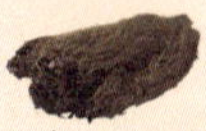 细辛3克 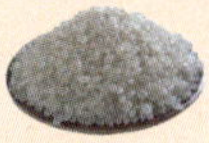 大米100克 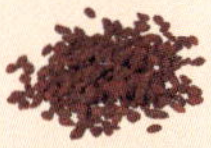 枸杞10克	将大米洗净；细辛洗净；将大米入锅加水煮粥，煮开后，加入枸杞和细辛，待成粥时，调入葱花拌匀即可。能发汗解表、祛风散寒。

香薷 【发汗解表、祛暑化湿】

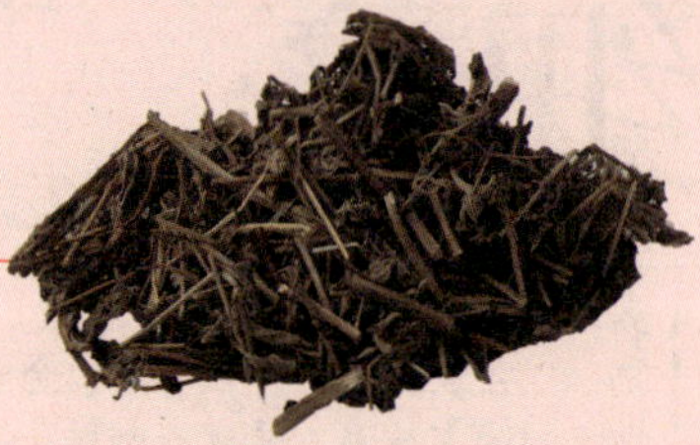

【类　　别】辛温解表药
【别　　名】石香薷、细叶香薷、小香薷、小叶香薷、香草。
【性味归经】性温，味辛、甘。归肺、脾、胃经。
【养生剂量】3～15克。
【适合体质】痰湿体质。
【适宜人群】外感风寒之症见恶寒，发热，头痛身重，无汗，脘满纳差，苔腻，或恶心呕吐，腹泻者；内伤湿邪之阴暑证者，水肿者。
【不宜人群】火盛气虚、自汗、阴虚有热者禁服。

本草药典

◎香薷为唇形科多年生草本石香薷的干燥地上部分。主产于江西、安徽、河北、河南等地。本品含挥发油，主要成分为香荆芥酚、百里香酚、对聚伞花素等。经药理研究表明香薷所含的化学成分有发汗解热、镇静、镇痛、抗菌、抗病毒及增强免疫力的作用。

功效主治

◎本品具有发汗解表、化湿和中、利水消肿的功效。主治夏月感寒饮冷、头痛发热、恶寒无汗、胸痞腹痛、呕吐腹泻、水肿、脚气等病症。本品在治疗外感风寒时，常与厚朴、白扁豆等药配伍使用，效果较佳。

推荐药膳养生方

香薷扁豆饮	材料	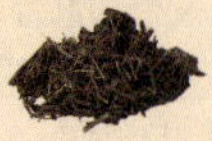 香薷10克	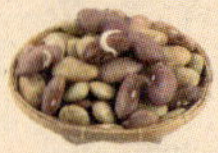 白扁豆6克	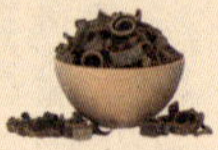 厚朴5克	做法：将香薷、厚朴洗净，入锅煎汁，去渣留汁；将扁豆洗净，入锅炒黄，至有香味溢出时盛出捣碎成粉末，将其混匀即可。能解表清暑。
香薷薄荷饮	材料	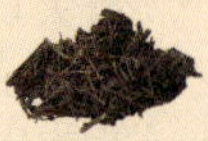 香薷6克	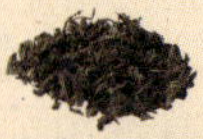 薄荷5克	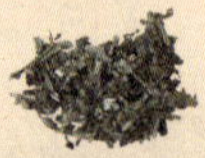 车前草10克	做法：将香薷、薄荷、车前草洗净，然后入锅，加水煎汁，留取汁液。将适量的白糖融入药汁中拌匀即可。能清热除烦、利尿清心。
香薷粥	材料	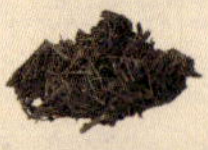 香薷10克	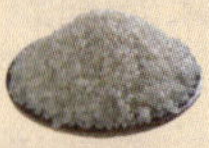 大米100克	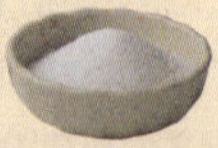 白糖适量	做法：将香薷洗净，入锅注水煎汁，去渣留汁；将大米洗净后与药汁同入锅煮粥，至粥成时加入白糖拌匀即可。能发汗解表、利水消肿。

辛夷 【祛风通窍】

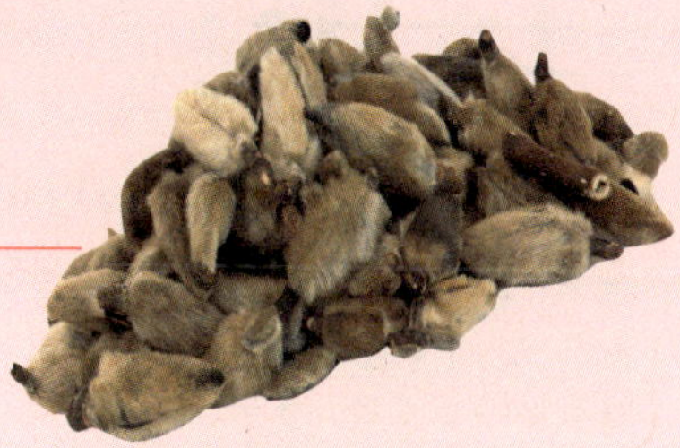

【类　　别】辛温解表药

【别　　名】迎春、木笔花、毛辛夷、辛夷桃、姜朴花。

【性味、归经】性温、味辛。归肺、胃经。

【养生剂量】3～15克。

【适合体质】痰湿体质。

【适宜人群】身体寒热、风头脑痛、面䵟者；外感风寒之肺窍郁闭，恶寒发热，头痛鼻塞者；鼻渊头痛、鼻塞流涕者。

【不宜人群】阴虚火旺者。

本草药典

◎辛夷为木兰科落叶灌木望春花、玉兰或武当玉兰的干燥花蕾。主产于山东、河南、安徽、四川等地。本品含有挥发油、生物碱等化学成分。药理研究表明，该类化学成分有收缩鼻腔血管作用，并能减轻炎症，有良好的抗过敏和平喘作用，并有镇痛、镇静的作用。

功效主治

◎本品具有祛风通窍、抗炎、镇痛、降压的功效。主要用于治疗头痛、鼻渊、鼻塞不通、齿痛等病症。本品在治疗偏风寒之鼻渊者时，常与白芷、细辛、苍耳子等药配伍使用；治疗偏热者时，多与薄荷、连翘、黄芩等疏风热、清肺热药配伍使用，效果较佳。

推荐药膳养生方

辛夷鸡蛋汤

材料

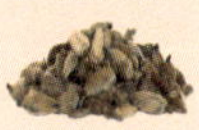

辛夷15克

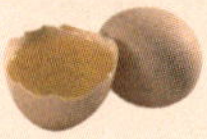

鸡蛋1个

做法

将辛夷、鸡蛋用清水洗净，然后入锅一起煮汤，至鸡蛋熟后，捞出去壳。再将去壳的鸡蛋放入原药汁中续煮10分钟即可。能祛风止痛。

辛夷粥

材料

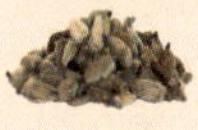

辛夷15克

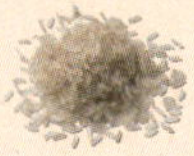

粳米100克

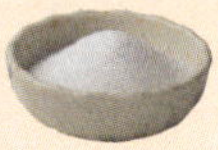

白糖适量

做法

将辛夷洗净，然后入锅煎汁，留取汁液备用；将粳米洗净与药汁同入锅煮粥，至粥成时加入白糖拌匀即可。能祛风通窍，治疗鼻炎。

辛夷白芷汤

材料

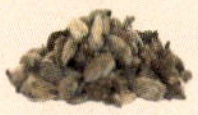

辛夷10克

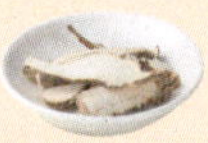

白芷6克

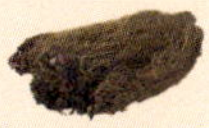

细辛2克

做法

将辛夷、白芷、细辛洗净；将其一同入锅，加水煎汁，去渣留汁，加入适量的白糖拌匀即可。能祛风散寒，治疗鼻渊头痛。

芫荽

【疏风散寒、透疹】

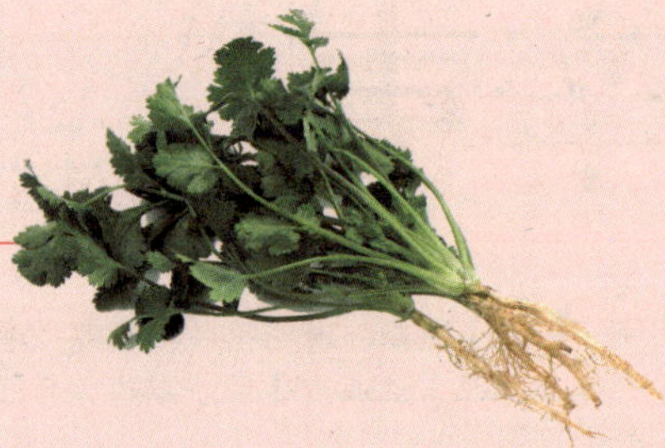

【类　　别】辛温解表药
【别　　名】胡荽、香菜。
【性味归经】性温，味辛。归肺、胃经。
【养生剂量】3～10克。
【适合体质】痰湿体质。
【适宜人群】适用于风寒束表，疹发不畅，或疹出而又复隐者；胃寒食滞者；饮食不消，纳食不佳者。
【不宜人群】热毒壅滞而疹出不透者忌用。

本草药典

◎芫荽为伞形科一年生草本胡荽的全草。全国各地均有种植。本品含有挥发油，油中含癸醛、芳樟醇等，并含维生素C、胡萝卜素、蛋白质、核黄素等化学成分。据药理研究表明，该类化合物有促进外周血液循环，增进胃肠腺体分泌，促进胆汁分泌及抗真菌的作用。

功效主治

◎本品具有解表透疹，健胃消食的功效。主要用于治疗麻疹透发不畅者，脾胃虚弱所致食欲不振，食积伤食等病症。本品在治疗麻疹不透时，可单用煎汤局部熏洗，或与荆芥、薄荷等解表透疹药配伍使用，效果较好。

推荐药膳养生方

香菜粥

材料：

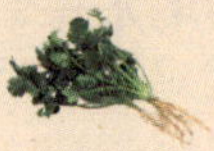

芫荽30克

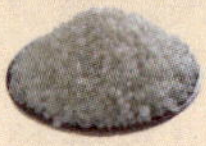

大米100克

做法：将香菜洗净，切段；将大米洗净，入锅加水煮粥，至成稀粥时加入香菜拌匀，再煮至粥成时加入适量调料调味即可。能疏风散寒、透疹。

香菜陈皮汤

材料：

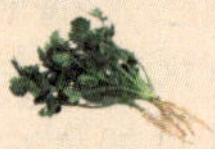

芫荽50克

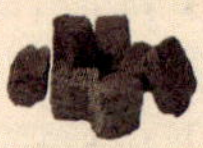

神曲10克

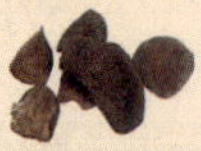

陈皮10克

做法：将香菜、神曲、陈皮洗净，然后同入锅加水煎汁，留取汁液备用；将生姜洗净切丝，然后放入药汁中拌匀即可。能健脾开胃、消食。

香菜葱姜汤

材料：

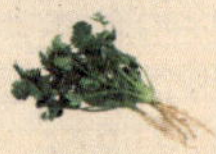

芫荽30克

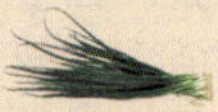

鲜葱2根

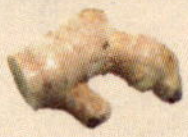

生姜6克

做法：将香菜、鲜葱、生姜洗净，然后一同入锅，注水煎汁，去渣留汁，加入适量的白糖搅拌均匀即可。能祛风散寒、通窍。

生姜【散寒除湿】

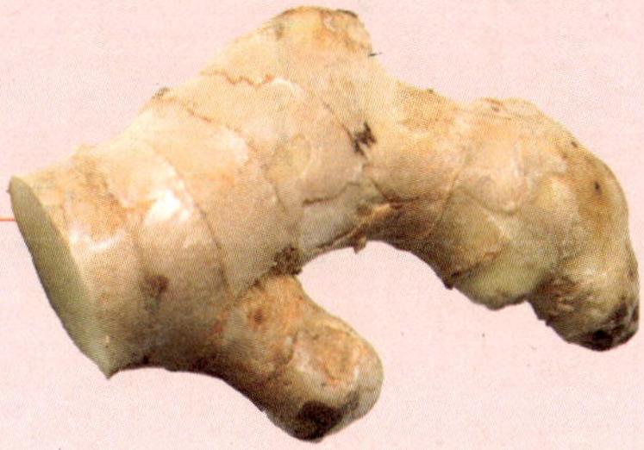

【类　　别】辛温解表药
【别　　名】姜皮、姜、姜根、百辣云。
【性味归经】性温、味辛。归肺、脾、胃经。
【养生剂量】5～10克。
【适合体质】痰湿体质。
【适宜人群】体质偏寒者、胃寒者、食欲不振者以及风寒感冒者；伤风感冒者；寒性通经者；晕车晕船者。
【不宜人群】阴虚火旺、目赤内热者，胃溃疡、胆囊炎、痔疮者。

本草药典

◎生姜为姜科植物姜的干燥根茎。主产四川、广东、广西、湖北、贵州、福建等地。它含蛋白质、糖类、粗纤维、胡萝卜素、维生素、钙、磷、铁等成分，还有挥发油、姜辣素、天门冬素、谷氨酸、丝氨酸、甘氨酸等成分。生姜是祛除风寒的常备良药，也是止呕圣药。

功效主治

◎本品具有开胃止呕、化痰止咳、发汗解表的功效，特别对于鱼蟹毒，半夏、天南星等药物中毒有解毒作用。适用于外感风寒、头痛、痰饮、咳嗽、胃寒呕吐；在遭受冰雪、水湿、寒冷侵袭后，急以姜汤饮之，可增进血行，驱散寒邪。

推荐药膳养生方

姜糖饮

材料

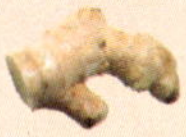
生姜8克

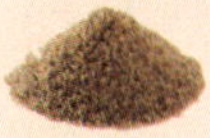
红糖适量

做法：将生姜洗净，切成片，然后入锅加水煎汁，煎煮好后去渣留汁，加入红糖拌匀即可。能温里散寒，预防感冒。

川乌生姜粥

材料

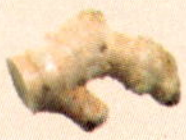
生姜10克

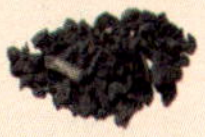
川乌3克

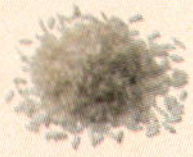
粳米50克

做法：将川乌洗净备用；粳米洗净加水煮粥，粥快成时加入川乌，改用小火慢煎，待熟后加入生姜、蜂蜜，搅匀即可。能散寒除湿、通经活络。

生姜炖猪肚

材料

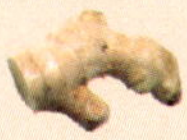
生姜10克

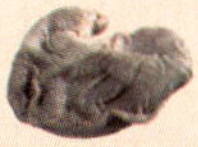
猪肚150克

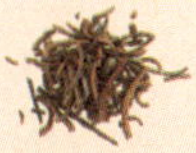
肉桂5克

做法：将猪肚里外反复洗净，氽水后切成长条；生姜洗净拍碎；肉桂浸透洗净，刮去粗皮备用。然后同入锅煮汤，至熟调味即可。能温胃散寒。

葱白【杀菌、散寒】

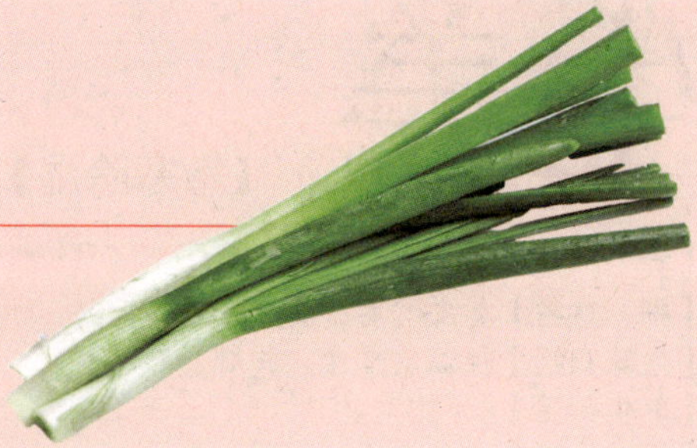

【类　　别】辛温解表药
【别　　名】葱茎白、葱白头。
【性味归经】性温，味辛；归肺、胃经。
【养生剂量】3～10克。
【适合体质】痰湿体质。
【适宜人群】外感风寒轻症者、发热无汗、头痛鼻塞者；咳嗽痰多者；腹痛腹泻者；阴盛格阳证者；乳汁郁积、乳房胀痛者。
【不宜人群】表虚多汗者；风热感冒者。

本草药典

◎葱白为百合科多年生草本葱的近根部的鳞茎。全国给地均有种植。本品含有挥发油，其中主要含苹果酸及维生素等。药理研究表明，本品有发汗、解热、祛痰、利尿等作用，其中的挥发性成分对白喉杆菌、结核杆菌、痢疾杆菌及皮肤真菌均有抑制作用。

功效主治

◎本品具有发汗解表、通阳解毒的功效。主治伤寒、寒热头痛、阴寒腹痛、虫积内阻、二便不通、痢疾、痈肿等病症。中医学上讲葱有杀菌、通乳、利尿、发汗和安眠等药效，对痈肿疮毒、痢疾脉微、寒凝腹痛、小便不利等病症有食疗作用。

推荐药膳养生方

葱白汁

材料

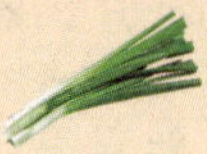
葱白10克

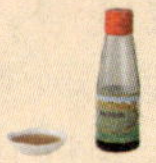
麻油2匙

做法：将葱白洗净，然后将其捣碎，绞取汁液。再将麻油调入葱白汁液中拌匀，空腹饮用即可。能驱虫杀菌，治疗小儿蛔虫病。

葱白梨汤

材料

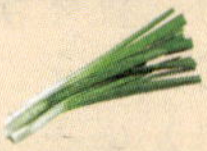
葱白10克

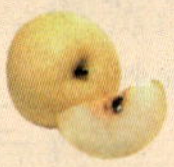
梨1个

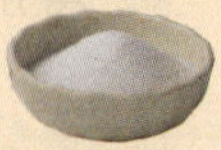
白糖适量

做法：将葱白洗净切段；梨洗净去皮，切块。将葱白和梨一同入锅，注水煎汤。煎好后拣去葱白，加入白糖拌匀即可。能祛寒、润肺止咳。

葱白红糖粥

材料

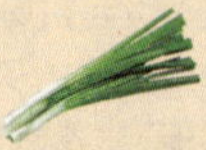
葱白50克

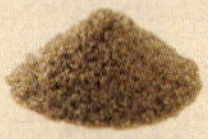
红糖20克

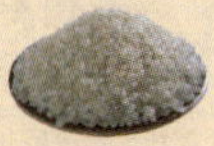
大米80克

做法：将大米淘净；葱白洗净，切圈；适量生姜洗净，切丝。大米入锅煮粥，煮开时下入姜丝、葱白。至熟时加红糖调味即可。能发汗解表。

薄荷【疏散风热、清利头目】

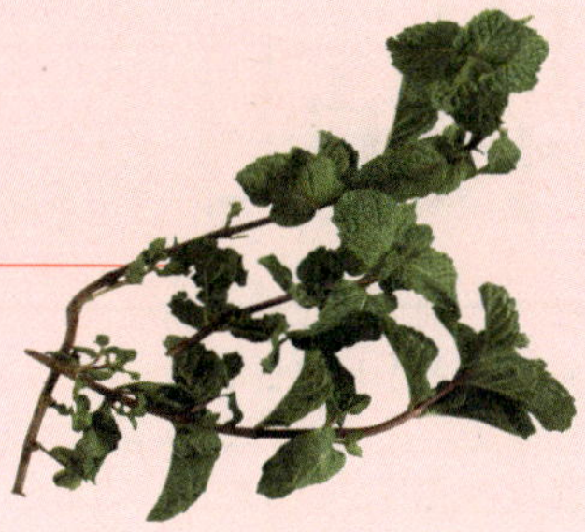

【类　　别】辛凉解表药
【别　　名】人丹草、龙脑薄荷、蕃荷菜、南薄荷。
【性味归经】味辛，性凉。归肺、肝经。
【养生剂量】3～10克。
【适合体质】湿热体质。
【适宜人群】外感风热、头痛目赤、风热壅盛、咽喉肿痛者。风热感冒或温病初起、邪在卫分，发热、微恶风寒、头痛者。
【不宜人群】阴虚血燥、汗多表虚、脾胃虚寒、腹泻便溏者。

本草药典

◎薄荷为唇形科植物薄荷的茎叶。全国各地均有种植。它主要含有挥发油，即薄荷醇、薄荷酮、异薄荷酮等成分。此外，还含有薄荷烯酮、莰烯、蒎烯、柠檬烯、迷迭香酸和兰香油烃等。薄荷是中华常用中药之一，是治疗风热感冒的清凉药。

功效主治

◎本品具有疏散风热、清利头目、利咽透疹、疏肝行气的功效。主治疏风、散热、辟秽、解毒、外感风热、头痛、咽喉肿痛、食滞气胀、口疮、牙痛、疮疥、瘾疹、温病初起、风疹瘙痒、肝郁气滞、胸闷胁痛等病症。

推荐药膳养生方

薄荷西米粥

材料：

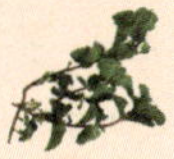
嫩薄荷叶10克

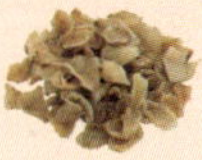
百合10克

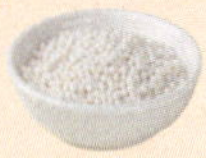
西米100克

做法：将西米洗净，用温水泡至透亮；薄荷叶洗净，切碎；百合洗净。然后一同入锅煮粥，至粥成时调味即可。能清热泻火，利咽爽喉。

薄荷墨鱼粥

材料：

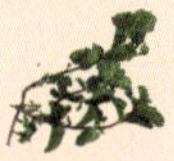
鲜薄荷10克

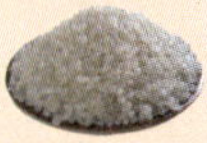
大米50克

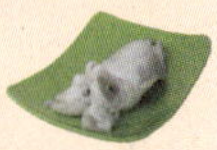
墨鱼50克

做法：将大米洗净；墨鱼处置干净后切麦穗状，用料酒腌渍去腥；鲜薄荷洗净切碎。然后同入锅煮粥，煮开放入薄荷，至熟即可。能滋阴清热。

薄荷粥

材料：

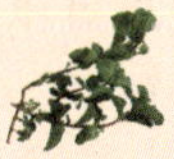
鲜薄荷30克

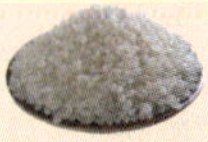
大米50克

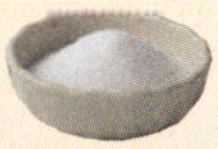
白糖适量

做法：将鲜薄荷洗净，然后入锅，加水煎取汁液备用。将大米洗净与药汁同入锅煮粥，煮至粥成时加入白糖拌匀即可。能疏风散热、清利头目。

柴胡 【疏肝解郁】

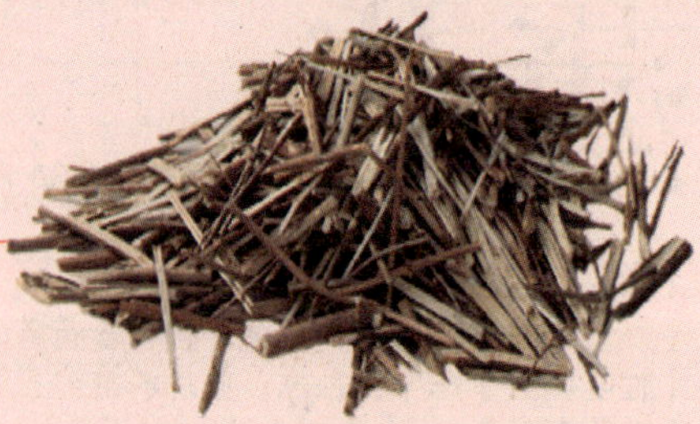

【类　　别】辛凉解表药
【别　　名】地熏、山菜、茹草、柴草。
【性味归经】性微寒、味苦。归肝、胆经。
【养生剂量】3～15克。
【适合体质】气郁体质。
【适宜人群】感冒发热、寒热往来、疟疾患者；肝气不疏、阳气不升者；恶寒发热、头身疼痛者；情志抑郁、妇女月经失调者。
【不宜人群】阴虚所致的咳嗽、潮热不宜用。

本草药典

◎柴胡为伞形科植物北柴胡、狭叶柴胡等的根。北柴胡主产于辽宁、甘肃、河北、河南。此外，陕西、内蒙古、山东等地亦有产。南柴胡主产于湖北、江苏、四川。此外，安徽、黑龙江、吉林等地亦产。柴胡是疏肝、解郁、去火的良药。

功效主治

◎本品具有和解表里、疏肝、升阳、退热的功效。可有效解除胸闷胁痛、开郁调经，对流感病毒有强烈的抑制作用。主治寒热往来、胸满胁痛、口苦耳聋、头痛目眩、疟疾、下利脱肛、月经不调、子宫下垂、流感性感冒。

推荐药膳养生方

柴胡疏肝茶

材料

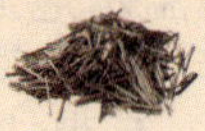
柴胡8克

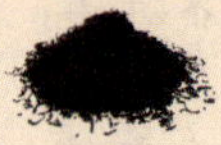
绿茶3克

做法　将柴胡和绿茶洗净，放入杯中。冲入沸水加盖冲泡10分钟，等茶水稍温后饮用。能疏肝解郁、除烦。

柴胡秋梨饮

材料

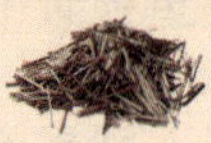
柴胡6克

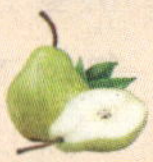
秋梨1个

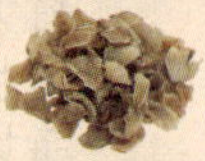
百合6克

做法　将柴胡、秋梨洗净，秋梨切成块。把柴胡、秋梨、百合放入锅内，加水煎汁，去渣留汁，加红糖调味即可。能清肺泻火、止咳化痰。

柴胡羊肉汤

材料

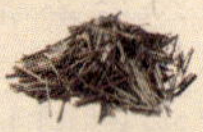
柴胡9克

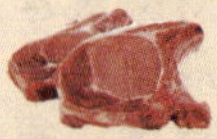
羊肉片200克

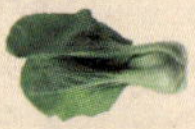
油菜200克

做法　将柴胡冲净，放进煮锅中加水熬高汤，煮好后去渣留汁。油菜洗净切段。羊肉片入锅，加入油菜，至熟加盐调味即可。能疏肝和胃。

蝉蜕【疏散风热、透疹】

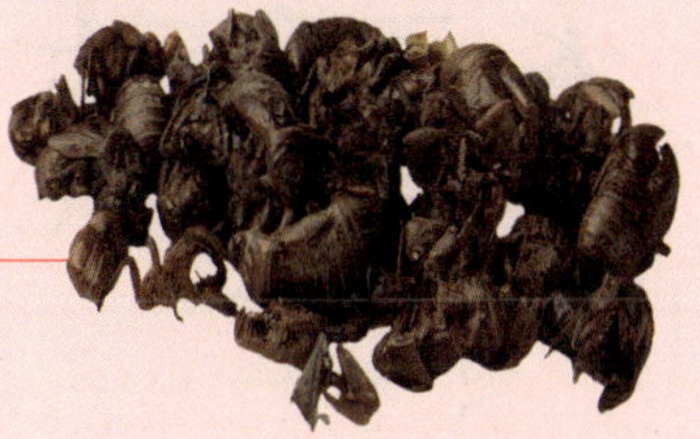

【类　　别】辛凉解表药
【别　　名】蜩甲、蝉壳、枯蝉、蝉衣、知了皮。
【性味归经】性寒，味甘、咸；归肺、肝经。
【养生剂量】3～15克。
【适合体质】湿热体质。
【适宜人群】外感风热、咽痛音哑者，发热头痛者，风热目赤、目翳、多泪者等。麻疹不透，风疹瘙痒者。
【不宜人群】孕妇慎用。

本草药典

◎蝉蜕为蝉科昆虫黑蚱的若虫羽化时脱落的皮壳。全国大部分地区均有产，主产于山东、河南、河北等地。本品含甲壳质、蛋白质、氨基酸、有机酸和酚类化合物等。据药理研究表明本品有抗惊厥、镇静、解热、抗过敏、免疫抑制及镇痛作用。

功效主治

◎本品具有散风热、宣肺、定痉的功效。主治外感风热、咳嗽音哑、麻疹透发不畅、风疹瘙痒、小儿惊痫、目赤、翳障、疔疮肿毒、破伤风；小儿肺热咳嗽、感冒发热、烦躁、夜睡不安、夜啼等病症。

推荐药膳养生方

蝉蜕粥

材料

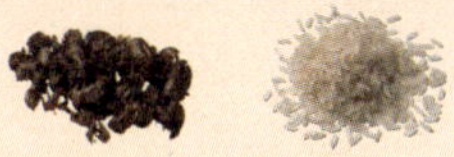

蝉蜕6克　粳米50克

做法

将蝉蜕洗净，晒干研磨成细粉；粳米洗净，加水煮粥，煮成稀粥时撒入蝉蜕粉末，至粥成时调入白糖拌匀即可。能疏散风热、透疹利咽。

蝉蜕冬瓜汤

材料

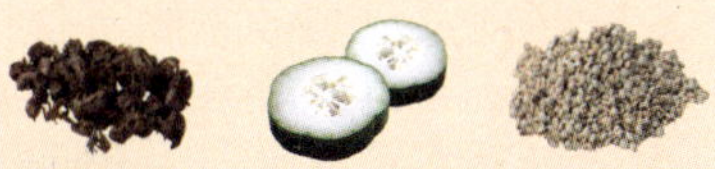

蝉蜕5克　冬瓜1000克　薏米50克

做法

将蝉蜕洗净；冬瓜去皮，洗净切块；薏米泡发洗净。然后同入锅煮汤，至冬瓜熟后，去蝉蜕，加调料拌匀即可。能清热利水、除烦。

蝉蜕菊花饮

材料

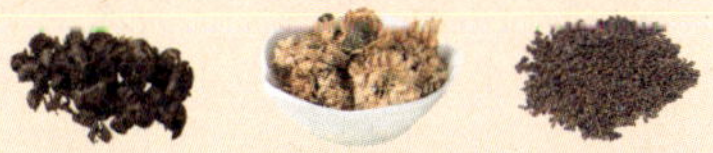

蝉蜕6克　菊花10克　决明子10克

做法

将蝉蜕、菊花、决明子洗净，然后一同入锅煎汁，去渣留汁，加入适量白糖拌匀即可。能清除风热，治疗风热目赤、多泪。

淡豆豉【发汗解肌】

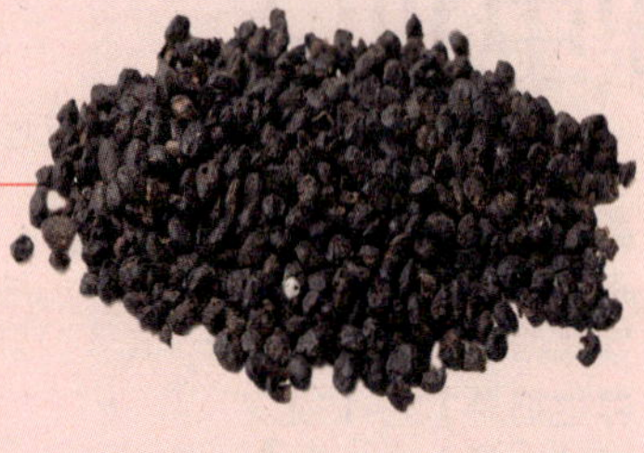

【类　　别】辛凉解表药
【别　　名】香豉、淡豉。
【性味归经】性寒、味苦；归肺、胃经。
【养生剂量】3～15克。
【适合体质】湿热体质。
【适宜人群】胸中烦闷者，虚烦不眠者；风热感冒或温病初起，发热、微恶风寒，头痛口渴，咽痛者等。
【不宜人群】哺乳期的妇女。

本草药典

◎淡豆豉为豆科植物大豆的成熟种子的发酵加工品。全国各地均产。本品与大豆所含成分相似，含有蛋白质、脂肪及酶类等成分。本品在选购时以黑色、附有膜状物者为佳，宜置于通风干燥处贮存。据药理研究表明，本品有发汗，健胃助消化的作用。

功效主治

◎本品具有解肌发表、宣郁除烦、健胃除烦、助消化的功效。主治外感表证、寒热头痛、心烦、胸闷、虚烦不眠、血尿等病症。本品在治疗风热感冒或温病初起时，常与金银花、连翘、薄荷、牛蒡子等药同用，效果较好。

推荐药膳养生方

淡豆豉葱汤

材料

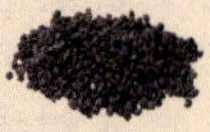
淡豆豉12克

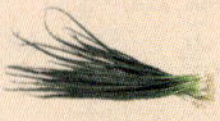
葱8根

做法：将淡豆豉洗净；葱白择洗干净，切段。将淡豆豉和葱白一同入锅，注水煎汁，去渣留汁即可。能发汗解表，治疗感冒。

淡豆豉粥

材料

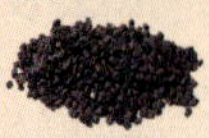
淡豆豉15克

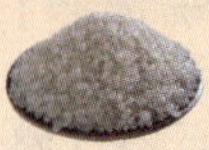
大米50克

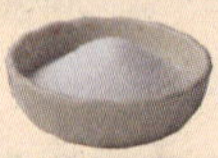
白糖适量

做法：将淡豆豉洗净，晒干备用。大米洗净，将其入锅注水煮粥，至成稀粥时加入淡豆豉，至粥成时加入白糖拌匀即可。能解表除烦、健胃。

豆豉栀子饮

材料

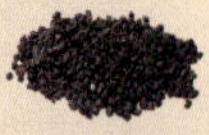
淡豆豉10克

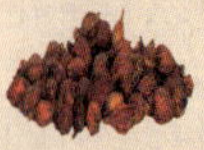
栀子12克

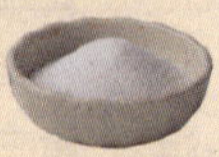
白糖适量

做法：将淡豆豉、栀子洗净，然后同入锅加水煎汁，煎煮好后去渣留汁。加入适量白糖拌匀即可。能宣散郁热、泻火除烦。

浮萍

【清热利尿、透疹】

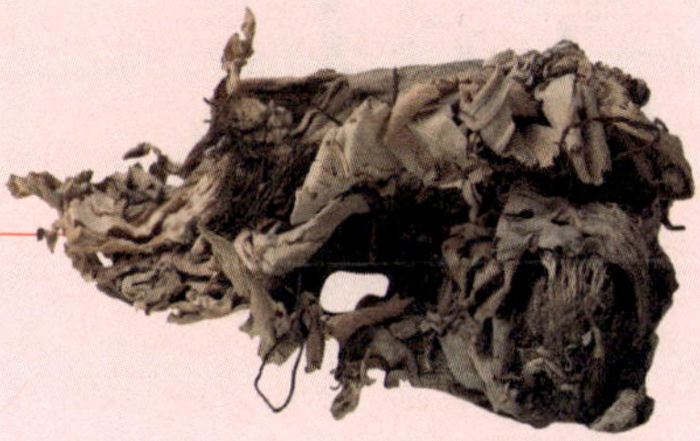

【类　　别】辛凉解表药
【别　　名】水萍、藻、萍子草、水白、水苏、浮萍草。
【性味归经】性寒，味辛；入肺、小肠二经。
【养生剂量】3～15克。
【适合体质】湿热体质。
【适宜人群】外感风热、风热感冒者；发热无汗者；麻疹透发不畅或不透者；风疹瘙痒者；水肿、小便不利者。
【不宜人群】血虚肤燥、气虚风痛者。

本草药典

◎浮萍为浮萍科多年生水生植物紫萍的干燥全草。全国各地均有产。本品含有黄酮类化合物、荭草素、牡荆素、芹菜素等化合物。据药理研究表明，浮萍有利尿作用。浮萍水浸膏有强心作用，并能收缩血管使血压上升。此外，尚有解热及抑菌作用。

功效主治

◎本品具有发汗、祛风、行水、清热、解毒的功效。主治时行热痈、斑疹不透、风热瘾疹、皮肤瘙痒、水肿、经闭、疮癣、丹毒、烫伤等病症。本品在治疗风热感冒时，与薄荷、蝉蜕、连翘等药同用，效果较佳。

推荐药膳养生方

浮萍黑豆汤

材料：

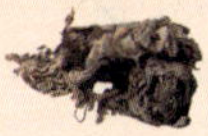
鲜浮萍100克

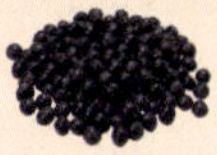
黑豆50克

做法：将浮萍洗净；黑豆清水泡发2小时，用清水洗净。然后一同入锅加水煎汁，去渣留汁，饮用即可。能祛风利水、清热解毒。

浮萍酒

材料：

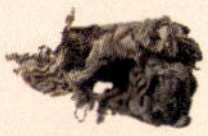
浮萍60克

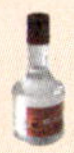
白酒200毫升

做法：将浮萍洗净，晒干后装入纱布袋，扎紧袋口；白酒倒入杯中，将药袋浸泡于酒中，加盖密封数日，去纱布即可。能透疹，治疗皮肤瘙痒。

浮萍粥

材料：

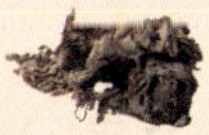
浮萍50克

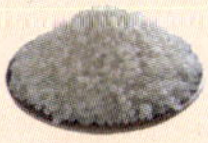
大米100克

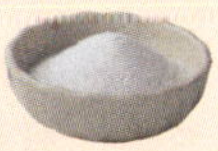
白糖适量

做法：将浮萍洗净，然后入锅加水煎汁，去渣留汁备用。将大米洗净与药汁同入锅煮粥，至粥成时加入白糖拌匀即可。能清热利尿、解表。

葛根【清热泻火】

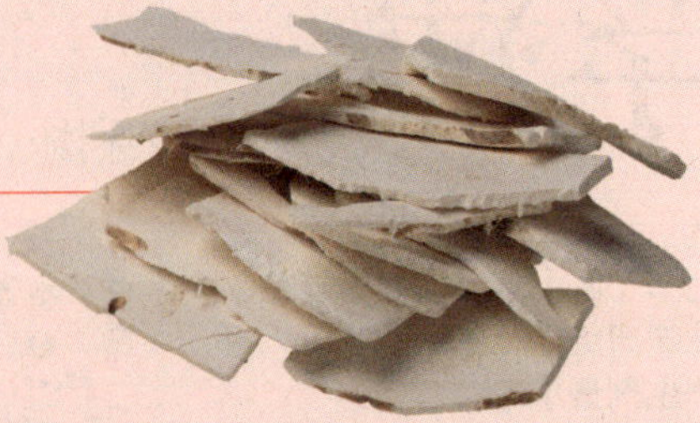

【类　　别】辛凉解表药
【别　　名】干葛、甘葛、粉葛、黄葛根。
【性味归经】性凉，味甘、辛。归脾、胃经。
【养生剂量】3～15克。
【适合体质】湿热体质。
【适宜人群】高血压、高血脂、高血糖及偏头痛等心脑血管病患者、更年期妇女；表证发热，项背强痛者；麻疹不透者。
【不宜人群】夏日表虚汗者；脾胃虚寒患者。

本草药典

◎葛根为豆科植物葛的块根。主产于河南、湖南、浙江、四川等地。它含异黄酮成分葛根素、葛根素木糖甙、大豆黄酮、大豆黄酮甙及β-谷甾醇、花生酸、多量淀粉等化合物。葛根是治疗颈项强痛的良药。

功效主治

◎葛根具有升阳解肌、透疹止泻、除烦止渴的功效。主治伤寒、发热头痛、项强、烦热消渴、泄泻、痢疾、癍疹不透、高血压症、心绞痛、耳聋等病症。本品在风寒、风热感冒上均可选用，在风热时，常与薄荷、菊花、蔓荆子等药同用，效果较佳。

推荐药膳养生方

葛根田鸡汤	材料	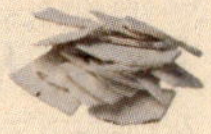 鲜葛根15克	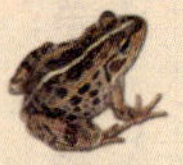 田鸡250克	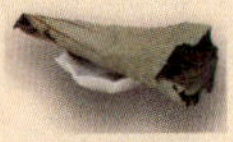 荷叶15克	做法：将田鸡洗净，切小块；葛根去皮，洗净切块；荷叶洗净切丝；然后一同入煲内，加水煮汤，至熟调味即可。能清热泻火、利尿通淋。
葛根银耳羹	材料	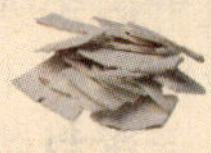 葛根粉15克	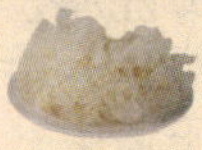 银耳300克	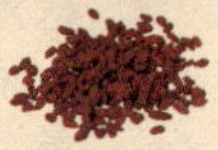 枸杞20克	做法：银耳泡发洗净，切碎；枸杞洗净泡发；葛根粉用冷开水勾芡备用。锅中加水烧开，放入材料煮开，倒入葛粉芡汁即可。能滋阴清热。
葛根西瓜汤	材料	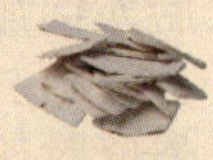 葛根粉10克	 西瓜250克	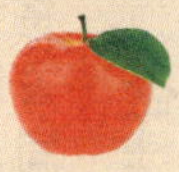 苹果100克	做法：将西瓜、苹果洗净去皮切小丁备用；净锅上火倒入水，调入白糖烧沸；加入西瓜、苹果，用葛根粉勾芡即可。能清热解暑。

菊花

【清热泻火、清肝明目】

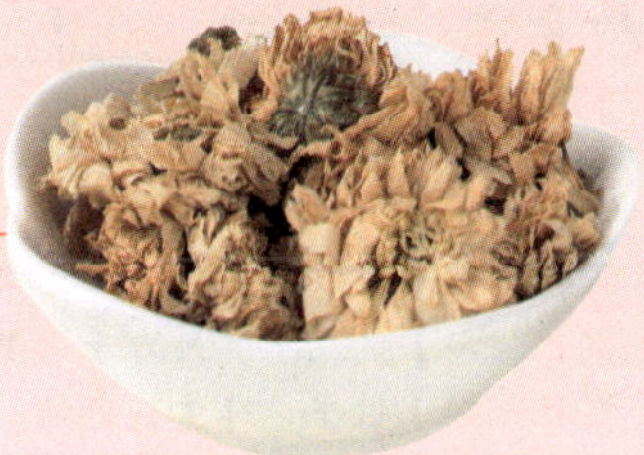

【类　　别】辛凉解表药
【别　　名】金精、甘菊、真菊、金蕊、簪头菊、甜菊花。
【性味归经】性微寒，味甘、苦；入肺、脾、肝、肾经。
【养生剂量】5～15克。
【适合体质】湿热体质。
【适宜人群】外感风热、头痛、目赤、脑血栓患者；肝火旺盛引起的两目干涩、目赤肿痛、心烦易怒、咽干口燥的患者等。
【不宜人群】气虚胃寒、食少泄泻患者。

本草药典

◎菊花为菊科植物菊的头状花序。我国东部、中部、西南部广泛栽培。它含有挥发油，并含有腺嘌呤、胆碱、水苏碱、林波斯菊苷、菊花萜二醇等成分。菊花是我国传统常用中药材，是味道甘甜的明目解热佳品。

功效主治

◎本品具有平肝明目、散风清热、消渴止痛的功效。可治疗头痛、眩晕、目赤、心胸烦热、疔疮、肿毒及心绞痛、胸闷、心悸、气急及头晕、头痛、四肢发麻等病症。本品在治疗清泄肝热以明目时，常与石决明、决明子、夏枯草等清肝明目药同用，效果较好。

推荐药膳养生方

菊花煲鹌鹑

材料

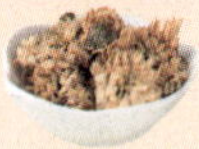
菊花10克

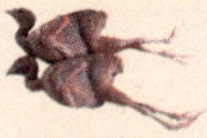
鹌鹑1只

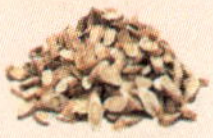
黄芪10克

做法

菊花、黄芪洗净；适量枸杞洗净泡发。鹌鹑去毛及内脏，洗净，汆水。瓦煲里加水，放入全部材料，煮至熟即可。能养肝补肾。

菊花土茯苓汤

材料

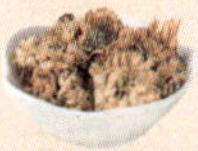
菊花10克

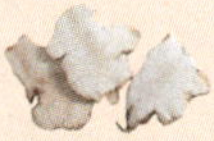
土茯苓9克

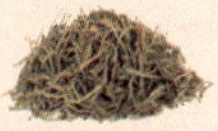
金银花5克

做法

将菊花、金银花洗净；土茯苓洗净。然后同入锅煎汁，去渣留汁，加入白糖拌匀即可。能清热解毒、利尿祛湿。

菊花鸡肝汤

材料

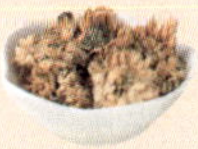
菊花9克

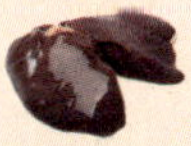
鸡肝200克

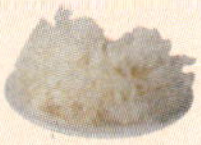
银耳50克

做法

将鸡肝洗净，切块；银耳泡发洗净，撕成小朵；适量枸杞洗净。然后一同入锅煮汤，至熟时，调味即可。能滋阴泻火、清肝明目。

牛蒡子 【清热解表】

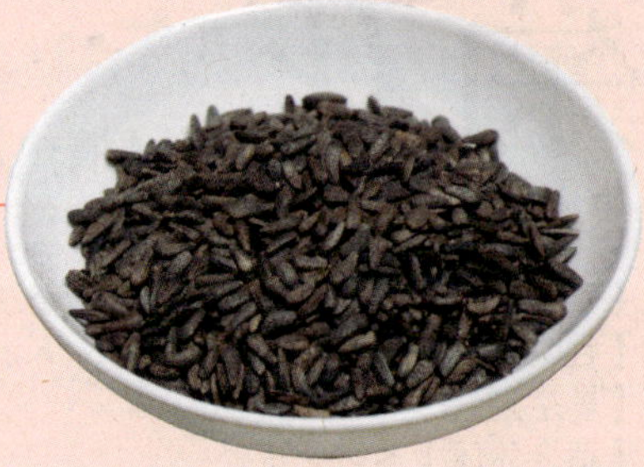

【类　　别】辛凉解表药
【别　　名】鼠粘子、大力子、黑风子、毛锥子。
【性味归经】性平，味辛；归肺、胃经。
【养生剂量】5～15克。
【适合体质】湿热体质。
【适宜人群】风热感冒、咳嗽多痰者；麻疹不透，风疹瘙痒者；痈肿疮毒，火毒内结兼便秘者；丹毒，痄腮喉痹者。
【不宜人群】大便溏泻者；痘症、虚寒、气血虚弱者。

本草药典

◎牛蒡子为菊科二年生草本牛蒡的干燥成熟果实。全国各地均产。秋季采收。本品含牛蒡子苷、脂肪油、维生素A、B族维生素和倍半木肢体类成分等。据现代药理研究表明，本品有抗炎、解热、利尿、抗肿瘤、降低血糖等作用。

功效主治

◎具有疏散风热、宣肺透疹、消肿解毒的功效。主治风热感冒、温病初起；风热或肺热咳嗽、咳痰不畅；咽喉肿痛；斑疹不透；风疹瘙痒；疮疡肿毒及痄腮等病症。本品在治疗风热感冒时，常与银花、连翘、荆芥、桔梗等药同用，效果较佳。

推荐药膳养生方

牛蒡子粥	材料	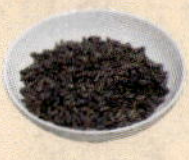 牛蒡子10克	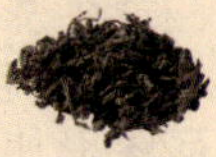 薄荷8克	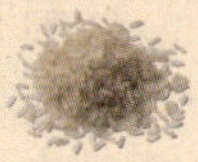 粳米100克	做法	将牛蒡子、薄荷洗净，然后入锅注水煎汁，留取汁液备用；粳米洗净与药汁一同入锅煮粥即可。能辛凉解表、去风热。
牛蒡子茶	材料	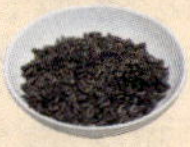 牛蒡子10克	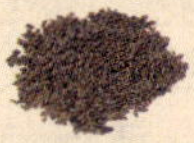 决明子12克	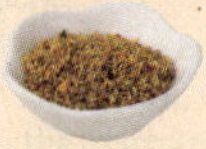 桂花6克	做法	将牛蒡子、决明子洗净，然后入锅加水煎汁，煎好后去渣留汁。将汁液倒入装有桂花的杯中，加盖10分钟即可。能去除风热、消肿。
牛蒡山药饮	材料	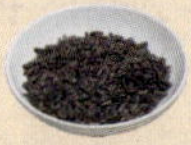 牛蒡子10克	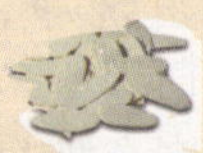 山药15克	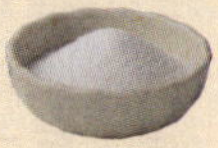 白糖适量	做法	将牛蒡子、山药洗净，然后一同入锅加水煎汁，去渣留汁备用。加入适量的白糖拌匀即可。能清肺热、健脾胃。

桑叶

【清肝降压、泻火明目】

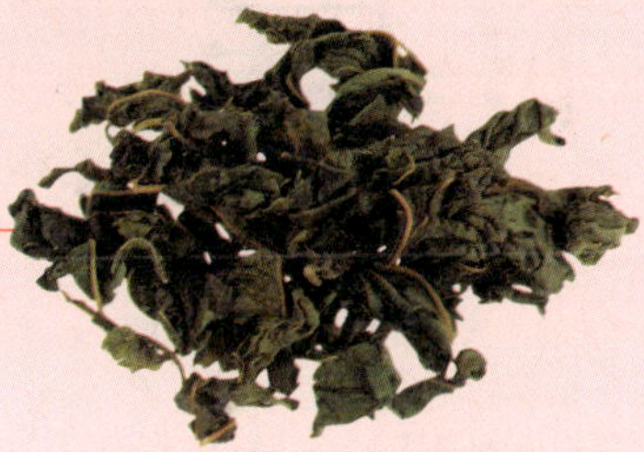

【类　　别】辛凉解表药

【别　　名】冬霜叶、霜叶、铁扇子。

【性味归经】性寒，味甘、苦；归肝、肺经。

【养生剂量】3～15克。

【适合体质】湿热体质。

【适宜人群】外感风热患者；流感、流脑、结膜炎等流行性传染病患者；肝火旺盛者；肺热咳嗽、燥热咳嗽者。

【不宜人群】脾胃虚寒者。

本草药典

◎桑叶为桑科落叶小乔木桑树的叶。全国大部分地区均产。它含牛膝甾酮、脱皮甾酮、β-谷甾醇、伞形花内酯、胡芦巴碱、胆碱、腺嘌呤、天冬氨酸、氯原酸等多种成分。现代药理表明本品有降低血糖、降血脂，对多种致病菌和钩端螺旋体有抑制作用。

功效主治

◎本品具有祛风清热、凉血明目的功效。主治风温发热、头痛、目赤、口渴、肺热咳嗽、风痹、风疹、下肢皮肿等病症。本品在治疗肝阳上亢之头痛眩晕，头重脚轻，烦躁易怒时，常与菊花、石决明、白芍等平抑肝阳药配伍使用，效果较佳。

推荐药膳养生方

桑叶连翘饮

材料：

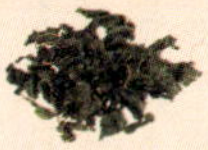

桑叶10克

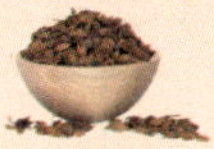

连翘10克

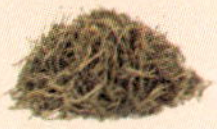

金银花8克

做法：将桑叶、连翘、金银花洗净。然后一同入锅加水煎汁，去渣留汁，加入适量蜂蜜搅拌均匀即可。能清热解毒、发散风热。

桑叶菊花汤

材料：

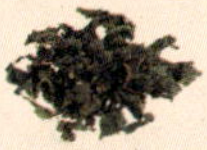

桑叶10克

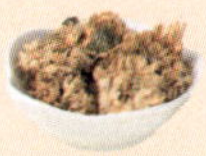

菊花5克

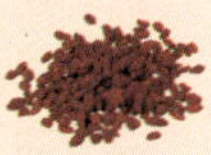

枸杞10克

做法：将桑叶、菊花、枸杞洗净。然后一同入锅注水煎汁，去渣留汁，加入适量蜂蜜搅拌均匀即可。能清肝降压、泻火明目。

桑叶粥

材料：

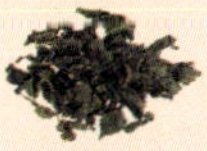

桑叶10克

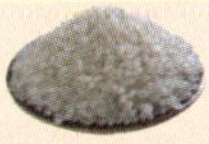

大米50克

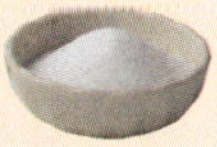

白糖适量

做法：将桑叶洗净，然后入锅，加水煎汁，去渣留汁；将大米洗净与药汁一同入锅煮粥，至粥成时加入白糖即可。能发散风热、平肝明目。

升麻

【补气、升阳举陷】

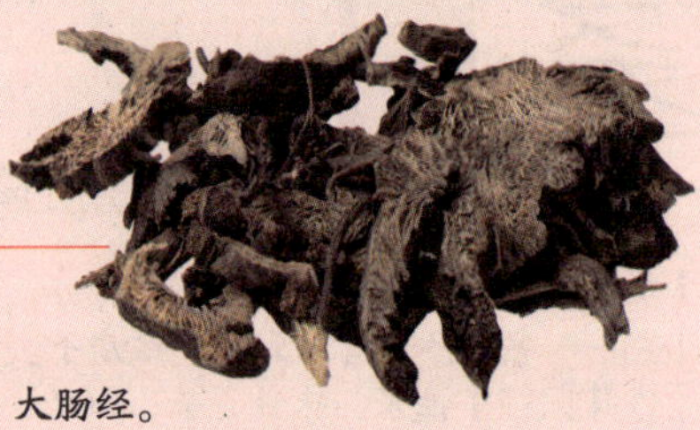

【类　　别】辛凉解表药

【别　　名】周升麻、周麻、鸡骨升麻、绿升麻。

【性味、归经】性凉，味甘、辛、微苦。归肺、脾、胃、大肠经。

【养生剂量】3～15克。

【适合体质】湿热体质。

【适宜人群】风热头痛者，麻疹透发不畅者，热毒所致病症者，中气下陷者；齿痛口疮，咽喉肿痛，温毒发斑者。

【不宜人群】上盛下虚，阴虚火旺及麻疹已透者。

本草药典

◎升麻为毛茛科多年生草本大三叶升麻、兴安升麻或升麻的干燥根茎。主产于黑龙江、辽宁、山西等地。秋季采挖。本品含有升麻碱、水杨酸、咖啡酸、阿魏酸、鞣质等化合物。据药理研究表明，本品的提取物有解热、抗炎、解痉作用。

功效主治

◎具有升阳、发表、透疹、解毒的功效。可治时气疫疠、头痛寒热、喉痛、口疮、斑疹不透；中气下陷、久泻久痢、脱肛、妇女崩漏、带下、子宫下坠；痈肿疮毒、胃火牙痛等病症。本品在治疗气虚下陷时，常与黄芪、人参、柴胡等同用，以补气升阳，效果较好。

推荐药膳养生方

升麻炖大肠

材料

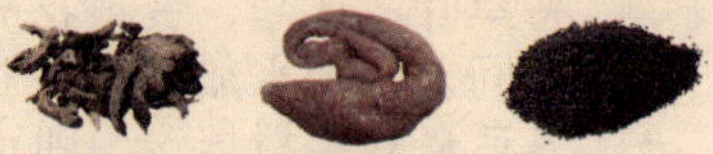

升麻15克　猪大肠600克　黑芝麻60克

做法

将大肠用盐水洗净；升麻、黑芝麻洗净，焙干，稍炒焦盛出，捣碎成末。再将粉末装入大肠内，扎紧，入锅加水炖熟即可。能补虚润肠。

升麻人参粥

材料

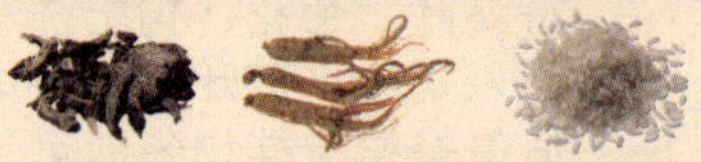

升麻5克　人参10克　粳米100克

做法

将升麻、人参洗净，然后入锅注水煎汁，去渣留汁；粳米洗净与药汁同入锅煮粥，至粥成时加入白糖拌匀即可。能补气摄血、升阳举陷。

升麻鸡汤

材料

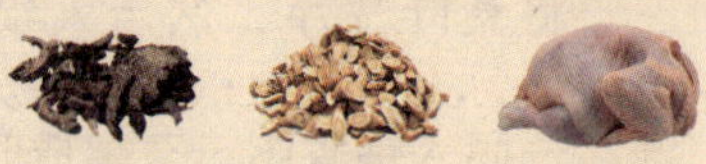

升麻8克　黄芪20克　鸡1只

做法

将母鸡处置干净，洗净切块；升麻、黄芪洗净。然后一同入锅，注水煮汤，至鸡肉熟烂后，加入调料调味即可。能益气补虚。

蔓荆子 【发散风热】

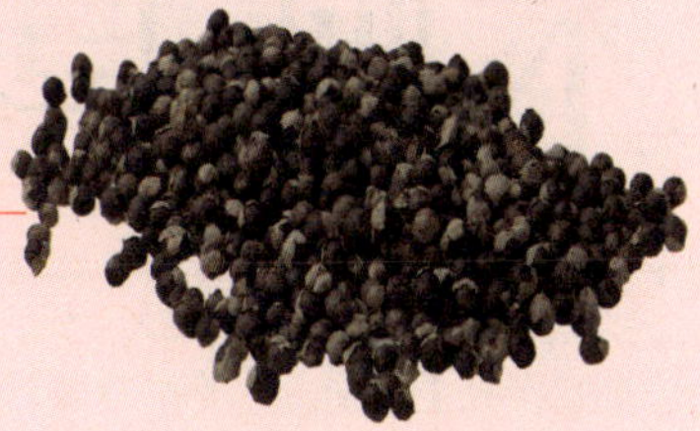

【类　　别】辛凉解表药

【别　　名】蔓荆实、荆子、万荆子、蔓青子

【性味归经】性凉，味苦、辛。归肺、膀胱、肝经。

【养生剂量】5～10克。

【适合体质】湿热体质。

【适宜人群】外感风热所致头痛、头晕及偏头痛等证者，风湿痹痛者；风热上攻之目赤肿痛，目昏多泪者。

【不宜人群】血虚有火之头痛目眩及胃虚者。

本草药典

◎蔓荆子为马鞭草科落叶小灌木单叶蔓荆或蔓荆的干燥成熟果实。主产于山东、江西、浙江及福建等地。夏秋季采收。本品含有挥发油，油中主要成分有莰烯、蒎烯和蔓荆子黄素。据药理研究表明本品有镇静、止痛和解热作用，其中蔓荆子黄素有抗菌、抗病毒作用。

功效主治

◎本品具有疏散风热、清利头目的功效。用于治疗风热感冒、偏头痛、齿痛、赤眼、目睛内痛、昏暗多泪；对高血压病引起的头痛也有疗效；还可用于治疗湿痹拘挛等。本品在治疗风热感冒而头昏头痛时，常与薄荷、菊花等疏散风热、清利头目药同用，效果较好。

推荐药膳养生方

蔓荆子酒

材料：

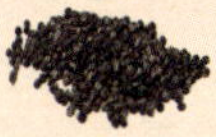

蔓荆子60克

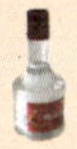

白酒300毫升

做法：将蔓荆子洗净，烘干后将其装入纱布袋内，扎紧袋口；将白酒倒入小坛内，药包浸入其中，加盖密封数日后即可。能去风热、止头痛。

蔓荆子粥

材料：

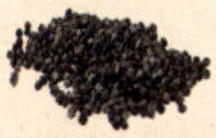

蔓荆子10克

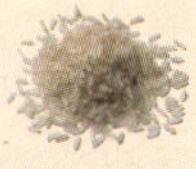

粳米50克

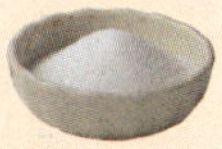

白糖适量

做法：将蔓荆子洗净，然后入锅加水煎汁，去渣留汁；粳米洗净与药汁同入锅煮粥，至粥成时加入白糖拌匀即可。能发散风热、清利头目。

蔓荆子汤

材料：

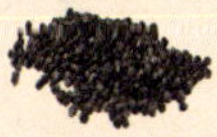

蔓荆子10克

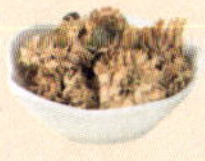

菊花12克

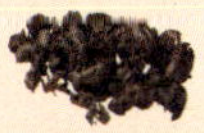

蝉蜕8克

做法：将蔓荆子、菊花、蝉蜕洗净，然后入锅注水煎汁，去渣留汁，加入适量白糖拌匀即可。能去风热、清肝明目。

木贼草

【清热明目】

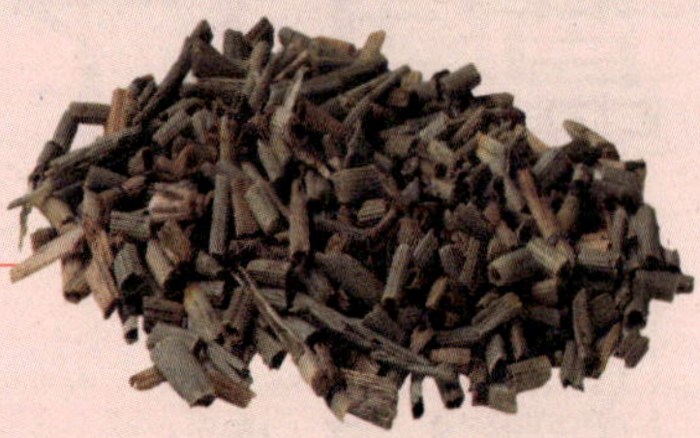

【类　　别】辛凉解表药
【别　　名】木贼、节节草、节骨草、无心草。
【性味归经】性平，味苦；归肺、肝经。
【养生剂量】3～10克。
【适合体质】湿热体质。
【适宜人群】适宜于便血、痔血等出血证者；风热上攻于目之目赤肿痛，迎风流泪，目生翳障者；风热感冒者。
【不宜人群】气血虚弱者、久病者慎服。多服损肝，令人目肿，不宜多服。

本草药典

◎木贼草为木贼科多年生草本木贼的干燥地上部分。主产于东北、华北、华北、内蒙古及长江流域各省。本品含有菸碱、槲皮素、阿魏酸、香草酸等化合物。现代药理研究证明，木贼草有镇痛、镇静、抗血栓、利尿、降血脂、抗菌、抗病毒、止血等作用。

功效主治

◎本品具有疏风散热、解肌退翳的功效，主治目生云翳、迎风流泪、肠风下血、血痢、疟疾、喉痛、痈肿等病症。本品在治疗风热上攻于目之证时，常与蝉蜕、谷精草、菊花等疏散风热、明目退翳药同用，效果较佳。

推荐药膳养生方

木贼养肝汤

材料

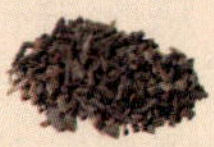

木贼10克

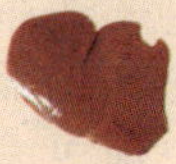

羊肝1块

做法：将木贼洗净；羊肝洗净，切片。然后一同入锅煮汤，煮至羊肝熟透后，去除药渣和姜片，加入调料调味即可。能养肝明目、清风热。

木贼苍术汤

材料

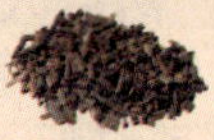

木贼10克

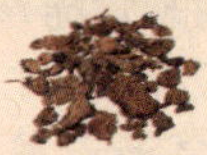

苍术12克

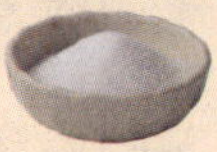

白糖适量

做法：将木贼、苍术洗净，然后一同入锅，注水煎汁，去渣留汁。加入白糖拌匀即可。能清风热，治疗目昏多泪。

木贼川芎粥

材料

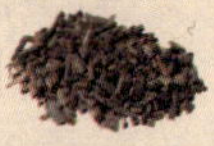

木贼6克

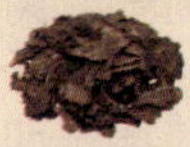

川芎6克

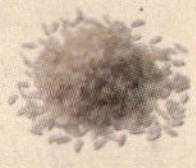

粳米50克

做法：将木贼、川芎、适量的金银花洗净，然后入锅加水煎汁；粳米洗净与药汁同入锅煮粥，至粥成时加入白糖拌匀即可。能清热、安胎。

第六章

清热类本草养生法

●凡以清解里热、治疗里热证为主的药物，称为清热药。本类药物药性寒凉，沉降入里，通过清热泻火、凉血、解毒及清虚热等不同作用，使里热得以清解。清热药主要用治温热病高热烦渴、湿热泻痢、温毒发斑、痈肿疮毒及阴虚发热等里热证。由于热证有热在气分、血分之分，有实热、虚热之别，根据清热药的功效及其主治证的差异，可将其分为以下五类：

清热泻火药：清气分热，主治气分实热证。清热燥湿药：清热燥湿，主治湿热泻痢、黄疸等证。清热凉血药：入血分，能清血分热，主治血分实热证。清热解毒药：主治热毒炽盛之痈肿疮疡等证。清虚热药：清虚热、退骨蒸，主治热邪伤阴、阴虚发热。

本类药物性多寒凉，易伤脾胃，因此脾胃气虚，食少便溏者慎用；苦寒药物易化燥伤阴，热证伤阴或阴虚患者慎用。

金银花

【治热毒病良药】

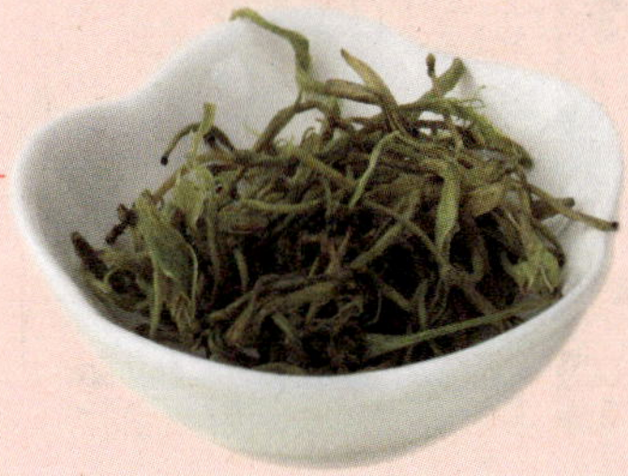

【类　　别】清热解毒药

【别　　名】忍冬花、银花、鹭鸶花、苏花、金花、金藤花、双花、双苞花。

【性味归经】性寒、味甘。归肺、胃、心、大肠经。

【养生剂量】5～20克。

【适合体质】热性体质。

【适宜人群】流行性感冒、风热感冒、腮腺炎、热毒疮痈、痢疾患者；高血脂患者。

【不宜人群】脾胃虚寒及气虚、疮疡、脓清者。

本草药典

◎金银花为忍冬科植物忍冬的花蕾，我国大部分地区均产，以山东产量最大，河南产的质量较佳。“金银花”一名出自《本草纲目》，由于忍冬花初开为白色，后转为黄色，因此得名金银花。它含异氯原酸、番木鳖甙、氯原酸、肌醇等成分，并富含挥发油，油中成分主要是双花醇、芳樟醇等。

功效主治

◎本品具有清热、解毒、抗炎、消暑的功效。可治疗温病发热、热毒血痢、痈疡、肿毒、瘰疬、痔漏、呼吸道感染、急性细菌性痢疾、婴幼儿腹泻、外科化脓性疾患等病症。金银花自古被誉为清热解毒的良药。药理研究发现，金银花对多种细菌有抑制作用，适用于诸多炎症。

推荐药膳养生方

金银花煲猪肺

材料

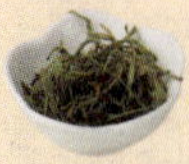
金银花10克

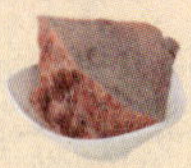
猪肺200克

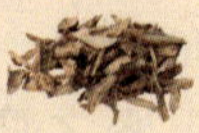
桔梗8克

做法

将猪肺洗净，切成小块；蜜枣2枚洗净，去核；金银花、桔梗洗净。然后同入锅煮汤即可。能清热泻肺、止咳化痰。

金银花鸭汤

材料

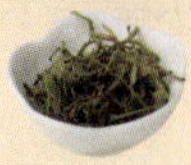
金银花20克

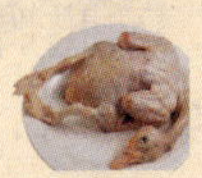
水鸭350克

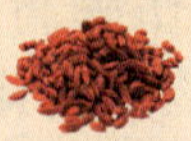
枸杞20克

做法

将水鸭处置干净洗净，切件；将金银花、石斛8克、枸杞洗净。然后同入锅煮汤调味即可。能清热养阴、益气补虚。

银花马齿苋茶

材料

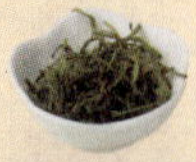
金银花20克

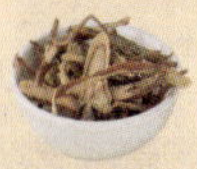
甘草3克

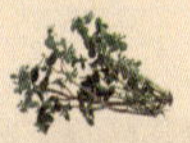
马齿苋30克

做法

将适量大蒜去皮，洗净捣烂。金银花、甘草、马齿苋洗净，然后一同入锅煎汁即可。能清热解毒、止泻止痢。

连翘

【治疗疔疮脓肿良药】

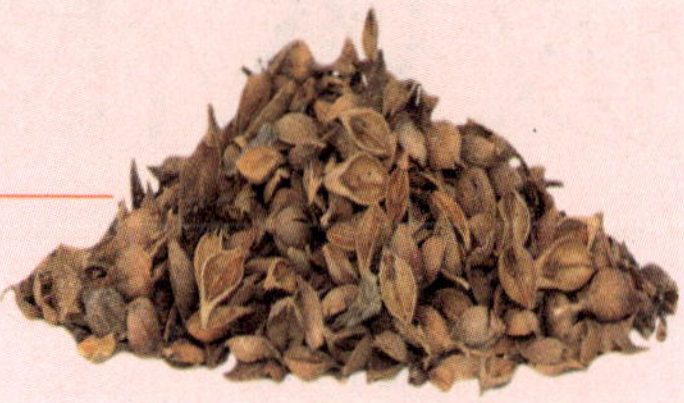

【类　　别】清热解毒药

【别　　名】一串金、黄奇丹、连壳、黄花条。

【性味归经】性微寒，味苦；归肺、心、小肠经。

【养生剂量】6～15克。

【适合体质】热性体质。

【适宜人群】风热感冒患者；痈疽、瘰疬、乳痈、丹毒等患者。

【不宜人群】脾胃虚弱，气虚发热，痈疽已溃、脓稀色淡者。

本草药典

◎连翘为木犀科落叶灌木连翘的干燥果实。主产于山西、河南、陕西、山东等地。秋季果实初熟尚带绿色时采收。本品含挥发油及连翘酚等多种苯乙醇类、连翘苷等木脂素类等化合物。连翘早春先叶开花，花开香气淡艳，满枝金黄，艳丽可爱，是早春优良观花灌木。

功效主治

◎本品具有清热解毒，消肿散结的功效。用于治疗痈疽、瘰疬、乳痈、丹毒、风热感冒、温病初起、温热入营、高热烦渴、神昏发斑、热淋尿闭等病症。药理研究表明，本品对多种细菌有抑制作用，还有解热、镇吐、利尿、抗肝损伤等作用。

推荐药膳养生方

连翘银花茶

材料：

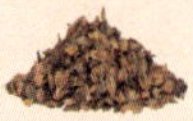

连翘12克

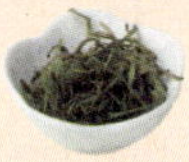

金银花20克

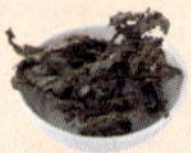

薄荷8克

做法：将连翘、银花、薄荷洗净。然后将连翘、金银花入锅注水煎汁，煮开后下入薄荷续煮即可。能透表解毒、疏散风热。

银翘粥

材料：

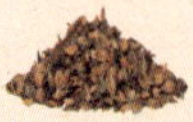

连翘10克

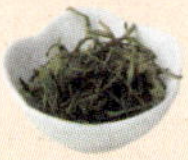

金银花15克

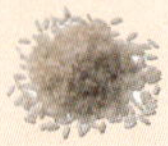

粳米100克

做法：将金银花、连翘洗净，然后入锅注水煎汁备用。将粳米洗净，同药汁入锅煮粥，煮至粥成时加入白糖拌匀即可。能清热解毒。

连翘莲心茶

材料：

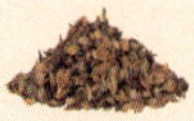

连翘12克

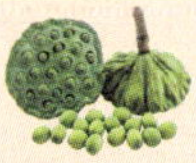

莲心10克

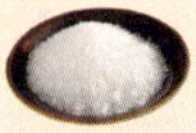

白糖适量

做法：将连翘、莲心洗净。然后入锅，加水煎汁，取汁备用，加入白糖拌匀即可。能清心泻火。

板蓝根

【治流感要药】

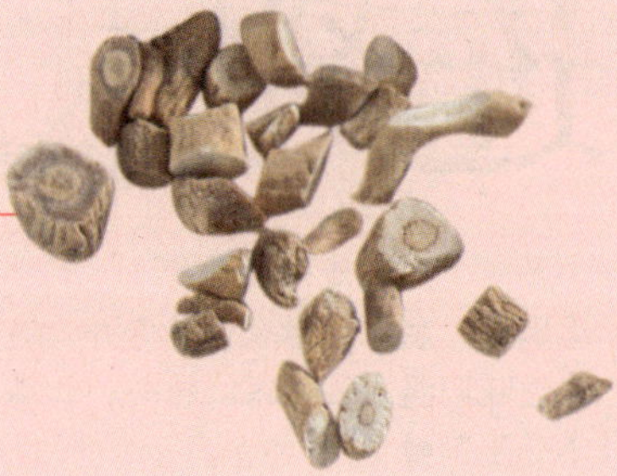

【类　　别】清热解毒药

【别　　名】靛青根、蓝靛根、靛根。

【性味归经】性寒、味苦。归肝、胃经。

【养生剂量】10～30克。

【适合体质】湿热体质。

【适宜人群】一般人群及肝炎患者；流感患者；流脑患者；流行性腮腺炎患者；风热感冒患者；肺炎患者。

【不宜人群】体虚而无实火热毒者。

本草药典

◎板蓝根为十字花科植物菘篮和草大青的根。主产于湖南、江西、广西、广东等地。菘蓝的根部含靛甙、板蓝根结晶丙、板蓝根结晶丁。又含植物性蛋白、树脂状物、糖类等。根中氨基酸有精氨酸、脯氨酸、缬氨酸和亮氨酸。板蓝根是防治感冒的常用药品。

功效主治

◎本品具有清热解毒、凉血利咽的功效。主治流感、流脑、乙脑、肺炎、丹毒、热毒发斑、神昏吐衄、咽肿、痄腮、火眼、疮疹、舌绛紫暗、喉痹、烂喉丹痧、大头瘟疫、痈肿；可防治流行性乙型脑炎、急慢性肝炎、流行性腮腺炎、骨髓炎等病症。

推荐药膳养生方

板蓝根汤

材料

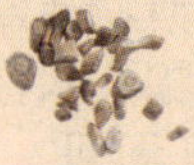

板蓝根20克

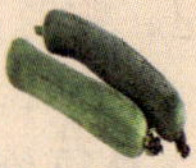

丝瓜250克

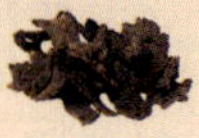

玄参5克

做法

将板蓝根、玄参、蒲公英适量洗净；丝瓜洗净，连皮切片，备用。然后同入锅煮汤即可。能凉血利咽、清热润燥。

板蓝根茶

材料

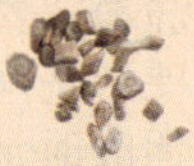

板蓝根15克

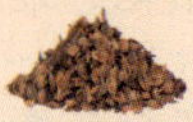

连翘8克

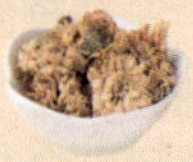

菊花5克

做法

将板蓝根、连翘、菊花均洗净，然后同入锅加水煎汁，取汁加入白糖拌匀即可。能发散风热、解毒杀菌。

板蓝羌活汤

材料

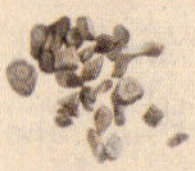

板蓝根30克

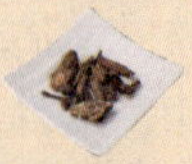

羌活12克

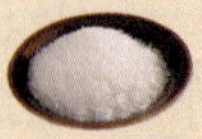

白糖适量

做法

将板蓝根、羌活洗净。然后一同入锅注水煎汁，取汁加入白糖拌匀即可。能清热解表，治疗感冒。

大青叶。【清热解毒佳品】

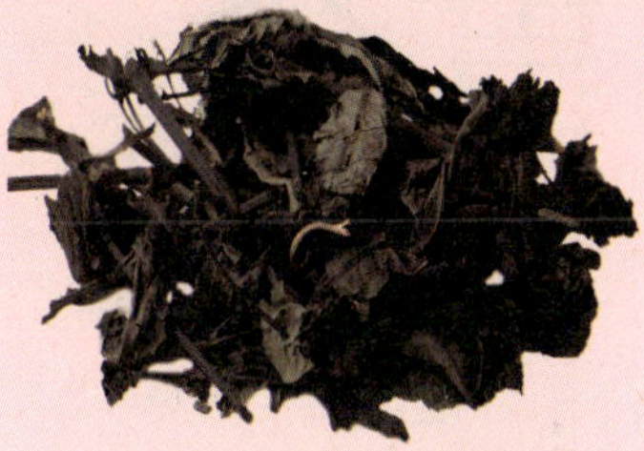

【类　　别】清热解毒药
【别　　名】大青。
【性味归经】性寒，味苦；入肝、心、胃经。
【养生剂量】3～15克。
【适合体质】湿热体质。
【适宜人群】流行性感冒患者；急性传染性肝炎患者；急性胃肠炎、急性肺炎等患者；痈疽肿毒患者。
【不宜人群】脾胃虚寒者。

本草药典

◎大青叶为十字花科二年生草本菘蓝的干燥叶，主产于河北、陕西、江苏、安徽等地。本品含有靛蓝、菘蓝苷及挥发性成分等化合物。大青叶煎剂体外试验对金黄色葡萄球菌、甲型链球菌、脑膜炎双球菌、肺炎链球菌、卡他球菌、大肠杆菌及痢疾杆菌均有一定抑制作用。

功效主治

◎本品具有清热解毒、凉血止血的功效。主治温病热盛、烦渴、流行性感冒、急性传染性肝炎、菌痢、急性胃肠炎、急性肺炎、丹毒、吐血、衄血、黄疸、痢疾、喉痹、口疮、痈疽肿毒等病症。药理研究表明该类化合物对多数细菌有抑制作用，并能抑制流感病毒、腮腺炎病毒等。

推荐药膳养生方

大青叶粥

材料

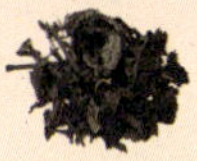
大青叶10克

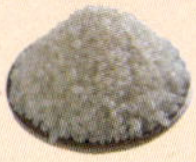
大米50克

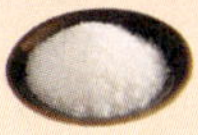
白糖适量

做法 将大青叶洗净，然后将其入锅注水煎汁，去渣留汁备用；大米洗净与药汁同入锅煮粥，至粥成时加入白糖拌匀即可。能清热解毒、凉血活血。

凉拌大青叶

材料

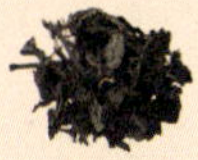
鲜大青叶150克

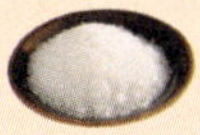
白糖适量

做法 将鲜大青叶洗净，然后入锅氽水捞起，迅速用凉水凉透备用；再将橄榄油、鸡粉、盐、白糖加入大青叶，调拌匀即可。能清热消炎、抗菌。

大青叶茶

材料

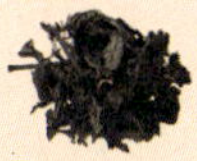
大青叶10克

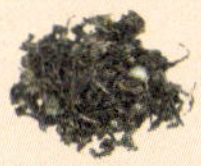
蒲公英12克

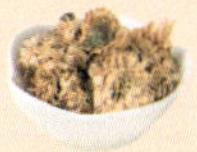
野菊花10克

做法 将大青叶、蒲公英、野菊花洗净，然后一同入锅加水煎汁，去渣留汁，加入适量的白糖拌匀即可。能清热解毒，治疗疮痈丹毒。

贯众【解毒凉血】

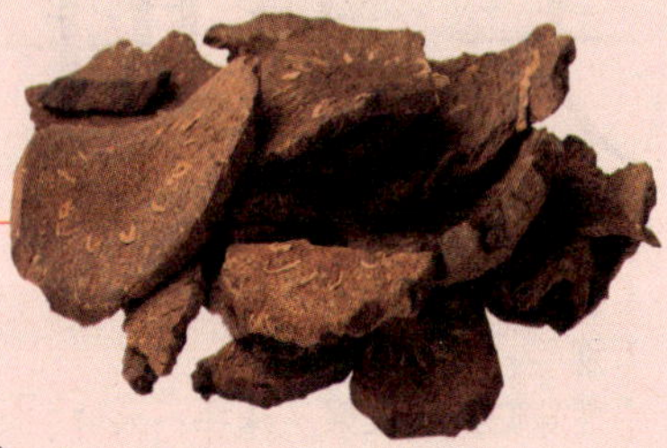

【类　　别】清热解毒药
【别　　名】西贯节、贯渠、百头、虎卷、扁苻、贯来、贯中。
【性味归经】味苦，性微寒；归肝、脾经。
【养生剂量】煎服，4.5～7.0克。杀虫及清热解毒宜生用；止血宜炒炭用。
【适合体质】湿热体质。
【适宜人群】风热感冒者，热毒斑疹者，痄腮者，吐血、便血崩漏者，肠道寄生虫病者。
【不宜人群】脾胃虚寒及阴虚内热者。本品不宜过量服用。

本草药典

◎贯众为鳞毛蕨科多年生草本粗茎鳞毛蕨的干燥根茎及叶柄残基。习称“绵马贯众”。主产于黑龙江、吉林、辽宁等地。秋季采挖。本品含有间苯三酚衍生物。药理研究表明，本品对各型流感病毒有不同程度的抑制作用，也有一定的抑菌作用。

功效主治

◎本品具有清热解毒、凉血止血、杀虫抗菌、抗病毒的功效。主治风热感冒、斑疹、痄腮；血热吐血、便血、崩漏下血以及钩虫、蛲虫、蛔虫等多种肠道寄生虫等病症。本品还可用于治疗烧烫伤及妇人带下等病证。

推荐药膳养生方

贯众茶

材料：

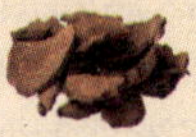
贯众8克

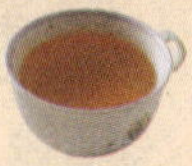
清茶4克

做法：将贯众、清茶用清水洗净，烘干，然后将其加工捣碎。取适量的沸水倒入杯中，加入药粉，加盖泡10分钟即可。能清热解毒、生津止渴。

贯众粥

材料：

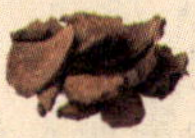
贯众15克

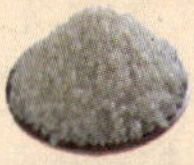
大米50克

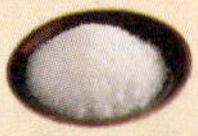
白糖适量

做法：将贯众洗净，然后入锅注水煎汁，去渣留汁。将大米洗净与药汁同入锅煮粥，至粥成时加入白糖拌匀即可。能清热解毒、凉血止血。

贯众煎

材料：

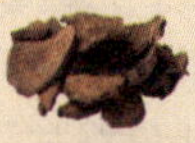
贯众15克

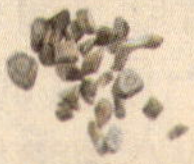
板蓝根25克

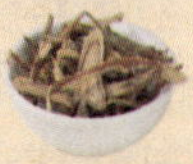
甘草8克

做法：将贯众、板蓝根、甘草洗净，然后同入锅，加水煎汁，去渣留汁，加入适量白糖拌匀即可。能清热利咽、抗病毒。

荷叶

【清热解暑佳品】

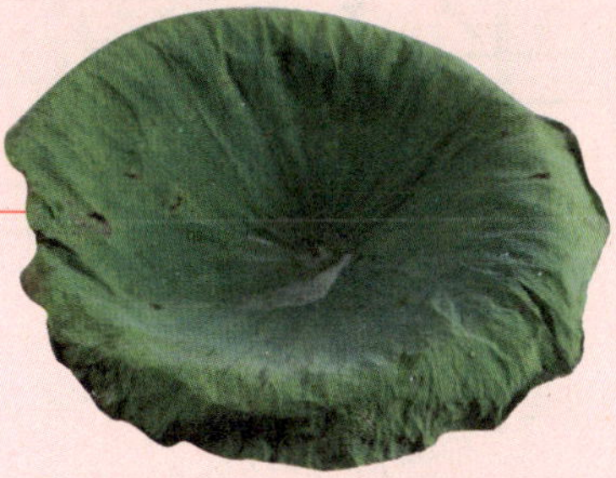

【类　　别】清热解毒药
【别　　名】莲叶、鲜荷叶、干荷叶、荷叶炭。
【性味归经】味苦涩，性平。归心、肝、脾经。
【养生剂量】6～15克。
【适合体质】湿热体质。
【适宜人群】头痛眩晕，水肿，食少腹胀，泻痢，白带异常，脱肛，吐血，衄血，咯血，便血，崩漏，产后恶露不净，损伤瘀血，小便短赤，下痢赤白等症者。
【不宜人群】体瘦气血虚弱者及孕妇忌用。

本草药典

◎荷叶为睡莲科植物莲的干燥叶，质脆，易破碎，微有清香气，味微苦，全国各地均有产。本品含有莲碱、原荷叶碱和荷叶碱等多种生物碱及维生素C、多糖等化合物。取其清香，增味解腻，常用作包烤或包菜肴，如荷叶蒸鸡或包米作荷叶饭等。

功效主治

◎本品具有清热解暑，升发清阳，凉血止血的功效。用于治疗暑热烦渴，暑湿泄泻，脾虚泄泻，血热吐衄，便血崩漏等病症。现代药理研究表明，荷叶也有降血脂、降血压作用，对肥胖、脂肪肝、高血脂、高血压患者均有益处。

推荐药膳养生方

薏米荷叶茶

材料

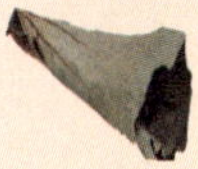
干荷叶20克

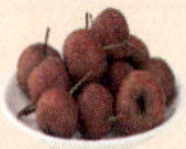
薏米10克

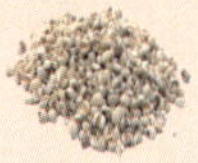
生山楂10克

做法

将薏米与山楂以水略冲洗。研钵中放入所有材料，研磨成细末，放入茶壶中。注入热开水，拌匀，静置10分钟即可。能降脂消肿。

荷叶绿豆粥

材料

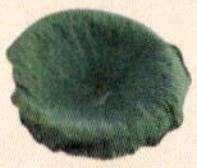
荷叶10克

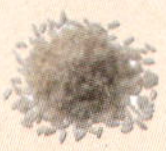
粳米100克

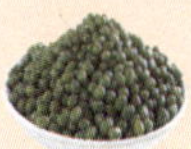
绿豆30克

做法

将鲜荷叶，适量鲜竹叶用冷水洗净，入锅加水煮开，去渣取汁；绿豆、粳米洗净，入锅煮粥，煮沸后兑入银花露及药汁即可。能清热解毒、利尿消肿。

荷叶粥

材料

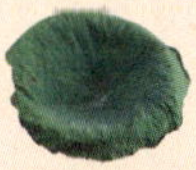
鲜荷叶30克

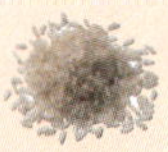
粳米100克

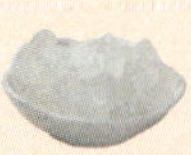
冰糖适量

做法

将鲜荷叶用清水洗净，撕碎沥干备用；粳米洗净，然后入锅煮粥，至成稀粥时加入荷叶拌匀，至粥熟时去掉荷叶即可。能清热解暑、活血化瘀。

半边莲

【治肝硬化良药】

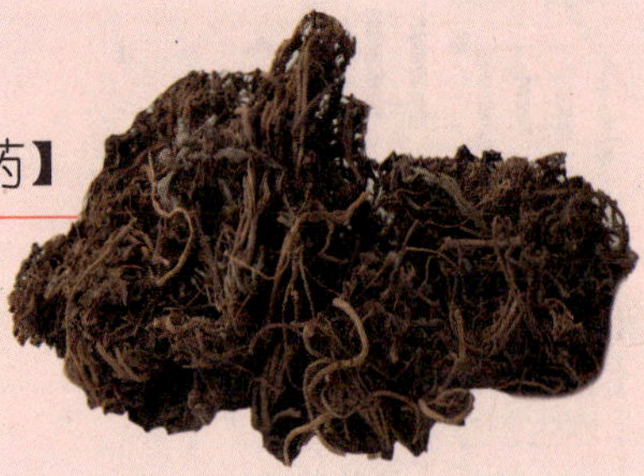

【类　　别】清热解毒药

【别　　名】急解索、蛇利草、片花莲、偏莲。

【性味归经】性平、味甘；归心、肺、小肠经。

【养生剂量】3～15克。

【适合体质】湿热体质。

【适宜人群】黄疸患者；水肿、泄泻、痢疾者；湿疹患者；肝硬化腹水患者等。

【不宜人群】体虚症者。

本草药典

◎半边莲为桔梗科多年生草本半边莲的干燥全草，用刀齐地割取全株，拣除杂草，捆成小把，晒干或阴干。主产于长江以南各省。夏季采收。本品含有生物碱，其主要成分为山梗菜碱、山梗菜酮碱、山梗菜醇碱、异山梗菜酮碱等化合物。

功效主治

◎本品具有利水消肿、解毒的功效。主治黄疸、水肿、鼓胀、泄泻、痢疾、蛇伤、疔疮、肿毒、湿疹、癣疾、跌打扭伤、肿痛等病症。用于大腹水肿、面足浮肿、痈肿疔疮、蛇虫咬伤、晚期血吸虫病腹水。药理研究表明，本品有持久显著的降压作用，还有利胆、抗炎作用。

推荐药膳养生方

半边莲汤

材料

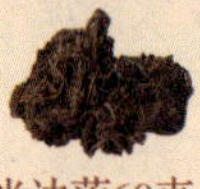

半边莲60克

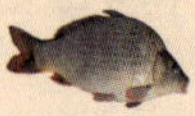

鲫鱼250克

做法　将鲫鱼处置干净后洗净，油锅下姜爆至鲫鱼微黄，捞出；把鲫鱼与半边莲一同入锅内煮汤至熟调味即可。能清热解毒、利水消肿。

半边莲茶

材料

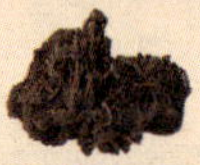

半边莲20克

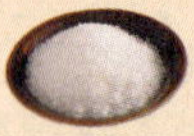

白糖20克

做法　将半边莲洗净，切成小段。将半边莲入锅煎汁，去渣留汁，加入适量的白糖调匀即可。能凉血解毒、利尿消肿。

半边莲煎

材料

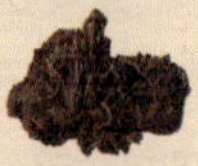

半边莲适量

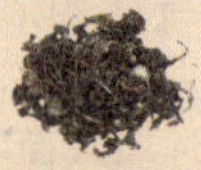

蒲公英20克

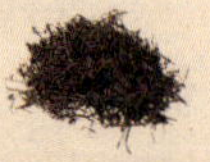

白花蛇舌草适量

做法　将蒲公英、半边莲、蛇舌草、适量金银花及葱白洗净。然后入锅煎汁，去渣取汁溶入红糖，调匀即可。能清热解毒、散结消疔。

半枝莲

【治乙肝良药】

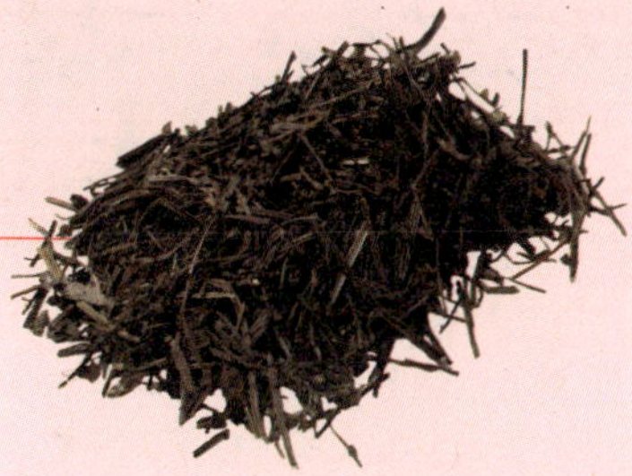

【类　别】清热解毒药
【别　名】并头草、狭叶韩信草、牙刷草、四方马兰。
【性味归经】性寒，味辛、苦；归肺经、肝经、肾经。
【养生剂量】10～30克。
【适合体质】湿热体质。
【适宜人群】咽喉疼痛者；黄疸患者；肺痈、疔疮、疮毒患者等。
【不宜人群】脾胃虚寒者。

本草药典

◎半枝莲为唇形科多年生草本半枝莲的干燥全草。主产于华北、中南、华东、华南、西南地区。夏秋二季茎叶茂盛时采收。本品含有黄酮类成分，其主要成分为红花素等化合物。长期服用本品对胃不好，容易拉肚子。

功效主治

◎本品具有清热解毒、散瘀止血、利尿消肿的功效。主治吐血，衄血，血淋，赤痢，黄疸，咽喉疼痛，肺痈，疔疮，瘰疬，疮毒，癌肿，跌打刀伤，蛇咬伤等病症。药理研究表明，本品有中等强度抑制乙肝病毒的作用。

推荐药膳养生方

半枝莲茶

材料

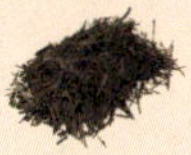
半枝莲10克

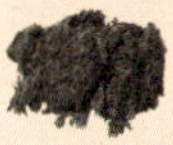
茵陈10克

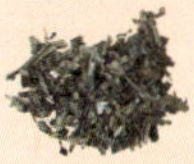
车前草12克

做法

将半枝莲、茵陈、车前草洗净，然后入锅煎汁，去渣留汁，加入白糖拌匀即可。能清热祛湿、利尿。

半枝莲煎

材料

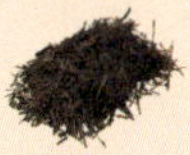
半枝莲15克

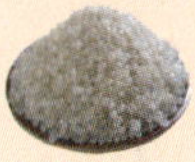
大米50克

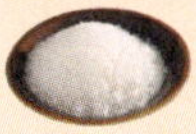
白糖适量

做法

将半枝莲洗净，然后入锅煎汁，去渣留汁备用；大米洗净与药汁同入锅煮粥，至粥成时加入白糖拌匀即可。能清热解毒、活血利尿。

半枝莲汤

材料

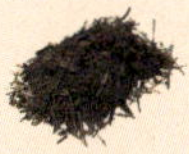
半枝莲15克

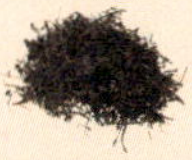
白花蛇舌草20克

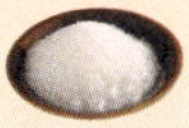
白糖适量

做法

将半枝莲、蛇舌草洗净，然后入锅煎汁，去渣留汁，加入适量的白糖拌匀即可。能清热解毒、消肿散结、利尿。

穿心莲【清热祛湿】

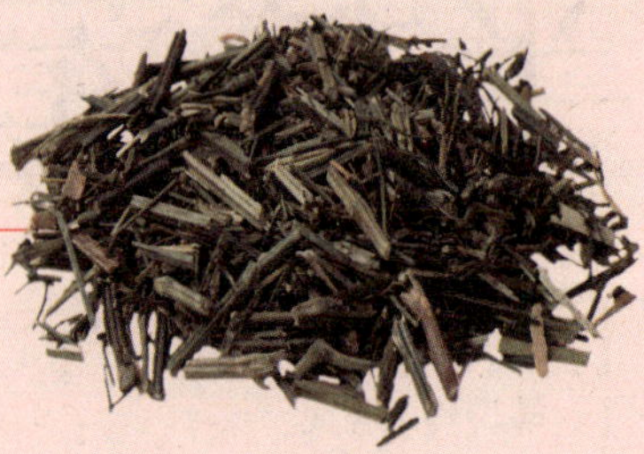

【类　　别】清热解毒药

【别　　名】一见喜、苦胆菜、金香草。

【性味归经】性寒，味苦。归肺、胃、大肠、小肠经。

【养生剂量】3～10克。

【适合体质】湿热体质。

【适宜人群】外感风热，发热头痛者；肺痈咳吐脓血者；咽喉肿痛者；毒蛇咬伤者。

【不宜人群】一般无禁忌，由于本品味苦，用量上不宜过大。

本草药典

◎穿心莲为爵床科一年生草本穿心莲的干燥地上部分。主产于广东、广西、福建等地。本品叶主要含二萜内酯，其主要成分为去氧穿心莲内酯等。药理研究表明，其煎剂对肺炎球菌、金黄色葡萄球菌、绿脓杆菌等有抑制作用，能提高白细胞的吞噬能力。

功效主治

◎本品具有清热解毒，燥湿的功效。主治温病初起之肺热咳嗽、肺痈、咽喉肿痛，痈肿疮毒，湿热泻痢，毒蛇咬伤等病症。穿心莲配薄荷、菊花、桔梗，清咽利喉；配石膏、知母、金银花、连翘，清肺泻火解毒；配生地、丹皮、大青叶，凉血解毒消肿。

推荐药膳养生方

凉拌穿心莲

材料

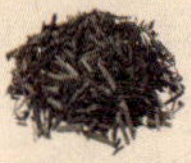
鲜穿心莲200克

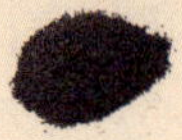
黑芝麻10克

做法：将新鲜穿心莲择洗干净；黑芝麻洗净，然后炒香备用；再将洗净的穿心莲入沸水锅焯一下捞出用凉水冲洗凉透，加调料调味拌匀即可。能清热祛湿。

穿心莲粥

材料

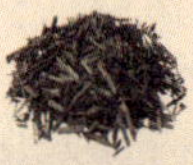
穿心莲8克

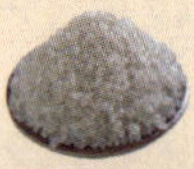
大米50克

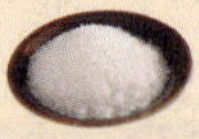
白糖适量

做法：将穿心莲洗净，入锅煎汁，去渣留汁。将大米洗净与药汁一同入锅煮粥，至粥成时加入白糖拌匀即可。能清热解毒。

穿心莲汤

材料

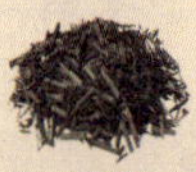
穿心莲10克

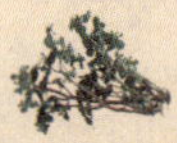
马齿苋10克

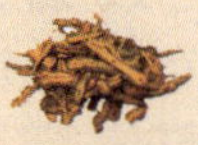
黄连8克

做法：将穿心莲、马齿苋、黄连洗净，然后入锅煎汁，去渣留汁，加入白糖拌匀即可。能清热祛湿、止泻。

红藤【抗菌消炎、活血止痛】

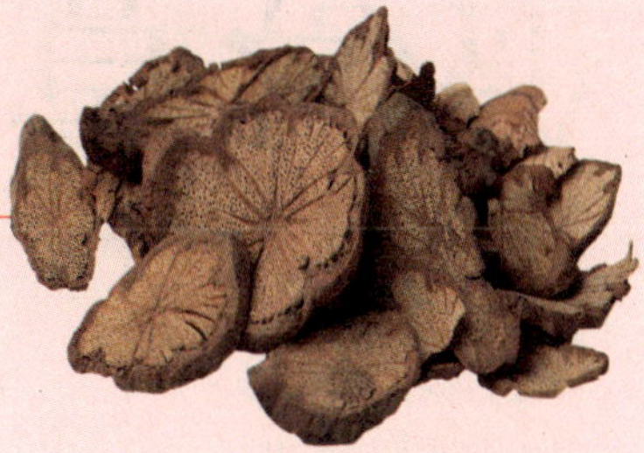

【类　　别】清热解毒药

【别　　名】大血藤、活血藤。

【性味归经】味苦，性平。归大肠、肝经。

【养生剂量】5～15克。

【适合体质】湿热体质。

【适宜人群】肠痈腹痛者，热毒疮疡者，经闭者，痛经者，跌扑肿痛者，风湿痹痛者。

【不宜人群】孕妇慎用。

本草药典

◎红藤为木通科木质藤本植物大血藤的干燥藤茎。主产于河南、浙江、安徽、湖北、福建、广东等地。秋、冬二季采收。本品含大黄素，大黄素甲醚，β-谷甾醇，胡萝卜甙，硬脂酸，毛柳苷，右旋丁香树脂酚二葡萄糖苷，右旋二氢愈创木脂酸，大黄酚。

功效主治

◎本品具有解毒消痈，活血止痛，祛风除湿，杀虫的功效。主治肠痈，痢疾，乳痛，痛经，经闭，跌打损伤，风湿痹痛，虫积腹痛等病症。据现代药理研究表明，本品对金黄色葡萄球菌等有抑制作用，其水提取物能抑制血小板聚集，抑制血栓形成。

推荐药膳养生方

红藤地丁茶

材料：

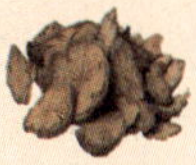
红藤15克

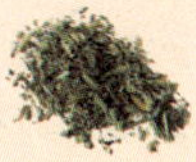
紫花地丁20克

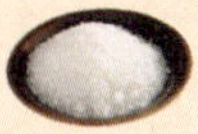
白糖适量

做法：将红藤、紫花地丁洗净，然后入锅煎汁，去渣留汁，加入白糖拌匀即可。能抗菌消炎、止痛，治疗阑尾炎。

红藤煎

材料：

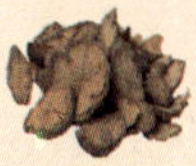
红藤15克

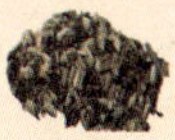
益母草20克

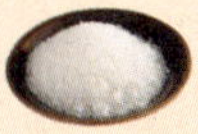
白糖适量

做法：将红藤、益母草洗净，然后入锅煎汁，去渣留汁，白糖加入拌匀即可。能活血散瘀、通经。

红藤粥

材料：

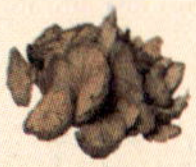
红藤15克

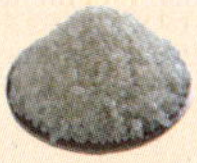
大米50克

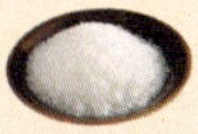
白糖适量

做法：将红藤洗净，然后入锅煎汁，去渣留汁。将大米洗净与药汁同入锅煮粥，至粥成时加入白糖拌匀即可。能抗菌杀虫。

鸡骨草 【解毒退黄】

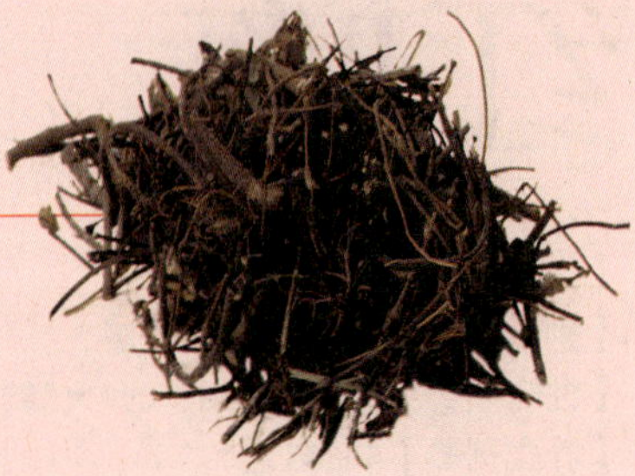

【类　　别】清热解毒药
【别　　名】大黄草、假牛甘子、猪腰草、黄食草。
【性味归经】性凉，味甘。归肝、胃经。
【养生剂量】10～30克。
【适合体质】湿热体质。
【适宜人群】风湿骨痛者，跌打瘀痛者，乳痛者，胁肋不舒者，胃脘胀痛、胃痛者；急、慢性肝炎者，乳腺炎者。
【不宜人群】虚寒体弱者及孕妇不宜

本草药典

◎鸡骨草为豆科植物广东相思子的全草。分布于广东、广西等地。全年可采，一般于冬、春季挖取全株，除去荚果（种子有毒）及杂质，洗净，晒干。本品含多种三萜类皂苷元等化合物：相思子皂醇，大豆皂醇，葛根皂醇，槐花二醇，甘草次酸等成分。

功效主治

◎本品鸡骨草具有清热解毒、利湿、舒肝散瘀、止痛的功效。常用于治疗黄疸肝炎、小便痛、胃脘痛、乳痈、瘰疬、风湿骨节疼痛、跌打损伤、淤血疼痛等病症。据现代药理研究表明，本品能增强肠平滑肌的收缩。鸡骨草可在春夏潮湿季节煲汤作食疗。

推荐药膳养生方

鸡骨草茶

材料

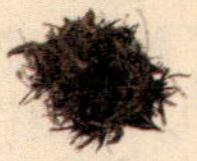

鸡骨草15克

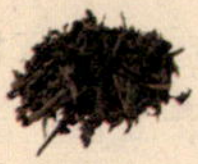

佩兰15克

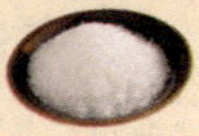

白糖适量

做法

将鸡骨草、佩兰洗净，然后入锅煎汁，去渣留汁。将白糖融入药汁中拌匀即可。能清热利湿、退黄。

鸡骨草鲫鱼汤

材料

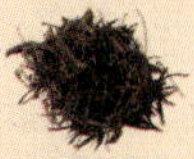

鸡骨草30克

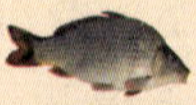

鲫鱼1条

做法

将鸡骨草洗净。鲫鱼处置干净洗净，然后入油锅，煎至两面金黄时捞出。然后再起锅一同入锅煮汤至熟加入调料即可。能健脾祛湿、利尿退黄。

鸡骨草枣汤

材料

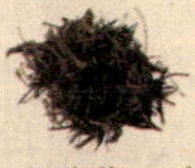

鸡骨草15克

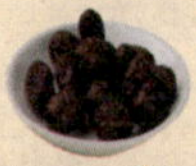

红枣6枚

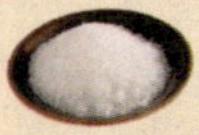

白糖适量

做法

将鸡骨草洗净；红枣洗净，去核。然后将鸡骨草和红枣同入锅煎汁，去渣留汁，加入白糖拌匀即可。能健脾祛湿、退黄。

马齿苋【止泻止痢佳品】

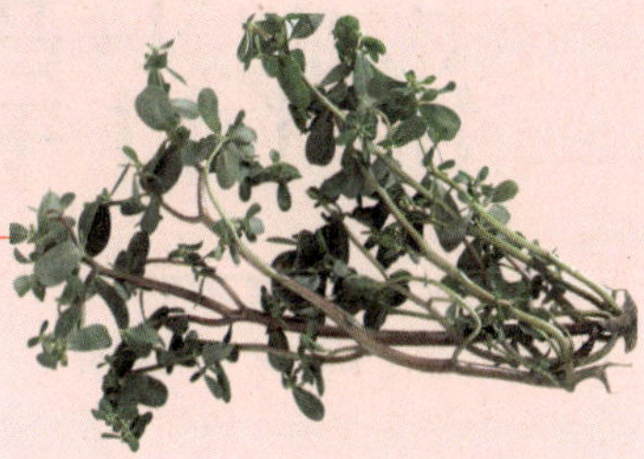

【类　　别】清热解毒药
【别　　名】长命菜、长寿菜、五行草、马蜂菜、马马菜。
【性味归经】味甘、酸，性寒。入心、肝、脾、大肠经。
【养生剂量】6～15克。
【适合体质】湿热体质。
【适宜人群】湿热下注引起的肠炎、痢疾、尿血、尿道炎、赤白带下、患者；湿疹、皮炎、痔疮等患者。
【不宜人群】孕妇及脾胃虚寒者不宜。

本草药典

◎马齿苋为马齿苋科一年生草本植物。国内各地均有分布。含有大量去甲肾上腺素等。马齿苋是清热解毒、消肿止痛的常用药。据现代药理研究表明，本品有消除尘毒、防止吞噬细胞变形和坏死、杜绝矽结节形成，防止矽肺病发生的作用。

功效主治

◎本品马齿苋具有清热解毒、消肿止痛的功效。主治热毒血痢，血热毒盛，痈肿疮疡，丹毒肿痛，肠炎，肾炎；血热妄行，崩漏下血、便血、痔疮出血；乳腺炎等病症。本品还可用于湿热引起的尿路感染、阴道瘙痒、带下黄臭等症。

推荐药膳养生方

马齿苋汁

材料：

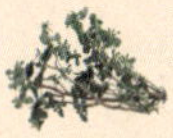
鲜马齿苋200克

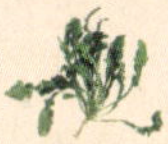
鲜荠菜200克

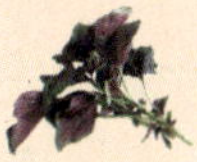
苋菜50克

做法：将马齿苋、荠菜、苋菜、适量的青菜洗净，浸泡30分钟，取出后连根切碎，放到榨汁机中，榨浓汁。过滤，入锅煮沸即可。能清热消炎、杀菌。

马齿苋汤

材料：

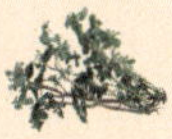
鲜马齿苋200克

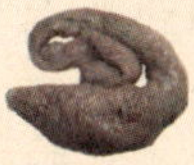
猪肠300克

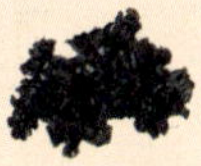
干木耳20克

做法：将大肠洗净切段，汆水；马齿苋、适量枸杞洗净；木耳泡发洗净。将其同入锅煮汤至熟，加盐调味即可。能清热解毒、止泻止痢。

马齿苋菜粥

材料：

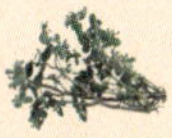
马齿苋15克

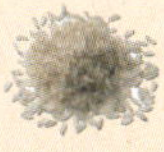
粳米50克

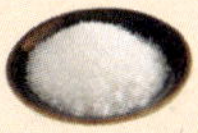
白糖适量

做法：将马齿苋洗净，然后入锅煎汁，去渣留汁。将粳米洗净与药汁同入锅煮粥，至粥成时加入白糖拌匀即可。能抗菌消炎。

白花蛇舌草【解毒抗癌良药】

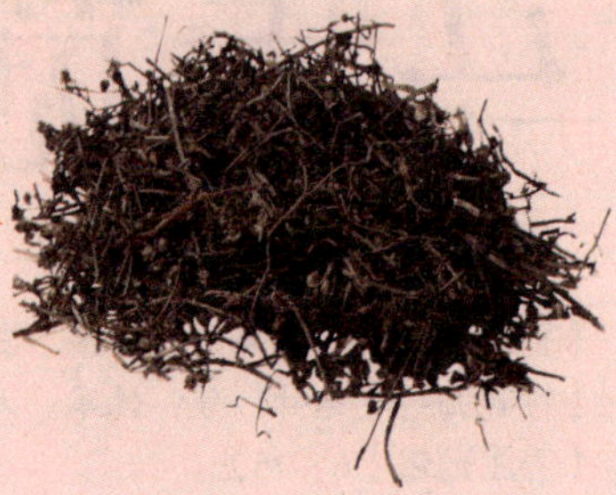

【类　　别】清热解毒药

【别　　名】蛇舌草、矮脚白花、蛇利草、蛇舌癀。

【性味归经】性寒，味甘、苦；入心、肝、脾经。

【养生剂量】10～30克。

【适合体质】湿热体质。

【适宜人群】咽喉炎、扁桃体炎、肺热喘咳患者；阑尾炎、痢疾、尿路感染患者；肝炎患者等。

【不宜人群】孕妇慎用。

本草药典

◎白花蛇舌草为茜草科一年生草本白花蛇舌草的干燥或新鲜全草。主产于福建、广东、广西等地。夏、秋二季采收。本品含有齐墩果酸等化合物。药理研究表明本品有抗肿瘤的作用，高浓度煎剂能抑制绿脓杆菌、伤寒杆菌及变形杆菌。

功效主治

◎本品具有清热利湿、解毒的功效。主治肺热喘咳、扁桃体炎、咽喉炎、阑尾炎、痢疾、尿路感染、湿热黄疸、肝炎、盆腔炎、附件炎、痈肿疔疮、毒蛇咬伤、直肠癌、宫颈癌等病症。现代药理研究证实，白花蛇舌草有明显的抗肿瘤作用，对肿瘤细胞有较强的抑制作用。

推荐药膳养生方

猴头蛇舌草

材料：

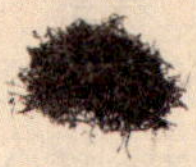
蛇舌草30克

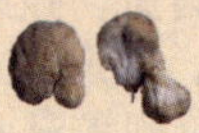
猴头菇60克

做法：将白花蛇舌草洗净；猴头菇择洗干净，撕碎。然后同入锅煮汤，至汤快好时去掉蛇舌草，加入调料即可。能清热解毒、抗癌。

蛇舌草粥

材料：

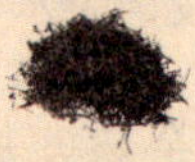
白花蛇舌草30克

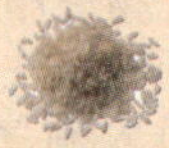
粳米100克

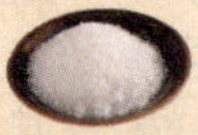
白糖适量

做法：将白花蛇舌草洗净，入锅煎汁，留取汁液备用；粳米洗净与药汁同入锅煮粥，至粥好时加入白糖拌匀即可。能解毒抗癌。

蛇舌草煎

材料：

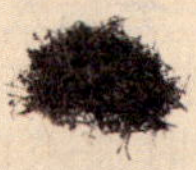
白花蛇舌草20克

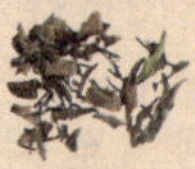
石韦10克

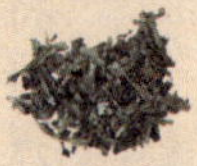
车前草20克

做法：将白花蛇舌草、石韦、车前草洗净，然后入锅煎汁，去渣留汁，加入白糖拌匀即可。能清热利湿、通淋。

白蔹

【治疗皮肤疮疤良药】

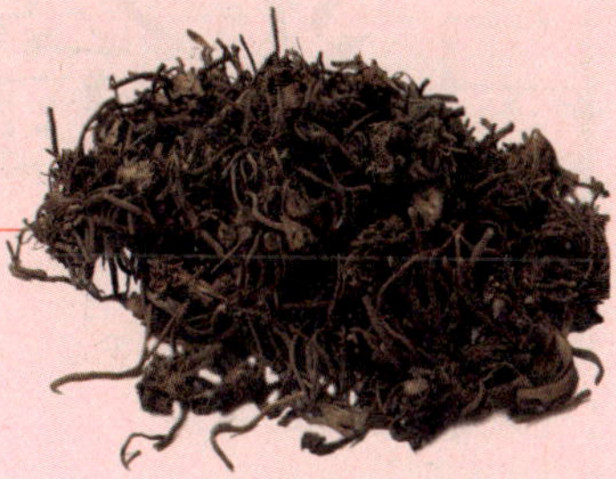

【类　　别】清热解毒药
【别　　名】山地瓜、野红薯、山葡萄秧、白根、五爪藤。
【性味归经】味苦、辛，性微寒。归心、胃经。
【养生剂量】3～10克。
【适合体质】湿热体质。
【适宜人群】疮痈肿痛或溃久不敛者，烫伤者，血痢者，外伤出血者，惊痫者等。
【不宜人群】痈疽已溃者；阴疽色淡不起、胃气弱者；脾胃虚寒及无实火者。不宜与乌头同用。

本草药典

◎白蔹为葡萄科攀援藤本白蔹的干燥块根，体轻，质硬脆，粉性，气微，味微甜。主产于华北、华东及中南等地。春、秋二季采挖。本品含有粘液质、淀粉、酒石酸、龙脑酸以及糖苷、脂肪酸、酚性化合物等。本品以肥大、断面粉红色、粉性足者为佳。

功效主治

◎本品具有清热解毒、散结止痛、生肌敛疮的功效。主治疮疡肿毒，瘰疬，烫伤，湿疮，温疟，惊痫，血痢，肠风，痔漏，白带，跌打损伤，外伤出血等病症。药理研究表明，本品对皮肤真菌等有不同程度的抑制作用，对疖、痈、蜂窝组织炎、淋巴结炎等急性感染初期，有显著疗效。

推荐药膳养生方

冻疮粉

材料

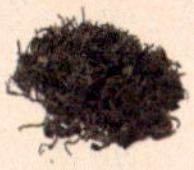
白蔹10克

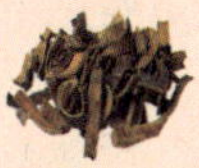
黄柏12克

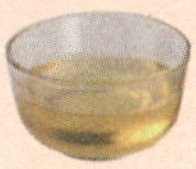
生油适量

做法

将白蔹、黄柏洗净，烘干后加工捣碎为粉末。向粉末中加入生油调匀，外用涂抹于患处。能散结止痛、生肌敛疮。

烫伤粉

材料

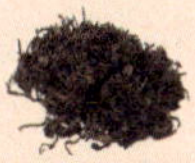
白蔹10克

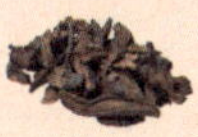
地榆10克

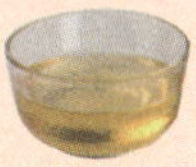
菜油适量

做法

将白蔹、地榆洗净，烘干，共研磨捣碎成粉末，加入菜油将其调匀，涂抹于患处即可。能解毒敛疮。

白蔹银花汤

材料

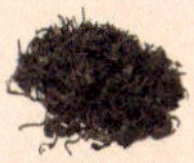
白蔹10克

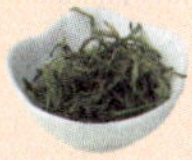
金银花12克

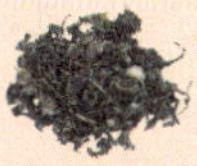
蒲公英10克

做法

将白蔹、金银花、蒲公英及适量的野菊花洗净，然后入锅煎汁，去渣留汁，融入白糖拌匀即可。能消肿止痛、生肌敛疮。

白头翁

【清热祛湿】

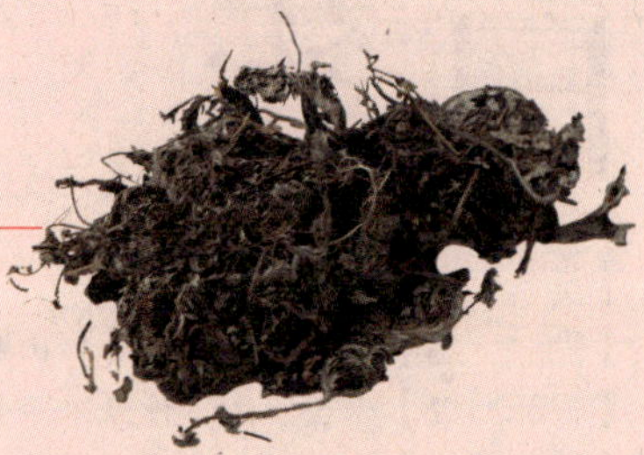

【类　　别】清热解毒药
【别　　名】老公花、毛姑朵花、耗子花、奈何草、老翁花。
【性味归经】性寒，味苦；归胃、大肠经。
【养生剂量】3～15克。
【适合体质】湿热体质。
【适宜人群】血痔者；带下黄臭、阴道瘙痒者；湿热腹泻、热毒痢疾患者。
【不宜人群】虚寒泻痢者。

本草药典

◎白头翁为毛茛科多年生草本白头翁的干燥根。主产于东北、华北、华东等地。本品含有三萜皂苷，还含白头翁素、胡萝卜苷等化合物。白头翁气微，味微苦涩，以条粗长，质坚实者为佳，置于阴凉干燥处保存。

功效主治

◎本品具有清热解毒，凉血止痢、燥湿杀虫的功效。主治热毒痢疾、凉血、鼻衄、血痔、带下、阴痒、痈疮、瘰疬等病症。药理研究表明，本品能显著抑制阿米巴原虫的生长，治疗阿米巴痢疾，对金黄色葡萄球菌、绿脓杆菌、痢疾杆菌等细菌均有抑制作用。

推荐药膳养生方

白头翁粥

材料：

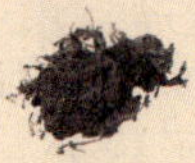
白头翁15克

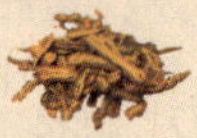
黄连8克

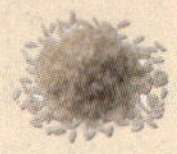
粳米100克

做法：将白头翁、黄连洗净，然后同入锅煎汁，留汁备用。将粳米洗净入锅煮粥，至米粒开花加入药汁，至粥成即可。能清热解毒、止痢。

白头翁汤

材料：

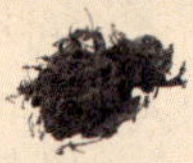
白头翁20克

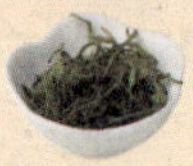
金银花20克

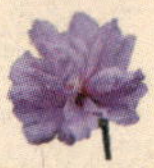
木槿花20克

做法：将白头翁、金银花、木槿花洗净，然后入锅煎汁，去渣留汁。加入白糖拌匀即可。能清热祛湿、止痢。

白头翁酒

材料：

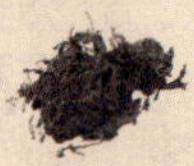
白头翁50克

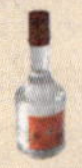
白酒200毫升

做法：将白头翁洗净，晒干，研碎成末，然后装入纱布袋，扎紧袋口；白酒倒入杯中，将药袋浸入其中，加盖泡数日即可。能祛湿止痛。

败酱草【清热解毒】

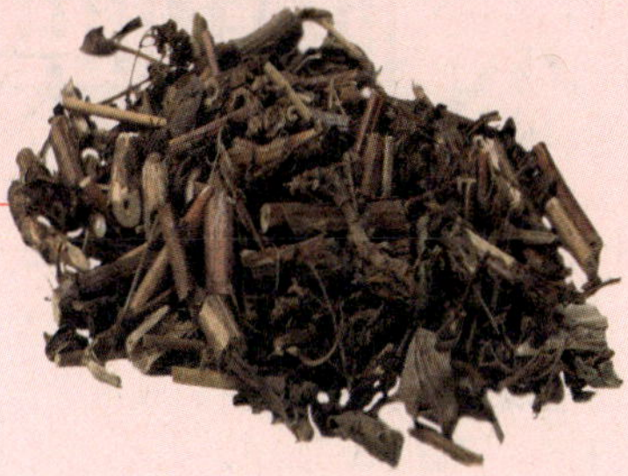

【类　　别】清热解毒药

【别　　名】山苦荬、苦菜、节托莲、小苦麦菜、苦叶苗、败酱。

【性味归经】性微寒，味辛、苦。归肝、胃、大肠经。

【养生剂量】3～15克。

【适合体质】湿热体质。

【适宜人群】阑尾炎、肠炎、痢疾患者；阴道炎患者；肺脓肿患者；热毒疔疮肿疖者；产后腹痛者；痛经患者等。

【不宜人群】脾胃虚寒腹泻者。

本草药典

◎败酱草为败酱科多年生草本黄花败酱、白花败酱的干燥带根全草。主产于四川、江西、福建等地。夏季开花前采收。本品含有挥发油等化合物。药理研究表明本品对金黄色葡萄球菌等有轻度的抑制作用，其挥发油有镇静作用，能促进肝细胞再生。

功效主治

◎本品具有清热解毒、凉血、消痈排脓、祛瘀止痛的功效。用于治疗肠痈、肺痈高热、咳吐脓血、热毒疮疔、疮疖肿痛、胸腹疼痛、阑尾炎、肠炎、痢疾、产后腹痛等病症。现代临床常用其来治疗肠胃炎、慢性胆囊炎、胆结石、心脏病，肝炎，痔疮等疾病。

推荐药膳养生方

败酱炖猪肠

材料

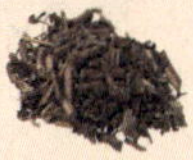
败酱草15克

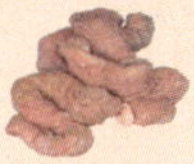
猪大肠适量

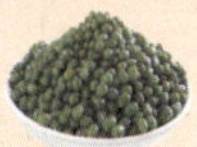
绿豆50克

做法

将大肠洗净；败酱草洗净；绿豆泡发后洗净；将绿豆罐入大肠，两端扎紧，同败酱草入锅煮汤，至熟加调料即可。能清热泄结、利水消肿。

败酱汤

材料

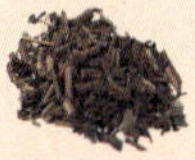
败酱草20克

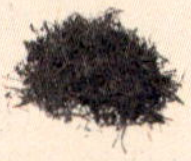
白花蛇舌草30克

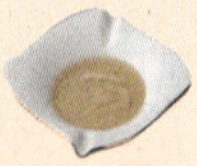
蜂蜜适量

做法

将白花蛇舌草、败酱草洗净，然后入锅煎汁，煎煮好后去渣留汁，加入蜂蜜调匀即可。能清热消炎，治疗阑尾炎。

附子败酱汤

材料

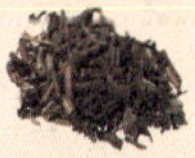
败酱草20克

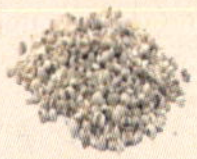
薏米50克

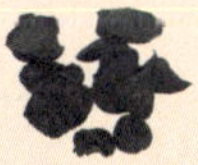
附子6克

做法

将薏米泡发后洗净；附子、败酱草洗净沥干，然后将其装入纱布袋，扎紧袋口，同薏米入锅煮汤即可。能清热解毒、消痈排脓。

木蝴蝶

【解毒利咽佳品】

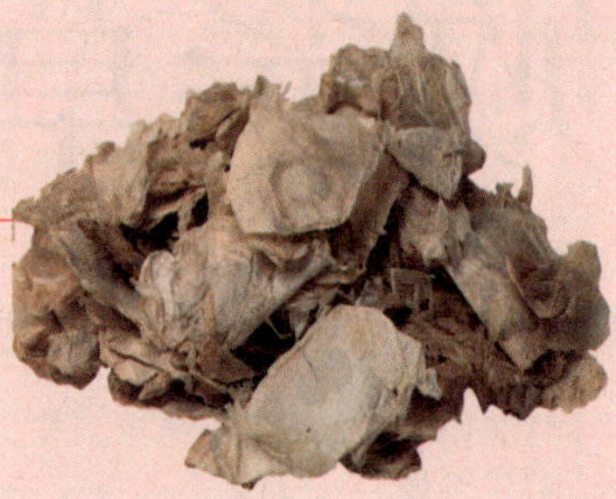

【类　　别】清热解毒药
【别　　名】玉蝴蝶、云故纸、白故纸、千张纸。
【性味归经】味苦、甘，性凉。归肺、肝、胃经。
【养生剂量】3～10克。
【适合体质】湿热体质。
【适宜人群】肺热咽痛、声音嘶哑者，胃脘胁肋疼痛者，肝胃气痛者等。
【不宜人群】脾胃虚弱者慎服。

本草药典

◎木蝴蝶为紫葳科小乔木木蝴蝶的干燥成熟种子。主产于云南、广西、贵州等地。秋、冬季采收。本品含有脂肪油、黄芩苷元、木蝴蝶苷、白杨素、特土苷等化合物。药理研究表明，本品对动物白内障形成过程的代谢紊乱有阻止和纠正作用。

功效主治

◎具有利咽润肺、疏肝和胃、敛疮生肌的功效。主治咽痛喉痹、声音嘶哑、咳嗽、肝胃气痛、疮疡久溃不敛、浸淫疮等病症。临床上常用木蝴蝶配伍其他药材来治疗慢性咽炎、声带息肉、百日咳以及多种精神、神经性疾病。

推荐药膳养生方

木蝴蝶茶	材料	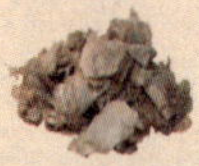 木蝴蝶10克	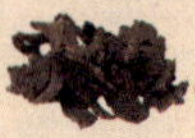 玄参12克	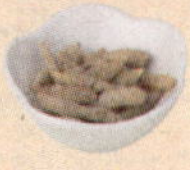 麦冬10克	做法	将木蝴蝶、玄参、麦冬洗净，然后入锅煎汁，去渣留汁，加入适量的蜂蜜调匀即可。能清热凉血、滋阴润肺。
木蝴蝶煎	材料	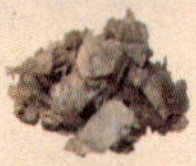 木蝴蝶10克	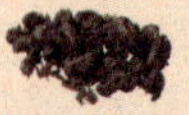 蝉蜕10克	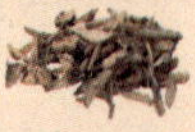 桔梗12克	做法	将木蝴蝶、蝉蜕、桔梗洗净，然后入锅煎汁，去渣留汁。调入适量的蜂蜜即可。能清肺热、利咽。
木蝴蝶汤	材料	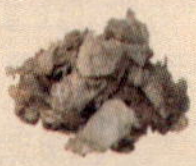 木蝴蝶10克	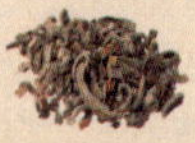 桑白皮12克	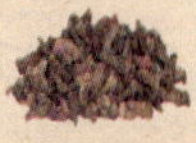 款冬花10克	做法	将木蝴蝶、桑白皮、款冬花洗净，然后入锅煎汁，去渣留汁，加入适量蜂蜜调匀即可。能清热润肺，治疗百日咳。

胖大海

【润肺开音佳品】

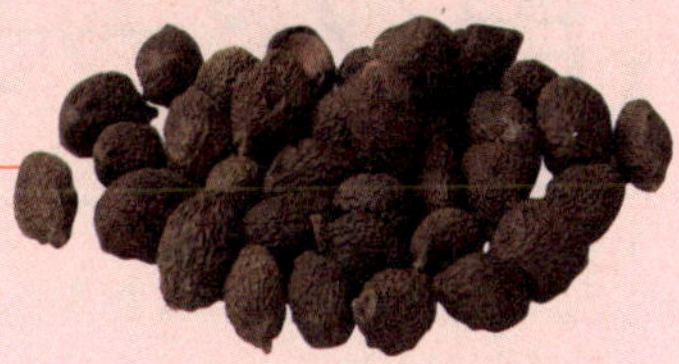

【类　　别】清热解毒药

【别　　名】安南子、大洞果、胡大海、大海子。

【性味归经】性凉，味甘、淡。归肺、大肠经。

【养生剂量】3～10克。

【适合体质】湿热体质。

【适宜人群】咽炎、急性扁桃体患者；大便干结者；肺热、肺燥咳嗽者等。

【不宜人群】脾胃虚寒者，便溏者。

本草药典

◎胖大海为梧桐科植物胖大海的种子。主产于越南、泰国、印度尼西亚、马来西亚等地。胖大海是化痰通便的清凉药材，也是“开嗓圣药”。本品的种皮含有戊多糖、黏液质、胖大海素、半乳糖等化合物。选购时以个大、棕色、表面皱纹细、不碎裂者为佳。

功效主治

◎具有清热润肺、利咽解毒的功效。主治干咳无痰、喉痛、音哑、骨蒸内热、吐衄下血、目赤、牙痛、痔疮漏管等病症。研究表明本品有缓和泻下的作用，可有效治疗燥热便秘，此外还有利尿、降压的作用，对高血压、少尿者有一定的疗效。

推荐药膳养生方

胖大海汁

材料

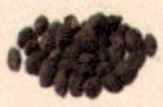

胖大海9克

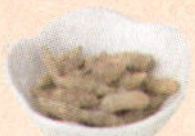

麦冬10克

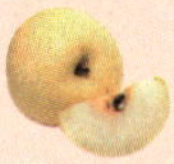

雪梨2个

做法

将胖大海、麦冬、适量桔梗洗净，雪梨洗净切小块。将其同入锅煎汁。最后去除药渣加入白糖拌匀即可。能滋阴清热、润肺止咳。

胖大海饮

材料

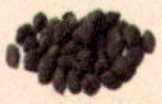

胖大海9克

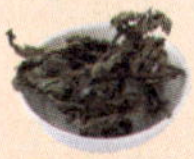

薄荷5克

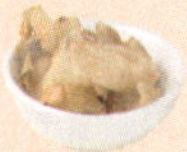

玉竹6克

做法

将胖大海、薄荷、玉竹均洗净。然后入锅煎汁，去渣取汁，加入冰糖拌匀即可。能清热利咽、滋阴生津。

胖大海茶

材料

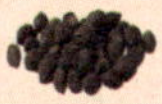

胖大海10克

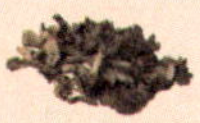

射干12克

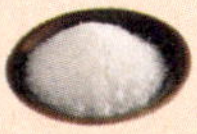

白糖适量

做法

将胖大海、射干洗净，然后入锅煎汁，去渣留汁，加入白糖拌匀即可。能清热利咽、润肺开音。

蒲公英【解毒、消肿】

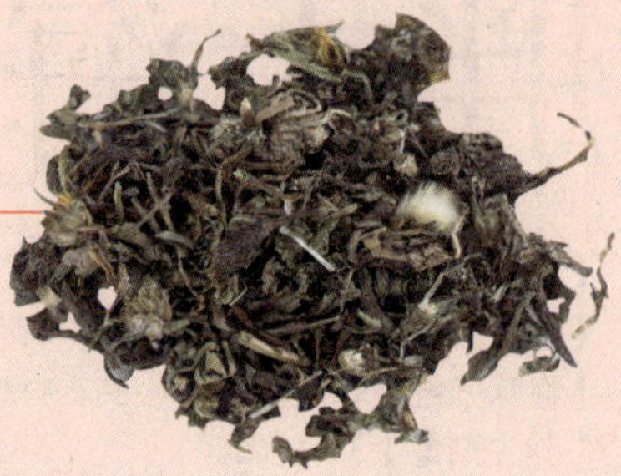

【类　　别】清热解毒药

【别　　名】凫公英、蒲公草狗乳草、奶汁草、黄花三七。

【性味归经】性寒，味苦、甘。归胃、肝经。

【养生剂量】9～30克。

【适合体质】湿热体质。

【适宜人群】目赤、咽痛者；急性乳腺炎患者；疔疮疖肿患者、肺炎患者。

【不宜人群】阳虚外寒、脾胃虚弱者。

本草药典

◎蒲公英为为菊科植物蒲公英的带根全草，是药食兼用的植物。全国大部分地区有产。它含大量蛋白质、脂肪、碳水化合物和维生素等。蒲公英药用范围广，尤其是治疗急性阑尾炎的重要药物。药理研究表明，本品能抑制胃酸分泌，有抗溃疡和保护胃黏膜的作用。

功效主治

◎本品具有清热解毒、消肿散结、利尿通淋的功效。主治上呼吸道感染、流行性腮腺炎、泌尿系感染、盆腔炎、痈疖疔疮、急性乳腺炎、淋巴腺炎、瘰疬、疔毒疮肿、急性结膜炎、感冒发热、急性扁桃体炎、急性支气管炎、尿路感染等病症。

推荐药膳养生方

蒲公英茶

材料：

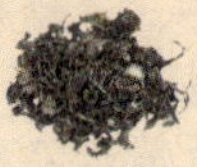
蒲公英15克

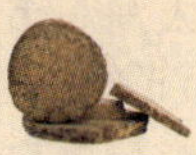
生大黄2克

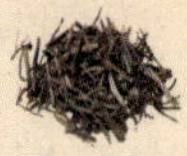
荆芥穗10克

做法：将蒲公英、荆芥洗净，入锅加水大火煮开，再将大黄放入锅中，续煮10分钟关火；滤去药渣即可。能解毒排脓、消肿止痛。

蒲公英汤

材料：

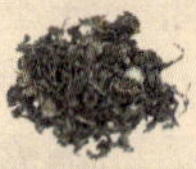
蒲公英10克

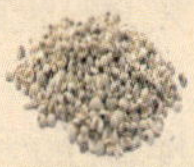
薏米20克

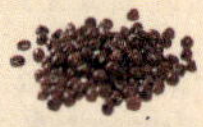
赤小豆30克

做法：将50克糯米、赤小豆、薏米均泡发洗净；蒲公英洗净，入锅煎取药汁备用。然后一同入锅煮粥，调入白糖拌匀即可。能清热解毒、利尿消炎。

蒲公英煎

材料：

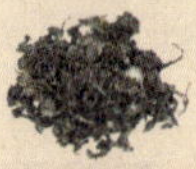
蒲公英15克

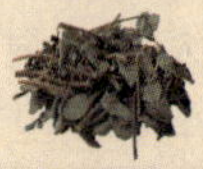
金钱草12克

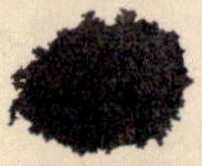
车前子15克

做法：将蒲公英、金钱草、车前子洗净；然后入锅煎汁，去渣留汁，白糖加入药汁拌匀即可。能清热利湿、通淋退黄。

重楼

【解毒、化瘀、定惊】

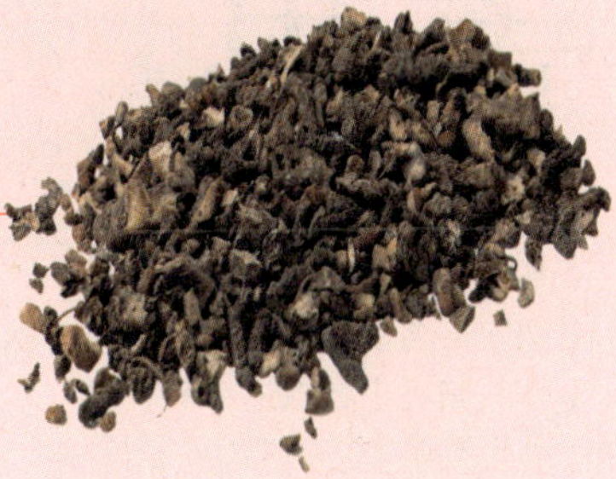

【类　　别】清热解毒药
【别　　名】蚤休、七叶一枝花、草河车。
【性味归经】性微寒，味苦，有小毒。归肝经。
【养生剂量】3～10克。
【适合体质】湿热体质。
【适宜人群】肝火旺盛者；咽喉肿痛者；毒蛇咬伤者；惊风抽搐者等。
【不宜人群】体虚者，无实火热毒者，.孕妇及患阴证疮疡者。

本草药典

◎重楼为百合科植物云南重楼或七叶一枝花的干燥根茎，主产于长江流域及南方各省。本品含蚤休苷、薯蓣皂苷，单宁酸及18种氨基酸，肌酸酐，生物碱，黄酮，胡萝卜苷等化学成分。药理研究表明，蚤休有广谱抗菌作用，对痢疾杆菌等细菌有不同程度的抑制作用。

功效主治

◎本品具有清热解毒，消肿止痛，凉肝定惊的功效。主治痈肿疔疮，咽喉肿痛，毒蛇咬伤，惊风抽搐等病症。另外还可治疗外伤出血，跌打损伤等。现在临床上常配伍相应的药物广泛用于多种癌症，如食道癌、喉癌、直肠癌、肺癌、肝癌、脑瘤、宫颈癌等均有一定疗效。

推荐药膳养生方

重楼黄连汤

材料：

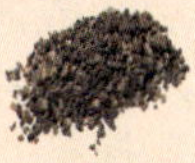
重楼4克

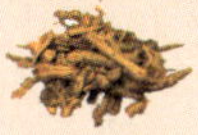
黄连8克

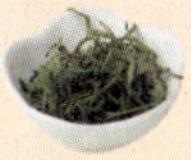
金银花15克

做法：将重楼、黄连、金银花洗净，然后一同入锅煎汁，去渣留汁，适量白糖调入拌匀即可。能清热解毒、消肿止痛。

定惊汤

材料：

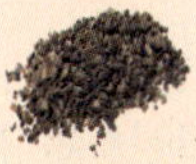
重楼3克

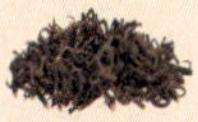
钩藤10克

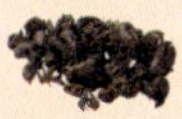
蝉蜕8克

做法：将重楼、钩藤、蝉蜕、适量的菊花洗净，然后入锅煎汁，去渣留汁，加入适量白糖拌匀即可。能平肝息风、定惊。

重楼散

材料：

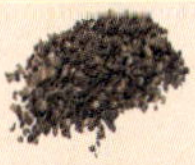
重楼3克

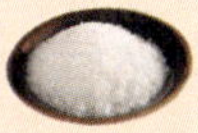
白糖适量

做法：将重楼洗净，然后晒干，将其研磨成细粉。再将其加入装有沸水的杯中，加入适量白糖拌匀饮用即可。能化瘀消肿、止痛。

青果

【咽痛患者的救星】

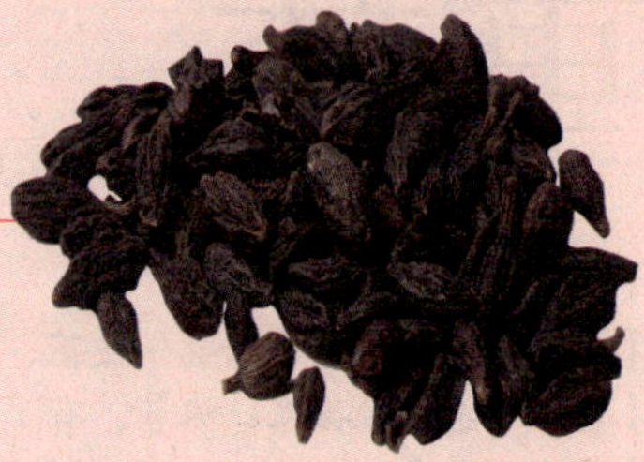

【类　　别】清热解毒药
【别　　名】橄榄子、余甘子、橄棪、忠果、橄榄。
【性味归经】性温，味酸、涩、甘；入脾、胃、肺经。
【养生剂量】5～15克。
【适合体质】湿热体质。
【适宜人群】急慢性咽炎、慢性扁桃体炎患者；唇干、焦裂者。
【不宜人群】胃酸过多者少食。

本草药典

◎青果为橄榄科植物橄榄的成熟果实。又名橄榄。主产广东、广西、福建、云南、四川等地。秋季果实成熟时采收。本品果实含蛋白质等；种子含挥发油以及香树脂醇等。药理研究表明本品提取物对半乳糖胺引起的肝细胞中毒有保护作用，亦能缓解四氯化碳对肝脏的损害。

功效主治

◎本品具有清肺利咽、生津止渴、解毒的功效。用于治疗咽喉肿痛；心烦口渴，或饮酒过度；食河豚、鱼、鳖引起的轻微中毒或肠胃不适等病症。本品又能兴奋唾液腺，使唾液分泌增加，故有助消化作用。此外，青果还可治疗口疮、癫痫等病。

推荐药膳养生方

青果饮料

材料

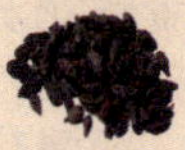
鲜青果300克

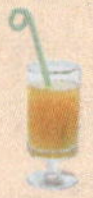
柠檬汁100克

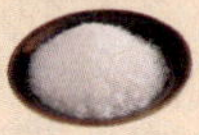
白糖适量

做法

将青果洗净，然后切成薄片；净锅置火上加水，加入青果片、柠檬汁煮沸，加入白糖，搅拌均匀即可。能清热解毒、生津止渴。

青果羹

材料

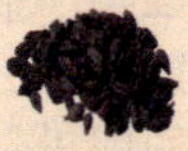
鲜青果300克

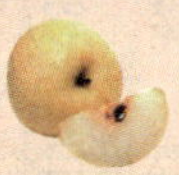
梨1个

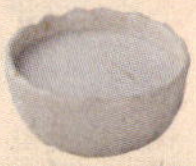
水豆粉适量

做法

将青果洗净，切成薄片；梨洗净去皮切成片；然后取锅加水，加入青果片、梨片和白糖，煮沸后加入水豆粉收汁成羹即可。能润燥化痰。

青果汤

材料

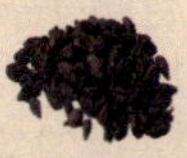
鲜青果200克

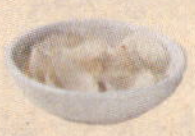
百合15克

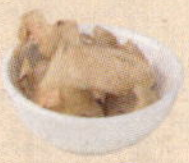
玉竹10克

做法

将青果洗净，切成薄片；百合、玉竹洗净，然后入锅注水煎汁，去渣，加入青果片、白糖适量，煮沸拌匀即可。能滋阴润肺、利咽止咳。

射干

【清热化痰佳品】

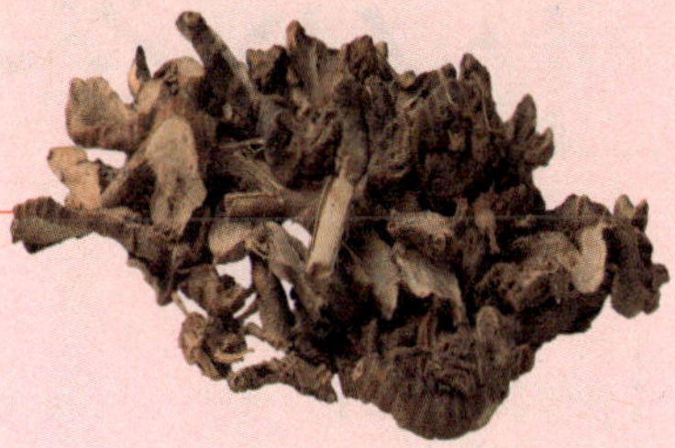

【类　　别】清热解毒药

【别　　名】乌扇、草姜、扁竹、凤凰草。

【性味归经】性寒、味苦；入肺、肝经。

【养生剂量】3～15克。

【适合体质】湿热体质。

【适宜人群】闭经患者；咽喉肿痛者；热咳痰多者；痈肿疮毒等症患者。

【不宜人群】无实火及脾虚便溏者。

本草药典

◎射干为鸢尾科多年生草本射干的干燥根茎。主产于湖北、河南、江苏、安徽等地。春初或秋末时采收。本品含射干定、鸢尾苷、鸢尾黄酮苷、鸢尾黄酮、射干酮、紫檀素、草夹竹桃苷及多种二环三萜及其衍生物和苯酚类化合物等成分。

功效主治

◎本品具有降火解毒、散血消痰的功效。主治风热咳嗽、喉痹咽痛、咳逆上气、痰涎壅盛、瘰疬结核、疟疾、妇女经闭、痈肿疮毒等病症。药理研究表明本品能抑制流感病毒、疱疹病毒，对致病性皮肤真菌有较强抑制作用，还有解热、镇痛、抗炎及利尿等作用。

推荐药膳养生方

射干桔梗汤

材料：

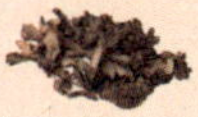
射干12克

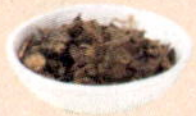
黄芩10克

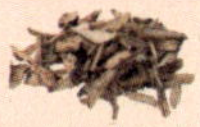
桔梗15克

做法：将射干、黄芩、桔梗洗净，然后入锅煎汁，去渣留汁，加入适量白糖拌匀即可。能清热解毒、利咽润喉。

射干麻黄汤

材料：

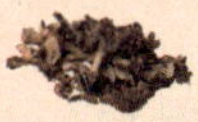
射干12克

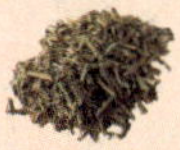
麻黄10克

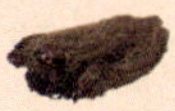
细辛3克

做法：将射干、麻黄、细辛洗净，然后入锅煎汁，去渣留汁。加入适量的白糖拌匀即可。能清肺祛痰。

射干连翘汤

材料：

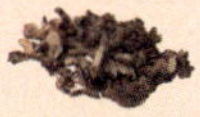
射干12克

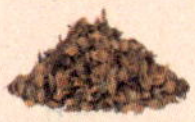
连翘15克

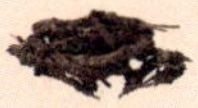
夏枯草15克

做法：将射十、连翘、夏枯草洗净，然后入锅煎汁，去渣留汁，加入适量白糖拌匀即可。能清热化痰，治疗瘰疬结核。

土茯苓

【解毒祛湿良药】

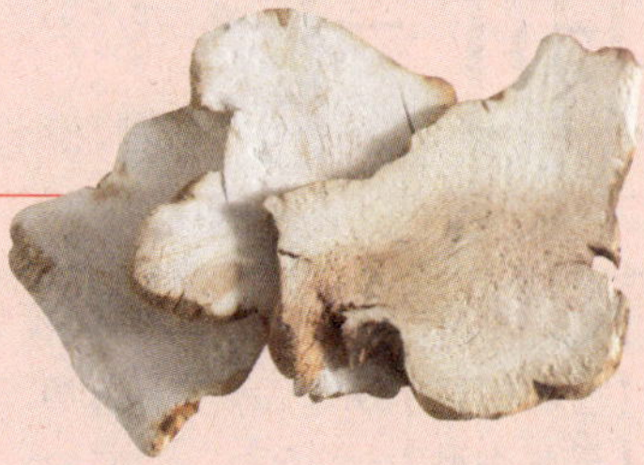

【类　　别】清热解毒药
【别　　名】硬饭头、红土苓。
【性味归经】性平，味甘、淡；归肝、胃经。
【养生剂量】5～30克。
【适合体质】湿热体质。
【适宜人群】风湿性关节炎、痛风患者；尿路感染患者；梅毒患者；滴虫性阴道炎患者。
【不宜人群】无湿热，或属阴液亏损者。

本草药典

◎土茯苓为百合科植物光叶菝的干燥块茎。长江流域及南部各省均有分布。主产于广东、湖南、湖北、浙江、江西等地。夏、秋二季采收。本品含有皂苷、挥发油、多糖、淀粉等化合物。药理研究表明本品有明显的利尿、镇痛作用；对金黄色葡萄球菌、溶血性链球菌等有抑制作用。

功效主治

◎本品具有除湿解毒、通利关节的功效。用于治疗湿热淋浊、带下、痈肿、瘰疬、疥癣、梅毒及肢体拘挛、筋骨疼痛等病症。土茯苓及其制剂，在临床上常用于梅毒和淋病，无论是改善临床症状或血清变化均取得了较好的疗效，还可治疗心律失常、痛风、银屑病、滴虫性阴道炎等病症。

推荐药膳养生方

土苓猪骨汤

材料：

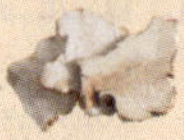
土茯苓20克

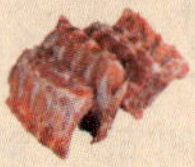
猪骨500克

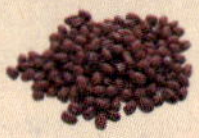
红豆20克

做法：将猪骨洗净，斩件，汆水备用；土茯苓洗净，装入纱布袋，扎紧袋口；红豆泡发洗净。然后一同入锅煮汤即可。能健脾利湿、补阴益髓。

土苓薏米粥

材料：

土茯苓15克

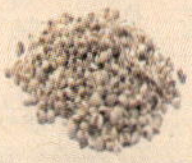
薏米30克

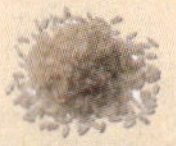
粳米50克

做法：将土茯苓洗净，烘干后研磨成细粉；粳米洗净；薏米泡发后洗净。然后同入锅煮粥，至熟时加入白糖拌匀即可。能清热解毒、除湿通络。

土苓绿豆汤

材料：

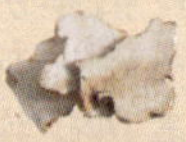
土茯苓30克

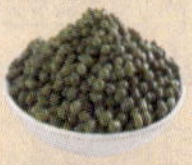
绿豆50克

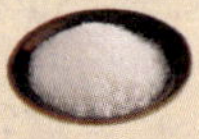
白糖适量

做法：将土茯苓洗净，用纱布袋装入，扎紧袋口；绿豆泡发洗净。然后同入锅煮汤，加入白糖拌匀即可。能清热解毒、祛湿利水。

土牛膝

【清热利尿佳品】

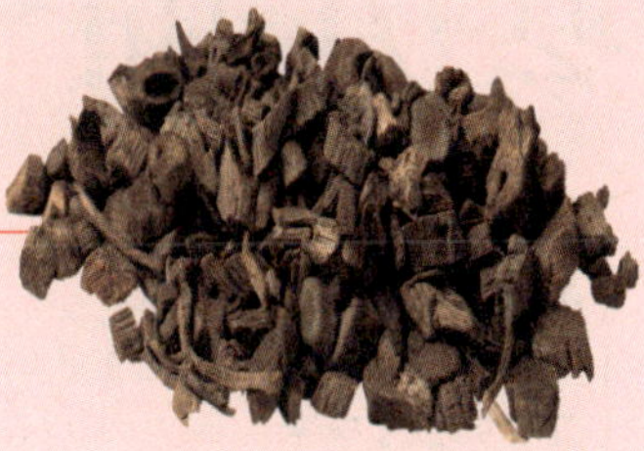

【类　　别】清热解毒药

【别　　名】牛髁膝、山苋菜、对节草、红牛膝、川牛膝。

【性味归经】性平，味甘、苦、酸；归肝、肾经。

【养生剂量】5～15克。

【适合体质】湿热体质。

【适宜人群】产后缺乳者；筋骨无力者；体质虚弱者；难产者；风湿性关节炎、痛风、中风偏瘫、坐骨神经痛患者。

【不宜人群】中气下陷、脾虚泄泻、下元不固、梦遗失精、月经过多者；孕妇。

本草药典

◎土牛膝为苋科多年生草本土牛膝的干燥根和根茎。主产于广东、广西、福建、湖北等地。夏、秋季采挖。本品含有三萜皂苷，还含有甜菜碱、糖类、黏液质、钾盐等化合物。据药理研究表明本品有中和白喉杆菌毒素的作用，并能预防白喉。

功效主治

◎本品具有清热利尿、活血化瘀、消痈散结、祛风除湿、强筋壮骨等功效。主治淋病、尿血、经闭、症瘕、难产、产后瘀血腹痛、喉痹、痈肿、跌打损伤等病症。临床上常用来治疗尿路感染、月经不调、肾炎水肿、风湿性关节炎、中风等病症。

推荐药膳养生方

牛膝银花汤

材料：

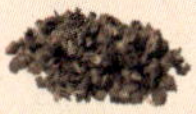

土牛膝10克

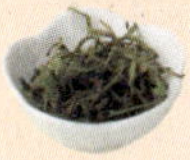

金银花15克

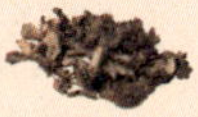

射干12克

做法：将土牛膝、金银花、射干洗净，然后入锅煎汁，去渣留汁，加入适量的白糖拌匀即可。能清热解毒、利咽。

牛膝当归汤

材料：

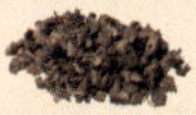

土牛膝10克

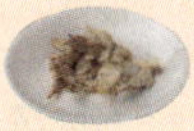

当归20克

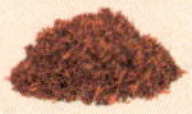

红花15克

做法：将土牛膝、当归、红花洗净，然后入锅煎汁，去渣留汁，加入适量的白糖拌匀即可。能活血散瘀、通经活络。

牛膝车前子汤

材料：

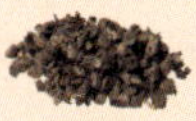

土牛膝12克

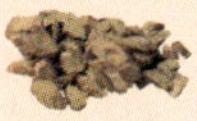

木通10克

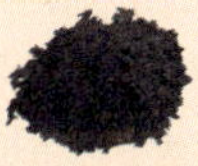

车前子15克

做法：将土牛膝、木通、车前子洗净，然后一并装入纱布袋，扎紧袋口，入锅煎汁，煎煮好后去纱布，加入白糖拌匀即可。能清热利尿、通淋。

紫花地丁

【疮疖痈肿常用药】

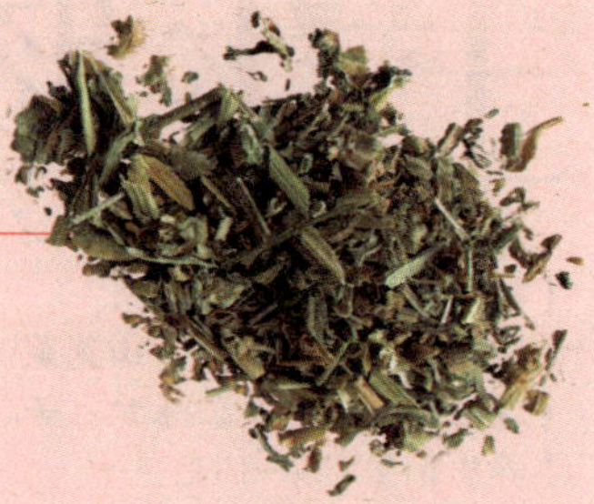

【类　　别】清热解毒药
【别　　名】铧头草、地丁。
【性味归经】味苦、辛，性寒；归心、肝经。
【养生剂量】10～30克。
【适合体质】湿热体质。
【适宜人群】疔疮痈肿、痄腮者，瘰疬者，丹毒者，乳痈、肠痈者，湿热与泻痢者，黄疸、目赤肿痛者，喉痹、毒蛇咬伤者等。
【不宜人群】体质虚寒者忌服。

本草药典

◎本品为堇菜科多年生草本紫花地丁的干燥全草。主产于江苏、浙江、安徽、福建、河南、山东、江西等地。春、秋二季采收。本品含有棕榈酸、对羟基苯甲酸、丁二醇等化合物。据药理研究表明，本品能抑制结核杆菌的生长，有抗病毒的作用。

功效主治

◎本品具有清热解毒，凉血消肿，利湿的功效。主治黄疸、痢疾、乳腺炎、目赤肿痛、咽炎；外敷治跌打损伤、痈肿、毒蛇咬伤等病症。紫花地丁多用于热毒壅盛之时，内服多配合银花、连翘、野菊花等同用；外用可取新鲜地丁草捣烂外敷疮痈局部。

推荐药膳养生方

地丁茶	材料	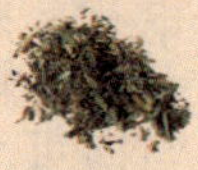 紫花地丁20克 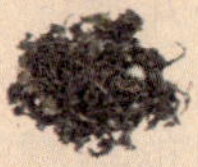 蒲公英15克 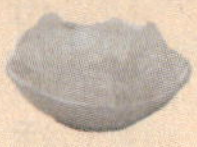 冰糖适量	做法	将紫花地丁、蒲公英洗净，然后入锅加水煎汁，去渣留汁，加入适量冰糖即可。能清热解毒、消炎散肿，治疗乳痈。
地丁菊花茶	材料	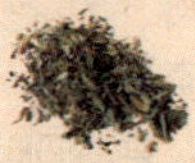 紫花地丁20克 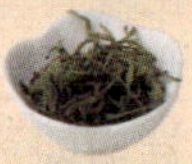 金银花15克 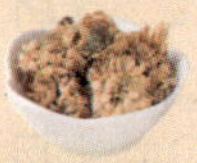 野菊花18克	做法	将地丁、金银花、野菊花洗净，然后入锅煎汁，去渣留汁，加入适量冰糖拌匀即可。能清热解毒、消散疮肿。
羚	材料	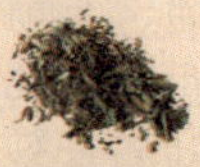 紫花地丁15克 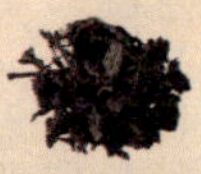 大青叶10克 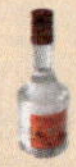 白酒一杯	做法	用紫花地丁、大青叶均捣烂，加入白酒，搅成汁，服下。本品可治疗痈疽恶疮。

野菊花【解毒泻火良药】

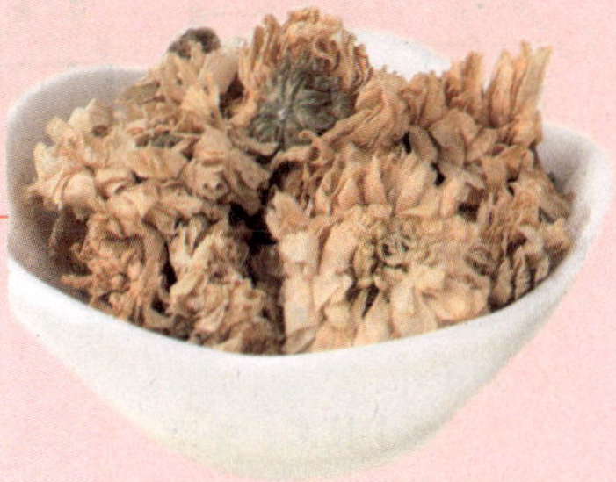

【类　　别】清热解毒药

【别　　名】野黄菊花、苦薏、山菊花、甘菊花。

【性味归经】性微寒，味苦、辛；归肺、肝经。

【养生剂量】3～15克。

【适合体质】湿热体质。

【适宜人群】咽喉肿痛、目赤肿痛者、各种热毒疔疮疖肿患者。

【不宜人群】脾胃虚寒者及孕妇。

本草药典

◎野菊花为菊科植物野菊的干燥头状花序。全国各地均有分布，主产于江苏、四川、安徽、广东、山东等地。秋、冬二季花初开时采摘。本品含刺槐素－7－鼠李糖葡萄糖苷、野菊花内脂、苦味素、挥发油、维生素A及维生素B_1等化学成分。

功效主治

◎本品具有清热解毒、疏风平肝的功效。主治疔疮、痈疽、湿疹、皮炎、风热感冒、咽喉肿痛等病症。药理研究表明，本品能增加冠脉流量，保护心肌缺血，抑制血小板聚集的作用，治疗高血压病。野菊花尚可用于丹毒以及多种细菌感染性疾病。

推荐药膳养生方

野菊枸杞茶

材料

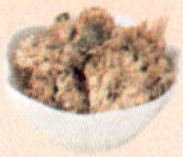
野菊花15克

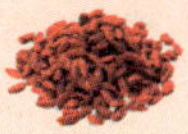
枸杞8克

做法：将野菊花、枸杞洗净，枸杞泡发软。然后将其一同倒入杯中，加入适量的沸开水，加盖泡约10分钟饮用即可。能清肝明目。

野菊绿茶饮

材料

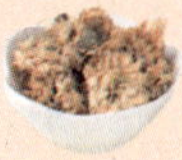
野菊花20克

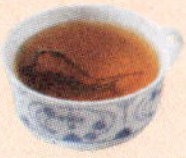
绿茶5克

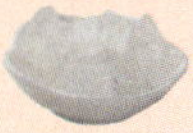
冰糖适量

做法：将野菊花洗净，绿茶洗净；然后一同入锅煎汁，去渣留汁，加入冰糖拌匀即可。能清热解毒、清肝明目。

野菊花汤

材料

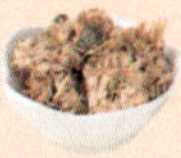
野菊花15克

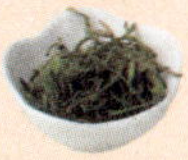
金银花15克

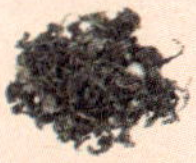
蒲公英18克

做法：将野菊花、金银花、蒲公英洗净，然后一同入锅煎汁，去渣留汁，加入冰糖拌匀融化即可。能清热泻火、解毒消肿。

鱼腥草

【肺炎常用药】

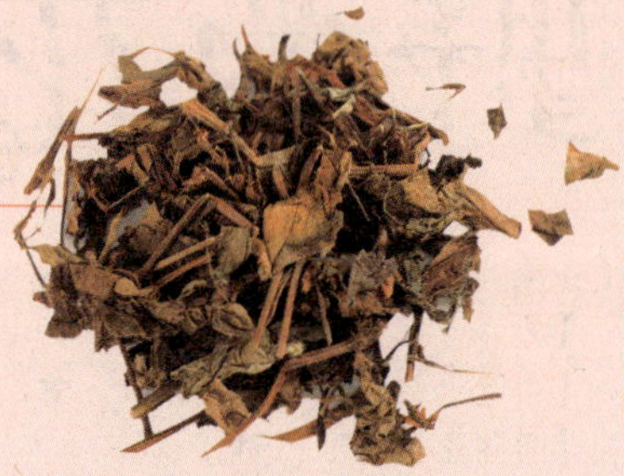

【类　　别】清热解毒药
【别　　名】岑草、紫背鱼腥草、肺形草、猪姆耳、秋打尾、狗子耳。
【性味归经】性寒、味辛。归肺经。
【养生剂量】10～30克。
【适合体质】湿热体质。
【适宜人群】痰热喘咳者、热毒疔疮肿痛者、带下黄臭者；痢疾便下脓血者；肺痈吐脓痰者；肺炎咳嗽者等。
【不宜人群】虚寒症及阴性外疡。

本草药典

◎鱼腥草为三白草科植物蕺菜的带根全草。主产于浙江、江苏、湖北等地。全草含挥发油，尚含氯化钾、硫酸钾、蕺菜碱。花穗、果穗含异槲皮甙，叶含槲皮甙。选购鱼腥草以叶多、色绿、有花穗、鱼腥气浓的为佳；保存宜置干燥处，防潮、防蛀。

功效主治

◎本品具有清热解毒、利尿消肿的功效。主治肺炎、肺脓肿、热痢、疟疾、水肿、淋病、白带、痈肿、痔疮、脱肛、湿疹、秃疮、疥癣等病症。据药理研究表明，本品对金黄色葡萄球菌、肺炎双球菌、结核杆菌等细菌均有抑制作用；还有镇痛、止血、促进组织再生等作用。

选购保存

本品鲜草性状多分枝，尤以基部为多。光滑无毛。茎纤细略呈四棱形。单叶对生，近无柄，多皱缩。完整叶片线形或线状披针形，先端尖，全缘，略反卷，两面均为绿色。有时可见残留花序或花，花为蓝色或淡紫色，具蓝紫色脉纹。故本品在选购时应以叶大、色绿、有花穗、鱼腥气浓者为佳。宜置阴凉干燥处，防霉贮存。

食用须知

◎在使用鲜品时用量应加倍，可水煎或捣汁服。外用可捣敷或煎汤熏洗患处，另外，本品因含有挥发油故不宜久煎。本品在治肺热咳嗽，痰黄气急时，常与黄芩、贝母、知母等药同用，效果佳；外用在治疗痈疮毒时，常与野菊花、蒲公英、金银花等同用，亦可单用鲜品捣烂外敷；在清热除湿时，常与车前草、白茅根、海金沙等药同用，效果较佳。

推荐药膳养生方

鱼腥草瘦肉汤

材料

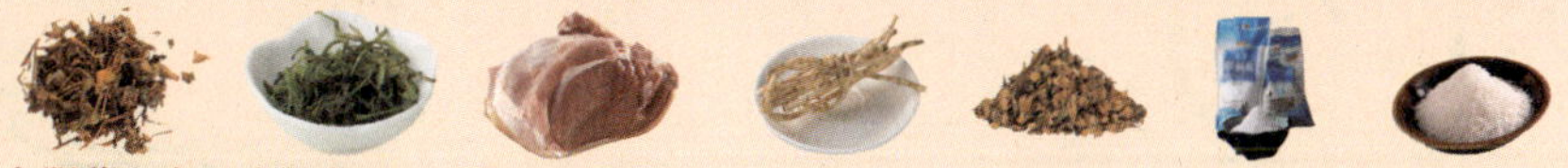

鱼腥草15克　金银花15克　猪瘦肉100克　白茅根25克　连翘12克　盐适量　味精适量

做法

先将鱼腥草、金银花、25克白茅根、12克连翘用清水洗净；所有材料放锅内加水煎汁，用文火煮30分钟，去渣留汁；瘦肉洗净切片，放入药汤里，用文火煮熟，调味即可。

复方鱼腥草粥

材料

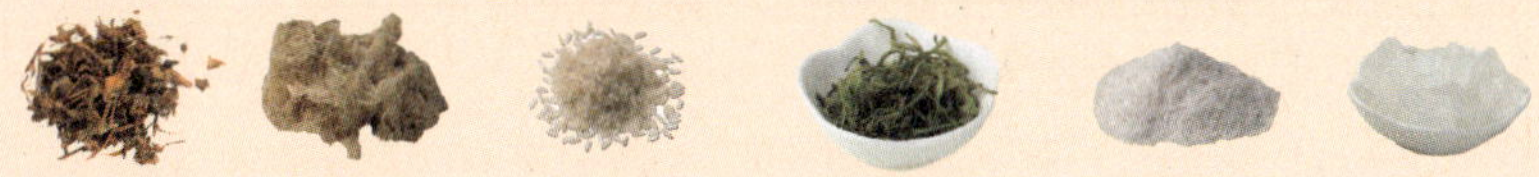

鱼腥草15克　竹茹9克　粳米100克　金银花15克　生石膏15克　冰糖适量

做法

将鱼腥草、金银花、生石膏、竹茹分别洗净，放入洗净的锅中，注入适量清水煎汤；粳米洗净备用。下入粳米及适量水，共煮为粥。最后加入冰糖，拌匀稍煮即可。

鱼腥草汤

材料

鱼腥草15克　车前子20克　海金沙10克　石韦10克　白糖适量

做法

将鱼腥草、车前子、石韦用清水洗净；海金沙去除杂质，然后将其装入纱布袋，入锅加入适量的水煎汁，煎煮好后去纱布，加入适量白糖拌匀即可。

鱼腥草拌莴笋

材料

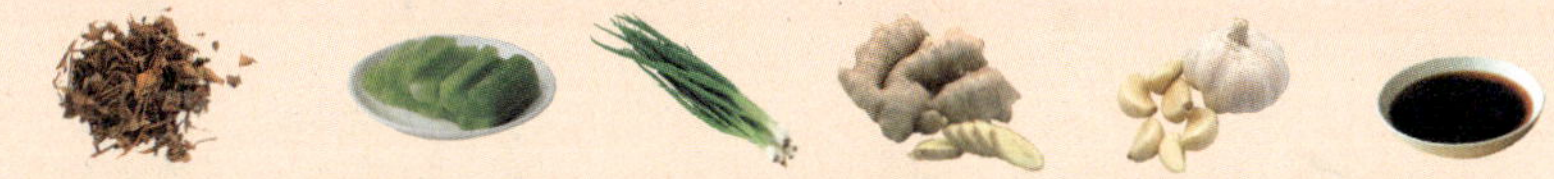

鲜鱼腥草100克　莴笋500克　葱适量　姜适量　蒜适量　酱油适量

做法

将鱼腥草除去老根，洗净，用沸水焯后捞出，加盐腌渍待用；鲜莴笋去皮洗净切丝，用盐腌渍沥水待用。然后将其混合拌匀加入酱油、味精、麻油、醋、姜末等调味即可。本品能清热解毒、利湿排脓。

鱼腥草母鸡汤

材料

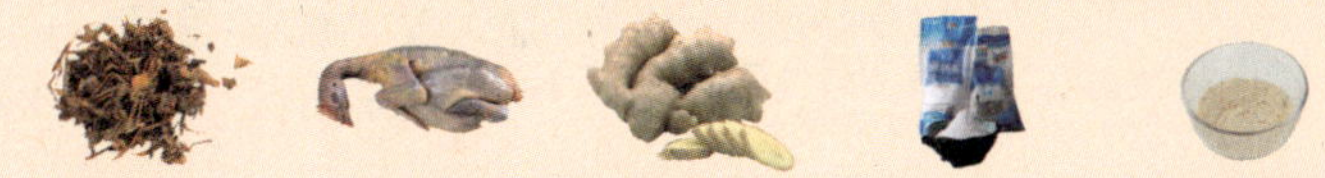

鲜鱼腥草100克　母鸡1只　生姜适量　盐适量　鸡精适量

做法

将母鸡宰杀并处置干净，洗净切块，然后入沸水锅汆水后捞起备用；鱼腥草择洗干净，将其焯水后沥干备用；最后将鱼腥草、母鸡块，生姜片一同入锅加水煮汤，至肉熟烂调味即可。本品能清热利水、排脓、补虚损，治疗肺痈。

赤芍

【凉血化瘀的妇科良药】

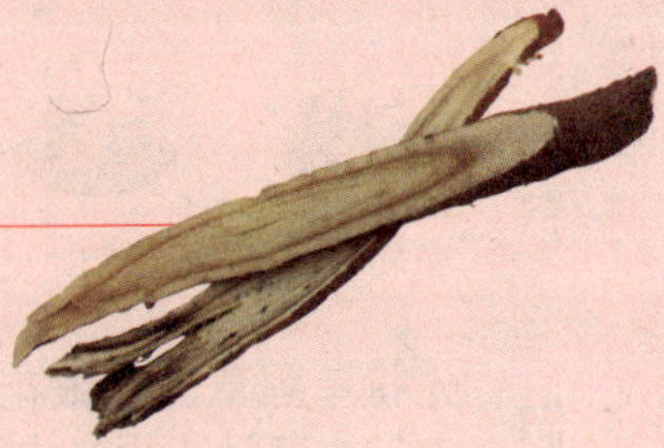

【类　　别】清热凉血药
【别　　名】山芍药、草芍药。
【性味归经】性微寒、味苦；归肝、脾经。
【养生剂量】5～15克。
【适合体质】血瘀体质。
【适宜人群】闭经、痛经患者；目赤肿痛者；吐血、衄血者。
【不宜人群】血虚有寒者；孕妇及月经过多者。

本草药典

◎赤芍为毛茛科植物芍药或川赤芍的干燥根。主产内蒙古、东北、河北、陕西、山西等地。含苷类化合物（芍药苷、芍药内酯苷、羟基芍药苷、苯甲酰芍药苷）、苯甲酸、鞣质等。以根长、外皮易脱落、断面白色、粉性大，习称"糟皮粉渣"者为佳。

功效主治

◎本品赤芍是活血化瘀的妇科良药，具有清热凉血、散瘀止痛的功效。用于治疗温毒发斑、吐血衄血、目赤肿痛、肝郁胁痛、闭经痛经、症瘕腹痛、跌扑损伤、疮疡等病症。药理研究表明，本品有镇静、镇痛、解热及抗惊厥、抗溃疡和降压作用。

推荐药膳养生方

赤芍羊肉

材料

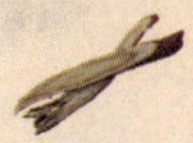
赤芍10克

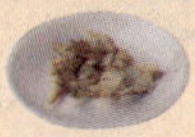
当归15克

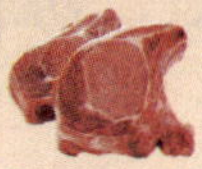
羊肉200克

做法　将羊肉洗净、切块；当归、15克生地、赤芍洗净，放入纱布袋中扎口，生姜切片。然后一同入锅煮汤，加调料即可。能活血化瘀、行气止痛。

赤芍银耳饮

材料

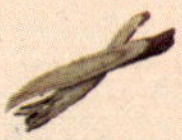
赤芍8克

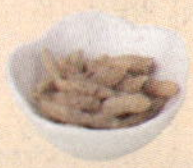
麦冬5克

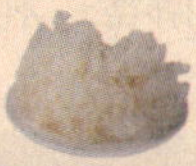
罐头银耳300克

做法　将所有的药材洗净，梨1个洗净切块。锅中加入所有药材煎取药汁，加入梨、罐头银耳、白糖，煮开即可。能清肝泻火、滋阴润燥。

赤芍菊花汤

材料

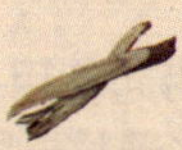
赤芍12克

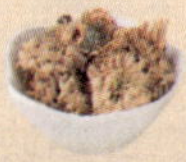
菊花15克

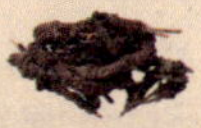
夏枯草20克

做法　将赤芍、菊花、夏枯草洗净，然后入锅煎汁，去渣留汁，加入适量的白糖拌匀即可。能清肝泻火、明目。

牡丹皮【凉血活血佳品】

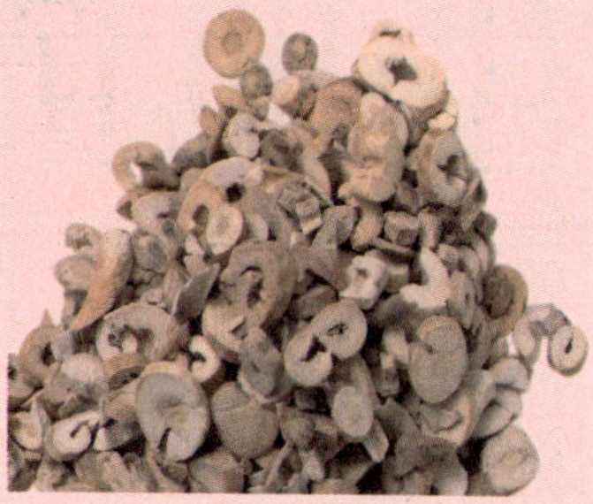

【类　　别】清热凉血药

【别　　名】牡丹根皮、丹皮、丹根。

【性味归经】性凉，味辛、苦；归心、肝、肾经。

【养生剂量】5～20克。

【适合体质】血瘀体质。

【适宜人群】高热舌绛、淤血经闭者。

【不宜人群】血虚有寒、孕妇及月经过多者。

本草药典

◎牡丹皮为毛茛科落叶小灌木牡丹的干燥根皮。主产于安徽、河南、四川、湖南、湖北等地。秋季采挖。本品主要成分为丹皮酚、牡丹酚原苷、牡丹酚新苷等化合物。现代研究，所含牡丹酚及其以外的糖苷类成分均有抗炎作用；牡丹皮的甲醇提取物有抑制血小板作用。

功效主治

◎本品具有清热凉血、活血消瘀的功效。主治热入血分、发斑、惊痫、吐衄、便血、骨蒸劳热、闭经、症瘕、痈疡、跌打损伤等病症。药理研究表明，本品对枯草杆菌、大肠杆菌、伤寒杆菌等细菌有较强的抑制作用，因此对湿热痢疾、肠炎等病也有疗效。

推荐药膳养生方

丹皮粥	材料	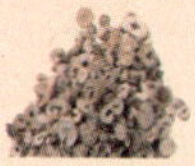 丹皮20克	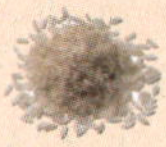 粳米100克	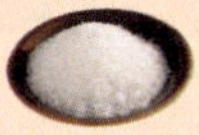 白糖适量	做法	将丹皮洗净，然后入锅煎汁，去渣留汁。将粳米洗净与药汁同入锅煮粥，至粥成时加入白糖拌匀即可。能清热凉血、活血化瘀。
清热汤	材料	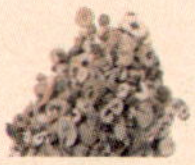 丹皮15克	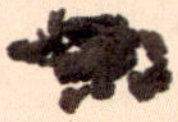 生地20克	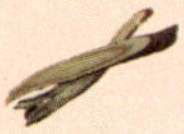 赤芍12克	做法	将丹皮、生地、赤芍洗净，然后入锅煎汁，去渣留汁，加入适量白糖拌匀即可。能清热凉血。
活血汤	材料	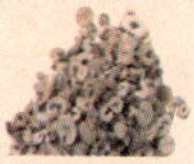 丹皮20克	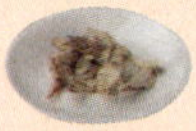 当归20克	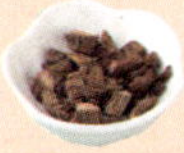 丹参15克	做法	将丹皮、当归、丹参洗净，然后将其同入锅煎汁，去渣留汁，加入白糖拌匀即可。能活血通经、散瘀止痛。

生地黄【清热凉血】

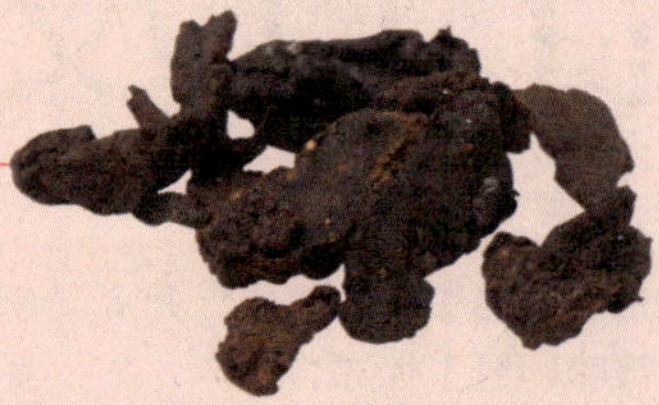

【类　　别】清热凉血药
【别　　名】西地髓、原生地、山烟、山白菜。
【性味归经】性微寒，味甘、苦。入心、肝、肾经。
【养生剂量】10～30克。
【适合体质】血热体质。
【适宜人群】糖尿病患者；消渴病患者；月经不调、胎动不安者；肝肾阴虚者。
【不宜人群】脾虚湿滞、便溏者不宜使用。

本草药典

◎生地黄为双子叶植物药玄参科植物地黄或怀庆地黄的根。主产于河南、浙江、湖北、四川，山西等地，以河南所产者最为著名。生地黄含β-谷甾醇、地黄素、生物碱、维生素A类物质、氨基酸等成分。以加工精细、体大、体重、质柔软油润、断面乌黑、味甜者为佳。

功效主治

◎本品具有滋阴生津、凉血补血的功效。主治阴虚发热、消渴、吐血、衄血、血崩、月经不调、胎动不安、阴伤便秘等症。理研究表明，本品有抗炎、镇静、利尿、降血糖及保肝的作用，对糖尿病、肝病均有疗效。生地性凉，多用于清热凉血；熟地性温，用于补血滋阴。

推荐药膳养生方

方名	材料	做法
生地鲜藕汤	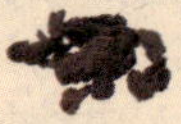 生地10克 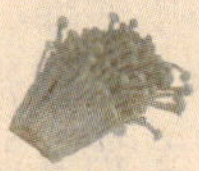 金针菇150克 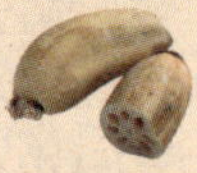 鲜藕200克	金针菇洗净，泡发后沥干；生地洗净。莲藕洗净，切块。然后同入锅煮汤，葛根粉勾芡倒入锅中，起锅前加盐调味即可。能清热解暑。
生地大肠汤	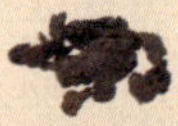 生地10克 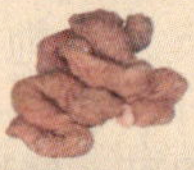 猪大肠100克 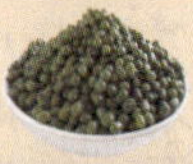 绿豆50克	将大肠切段洗净；绿豆泡发洗净；生地洗净。然后一同入锅煮汤至熟，加盐调味即可。能凉血止痢。
生地麦冬汤	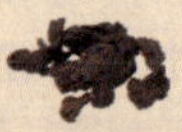 生地20克 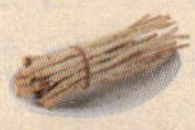 沙参10克 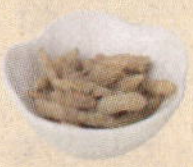 麦冬15克	将生地、沙参、麦冬洗净，然后入锅煎汁，去渣留汁，加入适量白糖拌匀即可。能清热养阴、生津润燥。

水牛角【凉血佳品】

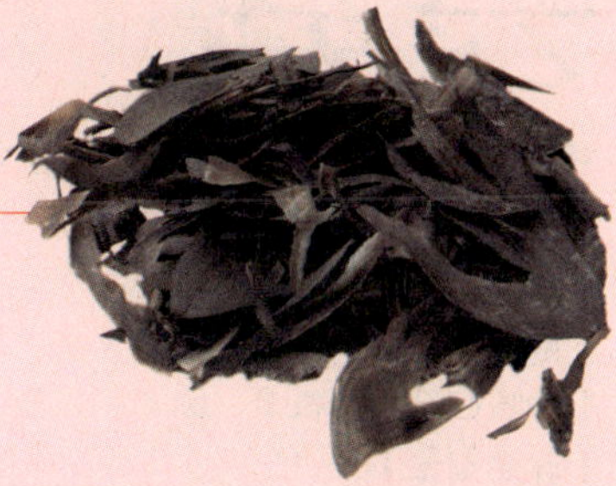

【类　　别】清热凉血药
【别　　名】水牛尖。
【性味归经】性寒、味苦；入心、肝、脾、胃四经。
【养生剂量】10～20克。
【适合体质】血热体质。
【适宜人群】血热者。
【不宜人群】脾胃虚寒者；非实热症患者；孕妇。

本草药典

◎水牛角为牛科动物水牛的角，主产于华南、华北地区。本品含有胆甾醇、强心成分、肽类、多种氨基酸以及铁、锰、磷、锌等多种微量元素。以表面棕黑色、角质坚硬、气微腥、味淡的为佳，保存宜置干燥处、防霉。如今多将水牛角作为犀角之代用品。

功效主治

◎本品具有清热解毒、凉血消斑的功效。常用于温热病的热入营血、热盛火炽的高热、神昏，可代替犀角使用；用于血热妄行的发斑、衄血等病症。据药理研究表明，本品能缩短凝血时间，降低毛细血管通透性，还有抗炎、抗感染、降低胆固醇、兴奋垂体肾上腺系统等作用。

推荐药膳养生方

水牛角汤

材料

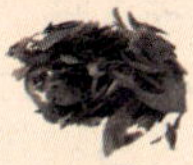
水牛角20克

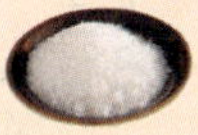
白糖适量

做法

将水牛角洗净，然后入锅煎汁，去渣留汁，再将适量的白糖融入拌匀即可。能清热凉血。

牛角银花汤

材料

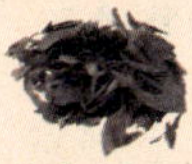
水牛角10克

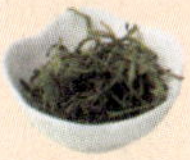
金银花15克

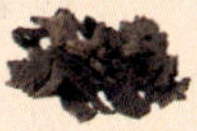
玄参15克

做法

将水牛角、金银花、玄参洗净，然后入锅煎汁，去渣留汁。将白糖融入药汁中拌匀即可。能清热凉血，治疗高热不退，神昏谵语。

牛角连翘汤

材料

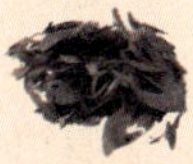
水牛角15克

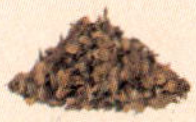
连翘12克

做法

将水牛角、连翘洗净，然后入锅煎汁，去渣留汁。加入白糖拌匀即可。能清热解毒、凉血消肿。

玄参

【凉血滋阴、解毒软坚】

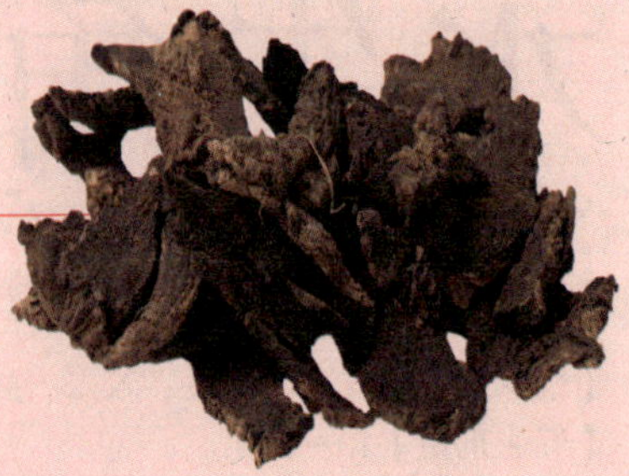

【类　　别】清热凉血药

【别　　名】正马、鹿肠、黑参、野脂麻、元参。

【性味归经】性微寒，味甜、微苦；归肺、胃、肾经。

【养生剂量】3～15克。

【适合体质】血热体质。

【适宜人群】自汗、盗汗者；咽喉肿痛、痈肿者；目赤、白喉、疮毒者等。

【不宜人群】脾胃有湿及脾虚便溏者。

本草药典

◎本品为玄参科多年生草本玄参的干燥根。主产于浙江、江苏、四川、湖北等地。冬季茎叶枯萎时采挖。玄参以支条肥大、皮细、质坚、芦头修净、肉色乌黑者为佳；支条小、皮粗糙、带芦头者次之。本品主要含环烯萜类，其主要成分为哈巴苷、浙玄参苷甲等。

功效主治

◎本品具有滋阴降火、除烦解毒的功效。主治热病伤阴、舌绛烦渴、发斑、骨蒸劳热、夜寐不宁、自汗盗汗、津伤便秘、吐血衄血、咽喉肿痛、痈肿、瘰疬、温毒发斑、目赤、白喉、疮毒等病症。据药理研究表明，本品对金黄色葡萄球菌、伤寒杆菌等多种细菌有抑制作用。

推荐药膳养生方

玄参粥	材料	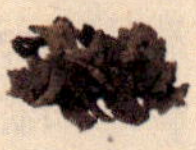 玄参15克	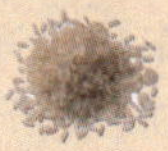 粳米50克	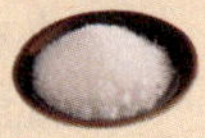 白糖适量	做法	将玄参洗净，然后入锅煎汁，去渣留汁。将粳米洗净与药汁同入锅煮粥，至粥成时调入白糖拌匀即可。能凉血滋阴、解毒软坚。
玄参猪肝汤	材料	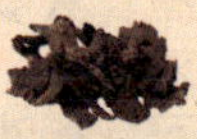 玄参15克	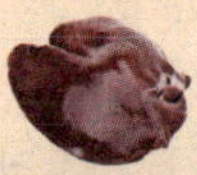 猪肝500克		做法	将玄参、猪肝洗净；玄参用纱布包住，扎紧袋口，与猪肝一同入锅煮熟留汤，将猪肝切片，炒熟，淋入药汤稍煮即可。能养肝明目、补血。
玄参连翘汤	材料	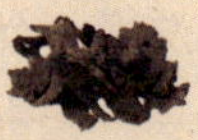 玄参15克	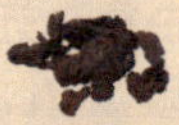 生地20克	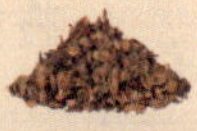 连翘12克	做法	将玄参、生地、连翘洗净，然后入锅煎汁，去渣留汁。加入适量白糖拌匀即可。能清心解毒、凉血养阴。

紫草【清热凉血、解毒退疹】

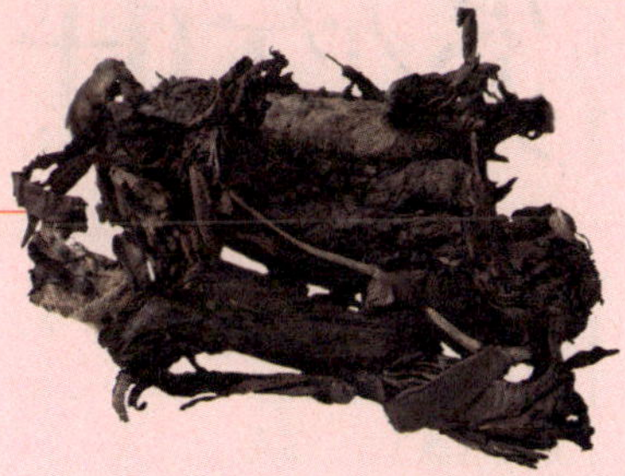

【类　　别】清热凉血药
【别　　名】紫丹、地血、红石根。
【性味归经】性寒，味甘、咸。归心、肝经。
【养生剂量】3～15克。
【适合体质】血热体质。
【适宜人群】湿疹、麻疹患者；热解便秘者；尿血、血淋、血痢等患者。
【不宜人群】胃肠虚弱、大便滑泄者。

本草药典

◎本品为紫草科多年生草本新疆紫草、紫草或内蒙紫草的干燥根。依次称“软紫草”、“硬紫草”、“内蒙紫草”。软紫草主产于新疆、西藏；硬紫草主产于东北、河北、河南等地；内蒙紫草主产于内蒙古及甘肃等地。本品中的紫草素对金黄色葡萄球菌等有抑制作用。

功效主治

◎本品具有凉血活血，解毒透疹的功效。用于治疗血热毒盛、斑疹紫黑、麻疹不透、疮疡、湿疹、水火烫伤、尿血、血淋、血痢、丹毒、烧伤、热结便秘等病症。临床常用本品制剂或配伍其他药物治疗肝炎、口腔黏膜病、银屑病、静脉炎、过敏性紫癜、顽固性溃疡等疾病。

推荐药膳养生方

紫草粥

材料

紫草15克

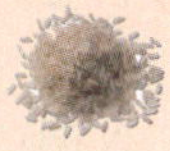
粳米100克

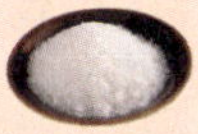
白糖适量

做法 将紫草洗净，然后入锅煎汁，去渣留汁备用。粳米洗净同药汁一同入锅煮粥，至粥成时加入白糖拌匀即可。能清热解毒、凉血退疹。

紫草猪骨汤

材料

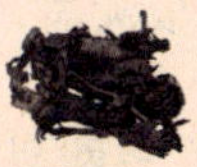
紫草15克

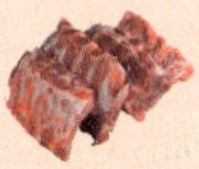
猪骨200克

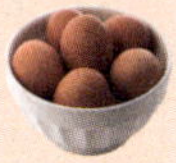
鸡蛋4个

做法 将紫草洗净；猪骨洗净；鸡蛋打碎搅匀。将紫草和猪骨同入锅煮汤，去渣留汤。再将适量肉汤和骨汤同入锅加入鸡蛋，稍煮即可。能凉血养肝。

紫草赤芍汤

材料

紫草15克

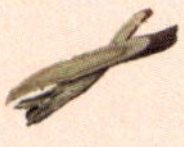
赤芍12克

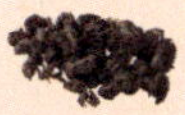
蝉蜕15克

做法 将紫草、赤芍、蝉蜕洗净，然后入锅煎汁，去渣留汁，加入适量白糖拌匀即可。能凉血活血、解毒透疹。

淡竹叶

【清心除烦】

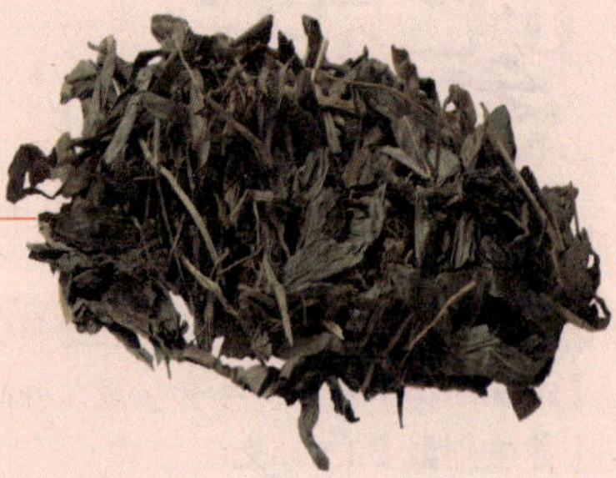

【类　　别】清热泻火药

【别　　名】碎骨子、山鸡米、金鸡米、迷身草、竹叶卷心。

【性味归经】味甘淡，性寒，无毒；归心、胃、小肠经。

【养生剂量】5～15克。

【适合体质】热性体质。

【适宜人群】口舌生疮、牙龈肿痛、肺热咳嗽、咽喉肿痛等患者。

【不宜人群】无实火、湿热者慎服，体虚有寒者；孕妇；肾亏尿频者。

本草药典

◎本品为禾本科多年生草本淡竹叶的干燥茎叶。淡竹叶含三萜化合物，其主要成分为芦竹素、印白茅素、蒲公英赛醇等。药理研究表明，本品水浸膏有退热作用，其粗提物有抗肿瘤作用；其水煎剂对金黄色葡萄球菌、溶血性链球菌有抑制作用。

功效主治

◎本品具有清热泻火、清心除烦、利尿通淋的功效。主治小便不通、心火亢盛、心烦失眠、小便热涩疼痛、带下黄赤、尿血、暑湿泻痢、肺热咳嗽、口舌生疮、口干消渴等。本品能增加尿中氯化物的排泄，对肾炎、痛风患者均有疗效。

推荐药膳养生方

竹叶豆腐汤

材料

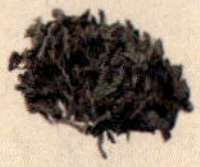
淡竹叶15克

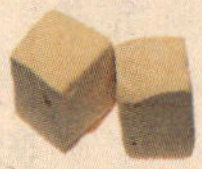
豆腐200克

做法

将淡竹叶洗净；豆腐洗净，然后同入锅煮汤，至豆腐熟时去掉淡竹叶，加入调料调味即可。能清热除烦、利尿。

淡竹叶西瓜汁

材料

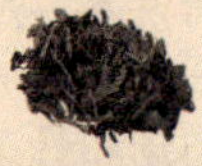
淡竹叶30克

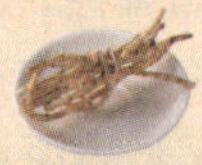
白茅根40克

西瓜1个

做法

将淡竹叶、白茅根洗净，西瓜连皮洗净。然后同入锅煎汁，去渣留汁，加入蜂蜜调匀即可。能清暑热、除烦止渴。

竹叶芦根汤

材料

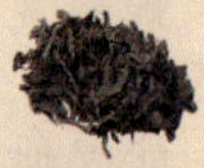
淡竹叶15克

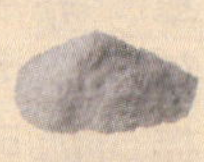
石膏20克

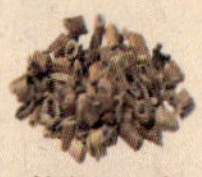
芦根15克

做法

将淡竹叶、芦根、12克知母洗净，然后同入锅煎汁，去渣留汁，加入白糖拌匀即可。能泻心火、除烦渴。

谷精草

【清肝明目良药】

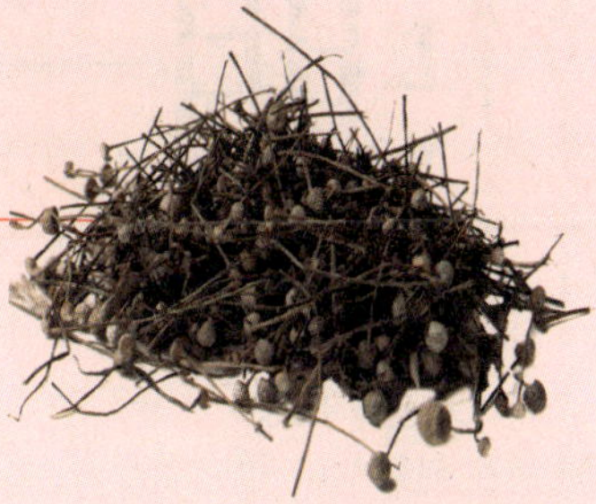

【类　　别】清热泻火药
【别　　名】谷精草、谷精珠。
【性味归经】性凉，味苦；入肝、胃经。
【养生剂量】6～15克。
【适合体质】血热体质。
【适宜人群】夜盲者患者；风热头痛、目赤肿痛者。
【不宜人群】血虚病目者。

本草药典

◎本品为谷精草科一年生草本谷精草干燥带花茎的头状花序。主产于江苏、浙江、湖北、安徽、广东、贵州、云南等地。秋季采收。谷精草中主要含有谷精草素。据药理研究表明，本品的煎剂对绿脓杆菌、伤寒杆菌等均有抑制作用，对皮肤真菌、铁锈色小孢子菌也有抑制作用。

功效主治

◎本品具有疏散风热、明目退翳的功效。可用于治疗肝经风热、目赤肿痛、目生翳障、风热头痛、夜盲症等病症。治风热上攻所致目赤肿痛、羞明多泪、眼生翳膜者，可与荆芥、决明子、龙胆草等配伍同用。

推荐药膳养生方

谷草猪肝汤

材料

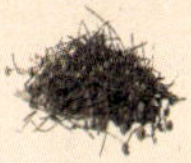
谷精草15克

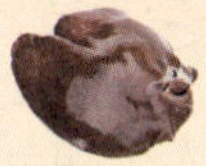
猪肝200克

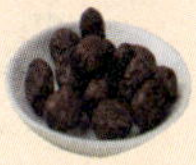
红枣8枚

做法

将谷精草洗净，然后用纱布包住，扎紧袋口；猪肝洗净，汆水后切片；红枣洗净去核。然后同入锅煮汤即可。能疏风散热、养肝明目。

谷精草汤

材料

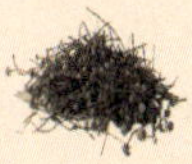
谷精草15克

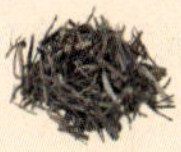
荆芥穗12克

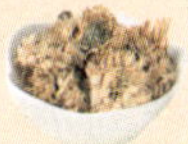
菊花15克

做法

将谷精草、荆芥穗、菊花洗净，然后同入锅煎汁，去渣留汁，加入白糖拌匀即可。能清退风热、明目。

谷草银耳汤

材料

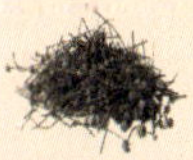
谷精草10克

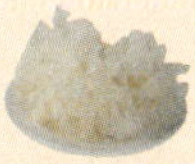
银耳50克

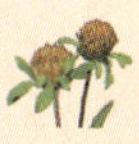
旱莲草10克

做法

将谷精草、旱莲草洗净，装入纱布袋，扎紧袋口；银耳泡发洗净，切碎；然后同入锅加水煎汤，至银耳熟烂即可。能凉血止血、明目。

决明子【明目、润肠佳品】

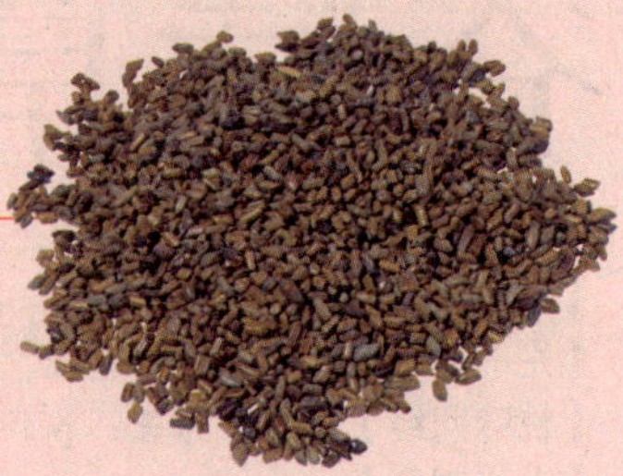

【类　　别】清热泻火药

【别　　名】狗屎豆、假绿豆、芹决、羊角豆、羊尾豆。

【性味归经】性凉，味甘、苦。归肝、胆、肾、大肠经。

【养生剂量】10～15克。

【适合体质】热性体质。

【适宜人群】长时间电脑工作者；高血压患者；肝炎、肝硬化患者；习惯性便秘患者。

【不宜人群】脾虚、泄泻者；低血压患者。

本草药典

◎决明子为豆科一年生草本植物决明或钝叶决明的成熟种子，主产于安徽、广西、四川、浙江、广东等地。新鲜种子含大黄酚、大黄素、芦荟大黄素、大黄酸、大黄素葡萄糖甙、大黄素蒽酮、大黄素甲醚、决明素、橙黄决明素等化学成分。

功效主治

◎本品具有清肝明目、利水通便的功效。主治风热赤眼、青盲、雀目、高血压、高血脂、肝炎、肝硬化、腹水、习惯性便秘等病症。脾胃虚弱的额患者可将决明子炒用，炒过后可以减低其苦凉之性，较不伤脾胃。用决明子煎水外洗，可治疗阴道炎。

推荐药膳养生方

决明鸡肝汤

材料：

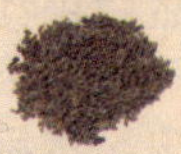

决明子15克

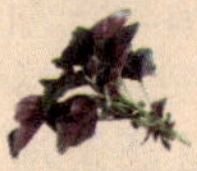

苋菜250克

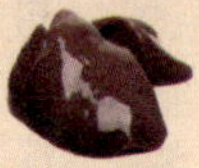

鸡肝2副

做法：将苋菜与适量枸杞叶均洗净，沥干。鸡肝洗净，切片，汆去。决明子装入棉布袋扎紧；然后一同煮汤即可。能清肝明目。

决明子粥

材料：

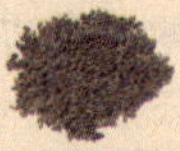

决明子15克

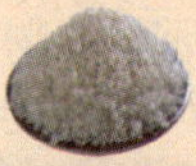

大米70克

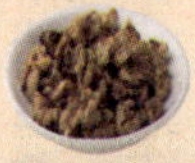

核桃仁30克

做法：将大米洗净；核桃仁、决明子洗净。然后一同入锅煮粥即可。能润肠通便。

决明子饮

材料：

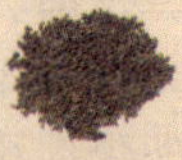

决明子12克

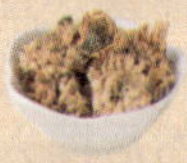

菊花15克

青葙子8克

做法：将决明子、菊花、青葙子用清水洗净，将其同入锅加水煎汁，取汁加入白糖调匀即可。能清肝泻火、明目。

苦丁茶

【清热泻火、明目通便】

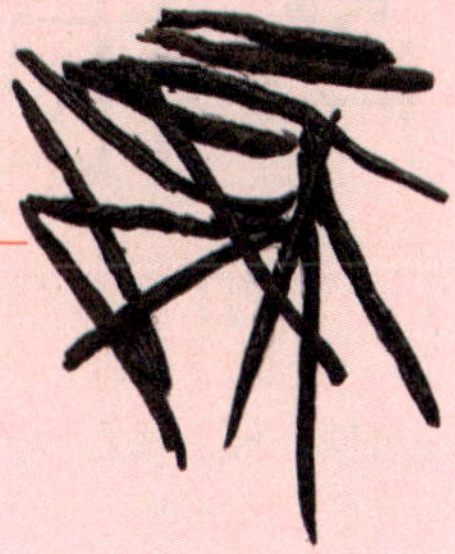

【类　　别】清热泻火药
【别　　名】角刺茶、茶丁。
【性味归经】性大寒，味甘、苦。归肝、肺、胃经。
【养生剂量】3～10克。
【适合体质】热性体质。
【适宜人群】肠炎者，高血压患者，痢疾患者，目赤肿痛、咽痛等患者。
【不宜人群】风寒感冒、虚寒体质、慢性胃肠炎患者等。

本草药典

◎苦丁茶是冬青科冬青属苦丁茶种常绿乔木。主要分布在西南地区及华南地区。本品含有苦丁皂苷、氨基酸、维生素、多酚类、黄酮类等成分。现代药理研究证明，苦丁茶中含有人体必需的多种氨基酸、维生素及锌、锰、铷等微量元素，可提高机体免疫力。

功效主治

◎本品具有散风热、清头目、除烦渴、利二便、去油腻等功效。用于头痛、齿痛、目赤、热病烦渴、痢疾、耳鸣耳聋等症。此外，苦丁茶具有降血脂、增加冠脉血流量、抗动脉粥样硬化等作用，对心脑血管疾病患者的头晕头痛、胸闷乏力、失眠等症状均有防治作用。

推荐药膳养生方

	材料	做法
苦丁茶饮	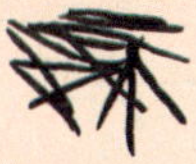 苦丁茶10克	将苦丁茶去除杂质，加入杯中，倒入沸开水，加盖泡10分钟，饮用即可。能清火、降压降脂、通便。
茶丁菊花茶	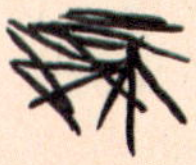 苦丁茶10克 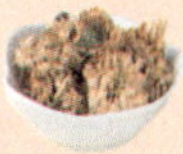 菊花8克	将苦丁茶、菊花洗净，沥干，然后将其倒入杯中，加沸开水冲泡10分钟，饮用即可。能清热泻火、明目。
蜂蜜苦丁茶	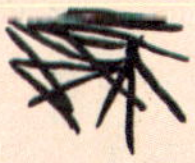 苦丁茶10克 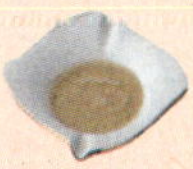 蜂蜜适量	将苦丁茶用清水洗净，入锅加水煎汁，去渣留汁，加入蜂蜜调匀即可。能清火通便。

芦根【清热除烦佳品】

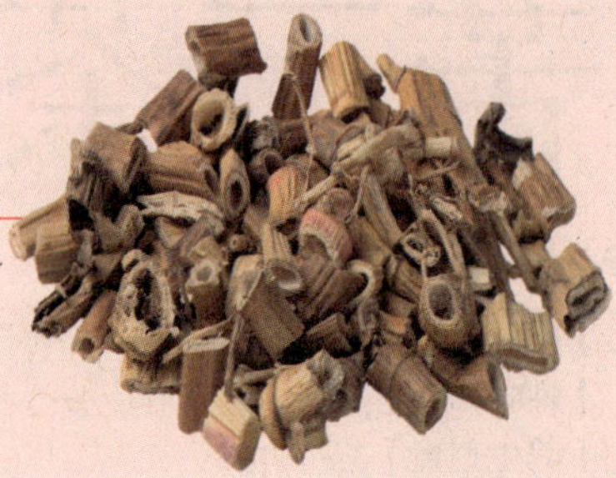

【类　　别】清热泻火药
【别　　名】苇根、芦菇根、芦柴根、苇子根。
【性味归经】性寒、味甘；归肺、胃经。
【养生剂量】10～30克。
【适合体质】热性体质。
【适宜人群】肺热咳嗽者；热病烦渴、牙龈出血者；河豚鱼中毒者。
【不宜人群】脾胃虚寒者。

本草药典

◎芦根为乔木科多年生草本芦苇的新鲜或干燥根茎。主产于安徽、江苏、浙江、湖北等地。全年可采挖。芦根含薏苡素，以及蛋白质、脂肪、碳水化合物、天门冬酰胺等成分，具有镇吐、解热的作用。选购芦根以条粗壮、黄白色、有光泽、无须根、质嫩者为佳。

功效主治

◎本品具有清热生津、除烦、止呕的功效，主治热病烦渴、胃热呕吐、噎膈、反胃、肺痿、肺痈等病症，并解河豚鱼之毒。在治疗上呼吸道炎、急性支气管炎、肺炎、肺脓疡的方剂中，本品很常用。在热病中期或后期，只要身热烦渴、舌燥少津、心烦、大便干结等，就可使用本品。

推荐药膳养生方

芦根汤

材料

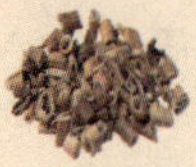
芦根20克

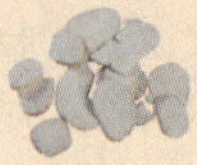
天花粉10克

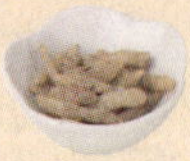
麦冬15克

做法

将芦根、天花粉、麦冬洗净，然后一同入锅煎汁，去渣留汁，加入适量白糖拌匀即可。能清热除烦、生津止渴。

芦根竹茹汤

材料

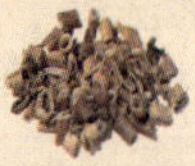
芦根15克

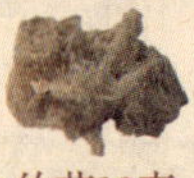
竹茹12克

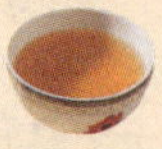
姜汁6克

做法

将芦根、竹茹洗净，然后同入锅加水煎汁，去渣留汁，加入生姜汁、白糖拌匀即可。能降逆止呕、清胃热。

芦根瓜蒌饮

材料

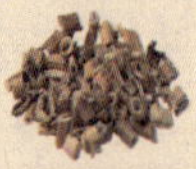
芦根30克

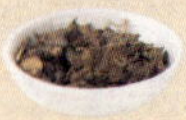
黄芩15克

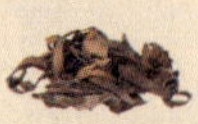
瓜蒌12克

做法

将芦根、黄芩、瓜蒌用清水洗净，然后一同入锅加入适量清水煎汁，去渣留汁，加入白糖拌匀即可。能清肺热、祛痰排脓。

青葙子

【清肝明目良药】

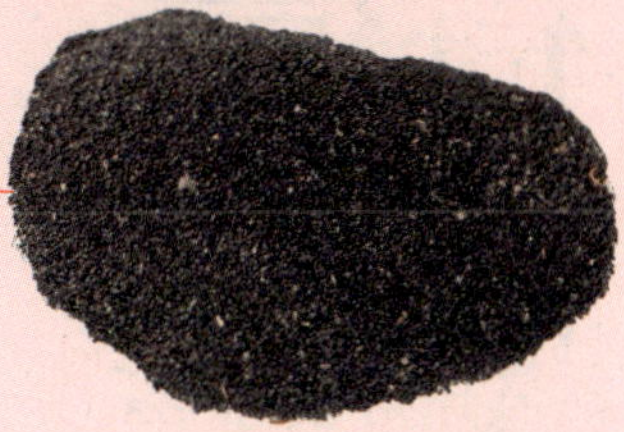

【类　　别】清热泻火药

【别　　名】鸡冠苋、狼尾花、牛尾花子、狗尾巴子。

【性味归经】性微寒，味苦；归肝经。

【养生剂量】3～10克。

【适合体质】热性体质。

【适宜人群】肝火型高血压患者、目赤肿痛者、肝火旺所致的眩晕患者等。

【不宜人群】肝肾阴虚之目疾及青光眼患者等。

本草药典

◎本品为苋科植物青箱的干燥成熟种子，产于我国中部及南部各省。秋季果实成熟时采割植株或摘取果穗，晒干，收集种子，去除杂质，生用。本品含对羟基苯甲酸、棕榈酸胆甾烯酯、菸酸、β-谷甾醇、脂肪油及丰富的硝酸钾等成分。

功效主治

◎本品具有清肝、明目、退翳的功效。可用于治疗肝热目赤、眼生翳膜、视物昏花、肝火眩晕等病症。本品治疗肝阳化火所致头痛、眩晕、烦躁不寐，常配石决明、栀子、夏枯草等药用。药理研究表明：青葙子具有降压、扩散瞳孔、抑制细菌等作用。

推荐药膳养生方

西

材料

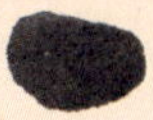
青葙子10克

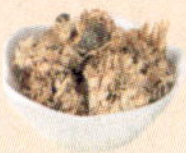
菊花15克

做法：将青葙子、菊花用清水洗净，去除浮渣，然后将其入锅煎汁，去渣留汁，加入适量白糖拌匀即可。能清肝泄热、明目退翳。

青葙子汤

材料

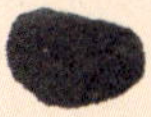
青葙子10克

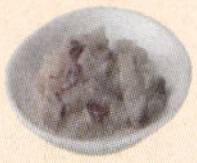
鱼肉片250克

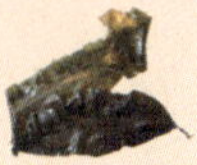
海带适量

做法：将青葙子、海带洗净；鱼肉洗净切片；将青葙子和海带同入锅煮汤，原汤汁加入鱼片，适量的蔬菜，煮熟即可。能清肝泻火，治疗肝炎。

青葙车前茶

材料

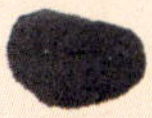
青葙子10克

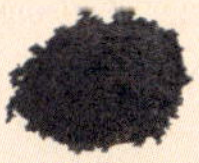
车前子20克

做法：将青葙子、车前子用清水洗净，然后一同入锅加水煎汁，去渣留汁，加入适量白糖拌匀即可。能清热泻火、利尿。

石膏【泻火猛药】

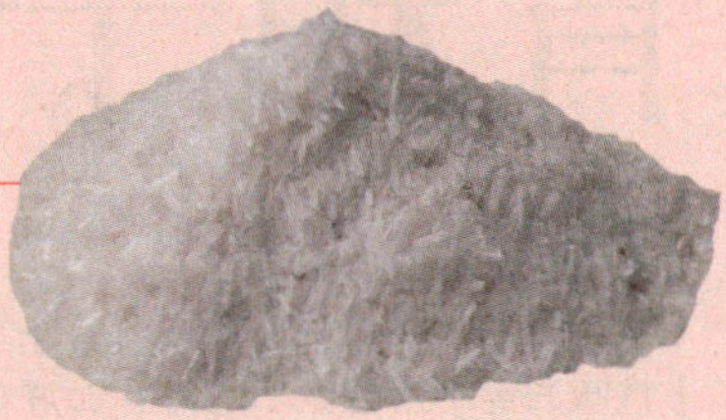

【类　　别】清热泻火药
【别　　名】细石、软石膏、寒水石、白虎。
【性味归经】性寒，味甘、辛；入肺、胃经。
【养生剂量】15～60克。
【适合体质】热性体质。
【适宜人群】肺热咳嗽、气喘者；胃火亢盛所致的头痛、齿痛、牙龈肿痛等症患者。
【不宜人群】脾胃虚寒及血虚、阴虚发热者。

本草药典

◎本品为硫酸盐类矿物硬石膏族石膏。主产于湖北、甘肃、四川、安徽等地，以湖北应城产者最佳。石膏含有水硫酸钙、硫化物等化合物，具有解热、促进胆汁排泄、利尿、缩短血凝时间、降血糖及增强巨噬细胞的吞噬能力等作用。

功效主治

◎本品生用可清热泻火，除烦止渴；煅用可敛疮生肌，收湿，止血。主治热病壮热不退，心烦神昏，口渴咽干，肺热喘急，中暑自汗，胃火头痛、牙痛，热毒壅盛，发斑发疹，口舌生疮等病症，以及溃疡不敛、湿疹瘙痒、水火烫伤、外伤出血等病症。

推荐药膳养生方

石膏汤

材料

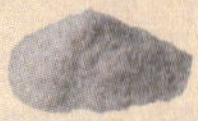
生石膏30克

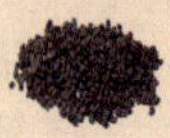
淡豆豉8克

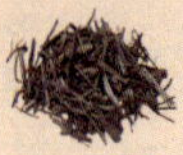
荆芥15克

做法

将淡豆豉、荆芥洗净；将其同入锅加水煎汁，去渣留汁，加入白糖拌匀即可。能解表发汗、宣肺清热。

石膏绿豆汤

材料

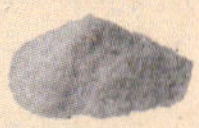
生石膏30克

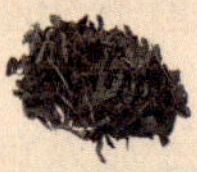
淡竹叶20克

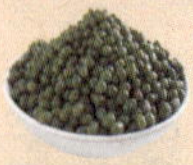
绿豆50克

做法

将淡竹叶洗净，然后与生石膏一同入锅煎汁，去渣留汁；绿豆泡发洗净与药汁同入锅煮汤，加入白糖拌匀即可。能清暑泄热。

石膏知母汤

材料

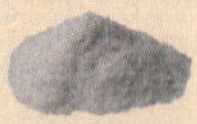
生石膏30克

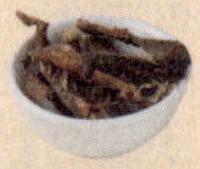
知母15克

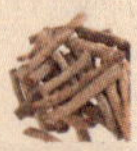
牛膝12克

做法

将知母、牛膝洗净，然后将其同入锅，注入适量水煎汁，去渣留汁，加入白糖拌匀即可。能清胃泻火，治疗牙龈肿痛。

天花粉

【生津止渴佳品】

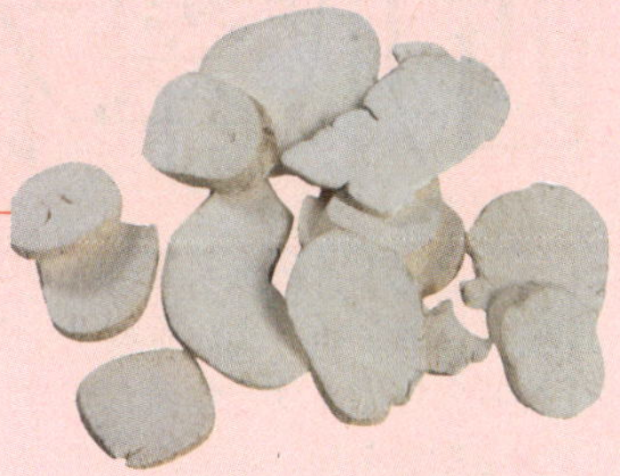

【类　　别】清热泻火药
【别　　名】栝楼根、蒌根、瑞雪、天瓜粉、花粉、屎瓜根。
【性味归经】性凉，味甘、苦、酸；归肺、胃经。
【养生剂量】5～15克。
【适合体质】热性体质。
【适宜人群】虚热咳嗽、痈肿、消渴等症者。
【不宜人群】脾胃虚寒、大便滑泄者忌服；孕妇慎用。

本草药典

◎天花粉为葫芦科多年生草质藤本栝楼或双边栝楼的干燥根。主产于河南、山东、江苏、安徽、四川等地。以色洁白、粉性足、质细嫩、体肥满者为佳；色棕、纤维多者为次。本品主要含淀粉、皂苷、多糖类、氨基酸类、酶类和天花粉蛋白等成分。

功效主治

◎本品具有生津止渴、降火润燥、排脓消肿的功效。主治热病口渴、消渴、黄疸、肺燥咳血、痈肿、痔瘘等病症。此外，临床还用天花粉治疗糖尿病、急性支气管炎、肺炎、乳腺炎、流行性腮腺炎等感染性疾病。天花粉反乌头，因此不宜于乌头类药材同用。

推荐药膳养生方

天花粉粥

材料

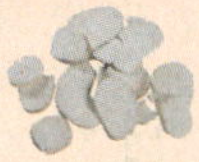
天花粉15克

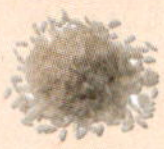
粳米100克

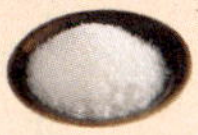
白糖适量

做法

将天花粉洗净，然后将天花粉入锅煎汁，去渣留汁；粳米洗净与药汁同入锅煮粥，至粥成时调入白糖拌匀即可。能清热生津、降火润燥。

花粉生地粥

材料

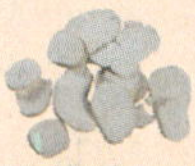
天花粉15克

生地20克

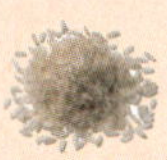
粳米100克

做法

将天花粉、生地洗净，然后入锅煎汁，去渣留汁；粳米洗净与药汁同入锅煮粥，至粥成时加入白糖拌匀即可。能清热凉血、降血糖。

花粉麦冬汤

材料

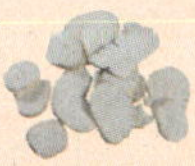
天花粉12克

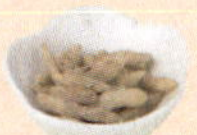
麦冬15克

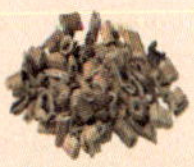
芦根20克

做法

将天花粉、麦冬、芦根用清水洗净，然后同入锅加水煎汁，去渣留汁，加入白糖拌匀即可。能清胃热、养胃阴、生津止渴。

西瓜翠衣【清热解暑、除烦止渴】

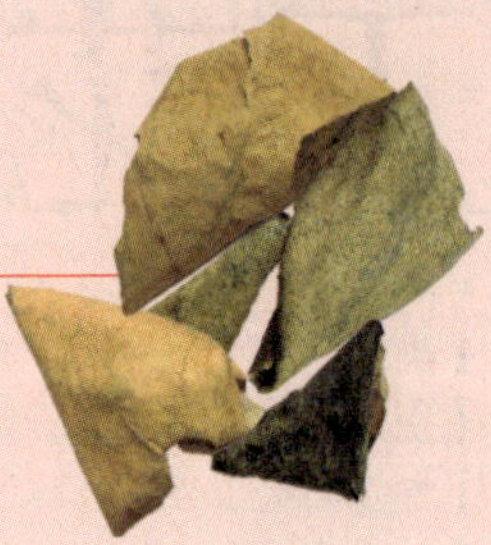

【类　　别】清热泻火药
【别　　名】西瓜皮、西瓜翠、西瓜青。
【性味归经】味甘，性凉；归心、胃、膀胱经。
【养生剂量】10～30克。
【适合体质】热性体质。
【适宜人群】暑热伤肺、身热口渴、干咳无痰或便秘者，小便不利者等。
【不宜人群】中寒湿盛者忌用。

本草药典

◎西瓜翠衣为葫芦科植物西瓜的外层果皮。全国各地均有栽培。本品含有蜡质、糖份及蛋白质，其中西瓜皮中所含的瓜氨酸能增进大鼠肝中的尿素形成，具有利尿作用，可以用以治疗肾炎水肿、肝病黄疸。选购本品以干燥、皮薄、外面青绿色、内面近白色者为佳。

功效主治

◎本品具有清暑解热，止渴，利小便的功效。可治暑热烦渴、水肿、口舌生疮、中暑、小便短赤和秋冬因气候干燥引起的咽喉干痛、烦咳不止等疾病。此外，本品还有解热、促进伤口愈合以及促进人体皮肤新陈代谢的作用。

推荐药膳养生方

名称	材料	做法
瓜皮绿豆汤	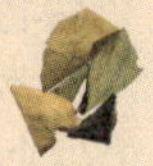 西瓜皮500克　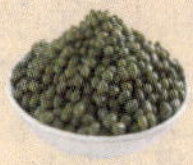 绿豆100克　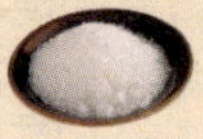 白糖适量	将绿豆泡发洗净；西瓜皮洗净。然后将绿豆入锅煮汤，煮沸后加入西瓜皮续煮至熟，加入白糖调匀即可。能清热解暑、除烦止渴。
瓜皮大枣汤	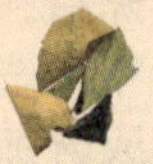 西瓜皮100克　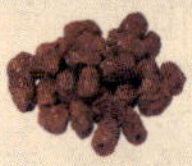 大枣8枚　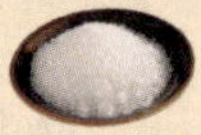 白糖适量	将西瓜皮洗净；红枣泡发洗净，去核。然后将其同入锅加水煮汤，至大枣熟烂后加入白糖调匀即可。能健脾消暑。
凉拌西瓜皮	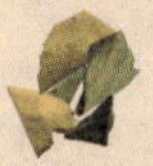 西瓜皮200克　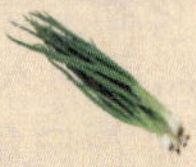 香葱适量　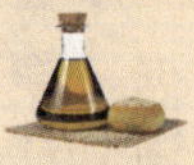 香油适量	将西瓜去瓤、去表皮洗净切成条，香葱洗净切成末。取一器皿放入西瓜条、香油、香葱、白糖、盐、鸡精搅拌均匀即可。能清热解暑。

夏枯草【清热解毒、清肝利尿】

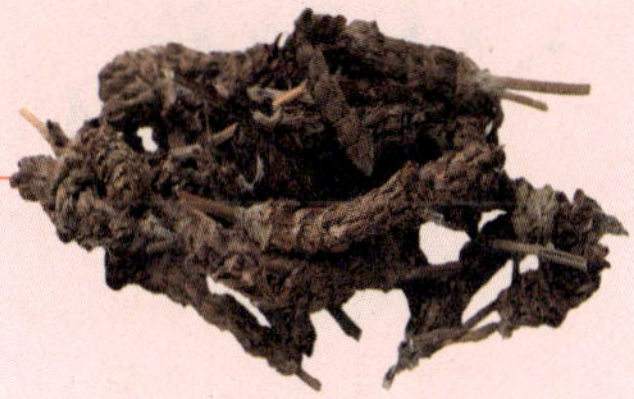

【类　　别】清热泻火药
【别　　名】胀饱草、棒槌草、干叶、锣锤草、东风、牛枯草。
【性味归经】性寒，味苦、辛；归肝、胆经。
【养生剂量】10～30克。
【适合体质】肝火盛者、阴虚阳亢者。
【适宜人群】淋巴结核、肺结核患者；甲状腺肿患者；乳痈者；黄疸患者。
【不宜人群】脾胃虚弱者。

本草药典

◎夏枯草为唇形科植物夏枯草的果穗。主产于江苏、安徽、浙江、河南等地。全草含三萜皂苷、游离的齐墩果酸、熊果酸、芸香苷、金丝桃苷、顺-咖啡酸、反-咖啡酸、维生素B_1、维生素C、维生素K、胡萝卜素、树脂、鞣质、挥发油、生物碱、水溶性盐类等。

功效主治

◎本品具有清泄肝火、散结消肿、清热解毒、祛痰止咳、凉血止血的功效。适用于淋巴结核、甲状腺肿、乳痈、头目眩晕、口眼歪斜、筋骨疼痛、肺结核、血崩带下、急性传染性黄疸型肝炎及细菌性痢疾等病症。

推荐药膳养生方

夏枯草猪胰

材料

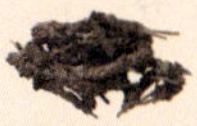
夏枯草20克

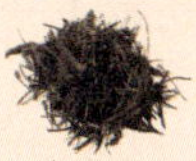
鸡骨草30克

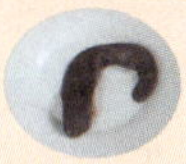
猪胰1条

做法

将猪胰刮洗干净，汆水；鸡骨草、夏枯草泡洗干净；瓦煲装水，烧开后加入鸡骨草、夏枯草、猪胰、姜片，煲至熟即可。能清热解毒、清肝利尿。

夏枯草骨汤

材料

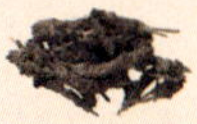
夏枯草15克

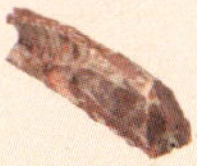
脊骨200克

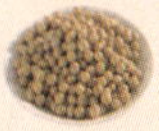
黄豆30克

做法

将脊骨洗净，斩件汆水；夏枯草洗净；黄豆洗净。然后同入锅煮至熟，加盐调味即可。能散结消肿、降低血压。

夏枯草汤

材料

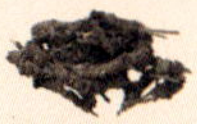
夏枯草15克

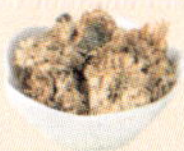
菊花15克

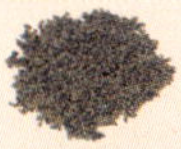
决明子12克

做法

将夏枯草、菊花、决明子洗净，然后入锅加水煎汁，煎煮好后去渣留汁，加入适量白糖拌匀即可。能清肝泻火、明目消肿。

知母

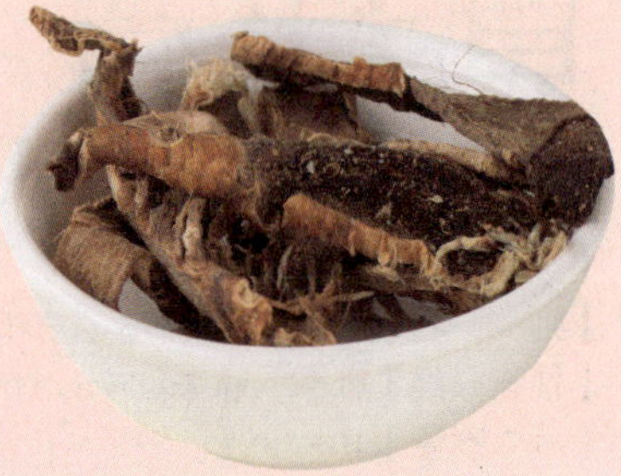

【清热养阴佳品】

【类　　别】清热泻火药
【别　　名】连母、水须、穿地龙。
【性味归经】性寒，味苦、甘；归肺、胃、肾经。
【养生剂量】3～15克。
【适合体质】热性体质。
【适宜人群】温热病、高热烦渴、咳嗽气喘、燥咳、便秘、骨蒸潮热、虚烦不眠、消渴淋浊患者。
【不宜人群】脾虚便溏者。

本草药典

◎知母为百合科多年生草本知母的干燥根茎，主产于河北、山西、陕西、内蒙古等地。本品根茎含多种知母皂苷、知母多糖；此外，尚含芒果苷、异芒果苷、胆碱、尼克酰胺、鞣酸、烟酸及多种金属元素、黏液质、还原糖等。

功效主治

◎本品具有清热泻火，生津润燥的功效。主治温热病、高热烦渴、咳嗽气喘、燥咳、便秘、骨蒸潮热、虚烦不眠、消渴淋浊等病症。药理研究表明：本品具有解热、抑制血小板聚集、降低血糖、抗炎、利尿、祛痰的作用。

推荐药膳养生方

知母龙骨汤

材料：

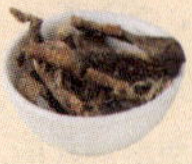

知母15克

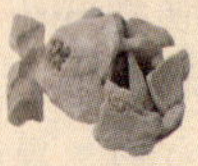

龙骨10克

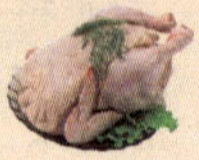

鸡1只

做法：将鸡处置干净洗净，斩件汆水；知母洗净，和龙骨一起装入纱布袋，扎紧袋口。然后同入锅煮汤，至熟即可。能补肾固精。

石膏知母汤

材料：

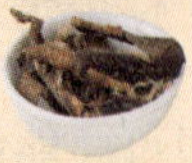

知母15克

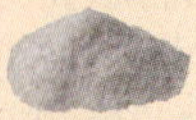

石膏30克

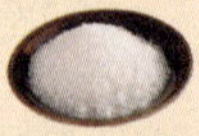

白糖适量

做法：将知母用清水洗净，然后与石膏一同入锅加入适量清水煎汁，去渣留汁，加入白糖拌匀即可。能清热泻火、除烦止渴。

二母汤

材料：

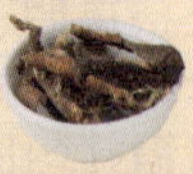

知母15克

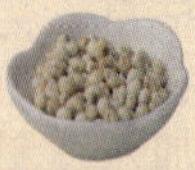

川贝母10克

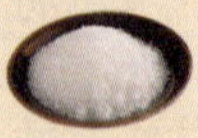

白糖适量

做法：将知母、川贝母洗净，然后同入锅煎汁，煎煮好后去渣留汁，加入白糖拌匀即可。能清肺热、养阴润燥。

栀子

【泻三焦之火】

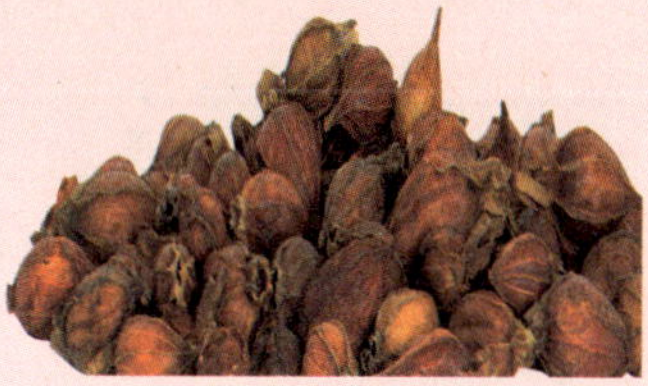

【类　　别】清热泻火药

【别　　名】木丹、鲜支、黄鸡子、黄荑子。

【性味归经】性寒、味苦。归心、肝、肺、胃、三焦经。

【养生剂量】3～15克。

【适合体质】热性体质。

【适宜人群】热病虚烦不能眠者；黄疸、淋病患者；消渴者；目赤、咽痛、吐血等症患者。

【不宜人群】脾虚便溏者。

本草药典

◎本品为茜草科常绿灌木栀子的干燥成熟果实。主产于浙江、湖南、江西、湖北、福建、四川等地。栀子以体小、完整、仁饱满、内外色红者为佳。栀子含有环烯醚萜苷类、绿原酸、熊果酸等多种有机酸、栀子素等黄酮类、藏红花素等化合物。

功效主治

◎本品具有清热、泻火、凉血的功效。主治热病虚烦不眠、黄疸、淋病、消渴、目赤、咽痛、吐血、衄血、血痢、尿血、热毒疮疡、扭伤肿痛等病症。药理研究证明：栀子具有抑菌、止血、保肝、泻下、降压等作用。

推荐药膳养生方

栀子鸡汤

材料

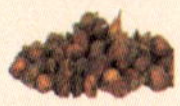
生栀子15克

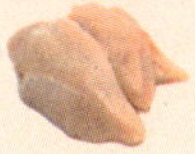
鸡肉500克

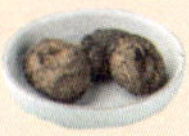
香菇100克

做法

将鸡肉洗净，切块汆水；香菇泡发洗净；栀子洗净。然后同入锅炖至鸡肉熟烂加调料拌匀即可。能清火、健脾利湿、养阴润燥。

栀子豆豉汤

材料

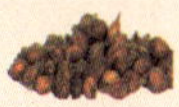
栀子15克

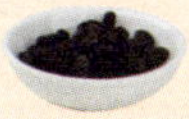
豆豉12克

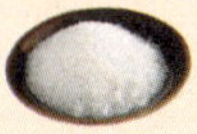
白糖适量

做法

将栀子洗净；豆豉泡发洗净，然后与栀子同入锅煎汁，去渣留汁加入白糖拌匀即可。能清热除烦。

栀子银花汤

材料

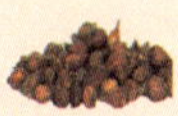
栀子15克

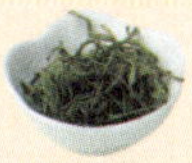
金银花15克

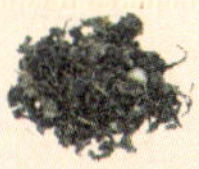
蒲公英12克

做法

将栀子、银花、蒲公英洗净，然后一同入锅煎汁，去渣留汁，加入白糖拌匀即可。能清热解毒、泻火消肿。

竹叶

【清热利尿佳品】

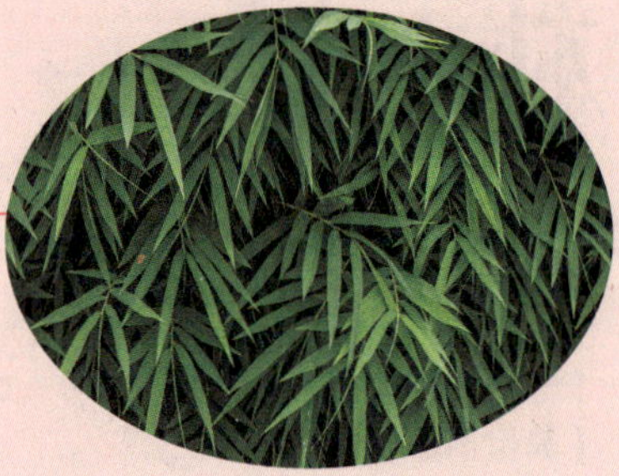

【类　　别】清热泻火药

【别　　名】无。

【性味归经】性寒，味甘、淡；入心、肺、胆、胃经。

【养生剂量】5～15克。

【适合体质】热性体质。

【适宜人群】小便短赤、口糜舌疮等症患者；消渴病患者。

【不宜人群】脾胃虚寒者。

本草药典

◎竹叶为禾本科多年生常绿灌木或乔木淡竹的干燥叶。其卷而未放的幼叶，称竹叶卷心。本品产于长江流域各省，全年均可采收，宜用鲜品。本品含有氨基酸、涩味质、酚性成分等，对金黄色葡萄球菌、绿脓杆菌有抑制作用。

功效主治

◎本品具有清热除烦、生津利尿的功效。主治热病烦渴、小儿惊痫、咳逆吐衄、面赤、小便短赤、口糜舌疮等病症。用治热病伤津，烦热口渴，常配石膏、知母、玄参等药用。本品上能清心火，下能利小便，治疗口舌生疮、小便涩痛等症，常配木通、生地黄等药同用。

推荐药膳养生方

竹叶茶	材料	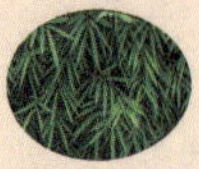 嫩竹叶30克	做法	将鲜嫩竹叶洗净，然后入锅加入煎汁，去渣留汁，加入适量白糖拌匀饮用。能清热除烦、利尿止渴。
竹叶石膏汤	材料	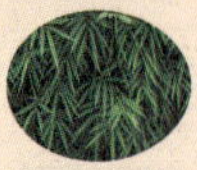 竹叶12克 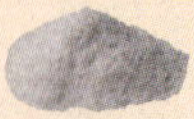 石膏30克 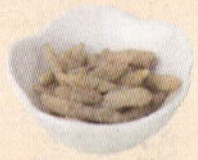 麦冬15克	做法	将竹叶、麦冬洗净，然后与石膏一同入锅煎汁，去渣留汁，加入白糖拌匀即可。能清心除烦、生津止渴。
竹叶生地汤	材料	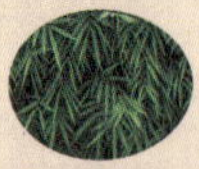 竹叶10克 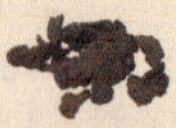 生地20克 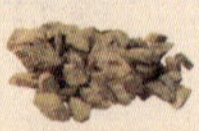 木通12克	做法	将竹叶、生地、木通洗净，然后一同入锅煎汁，去渣留汁，加入适量白糖拌匀即可。能清心热、利小便。

白鲜皮

【皮肤病的救星】

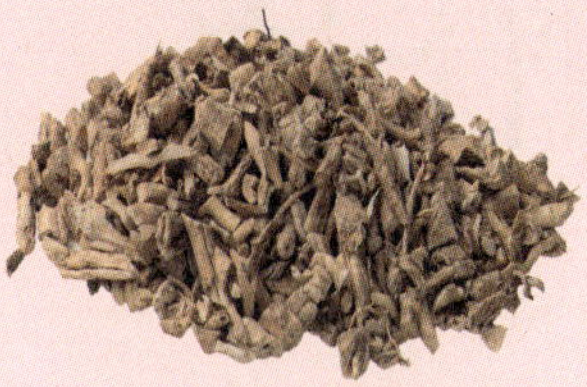

【类　　别】清热燥湿药

【别　　名】北鲜皮、山牡丹。

【性味归经】性寒，味苦、咸；归脾、肺、胃、膀胱经。

【养生剂量】3～10克。

【适合体质】湿热体质。

【适宜人群】湿疹、荨麻疹、牛皮癣等风湿热毒所致的皮肤病患者；消化性溃疡患者。

【不宜人群】虚寒证患者。

本草药典

◎本品为芸香科多年生草本白鲜的干燥根皮。主产于辽宁、河北、山东、江苏、山西等地。本品含白鲜碱，白鲜内酯，葫芦巴碱、胆碱、谷甾醇、白鲜脑交酯、黄柏酮、黄柏酮酸等化合物成分，对多种致病真菌有不同程度的抑制作用，还有抗炎、加热、抗癌等作用。

功效主治

◎本品具有祛风燥湿、清热解毒的功效。主治风热疮毒、疥癣、皮肤痒疹、风湿痹痛、黄疸及风湿热毒所致湿疹、荨麻疹等病症。白鲜皮治疗湿疹、风疹、疥癣，常配苦参、防风、地肤子等药用，煎汤内服或外洗均可。

推荐药膳养生方

鲜皮苦参汤

材料

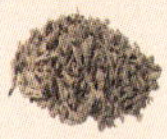

白鲜皮12克

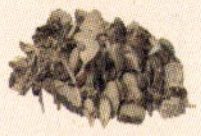

苦参12克

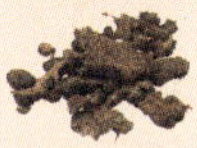

苍术10克

做法

将白鲜皮、苦参、苍术洗净，然后入锅煎汁，煎煮好后去渣留汁，加入白糖拌匀即可。能清热燥湿、泻火解毒、祛风止痒。

鲜皮栀子汤

材料

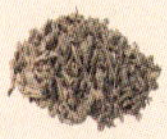

白鲜皮12克

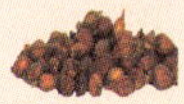

栀子12克

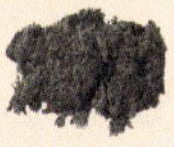

茵陈蒿15克

做法

将白鲜皮、生栀子、茵陈蒿洗净，然后入锅煎汁，去渣留汁，加入白糖拌匀即可。能清热燥湿、退黄。

鲜皮黄柏汤

材料

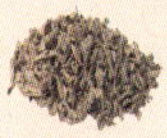

白鲜皮12克

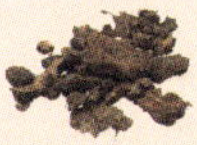

苍术15克

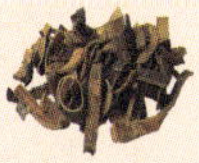

黄柏12克

做法

将白鲜皮、苍术、黄柏洗净，然后一同入锅煎汁，去渣留汁，加入白糖拌匀即可。能祛风除湿、通痹。

椿皮

【燥湿止痒佳品】

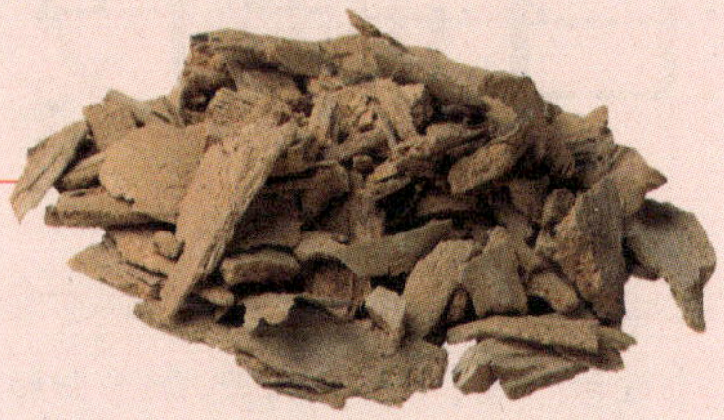

【类　　别】清热燥湿药

【别　　名】臭椿、椿根皮、樗白皮、樗根皮。

【性味归经】性寒，味苦、涩；归大肠、胃、肝经。

【养生剂量】3～10克。

【适合体质】湿热体质。

【适宜人群】赤白带下、湿热泻痢、久泻久痢、便血、崩漏者，皮肤瘙痒者。

【不宜人群】脾胃虚寒者。

本草药典

◎椿皮为苦木科落叶乔木臭椿的干燥根皮或干皮。主产于浙江、江苏、湖北、河北、河南、安徽等地。根皮含苦楝素、鞣质、赭朴酚，树皮含臭椿苦酮、臭椿苦内酯、乙酰臭椿苦内酯、苦木素、新苦木苦素等，具有抗癌作用。

功效主治

◎本品具有清热燥湿、收涩止带、止泻止血的功效，用于治疗赤白带下，湿热泻痢，久泻久痢，便血，崩漏等病症。本品尚有杀虫功效，内服治蛔虫腹痛；外洗治疥癣瘙痒。现代临床常用来治疗阿米巴痢疾、蛔虫病、便血以及宫颈癌等疾病。

推荐药膳养生方

椿皮枳壳汤

材料：

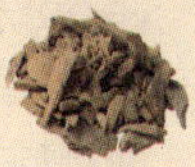

椿皮8克

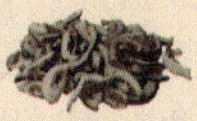

枳壳10克

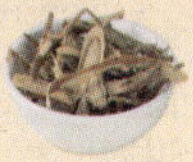

甘草10克

做法：将椿皮、枳壳、甘草洗净，然后入锅煎汁，去渣留汁，加入适量白糖拌匀即可。能清热燥湿、收涩止泻。

椿皮苦参

材料：

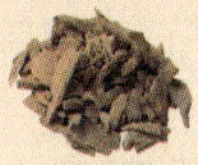

椿皮8克

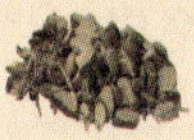

苦参12克

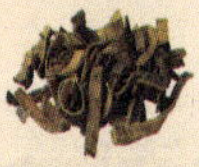

黄柏10克

做法：将椿皮、苦参、黄柏洗净，然后入锅煎汁，去渣留汁，加入适量白糖拌匀即可。能清热燥湿、收涩止带。

椿皮黄芩汤

材料：

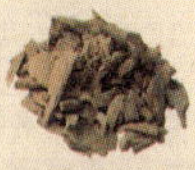

椿皮8克

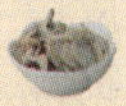

白芍12克

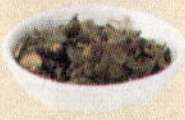

黄芩10克

做法：将椿皮、白芍、黄芩、10克龟板洗净，然后入锅煎汁，去渣留汁，加入白糖拌匀即可。能清热敛阴、收涩止血。

黄柏 【清下焦之湿热】

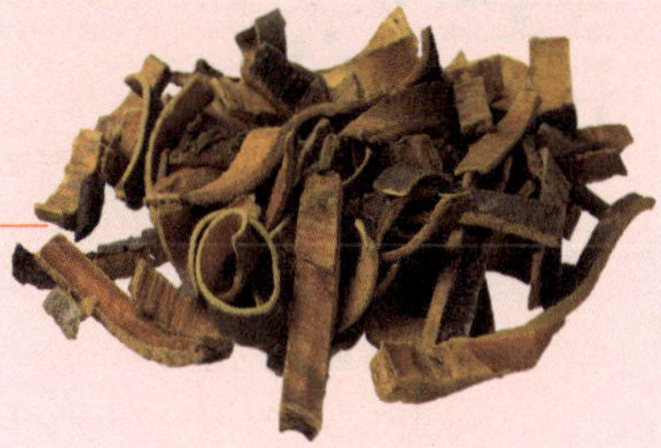

【类　　别】清热燥湿药
【别　　名】檗木、檗皮、黄檗。
【性味归经】性寒、味苦；归肾、膀胱、大肠经。
【养生剂量】3～15克。
【适合体质】湿热体质。
【适宜人群】肺炎、肺结核患者；肝硬化、慢性肝炎患者；痢疾、阴道瘙痒症患者。
【不宜人群】脾虚泄泻、胃弱食少者忌服。

本草药典

◎黄柏为芸香科落叶乔木黄檗、黄皮树的干燥树皮。主产于辽宁、吉林、黑龙江、河北、内蒙古等地。本品主要含有小檗碱及少量木兰碱、黄柏碱等，有较强的杀菌作用，还有利胆、利尿、降压、解热、降血糖等作用。

功效主治

◎本品具有清热燥湿、泻火解毒的功效。主治热痢、泄泻、消渴、黄疸、阳痿、梦遗、淋浊、痔疮、便血、赤白带下、骨蒸劳热、目赤肿痛、口舌生疮、疮疡肿毒等病症。本品还广泛用于治疗前列腺炎、支气管炎、脓疱疮、带状疱疹、咽炎、中耳炎、流脑等疾病。

推荐药膳养生方

黄柏猪肝汤

材料

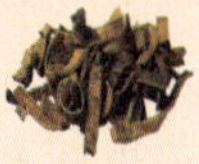
黄柏10克

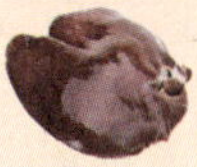
猪肝200克

做法：将黄柏洗净，用纱布包扎；猪肝洗净，汆水切片。然后同入锅煮汤，加入姜片、葱，至熟即可。能清热泻火、养肝。

黄柏白果汤

材料

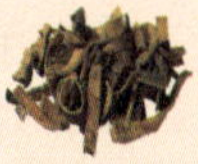
黄柏10克

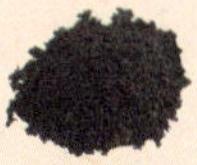
车前子15克

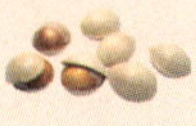
白果6克

做法：将黄柏、车前子、白果洗净，然后同入锅煎汁，去渣留汁，加入白糖拌匀即可。能清热燥湿、止带。

知柏地黄汤

材料

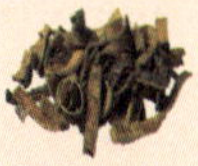
黄柏10克

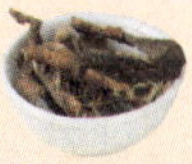
知母15克

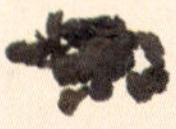
生地20克

做法：将黄柏、知母、生地洗净，然后一同入锅煎汁，去渣留汁，加入适量白糖拌匀即可。能清退虚热、泻火养阴。

黄连

【清中焦之热】

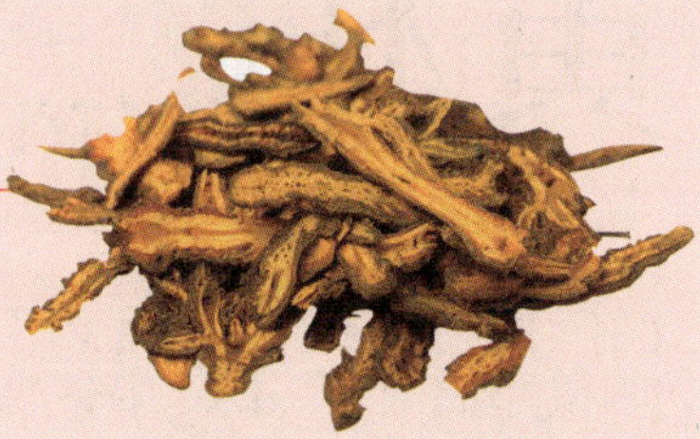

【类　　别】清热燥湿药
【别　　名】王连、元连、鸡爪连、川连、雅连。
【性味归经】性寒、味苦；归心、肝、胃、大肠经。
【养生剂量】3~10克。
【适合体质】湿热体质。
【适宜人群】热盛火炽、高热干燥者；咽喉肿痛、湿热腹泻、疔疮肿毒患者。
【不宜人群】阴虚烦热、胃虚呕恶、脾虚泄泻、五更泄泻者。

本草药典

◎本品味毛茛科多年生草本黄连、三角叶黄连或云连的干燥根茎。主产于四川、云南、湖北、陕西、贵州等地。黄连主要含有生物碱，对细菌及多种皮肤真菌有较强的抑制作用。本品以条肥壮、连珠形、质坚实、断面红黄色、无残茎及须根者、味极苦的为佳。

功效主治

◎本品具有泻火燥湿、解毒杀虫的功效。主治时行热毒、伤寒、热盛心烦、痞满呕逆、菌痢、热泻腹痛、肺结核、吐衄、消渴、疳积、蛔虫病、百日咳、咽喉肿痛、火眼口疮、痈疽疮毒等病症。本品入药，除生用外，还可酒炙，酒黄连善清上焦火热，多用于目赤肿痛、口疮。

推荐药膳养生方

黄连粥	材料：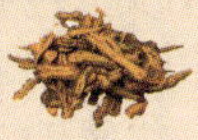 黄连10克　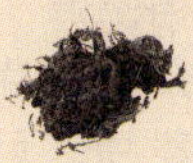 白头翁15克　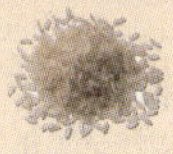 粳米50克	做法：将黄连、白头翁洗净，然后入锅煎汁，去渣留汁；将粳米洗净与药汁同入锅煮粥，至粥成时加入白糖调味即可。能清热凉血、止痢。
解毒汤	材料：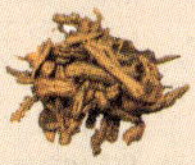 黄连9克　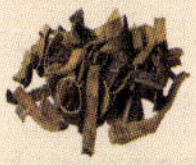 黄柏8克　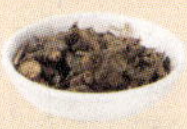 黄芩8克	做法：将黄柏、黄芩、黄连洗净，然后入锅注水煎汁，煎煮好后去渣留汁，加入白糖拌匀即可。能清热解毒。
黄连阿胶汤	材料：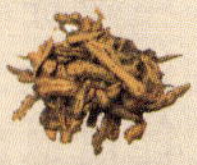 黄连9克　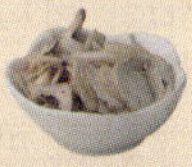 白芍12克　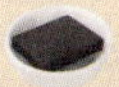 阿胶10克	做法：将黄连、白芍洗净，入锅煎汁，去渣留汁；然后加入阿胶、白糖，边煮边搅拌至其完全融化即可。能补血养阴、清火去烦。

黄芩【清上焦之热】

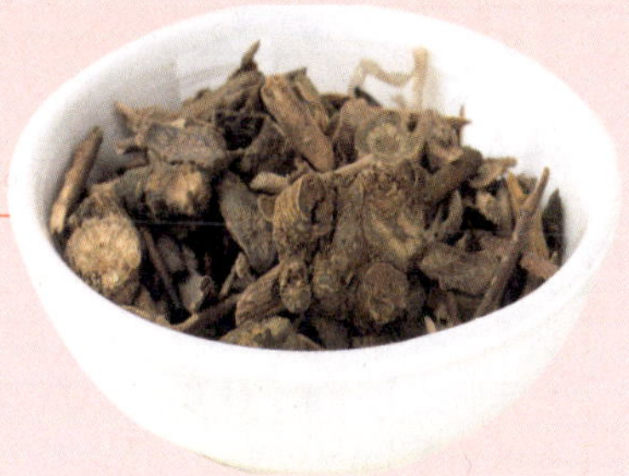

【类　别】清热燥湿药
【别　名】腐肠、虹胜、经芩、元芩、土金茶根。
【性味归经】性寒、味苦。归肺、胆、脾、大肠、小肠经。
【养生剂量】3~10克。
【适合体质】湿热体质。
【适宜人群】黄疸患者；目赤肿痛者；胎动不安者；肺热咳嗽、燥热烦渴症患者。
【不宜人群】中寒泄泻、中寒腹痛、肝肾虚而少腹痛、血虚腹痛、脾虚泄泻、肾虚溏泻、脾虚水肿、血枯经闭、气虚、肺受寒邪喘咳、血虚胎不安、阴虚淋漓等患者慎用。

本草药典

◎本品为唇形科多年生草本黄芩的干燥根，主产于河北、山西、河南、陕西、内蒙古等地。黄芩含有黄芩甙元、黄芩甙、汉黄芩素、汉黄芩甙和黄芩新素，还含苯甲酸等化学成分，对多种真菌及病毒均有抑制作用。本品以条粗长、质坚实、色黄、除净外皮者为佳。

功效主治

◎本品具有泻实火、除湿热、止血安胎的功效。主治燥热烦渴、肺热咳嗽、湿热泻痢、黄疸、热淋、吐衄、崩漏、目赤肿痛、胎动不安、痈肿疔疮等病症。临床上还用黄芩等制剂治疗小儿肺炎、高血压、病毒性肝炎、流脑带菌者、沙眼等疾病。

推荐药膳养生方

黄芩红枣汤

材料：

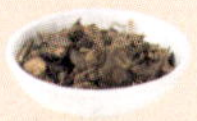
黄芩10克

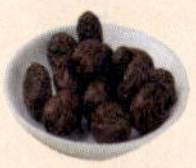
红枣8枚

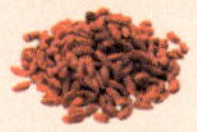
枸杞12克

做法：将黄芩、红枣、枸杞洗净，红枣、枸杞均泡发，红枣去核；然后入锅煎汁，去渣，加入白糖调匀即可。能清热养血、安胎。

黄芩生地汤

材料：

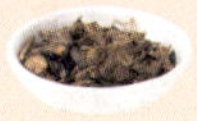
黄芩10克

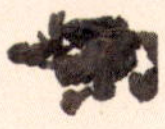
生地15克

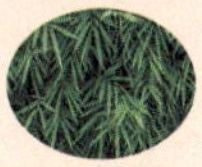
竹叶15克

做法：将黄芩、生地、竹叶洗净，然后入锅煎汁，去渣留汁，加入白糖拌匀即可。能清热凉血、除烦。

黄芩银花汤

材料：

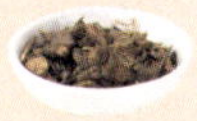
黄芩10克

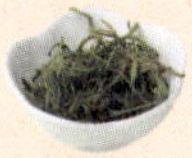
金银花15克

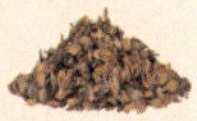
连翘12克

做法：将黄芩、金银花、连翘用清水洗净，然后入锅煎汁，去渣留汁，加入白糖拌匀即可。能清热泻火、解毒消肿。

苦参

【燥湿杀虫良药】

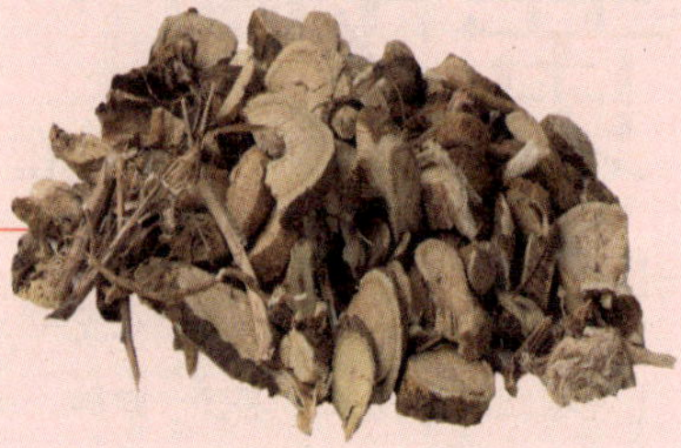

【类　　别】清热燥湿药
【别　　名】苦骨、川参、凤凰爪、牛参。
【性味归经】性寒、味苦；归肝、肾、胃、大肠经。
【养生剂量】3～15克。
【适合体质】湿热体质。
【适宜人群】黄疸患者；赤白带下者；肺炎、疳积患者；急性扁桃体炎患者；痔漏、脱肛者等。
【不宜人群】脾胃虚寒者。

本草药典

◎本品为豆科灌木苦参的干燥根。主产于山西、河南、河北等地。苦参含有多种生物碱，尚含苦参醇等黄酮类、醌类及三萜皂苷等化合物成分，所含的苦参碱、苦参黄酮均有抗心率失常作用；对多种致炎剂所引起的炎症反应有明显的抑制作用。

功效主治

◎本品具有清热燥湿、杀虫的功效。主治热毒血痢、肠风下血、黄疸、赤白带下、小儿肺炎、疳积、急性扁桃体炎、痔漏、脱肛、皮肤瘙痒、疥癞恶疮、阴疮湿痒、湿疹、荨麻疹、瘰疬、烫伤等病症，现代临床上常用来治疗病毒性心肌炎，外用治疗滴虫性阴道炎等。

推荐药膳养生方

苦参鸡蛋汤

材料：

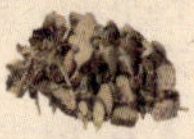
苦参15克

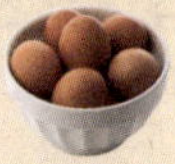
鸡蛋3个

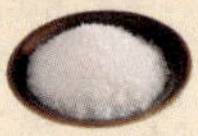
白糖适量

做法：将苦参洗净，然后入锅煎汁，去渣留汁；鸡蛋打碎调匀，将其倒入药汁中稍煮，加入白糖调匀即可。能清热解毒、燥湿杀虫。

瓜仁苦参汤

材料：

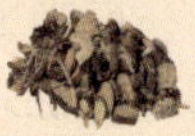
苦参15克

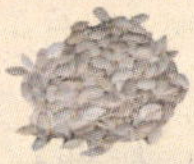
冬瓜仁15克

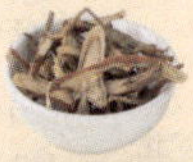
甘草10克

做法：将冬瓜仁、苦参、甘草洗净，然后入锅煎汁，去渣留汁，加入白糖调匀即可。能解毒消炎、通便。

苦参滑石汤

材料：

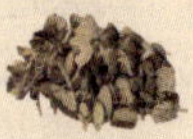
苦参12克

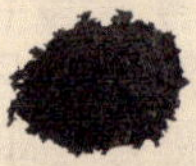
车前子20克

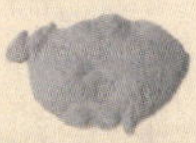
滑石8克

做法：将苦参、车前子用清水洗净，滑石用纱布包扎，然后入锅煎汁，去渣留汁，加入白糖调匀即可。能清热利尿、通淋。

龙胆草

【清泻肝胆湿热】

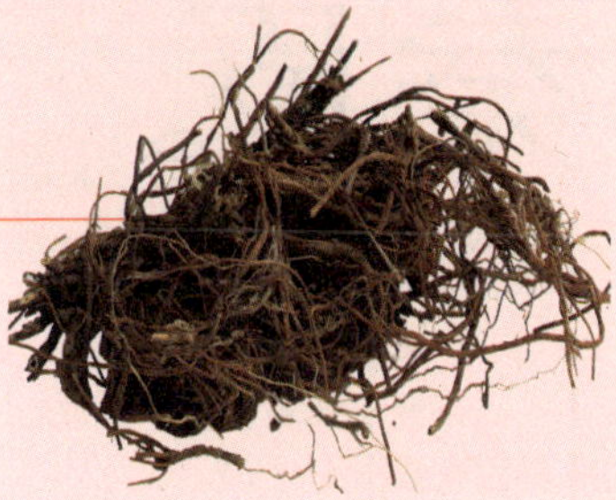

【类　　别】清热燥湿药
【别　　名】草龙胆、龙胆、山龙胆、四叶胆。
【性味归经】味苦，性寒；归肝、胆经。
【养生剂量】3～15克。
【适合体质】湿热体质。
【适宜人群】黄疸患者；阴肿阴痒、湿热带下者；目赤肿痛、耳聋耳肿者。
【不宜人群】脾胃虚弱腹泻及无湿热实火者。

本草药典

◎本品为龙胆科多年生草本条叶龙胆、龙胆、三花龙胆或坚龙胆的干燥根及根茎。主产于云南、四川等地。龙胆主要含环烯醚萜苷，尚含龙胆黄碱、龙胆碱、龙胆三糖、龙胆苦苷、秦艽乙素、秦艽丙素、龙胆三糖等成分，有保肝利胆、抗炎、利尿等作用。

功效主治

◎本品具有清热燥湿、泻肝定惊的功效。主治湿热黄疸、小便淋痛、阴肿阴痒、湿热带下、肝胆实火之头胀头痛、目赤肿痛、耳聋耳肿、胁痛口苦、热病惊风抽搐等病症。现代临床用龙胆草治疗急性黄疸型肝炎、急性卡他性结膜炎以及肛肠疾病等。

推荐药膳养生方

龙胆粥

材料：

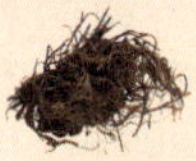
龙胆10克

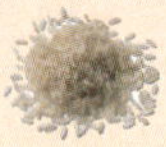
粳米50克

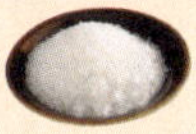
白糖适量

做法：将龙胆洗净，然后入锅煎汁，去渣留汁；粳米洗净与药汁同入锅煮粥，至粥成时加入白糖调味即可。能清热泻火、燥湿。

龙胆栀子汤

材料：

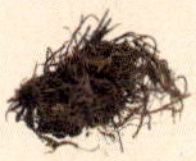
龙胆10克

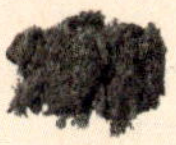
茵陈蒿15克

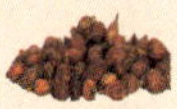
栀子12克

做法：将龙胆、茵陈蒿、生栀子洗净，然后入锅煎汁，去渣留汁，加入白糖拌匀即可。能清热泻火、燥湿退黄。

龙胆黄芩汤

材料：

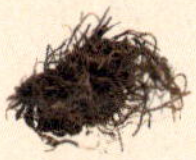
龙胆10克

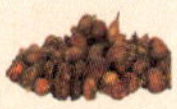
栀子12克

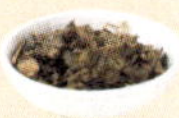
黄芩12克

做法：将龙胆、栀子、黄芩洗净，然后一同入锅煎汁，去渣留汁，加入白糖拌匀即可。能清泻肝火。

秦皮 【清热燥湿、杀虫】

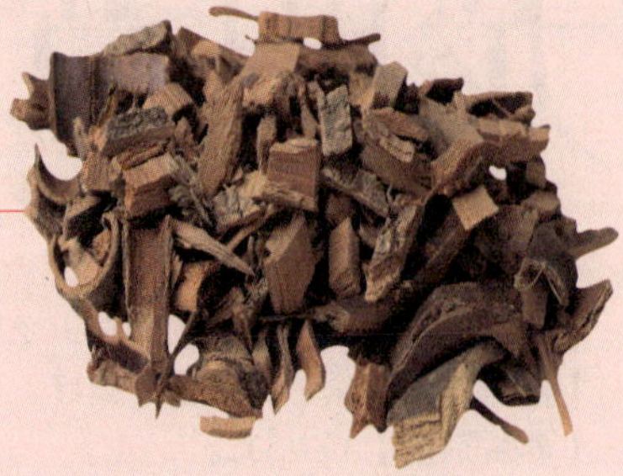

【类　　别】清热燥湿药
【别　　名】岑皮、秦白皮、蜡树皮、苦榴皮。
【性味归经】性寒、微苦；归肝、胆、大肠经。
【养生剂量】3～15克。
【适合体质】湿热体质。
【适宜人群】湿疹湿疮、皮肤瘙痒者；带下黄臭、阴道瘙痒者；湿热腹泻、热毒痢疾患者。
【不宜人群】体脾胃虚寒者忌服。

本草药典

◎秦皮为木犀科植物苦枥白蜡树、白蜡树、尖叶白蜡树或宿柱白蜡树的干燥枝皮干皮。主产于吉林、辽宁、河南等地。本品含七叶素、七叶苷、秦皮乙素等香豆精类及鞣质等成分，具有镇静、镇咳、祛痰平喘、利尿、促进尿酸排泄等作用。

功效主治

◎本品具有清热燥湿、平喘止咳、明目的功效。主治细菌性痢疾、肠炎、白带、慢性气管炎、目赤肿痛、迎风流泪、牛皮癣等病症。用秦皮煎剂治疗小儿细菌性痢疾有良效。此外，还有用本品治疗慢性气管炎、百日咳等病。

推荐药膳养生方

秦皮黄柏汤

材料：

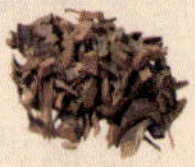
秦皮10克

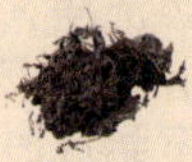
白头翁12克

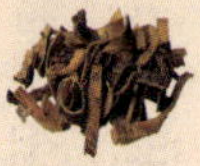
黄柏10克

做法：将秦皮、白头翁、黄柏洗净，然后入锅煎汁，煎煮好后去渣留汁，加入适量白糖拌匀即可。能清热燥湿、收涩止痢。

秦皮栀子汤

材料：

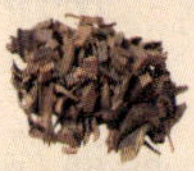
秦皮10克

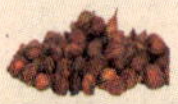
生栀子12克

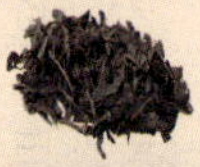
淡竹叶10克

做法：将秦皮、栀子、淡竹叶洗净，然后入锅加入适量的清水煎汁，煎煮好后去渣留汁，加入白糖拌匀即可。能清泻肝火、明目退翳。

秦皮乌梅汤

材料：

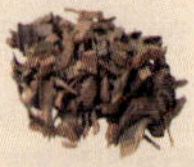
秦皮10克

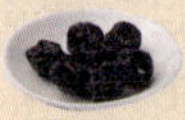
乌梅30克

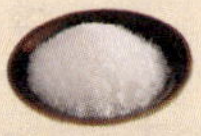
白糖适量

做法：将秦皮、乌梅用清水洗净，然后入锅加入适量的清水煎汁，煎煮好后去渣留汁，加入白糖拌匀即可。能清热祛湿、杀虫。

白薇

【清虚热良药】

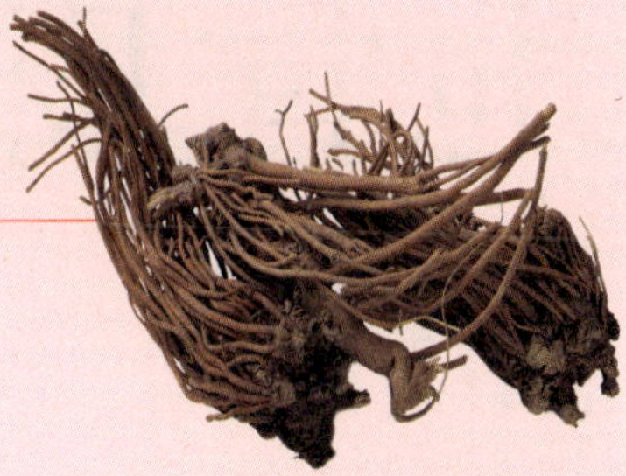

【类　　别】清退虚热药

【别　　名】春草、芒草、薇草、骨美、龙胆白薇。

【性味归经】性寒，味苦、咸；归胃、肝、肾经。

【养生剂量】3～15克。

【适合体质】热性体质。

【适宜人群】阴虚盗汗者；骨蒸痨热者；肺热咳嗽者；产后血虚发热者。

【不宜人群】凡伤寒及流行热病者；汗多亡阳过甚者；内虚者；血虚者。

本草药典

◎本品为蘼科多年生草本白薇或蔓生白薇的干燥根及根茎。主产于山东、安徽、辽宁、河南、河北等地。白薇含有强心苷及挥发油等化合物，有解热、利尿的作用。白薇以根色黄棕、粗壮、条匀、断面白色、实心者为佳，储于干燥容器内。

功效主治

◎本品具有解热、利尿的功效。用于治疗热病邪入营血、身热经久不退、肺热咳嗽以及阴虚内热、产后虚热等病症。治疗产后血虚发热，低热不退及昏厥等症，可与当归、人参、甘草同用。治疗阴虚外感，发热咽干、口渴心烦等症，与玉竹、淡豆豉等同用。

推荐药膳养生方

白薇知母汤

材料

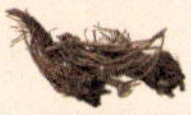

白薇10克

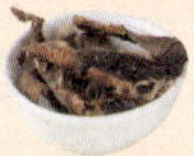

知母12克

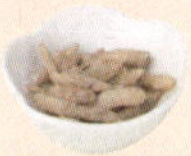

麦冬15克

做法　将白薇、知母、麦冬洗净，然后将其入锅煎汁，煎煮好后去渣留汁，加入白糖拌匀即可。能清热凉血、滋阴。

白薇生地汤

材料

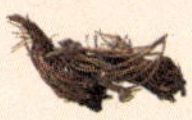

白薇10克

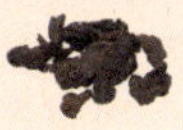

生地20克

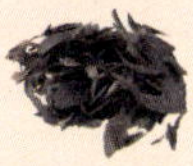

水牛角15克

做法　将白薇、生地、水牛角洗净，然后入锅煎汁，煎煮好后去渣留汁，加入白糖拌匀即可。能清营血热。

白薇木通汤

材料

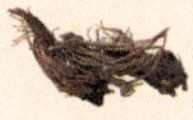

白薇10克

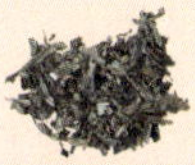

车前草15克

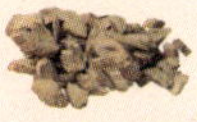

木通10克

做法　将白薇、车前阜、木通洗净，然后将其入锅煎汁，煎煮好后去渣留汁，加入白糖拌匀即可。能清热凉血、利尿通淋。

地骨皮

【清虚热常用药】

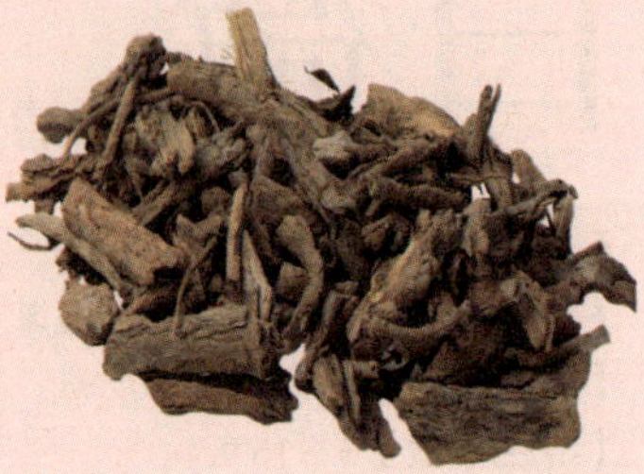

【类　　别】清退虚热药

【别　　名】地节、枸杞根，苟起根、枸杞根皮、山杞子根。

【性味归经】性寒、味甘；归心、肝、肾经。

【养生剂量】3～15克。

【适合体质】热性体质。

【适宜人群】盗汗者；肺热咳嗽者；高血压患者；吐血、衄血、血淋等症患者。

【不宜人群】外感风寒发热者；脾胃虚寒、便溏者。

本草药典

◎地骨皮为茄科灌木枸杞或宁夏枸杞的干燥根皮。主产于河南、山西、江苏、浙江等地。本品含桂皮酸和多量酚类物质，甜菜碱，亚油酸、亚麻酸、地骨皮甲素以及枸杞素A和B。地骨皮甲素具有具有降糖、降压、降脂的作用。本品以块大、肉厚、无木心与杂质者为佳。

功效主治

◎本品具有清热凉血的功效。主治虚劳、潮热、盗汗、肺热咳喘、吐血、衄血、血淋、消渴病、高血压、高血脂、痈肿、恶疮等病症。本品还可用于治疗荨麻疹、皮炎、化脓性溃疡等皮肤过敏性疾病。

推荐药膳养生方

	材料			做法
地骨皮粥	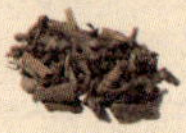 地骨皮15克	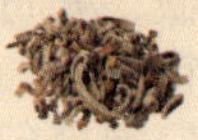 桑白皮15克	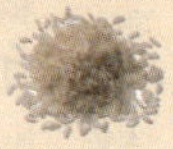 粳米100克	将地骨皮、桑白皮洗净，然后入锅煎汁，去渣留汁；粳米洗净与药汁同入锅煮粥，至粥成时加入白糖拌匀即可。能清肺生津、止渴。
桑葚骨皮汤	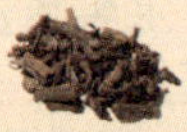 地骨皮15克	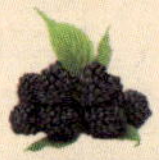 鲜桑葚60克	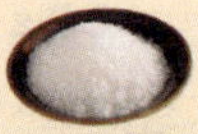 白糖适量	将桑葚洗净，泡发；地骨皮洗净，然后将其与桑葚一同入锅煎汁，去渣留汁，加入白糖拌匀即可。能补血凉血、补益肝肾。
地骨皮汤	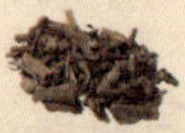 地骨皮10克	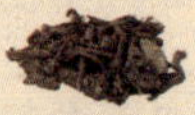 银柴胡12克	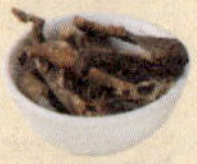 知母15克	将地骨皮、银柴胡、知母洗净，然后一同入锅煎汁，去渣留汁，加入适量的白糖拌匀即可。能清热凉血、养阴。

青蒿【清热凉血、解暑除烦】

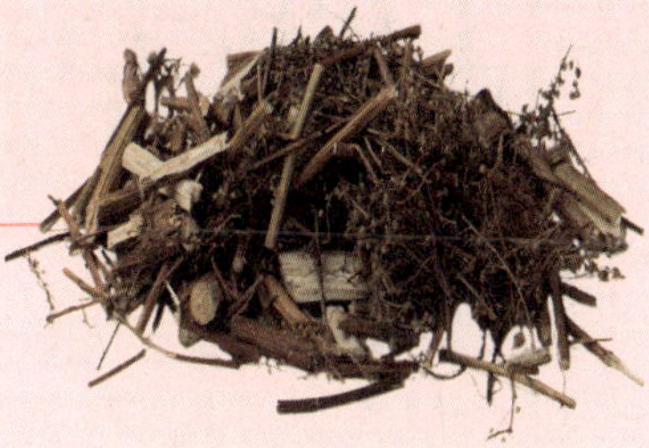

【类　　别】清退虚热药
【别　　名】蒿、草蒿、野兰蒿、黑蒿、白染艮。
【性味归经】性寒，味苦、微辛；归肝、胆、三焦、肾经。
【养生剂量】3～10克。
【适合体质】热性体质。
【适宜人群】黄疸患者；疟疾、痢疾等患者。
【不宜人群】产后血虚、内寒作泻及饮食停滞、泄泻者；出汗多者。

本草药典

◎青蒿为菊科一年生草本黄花蒿的干燥地上部分。全国大部分地区有产。本品主要含倍半萜类成分，尚含槲皮黄素、山奈黄素、藤菊黄素等黄酮类，其对金黄色葡萄球菌的抑制作用较强，还能抗流感病毒。本品以质嫩、色绿、气清香者为佳。

功效主治

◎本品具有清热解暑、凉血除蒸的功效。主治温病、暑热、骨蒸劳热、疟疾、痢疾、黄疸、疥疮、瘙痒等病症。治温病后期，余热未清，夜热早凉，热退无汗，或热病后低热不退等症者，常与鳖甲、知母、丹皮、生地等同用。

推荐药膳养生方

青蒿粥

材料：

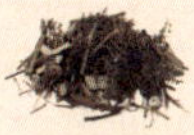
鲜青蒿100克

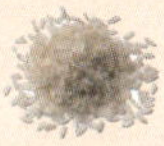
粳米100克

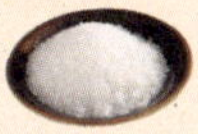
白糖适量

做法：将青蒿洗净，然后将其研碎捣取汁液备用；将粳米洗净，与青蒿汁一同入锅煮粥，至粥成时加入白糖拌匀即可。能清虚热、凉血滋阴。

青蒿猪蹄汤

材料：

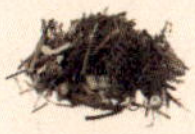
鲜青蒿200克

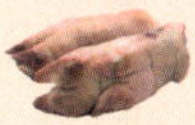
猪蹄500克

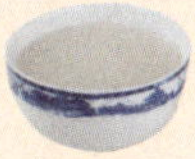
鲜汤适量

做法：将青蒿择洗干净；猪蹄处置干净后斩件，汆水；然后同入锅煮汤，至熟时加入鸡精调味即可。能清热解毒、补虚养身。

青蒿荷叶茶

材料：

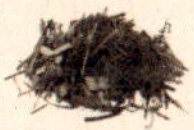
青蒿10克

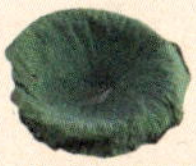
荷叶15克

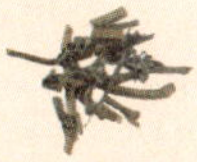
藿香8克

做法：将青蒿、荷叶、藿香洗净，然后入锅煎汁，煎煮好后去渣留汁，加入适量白糖拌匀即可。能清热解暑、除烦。

银柴胡

【除疳热良药】

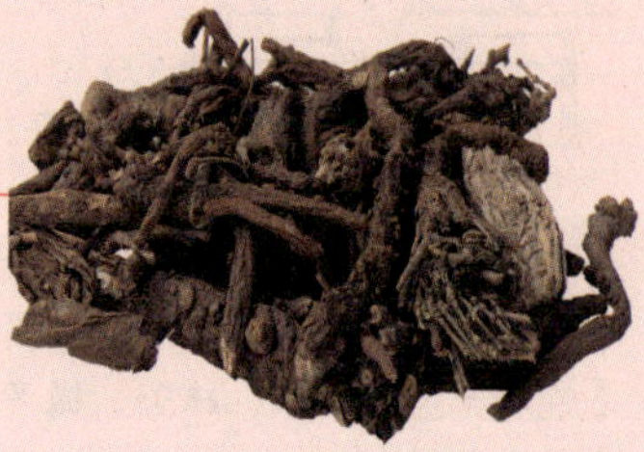

【类　　别】清退虚热药
【别　　名】银胡、山菜根、白根子、土参。
【性味归经】性凉，味甘、苦；归肝、胃经。
【养生剂量】3～15克。
【适合体质】热性体质。
【适宜人群】虚热、小儿疳积发热者、阴虚久疟者。
【不宜人群】外感风寒及血虚无热者。

本草药典

◎本品为石竹科多年生草本银柴胡的干燥根。主产于宁夏、甘肃、内蒙古等地。银柴胡含有挥发油及银柴胡环肽等成分，有解热作用；还能降低主动脉类脂质的含量，有抗动脉粥样硬化作用。选购本品以条长、外皮淡黄棕色、断面黄白色者为佳。

功效主治

◎本品具有清热凉血，清虚热，除疳热的功效。主治虚劳骨蒸、阴虚久疟、小儿疳热、羸瘦等病症。治疗小儿食滞或虫积所致的疳积发热，腹部膨大，口渴消瘦，毛发焦枯等症，常用银柴胡配伍胡黄连、鸡内金、使君子等药同用。

推荐药膳养生方

银柴胡饮

材料

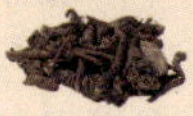
银柴胡10克

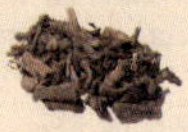
地骨皮15克

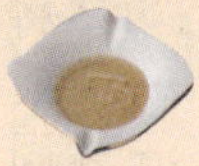
蜂蜜适量

做法

将银柴胡、地骨皮洗净，然后一同入锅煎汁，煎煮好后去渣留汁，加入蜂蜜搅拌均匀即可。能清退虚热、滋阴。

银柴胡煎

材料

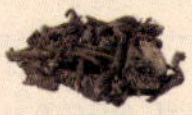
银柴胡6克

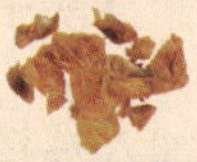
鸡内金10克

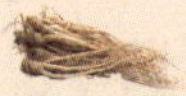
党参10克

做法

将银柴胡、鸡内金、党参洗净，然后将其一同入锅煎汁，去渣留汁，加入适量白糖拌匀即可。能除疳热，治疗小儿疳积发热。

银柴胡汤

材料

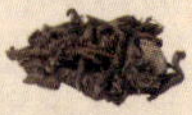
银柴胡10克

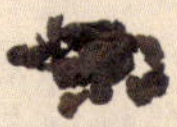
生地15克

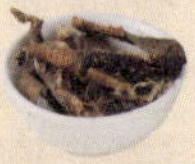
知母12克

做法

将银柴胡、生地、知母洗净，然后将其一同入锅煎汁，去渣留汁，加入白糖拌匀即可。能清退虚热、养阴。

第七章

祛风湿类本草养生法

●凡以祛除风寒湿邪，治疗风湿痹证的药物，称为祛风湿药。祛风湿药根据其药性和功效的不同，分为祛风寒湿药、祛风湿热药、祛风湿强筋骨药三类。

本类药物味多辛苦，能祛除留着于肌肉、经络、筋骨的风湿邪气，有的还兼有散寒、舒筋、通络、止痛、活血或补肝肾、强筋骨等作用，主要用于风湿痹证之肢体疼痛，关节不利、肿大，筋脉拘挛等症。痹证多属慢性疾病，为服用方便，可制成酒或丸散剂，酒还能增强祛风湿药的功效。现代研究证明，祛风湿药一般具有不同程度的抗炎、镇痛及镇静等作用，常用于风湿性关节炎、类风湿性关节炎、强直性脊柱炎、坐骨神经痛、纤维组织炎、肩周炎、腰肌劳损、骨质增生、跌打损伤、神经痛、半身不遂等。

辛温性燥的祛风湿药，易伤阴耗血，因此，阴血亏虚者应慎用。

草乌

【祛风除湿】

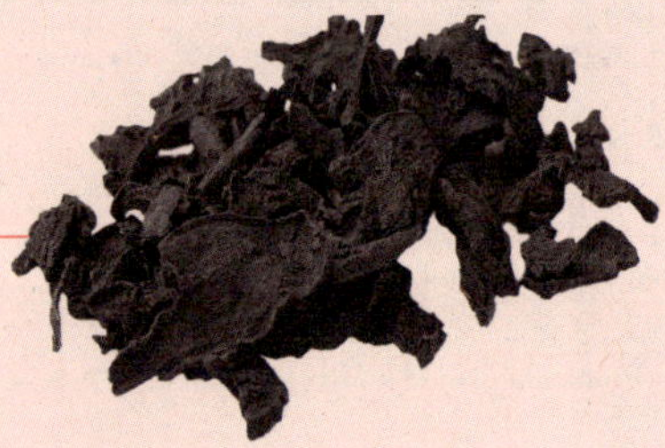

【类　　别】祛风湿药

【别　　名】鸭头、药羊蒿、鸡头草、百步草、乌头。

【性味归经】味苦、辛，性热；归肝、脾、肺经。

【养生剂量】3～10克。

【适合体质】湿性体质。

【适宜人群】风寒湿痹者，关节疼痛者，心腹冷痛者，寒疝作痛者等。

【不宜人群】虚人、孕妇、阴虚火旺及热证疼痛者忌服。生者慎服。不宜与贝母、半夏、白及、白蔹、天花粉、瓜蒌、犀角同用。

本草药典

◎草乌为毛茛科、乌头属多年生草本植物。主要分布于云南、东北、内蒙古、河北、山西。本品各部分含生物碱，其中主要成分为乌头碱，乌头碱水解后生成乌头原碱、醋酸及苯甲酸，具有较强的镇痛作用，在服用时一般是炮制过的，但不影响药效。

功效主治

◎本品具有搜风胜湿，散寒止痛，开痰，消肿的功效。主治风寒湿痹，中风瘫痪，破伤风，头风，脘腹冷痛，痰癖，气块，冷痢，喉痹，痈疽，疔疮，瘰疬等病症。草乌可与苍术、白芷、川芎等药同用，能治风寒湿痹，关节疼痛，屈伸不利等症。

推荐药膳养生方

川乌草乌酒

材料

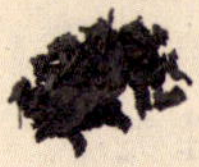
草乌15克

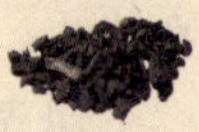
制川乌15克

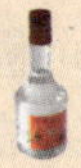
白酒1000毫升

做法

将川乌、草乌、30克当归、20克牛膝洗净，烘干后研磨成末，装入纱布袋，扎紧袋口；泡酒，密封15日即可。能祛风除湿、止痛。

乌头粥

材料

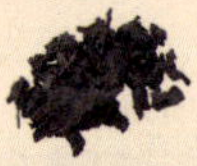
乌头2克

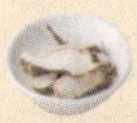
白芷8克

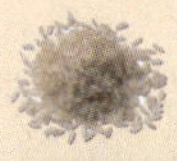
粳米50克

做法

将乌头去皮尖，洗净研碎；白芷洗净烘干，研磨为粉；粳米洗净一同入锅煮粥即可。能搜风祛湿，治疗破伤风。

制草乌酒

材料

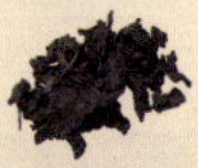
制草乌50克

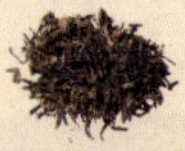
威灵仙60克

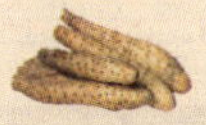
穿山龙80克

做法

将制草乌、威灵仙、穿山龙洗净，烘干，研磨成粗细不等的粉末装入纱布袋，扎紧袋口，泡酒，密封1个月即可。能祛风除湿、舒筋活络。

川乌【温经散寒、祛风除湿】

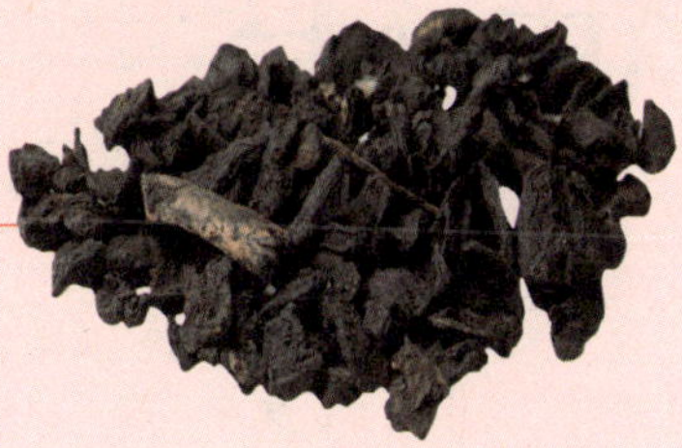

【类　　别】祛风湿药
【别　　名】鹅儿花、铁花、五毒。
【性味归经】性热，味辛、苦，有毒。归心、肝、肾、脾经。
【养生剂量】3～9克。
【适合体质】湿性体质。
【适宜人群】风寒湿痹者，寒湿头痛者，心腹冷痛者及寒疝腹痛者等。
【不宜人群】孕妇忌用；不宜与贝母类、半夏、白及、白蔹、天花粉、瓜蒌类同用。

本草药典

◎川乌为毛茛科多年生草本乌头的干燥母根。生于山地草坡或灌丛中。栽培于平地肥沃的砂质土壤，主产于四川、云南、陕西、湖南等地。分布于长江中下游，北至秦岭和山东东部，南至广西北部。本品主要含有多种生物碱，具有镇痛、抗炎、镇静、局麻的作用。

功效主治

◎本品具有祛风去湿、温经止痛的功效。用于治疗风寒湿痹、关节疼痛、心腹冷痛、寒疝作痛等病症。用于治疗风寒湿痹、关节疼痛等病症。一般炮制后内服。生川乌酊外用能刺激皮肤，继而产生麻木感，故外用作某些神经痛及风湿的镇痛剂。

推荐药膳养生方

川乌鸡汤

材料

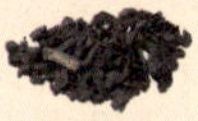
制川乌6克

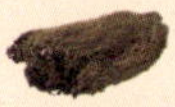
细辛2克

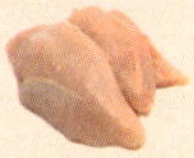
鸡肉200克

做法

将制川乌、细辛、20克黄芪洗净；鸡肉处置干净，汆水洗净。然后将所有材料一同入锅，注水煮汤，炖至熟调味即可。能祛风除湿、散寒。

川乌薏米粥

材料

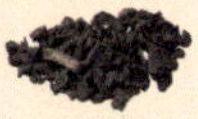
制川乌6克

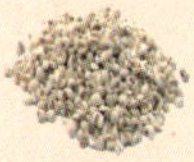
薏米30克

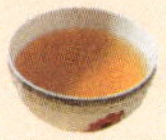
姜汁6克

做法

将制川乌洗净，烘干后将其研磨成末；薏米泡发后洗净。然后将其入锅煮粥，至成稀粥时撒入川乌粉，至熟时加入蜂蜜调匀即可。能祛风除湿。

川乌煎

材料

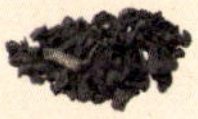
川乌10克

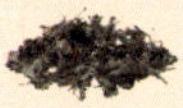
艾叶20克

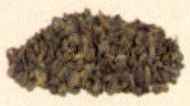
延胡索20克

做法

将川乌、艾叶、延胡索洗净，然后一同入锅煎汁，去渣留汁，加入蜂蜜调匀即可。能温经散寒、行气止痛，治疗癌症。

独活

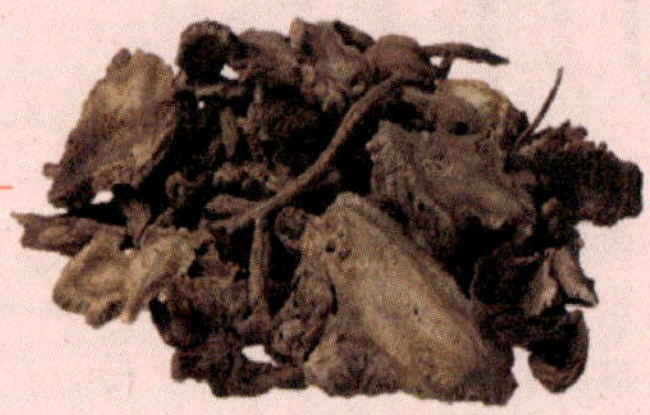

【祛风散寒、活血通络】

【类　　别】祛风湿药
【别　　名】独摇草、独滑、长生草。
【性味归经】性温，味辛、苦；归肝、肾、膀胱经。
【养生剂量】3～15克。
【适合体质】湿性体质。
【适宜人群】风湿患者；慢性支气管炎患者；头痛、齿痛患者。
【不宜人群】高热而不恶寒、阴虚血燥者。

本草药典

◎独活为伞形多年生草本重齿毛当归的干燥根。主产于四川、湖北、安徽等地。本品主要若干香豆精类化合物及挥发油等成分，能抗炎、镇痛、镇静、催眠。以根头部膨大、表面灰褐色、质硬、断面灰白色、有特异香气及味苦、辛，微麻舌的为佳。

功效主治

◎本品具有祛风、胜湿、散寒、止痛的功效。主治风寒湿痹、腰膝酸痛、手脚挛痛、慢性气管炎、头痛、齿痛等病症。现代药理研究表明，独活对血小板聚集有抑制作用；并有降压作用，但不持久；所含香柑内酯、花椒毒素等有光敏及抗肿瘤作用。

推荐药膳养生方

独活当归酒

材料

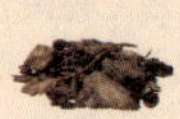
独活15克

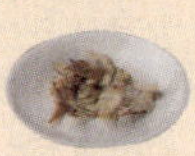
当归30克

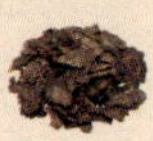
川芎12克

做法

将独活、当归、川芎、20克丹参洗净，然后将其装入纱布袋，扎紧袋口；泡酒，密封1个月，即可饮用。能祛风除湿，治疗关节炎。

独活乌豆汤

材料

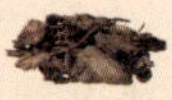
独活15克

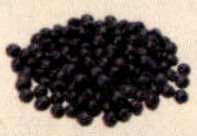
乌豆50克

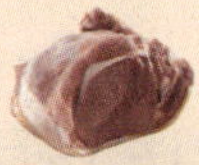
瘦肉200克

做法

将独活洗净；乌豆、6枚红枣用水浸泡，红枣去核洗净；瘦肉洗净切片。然后入锅煮汤即可。能祛风散寒、活血通络、除湿止痛。

独活寄生汤

材料

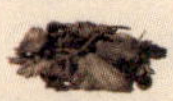
独活12克

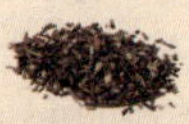
桑寄生15克

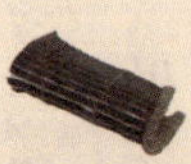
杜仲20克

做法

将独活、桑寄生、杜仲洗净，然后入锅煎汁，去渣留汁，加入适量白糖拌匀即可。能祛风湿、补肝肾。

防己【清热利湿】

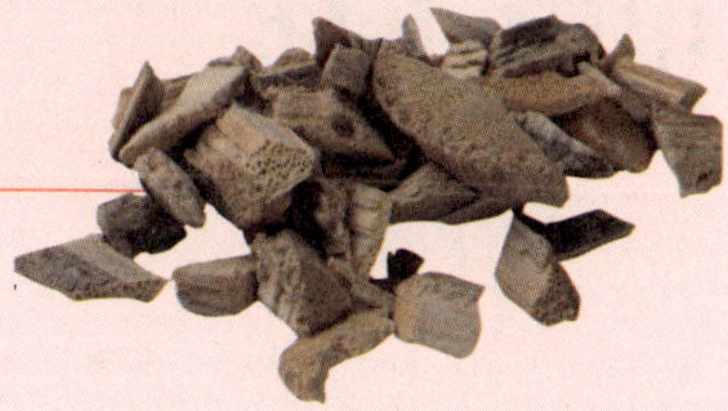

【类　　别】祛风湿药
【别　　名】粉防己、粉寸己、汉防己、土防己。
【性味归经】性寒，味苦。归膀胱、肺经。
【养生剂量】3～10克。
【适合体质】湿性体质。
【适宜人群】水肿脚气、小便不利、湿疹疮毒、风湿痹痛、高血压症患者。
【不宜人群】食欲不振及阴虚无湿热者。

本草药典

◎本品为防己科木质藤本粉防己或马兜铃科多年生缠绕草本广防己的干燥根。生于山野丘陵地、草丛或矮林边缘。粉防己主产于浙江、安徽、江西、湖北等地；广防己主产于广东、广西等地。本品具有显著的镇痛、解热、抗炎、抗过敏性休克、利尿等作用。

功效主治

◎本品具有利水消肿、清热除湿、祛风镇痛的功效。主治水肿、小便不利、脚气肿满、风湿痹痛、手足挛急、肺痿喘嗽、伏暑吐泻、疥癣疮肿等病症。粉防己能明显增加排尿量。广防己能提高非特异性免疫力，所含的马兜铃酸对金黄色葡萄球菌有抑制作用。

推荐药膳养生方

防己薏米汤

材料：

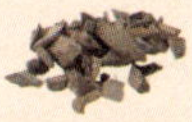
防己10克

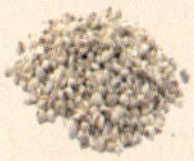
薏米30克

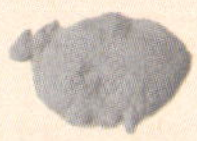
滑石10克

做法：将防己洗净；薏米用水泡发，洗净；然后将防己和滑石装入纱布袋与薏米一同煮粥即可。能祛风除湿、清热止痛。

防己牛膝汤

材料：

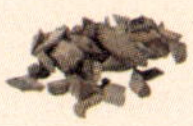
防己10克

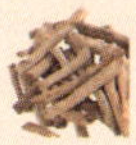
牛膝12克

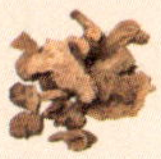
白术15克

做法：将防己、牛膝、白术洗净，然后入锅煎汁，去渣留汁，加入适量白糖拌匀即可。能补益肝肾、疏肝利水。

防己黄芪汤

材料：

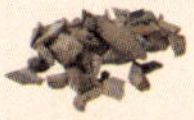
防己10克

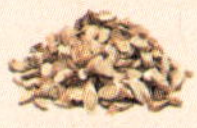
黄芪20克

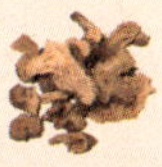
白术15克

做法：将防己、黄芪、白术洗净，然后入锅煎汁，去渣留汁，加入适量白糖拌匀即可。能清湿热、利小便。

蝮蛇

【祛风、除湿、解毒】

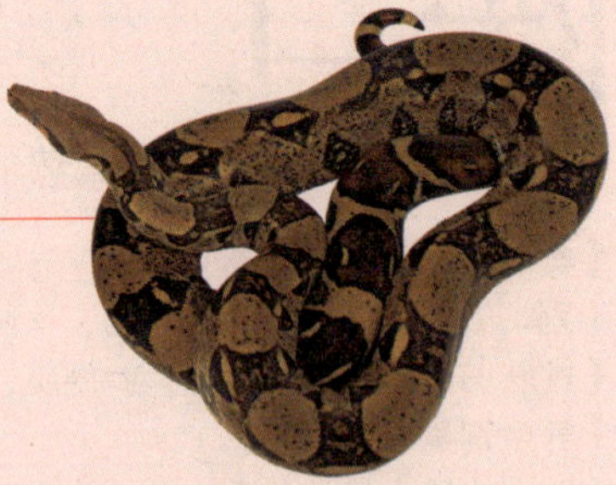

【类　　别】祛风湿药
【别　　名】土谷蛇、土布袋、土公蛇、草上飞。
【性味归经】味甘，性平，有毒。归肝、脾经。
【养生剂量】泡酒用量3～10克。
【适合体质】湿性体质。
【适宜人群】各种漏疮、恶疮、骨疽、身痒、疥癣、冠心病、心肌梗死、脑血栓、血管病等患者。
【不宜人群】孕妇忌用。一般泡酒饮用，不宜食用。

本草药典

◎蝮蛇是在我国广泛分布的一种小型毒蛇，代表物种有尖吻蝮、介中蝮、竹叶青。蝮蛇的繁殖方式和大多数蛇类不同，为卵胎生殖。用蝮蛇作原料生产的一些贵重药品能医治多种疑难病症，其中蝮蛇毒素是生产高效抗血栓药物的原料。一般研粉后干燥保存或浸酒保存。

功效主治

◎本品具有祛风、通络、止痛、解毒的功效。蝮蛇全体含胆甾醇，牛磺酸，脂肪，脂质，挥发油等。主治风湿痹痛、麻风、瘰疬、疮疖、疥癣、痔疾、肿瘤等病症。可用蝮蛇泡成药酒，治疗各型麻风或麻风反应，均有一定的效果，尤其以合并砜类药治疗者疗效更佳。

推荐药膳养生方

蝮蛇当归酒

材料

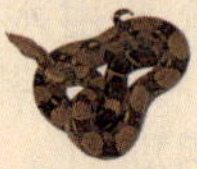
蝮蛇1条

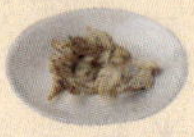
当归30克

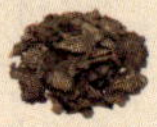
川芎12克

做法

将当归、川芎洗净；2000毫升60度白酒装入玻璃瓶备用。泡酒，密封浸泡数月，过滤饮用即可。能活血、祛风除湿。

蝮蛇胆

材料

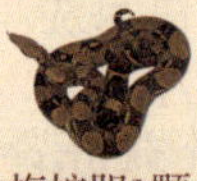
蝮蛇胆1颗

做法

将蝮蛇胆用清水洗净，然后将其研碎成汁，将胆汁涂抹于患处即可。能解毒，治疗漏疮。

蝮蛇酒

材料

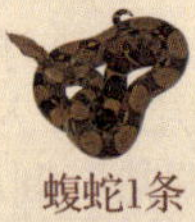
蝮蛇1条

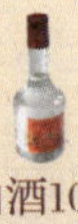
60度白酒1000毫升

做法

将白酒装入玻璃瓶中，然后将活的蝮蛇倒入其中，加盖密封浸泡1月，饮用即可。能治疗癞疾诸瘘，心腹痛。

狗脊【补肝益肾】

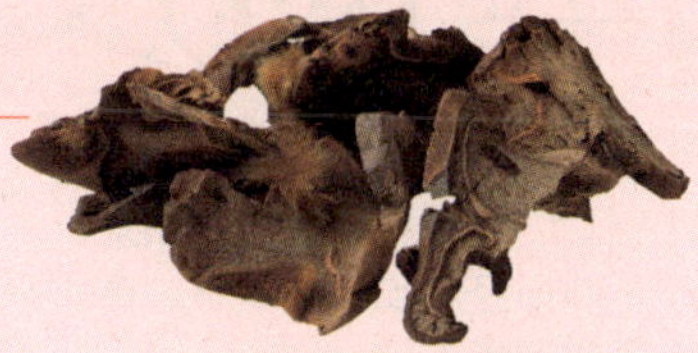

【类　　别】祛风湿药
【别　　名】金毛狗脊、金毛狗、金狗脊。
【性味归经】性温，苦、甘；归肝、肾经。
【养生剂量】3～15克。
【适合体质】虚性体质和湿性体质。
【适宜人群】腰背酸疼者；尿频、遗精、白带患者。
【不宜人群】肾虚有热、小便不利或短涩黄赤者；口苦舌干者。

本草药典

◎狗脊为蚌壳蕨科多年生草本金毛狗脊的干燥根茎。主产于云南、广西、浙江、福建等地。本品主要含有萜类成分、挥发油、香荚兰已酮等化合物成分，具有增加心肌营养与血流量、止血的作用。以片厚薄均匀、坚实无毛、不空心者为佳。

功效主治

◎本品具有祛风湿，补肝肾，强腰膝、利关节的功效。主治腰背酸疼、膝痛脚弱、寒湿周痹、失溺、尿频、遗精、白带等病症。狗脊的毛茸对疤痕组织、肝脏、脾脏的损害性及拔牙等外伤性出血有较好的止血作用，其效果较明胶海绵迅速。

推荐药膳养生方

狗脊骨头汤

材料

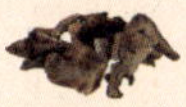
狗脊10克

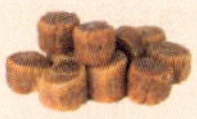
干贝8克

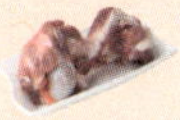
筒骨300克

做法

将狗脊、干贝洗净；筒骨洗净斩件，汆水。然后一同入锅煮汤，至肉熟烂时加入调料调味即可。能补虚，补益肝肾。

狗脊熟地汤

材料

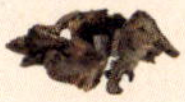
狗脊15克

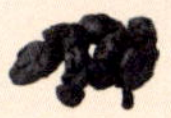
熟地15克

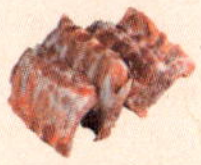
猪骨300克

做法

将狗脊、熟地洗净；猪骨洗净，斩件，汆水。然后一同入锅煮汤，至肉熟烂时加调料调味即可。能补益肝肾、养血。

狗脊益智汤

材料

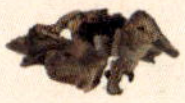
狗脊12克

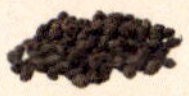
益智仁10克

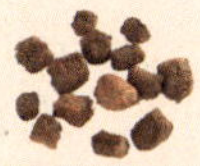
桑螵蛸14克

做法

将狗脊、益智仁、桑螵蛸洗净，然后入锅煎汁，去渣留汁，加入白糖拌匀即可。能补肾固涩。

海桐皮

【祛风止痛】

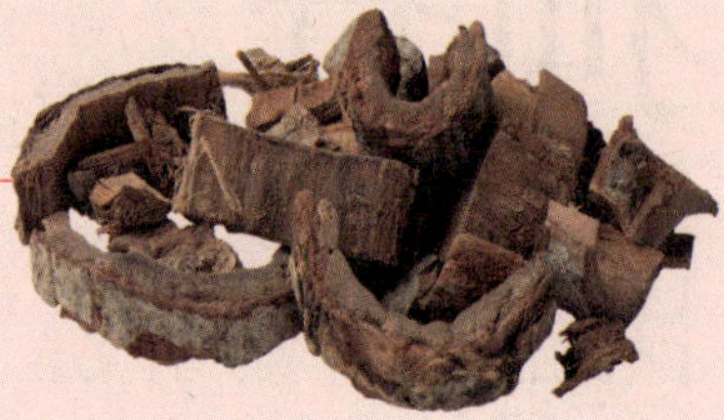

【类　　别】祛风湿药
【别　　名】钉桐皮、鼓桐皮、丁皮、刺桐皮。
【性味归经】性平，味苦、辛。归肝经。
【养生剂量】5～15克。
【适合体质】湿性体质。
【适宜人群】风湿痹痛，四肢拘挛者；疥癣、风疹、湿疹者。
【不宜人群】无禁忌

本草药典

◎海桐皮为豆科常绿乔木刺桐的干燥树皮。主产于广西、云南、湖北等地。本品主要含有刺桐灵碱、氨基酸、有机酸的化合物成分。种子含油中含饱和有机酸36.7%和不饱和有机酸(油酸、亚油酸)63.3%，另含下箴刺桐碱。以皮张大、钉刺多者为佳。

功效主治

◎本品具有祛风除湿，通络止痛，杀虫止痒的功效。主治风湿痹痛、四肢拘挛。还能治疗疥癣、风疹及湿疹瘙痒等症。治疗风湿性关节炎，慢性而偏于寒者较适宜。多为浸酒用，配牛膝、川芎等，也可用入煎剂。外用宽筋藤、桂枝等，可作为关节热洗剂，治疗跌打骨折。

推荐药膳养生方

海桐皮酒

材料

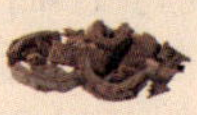
海桐皮15克

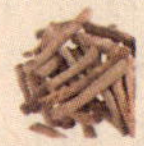
牛膝15克

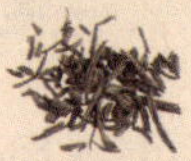
五加皮15克

做法

将海桐皮、牛膝、五加皮分别用清水洗净；泡酒，密封浸泡1月后开启饮用即可。能祛风止痛、通经活络。

海桐皮苦参汤

材料

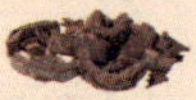
海桐皮10克

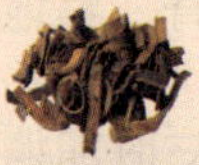
黄柏12克

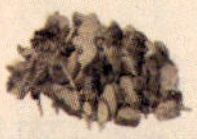
苦参10克

做法

将海桐皮、黄柏、苦参洗净，然后入锅煎汁，去渣留汁，加入白糖拌匀即可。能祛风杀虫、止痒。

海桐皮饮

材料

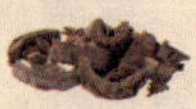
海桐皮20克

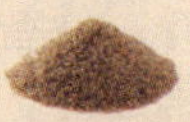
红糖适量

做法

将海桐皮洗净，然后入锅煎汁，去渣留汁，加入适量红糖拌匀即可。能通络止痛，治疗乳腺炎。

雷公藤【祛风除湿】

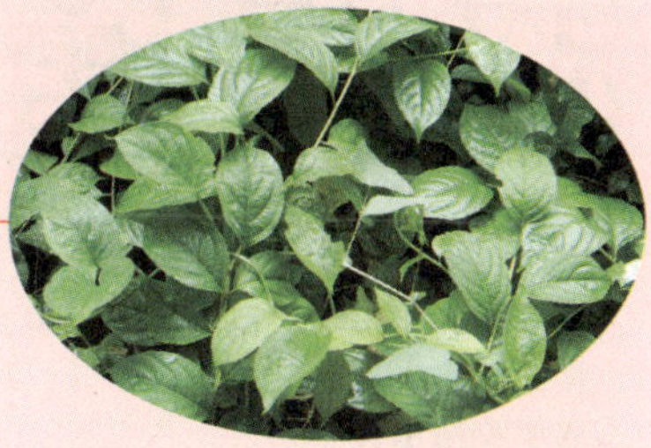

【类　　别】祛风湿药
【别　　名】黄藤、黄腊藤、菜虫药、红药、水莽草。
【性味归经】味辛、苦，性寒，有大毒。归心、肝经。
【养生剂量】1～5克。
【适合体质】湿性体质。
【适宜人群】风湿顽痹者，肢体疼痛、拘挛者，疔疮肿毒者，腰带疮者，麻风、顽癣者。
【不宜人群】孕妇、体虚弱者不宜；心肝肾器质性病变及白细胞减少者慎用。

本草药典

◎本品为卫矛科落叶灌木雷公藤干燥根的木质部。以偏酸性、肥沃、土层深厚的砂质土或黄壤土最宜生长。主产于福建、浙江、安徽、湖南及江苏等地。雷公藤的根主要含有雷公藤定碱等生物碱及鞣质等化合物成分，具有抗炎、抑制免疫、抗生育、杀虫抗菌等作用。

功效主治

◎本品具有祛风除湿、通络止痛、消肿止痛、解毒杀虫的功效。外用治风湿性关节炎，皮肤发痒，杀蛆虫。外用时不得超过半小时。用于湿热结节、癌瘤积毒，临床上用其治疗麻风反应、类风湿性关节炎等，药理研究也表明其有抗肿瘤、抗炎等作用。

推荐药膳养生方

雷公藤粉

材料

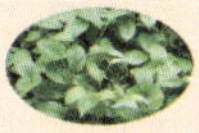

雷公藤4克

做法

将雷公藤用清水洗净，烘干后加工研磨成末，用水调匀成糊状，敷于患处。能祛风除湿、通络止痛。

雷公乌药粉

材料

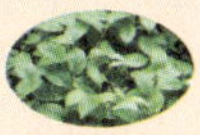

雷公藤3克

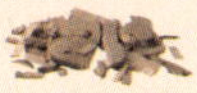

乌药3克

做法

将雷公藤、乌药用清水洗净，然后烘干，再将其研磨成粉末，用清水调匀，涂于患处即可。能消肿止痛，治疗腰带疮。

雷公藤叶汁

材料

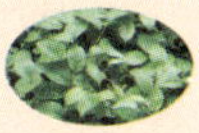

雷公藤叶10克

做法

将新鲜的雷公藤叶用清水洗净，然后捣取汁液，涂抹于患处即可。本品能治疗顽癣瘙痒。

路路通【祛风除湿】

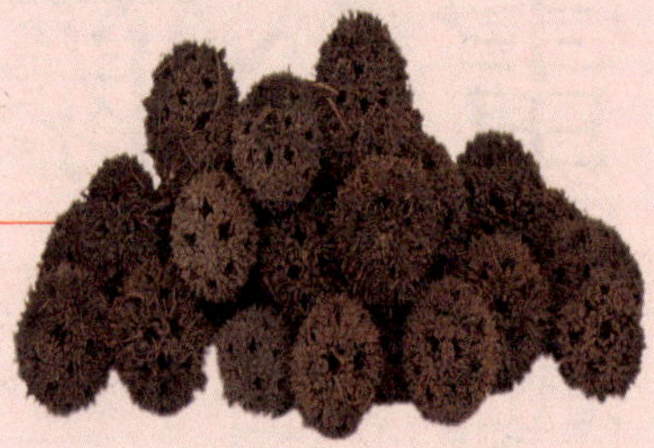

【类　　别】祛风湿药
【别　　名】枫实、枫木上球、枫香果、枫果、枫球子。
【性味归经】性平，味苦。归肝、肺经。
【养生剂量】10~30克。
【适合体质】湿性体质。
【适宜人群】风湿痹痛者，肢麻拘挛者，外伤瘀血者，水肿、小便不利者等。
【不宜人群】孕妇及阴虚内热者、虚寒血崩者。

本草药典

◎路路通为金缕梅科落叶乔木枫香树的干燥成熟果序。主产江苏、浙江、江西、福建、广东等地。此外，湖北、河南、贵州等地亦产。本品主要含有苏合香素、氧化丁香烯等化合物成分，具有保肝、抑制蛋清性关节炎的肿胀的作用。以色黄、个大者为佳。

功效主治

◎本品具有祛风通络、利水去湿、通经下乳的功效。主治肢体痹痛、手足拘挛、胃痛、水肿、胀满、闭经、乳少、痈疽、痔漏、疥癣、湿疹等，还可治跌打损伤，内服外洗均可，能散瘀止痛。治荨麻疹、风疹，配四物汤、蝉蜕、白藓皮等，此方有祛风、止痒、散疹的作用。

推荐药膳养生方

路路通粥

材料：

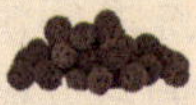
路路通15克

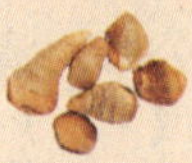
穿山甲10克

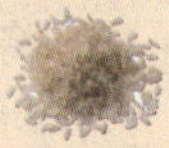
粳米50克

做法：将路路通、穿山甲洗净，将其入锅煎汁，去渣留汁；粳米洗净同药汁同入锅煮粥，至粥成时加入红糖拌匀即可。能通经活血、下乳。

路路通煎

材料：

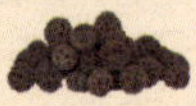
路路通15克

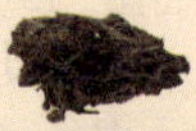
伸筋草15克

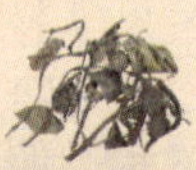
络石藤15克

做法：将路路通、伸筋草、络石藤洗净，然后将其入锅煎汁，去渣留汁，加入白糖拌匀即可。能祛风除湿、通经活络。

路路通汤

材料：

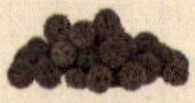
路路通10克

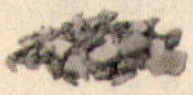
猪苓10克

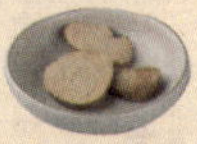
泽泻15克

做法：将路路通、猪苓、泽泻洗净，然后将其入锅煎汁，去渣留汁，加入白糖拌匀即可。能利水消肿。

蕲蛇

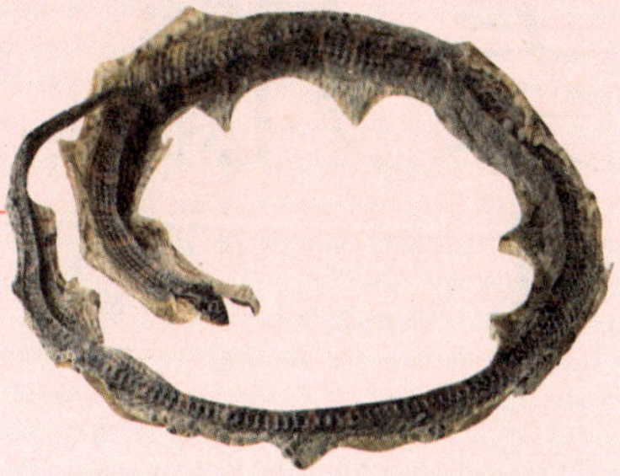

【祛风除湿、止痒止痛】

【类　　别】祛风湿药
【别　　名】大白花蛇、棋盘蛇、五步蛇、百步蛇。
【性味归经】性温，味甘、咸，有毒；归肝经。
【养生剂量】5～15克。研末服1～2克。
【适合体质】湿性体质。
【适宜人群】风湿患者；破伤风患者；瘰疬、梅毒、恶疮患者。
【不宜人群】阴虚内热者；孕妇。

本草药典

◎蕲蛇为蝰科动物五步蛇除去内脏的干燥全体。主产于湖北、江西、浙江等地。本品主要含有蛋白质、脂肪、氨基酸以及硬脂酸、棕榈酸等化合物，具有镇静、镇痛、催眠、降压的作用。干品宜放干燥处，防潮，防霉。

功效主治

◎本品具有祛风、通络、止痉的作用。用于治疗风湿顽痹、麻木拘挛、中风口眼歪斜、半身不遂、抽搐痉挛、破伤风、麻风疥癣、瘰疬、梅毒、恶疮等病症。蕲蛇有镇静、催眠及镇痛作用；注射液有显著降压作用；水提物能激活纤溶系统；醇提物可增强巨噬细胞吞噬能力。

推荐药膳养生方

蕲蛇独活酒

材料

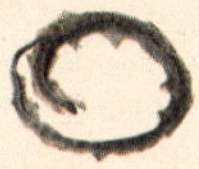
蕲蛇15克

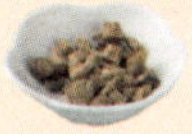
防风15克

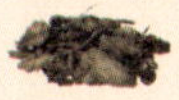
独活10克

做法

将蕲蛇、防风、独活、20克天麻洗净；泡酒，密封半月，即可饮用。能祛风除湿、通络止痛。

蕲蛇肤子汤

材料

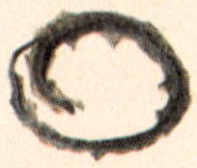
蕲蛇10克

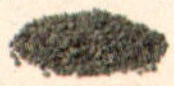
白蒺藜12克

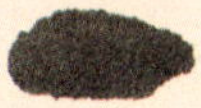
地肤子10克

做法

将蕲蛇、白蒺藜、地肤子洗净，然后将其入锅煎汁，去渣留汁，加入白糖拌匀即可。能祛风止痒，治疗皮肤瘙痒。

蕲蛇蜈蚣散

材料

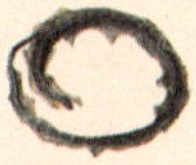
蕲蛇4克

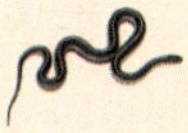
乌梢蛇4克

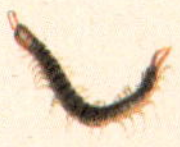
蜈蚣4克

做法

将蕲蛇、乌梢蛇、蜈蚣用清水洗净，烘干后加工研磨成粉末，用酒调服即可。能祛风定惊，治疗破伤风。

秦艽

【祛风除湿、舒筋活络】

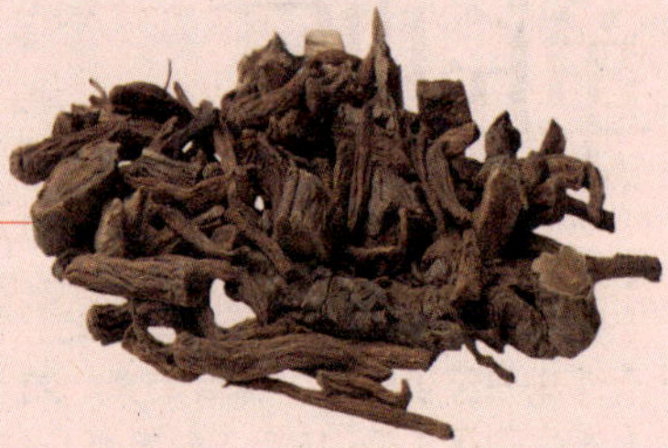

【类　　别】祛风湿药
【别　　名】秦胶、秦纠、秦爪、左秦艽、大艽。
【性味归经】性平，味苦、辛；归胃、肝、胆经。
【养生剂量】3～15克。
【适合体质】湿性体质。
【适宜人群】风湿痹痛者；中风不遂者；湿热黄疸患者；小便不利等症患者。
【不宜人群】久病虚寒者；尿多、便溏者。

本草药典

◎本品为龙胆科多年生草本秦艽、麻花秦艽、粗茎秦艽或小秦艽的干燥根。主产于陕西、甘肃、内蒙古、四川等地。秦艽根主要含有秦艽碱、龙胆苦苷、葡萄糖苷等化合物，具有抗炎、镇痛、解热、利尿、抗过敏性休克及抗组胺等作用。以粗大、肉厚、色棕黄者为佳。

功效主治

◎本品具有祛风湿、通经络、清湿热、利尿退黄的功效。主治风湿痹痛、筋脉拘挛、中风不遂、滑蒸潮热、妇人胎热、小儿疳热、湿热黄疸、小便不利、肠风痔漏等病症。有一定的镇痛、镇静、抗过敏作用。升血糖作用有效成分为秦艽甲素，可通过释放肾上腺素而起作用。

推荐药膳养生方

秦艽酒

材料

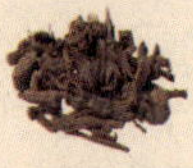
秦艽50克

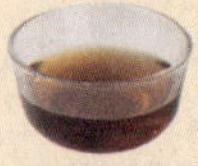
黄酒500毫升

做法：将秦艽用清水洗净，烘干，然后将其捣碎，浸泡到装有黄酒的杯中，密封7日后即可饮用。能祛风除湿。

秦艽黄柏汤

材料

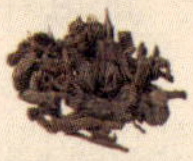
秦艽10克

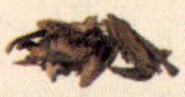
虎杖10克

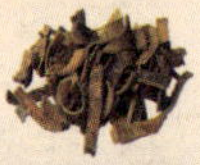
黄柏12克

做法：将秦艽、虎杖、黄柏用清水洗净，然后将其入锅煎汁，去渣留汁，加入白糖拌匀即可。能清热祛湿、舒筋活络，治疗风湿热痹。

秦艽栀子汤

材料

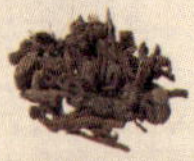
秦艽10克

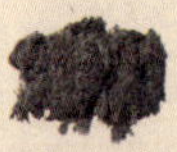
茵陈蒿15克

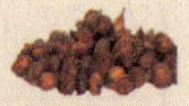
生栀子12克

做法：将秦艽、茵陈蒿，栀子洗净，然后入锅煎汁，去渣留汁，加入白糖拌匀即可。能清热利湿、退黄。

青风藤【祛风除湿】

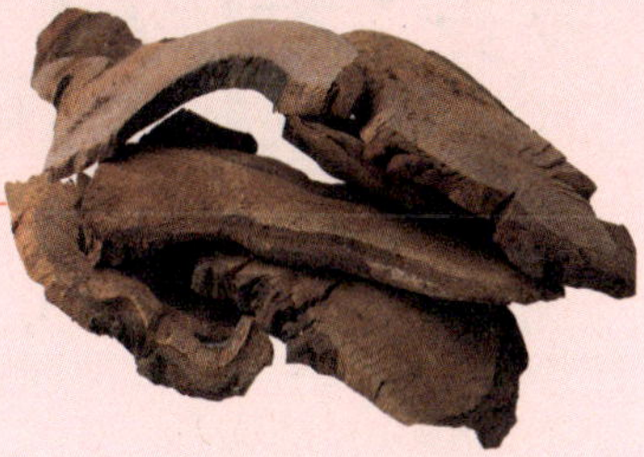

【类　　别】祛风湿药
【别　　名】青藤、寻风藤、清风藤、滇防己、清防几。
【性味归经】性平，味苦、辛。归肝、脾经。
【养生剂量】3～15克。
【适合体质】湿性体质。
【适宜人群】风湿痹证者，水肿者，脚气者等。
【不宜人群】脾胃虚寒者要慎用。

本草药典

◎青风藤为防己科植物青藤及毛青藤的干燥根茎。主产于长江流域及其以南各地。节稍膨大，有分枝痕。体轻，质硬而脆，易折断。本品藤茎及根含青风藤碱，青藤碱，尖防己碱，消旋丁香树脂酚及十六烷酸甲酯等，具有抗炎、镇痛、镇静、镇咳等作用。

功效主治

◎本品具有祛风湿，通筋络，利小便的作用。主治风湿痹痛，历节风，鹤膝风，关节肿胀，痹痛瘙痒，水肿，心胃气痛，脚气，痈肿恶疮，皮肤痒疹等。青风藤还有降压作用，青藤总碱对麻醉或不麻醉实验动物，无论静脉注射或灌胃都有肯定的急性降压效果，作用迅速。

推荐药膳养生方

青藤当归汤

材料：

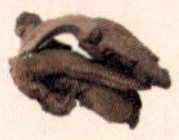
青风藤15克

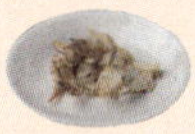
当归20克

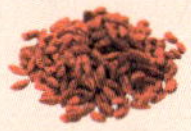
枸杞12克

做法：将青风藤、当归、枸杞洗净，然后入锅煎汁，去渣留汁，加入适量的白糖拌匀即可。能祛风、通经活络，治疗颈项强偏废症。

青藤防己酒

材料：

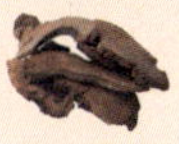
青风藤15克

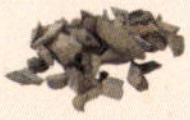
防己12克

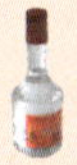
白酒适量

做法：将青风藤、防己洗净，然后入锅煎汁，去渣留汁，加入白酒续煮至沸，饮用即可。能祛风湿，治疗风湿痹痛。

青藤牛膝汤

材料：

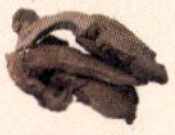
青风藤15克

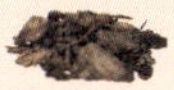
独活10克

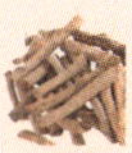
牛膝15克

做法：将青风藤、独活、牛膝用清水洗净，然后将其入锅煎汁，去渣留汁，加入白糖拌匀即可。能祛风除湿，治疗腰膝疼痛。

桑寄生【祛风通络】

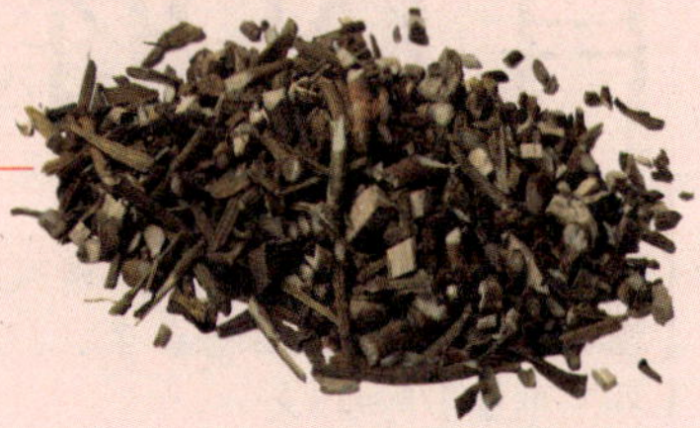

【类　　别】祛风湿药

【别　　名】广寄生、桑上寄生、寄生草、冰粉树。

【性味归经】性平、味苦；入肝经、肾经。

【养生剂量】5～15克。

【适合体质】阳虚体质。

【适宜人群】风湿性关节炎患者；风湿性关节炎而有腰膝酸软、麻痹和其他血虚表现者；胎动不安、先兆流产、腰酸背痛、产后乳汁不下等症患者。

【不宜人群】体内火热炽盛者。

本草药典

◎桑寄生为桑寄生科植物桑寄生、四川寄生、红花寄生等的干燥带叶茎枝。主产于河北、辽宁、吉林、内蒙古、湖南、浙江、河南等地。寄生叶中含黄酮类化合物，本品具有降压、利尿、抑菌等作用。以外皮棕褐色、条匀、叶多、附有桑树干皮，嚼之发黏者为佳。

功效主治

◎本品具有补肝肾、强筋骨、除风湿、通经络、益血、安胎的功效。主治腰膝酸痛、筋骨痿弱、偏枯、脚气、风寒湿痹、胎漏血崩、产后乳汁不下等病症。其煎剂对脊髓灰质炎病毒有显著的抑制作用，与淫羊藿同用其抑制作用更明显，还能抗击流感病毒。

推荐药膳养生方

桑寄生蛋汤

材料

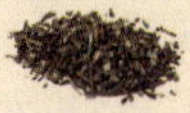
桑寄生15克

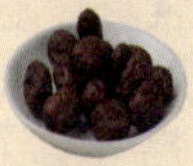
红枣8粒

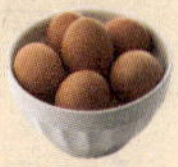
鸡蛋2个

做法

将桑寄生洗净；红枣洗净去核；将鸡蛋用水煮熟，去壳。桑寄生、红枣入锅煮汤，加入鸡蛋，再加入冰糖煮沸即可。能补肾通络、美容养颜。

桑寄生汤

材料

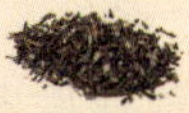
桑寄生15克

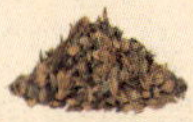
连翘15克

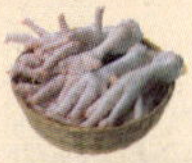
鸡爪400克

做法

将桑寄生、连翘、适量的蜜枣洗净；鸡爪洗净，汆水。然后一同煮汤至熟加盐调味即可。能祛风通络、强筋壮骨。

寄生续断汤

材料

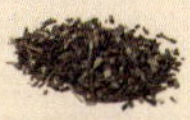
桑寄生10克

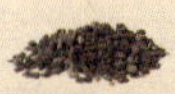
续断10克

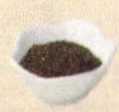
菟丝子8克

做法

将桑寄生、续断、菟丝子洗净，菟丝子用纱布包扎；然后入锅水煎汁，去渣留汁，加入白糖调匀即可。能补益肝肾、固冲任安胎。

桑枝

【祛风、通络、利水】

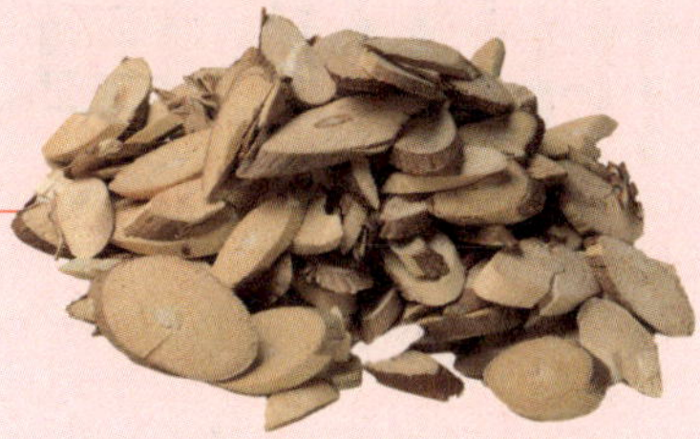

【类　　别】祛风湿药
【别　　名】桑条。
【性味归经】味苦、微辛，性平；归肝、肺经。
【养生剂量】10～30克。
【适合体质】湿热体质。
【适宜人群】风湿痹痛、肩臂、关节酸痛麻木者；中风半身不遂者；水肿脚气患者。
【不宜人群】孕妇。

本草药典

◎桑枝为桑科落叶乔木桑的干燥嫩枝。主产于江苏、河南、山东等地。本品含鞣质，蔗糖，果糖，水苏糖，葡萄糖，麦芽糖，棉子糖，阿拉伯糖，木糖等化合物，具有抗炎、降压、抗癌等作用。质坚韧，有弹性，较难折断。以质嫩、断面黄白色者为佳。

功效主治

◎本品具有祛风湿、通经络、利关节、行水气的功效。主治风湿痹痛、中风半身不遂、水肿脚气、肌体风痒。用于肩臂、关节酸痛麻木。治慢性骨髓炎，常与桃树枝、柳树枝、槐树枝、没药、乳香等药配伍。治风湿痹痛，多与防已、威灵仙、羌活、独活等药同用。

推荐药膳养生方

桑枝鸡汤	材料	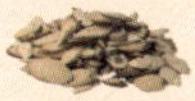 桑枝30克 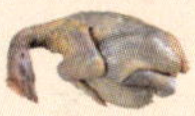 母鸡1只	做法	将桑枝洗净；母鸡处置干净；然后一同入锅，加入适量的清水煮汤，至肉熟烂，加调料调味即可。能补肾精、通经络。
桑枝猪苓汤	材料	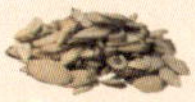 桑枝15克 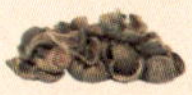 大腹皮8克 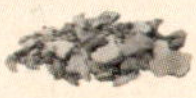 猪苓10克	做法	将桑枝、大腹皮、猪苓洗净，然后入锅煎汁，去渣留汁，加入白糖调匀即可。能利水消肿。
桑枝汤	材料	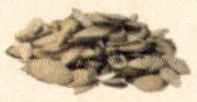 桑枝20克	做法	将桑枝洗净，然后将其入锅，用小火炒香，再加水煎汁，去渣留汁，加入适量白糖拌匀即可。能祛风通络，治疗手臂疼痛。

伸筋草【祛风除湿】

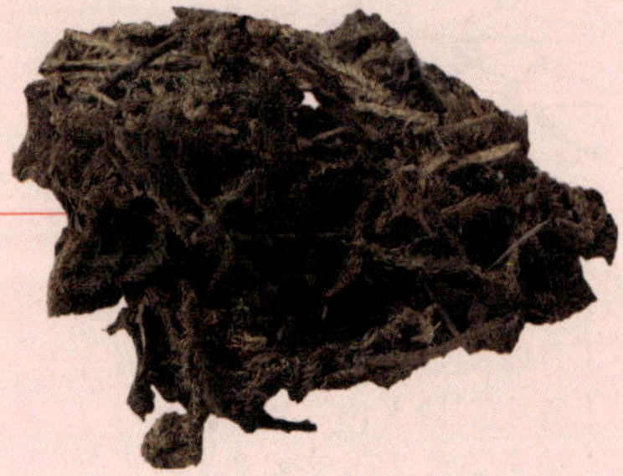

【类　　别】祛风湿药

【别　　名】石松、狮子尾、狮子草、绿毛伸筋、小伸筋、舒筋草。

【性味归经】性温，味微苦、辛；归肝、肾经。

【养生剂量】10～30克。

【适合体质】湿性体质。

【适宜人群】风湿痹痛，筋脉拘挛者；皮肤不仁者；外伤瘀血者等。

【不宜人群】孕妇及月经过多者慎用。

本草药典

◎伸筋草为石松科多年生草本石松的干燥全草。主产于浙江、湖北、江苏、湖南及四川等地。本品主要含有脂肪油、挥发油、糖类等化合物，还含石松碱，棒石松宁碱等生物碱，石松三醇，石松四醇酮等萜类化合物，β-谷甾醇等甾醇，及香草酸，阿魏酸等成分。

功效主治

◎本品具有祛风散寒、去湿消肿、舒筋活血的功效。可治风寒湿痹、关节酸痛、皮肤麻木、四肢软弱、水肿等病症。伸筋草醇提取物有明显的镇痛作用；其水浸液有解热的作用；其混悬液能显著延长戊巴比妥钠睡眠时间和增强可卡因的毒性反应。

推荐药膳养生方

伸筋草饮

材料

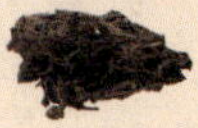
伸筋草30克

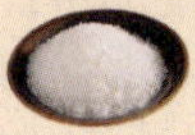
白糖适量

做法

将伸筋草洗净，然后将其入锅煎汁，去渣留汁，加入适量白糖拌匀即可。能祛风湿、舒筋络。

筋草木瓜汤

材料

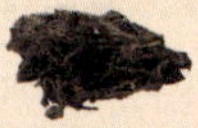
伸筋草15克

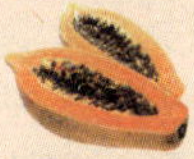
木瓜20克

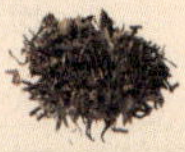
威灵仙12克

做法

先将伸筋草、木瓜、威灵仙洗净；然后入锅煎汁，去渣留汁，加入白糖拌匀即可。能祛风除湿、舒筋活络。

筋草红花汤

材料

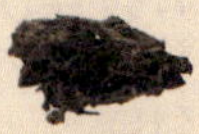
伸筋草15克

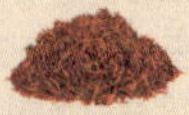
红花18克

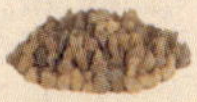
乳香10克

做法

将伸筋草、红花、乳香、10克没药洗净，然后入锅煎汁，去渣留汁，加入白糖拌匀即可。能舒筋活血。

丝瓜络【通经活络】

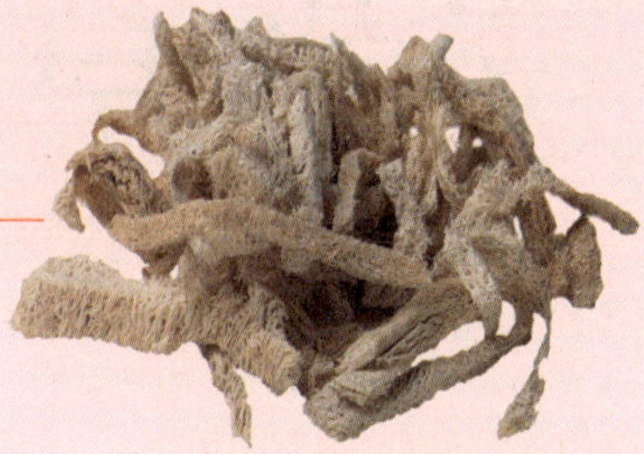

【类　　别】祛风湿药
【别　　名】天萝筋、丝瓜网、丝瓜壳、丝瓜瓢。
【性味归经】性凉，味甘；入肺、胃、肝经。
【养生剂量】5～15克。
【适合体质】湿热体质。
【适宜人群】产后乳少或乳汁不通者；小便不利者；痰热咳嗽者；风湿痹痛者；水肿患者。
【不宜人群】胃虚寒者少用；孕妇慎用。

本草药典

◎丝瓜络为葫芦科一年生攀援草本丝瓜的干燥或成熟果实的维管束。主产广东，全国各地均产，以浙江、江苏所产者质量为好。本品主要含有木聚糖、木脂素及纤维素等化合物，具有镇痛、抗炎及镇静等作用。选购时以洁白、无皮者为佳。

功效主治

◎本品具有通经活络、清热解毒、利尿消肿、止血的功效。主治胸胁胀痛、风湿痹痛、筋脉拘挛、女子经闭、乳汁不通、痰热咳嗽、热毒痈肿、痔漏、水肿、小便不利、便血、崩漏等病症。本品的药理作用主要为祛痰、祛风活络、活血消肿，利尿解毒和清热。

推荐药膳养生方

丝瓜络饮

材料

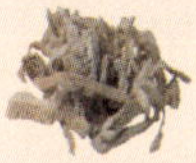
丝瓜络10克

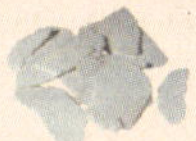
茯苓12克

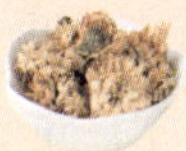
菊花15克

做法

将丝瓜络、茯苓、菊花洗净，然后入锅煎汁，去渣留汁，加入白糖拌匀即可。能清热解毒、利水消肿。

丝瓜络汤

材料

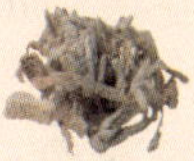
丝瓜络10克

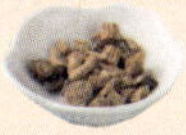
防风15克

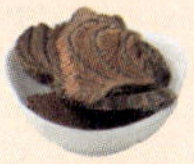
鸡血藤10克

做法

将丝瓜络、防风、鸡血藤洗净，然后入锅煎汁，去渣留汁，加入白糖拌匀即可。能祛风除湿、活血通络。

丝瓜络茶

材料

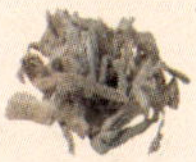
丝瓜络10克

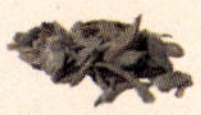
郁金12克

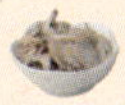
白芍12克

做法

将丝瓜络、郁金、白芍洗净，然后入锅煎汁，去渣留汁，加入白糖拌匀即可。能疏肝行气、活血止痛。

透骨草

【祛风除湿】

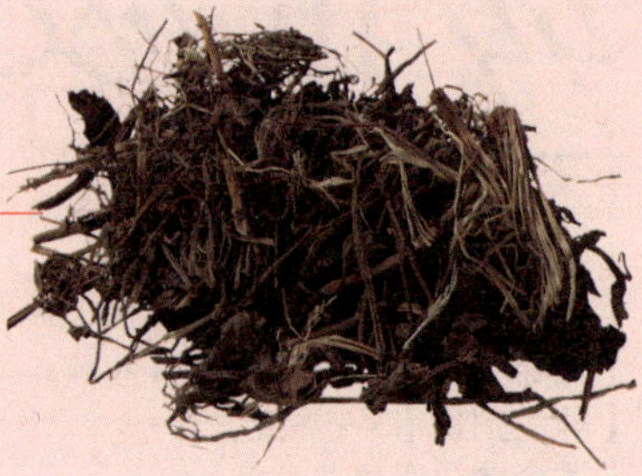

【类　　别】祛风湿药
【别　　名】珍珠透骨草、竹格叉、吉盖草、构皮草。
【性味归经】味辛、苦，性温，有小毒。归肝、肾经。
【养生剂量】3～15克。
【适合体质】湿性体质。
【适宜人群】风湿关节炎者，风湿痹痛者，筋骨挛缩者，寒湿脚气者等。
【不宜人群】孕妇慎用。

本草药典

◎透骨草为大戟科地构叶属植物地构叶、凤仙花科草本植物凤仙花、紫葳科角蒿属植物角蒿、豆科野豌豆属植物山野豌豆的全草和杜鹃花科白珠树属植物滇白珠的全株。主产于吉林、辽宁、河北、河南、山东、山西、安徽、江苏、陕西、甘肃等地。

功效主治

◎本品具有祛风除湿，解毒止痛，舒筋活血，散瘀消肿的功效。用于治疗风湿关节痛，治风湿痹痛，筋骨挛缩，寒湿脚气，疮癣肿毒，跌打损伤，月经闭止，腰部扭伤，瘫痪，闭经，阴囊湿疹，疮疖肿毒等病症。临床证明其还能治疗脂溢性脱发。

推荐药膳养生方

透骨草汤

材料

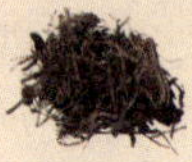
透骨草10克

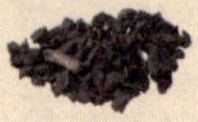
制川乌5克

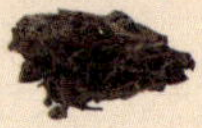
伸筋草15克

做法

将透骨草、制川乌、伸筋草洗净，然后入锅煎汁，去渣留汁，加入适量的白糖拌匀即可。能祛风除湿，治疗风湿性关节炎。

透骨草肉汤

材料

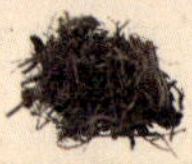
鲜透骨草20克

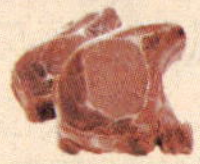
羊肉300克

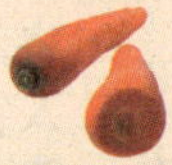
胡萝卜100克

做法

将透骨草洗净，切段；羊肉洗净，斩件，汆水；白萝卜洗净去皮，切块。然后入锅煮汤煮汤，至肉熟烂即可。能祛风湿，治疗关节炎。

透骨芹菜汤

材料

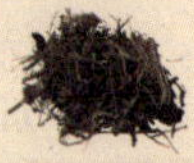
透骨草15克

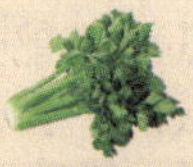
鲜芹菜100克

做法

将透骨草洗净，然后入锅煎汁，去渣留汁；芹菜择洗净，切段。再将药汁与芹菜段同入锅煮汤即可。能清热祛湿，治疗关节炎。

威灵仙【祛风通络】

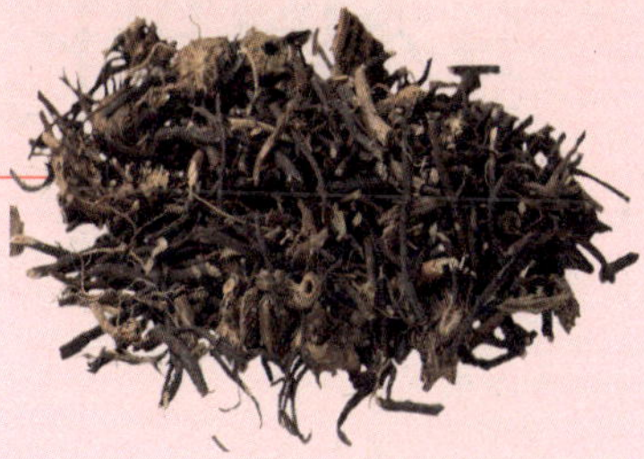

【类　　别】祛风湿药
【别　　名】葳灵仙、九草阶、铁灵仙、灵仙藤。
【性味归经】性温，味辛、咸；归膀胱、肝经。
【养生剂量】5～15克。
【适合体质】寒湿性体质。
【适宜人群】风湿患者；脚气肿痛者；诸骨鲠咽者。
【不宜人群】气虚血弱、表虚无汗、无风寒湿邪者。

本草药典

◎本品为毛茛科草质藤本威灵仙、棉团铁线莲或东北铁线莲的干燥根及根茎。前一种主产于江苏、安徽、浙江等地，应用较广。后两种部分地区应用。据药理研究表明，本品具有镇痛、利胆、对抗组织胺的兴奋及抗利尿作用。以条匀、皮黑、肉白、坚实者为佳。

功效主治

◎本品具有祛风除湿、通络止痛、消痰散积的功效。主治风寒湿痹、腰膝冷痛、肢体麻木、筋骨脉动拘挛、脚气肿痛、胸膈痰饮、腹内冷积、诸骨鲠咽等病症。对大鼠有显著增强葡萄糖同化的作用（即给予大鼠以大量葡萄糖后，尿糖试验仍为阴性），故可能有降血糖作用。

推荐药膳养生方

灵仙羊肉汤

材料

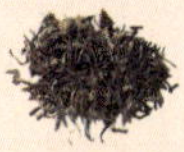
威灵仙12克
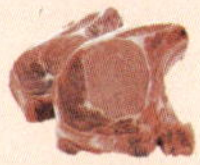
羊肉300克
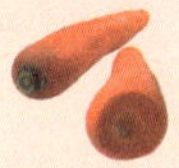
胡萝卜100克

做法　将威灵仙洗净；羊肉洗净，斩件，汆水；胡萝卜洗净去皮，切块。然后入锅煮汤，至熟加入调料调味即可。能祛风除湿，治疗关节炎。

灵仙药酒

材料

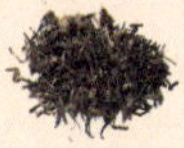
威灵仙15克
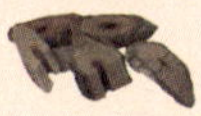
海风藤15克
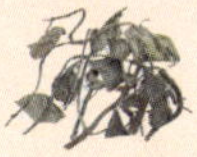
络石藤15克

做法　将威灵仙、海风藤、络石藤洗净，沥干后一同装入纱布袋。泡酒，加盖密封7日，饮用即可。能祛风除湿。

灵仙汤

材料

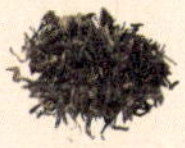
威灵仙8克
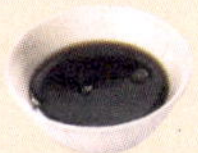
米醋适量
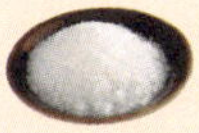
白糖适量

做法　将威灵仙洗净，然后将其与米醋同入锅煎汤，去渣留汁，加入白糖拌匀即可。能软化鲠骨，治疗诸骨鲠喉。

乌梢蛇 【祛风定惊】

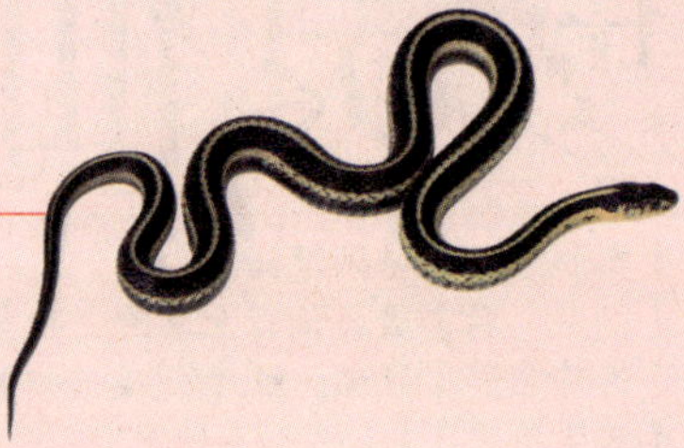

【类　　别】祛风湿药
【别　　名】乌蛇、乌花蛇、剑脊蛇、黄风蛇。
【性味归经】味甘，性平。归肝经。
【养生剂量】5～10克。
【适合体质】寒湿体质。
【适宜人群】风湿病患者，肢体痛麻者，拘挛屈伸不利者，中风之口眼㖞斜、半身不遂者，小儿急慢惊风、破伤风等病症患者。
【不宜人群】血虚生风者慎服。

本草药典

◎本品为游蛇科动物乌梢蛇除去内脏的干燥全体。全国大部分地区均有分布。乌梢蛇主要含有蛋白质（如原肌球蛋白）、脂肪以及赖氨酸、亮氨酸、谷氨酸、丙氨酸、胱氨酸等17种氨基酸多种氨基酸等化合物，具有抗炎、镇痛、抗惊厥等作用。

功效主治

◎本品具有去风湿，通经络，熄风止痉，止痒解毒的功效。主治风湿顽痹、麻木拘挛、中风口眼歪斜、半身不遂、小儿惊风、抽搐痉挛、破伤风、麻风疥癣、瘰疬恶疮等病症。乌梢蛇水煎液和醇提取液有抗炎、镇静、镇痛作用。其血清有对抗五步蛇毒的作用。

推荐药膳养生方

乌梢蛇药酒

材料

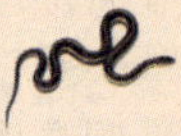
乌梢蛇15克

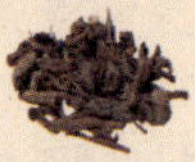
秦艽10克

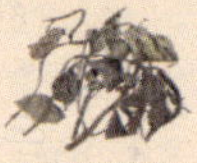
络石藤15克

做法

将乌梢蛇、秦艽、络石藤洗净，然后将其装入纱布袋，扎紧袋口；泡酒，加盖密封，半月后饮用即可。能祛风除湿，治疗风湿痹痛。

乌梢蛇汤

材料

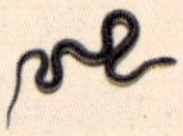
乌梢蛇10克

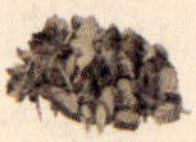
苦参12克

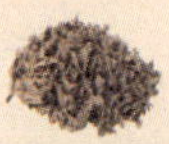
白鲜皮10克

做法

将乌梢蛇、苦参、白鲜皮洗净，然后将其一同入锅煎汁，去渣留汁，拌匀即可。能祛风止痒，治疗麻风、疥癣、皮肤瘙痒。

乌蛇牛黄汤

材料

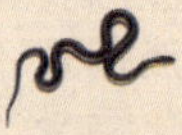
乌梢蛇8克

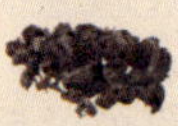
蝉蜕10克

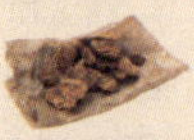
牛黄6克

做法

将乌梢蛇、蝉蜕、牛黄洗净，然后将其一同入锅煎汁，去渣留汁，搅拌均匀即可。能祛风定惊，治疗小儿惊风、破伤风。

海风藤【祛风通经】

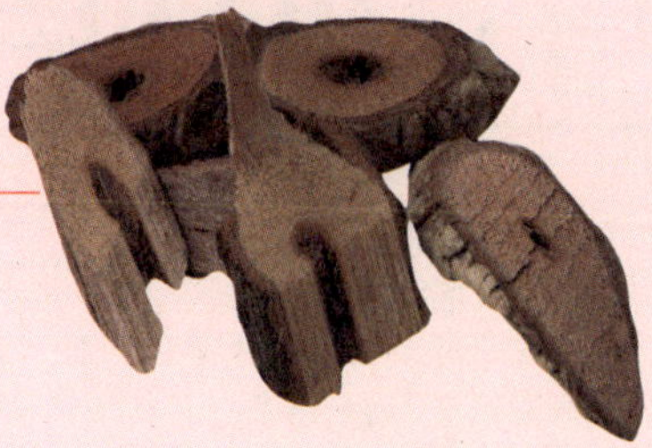

【类　　别】祛风湿药
【别　　名】满坑香、老藤、大风藤、岩胡椒。
【性味归经】味辛、苦，性微温。归肝经。
【养生剂量】5~15克。
【适合体质】寒湿体质。
【适宜人群】风湿痹痛，筋脉拘挛者。
【不宜人群】无禁忌，一般人均可使用。

本草药典

◎海风藤为胡椒科常绿攀援藤本风藤的干燥藤茎。生于低海拔林中，常攀援于树上或岩石上。其分布浙江、福建、广东、台湾等地。药材主产福建、浙江及台湾等地本品主要含细叶青蒌藤素、挥发油等化合物，具有增加冠状动脉血流量，提高心肌对氧的耐受力等作用。

功效主治

◎本品具有祛风湿，通经络的作用。主治风寒湿痹之疼痛拘挛或屈伸不利，还可治跌打损伤之瘀血肿痛等。现代药理研究表明，海风藤能增加小鼠心肌营养血流量，降低狗心肌缺血区侧枝血管阻力，对冠心病和脑血栓有较好的疗效。

推荐药膳养生方

海风藤药酒

材料：

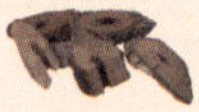
海风藤15克

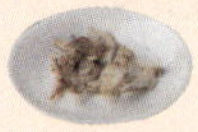
当归20克

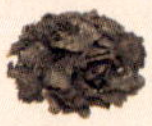
川芎8克

做法：将海风藤、当归、川芎洗净，然后将其一同装入纱布袋中，扎紧袋口。泡酒，加盖密封7日，饮用即可。能祛风除湿。

海风藤汤

材料：

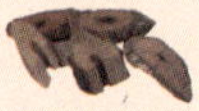
海风藤12克

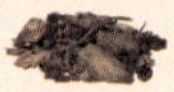
独活10克

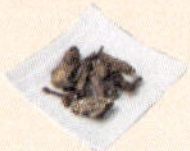
羌活10克

做法：将海风藤、独活、羌活洗净，然后将其一同入锅煎汁，去渣留汁，加入白糖拌匀即可。能祛风湿。

风藤伸筋酒

材料：

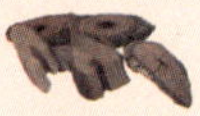
海风藤15克

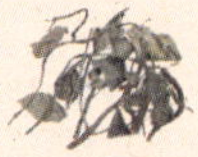
络石藤15克

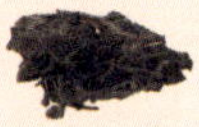
伸筋草15克

做法：将海风藤、络石藤、伸筋草洗净，然后将其装入纱布袋，扎紧袋口；泡酒，加盖密封半月，饮用即可。能祛风除湿、通经活络。

五加皮【祛风壮骨】

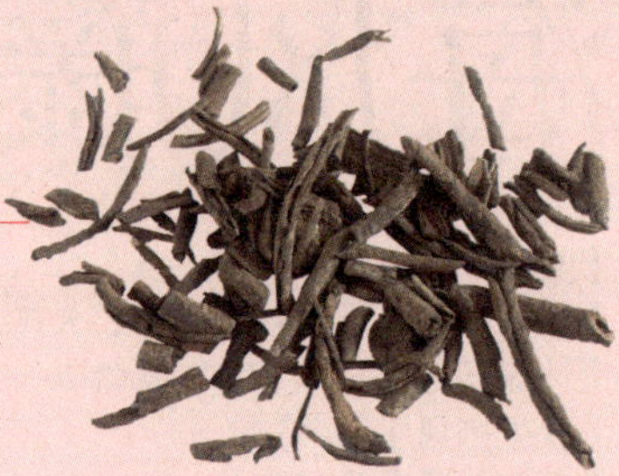

【类　　别】祛风湿药
【别　　名】南五加皮。
【性味归经】性温、味辛；归肝、肾经。
【养生剂量】5～15克。
【适合体质】寒湿体质。
【适宜人群】风寒湿痹者；腰痛、阳痿者；水肿、脚气者；疮疽肿毒、跌打劳伤等病症患者。
【不宜人群】阴虚火旺者。

本草药典

◎五加皮为五加科落叶小灌木细柱五加的干燥根皮。主产于湖北、河南、安徽等地。本品主要含有丁香苷、亚麻酸、挥发油等化合物，具有抗炎、镇痛、抗疲劳、抗应激等作用。还含有甲、乙种维生素。以粗长、皮厚、气香、无木心者为佳。

功效主治

◎本品具有祛风湿、壮筋骨、活血去瘀的功效。用于治疗风寒湿痹、筋骨挛急、腰痛、阳痿、脚弱、小儿行迟、水肿、脚气、疮疽肿毒、跌打劳伤等病症。五加皮还具有镇静、镇痛的作用，其中的五加皮总糖甙还能抗疲劳。临床上用于治疗风湿性关节炎、风湿性心肌炎。

推荐药膳养生方

	材料	做法
五加皮酒	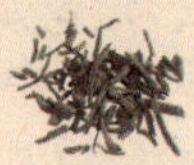 五加皮15克 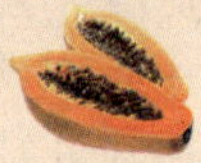 木瓜15克 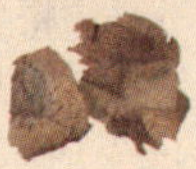 松节12克	将五加皮、木瓜、松节洗净，然后将其装入纱布袋，扎紧袋口；泡酒，加盖密封7日，饮用即可。能祛风湿、温补肝肾。
牛膝汤	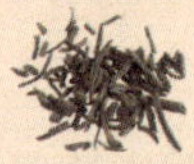 五加皮10克 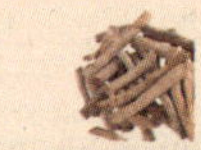 怀牛膝10克 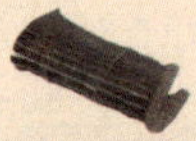 杜仲10克	将五加皮、牛膝、杜仲洗净，然后入锅煎汁，去渣留汁，加入适量的白糖拌匀即可。能补益肝肾、强筋骨，治疗腰膝软弱，小儿行迟。
五加皮饮	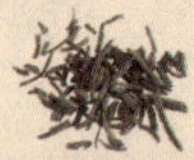 五加皮10克 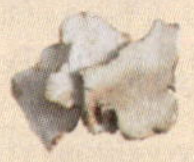 土茯苓12克 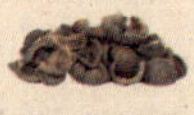 大腹皮8克	将五加皮、土茯苓、大腹皮洗净，然后入锅煎汁，去渣留汁，加入适量的白糖拌匀即可。能化湿消肿、行气利水。

豨签草【祛风清热】

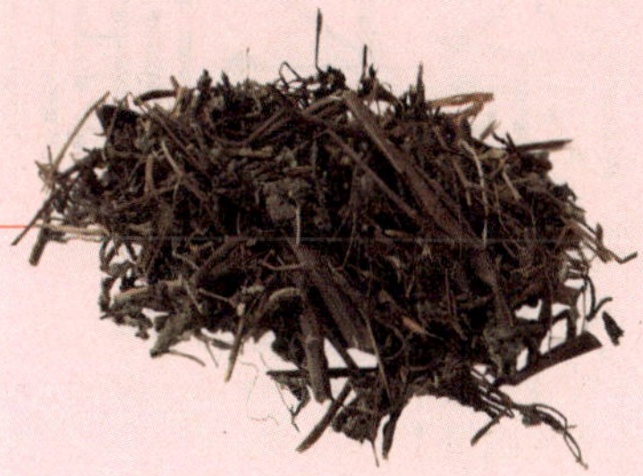

【类　　别】祛风湿药
【别　　名】粘为扎、珠草、棉苍狼、肥猪菜。
【性味归经】性寒，味苦、辛。归肝、肾经。
【养生剂量】5～15克。
【适合体质】湿热体质。
【适宜人群】风湿痹痛者；湿热痹痛者；半身不遂者；疮疡肿毒者；湿疹瘙痒者等。
【不宜人群】一般无禁忌。

本草药典

◎本品为菊科一年生草本豨签、腺梗稀签或毛梗豨签的干燥地上部分。我国大部地区均产，以湖南、湖北、江苏等地产量较大。本品含生物碱，酚性成分，豨莶苷，豨莶苷元，氨基酸，有机酸，糖类，苦味质等。药理研究表明，具有抗炎、抑制免疫、降压、抗血栓形成等作用。

功效主治

◎本品具有祛风除湿，通经活络，清热解毒的功效。主治风湿痹痛，肢体麻木，半身不遂，疮疡肿毒，湿疹瘙痒，脚弱无力等病症，此外还可治疗高血压病。豨签草生蒸制则转而为温，能强健筋骨，宜于瘫痪痿痹诸症。本品现在还用于高血压症，具有降压作用。

推荐药膳养生方

豨签草汤

材料：

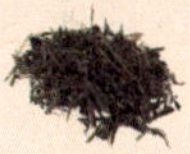
豨签草15克

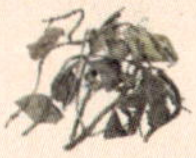
络石藤15克

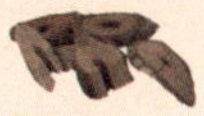
海风藤10克

做法：将豨签草、络石藤、海风藤洗净，然后入锅煎汁，去渣留汁，加入白糖拌匀即可。能祛风除湿。

豨签草苦参汤

材料：

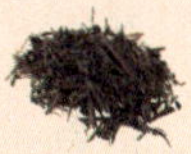
豨签草15克

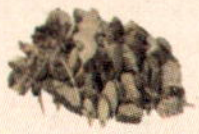
苦参12克

做法：将豨签草、苦参洗净，然后锅煎汁，去渣留汁，加入白糖拌匀即可。能清热解毒，治疗疮疡肿毒，止痒。

豨签草药酒

材料：

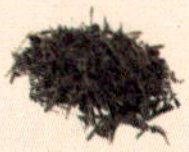
豨签草10克

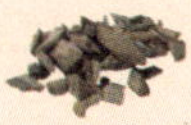
防己10克

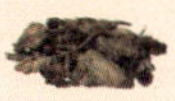
独活10克

做法：将豨签草、防己、独活洗净，然后将其装入纱布袋，扎紧袋口。泡酒，加盖密封7日，饮用即可。能祛风湿。

徐长卿【解毒止痛】

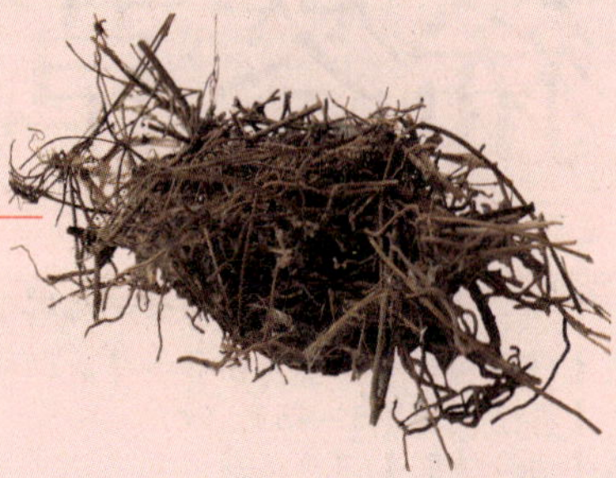

【类　　别】祛风湿药
【别　　名】鬼督邮、别仙踪、辽刁竹、钓鱼竿。
【性味归经】味辛，性温。归肝、胃经。
【养生剂量】3～10克。
【适合体质】寒湿体质。
【适宜人群】风湿痹痛者，瘀血肿痛者，风疹、湿疹、顽癣者等。
【不宜人群】体弱者不宜。

本草药典

◎本品为萝藦科多年生草本徐长卿的干燥根及根茎。生于草坡、多石砾山坡或灌丛中。秋季采挖，除去杂质，阴干。主产于江苏、安徽、河北、湖南等地。徐长卿主要含有牡丹酚、异性牡丹酚等化合物，具有增加冠脉血流量、降血脂、抗心肌缺血等作用。

功效主治

◎本品具有镇痛、止咳、利水消肿、活血解毒的功效。常用于治疗胃痛、牙痛、风湿疼痛、经期腹痛、慢性气管炎、腹水、水肿、痢疾、肠炎、跌打损伤、湿疹、荨麻疹、毒蛇咬伤等病症。徐长卿在试管内对痢疾杆菌、金黄色葡萄球菌等有抑制作用。

推荐药膳养生方

长卿瘦肉汤

材料：

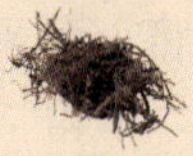
徐长卿10克

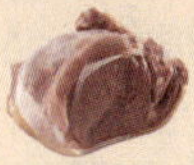
瘦猪肉200克

做法：将徐长卿洗净；瘦肉洗净，切块，汆水。然后同入锅煮汤，至熟去渣，加入调料调味即可。能祛风除湿、活血通络

徐长卿汤

材料：

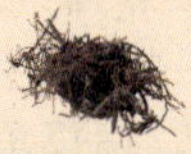
徐长卿10克

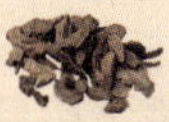
木香8克

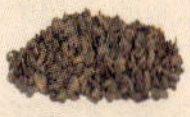
延胡索10克

做法：将徐长卿、木香、延胡索洗净，然后将其同入锅煎汁，去渣留汁，加入白糖拌匀即可。能活血通络，治疗脘腹疼痛。

徐长卿饮

材料：

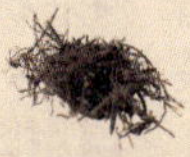
徐长卿10克

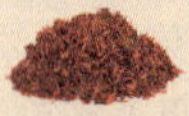
红花12克

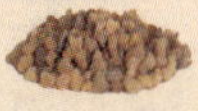
乳香10克

做法：将徐长卿、红花、乳香洗净，然后入锅煎汁，去渣留汁，加入白糖拌匀即可。能活血化瘀、止痛。

雪莲花【活血通经】

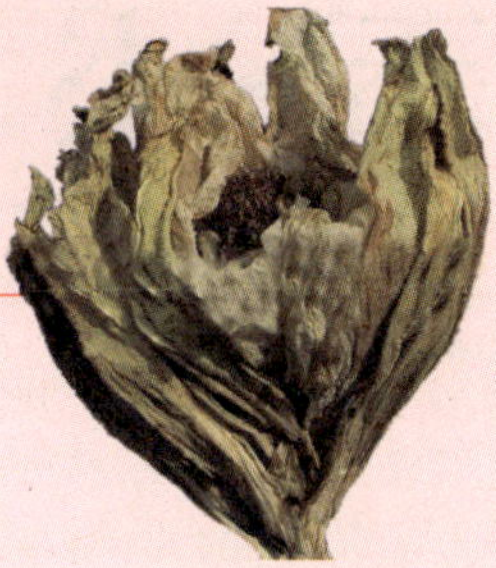

【类　　别】祛风湿药
【别　　名】大苞雪莲、荷莲、优钵罗花。
【性味归经】味微苦、甘，性温。归肝、肾经。
【养生剂量】3～10克。
【适合体质】寒湿体质。
【适宜人群】风寒湿痹、筋骨无力者，肾虚阳痿者，月经不调、痛经、白带者等。
【不宜人群】阴虚火旺者及孕妇不宜。

本草药典

◎本品为菊科多年生草本绵头雪莲花、鼠曲雪莲花、水母雪莲花等的干燥带根全草。生长于高山上，以流沙滩上的岩石缝中较多。主产于西藏、四川、新疆、青海、云南、甘肃等地。据药理研究表明，本品有抗炎、镇痛、兴奋子宫、终止妊娠、降压等作用。

功效主治

◎本品具有祛风除湿，强筋骨，温肾阳，活血通经的功效。主要治疗阳痿，腰膝软弱，妇女崩带、月经不调，风湿性关节炎，外伤出血等病症。雪莲花有抗癌作用，同时对心血管系统也有作用。雪莲总碱可使离体兔耳血管收缩，乙醇提出物对血管呈现扩张作用。

推荐药膳养生方

雪莲花汤

材料：

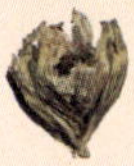

雪莲花8克

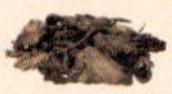

独活10克

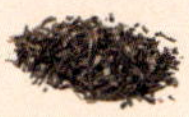

桑寄生15克

做法：将雪莲花、独活、桑寄生洗净，然后入锅煎汁，去渣留汁，加入适量白糖拌匀即可。能祛风除湿、强筋骨。

雪莲蛤蚧酒

材料：

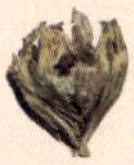

雪莲花10克

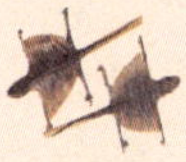

蛤蚧1对

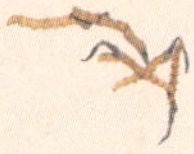

冬虫夏草10克

做法：将雪莲花、蛤蚧、虫草洗净；50度白酒1000毫升，装入瓶中，泡酒，加盖密封半月，饮用即可。能补益肝肾、温肾助阳。

雪莲花饮

材料：

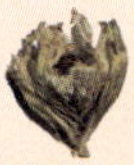

雪莲花10克

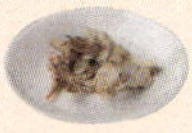

当归20克

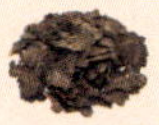

川芎8克

做法：将雪莲花、当归、川芎洗净，然后入锅煎汁，去渣留汁，加入白糖拌匀即可。能通经活血、止痛。

蚕沙【祛风燥湿、清热活血】

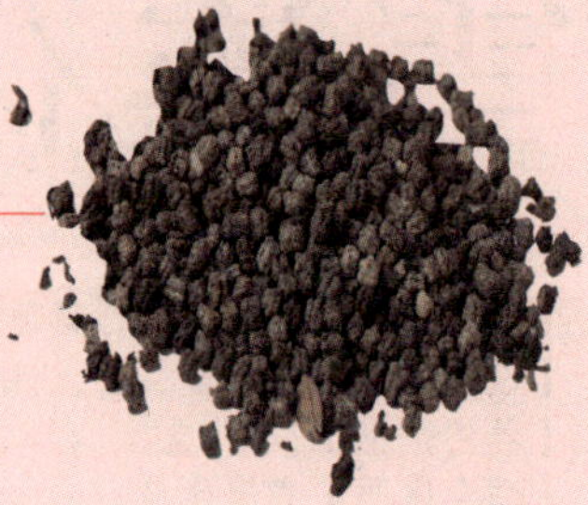

【类　　别】祛风湿药
【别　　名】原蚕沙、原蚕屎、晚蚕沙、马鸣肝。
【性味归经】性温，味甘、辛。归肝、脾、胃经。
【养生剂量】5～15克。
【适合体质】湿热体质。
【适宜人群】风湿痹痛者，吐泻转筋者，风疹、湿疹瘙痒者等。
【不宜人群】阴虚阳亢、无内外湿邪者不宜。

本草药典

◎本品为蚕蛾科昆虫家蚕幼虫的干燥粪便。育蚕地区皆产，以江苏、浙江产量最多。蚕沙中粗蛋白质占16.7%、粗脂肪占3.7%、粗纤维占19%、可溶性无氮物占45%、灰分占15.6%。蚕沙还富含叶绿素和维生素和果胶。以干燥、色黑、坚实、均匀、无杂质者为佳。

功效主治

◎本品具有祛风燥湿、清热活血的功效。主治风湿、皮肤瘙痒、关节不遂、急剧吐泻转筋、筋骨不遂、腰脚痛、腹内瘀血、头风赤眼。蚕沙还被用于治疗再生障碍性贫血，动物实验表明该药对造血干细胞、红细胞及骨髓有核细胞的恢复和增殖均有明显地促进作用。

推荐药膳养生方

	材料	做法
蚕沙防己汤	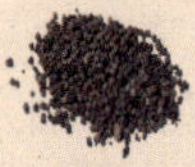 蚕沙10克 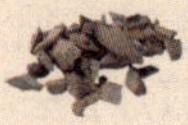 防己12克 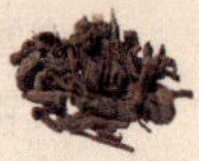 秦艽10克	将蚕沙、防己、秦艽洗净，然后入锅煎汁，去渣留汁，加入适量白糖拌匀即可。能祛风除湿、舒筋缓急，治疗风湿热痹。
蚕沙独活汤	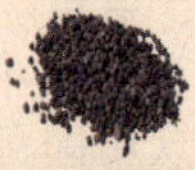 蚕沙10克 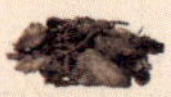 独活12克 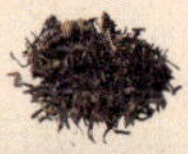 威灵仙10克	将蚕沙、独活、威灵仙洗净，然后入锅煎汁，去渣留汁，加入适量白糖拌匀即可。能祛风除湿，治疗风寒湿痹。
蚕沙木瓜汤	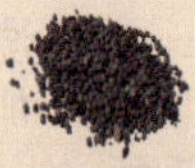 蚕沙10克 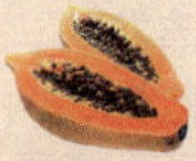 木瓜15克 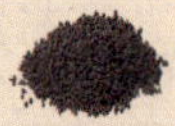 吴茱萸10克	将蚕沙、木瓜、吴茱萸洗净，然后入锅煎汁，去渣留汁，加入白糖拌匀即可。能化湿浊、和胃止吐。

第八章

利水渗湿类本草养生法

●凡能通利水道，渗泄水湿，治疗水湿内停病证为主的药物，称利水渗湿药，主要用于小便不利、水肿、泄泻、痰饮、淋证、黄疸、湿疮、带下、湿温等水湿所致的各种病证。根据临床应用的不同，利水渗湿药分为利水消肿药、利尿通淋药和利湿退黄药三类。

本类药物味多甘淡，主归膀胱、小肠经，作用趋向偏于下行，具有利水消肿，利尿通淋、利湿退黄等功效。现代药理研究证明，利水渗湿药大多具有不同程度的利尿、抗病原体、利胆、保肝、降压、抗肿瘤等作用。部分药物还有降血糖、降血脂及调节免疫功能的作用。气行则水行，气滞则水停，故利水渗湿药还常与行气药配伍使用，以提高疗效。

利水渗湿药，易耗伤津液，对阴亏津少、肾虚遗精遗尿者，宜慎用或忌用。有些药物有较强的通利作用，孕妇应慎用。

萆薢【祛风除痹】

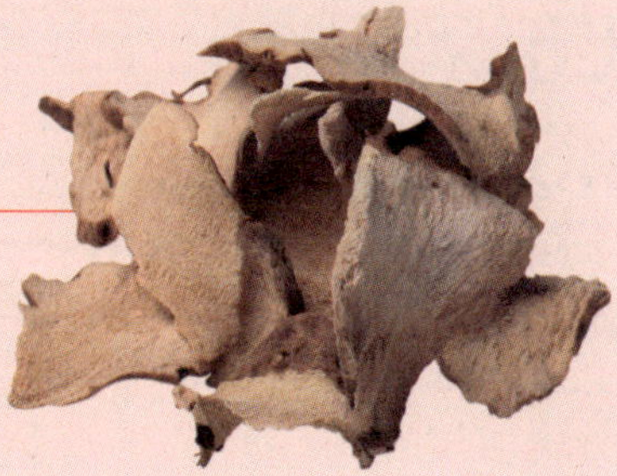

【类　　别】利尿通淋药
【别　　名】黄萆薢、黄山姜、土黄连、黄薯。
【性味归经】味苦，性平。归肾、胃经。
【养生剂量】5～15克。
【适合体质】湿热体质。
【适宜人群】高脂血症、膏淋、白浊、风湿痹痛等患者。
【不宜人群】肾阴亏虚遗精滑泄者。

本草药典

◎本品为薯蓣科多年生草本绵萆薢和福州薯蓣的干燥根茎。主产于浙江、湖北等地。萆薢主要含有薯蓣皂苷、棕榈酸等化合物，总皂苷水解后生成薯蓣皂苷元等，具有显著降低动脉粥样硬化斑块发生率及抗菌的作用。此外，还含鞣质、淀粉、蛋白质等。

功效主治

◎本品具有利湿去浊、祛风除痹的功效。主治膏淋、白浊、风湿痹痛、腰膝痹痛，筋脉屈伸不利等病症。据药理研究表明，萆薢中含的薯蓣皂苷、克拉塞林苷均有抗真菌作用。临床研究也发现，单用萆薢一味，碾粉，口服，治疗高脂血症，疗效显著。

推荐药膳养生方

薏米萆薢粥	材料：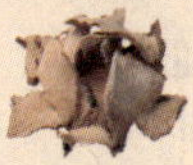 萆薢15克 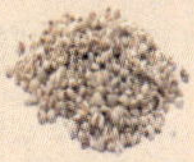 薏米50克 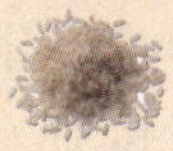 粳米100克	做法：将粳米、萆薢洗净；薏米用水泡发洗净。将萆薢入锅煎取汁液备用。然后同入锅煮粥，至粥成时加入白糖调味即可。能利尿祛湿、清热。
萆薢鲫鱼汤	材料：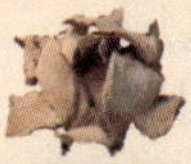 萆薢15克 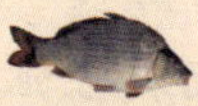 鲫鱼1条	做法：将鲫鱼宰杀，处置干净后洗净，然后热油起锅，倒入鲫鱼煎至两面金黄，捞出备用；然后同入锅煮汤即可。能健脾利水、祛湿。
萆薢附子汤	材料：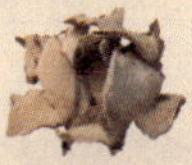 萆薢15克 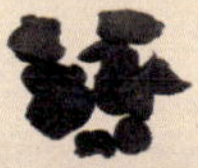 附子6克 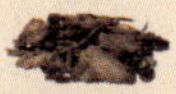 独活10克	做法：将萆薢、附子、独活、12克羌活洗净，然后入锅煎汁，去渣留汁，加入白糖拌匀即可。能祛风除湿、通络止痛。

萹蓄

【清利湿热、杀菌止痒】

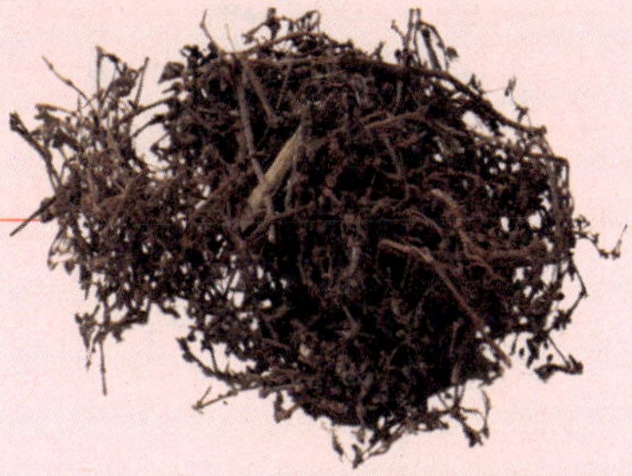

【类　　别】利尿通淋药
【别　　名】扁竹、竹节草、乌蓼。
【性味归经】味苦，性微寒。归膀胱经。
【养生剂量】10～30克。
【适合体质】湿热体质。
【适宜人群】尿路感染、尿血、尿路结石患者；小儿蛲虫者；湿疹、湿疮、外阴瘙痒患者等。
【不宜人群】无湿热水肿者；体弱津亏者。

本草药典

◎本品为蓼科一年生草本萹蓄的干燥地上部分。全国各地均有产。夏季采收，晒干，切碎，生用叶子互生，披针形，全草入药。萹蓄主要含有扁蓄苷、槲皮苷、绿原酸等化合物，具有显著的利尿作用，还有降压、利胆、抗菌、止血、兴奋子宫的作用。

功效主治

◎本品具有利尿通淋、杀虫止痒的功效。用于治疗膀胱热淋、小便短赤、淋漓涩痛、皮肤湿疹、阴痒带下等病症；用于皮肤湿疹、阴痒等症，以该品煎汤外洗。萹蓄的水及醇提取物能加速血液凝固，使子宫张力增高，可用作流产及分娩子宫出血的止血剂，有降压作用。

推荐药膳养生方

萹蓄萆薢粥

材料：

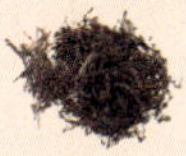
萹蓄15克

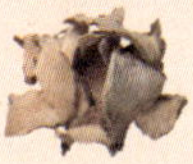
萆薢15克

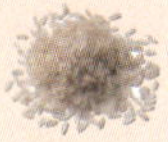
粳米100克

做法：将萹蓄、萆薢洗净，然后入锅煎汁，去渣留汁；将粳米洗净，与药汁同入锅煮粥即可。能利湿通淋、抑菌止痒。

萹蓄木通汤

材料：

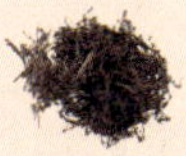
萹蓄10克

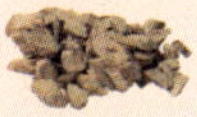
木通10克

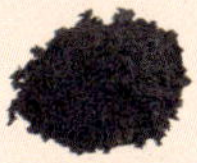
车前子15克

做法：将萹蓄、木通、车前子洗净，然后入锅煎汁，去渣留汁，加入适量的白糖拌匀即可。能清利湿热、利尿通淋。

萹蓄饮

材料：

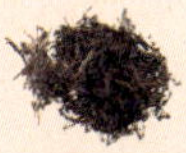
萹蓄20克

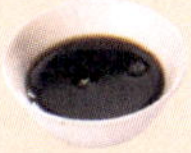
米醋适量

做法：将萹蓄洗净，然后将其与米醋一同入锅煮汤，去掉萹蓄留取汁液，拌匀饮用即可。能杀虫止痒。

车前子【利水明目】

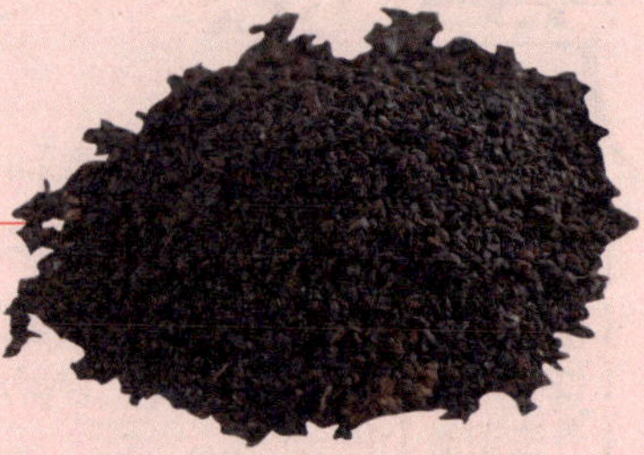

【类　　别】利尿通淋药
【别　　名】车前实、虾蟆衣子、猪耳朵穗子。
【性味归经】性寒，味甘；归肾、、肝、肺经。
【养生剂量】5～20克。
【适合体质】湿热体质。
【适宜人群】尿路结石、目赤肿痛、痰热咳嗽、湿热腹泻者；高血压、高血脂患者等。
【不宜人群】内伤劳倦、阳气下陷、肾虚精滑及内无湿热者不宜。

本草药典

◎车前子为车前科多年生草本车前或平车前的干燥成熟种子。主产于黑龙江、辽宁、吉林、河北等地。本品主要含有车前子酸、车前苷、胆碱、脂肪油等化合物，具有显著的利尿、排石等作用。选购车前子时以粒大、表面黄棕色、气微、味淡的为佳。

功效主治

◎本品具有利水、清热、明目、祛痰、降低血清胆固醇的功效。治疗小便不利、淋浊带下、血淋尿血、水肿膨胀、黄疸、暑湿泻痢、目赤障翳、痰热咳嗽等病症。用于湿热下注、小便淋漓、涩痛等症，常与木通、滑石等配伍应用。对于水肿、小便不利等症，也具有显著功效。

推荐药膳养生方

车前子汤

材料

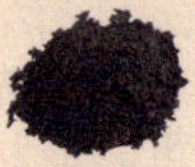
车前子20克

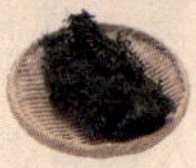
紫菜30克

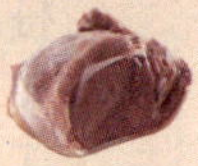
瘦肉100克

做法：将车前子洗净，装入纱布袋，扎紧袋口备用；紫菜洗净；猪瘦肉洗净，切丝，汆水。然后同入锅煮汤即可。能清热利尿、祛湿止泻。

车前子茶

材料

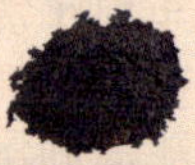
车前子15克

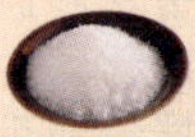
白糖适量

做法：将车前子洗净，将其用纱布袋装入，扎紧袋口，然后入锅煎汁，去渣留汁，加入适量白糖拌匀即可。能清肝明目、利尿通淋。

车前菊花茶

材料

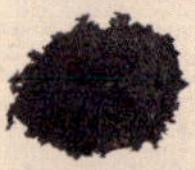
车前子15克

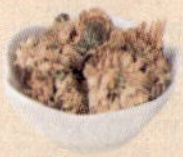
菊花15克

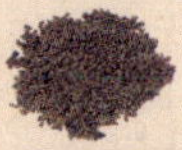
决明子12克

做法：将车前子、决明子、菊花洗净，将其装入纱布袋，扎紧袋口；然后入锅煎汁，去渣留汁，加入白糖拌匀即可。能清肝明目。

灯芯草

【清心降火】

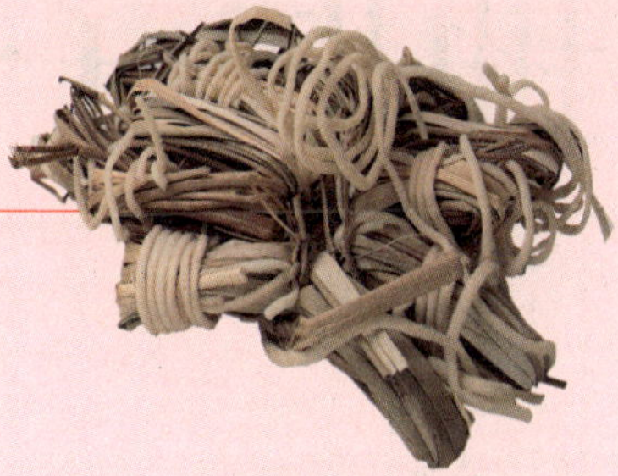

【类　　别】利尿通淋药
【别　　名】虎须草、灯草、洋牌洞、老虎须。
【性味归经】味甘、淡，性寒；归心、肺、小肠经。
【养生剂量】3～10克。
【适合体质】湿热体质。
【适宜人群】小便不利者；心火旺盛、口舌生疮者；小儿夜啼者；鼻出血者等。
【不宜人群】气虚小便不禁者。

本草药典

◎本品为灯心草科多年生草本灯心草的干燥茎髓。全国各地均有产，主产于江苏、四川、云南、贵州等地。本品主要含有纤维、脂肪油、蛋白质等化合物，对人癌细胞有抑制作用。选购灯芯草时以色白、条长、粗细均匀、有弹性者为佳。置于阴凉干燥处保存。

功效主治

◎本品具有清心降火、利尿通淋的功效。主治淋病、水肿、小便不利、湿热黄疸、心烦不寐、小儿夜啼、喉痹、创伤等病症。灯心草含有纤维、脂肪油、蛋白质、多聚糖，具有抗氧化和抗微生物的作用。小儿因心热而烦躁、夜啼，可用灯心草一扎，水煎服。

推荐药膳养生方

灯芯草粥

材料

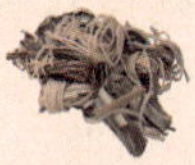
灯芯草6克

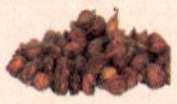
栀子5克

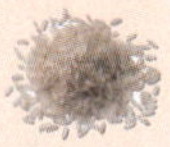
粳米50克

做法　将灯芯草、栀子洗净，然后入锅煎汁，去渣留汁。将粳米洗净，与药汁同入锅煮粥即可。能清热泻脾、利尿通淋。

灯芯草汤

材料

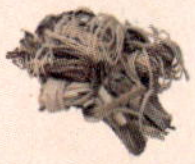
灯芯草8克

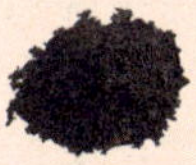
车前子15克

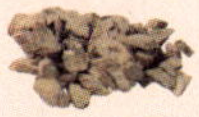
木通10克

做法　将灯芯草、车前子、木通洗净，将其装入纱布袋，扎紧袋口，然后入锅煎汁，去纱布，加入白糖拌匀即可。能清热利尿、通淋。

灯芯草饮

材料

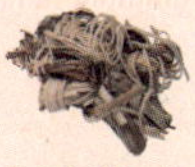
灯芯草8克

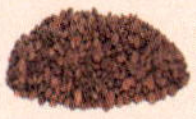
酸枣仁12克

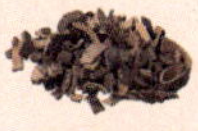
合欢皮10克

做法　将灯芯草、酸枣仁、合欢皮洗净，然后入锅煎汁，去渣留汁，加入白糖拌匀即可。能清心除烦、养心安神。

地肤子【利湿祛风】

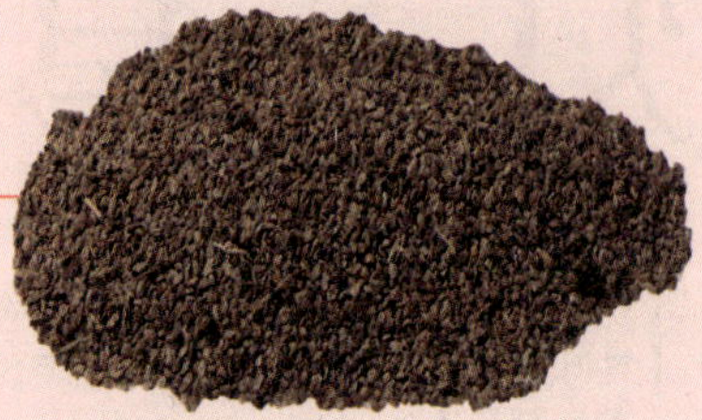

【类　　别】利尿通淋药
【别　　名】地葵、地麦、落帚子、独扫子。
【性味归经】味辛、苦，性寒；归肾、膀胱经。
【养生剂量】5～15克。
【适合体质】湿热体质。
【适宜人群】痢疾、皮肤瘙痒患者；带下黄臭者；阴道炎患者；乙肝患者；急性乳腺炎患者等。
【不宜人群】脾胃虚寒腹泻者。

本草药典

◎地肤子为藜科一年生草本地肤的干燥成熟果实。秋季果实成熟时采收植株，晒干，打下果实，除去杂质，生用。主产江苏、山东、 河南、河北。本品主要含三萜皂苷、黄酮类等化合物，具有利尿、抑制单核吞噬系统功能、抗炎、抑菌等作用。

功效主治

◎本品苦寒降泄，能清利湿热而通淋，能清除皮肤中之湿热与风邪而止痒。具有清利湿热、通淋的作用。主治小便不利、淋浊、带下、血痢、风疹、湿疹、疥癣、皮肤瘙痒、疮毒等病症。常与木通、瞿麦、冬葵子等同用。治湿热带下，可配黄柏、苍术、等煎服。

推荐药膳养生方

地肤子酒

材料：

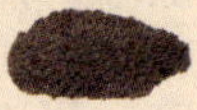

地肤子适量

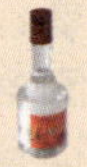

白酒适量

做法：将地肤子洗净，然后将其入锅炒香至熟，捞出将其研磨成粉末备用。每次饮用时用白酒送服，每次4克。能治疗腹股沟斜疝。

地肤子鱼

材料：

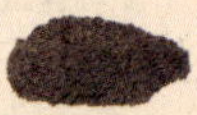

地肤子15克

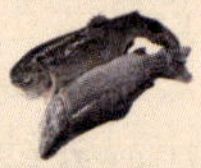

鱼1条

做法：将地肤子洗净，然后入锅煎汁，去渣留汁。将活鱼处置干净，洗净，入蒸笼，至蒸熟时，将药汁淋在鱼上撒入葱即可。能温肾助阳。

地肤子汤

材料：

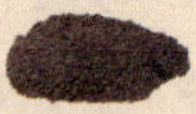

地肤子10克

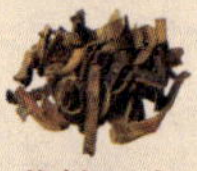

黄柏10克

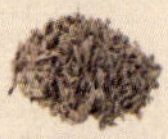

白鲜皮10克

做法：将地肤子、黄柏、白鲜皮洗净，然后入锅煎汁，去渣留汁，加入白糖拌匀即可。能清热利湿、祛风止痒。

冬葵子【利水通淋】

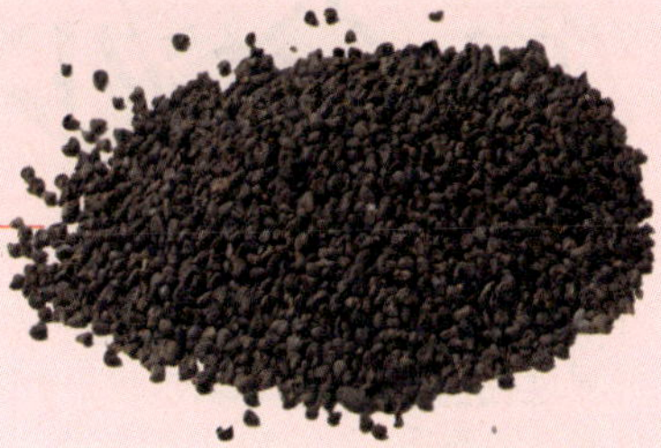

【类　　别】利尿通淋药
【别　　名】葵子、葵菜子。
【性味归经】味甘，性寒。归大肠、小肠、膀胱经。
【养生剂量】10～15克。
【适合体质】湿热体质。
【适宜人群】淋证、水肿者，产后乳汁不下、乳房胀痛者，肠燥便秘者等。
【不宜人群】脾虚肠滑者忌服，孕妇慎服。

本草药典

◎冬葵子为锦葵科一年生草本冬葵的干燥成熟种子。全国各地均有分布。夏、秋二季种子成熟时采收。除去杂质，阴干，生用或捣碎用。本品主要含有脂肪酸、脂肪油、蛋白质以及锌、铁、锰、磷等10种微量元素，具有滑肠、利尿等作用。

功效主治

◎本品具有利水通淋，下乳，润肠通便的功效。主治二便不通，淋病，水肿，妇女乳汁不行，乳房肿痛等病症。用于水肿胀满，小便不利，配猪苓、泽泻、茯苓等同用。产后乳汁不通，乳房胀痛，可与穿山甲、王不留行等同用。用于肠燥便秘，与郁李仁、杏仁、桃仁等同用。

推荐药膳养生方

冬葵子羊肾

材料

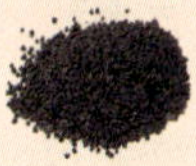
冬葵子20克

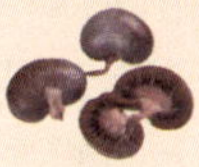
羊肾300克

做法

将羊肾剖开洗净，切丝备用；冬葵子洗净，然后入锅炒香。将羊肾、姜、葱同入锅煮汤，至熟时加入冬葵子调味即可。能利水通淋、补肾。

冬葵子汤

材料

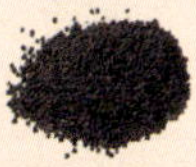
冬葵子15克

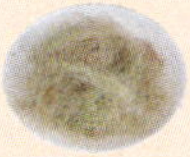
玉米须50克

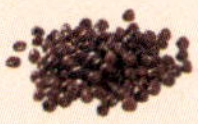
赤小豆100克

做法

将冬葵子、玉米须洗净，然后入锅煎汁，去渣留汁。将红豆用水泡发好，洗净。然后将药汁和红豆同入锅煮汤即可。能清热利水、降脂降压。

冬葵子粉

材料

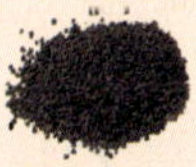
冬葵子适量

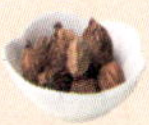
砂仁适量

做法

将冬葵子、砂仁洗净，然后入锅炒香，捞出将其研磨成细粉备用，在使用时用温酒送服，每次4克即可。能下乳消肿、止痛。

海金沙

【利尿排石】

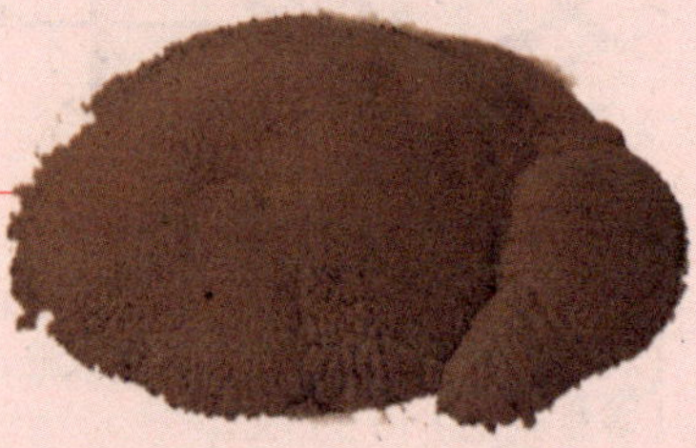

【类　　别】利尿通淋药

【别　　名】铁线藤、左转藤。

【性味归经】性寒，味甘、淡。归膀胱、小肠经。

【养生剂量】6～15克。

【适合体质】湿热体质。

【适宜人群】尿路感染、尿路结石患者；急性肾炎患者；带下黄臭者；皮肤湿疹者；肠炎患者。

【不宜人群】小便不利、诸淋者；肾脏真阳不足者。

本草药典

◎本品为海金沙科缠绕草质藤本海金沙的干燥成熟孢子。主产于广东、浙江等地。秋季孢子未脱落时采割藤叶，晒干，搓揉或打下孢子，除去藤叶，生用。本品主要含有水溶性成分海金沙素，并含脂肪油、氨基酸等化合物，具有利尿排石、利胆、抑菌的作用。

功效主治

◎本品其性下降，善清小肠、膀胱湿热，尤善止尿道疼痛，为治诸淋涩痛之要药。治疗尿路感染、尿路结石、白浊、白带、肝炎、肾炎水肿、咽喉肿痛、痄腮、肠炎、痢疾、皮肤湿疹等病症。多与泽泻、猪苓、防已、木通等配伍，以加强利尿的作用。

推荐药膳养生方

海金沙粥	材料	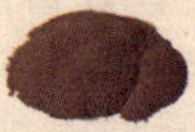 海金沙15克	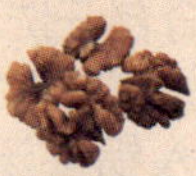 核桃10个	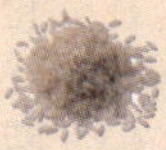 粳米100克	做法	将核桃洗净，然后捣碎；海金沙用纱布包住，扎紧口袋，入锅煎汁，然后一同煮粥，至粥成时加入核桃拌匀稍煮即可。能利尿排石。
海金沙汤	材料	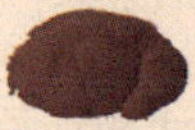 海金沙10克	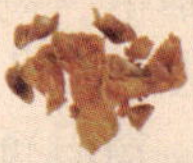 鸡内金15克	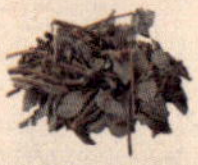 金钱草12克	做法	将鸡内金、金钱草洗净，然后将其与海金沙一同装入纱布袋，扎紧袋口，入锅煎汁，加入白糖拌匀即可。能利尿通淋、排石。
金沙木通汤	材料	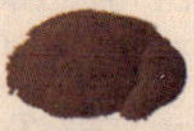 海金沙10克	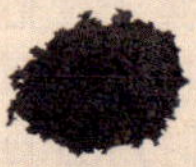 车前子15克	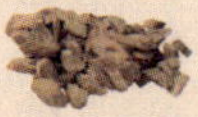 木通10克	做法	将车前子、木通洗净，与海金沙一同装入纱布袋，扎紧袋口，然后入锅煎汁，加入白糖拌匀即可。能清热利尿、通淋。

滑石【清热渗湿、通窍】

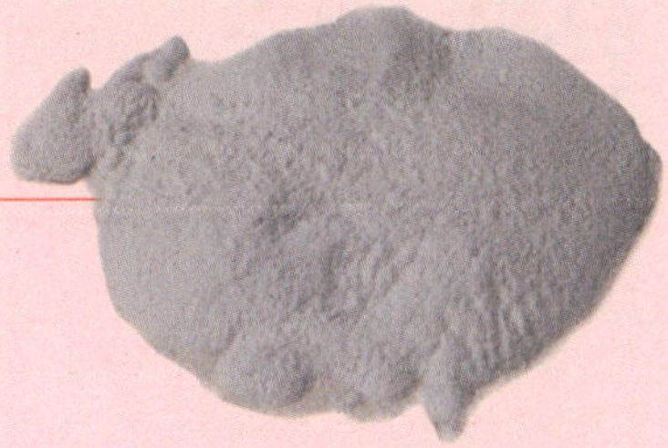

【类　　别】利尿通淋药
【别　　名】液石、共石、脱石、番石。
【性味归经】性寒，味甘、淡。归胃、膀胱经。
【养生剂量】10～15克。
【适合体质】湿热体质。
【适宜人群】小便淋沥涩痛者，暑热烦渴者，头痛恶寒者，身重疼痛、胸闷者等。
【不宜人群】脾虚气弱、精滑、热病津伤者忌服；孕妇慎服。

本草药典

◎本品为硅酸盐类矿物滑石族滑石。主产于山东、江西、辽宁等地。全年可采。采挖后，除去泥沙及杂石洗净，砸成碎块，研粉用，或水飞晾干用。滑石主要含有硅酸镁等化合物及多种微量元素，具有镇吐、止泻、抑菌等作用。以整洁、色青白、滑润、无杂石者为佳。

功效主治

◎本品具有清热、渗湿、利窍的功效。主要治疗暑热烦渴、小便不利、水泻、热痢、淋病、黄疸、水肿、衄血、脚气、皮肤湿烂等病症。外用有清热收湿敛疮作用。治疗湿疮，湿疹，可单用或与枯矾、黄柏等为末，撒患处；治痱子，则可与薄荷、甘草等制成痱子粉外用。

推荐药膳养生方

车前滑石汤

材料：

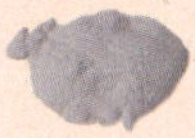
滑石15克

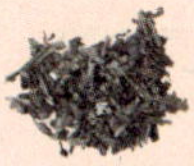
车前草30克

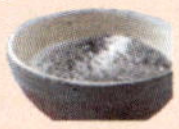
荸荠粉50克

做法：将车前草洗净，与滑石一同入锅煎汁，去渣留汁；将荸荠粉用水调开，然后将药汁加入调开的荸荠粉即可。能清热解毒、利尿通淋。

滑石石膏粥

材料：

滑石20克

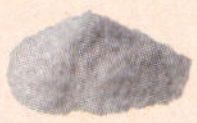
石膏20克

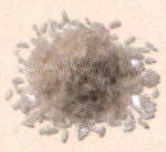
粳米100克

做法：将滑石、石膏一同装入纱布袋，扎紧袋口，入锅煎汁，去纱布留汁；粳米洗净与药汁同入锅煮粥即可。能清心开窍。

滑石木通汤

材料：

滑石10克

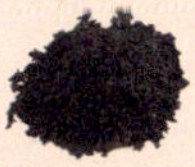
车前子15克

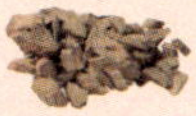
木通10克

做法：将车前子、木通洗净，与滑石一同装入纱布袋，扎紧袋口，入锅煎汁，去纱布，加入白糖拌匀即可。能清热祛湿、利尿通淋。

瞿麦【清热利尿、通淋】

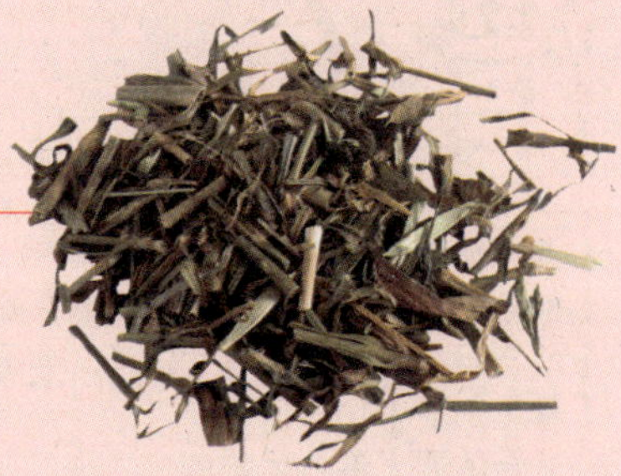

【类　　别】利尿通淋药
【别　　名】巨句麦、大兰、山瞿麦、南天竺草。
【性味归经】性寒，味苦；归心、小肠经。
【养生剂量】10～15克。
【适合体质】湿热体质。
【适宜人群】湿热引起的小便不利者；血热瘀阻之经闭或月经不调患者；高血压、糖尿病患者。
【不宜人群】脾、肾气虚，小肠无大热者；孕妇。

本草药典

◎本品为石竹科多年生草本瞿麦和石竹的干燥地上部分。主产于河北、河南、辽宁、江苏等地。夏、秋二季花果期采割，除去杂质，晒干，切段生用。本品主要含有多种黄酮类化合物，具有利尿、兴奋肠管与子宫平滑肌、抑制心脏、降低血压等作用。

功效主治

◎本品具有利尿通淋、破血通经、清心热、利小肠、膀胱湿热的功效。主要用于治疗热淋、血淋、砂淋、尿血、小便不利等淋证；血热瘀阻之经闭或月经不调。治石淋，与石韦、滑石、冬葵子配伍。对于血热瘀阻之经闭或月经不调尤宜，常与桃仁、红花、丹参、赤芍等同用。

推荐药膳养生方

瞿麦饮

材料：

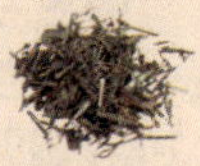
鲜瞿麦30克

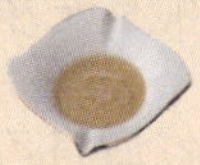
蜂蜜适量

做法：将瞿麦洗净，然后将其入锅煎汁，煎煮好后去渣留汁，加入适量的蜂蜜拌匀即可。能清热利湿。

瞿麦车前汤

材料：

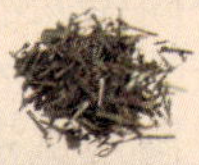
瞿麦10克

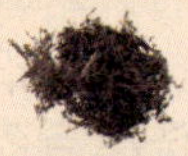
萹蓄10克

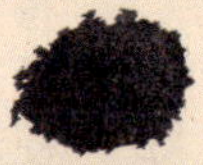
车前子15克

做法：将瞿麦、萹蓄、车前子洗净，然后入锅煎汁，去渣留汁，加入适量白糖拌匀即可。能清热利尿、通淋。

瞿麦黄瓜汤

材料：

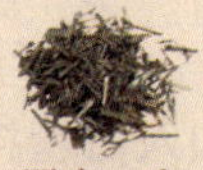
瞿麦10克

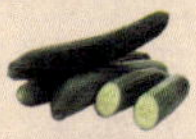
黄瓜1条

做法：将黄瓜洗净，切块；瞿麦洗净，然后入锅煎汁，去渣留汁。再将黄瓜与药汁同入锅煮，至熟时加入调料调味即可。能清热利尿。

木通

【利尿通淋、通经下乳】

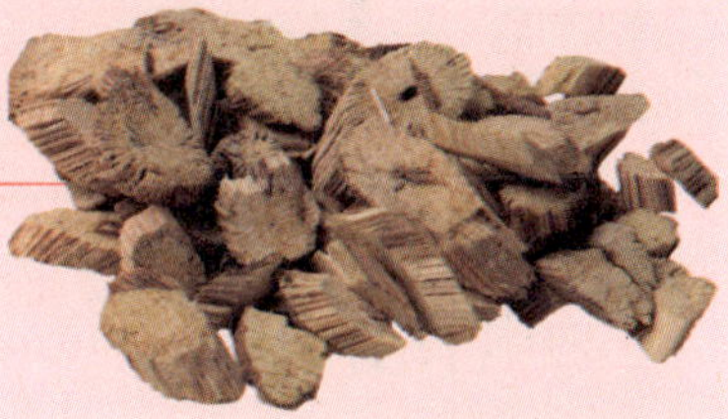

【类　　别】利尿通淋药
【别　　名】川木通、关木通。
【性味归经】味苦，性寒。归心、小肠、膀胱经。
【养生剂量】3～15克。
【适合体质】湿热体质。
【适宜人群】心烦尿赤、口舌生疮者；妇女闭经、产后缺乳者；风湿性关节炎、痛风等患者。
【不宜人群】肾功能不全者；孕妇；内无湿热者、儿童与年老体弱者。

本草药典

◎木通为马兜铃科多年生木质藤本东北马兜铃的干燥滕茎。主产于吉林、辽宁、黑龙江等地。秋、冬二季采截，除去粗皮，晒干，洗净润透，切片，晒干，生用。本品主要含有马兜铃酸、齐墩果酸、脂肪油等化合物，具有利尿、强心、抑菌等作用。

功效主治

◎本品具有利尿通淋、清心泻火、通经下乳的功效。可治疗热淋涩痛、水肿、口舌生疮、心烦尿赤、闭经、产后缺乳、风湿热痹等病症。治疗膀胱湿热，小便短赤，淋沥涩痛，常与车前子、木通等配用；用于水肿，则配以猪苓、桑白皮等同用。

推荐药膳养生方

木通猪脚汤

材料：

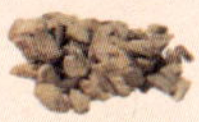
木通10克

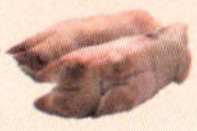
猪脚1只

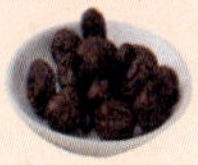
红枣4枚

做法：将木通洗净；猪脚去毛洗净，斩件，汆水；红枣去核洗净。然后将所有材料同入锅煮汤即可。能通经下乳。

木通猪苓汤

材料：

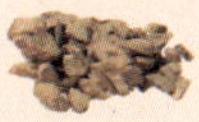
木通10克

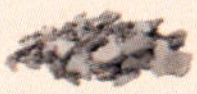
猪苓10克

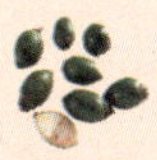
槟榔8克

做法：将木通、猪苓、槟榔洗净，然后入锅煎汁，去渣留汁，加入白糖拌匀即可。能清热利尿、通淋，治疗脚气肿胀、小便不利。

木通红花汤

材料：

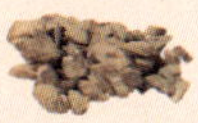
木通10克

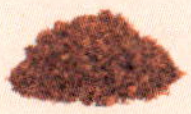
红花15克

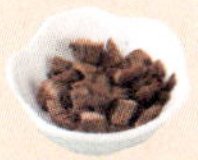
丹参15克

做法：将木通、红花、桃仁洗净，然后入锅煎汁，去渣留汁，加入白糖拌匀即可。能活血通经。

石韦

【清热利湿、通淋】

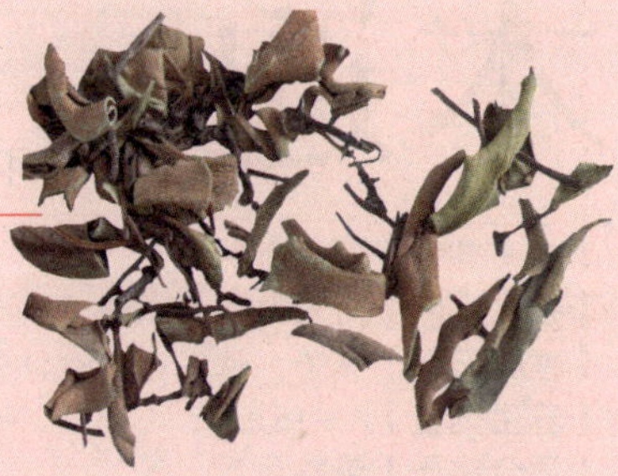

【类　　别】利尿通淋药
【别　　名】石皮、石苇、金星草、石兰。
【性味归经】性微寒，味甘、苦；归肺、膀胱经。
【养生剂量】10～20克。
【适合体质】湿热体质。
【适宜人群】尿路感染者；肾炎水肿患者；尿血者；痢疾患者；疮痈疖疔患者；肺热咳嗽者。
【不宜人群】真阴虚者；无湿热者。

本草药典

◎本品为水龙骨科多年生常绿植物庐山石韦、石韦或有柄石韦的干燥叶。全年均可采收。除去根茎及根，拣去杂质，洗去泥沙，晒干或阴干，切段，生用。石韦主要含有β—谷甾醇、芒果苷、异芒果苷、延胡索酸等化合物，具有利尿、镇咳祛痰、抑菌等作用。

功效主治

◎本品具有利水通淋、清肺泄热、止咳的功效。治疗淋痛、乳糜尿、水肿、尿血、尿路结石、肾炎、崩漏、痢疾、肺热咳嗽、慢性气管炎、金疮、外伤出血等病症。用于血淋，与当归、蒲黄、芍药同用。用于肺热咳喘气急，可与鱼腥草、黄芩、芦根等同用。

推荐药膳养生方

石韦金钱汤

材料

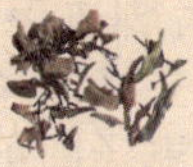
石韦15克

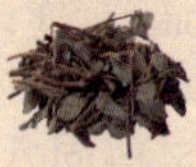
金钱草10克

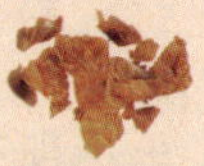
鸡内金10克

做法

将石韦、金钱草、鸡内金洗净，然后入锅煎汁，去渣留汁，加入白糖拌匀即可。能清热利湿、通淋。

石韦甘草饮

材料

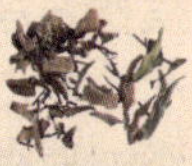
石韦30克

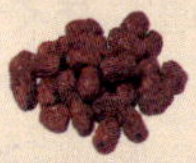
大枣8枚

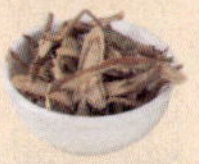
甘草10克

做法

将石韦、甘草洗净；大枣去核洗净；然后入锅煎汁，去渣留汁，加入白糖拌匀即可。能清热利湿、增加白细胞。

石韦槟榔粉

材料

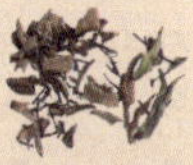
石韦适量

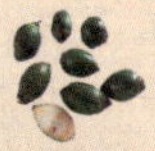
槟榔适量

做法

将石韦、槟榔洗净，烘干，再将其研磨成细末备用。在使用时用姜汤送服，每次5克即可。能清肺止咳、平喘。

通草【下乳】

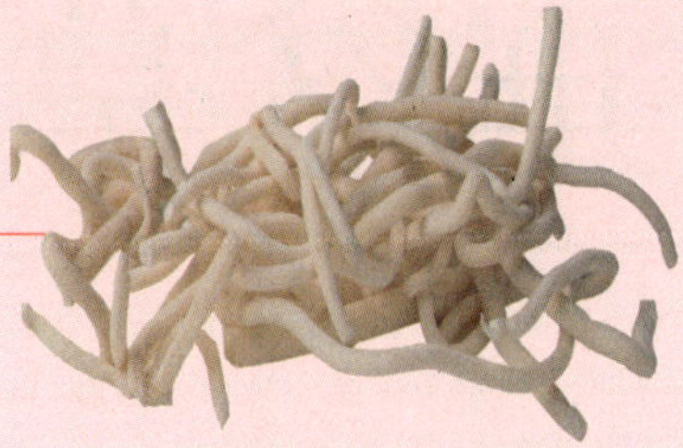

【类　　别】利尿通淋药
【别　　名】大通塔。
【性味归经】味甘、淡，性微寒；归肺、胃经。
【养生剂量】5～15克。
【适合体质】湿热体质。
【适宜人群】产后缺乳者；小便不利者；肝炎、黄疸患者；妇女带下过多者；闭经者。
【不宜人群】气阴两虚、内无湿热者；孕妇。

本草药典

◎通草为五加科灌木植物通脱木的干燥茎髓。主产于贵州、云南、四川、广西、台湾等地。本品主要含有糖醛酸、脂肪、蛋白质及多糖等化合物，具有利尿及促进乳汁分泌的作用。选购时以色洁白、心空、有弹性者为佳。置于干燥处保存。

功效主治

◎本品具有通利小便、下乳汁的功效。主要治疗淋症涩痛、小便不利、水肿、黄疸、湿温病、小便短赤、产后乳少、经闭、带下等病症。尤宜于热淋之小便不利，淋沥涩痛，与冬葵子、滑石、石韦同用。用于产后乳汁不畅或不下，与穿山甲、甘草、猪蹄同用。

推荐药膳养生方

通草炖猪蹄

材料

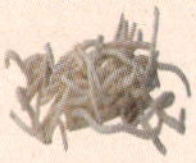

通草10克

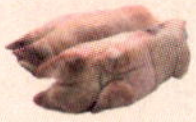

猪蹄1只

做法：将通草洗净；猪蹄去毛洗净，斩件，汆水。然后入锅煮汤，至猪蹄熟烂时去掉通草，加入调料调味即可。能下乳汁。

通草鲫鱼汤

材料

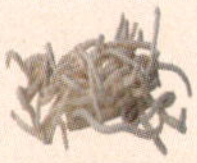

通草5克

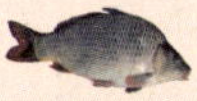

鲫鱼1条

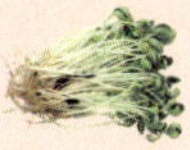

黑豆芽30克

做法：将鲫鱼处置干净，洗净，然后入油锅煎至两面金黄；通草、黑豆芽洗净。在将其一同入锅加水煮汤即可。能温中下气、利水通乳。

通草木通汤

材料

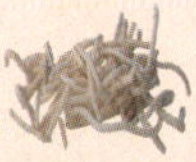

通草10克

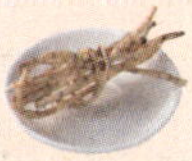

白茅根15克

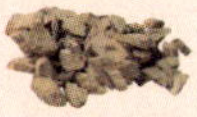

木通8克

做法：将通草、白茅根、木通洗净，然后入锅煎汁，去渣留汁，加入白糖拌匀即可。能清热利尿、通淋。

垂盆草

【清热解毒】

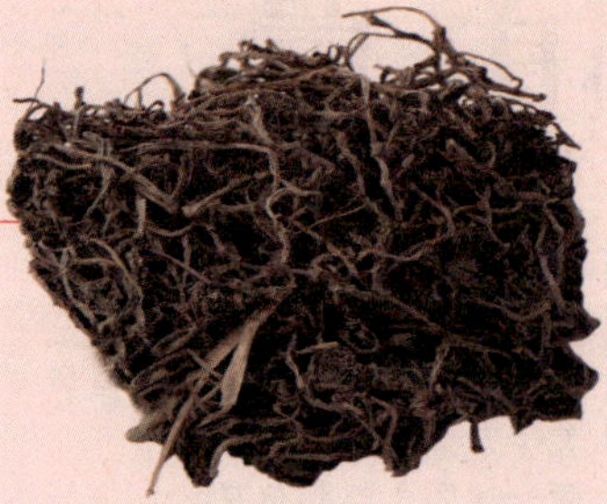

【类　　别】利尿退黄药
【别　　名】狗牙齿。
【性味归经】味甘，性凉。归肝、胆、小肠经。
【养生剂量】10～30克。
【适合体质】湿热体质。
【适宜人群】黄疸型肝炎、慢性肝炎、肝硬化腹水者；痈肿疮疡、咽喉肿痛者；蛇伤、烫伤者。
【不宜人群】脾虚腹泻者。

本草药典

◎本品为景天科多年生肉质草本垂盆草的新鲜或干燥全草。全国各地均产。夏、秋二季采收。切段，晒干，生用，或用鲜品。垂盆草主要含有生物碱、垂盆草苷、糖类、氨基酸等化合物，具有抗菌抑菌、保肝、降酶等作用。鲜品随用随采，干品置干燥处。

功效主治

◎垂盆草具有清热解毒、利湿退黄的功效，用于湿热黄疸，小便不利，痈肿疮疡，急、慢性肝炎；外涂可治烫伤、蛇毒等。现代医学研究证明，垂盆草有降低谷丙转氨酶作用，适用于急性肝炎、迁延性肝炎、慢性肝炎。用于湿热黄疸，常与虎杖、茵陈等同用。

推荐药膳养生方

垂盆草红枣茶

材料

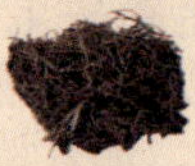

垂盆草30克

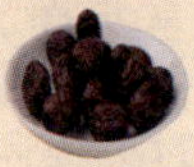

红枣10枚

做法

将垂盆草、红枣洗净，红枣去核；然后入锅煎汁，去渣留汁，加入白糖拌匀即可。能健脾补虚、清热除烦。

垂盆草饮

材料

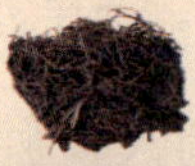

垂盆草15克

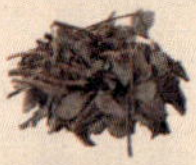

金钱草12克

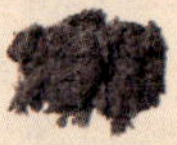

茵陈蒿10克

做法

将垂盆草、金钱草、茵陈蒿洗净，然后入锅煎汁，去渣留汁，加入白糖拌匀即可。能清热利湿、退黄。

垂盆草汁

材料

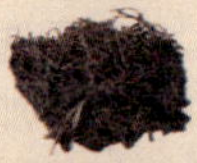

鲜垂盆草100克

做法

将鲜垂盆草用清水洗净，沥干，然后将其入捣碎取汁，涂抹于患处即可。能清热解毒，治疗痈疮肿毒、毒蛇咬伤。

虎杖

【活血破瘀、通经】

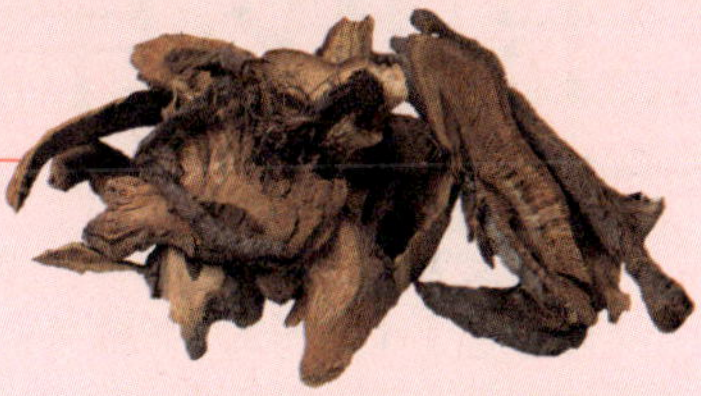

【类　　别】利尿退黄药
【别　　名】野黄连、活血丹、活血龙、猴竹根。
【性味归经】味苦，性微寒；归肝、胆、肺经。
【养生剂量】10～30克。
【适合体质】血瘀、湿热体质。
【适宜人群】黄疸型肝炎、胆结石患者；妇女闭经、产后恶露不绝者。
【不宜人群】孕妇。

本草药典

◎本品为蓼科多年生草本虎杖的干燥根茎和根。主产于江苏、江西、山东、四川等地。虎杖主要含有酚性成分及多糖、维生素等化合物，具有抗菌、降脂、镇静、止血、利尿等作用。选购以根条粗壮、内芯不枯朽者为佳。长期大量服用虎杖时，应酌情补充维生素B_1。

功效主治

◎本品具有祛风利湿、破瘀、通经的功效。治疗风湿筋骨疼痛、湿热黄疸、淋浊带下、妇女经闭、产后恶露不下、痔漏下血、跌扑损伤、烫伤、恶疮癣疾等病症。治湿热黄疸，可单用本品煎服即效，亦可与茵陈、黄柏、栀子配伍，效力更佳。

推荐药膳养生方

虎杖蜜汁

材料

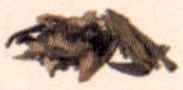
虎杖200克

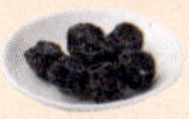
乌梅500克

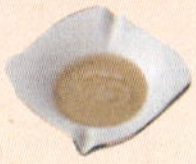
蜂蜜1000克

做法

将虎杖、乌梅洗净，然后入锅煎汁，煎取浓汁，去渣取汁备用；再将药汁和蜂蜜同入锅煎煮10分钟即可。能清热解毒、利胆止痛。

虎杖粉

材料

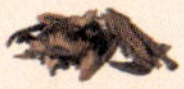
虎杖适量

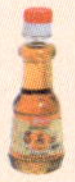
麻油适量

做法

将虎杖洗净，烘干，将其加工研磨成细末，用麻油调匀。将其涂抹于患处即可。能治疗烫伤。

虎杖益母汤

材料

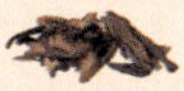
虎杖10克

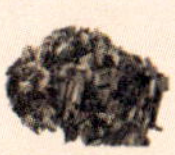
益母草20克

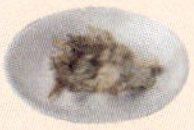
当归20克

做法

将虎杖、益母草、当归洗净，然后将其入锅煎汁，去渣留汁，加入白糖拌匀即可。能活血祛瘀、通经止痛。

金钱草【利水通淋】

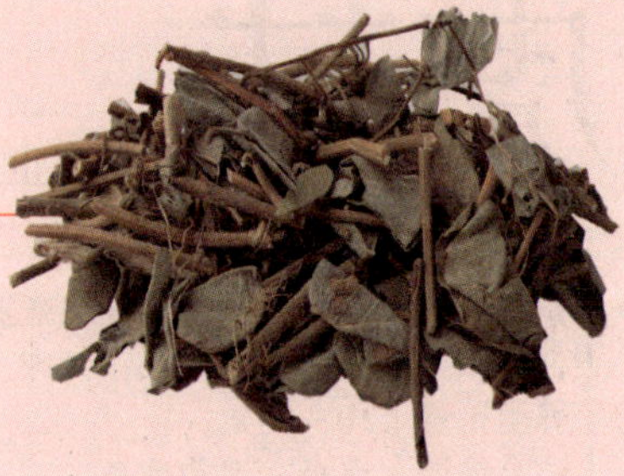

【类　　别】利尿退黄药
【别　　名】遍地香、马蹄草、穿墙草、肺风草。
【性味归经】味甘、淡，性微寒；归肝、胆、肾、膀胱经。
【养生剂量】10～30克。
【适合体质】湿热体质。
【适宜人群】结石病患者；黄疸型肝炎患者；带下黄臭者；恶疮肿毒患者；湿疹、湿疮患者。
【不宜人群】阴疽诸毒、脾虚泄泻者。

本草药典

◎金钱草为报春花科多年生草本过路黄的干燥全草，习称大金钱草。夏、秋二季采收。除去杂质，晒干，切段生用。主产于四川。本品主要含有槲皮素、查耳酮、挥发油等化合物，具有显著的利尿作用，还有排石、镇痛、抑菌、抗炎等作用。

功效主治

◎本品具有清热利尿、镇咳、消肿解毒的功效。可治黄疸、水肿、膀胱结石、疟疾、肺痈、咳嗽、吐血、淋浊、带下、风湿痹痛、小儿疳积、惊痫、痈肿、疮癣、湿疹等病症。用治恶疮肿毒，毒蛇咬伤等证。可用鲜品捣汁内服或捣烂外敷，或配蒲公英、野菊花等同用。

推荐药膳养生方

金钱草茶

材料：

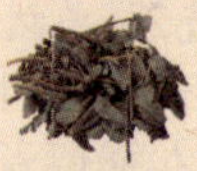
金钱草10克

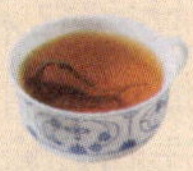
绿茶3克

做法：将金钱草用清水洗净，然后将其与绿茶一同入杯中，加入沸开水，冲泡10分钟后即可饮用。能清热利尿、排石。

金钱草鸡肾

材料：

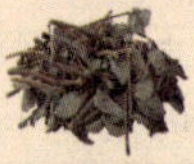
金钱草30克

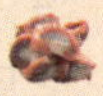
鸡肾2个

做法：将金钱草用清水洗净；鸡肾剖开，用盐水洗净。然后将其一同入锅煮汤即可。能利水通淋、消石。

金钱草汤

材料：

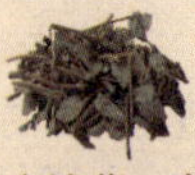
金钱草15克

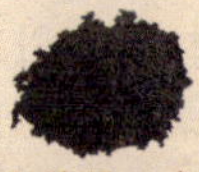
车前子15克

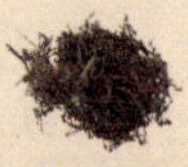
萹蓄8克

做法：将金钱草、车前子、萹蓄洗净，然后入锅煎汁，去渣留汁，加入白糖拌匀即可。能清热利尿、通淋。

石黄皮 【利湿消肿】

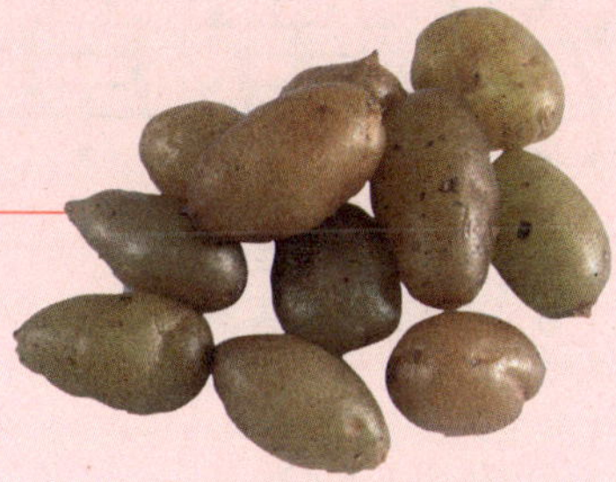

【类　　别】利尿退黄药
【别　　名】肾蕨、圆羊齿、蜈蚣草、篦子草。
【性味归经】味甘、淡，微涩，性微凉。归肝、肾、胃、小肠经。
【养生剂量】10～30克。
【适合体质】湿热体质。
【适宜人群】感冒发热，肺结核咯血者；肠炎腹泻者；慢性痢疾者；小儿疳积者；睾丸炎，乳腺炎，泌尿系感染者。
【不宜人群】一般无禁忌。

本草药典

◎石黄皮是骨碎补肾蕨属植物，药用球形块茎或全草。全年可采，除去鳞片，洗净鲜用或晒干备用。本品具有利尿、止咳、消食的作用。选购时宜拣一些完整无腐烂者。鲜用或晒干置干燥处保存。石黄皮药性温和，但一次用量也不宜过多，10～30克已足够。

功效主治

◎本品具有清热、利湿、消肿、解毒的功效。常用于治疗黄疸、淋浊、小便涩痛、痢疾、疝气、乳痈、瘰疬、烫伤、刀伤等病症。治睾丸炎，需用鲜品石黄皮一两，荔枝干十粒，酒水煎服。预防秋燥咳嗽，可用石黄皮、雪梨、枇杷叶、杏仁、蜜枣煲汤饮用。

推荐药膳养生方

石黄皮汤

材料

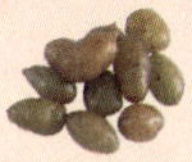

石黄皮30克

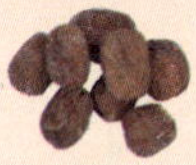

蜜枣5枚

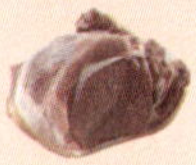

瘦肉150克

做法

将石黄皮洗净，拍扁备用；蜜枣去核洗净；瘦肉洗净切片备用。然后同入锅煮汤即可。能止咳补虚。

石黄皮敷贴

材料

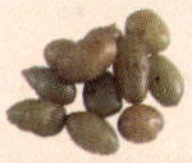

石黄皮适量

做法

将石黄皮块茎或其全草洗净，然后将其捣碎，涂抹于患处即可。能治疗乳腺炎。

石黄皮粥

材料

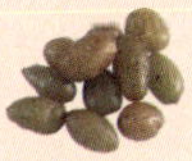

石黄皮30克

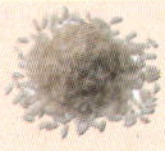

粳米50克

做法

将石黄皮用清水洗净；粳米洗净然后入锅炒香备用；然后将粳米、石黄皮一同入锅煮粥，至粥成时加入适量白糖拌匀即可。能消食。

溪黄草

【利尿退黄】

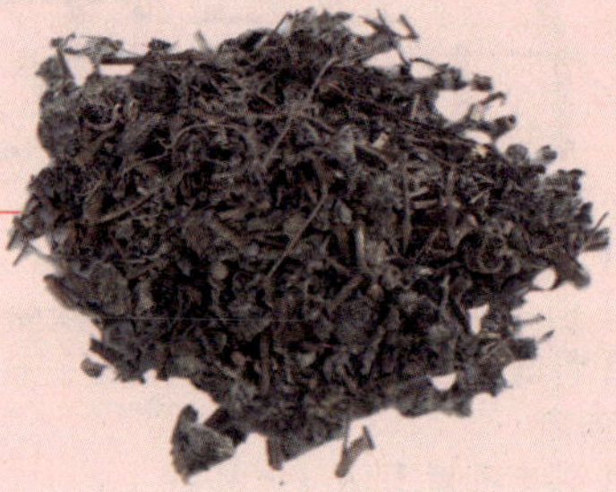

【类　　别】利尿退黄药

【别　　名】熊胆草、血风草、黄汁草、溪沟草。

【性味归经】性寒味苦，归肝、胆、大肠经。

【养生剂量】15～30克。

【适合体质】湿热体质。

【适宜人群】肝病、肠炎、痢疾等患者。

【不宜人群】脾胃虚寒者。

本草药典

◎溪黄草为唇形科多年生草本溪黄草的干燥全草。长江以南的湖南、四川、云南、江西、广东、广西等省区。溪黄草含二萜类、黄酮类、酚类、氨基酸及微量元素等多种化学成分，还含有较丰富的常量元素和微量元素，其中钙、铁、锌、锰、铜含量较多。

功效主治

◎溪黄草具有清热利湿、退黄祛湿、凉血散瘀。用于治疗急性黄疸型肝炎、急性胆囊炎、痢疾、肠炎、跌打瘀痛等病症。溪黄草还具有抗菌、抗病毒、消炎和抗肿瘤作用。溪黄草还具有消炎利肝，溪黄草中的黄酮类物质对羟自由基和氧自由基具有消除作用。

推荐药膳养生方

溪黄草泥鳅汤

材料

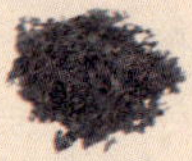
溪黄草30克

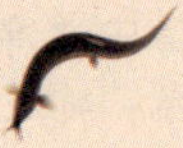
泥鳅200克

做法 将泥鳅除杂洗净，斩块，放进锅中，加上溪黄草和适量水、姜片，发货煮沸，小火炖1小时，加盐即可，本方具有清热利湿的功效。

溪黄蜜茶

材料

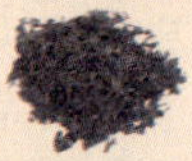
溪黄草25克

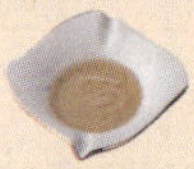
蜂蜜适量

做法 溪黄草洗净，放进锅中，加适量水，大火煮沸，小火煮20分钟，煎水取汁，待凉后，加上蜂蜜即可。本方可以清热利湿、凉血散瘀。

溪黄草煲母鸡

材料

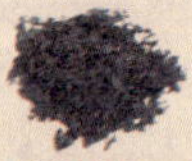
溪黄草15克

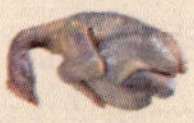
母鸡半只

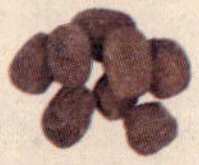
蜜枣3个

做法 将母鸡除杂，洗净，斩块，与蜜枣一起放进锅中，再加上洗净的溪黄草和适量水，大火煮沸，小火煮2小时。本方可以清热利湿，补益清润。

茵陈蒿

【利尿清热】

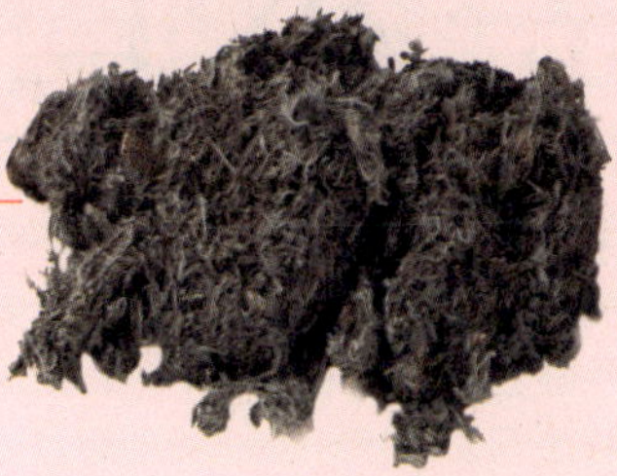

【类　　别】利尿退黄药
【别　　名】绵茵陈、白蒿、绒蒿、松毛艾。
【性味归经】性微寒，味辛、苦。归肝、脾、膀胱经。
【养生剂量】6～15克。
【适合体质】湿热体质。
【适宜人群】宜黄疸尿少、湿疮瘙痒、传染性黄疸型肝炎者。
【不宜人群】脾虚血亏而致的虚黄、萎黄者。

本草药典

◎茵陈篙为菊科植物茵陈蒿的幼苗。生于山坡、路边。全国各地均有分布。主产于陕西、河北、山西等省。含挥发油，油中主要为α-蒎烯、茵陈二炔酮、茵陈烯块等。选购时以质嫩、绵软、灰绿色、香气浓者为佳。置于阴凉干燥处保存，防潮。

功效主治

◎茵陈蒿具有清湿热、退黄疸的功效。主要用于治疗黄疸尿少、湿疮瘙痒、传染性黄疸型肝炎等症。茵陈蒿具有显著的利胆作用,可松弛胆道括约肌，加速胆汁排泄。茵陈可保护肝细胞膜、防止肝细胞坏死,促进肝细胞再生及改善肝脏微循环。

推荐药膳养生方

茵陈鲫鱼汤

材料：

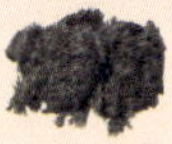
茵陈15克

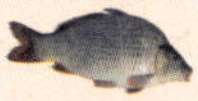
鲫鱼1条

做法：茵陈洗净，煎水取汁；将鲫鱼除杂，洗净，放进锅中，加上茵陈汁和适量水，大火煮沸，小火煮成汤。本方具有疏肝、清肝热的功效。

茵陈茶

材料：

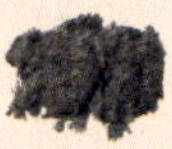
茵陈15克

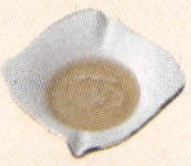
蜂蜜适量

做法：将茵陈洗净，放进锅中，加适量水，煎水取汁，倒进杯中，待凉后加上蜂蜜即可。本方具有清湿热、退黄疸的功效。

茵陈粥

材料：

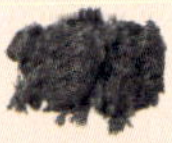
茵陈15克

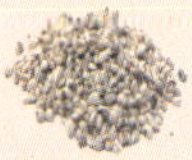
薏米60克

做法：将茵陈洗净，煎水取汁；薏米洗净，泡发后放进锅中，加上适量水，大火煮沸，小火煮至粥成。本方具有利湿健脾；舒筋除痹的功效。

赤小豆

【利尿消炎】

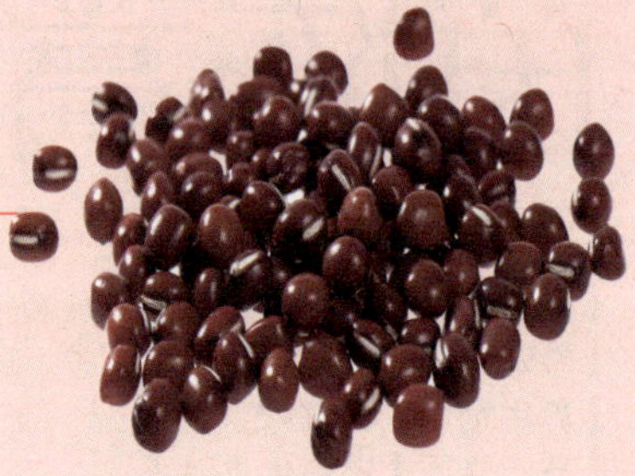

【类　　别】利水消肿药

【别　　名】赤豆、红豆、红小豆、朱赤豆。

【性味归经】性平，味甘、酸。归心、小肠经。

【养生剂量】15~100克。

【适合体质】痰湿体质。

【适宜人群】适宜黄疸、便血、水肿、痈肿的患者。

【不宜人群】一般人群均可食用。

本草药典

◎赤小豆为豆科植物赤小豆或赤豆的种子。全国大部分地区均产，主产广东、广西、江西等地。它含有蛋白质、脂肪、碳水化合物、粗纤维、维生素A、B族维生素、维生素C。选购赤小豆时以身干、颗粒饱满、色暗红者为佳。置于通风处保存。

功效主治

◎赤小豆具有止泻、消肿、滋补强壮、健脾养胃、利尿、抗菌消炎、解除毒素等功效。主要用于治疗水肿、脚气、黄疸、泻痢、便血、痈肿等症。赤小豆可用于治疗肾脏病、心脏病所导致的水肿。治轻症湿热黄疸，如身发黄、发热、无汗，轻症的黄疸型传染性肝炎。

推荐药膳养生方

赤小豆炖鲫鱼	材料	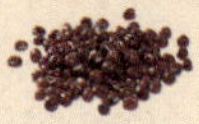 赤小豆50克　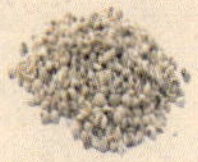 薏米10克　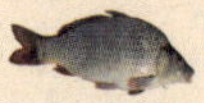 鲫鱼1条	做法	将赤小豆和薏米洗净泡发后放进锅中，加适量水，大火煮沸，小火煮20分钟，加上洗净的鲫鱼，炖至熟烂，加盐即可。
赤小豆牛奶汤	材料	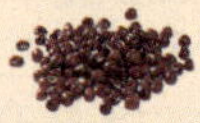 赤小豆15克　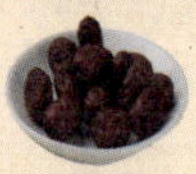 红枣15克　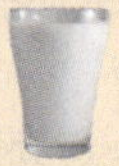 低脂鲜奶190毫升	做法	将赤小豆洗净，泡发后放进锅中，大火煮沸，小火煮30分钟，再加上红枣和鲜奶，稍煮，再加上白糖即可。本方益气补血、美白养颜。
赤小豆冬瓜汤	材料	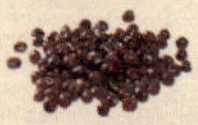 赤小豆50克　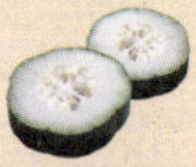 冬瓜400克	做法	将冬瓜洗净，切块；赤小豆洗净，泡发；再将两种材料放进锅中，加适量水，小火煮2小时，加盐即可。本方可以消肿、利尿、健脾养胃。

冬瓜皮【利尿消肿】

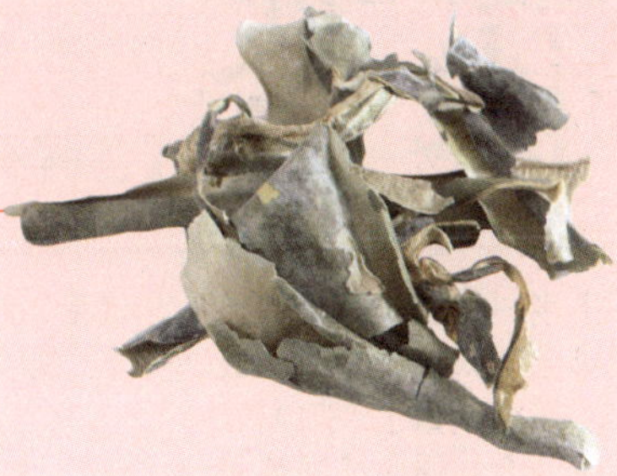

【类　　别】利水消肿药
【别　　名】白瓜皮、白东瓜皮。
【性味归经】性凉，味甘；归肺、脾、小肠经。
【养生剂量】9～30克。
【适合体质】痰湿体质。
【适宜人群】适宜水肿胀满、小便不利、暑热口渴者。
【不宜人群】因营养不良而致浮肿者。

本草药典

◎冬瓜为葫芦科植物冬瓜的外层果皮。全国大部分地区均产。夏末初秋果实成熟时采收。富含糖类、蛋白质、维生素C。果皮为不规则的薄片，通常内卷或筒状或又筒状，大小不一，以皮薄、条长，色灰绿、有粉霜，干燥、洁净者为佳。置干燥处保存。

功效主治

◎冬瓜皮具有利尿消肿、清热解暑、利水化湿的功效。可治水肿胀满、小便不利、暑热口渴、小便短赤、泄泻、疮肿。还具有止渴，消痰，利小便。治中风、解风热、消浮肿。若治体虚浮肿，用冬瓜皮、赤小豆、红糖适量。煮烂，食豆服汤。

推荐药膳养生方

冬瓜皮鲫鱼汤	材料	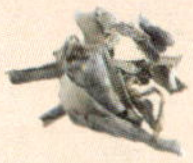 冬瓜皮30克 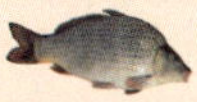 鲫鱼1条	做法	将鲫鱼除杂洗净，切块；冬瓜皮洗净，切块；将两种材料放进锅中，加上姜片和适量水，小火煮2小时，加盐即可。本方利水消肿。
蚕豆冬瓜皮汤	材料	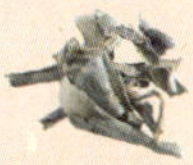 冬瓜皮30克 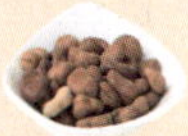 蚕豆100克	做法	将冬瓜皮洗净，放进锅中，加上洗净的蚕豆和适量水，大火煮沸，小火煮1小时，即可。本方具有利尿消肿、清热解暑的功效。
冬瓜皮薏米汤	材料	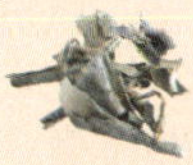 冬瓜皮30克 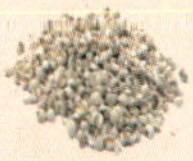 薏米30克	做法	将冬瓜皮洗净，切块，薏米洗净，泡发；将两种材料放进锅中，大火煮沸，小火煮至熟即可。本方具有利尿除湿，消肿，清热的功效。

茯苓

【健脾利水、消肿】

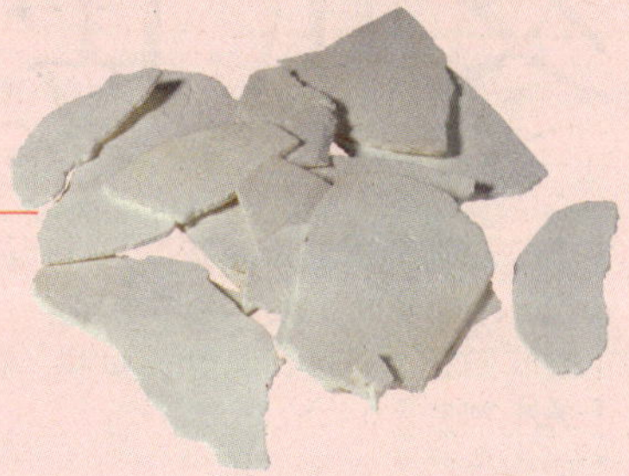

【类　　别】利水消肿药
【别　　名】茯菟、茯灵、伏菟、松薯。
【性味归经】味甘、淡，性平；归心、脾、肝、肾经。
【养生剂量】9～10克。
【适合体质】痰湿体质。
【适宜人群】适宜小便不利、水肿胀满、遗精、健忘者。
【不宜人群】虚寒精滑、气虚下陷者。

本草药典

◎茯苓是多孔菌科真菌茯苓的干燥菌核。主产安徽、湖北、河南、云南。菌核含β-茯苓聚糖约占干重93%和三萜类化合物乙酰茯苓酸、茯苓酸、3β-羟基羊毛甾三烯酸。以体重坚实、外皮呈褐色而略带光泽、皱纹深、断面白色细腻、黏牙力强者为佳。

功效主治

◎茯苓具有渗湿利水、益脾和胃、宁心安神的功效。主要用于治疗小便不利、水肿胀满、痰饮咳逆、呕哕、泄泻、遗精、淋浊、惊悸、健忘等病症。临床上，茯苓主要用于健脾和治疗水肿、痰饮，实验证明，实验证明，茯苓的乙醇提取物体外能杀死钩端螺旋体。

推荐药膳养生方

茯苓党参鸡汤

材料

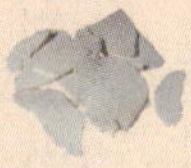
茯苓10克

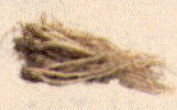
党参15克

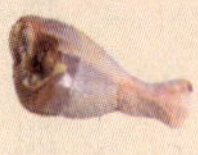
鸡腿2只

做法

将鸡腿洗净，剁块；党参、茯苓洗净；锅中入500毫升水煮开，放入鸡腿及药材，转小火煮至熟，调入盐即可。具有补气健脾、升举内脏。

茯苓核桃汤

材料

茯苓10克

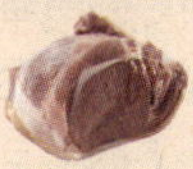
瘦肉400克

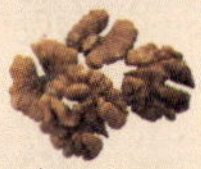
核桃50克

做法

瘦肉、茯苓洗净，切块；核桃洗净，取肉。锅中注水，烧沸，放入瘦肉、茯苓、核桃慢炖。炖至核桃变软，加盐即可。本方健脾补脑、美白养颜。

茯苓粥

材料

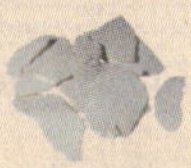
茯苓10克

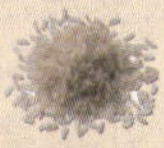
粳米100克

做法

将茯苓洗净，沥干，磨成粉；粳米洗净，放进锅中，加上药粉和适量水，大火煮沸，小火煮成粥。本方具有渗湿利水、益脾和胃。

薏苡仁

【利水渗湿】

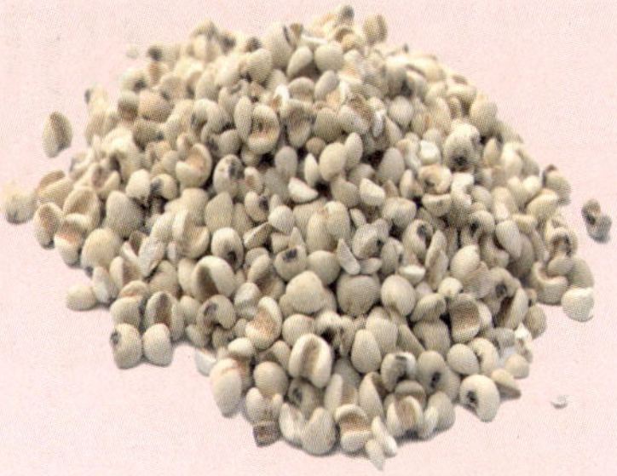

【类　　别】利水消肿药
【别　　名】薏米、米仁、薏仁、催生子。
【性味归经】性凉，味甘、淡；归脾、胃、肺经。
【养生剂量】50～100克。
【适合体质】痰湿体质。
【适宜人群】适宜湿痹、水肿、白带、肺痈者。
【不宜人群】脾虚便难、妊娠妇女。

本草药典

◎薏苡仁为禾本科植物薏苡的种仁。我国大部分地区均产，主产福建、河北、辽宁。它含糖颇丰富，同粳米相当。蛋白质、脂肪为粳米的2～3倍，并含有人体所必需的氨基酸。选购薏苡仁时以粒大、饱满、色白、完整者为佳。置通风干燥处，防蛀。

功效主治

◎薏苡仁具有健脾、补肺、清热、利湿的功效。治泄泻、湿痹、筋脉拘挛、屈伸不利、水肿、脚气、肺痿、肺痈、肠痈、淋浊、白带。薏苡仁具有利水渗湿、健脾止泻、除痹、排脓等功效，常作为久病体虚及病后恢复期的老人、儿童的药用食物。

推荐药膳养生方

薏米瘦肉汤

材料

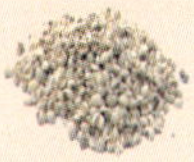
薏米50克

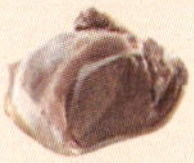
猪瘦肉60克

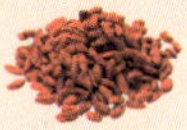
枸杞5克

做法

猪瘦肉洗净，切件；泽泻、薏米洗净。把全部材料放入锅内，加适量水，小火煲2小时，加盐即可。本方可以降压降脂、利尿通淋。

薏米猪蹄汤

材料

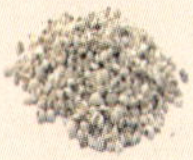
薏米50克

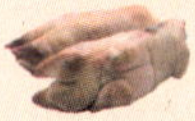
猪蹄1只

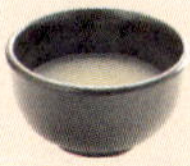
米酒适量

做法

将猪蹄洗净、切块，汆水；薏米淘洗净备用。锅中注水，烧沸后加猪蹄、薏米、米酒，小火煲2小时，加盐即可。本方健脾益气、丰胸美容。

薏米粥

材料

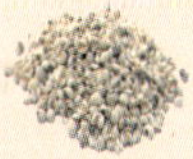
薏米50克

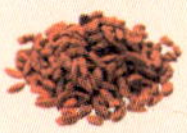
枸杞10克

做法

将薏米洗净，放进锅中，加上适量水，大火煮沸，加上枸杞，再用小火煮成粥。本方就有健脾利湿、补肺、清热的功效。

玉米须

【利水通淋】

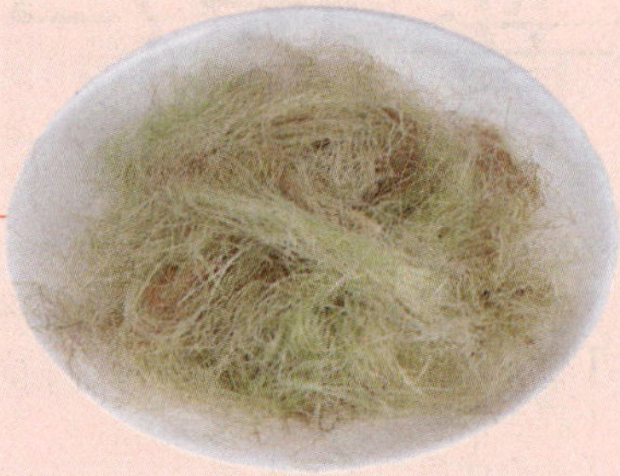

【类　　别】利水消肿药

【别　　名】玉麦须、玉蜀黍蕊、棒子毛。

【性味归经】性平、味甘。归膀胱、肝、胆经。

【养生剂量】15～30克。

【适合体质】痰湿体质。

【适宜人群】适宜肾炎水肿、妊娠肿胀、哮喘者。

【不宜人群】一般人群均可食用。

本草药典

◎玉米须为禾本科植物玉蜀黍的花柱。全国各地均产。它含肌醇、维生素K、柠檬酸、酒石酸、草酸等成分。玉米须又称“龙须”，有广泛的预防保健用途。选购玉米须时以色棕、质轻、气微香、味微涩的为佳。宜置于阴凉干燥处保存，防潮。

功效主治

◎玉米须具有利尿、泄热、平肝、利胆的功效。主治肾炎水肿、脚气、黄疸肝炎、高血压症、高血脂、胆囊炎、胆结石、糖尿病、吐血衄血、鼻渊、乳痈等症。在妇科方面，它可用于预防习惯性流产、妊娠肿胀、乳汁不行等症。玉米须还有抗过敏的作用。

推荐药膳养生方

玉米须荷叶粥

材料

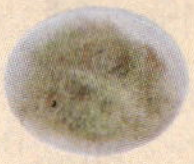
玉米须15克

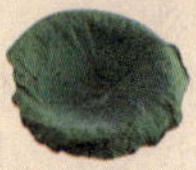
鲜荷叶1张

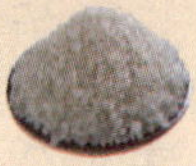
大米80克

做法：将荷叶洗净，煎水取汁；大米洗净，放进锅中，加上药汁和玉米须，倒进适量水，大火煮沸，小火煮成粥。本方可以利尿通淋、降压降脂。

玉米须蛤蜊汤

材料

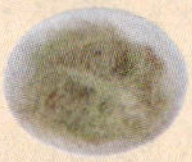
玉米须15克

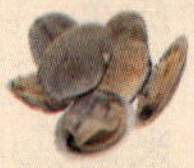
蛤蜊200克

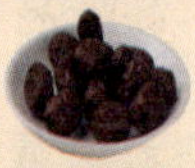
红枣少许

做法：将蛤蜊、玉米须和红枣洗净，放进锅中，加上适量水，大火煮沸，小火煮20分钟，加盐即可。本方具有滋补肝肾、消炎利尿。

玉米须茶

材料

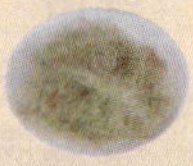
玉米须15克

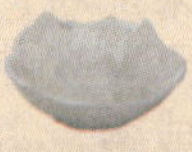
冰糖适量

做法：将玉米须洗净，切断，放进锅中，加上适量水，煮沸，加冰糖，再煮5分钟即可，本方具有利尿泻热、平肝利胆的功效。

泽泻

【利水、渗湿、泄热】

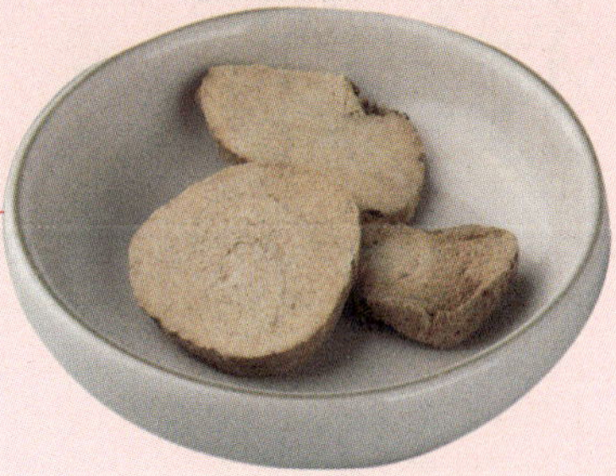

【类　　别】利水消肿药
【别　　名】水泻、芒芋、鹄泻、泽芝。
【性味归经】性寒，味甘。归肾、膀胱经。
【养生剂量】3～12克。
【适合体质】痰湿体质。
【适宜人群】适宜小便不利、水肿胀满、呕吐、淋病者。
【不宜人群】肾虚精滑者。

本草药典

◎泽泻为泽泻科植物泽泻的块茎。主产福建、四川、江西，此外贵州、云南等地亦产。块茎中分出五种三萜类化合物：泽泻醇A、泽泻醇B，乙酸泽泻醇A酯、乙酸泽泻醇B酯和表泽泻醇A。以个大、质坚、色黄白、粉性足者为佳。置干燥处，防蛀。

功效主治

◎泽泻具有利水、渗湿、泄热的功效。主要用于治疗小便不利、水肿胀满、呕吐、泻痢、痰饮、脚气、淋病、尿血等病症。泽泻对胆固醇含量有轻度的抑制作用。能减轻动脉粥样硬化的发展。此外，泽泻对低蛋白饮食引起的脂肪肝有治疗作用。

推荐药膳养生方

泽泻粥

材料

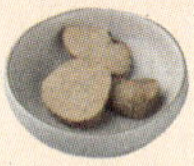
泽泻10克

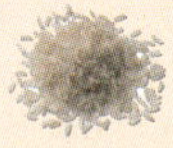
粳米100克

做法

泽泻洗净，煎水取汁；粳米洗净，放进锅中，加适量水和药汁，大火煮沸，小火煮至粥成。本方具有利水渗湿、泻热的功效。

泽泻茯苓鸡

材料

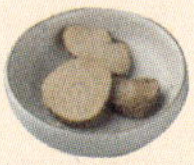
泽泻10克

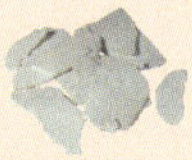
茯苓15克

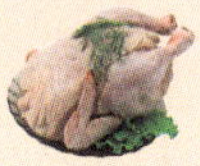
半只鸡

做法

将鸡除杂洗净，斩块，放进锅中，加上洗净的泽泻和茯苓，用大火煮沸，小火煮2小时，加盐即可。本方具有利水渗湿的功效。

泽泻茶

材料

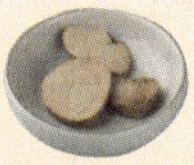
泽泻10克

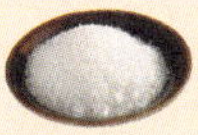
白糖适量

做法

泽泻洗净，放进锅中，加上适量水，大火煮沸，小火煮10分钟，加上白糖拌匀即可。本方具有利水渗湿，主治小便不利，水肿的症状。

猪苓【利水渗湿】

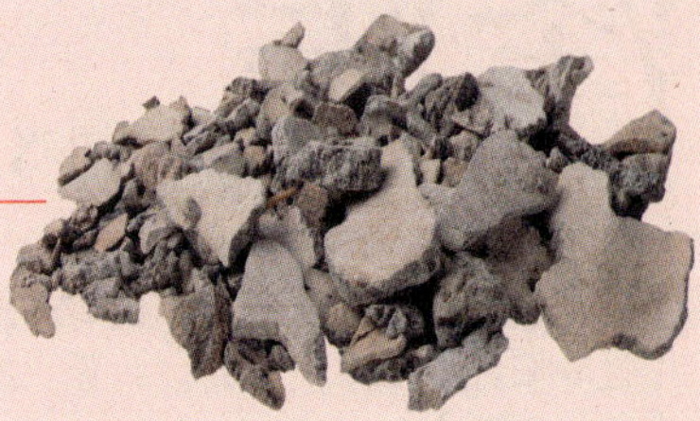

【类　　别】利水消肿药
【别　　名】豕零、地乌桃、野猪食、猪屎苓。
【性味归经】性平，味酸。归肾、膀胱经。
【养生剂量】6～12克。
【适合体质】痰湿体质。
【适宜人群】适宜小便不利、尿痛、尿血、小腹胀满者。
【不宜人群】无水湿者。

本草药典

◎猪苓为多孔菌科植物猪苓的干燥菌核。主产于陕西、河南、河北、四川、云南。甘肃、青海、辽宁、吉林、黑龙江、内蒙古、湖北等地亦产。含麦角甾醇、生物素、糖类、蛋白质成分。以个大、外皮黑褐色、光亮、肉色粉白、体较重者为佳。置通风干燥处。

功效主治

◎猪苓具有利尿渗湿的功效，主治小便不利、水肿胀满、脚气、泄泻、淋浊、带下。临床应用于治疗水肿，由于其药性比茯苓稍凉些，故适用于有水肿而稍偏于热的患者。浮肿严重，可配车前子、牛膝。用于小便不利、尿痛、尿血、小腹胀满，可配木通、滑石等。

推荐药膳养生方

方名	材料	做法
猪苓牛肉汤	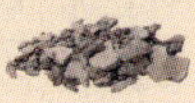 猪苓10克　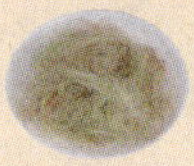 玉米须30克　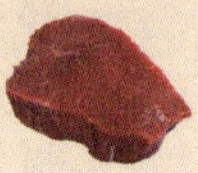 牛肉100克	将猪苓、玉米须和牛肉洗净，放进锅中，加上5枚大枣，用大火煮沸，小火煮2小时，加盐即可。本方具有清暑利湿、健脾益气的功效。
猪苓鲫鱼汤	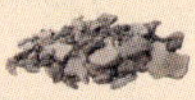 猪苓30克　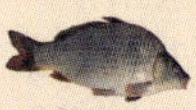 鲫鱼1条　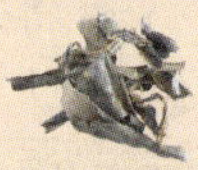 冬瓜皮30克	将鲫鱼除杂，洗净，切块，放进锅中，加上洗净的猪苓、冬瓜皮和姜片，大火煮沸，小火煮2小时，加盐即可。本方具有利尿渗湿的功效。
猪苓茶	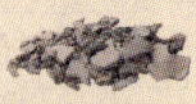 猪苓10克　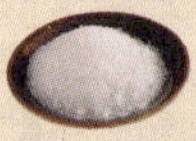 白糖适量	将猪苓洗净，放进锅中，加上适量水，大火煮沸，小火煮10分钟，最后加上白糖搅拌均匀即可。本方具有其清热利湿的功效。

第九章

芳香理气类本草养生法

●凡以“疏理气机”为主要作用，治疗气滞或气逆证为主的汤药，称为理气调中汤。理气药又名行气药，味多辛苦芳香，性多温，主归脾、胃、肝、肺经，善于行散或泄降，主能调气健脾、疏肝解郁、理气宽胸、行气止痛、破血散结，兼能消积、燥湿。主要用来治疗气滞腹胀、乳房胀痛、抑郁不乐、月经不调以及食积腹胀等症。

若脾胃气滞伴有食积者，常配消食药（如山楂、神曲、莱菔子等）同用；兼脾胃虚弱者，常配补气健脾药（如白术、黄芪等）同用；兼有湿热者，配清热利湿药同用（如黄连、龙胆草等）；肝郁气滞伴肝血不足者，配养血药（如白芍、当归）同用。本类药多辛温香燥，易耗气伤阴，故气阴不足者慎用。

陈皮【行气镇咳、化痰】

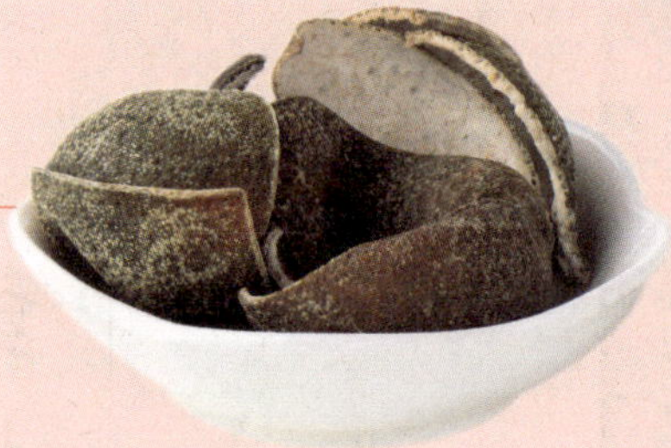

【类　　别】芳香理气药
【别　　名】橘皮、红皮、黄橘皮、广橘皮
【性味归经】性温，味苦、辛。归脾、胃、肺经。
【养生剂量】3~9克。
【适合体质】脾胃气虚和脾胃气滞者。
【适宜人群】适宜消化不良、食欲不佳、咳嗽多痰的患者。
【不宜人群】气虚、阴虚燥咳者不宜，吐血症患者。

本草药典

◎陈皮为芸香科植物橘的果皮，栽培于丘陵、低山地带、江河湖泊沿岸或平原。分布于长江以南各地区。以广东新会、四会、广州近郊产者质佳，以四川、重庆等地产量大。含橙皮甙、川陈皮素、柠檬烯、α-蒎烯、β-蒎烯、β-水芹烯等。

功效主治

◎陈皮具有其治百病，总取其理气燥湿之功。同补药则补，同泻药则泻，同升药则升，同降药则降。理气健脾、燥湿化痰，主治脾胃气滞之脘腹胀满或疼痛、消化不良；湿浊阻中之胸闷腹胀、纳呆便溏；痰湿壅肺之咳嗽气喘等病症。还具有促进胃排空和抑制胃肠蠕动的作用。

选购保存

◎果皮常剥成数瓣，基部相连，有的呈不规则的片状，厚1~4毫米。外表面橙红色或红棕色，有细皱纹及凹下的点状油室；内表面浅黄白色，粗糙，附黄白色或黄棕色筋络状维管束。质稍硬而脆。气香，味辛、苦。选购时以完整、干燥的陈皮为宜。置于通风干燥处保存。可长久放置储藏。

食用须知

◎陈皮气味芳香，在日常生活中，也常被用来作为泡茶的材料，但不宜长时间饮用大量的陈皮茶饮，以免损伤元气。陈皮挥发油对胃肠道有温和的刺激作用，促进大鼠正常胃液的分泌，有助于消化。陈皮水煎剂对离体唾液淀粉酶活性有明显促进作用。用桔皮油制成的复方乳剂，对胆固醇结石和胆色素结石有很强的溶解能力，表明陈皮具有一定的利胆、排石作用。

推荐药膳养生方

陈皮老鸭汤

材料

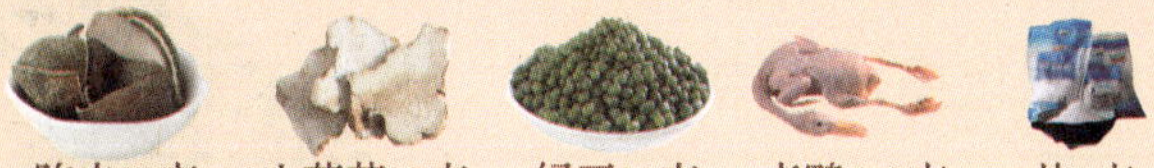

陈皮20克　土茯苓30克　绿豆20克　老鸭500克　盐3克

做法

先将老鸭洗净，斩件，备用；土茯苓、绿豆和陈皮用清水浸透，洗干净，备用；瓦煲内加入适量清水，先用大火烧开，然后放入土茯苓、绿豆、陈皮和老鸭，待水再开，改用小火继续煲3小时左右，以少许盐调味即可。本方具有理气、散寒、止痛的作用。

莲子陈皮田鸡汤

材料

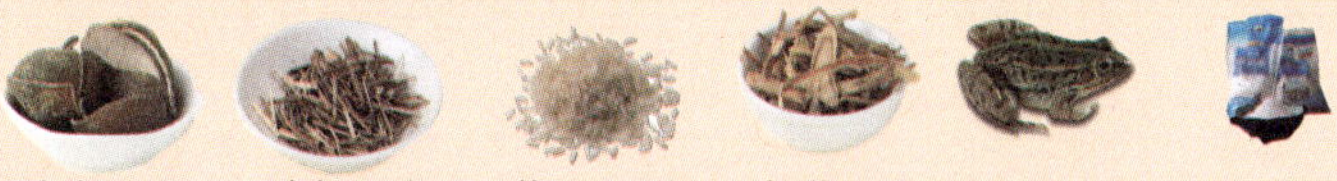

陈皮10克　柴胡10克　莲子150克　甘草3克　田鸡3只　盐适量

做法

将中药材（莲子除外）略冲洗，装入棉布袋，扎紧。莲子洗净，与棉布袋一同放入锅中，加水1200毫升，以大火煮开，转用小火煮30分钟。田鸡宰杀，洗净，剁块，放入汤内煮沸，捞弃棉布袋，加盐调味即可食用。本方具有化痰止咳，理气健脾的功效。

排骨苦瓜煲陈皮

材料

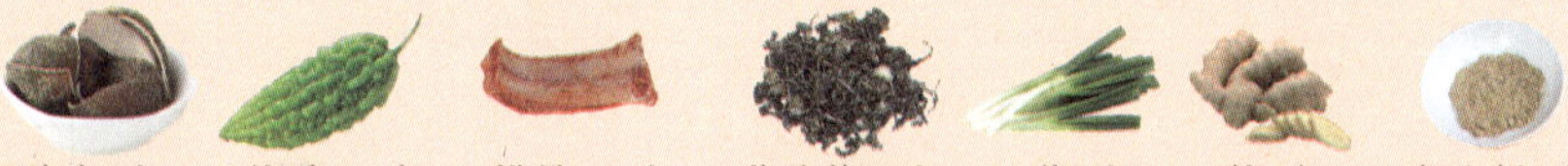

陈皮8克　苦瓜200克　排骨175克　蒲公英10克　葱2克　姜2克　胡椒粉5克

做法

将苦瓜洗净，去籽切块；排骨洗净，斩块汆水，陈皮洗净备用；蒲公英洗净，煎汁去渣备用。煲锅上火倒入水，调入葱、姜，下入排骨、苦瓜煲至八成熟，加入陈皮，倒入药汁，调入胡椒粉和盐即可。本方具有理气健脾，止泻的作用。

生地陈皮猪肠汤

材料

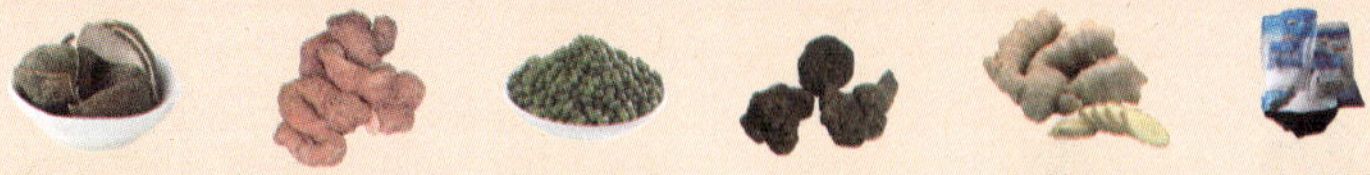

陈皮3克　猪大肠100克　绿豆50克　生地3克　生姜3克　盐适量

做法

猪大肠切段后洗净；绿豆洗净，入水浸泡10分钟；生地、陈皮、生姜均洗净。锅入水烧开，入猪大肠煮透，捞出。将猪大肠、生地、绿豆、陈皮、生姜放入炖盅，注入清水，以大火烧开，改用小火煲2小时，加盐调味即可。本方具有解表散寒、理气化痰的作用。

陈皮牛肉

材料

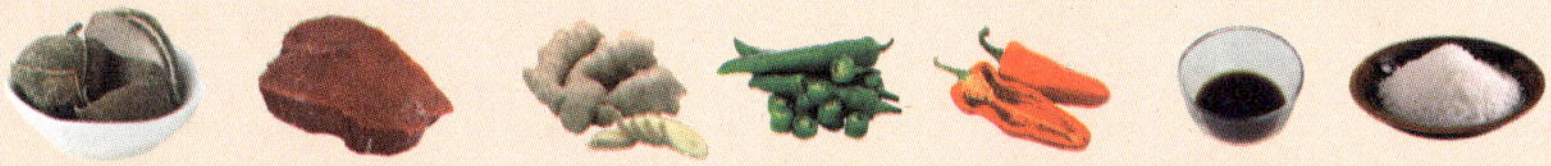

陈皮20克　牛肉300克　生姜5克　青椒5克　红椒5克　生抽5毫升　味精6克

做法

牛肉洗净切成大片，陈皮泡发切成小块；再将切好的牛肉片放入沸水中汆水；锅加油烧热，下入牛肉炒香后，再加入所有材料一起炒匀，调入调味料炒至入味即可。本方可理气健脾。

沉香

【行气止痛，温中止呕】

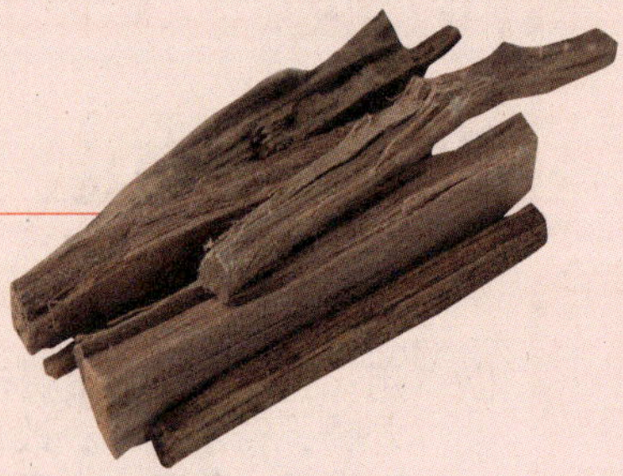

【类　　别】芳香理气药
【别　　名】沉香、琼脂、白木香、莞香。
【性味归经】性温，味辛、苦。归肺、脾、肾经。
【养生剂量】1~3克。
【适合体质】气郁体质。
【适宜人群】气逆喘息，呕吐呃逆，脘腹胀痛，腰膝虚冷，小便气淋，精冷患者。
【不宜人群】阴亏火旺，气虚下陷者。

本草药典

◎沉香为双子叶植物药瑞香科植物沉香或白木香的含有树脂的木材。分布于广东、广西、台湾。含有白木香醇、异白木香醇、沉香螺萜醇等。选购以表面褐色，能沉于水或半沉半浮，有特殊香气，味苦为佳，须贮藏于密闭的容器内，置阴凉干燥处，防止走油、干枯。

功效主治

◎沉香具有行气止痛，温中止呕，纳气平喘。用于胸腹胀闷疼痛，胃寒呕吐呃逆，肾虚气逆喘急。补脾胃，益气和神，治气逆喘急，大肠虚闭，小便气淋，男子精冷。调中，补五脏，益精壮阳，暖腰膝，止转筋吐泻冷气，破症癖，冷风麻痹，骨节不任，风湿皮肤瘙痒，气痢。

推荐药膳养生方

沉香粥	材料	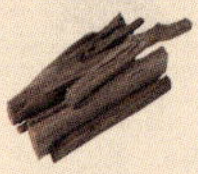 沉香2克　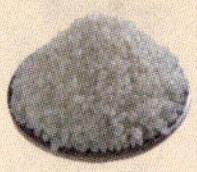 大米100克	做法	将沉香洗净，大米洗净后放进锅中，加上沉香和适量水，用大火煮沸，小火煮至成粥。本粥具有行气止痛，降逆调中的功效。
沉香鸡汤	材料	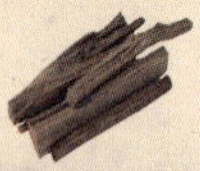 沉香2克　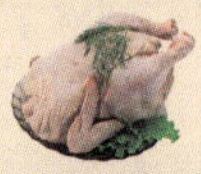 鸡1只	做法	取2克沉香洗净，鸡除杂洗净，斩块，放进锅中，加上沉香和适量水，用大火煮沸，小火煮2小时。本方具有补脾胃，行气止痛的功效。
沉香酒	材料	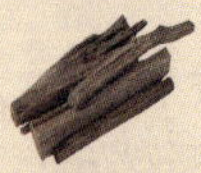 沉香4克　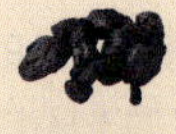 熟地60克　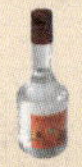 白酒1000克	做法	将沉香和熟地洗净，沥干，放进装在玻璃瓶的白酒当中，置于阴凉处，经常摇动，10天后即可饮用。本方可以补肝益肾，行气止痛。

川楝子

【行气止痛】

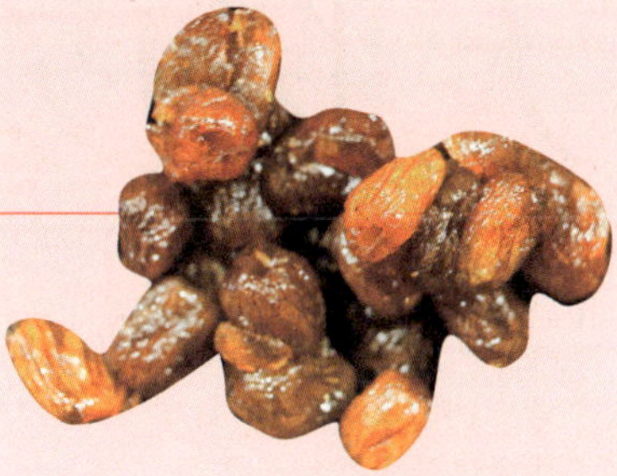

【类　　别】芳香理气药
【别　　名】楝实、练实、金铃子、仁枣、苦楝子。
【性味归经】性寒，味苦。归肝、小肠、膀胱经。
【养生剂量】4.5～9克。
【适合体质】气虚、气滞体质。
【适宜人群】适宜由肝胆火盛所致的腹痛、胁痛者。
【不宜人群】脾胃虚寒者。

本草药典

◎川楝子为樟科植物川楝的果实。主产于四川、湖北、贵州、河南等地。干燥果实表面黄色或黄棕色，具深棕色或黄棕色圆点，微有凹陷或皱缩。含川楝素、生物碱、山柰醇、树脂、鞣质。以表面金黄色、肉黄白色、厚而松软者为佳。置通风干燥处，防蛀。

功效主治

◎川楝子具有除湿热、清肝火、止痛、杀虫的功效。主要用于治疗热厥心痛、胁痛、疝痛、虫积腹痛等症。镇痛效果确实可靠，用于治疗肝气郁滞、肝胆火盛所致的腹痛、胁痛。其痛为胀痛、闷痛性质。时发时止，并伴有情志抑郁、睡眠不佳、食欲差。

推荐药膳养生方

川楝当归茶

材料：

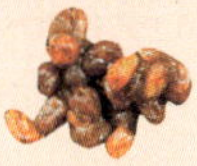
川楝子2克

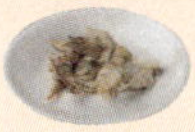
当归5克

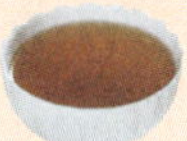
花茶3克

做法：将川楝子、当归、花茶各洗净，放进锅中，加适量水，用小火煮10分钟，即可饮用。本方具有疏肝活血，调气止痛的功效。

川楝子粥

材料：

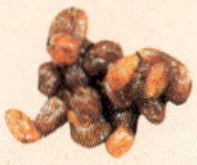
川楝子6克

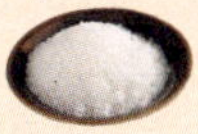
白糖适量

做法：将川楝子洗净，放进锅中，加适量水，大火煮沸，加上适量白糖，小火煮10分钟即可。本方具有除湿热、清肝火的作用。

川楝子山楂茶

材料：

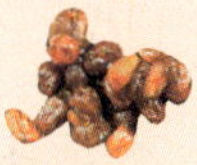
川楝子6克

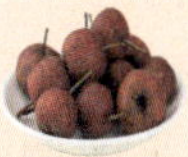
山楂9克

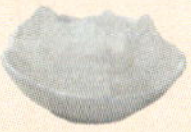
冰糖适量

做法：将川楝子和山楂洗净，放进锅中，加适量水，大火煮沸，加上冰糖，再用小火煮10分钟。本方具有止痛、清肝火、增加食欲的作用。

大腹皮 【下气宽中】

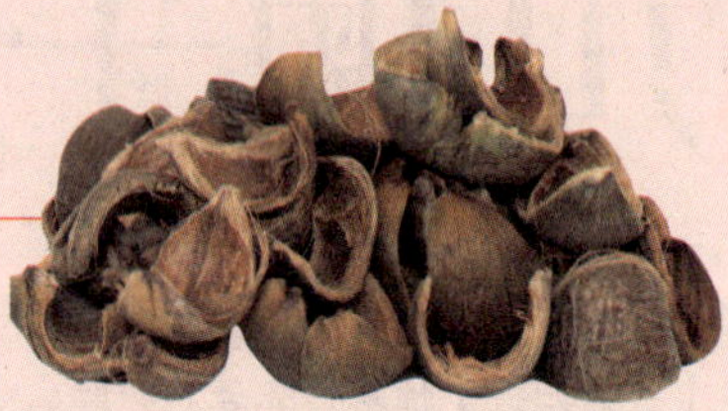

【类　　别】芳香理气药
【别　　名】槟榔皮、大腹毛、茯毛、槟榔衣、大腹绒。
【性味归经】性微温，味辛。归脾、胃、大肠、小肠经。
【养生剂量】6~9克。
【适合体质】气郁体质。
【适宜人群】适宜脘腹痞胀、消化不良、慢性肝炎、浮肿的患者。
【不宜人群】气虚体弱者。

本草药典

◎大腹皮为棕榈科植物槟榔的果皮。主产于广东、海南、云南、台湾，广西、福建亦产。干燥果皮未打松者呈椭圆形瓢状。外果皮灰棕黄色，有褐色斑点及纵裂纹。含少量槟榔碱、含α-儿茶素。大腹皮以色黄白、质柔韧、无杂质者为佳。置于干燥处保存。

功效主治

◎大腹皮具有下气宽中、利水消肿、健胃、利尿、止泻的功效。主要用于治疗脘腹痞胀、脚气、水肿等症。临床上用于治疗脘腹胀且大便不爽，常见于慢性肝炎、消化不良。用本品能下气、消胀、散滞。治轻症水肿，属于所谓肌肤之水气、浮肿者。

推荐药膳养生方

大腹皮炖猪肚

材料

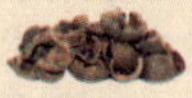
大腹皮25克

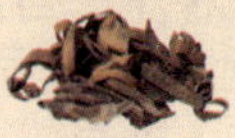
瓜蒌20克

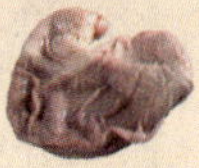
猪肚1个

做法

将大腹皮和瓜蒌洗净；猪肚洗净，把药材放进猪肚里，再放进锅中，加上姜、葱、大蒜和适量水，小火炖2小时。本方宽胸散结，利水疏肝。

大腹皮陈皮粥

材料

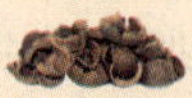
大腹皮10克

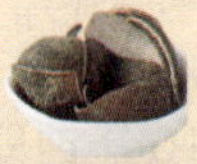
陈皮3克

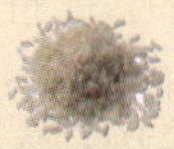
粳米100克

做法

将大腹皮和陈皮洗净，煎水取汁；粳米洗净，放进锅中，加适量水和药汁，大火煮沸，小火煮至成粥。本方下气宽中，行气消胀。

大腹皮蜜茶

材料

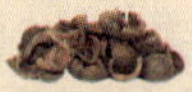
大腹皮10克

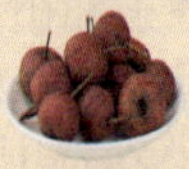
山楂10克

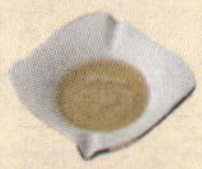
蜂蜜适量

做法

将大腹皮、山楂洗净，放进锅中，加适量水，用小火熬煮，最后可加适量蜂蜜调味。本方具有下气宽中、利水消肿的功效。

刀豆【温中下气，益肾补元】

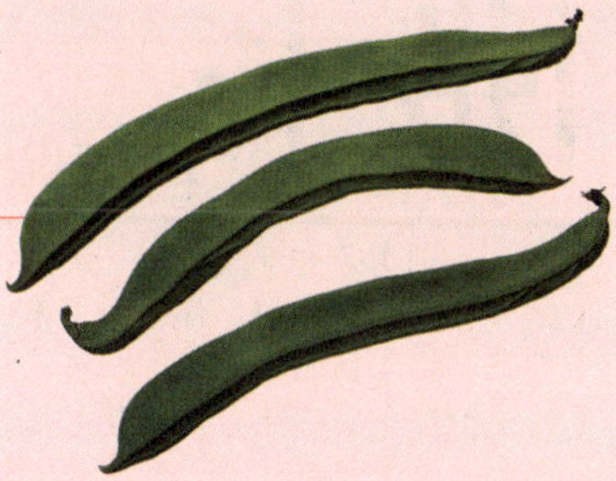

【类　　别】芳香理气药
【别　　名】刀豆子，大刀豆、挟剑豆。
【性味归经】性温，味甘。归胃、肾经。
【养生剂量】6~30克。
【适合体质】气郁体质。
【适宜人群】适于肾虚腰痛、气滞呃逆、风温腰痛、小儿疝气等症患者。
【不宜人群】胃热盛者。

本草药典

◎为豆科植物刀豆的种子。原产于美洲热带地区，西印度群岛。北京地区、长江流域及南方各省均有栽培。刀豆种子含蛋白质、淀粉、可溶性糖、类植物、纤维、刀豆氨酸等。选购刀豆时以个大、饱满、色鲜艳、干燥者为佳。置通风干燥处，防蛀。

功效主治

◎刀豆具有补肾，散寒，下气，利肠胃的功效，止呕吐。主要用于治疗肾气虚损，肠胃不和，呕逆，腹胀，吐泻等症。有治疗肝性昏迷和抗癌的作用。刀豆对人体镇静也有很好的作用，可以增强大脑皮质的抑制过程，使人神志清晰，精力充沛。

推荐药膳养生方

刀豆丁香汤

材料：

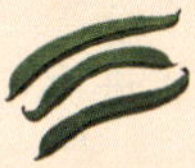
刀豆30克

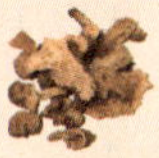
白术15克

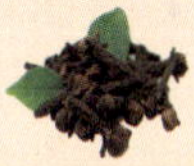
丁香5克

做法：将刀豆、白术、丁香各洗净，放进锅中，加适量水，小火熬成汤，一日一剂，早晚分服。本方具有补肾、散寒的功效。

刀豆冰糖饮

材料：

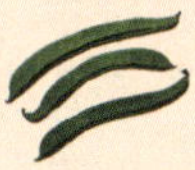
水刀豆50克

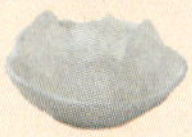
冰糖适量

做法：先将刀豆洗净，加水500毫升，煎煮约10分钟，去渣加冰糖，每日分3次饮用。此糖水具有下气，止咳平喘之功效。

刀豆猪腰汤

材料：

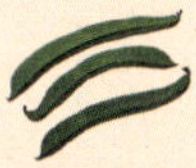
刀豆20粒

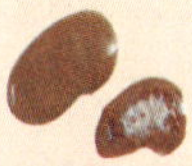
猪腰子1具

做法：将猪腰切为两半，除杂，洗净，切片；刀豆洗净，切断；再将两种材料放进锅中，加适量水，小火煮至熟，加盐即可。本方可补肾健腰，利肠胃。

佛手

【理气健胃、止呕】

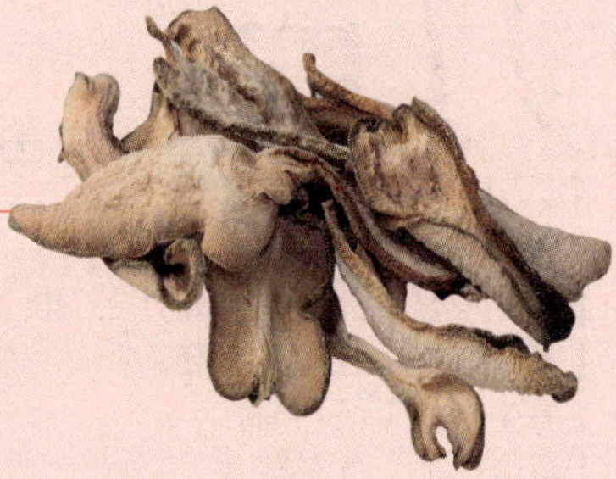

【类　　别】芳香理气药

【别　　名】五指柑、佛手柑、佛手片。

【性味归经】性温，味辛。归肝、脾、胃经。

【养生剂量】6～9克。大剂量可用至30克。

【适合体质】气郁体质。

【适宜人群】适宜胃病、呕吐、噎嗝、高血压病、气管炎、哮喘的患者。

【不宜人群】阴虚血燥、气无郁滞者。

本草药典

◎佛手为芸香科柑橘属植物佛手的干燥果实。主要产于闽、粤、川、江、浙等地。佛手含挥发油、香豆精类化合物。主要成分有佛手内酯、柠檬内酯、橙皮苷、布枯叶苷等。佛手以质硬而脆、干燥者为佳。宜置于阴凉干燥处保存，防霉、防蛀。

功效主治

◎佛手具有芳香理气、健胃止呕、化痰止咳、理气化痰、止咳消胀的功效。用于治疗消化不良、舌苔厚腻、胸闷气胀、呕吐咳嗽以及神经性胃痛等。有和中理气、醒脾开胃的功效，对于胸闷气滞、胃脘疼痛、食欲不振或呕吐等症，可配合木香、青皮等药同用。

推荐药膳养生方

佛手南瓜鸡	材料：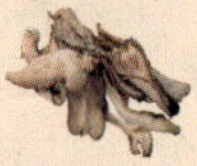 佛手10克　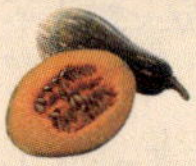 南瓜1个　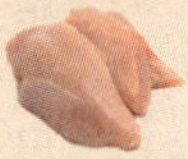 鸡肉300克	做法：将南瓜去皮去籽，洗净，切块；鸡肉洗净，切块，放进锅中，加上南瓜和佛手，大火煮沸，小火煮成汤。本方补中益气，健脾养胃。
佛手粥	材料：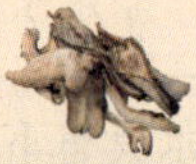 佛手10克　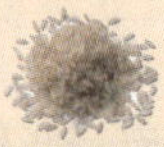 粳米100克　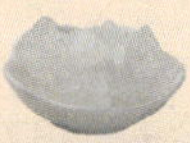 冰糖适量	做法：将粳米洗净，放进锅中，加上洗净的佛手，用大火煮沸，小火熬煮成粥，最后加上冰糖。本方具有行气止痛，疏肝养胃的功效。
佛手猪肝汤	材料：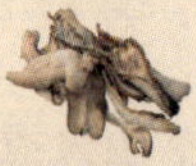 佛手10克　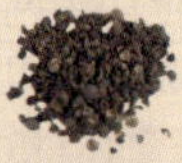 合欢花12克　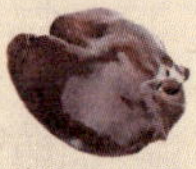 猪肝150克	做法：将合欢花和佛手洗净，煎水取汁；再将猪肝洗净，切片，加上姜末和盐拌匀，倒入药汁，煮熟即可。本方具有疏肝理气的功效。

桂花

【温中散寒、暖胃止痛】

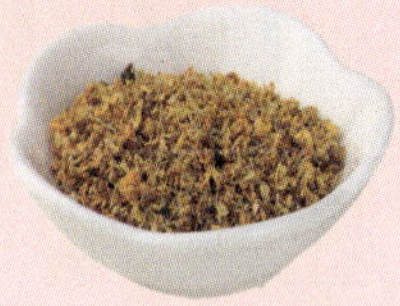

【类　　别】芳香理气药
【别　　名】岩桂、木犀。
【性味归经】味辛，性温。
【养生剂量】3～6克。
【适合体质】痰湿体质。
【适宜人群】适宜食欲不振、咳嗽痰多、经闭腹痛的患者。
【不宜人群】一般人群均可食用，糖尿病患者、火热内盛者慎食。

本草药典

◎木犀科木犀属植物桂花，以花、果实及根入药。桂花原产我国西南和中部，现广泛栽种于长江流域及以南地区。花芳香，提取芳香油，可用于食品、化妆品，可制糕点、糖果，并可酿酒。含有紫罗兰酮、芳樟醇橙花醇。另含齐墩果叶酸、熊果酸、熊果醇、β-谷甾醇等。

功效主治

◎桂花具有温中散寒、暖胃止痛、化痰散瘀的作用，对食欲不振、痰饮咳喘、痔疮、痢疾、经闭腹痛有一定疗效。桂花中所含的芳香物质，能够稀释痰液，促进呼吸道痰液的排出，具有化痰、止咳、平喘的作用。用治新久痔血，常配伍黄连、地榆等。

推荐药膳养生方

桂花茶

材料：

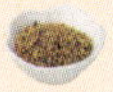

干桂花1克

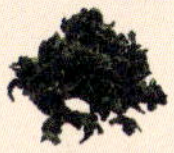

茶叶2克

做法：将干桂花、茶叶各洗净，放进杯中，用沸水冲泡6分钟，即可饮用。早晚各饮1杯。本方具有强肌滋肤，活血润喉的功效。

桂花酒

材料：

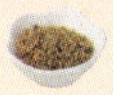

桂花适量

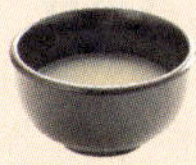

米酒1000克

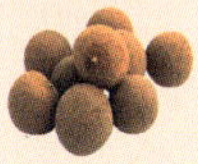

桂圆50克

做法：将桂花、桂圆各洗净，沥干；放进装在玻璃瓶的米酒当中，加上适量白糖，封口，1个月后即可饮用。本方可以健脾胃、助消化。

桂花粥

材料：

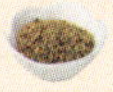

桂花5克

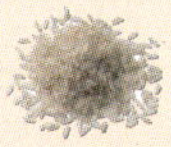

粳米80克

做法：桂花洗净；粳米洗净，放进锅中，加适量水，大火煮沸，小火煮至成粥，最后可加适量白糖调味。本方具有暖胃止痛、散瘀化结的功效。

荔枝核

【理气止痛】

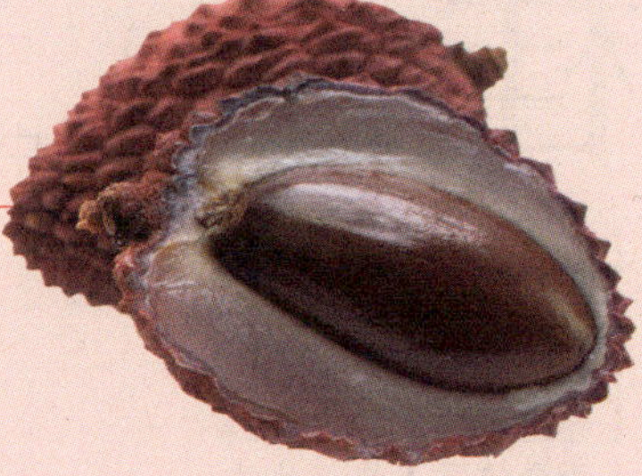

【类　　别】芳香理气药
【别　　名】荔仁、枝核、荔核、大荔核。
【性味归经】性温，味辛、微苦。归肝、胃经。
【养生剂量】4.5～9.0克。
【适合体质】气郁体质。
【适宜人群】疝气痛、睾丸肿痛、胃脘痛、痛经及产后腹痛者。
【不宜人群】无寒湿滞气者。

本草药典

◎荔枝核为无患子科植物荔枝的成熟种子。主产于福建、广东、广西等地。夏季采摘成熟果实，除去果皮及肉质假种皮，洗净，晒干。生用或盐水炙用。用时打碎。含挥发油，油中成分有3-羟基丁酮等，还有α-亚甲环丙基甘氨酸。置干燥处，防蛀。

功效主治

◎荔枝核具有理气止痛；祛寒散滞的功效。主疝气痛；睾丸肿痛；胃脘痛；痛经及产后腹痛。荔枝核水提取物对乙型肝炎病毒表面抗原有抑制作用。荔枝核油具有调血脂和抗氧化作用，能降低血清总胆固醇。还具有降血糖作用。将荔枝核研末，调醋搽于患处可治癣。

推荐药膳养生方

荔枝核海带汤

材料

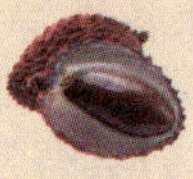
荔枝核9克

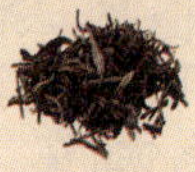
青皮6克

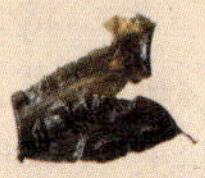
海带50克

做法

将荔枝核、青皮洗净，海带洗净，切段；再将所有材料放进锅中，加适量水，大火煮沸，小火煮20分钟即可。本方具有理气止痛的功效。

荔枝核茶

材料

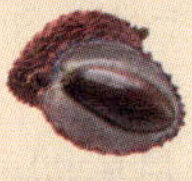
荔枝核6克

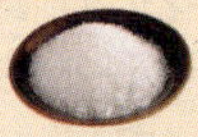
白糖适量

做法

将6克荔枝核，洗净，捣碎，放进碗中，用开水冲泡，可加适量白糖调味。本方具有理气止痛，祛寒散滞的功效，还能降血糖。

荔枝核蜜饮

材料

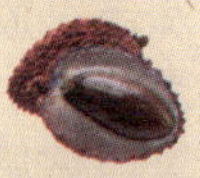
荔枝核9克

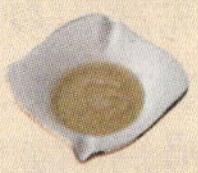
蜂蜜适量

做法

将荔枝核洗净，捣碎，浸泡后放进锅中，加适量水，小火煮30分钟，待凉后加上蜂蜜调味即可。本方具有理气，利湿，止痛的功效。

玫瑰花

【舒肝镇痛】

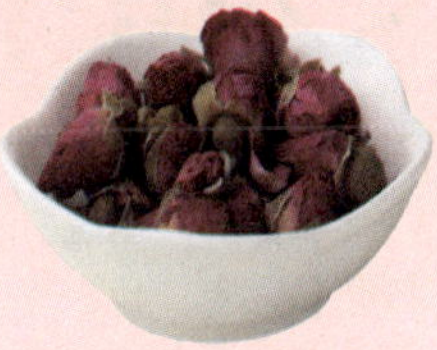

【类　　别】芳香理气药

【别　　名】徘徊花、湖花、刺玫花，

【性味归经】性温，味甘、微苦。归肝、脾经。

【养生剂量】6～15克。

【适合体质】气郁体质。

【适宜人群】肝郁胁痛、胃脘痛、月经不调、赤白带下的患者。

【不宜人群】阴虚火旺、便秘者。

本草药典

◎玫瑰花为蔷薇科植物玫瑰初放的花。主产于江苏、浙江、福建、山东、四川、河北等地。鲜花含挥发油，主要成分为香茅醇、牛儿醇、橙花醇、丁香油酚等。以朵大、瓣厚、色紫、鲜艳、香气浓者为佳。置阴凉干燥处，密闭保存，防潮。

功效主治

◎玫瑰花具有理气解郁、和血散瘀的功效。主要用于治疗肝胃气痛、新久风痹、吐血咯血、月经不调、赤白带下、痢疾、乳痈肿毒。既能活血散滞，又能解毒消肿，因而能消除因内分泌功能紊乱而引起的面部暗疮等症。还可用于治疗月经过多者。

推荐药膳养生方

玫瑰花粥

材料

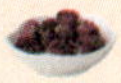

玫瑰花5朵

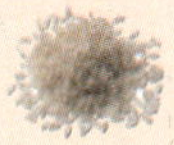

粳米100克

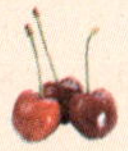

樱桃10枚

做法

粳米洗净，放进锅中，加洗净的玫瑰花、樱桃和适量水，大火煮沸，小火煮至成粥，加上白糖即可，本方可以利气行血，散瘀止痛。

玫瑰花茶

材料

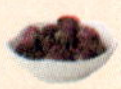

玫瑰花5朵

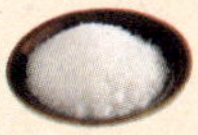

白糖适量

做法

将玫瑰花洗净，放进杯中，用开水冲泡，可依个人口味，加适量白糖，搅拌均匀即可，本方可以理气解郁，和血散瘀，可治带下、痛经等。

玫瑰木耳汤

材料

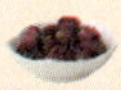

玫瑰花5朵

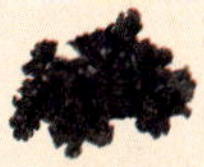

黑木耳20克

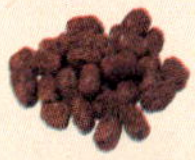

大枣10枚

做法

将黑木耳和大枣洗净，放进锅中，加适量水，大火煮沸，小火煮约20分钟，加上洗净的玫瑰花，稍煮，加盐即可食用。本方活血助颜、润肤祛斑。

茉莉花

【理气和中】

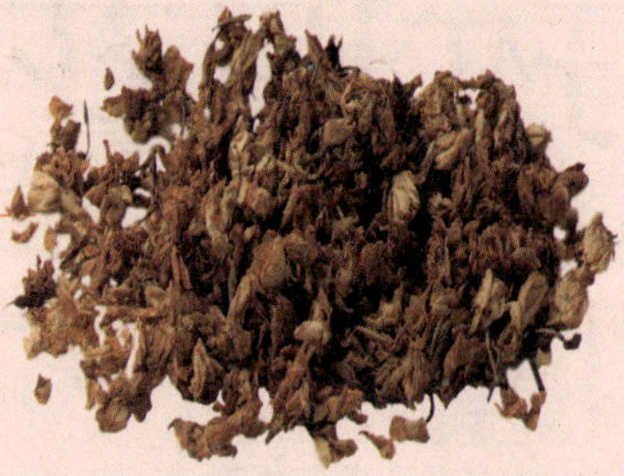

【类　　别】芳香理气药
【别　　名】茉莉，香魂，莫利花，没丽。
【性味归经】味辛、甘，性平。
【养生剂量】3～9克。
【适合体质】气郁体质。
【适宜人群】适宜目赤肿痛、下痢腹痛、疮疡肿毒的患者。
【不宜人群】月经和妊娠期的妇女、神经虚弱的人。

本草药典

◎茉莉花为木犀科素馨属常绿灌木或藤本植物的统称，原产于印度、巴基斯坦，中国早已引种，并广泛地种植。含挥发油，油中含乙酸苄酯、芳樟醇、乙酸芳樟酯、苯甲醇、茉莉酮等成分。夏季花初开放时，择晴天采收，晒干备用。以纯净、洁白者为佳。

功效主治

◎理气和中，开郁辟秽。主治下痢腹痛，目赤肿痛，疮疡肿毒等病症。茉莉花所含的挥发油性物质，具有行气止痛，解郁散结的作用，可缓解胸腹胀痛，下痢里急后重等病状，为止痛之食疗佳品。茉莉花对多种细菌有抑制作用，内服外用，可治疗目赤，疮疡，皮肤溃烂等炎性病症。

推荐药膳养生方

茉莉花茶

材料

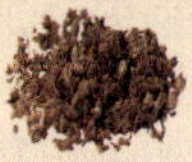
茉莉花3克

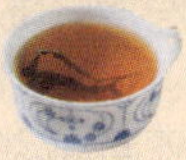
绿茶3克

做法

将茉莉花和绿茶各洗净，再放进杯中，用开水冲泡，5分钟即可饮用。本方具有清肝明目、生津止渴、祛痰治痢的功效。

茉莉玫瑰粥

材料

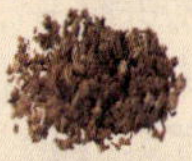
茉莉花10克

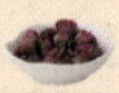
玫瑰花5朵

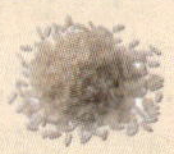
粳米100克

做法

将粳米洗净，放进锅中，加上适量水，大火煮沸后，加上洗净的茉莉花、玫瑰花和冰糖，再用小火煮至粥成，本方疏肝解郁，健脾和胃。

茉莉金桔饮

材料

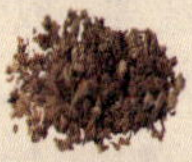
茉莉花5克

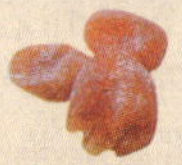
金桔饼10克

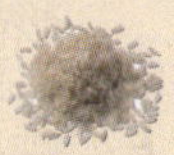
粳米100克

做法

将粳米洗净，放进锅中，加适量水，大火煮沸，加上切成丁的金桔饼，小火煮成稀粥，再加上茉莉花末即可。本方疏肝理气，健脾和胃。

木香【理气和中】

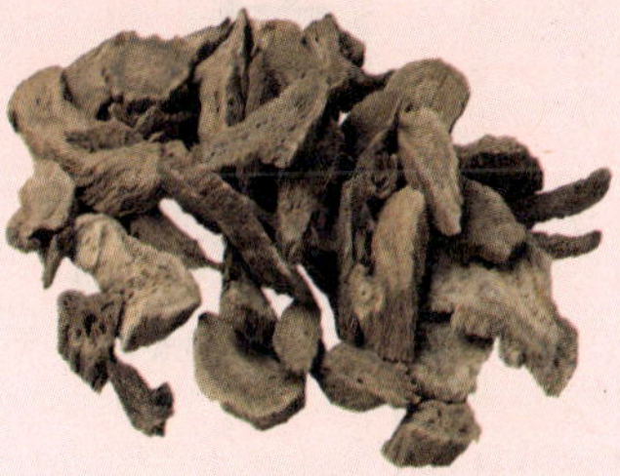

【类　　别】芳香理气药
【别　　名】云木香、广木香。
【性味归经】性温，味辛、苦。归脾、胃、肝、大肠经。
【养生剂量】1.5～6克。
【适合体质】气郁体质。
【适宜人群】适宜食欲不佳、消化不良、胸脘胀痛的患者。
【不宜人群】内有燥热者、阴虚血热者。

本草药典

◎木香为菊科物木香的根。主产于云南、四川、湖北、湖南、广东、广西等地。含木香内酯、二氢木香内酯、风毛菊内酯等。以身干、质坚实、香气浓、油多者为佳。置阴凉、干燥、通风处，防潮、防霉变、防虫蛀。木香入补剂时，宜最后煎服。

功效主治

◎木香具有行气止痛、健脾消食的功效。主要用于治疗胸脘胀痛、泻痢后重、食积不消、不思饮食等病症。为治疗腹痛、泻痢的常用药。木香含有挥发油、木香醇，对平滑肌有舒张作用，还能降压、利尿。还具有驱风、行气止痛、抑菌作用。

推荐药膳养生方

木香陈皮鸡

材料

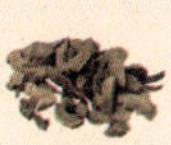
木香6克

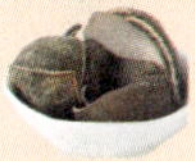
陈皮6克

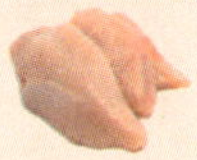
鸡肉100克

做法

将木香和陈皮，打成细末；鸡肉洗净，切块，放进锅中，加上姜、葱和食油，煮到六成熟时加上细末，再用小火煮熟即可。本方可健脾胃。

木香粥

材料

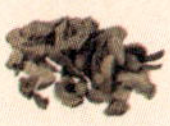
木香6克

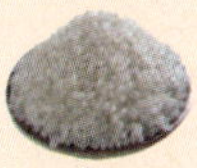
大米100克

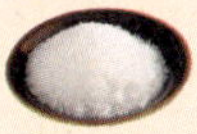
白糖适量

做法

将木香洗净，煎水取汁；大米洗净，放进锅中，加适量水，大火煮沸，小火熬煮成粥，加白糖即可。本方具有行气止痛、健脾消食的功效。

木香炒鸡蛋

材料

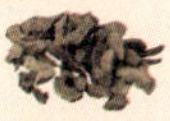
木香4克

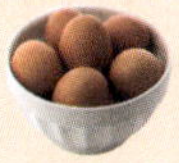
鸡蛋2个

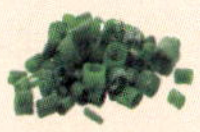
葱花适量

做法

将木香打成粉，鸡蛋磕开，倒进碗中，加上木香粉和葱花，搅匀；油锅注油，待油热时，倒进调好的鸡蛋，炒熟即可。本方可滋阴养血，行气止痛。

青皮【行气化滞】

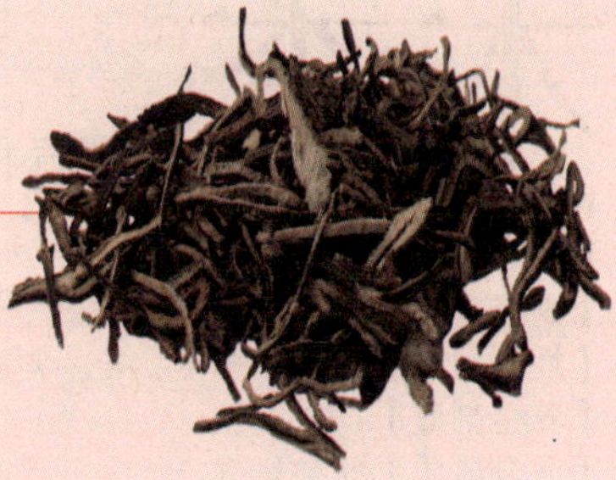

【类　　别】芳香理气药
【别　　名】青橘皮、青柑皮。
【性味归经】性微温，味苦、辛。归肝、胆、胃经。
【养生剂量】3～9克。
【适合体质】气郁体质。
【适宜人群】适宜胸胁胀痛、胃脘痞满、食积不化者。
【不宜人群】气虚者、孕妇。

本草药典

◎青皮为芸香利植物福橘或朱橘等多种橘类的未成熟的果皮或幼果。主产于福建、浙江、四川。此外，江西、云南、湖南等地亦产。各种青皮均含挥发油，且多含黄酮甙等。青皮以坚实、个整齐、皮厚、香气浓者为佳。置阴凉干燥处保存。

功效主治

◎青皮具有疏肝破气、散结消痰的功效。主要用于治疗胸胁胃脘疼痛、疝气、食积、乳肿、乳核等症。用于治疗消化不良，有胃脘痞满、食积不化者尤其适用。用于治疗乳痈、乳房结核。可用青皮配银花、公英、浙贝、炒山甲等，有消痈散结的作用。

推荐药膳养生方

青皮白鸭汤

材料

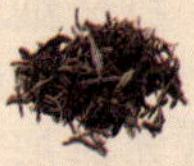
青皮5克

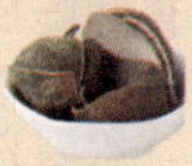
陈皮5克

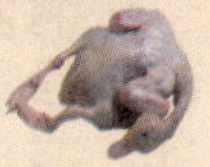
鸭肉500克

做法

将青皮和陈皮洗净，放进药袋中；鸭肉洗净，切块，放进锅中，加上药包和适量水，大火煮沸，小火煮1小时，加盐即可。本方可疏肝理气。

青皮粥

材料

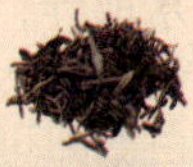
青皮10克

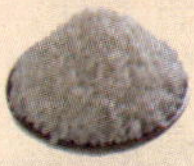
大米50克

做法

将青皮洗净，煎水取汁；大米洗净，放进锅中，加适量水和药汁，大火煮沸，小火煮至成粥，本方具有疏肝健脾，行气止痛的功效。

青皮麦芽饮

材料

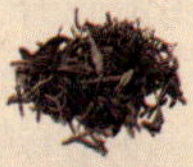
青皮6克

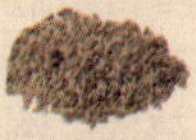
生麦芽20克

做法

将麦芽和青皮洗净，放进锅中，加适量水，大火煮沸，小火煮10分钟即可。本方可以外发胃气，疏肝止痛。适宜于因肝气郁结等症。

柿蒂 【降逆，止呕】

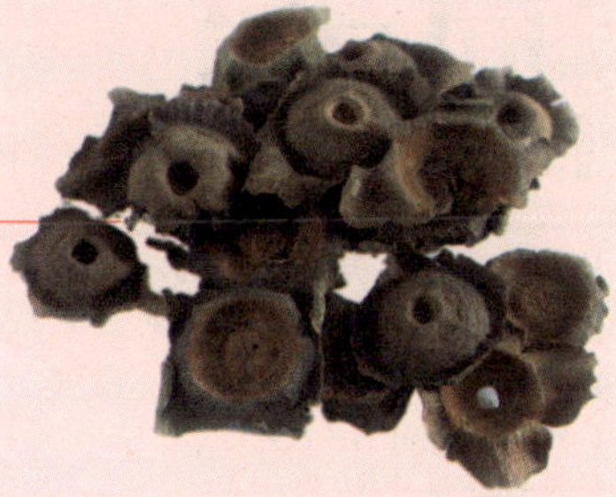

【类　　别】芳香理气药
【别　　名】柿钱、柿丁、柿子把、柿萼。
【性味归经】性平，味苦。归胃经。
【养生剂量】6～12克。
【适合体质】气郁体质。
【适宜人群】胃气上逆之呃逆（打嗝）反胃者。
【不宜人群】慢性胃炎、排空延缓、消化不良等胃动力功能低下者。

本草药典

◎柿蒂为柿科植物柿的宿存花萼。主产四川、广东、福建、山东、河南等地。含羟基三萜酸0.37%，中有齐墩果酸、白桦脂酸和熊果酸。又含葡萄糖、果糖、酸性物质和中性脂肪油。以成熟柿子的果蒂为佳，晒干。置阴凉干燥处，防潮、防蛀。

功效主治

◎柿蒂具有降逆止呕的功效。主要用于治疗胸满呃逆症、噫气、反胃等症。治胃寒呃逆，常配丁香、生姜等同用；若治虚寒呃逆，常与人参、丁香同用；胃热呃逆，可配伍黄连、竹茹等同用。现代医学研究证明，柿蒂有抗心律失常及镇静作用，还有一定的抗生育作用。

推荐药膳养生方

柿蒂姜汤

材料

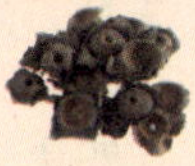
柿蒂9克

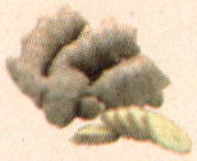
生姜6克

做法

将柿蒂和生姜洗净，放进锅中，加适量水，大火煮沸，小火煮15分钟。此方具有胃寒祛，呃逆平的功效，治疗宜温中降逆。

柿蒂玉竹粥

材料

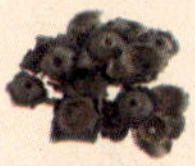
柿蒂9克

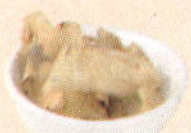
玉竹15克

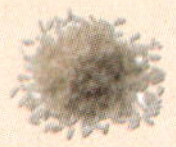
粳米100克

做法

将柿蒂和玉竹洗净，加上适量水，煎水取汁；粳米洗净，放进锅中，加上药汁和适量水，大火煮沸，小火煮成粥。本方养阴清热，和胃止呕。

柿蒂丁香茶

材料

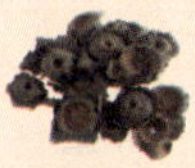
柿蒂9克

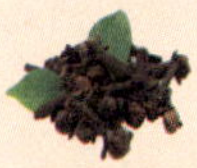
丁香6克

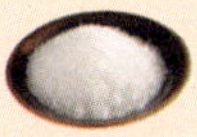
白糖适量

做法

将柿蒂和丁香洗净，放进锅中，加上适量水，大火煮沸，小火煮10分钟，再加上白糖即可。本方可止咳化痰，可以治疗胸满咳逆不止。

檀香【行气止痛】

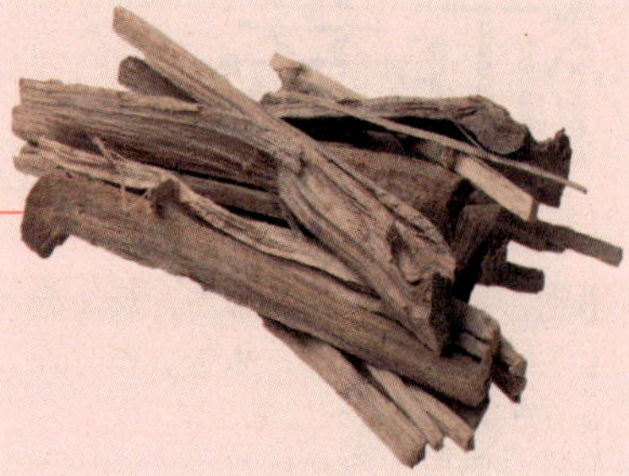

【类　　别】芳香理气药
【别　　名】站檀、白檀香、黄檀香、真檀。
【性味归经】性温，味辛。归脾、胃、心、肺经。
【养生剂量】3～6克。
【适合体质】气郁体质。
【适宜人群】适宜疼痛、胃寒引起的心绞痛等患者。
【不宜人群】阴虚火盛、有咯血、咳嗽者。

本草药典

◎檀香为檀香科植物檀香的心材。主产于印度、澳大利亚、印度尼西亚，我国台湾、海南、云南南部等地亦产。以夏季采收为佳。除去边材，镑片或劈碎后入药。生用。心材含挥发油、檀萜烯。檀香以色黄、质坚而致密、油性大，香味浓厚者为佳。置阴凉干燥处。

功效主治

◎檀香具有理气和胃的功效，治心腹疼痛、噎膈呕吐、胸膈不舒。理气止痛，其主要作用之一为健胃，用于治疗由气滞而致的胸腹疼痛，包括胃寒引起的痉挛性疼痛、小腹虚寒疝痛以及心绞痛。常配其他辛香理气药，如砂仁、枳壳、沉香等加强镇痛作用。

推荐药膳养生方

方名	材料	做法
檀香茶	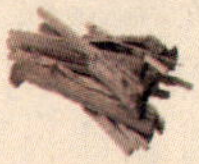 檀香5克；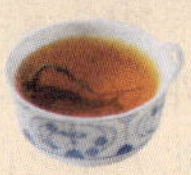 绿茶2克；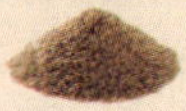 红糖适量	将檀香和绿茶各洗净，放进碗中，冲入烧好的沸水，加盖焖5分钟即可饮用。本方具有养颜美容、理气和胃的功效。
檀香甘草蜜饮	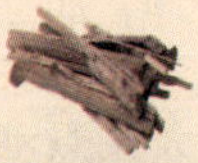 檀香9克；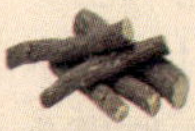 炙甘草3克；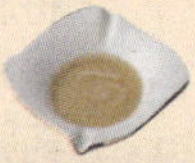 蜂蜜30毫升	将檀香洗净，和炙甘草一起放进锅中，加适量水，大火煮沸，小火煮10分钟即可，待凉后加上蜂蜜即可。本方疏肝解郁，理气和胃。
檀香丹参粥	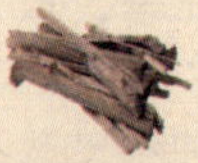 檀香5克；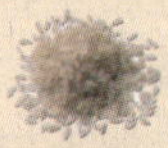 粳米100克；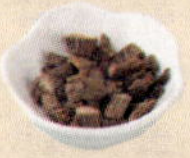 丹参10克	将檀香和丹参洗净，煎水取汁；粳米洗净，放进锅中，加上药汁和适量水，大火煮沸，小火煮成粥，加白糖即可。本方血安神、活血理气。

乌药

【行气止痛】

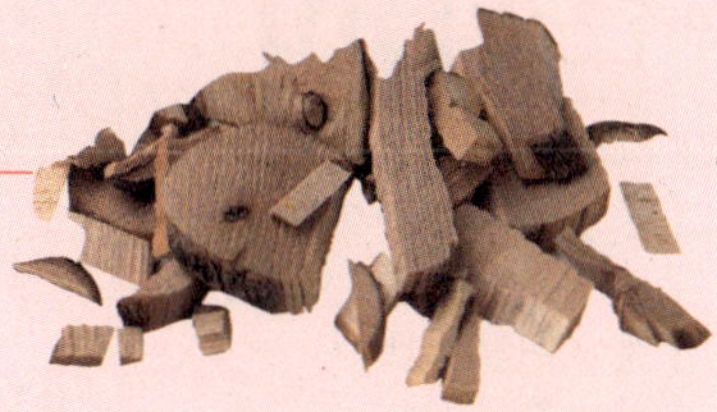

【类　　别】芳香理气药
【别　　名】台乌、香桂樟、白叶柴。
【性味归经】性温，味辛。归肺、脾、肾、膀胱经。
【养生剂量】4.5～9.0克。
【适合体质】气郁体质。
【适宜人群】适宜腹部疼痛，治寒疝，小肠疝气痛、附睾炎等患者。
【不宜人群】气虚、内热者。

本草药典

◎乌药为樟科植物乌药的根。主产于浙江、湖南、安徽、广东、广西。根含多种倍半萜类成分香樟烯、香樟内酯、羟基香樟内酯、乌药醇、乌药醚。以平整不卷、色淡、无黑斑、不破碎者为佳。习惯以浙江天台所产者品质最佳。置阴凉干燥处，防蛀。

功效主治

◎乌药具有顺气、开郁、散寒、止痛、健胃驱风、促进肠蠕动的功效。治胸腹胀痛、宿食不消、反胃吐食、寒疝、脚气、小便频数。前人认为本品刚而不燥，且镇痛的作用较强，能通理上下诸气。现代广泛用于由气滞、气逆引起的腹部痛证。尤以治下腹胀痛效果更佳。

推荐药膳养生方

乌药香附茶

材料

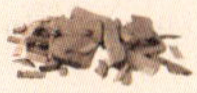
乌药9克

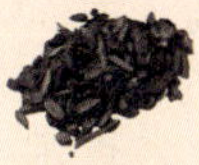
香附9克

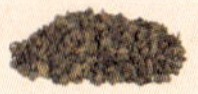
延胡索9克

做法

将乌药、香附和延胡索各洗净，放进锅中，加适量水，大火煮沸，小火煮5分钟即可，代茶饮用。本方具有温经理痛的功效。

乌药粥

材料

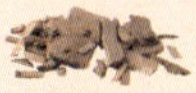
乌药10克

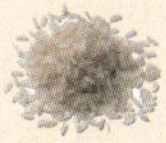
粳米100克

做法

将乌药洗净，煎水取汁；粳米洗净，放进锅中，加上药汁和适量水，大火煮沸，小火煮至成粥。本方具有行气止痛，温肾散寒的功效。

乌药羊肉汤

材料

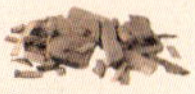
乌药10克

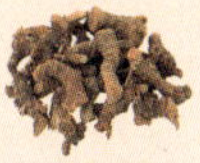
高良姜10克

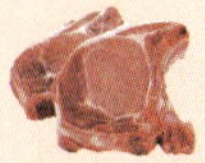
羊肉100克

做法

将羊肉洗净，切块，汆烫，放进锅中，加上洗净的药材、姜、葱和适量水，大火煮沸，小火煮2小时，加盐即可。本方温脾散寒，益气补虚。

香附

【行气止痛】

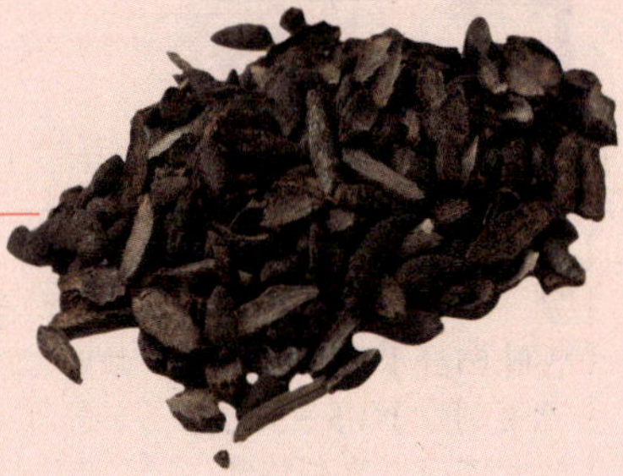

【类　　别】芳香理气药
【别　　名】雀头香、莎草根、香附子、雷公头。
【性味归经】性平，味辛、微苦、甘。归肝、三焦经。
【养生剂量】4.5～9.0克。
【适合体质】气郁体质。
【适宜人群】适宜月经不调、痛经、闭经、崩漏带下等患者。
【不宜人群】凡气虚无滞、阴虚血热者。

本草药典

◎香附为莎草科植物莎草的根茎。主产于山东、浙江、湖南、河南。其他地区亦多有生产。含香附烯、香附醇、β－芹正烯，并含有少量柠檬烯、桉油素等，选购香附时以个大、色棕褐、质坚实、香气浓者为佳。置于阴凉干燥处保存，防蛀。

功效主治

◎香附具有理气解郁、调经止痛的功效，主要用于治疗肝郁气滞、胸胁痞满、脘腹胀痛、疝气疼痛、月经不调、经行腹痛、闭经、崩漏带下、胎动不安等病症。香附块根有抗菌作用，其提取物对某些真菌有抑制作用。还具有镇痛作用。

推荐药膳养生方

香附良姜鸡汤

材料

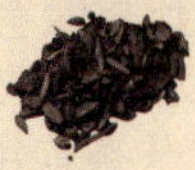
香附12克

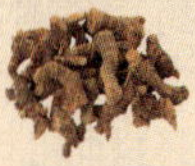
高良姜15克

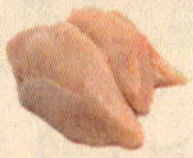
鸡肉250克

做法

将鸡肉洗净，切块，放进锅中，加上洗净的香附、高良姜、红枣和适量水，大火煮沸，小火煮2小时，调味即可。本方行气疏肝，祛寒止痛。

香附栀子粥

材料

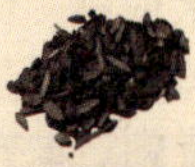
香附6克

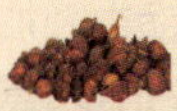
栀子10克

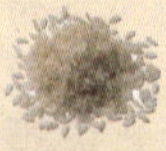
粳米100克

做法

加香附和栀子各洗净，煎水取汁；粳米洗净，放进锅中，加上药汁和适量水，大火煮沸，小火煮至成粥。本方可以舒肝理气，清热泻火。

香附豆腐汤

材料

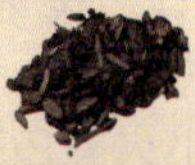
香附子10克

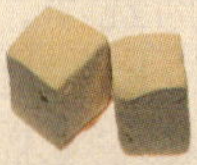
豆腐200克

做法

将香附子洗净，煎水取汁；豆腐洗净，切块，放进锅中，加上药汁和适量水，大火煮沸，小火煮20分钟，调味即可。本方具有疏肝健脾的功效。

香橼

【疏肝理气、化痰】

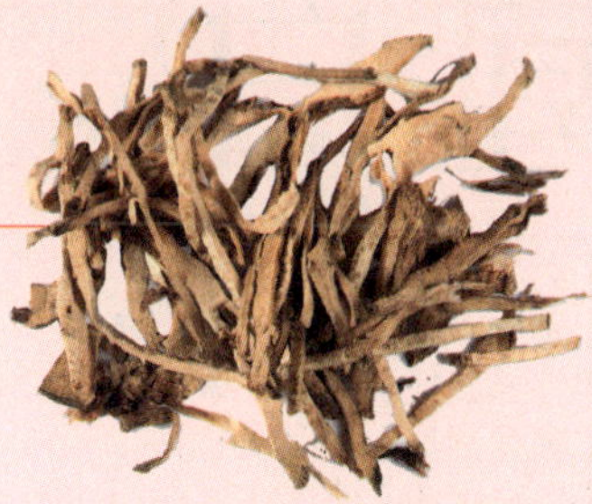

【类　　别】芳香理气药
【别　　名】枸橼、钩缘干、香泡树、香圆。
【性味归经】性温，味辛、苦、酸。归肝、肺、脾经。
【养生剂量】3～6克。
【适合体质】气郁体质。
【适宜人群】适用于胸腹满闷、胁肋胀痛、咳嗽痰多者。
【不宜人群】阴虚血燥、孕妇气虚者。

本草药典

◎香橼是植物香橼和同属植物香圆的成熟果实。主产于浙江、江苏、广东、广西等地。枸橼成熟果实含橙皮甙、柠檬酸、苹果酸、粟胶、鞣质、维生素C及挥发油等。炮制后贮干燥容器内，炒香橼、麸炒香橼密闭，置阴凉干燥处，防霉，防蛀。

功效主治

◎香橼具有疏肝理气、宽胸化痰、去湿和中的功效，主要用于治疗胸胁胀痛、咳嗽痰多、脘腹痞痛、食滞呕逆、水肿脚气等常见病症。所含挥发油对胃肠道有温和刺激作用，能促进肠胃蠕动和消化液分泌，排除肠内积气，并有祛痰作用。

推荐药膳养生方

香橼糖

材料：

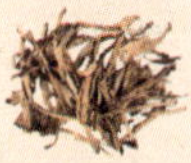

香橼2个

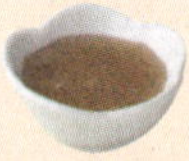

麦芽糖适量

做法：将香橼洗净，切碎，放进有盖的碗中，加上等量的麦芽糖，隔水蒸数小时，蒸至香橼熟烂即可。本方可以化痰、行气、止咳、平喘。

香橼茶

材料：

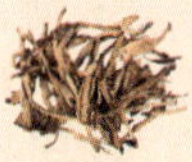

鲜香橼15克

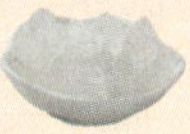

冰糖适量

做法：将香橼洗净，放进杯中，加上冰糖，注入适量开水，浸泡10分钟，即可饮用。本方具有止咳化痰、理气宽中的功效。

盐渍香橼

材料：

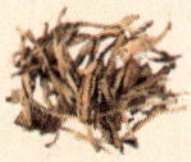

香橼1个

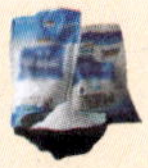

盐适量

做法：将香橼洗净，切片，于通风处晾干，用适量的盐腌制后，放进玻璃瓶中。每次15克，食用时先用清水洗到咸淡适度。本方行气，止痛，健胃。

薤白

【行气止痛、化痰】

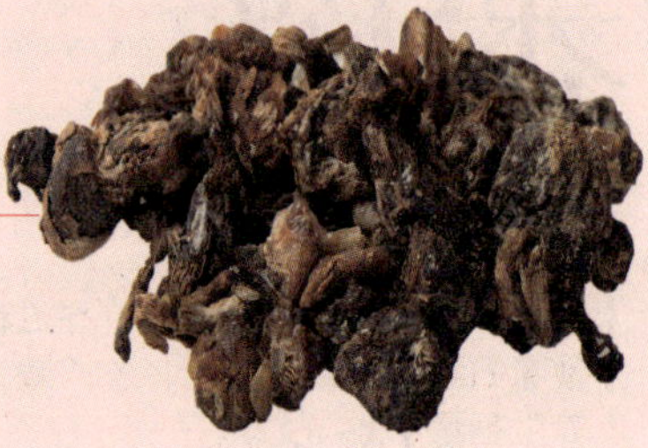

【类　　别】芳香理气药
【别　　名】在头菜子、野蒜、小独蒜、小蒜。
【性味归经】性温，味辛、苦。归肺、心、胃、大肠经。
【养生剂量】4.5～9.0克。
【适合体质】痰湿体质。
【适宜人群】适宜胸痹、干呕、泻痢后重、疮疖的患者。
【不宜人群】气虚者。

本草药典

◎薤白为百合科植物小根蒜或薤的鳞茎。主产于东北、河北、江苏、湖北等地。夏、秋二季采挖，洗净，晒干。生用。主要含有大蒜氨酸、甲基大蒜所酸、大蒜糖。以个大、质坚、饱满、黄白色、半透明、不带花茎者为佳。置于阴凉干燥处存放。

功效主治

◎薤白具有理气、宽胸、通阳、散结的功效。主要用于治疗胸痹、心痛彻背、脘痞不舒、干呕、泻痢后重、疮疖等症。可以行气止痛，还可治胃肠湿滞、泻痢，有醒脾助消化和止泻的作用。治疗胸痹常以薤白配栝蒌、半夏为基本药，再随证加减。

推荐药膳养生方

薤白粥

材料

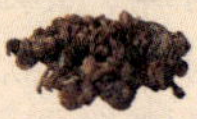

薤白10克

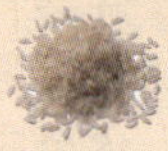

粳米100克

做法

将粳米洗净，放进锅中，加上薤白和适量水，大火煮沸，小火煮至成粥。每日2次。本方具有通阳、散结、行气导滞的功效。

薤白鸡汤

材料

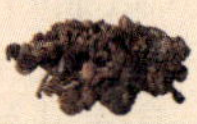

薤白10克

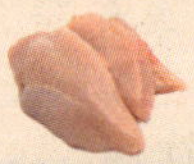

鸡肉200克

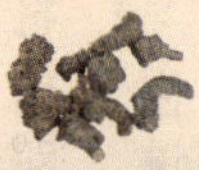

三七10克

做法

将鸡肉洗净，切成块；薤白和三七，打成粉；鸡肉放进锅中，加适量水，煮沸，加上药末，再用小火煮2小时。本方可行气消肿，通阳散结。

薤白瓜蒌酒

材料

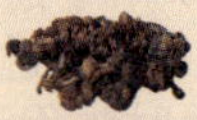

薤白9克

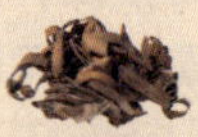

瓜蒌12克

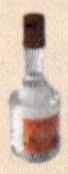

白酒30毫升

做法

将瓜蒌和薤白洗净，放进锅中，加上白酒和适量水，用小火煎煮，去渣饮用。本方具有宽胸理气，祛痰散结的功效。

枳壳

【疏肝，行气】

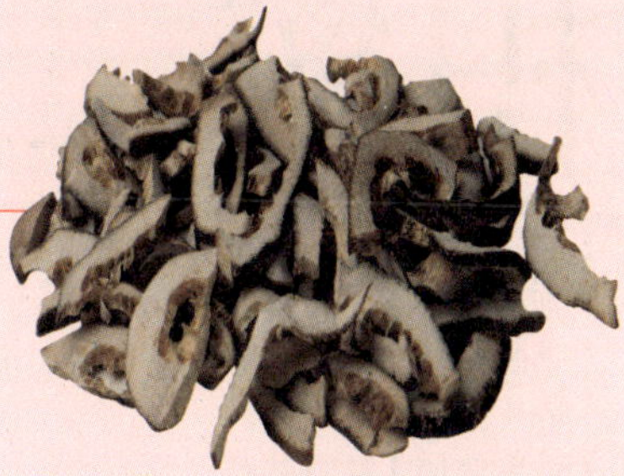

【类　　别】芳香理气药

【别　　名】只壳、商壳。

【性味归经】味甘、苦，性凉。归肝经。

【养生剂量】5～9克。

【适合体质】气郁体质。

【适宜人群】适宜咳嗽痰多、食积、脱肛、子宫脱垂的患者。

【不宜人群】脾胃虚弱、孕妇、肺气虚弱者。

本草药典

◎枳壳为芸香科植物酸橙及其栽培变种的干燥未成熟果实。产四川、湖南、江西、浙江等地。主要含有挥发油、生物碱、黄酮等成分。以外果皮色绿褐、果肉厚、质坚硬、香气浓者为佳。置于干燥处保存，防潮。性味、归经、功用与枳实同，但作用较缓和，长于行气开胸，宽中除胀。

功效主治

◎破气，行痰，消积。治胸膈痰滞，胸痞，胁胀，食积，噫气，呕逆，下痢后重，脱肛，子宫脱垂。枳实通过强心收缩肾血管，增高滤过压而发挥排钠利尿作用，有增强小肠平滑肌紧张程度和位相性收缩功能，有收缩血管，产生升高血压的作用。

推荐药膳养生方

枳壳粥

材料

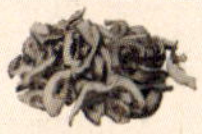

枳壳10克

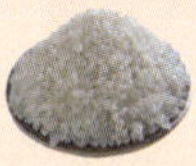

大米100克

做法

将枳壳洗净，煎水取汁；大米洗净，放进锅中，加上药汁和适量水，大火煮沸，小火煮至成粥，本方具有健脾和中，疏肝行气的功效。

枳壳砂仁炖猪肚

材料

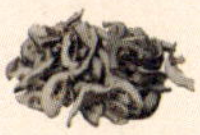

枳壳9克

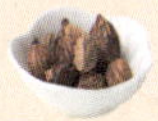

砂仁3克

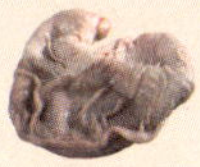

猪肚1个

做法

将猪肚洗净，枳壳和砂仁洗净，塞进猪肚里，放进锅中，加适量水，大火煮沸，小火炖至猪肚熟烂。本方可以补虚损，健脾胃，止胀满。

枳壳红糖饮

材料

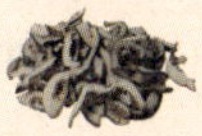

炒枳壳10克

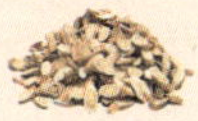

黄芪15克

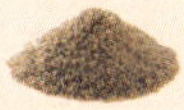

红糖100克

做法

将炒枳壳和黄芪洗净，煎水取汁，倒进杯中，加上红糖，搅拌均匀即可饮用。本方具有理气宽胸；行滞消积的功效。

枳实

【破气散痞、泻痰消积】

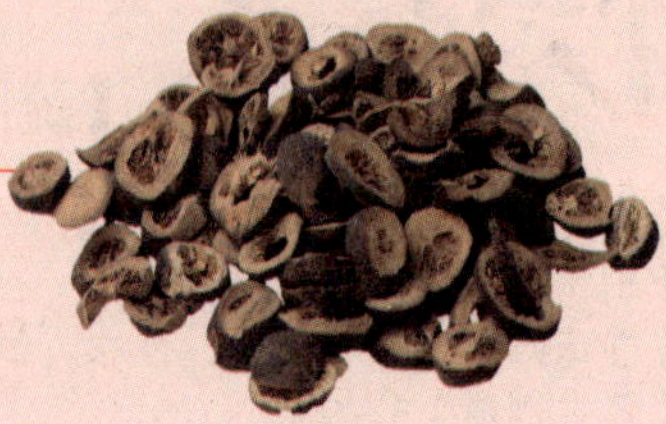

【类　　别】芳香理气药
【别　　名】川枳实、江枳实。
【性味归经】性寒，味苦。归脾、胃、肝、心经。
【养生剂量】3~6克。
【适合体质】痰湿体质。
【适宜人群】适宜水肿、便秘、胃下垂、脱肛的患者。
【不宜人群】脾胃虚弱、孕妇者。

本草药典

◎枳实为芸香科植物枸橘、酸橙或香圆的幼果。产于四川、江西、湖南、湖北、江苏、浙江、福建、广东、广西、贵州等地。含有挥发油(为柠檬烯等)及黄酮类(为橙皮苷、苦橙苷等)。以个均匀、色绿、香气浓者为佳。置阴凉干燥处，防蛀、防霉。

功效主治

◎枳实具有破气散痞、泻痰消积的功效。主要用于治疗胸腹胀满、胸痹、痞痛、痰癖、水肿、食积、便秘、胃下垂、子宫下垂、脱肛等症。枳实可以兴奋胃肠功能。实验发现枳实煎剂能使胃肠蠕动增强而有节律。枳实还能兴奋子宫，作用显著。

推荐药膳养生方

油焖枳实萝卜	材料：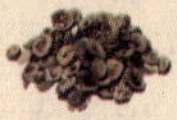 枳实6克　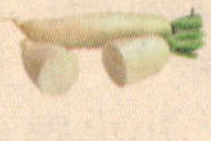 白萝卜适量　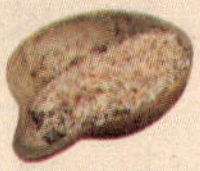 虾米适量	做法：将枳实洗净，煎水取汁；白萝卜洗净，切块，用猪油煸炸，加上虾米和药汁，煨至极烂，加盐、姜、葱即可。本方可顺气通便，健胃消食。
枳实粥	材料：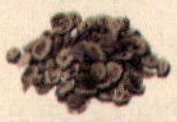 枳实6克　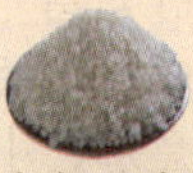 大米100克	做法：将枳实洗净，煎水取汁；大米洗净，放进锅中，加药汁和适量水，大火煮沸，小火煮至粥成。本方具有行气消痰，散结消痞的功效。
枳实蜜饮	材料：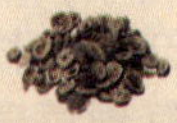 枳实6克　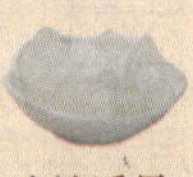 冰糖适量	做法：将枳实洗净，放进锅中，煎水取汁，药汁倒进杯中，趁热加上适量冰糖调味即可。本方具有破气散痞、泻痰消积的功效。

第十章

活血化瘀类本草养生法

●凡以通利血脉，促进血行,消散瘀血为主要功效，用于治疗瘀血病证的药物，称活血化瘀药，简称活血药，或化瘀药。其中活血作用较强者，又称破血药，或逐瘀药。本类药性味多为辛、苦、温，部分动物类药味咸，主入心、肝两经。味辛则能散、能行，味苦则通泄，且均入血分，故能行血活血，使血脉通畅，瘀滞消散。

活血化瘀药适用于一切瘀血阻滞之证。如内科的胸、腹、头痛，痛如针刺，痛有定处，体内的癥瘕积聚，中风不遂，肢体麻木以及关节痹痛日久；伤科的跌仆损伤，瘀肿疼痛；外科的疮疡肿痛；妇科的月经不调、经闭、痛经、产后腹痛等。

本类药物行散力强，易耗血动血，不宜用于妇女月经过多以及其他出血证无瘀血现象者；对于孕妇尤当慎用或忌用。

丹参【保肝护心的常用药】

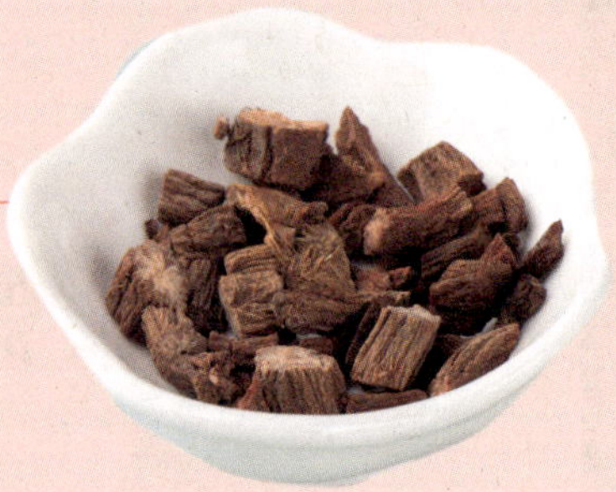

【类　　别】活血化瘀药
【别　　名】紫丹参、山红萝卜、活血根、靠山红、大红袍。
【性味归经】性微温、味苦。归心、肝经。
【养生剂量】内服：煎汤，9~15克；或入丸、散。外用：熬膏涂或煎水熏洗。
【适合体质】血瘀体质。
【适宜人群】月经过多、月经不调者、痛经；产后瘀血腹痛、恶露不尽者；慢性肝炎、肝硬化患者；冠心病、动脉硬化、高血压、高血脂等心脑血管疾病患者。骨节疼痛、失眠、恶疮肿毒疾病患者可食用。
【不宜人群】有出血倾向者；孕妇慎用。

本草药典

◎为唇形科植物丹参的根，主产于四川、安徽、江苏、河南、山西等地。春、秋两季采挖，除去茎叶，洗净，润透，切成厚片，晒干。生用或酒炙用。含丹参酮Ⅰ、ⅡA、ⅡB，异丹参酮Ⅰ、ⅡA，还含有隐丹参酮、异隐丹参酮、甲基丹参酮、羟基丹参酮等。

功效主治

◎丹参具有活血祛瘀、安神宁心、排脓、止痛的功效。主要用于治疗心绞痛、月经不调、痛经、经闭、血崩带下、瘀血腹痛、骨节疼痛、惊悸不眠、恶疮肿毒等病症。丹参含脂溶液性非醌类，能增加冠脉流量，扩张周围血管，降低血压，改善心肌缺血状况。

选购保存

◎丹参表面棕红色至砖红色，粗糙，具不规则的纵皱或栓皮，多呈鳞片状剥落，质坚脆，易折断，断面不平坦，带角质或纤维性，皮部色较深，呈紫黑色或砖红色，木部维管束灰黄色或黄白色，放射状排列。丹参以根条均匀、颜色紫红或暗棕、没有断碎的、微微苦涩的为佳。应置于阴凉通风干燥处保存，以防霉防蛀。

食用须知

◎ 丹参是活血化瘀的代表性中药，出血不停的人慎用，服用后有不良反应者，减少用量。此外，丹参反藜芦，不宜与藜芦配伍同用。动脉粥样硬化、慢性肝炎患者，以及妇女月经不调、血滞闭经者，均可在平时的饮食中加入丹参，以食疗的方式改善自己的健康状态。丹参与四物汤的作用相似，但四物汤活血的同时，又有补血的作用，而丹参没有补血的作用。孕妇慎用。

推荐药膳养生方

丹参三七炖鸡

材料

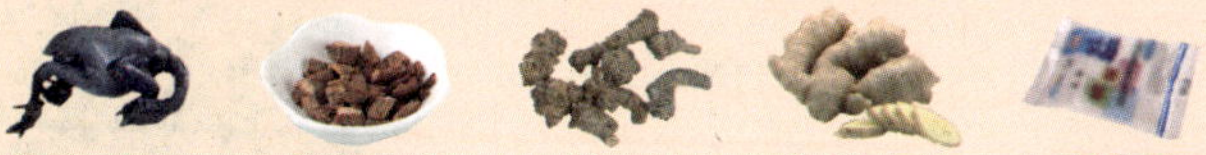

乌鸡1只　丹参30克　三七10克　生姜10克　盐适量

做法

乌鸡洗净切块；丹参、三七洗净装入纱布袋中，扎紧袋口。布袋与鸡同放于砂锅中，加清水600克，烧开后，加入姜丝和盐，小火炖1小时，加盐即可，本品可保肝护心、活血化瘀，适合肝炎、肝硬变以及月经不调的患者食用。

丹参桃仁粥

材料

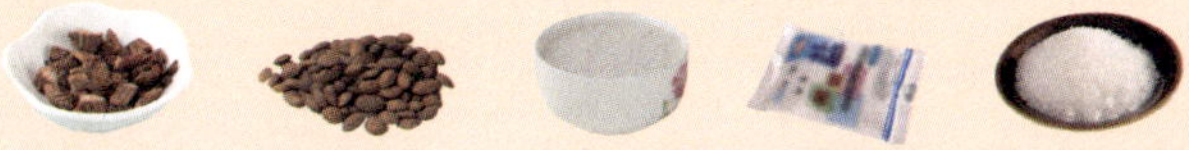

丹参8克　桃仁8克　大米50克　盐适量　白糖适量

做法

丹参、桃仁洗净，捣碎，入锅，加适量水，大火煎煮20分钟。去渣取汁，加入大米，用文火煮成稀粥，熟时调入白糖即可。本品活血化瘀、调经止痛，可治疗月经不调；产后恶露不尽；冠心病、心律失常、动脉硬化等病。

丹参蜂蜜饮

材料

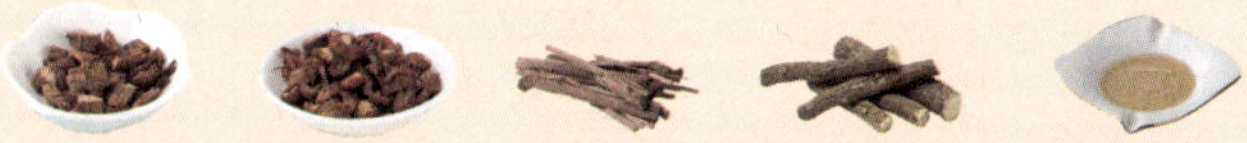

丹参15克　山楂10克　檀香9克　炙甘草3克　蜂蜜30毫升

做法

将丹参、山楂、檀香、炙甘草均洗净，加水煎取药汁，去渣取汁加蜂蜜，再煎几沸，每日饮2次。此方可活血化瘀、疏肝健脾，适合肝气郁结、胁肋疼痛、乳房胀痛、月经不调等症。

丹参桃仁炖鳖

材料

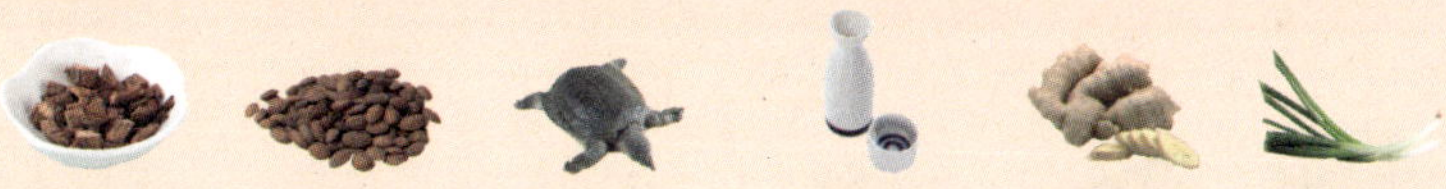

丹参10克　桃仁6克　鳖鱼1只　绍酒20克　姜5克　葱5克

做法

把丹参润透切片，桃仁洗净去杂质；鳖鱼宰杀后去头、尾及内脏和爪；把鳖鱼和丹参、桃仁同放炖锅内，放入绍酒、盐、姜、葱，注入清水800毫升，炖汤食用。可祛瘀血，通经络。适合慢性肝炎患者食用。

丹参海藻糖浆

材料

郁金90克　丹参150克　海藻150克　红糖50克

做法

将以上三味加水1000毫升，煎煮浓缩至300毫升，加红糖适量，置凉处。每日2次，每次15毫升。本品可活血化瘀，理气消坚，长期服用，可治疗甲状腺功能亢进症。

川芎

【活血行气的止痛良药】

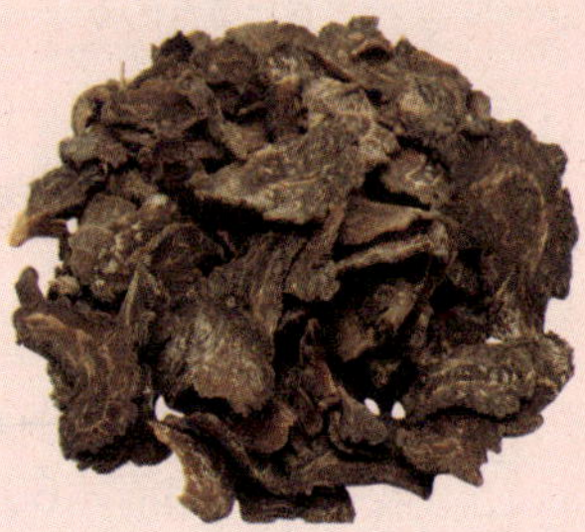

【类　　别】活血化瘀药

【别　　名】山鞠穷、雀脑芎、京芎、贯芎、抚芎、台芎、西芎。

【性味归经】性温、味辛；归肝、胆、心包经。

【养生剂量】煎汤，3~10克；研末，每次1~1.5克；或入丸、散。

【适合体质】血瘀体质。

【适宜人群】月经不调、闭经痛经、症瘕、腹痛、胸胁刺痛、肿痛、头痛、风湿痹痛等症患者。

【不宜人群】月经过多、出血性疾病、阴虚火旺等患者。

本草药典

◎为伞形科植物川芎的根茎，主产于四川、贵州、云南， 以四川产者质优。用时切片生用或酒炙。本品含生物碱，挥发油，酚类物质，内脂素以及维生素A，叶酸，蔗糖，甾醇，脂肪油等。以个大、质坚实、断面色黄白、油性大、气浓香的为佳。置阴凉干燥处，防蛀。

功效主治

◎川芎具有行气开郁、祛风燥湿、活血止痛的功效。治风冷头痛眩晕、寒痹筋挛、产后瘀阻腹痛。用于月经不调、闭经痛经、腹痛、胸胁刺痛、头痛、风湿痹痛。川芎还能扩张冠状动脉，增加冠脉血流量，改善心肌的血氧供应，并降低心肌的耗氧量，可有效治疗冠心病、动脉硬化。

推荐药膳养生方

芎芷鱼头汤

材料

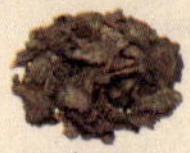

川芎20克

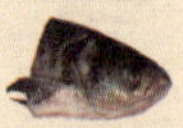

鱼头1个

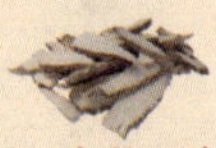

白芷15克

做法

鱼头去鳃，洗净斩件。川芎、白芷洗净，与鱼头一起放入炖盅，放入适量姜片炖熟，加盐调味。本品适合头痛、高血压患者食用。

归芎鸡汤

材料

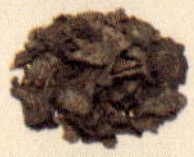

川芎10克

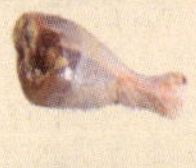

鸡腿250克

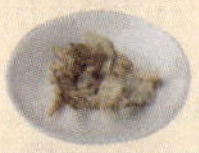

当归30克

做法

将鸡腿洗净，剁块；将鸡腿和当归、川芎放入炖锅，炖煮2小时，起锅前加盐调味即可。本品适合贫血、月经不调的患者食用。

天麻川芎茶

材料

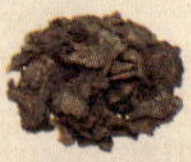

川芎6克

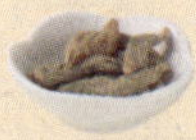

天麻10克

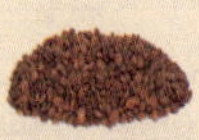

酸枣仁10克

做法

天麻泡软切薄片，川芎切薄片，酸枣仁研细末，一齐放入茶杯中，冲入白开水，加盖10分钟饮用。本品镇静镇痛，对慢性头痛有良效。

延胡索【止痛良药】

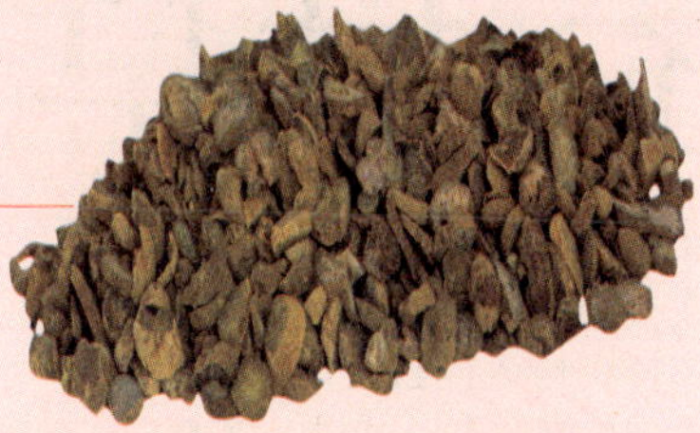

【类　　别】活血化瘀药
【别　　名】延胡、玄胡索、元胡索、元胡。
【性味归经】性温，味辛、苦。归肝、心、胃经。
【养生剂量】煎服。用量5~10克。
【适合体质】血瘀体质。
【适宜人群】月经不调者（如痛经、经前乳房胀痛、闭经、月经量少色暗有血块等患者）；产后瘀血腹痛、心绞痛、跌打损伤等患者。胸胁胀痛，胸痹心痛，肝区疼痛，乳腺增生，乳腺纤维瘤，疝气痛、筋骨痛患者。
【不宜人群】孕妇忌服；体虚者慎服。

本草药典

◎延胡索为中国传统药材，它含多种异喹啉类生物碱，有延胡索黄连碱、去氢延胡索甲素、延胡索胺碱、去氢延胡索胺碱及古伦胺碱等成分。以个大、饱满、质坚、色黄、内色黄亮者为佳。置干燥处，防蛀。

功效主治

◎延胡索具有活血散瘀，行气止痛的功效，主要用于治疗胸痹心痛，胁肋、脘腹诸痛，头痛、腰痛、疝气痛、筋骨痛、痛经、经闭，产后瘀腹痛，产后血晕，恶露不尽，跌打损伤等病症。有镇痛、镇静、催眠作用。

推荐药膳养生方

元胡鳝鱼汤

材料：

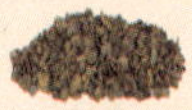

延胡索10克

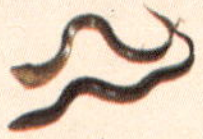

鳝鱼500克

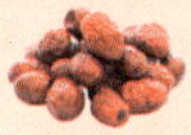

大枣10克

做法：鳝鱼洗净切段；延胡索煎取药汁。起油锅，加少许料酒、姜丝，放入鳝鱼、大枣煮熟后加药汁，加盐调味即可。本品通经活络、保肝利胆。

元胡猪肝汤

材料：

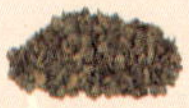

延胡索10克

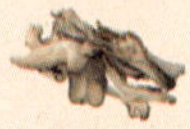

佛手10克

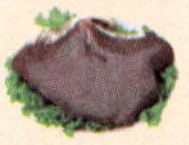

猪肝100克

做法：将元胡、佛手洗净，入锅，加适量水煮沸，再用文火煮15分钟。加已洗净切好的猪肝片，放适量盐、姜丝、葱花即可。本品可疏肝理气、活血止痛。

羚

材料：

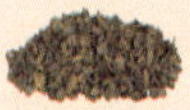

延胡索10克

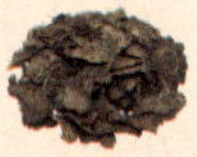

当归15克

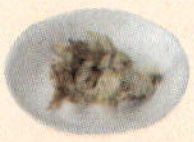

川芎10克

做法：将当归、元胡、川芎洗净，入锅，加水适量，大火煮开转小火煮15分钟。滤去药渣，留汁，再放入适量红糖，趁热服用。本品可活血、调经、止痛。

益母草

【调经止痛的妇科要药】

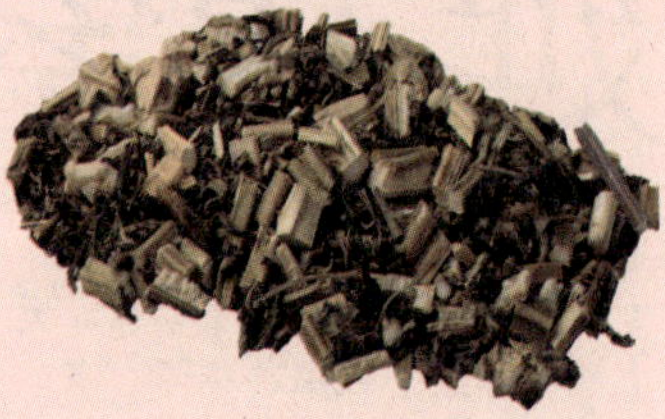

【类　　别】活血化瘀药
【别　　名】益母、益母艾、红花艾、月母草
【性味归经】性凉，味辛、苦。归心、肝、膀胱经。
【养生剂量】10~30克，煎服；或熬膏，入丸剂。
【适合体质】血瘀体质。
【适宜人群】痛经、闭经、难产、产后腹痛、产后恶露、尿血、便血、痈肿疮疡、皮肤暗沉等患者食用。
【不宜人群】阴虚血少者忌服；孕妇不宜用。

本草药典

◎为唇形科植物益母草的地上部分。通常在夏季茎叶茂盛，花未开或初开时采割，除去杂质，洗净，润透，切段后干燥。其含有益母草碱，水苏碱、益母草定、亚麻酸、β-亚麻酸、油酸、月桂酸、苯甲酸、芸香苷及延胡索酸等成分。

功效主治

◎益母草是活血调经的妇科良药，具有活血化瘀、调经、利水的功效。主治月经不调、难产、胞衣不下、产后血晕、瘀血腹痛，及瘀血所致的崩中漏下、尿血、便血、痈肿疮疡。皮肤暗沉的人可以选择用益母草与山楂一起泡水喝，效果也不错。

推荐药膳养生方

益母调经茶

材料

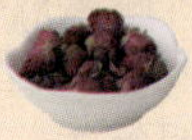
玫瑰花7~8朵

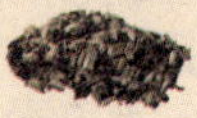
益母草10克

做法

将玫瑰花、益母草、郁金略洗，去除杂质；放入锅中，加水600毫升，大火煮开后再煮2分钟即可。本品疏肝理气、调经止痛。

益母当归饮

材料

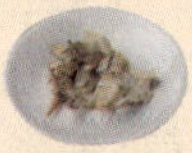
当归30克

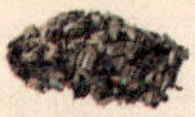
益母草8克

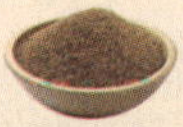
红糖30克

做法

将当归、益母草洗净，当归切薄片入锅，倒入600毫升水，大火煮开后，再放入益母草、红糖煮10分钟即可。本品补血活血、调经止痛。

益母草瘦肉汤

材料

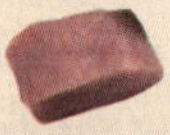
瘦肉250克

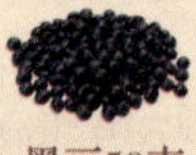
黑豆50克

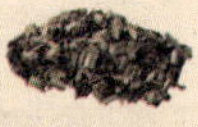
益母草20克

做法

瘦肉洗净，切件；黑豆洗净，浸泡；益母草洗净。将瘦肉、黑豆入锅，加水慢炖2小时。放益母草稍炖，调入盐即可。本品可调经止痛、利尿消肿。

泽兰【妇科常用活血药】

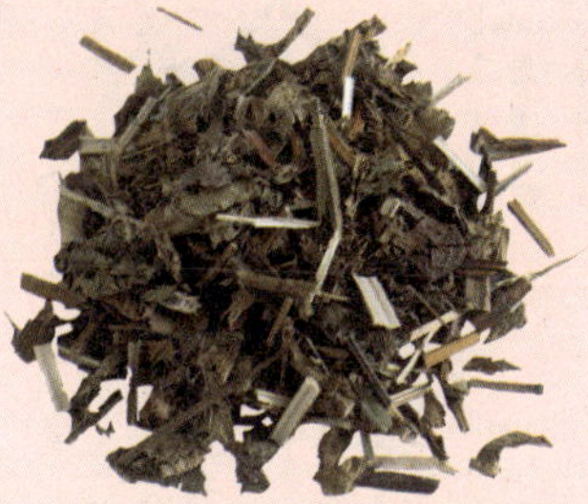

【类　　别】活血化瘀药
【别　　名】红梗草、风药、蛇王草、蛇王菊
【性味归经】性微温，味苦、辛。归肝、脾经。
【养生剂量】煎汤，4.5~9.0克；或入丸、散。
【适合体质】血瘀体质。
【适宜人群】月经不调、闭经、痛经、产后腹痛者；盆腔包块、子宫肌瘤患者；水肿患者；跌打损伤者。
【不宜人群】无瘀血者慎服。

本草药典

◎为唇形科植物地瓜儿苗的茎叶。地瓜儿苗全草含挥发油、葡萄糖甙、鞣质和树脂，还含黄酮甙、酚类、氨基酸、有机酸、皂甙、葡萄糖、半乳糖、泽兰糖、蔗糖、棉子糖、水苏糖、果糖等成分。选购以叶多、色绿、不破碎、茎短、质嫩者为佳。

功效主治

◎泽兰具有活血通经、利尿消肿的功效，主治闭经、肿瘤包块、产后瘀滞腹痛、浮肿、跌打损伤、金疮、痈肿。本品为妇科常用药，治血瘀闭经、痛经、月经稀少，通经效果良好，胜于月季花、凌霄花等。其药性较缓和，可与补益气血之品同用。

推荐药膳养生方

泽兰煲甲鱼

材料：

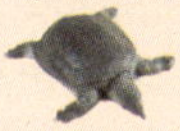

甲鱼1只

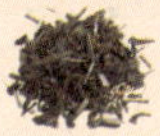

泽兰30克

做法：甲鱼洗净，保留甲壳，将泽兰切段填入腹中，入砂锅加水1500毫升，大火煮沸，加入料酒、盐，小火煲至甲壳轻拨即脱，肉烂熟即成。

泽兰米酒

材料：

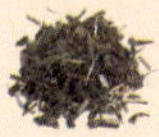

泽兰30克

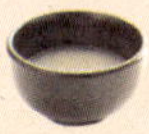

米酒60克

做法：将泽兰煎取药汁，加少量米酒煮沸即可。本品可治疗产后腹痛，症见腹痛拒按，恶露量少滞涩，有紫黑瘀血块，面色青紫，舌有紫点或瘀斑等。

泽兰红糖饮

材料：

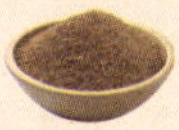

红糖30克

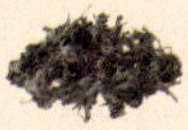

艾叶6克

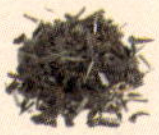

泽兰9克

做法：将泽兰叶、艾叶入锅，加水500毫升，大火煮沸后捞去药渣，加入红糖即可。本品可治疗痛经、月经不调以及产后腹痛等诸多症状。

郁金【疏肝、止痛要药】

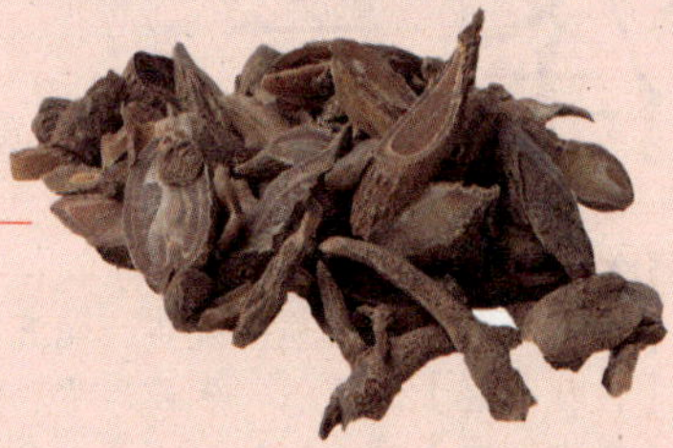

【类　　别】活血化瘀药
【别　　名】黄郁。
【性味归经】性凉，味辛、苦。归肝、心、肺经。
【养生剂量】煎汤，每次4.5~9.0克；磨汁或入丸、散。
【适合体质】血瘀体质。
【适宜人群】乳腺增生患者；抑郁症患者；月经不调、痛经闭经者；肝炎、黄疸、尿血、癫狂等患者。
【不宜人群】阴虚失血及无气滞血瘀者忌服，孕妇慎服。

本草药典

◎郁金为姜科植物温郁金、姜黄、广西莪术、蓬莪术及川郁金的块根。它含挥发油，亦含姜黄素、脱甲氧基姜黄素、双脱甲氧基姜黄素、姜黄酮和芳基姜黄酮，还含有淀粉、脂肪油、橡胶、黄色染料、葛缕酮及水芹烯等成分。郁金以个大、肥满、外皮皱纹细少者为佳。

功效主治

◎郁金具有活血止痛、行气解郁、清心凉血、利胆退黄的功效。主治胸胁脘腹疼痛、月经不调、痛经经闭、跌失损伤、热病神昏、惊痫、阗狂、血热吐衄、血淋、砂淋、黄疸等症。西厨中常添加郁金于芥末中以增香味。

推荐药膳养生方

郁金大枣鳝鱼汤

材料

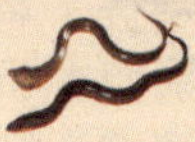
鳝鱼500克

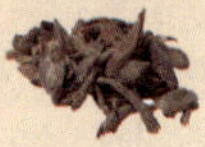
郁金20克

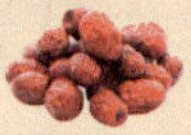
大枣10克

做法

鳝鱼洗净切段，氽去血腥；郁金煎取药汁。起油锅，加少许料酒、姜丝，入鳝鱼、大枣煮熟后加药汁，加盐即可。本品通经活络、保肝利胆。

荷叶郁金粥

材料

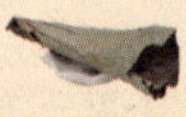
荷叶10克

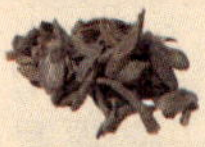
郁金10克

做法

将荷叶、郁金入锅，加水500毫升，大火煮沸后捞去药渣，加入粳米煮粥即可。本品可利水渗湿、疏肝活血，可治疗高血脂、脂肪肝等疾病。

郁金乳鸽汤

材料

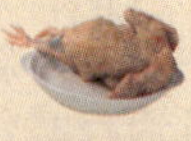
乳鸽1只

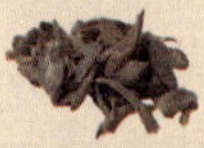
郁金15克

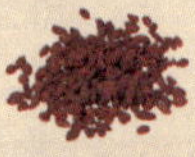
枸杞少许

做法

乳鸽治净；郁金、枸杞均洗净；热锅注水烧沸，下乳鸽滚尽血渍，捞起。炖盅注入水，放入郁金、枸杞、乳鸽，煲煮2小时，加盐调味即可。

月季花

【治疗闭经常用药】

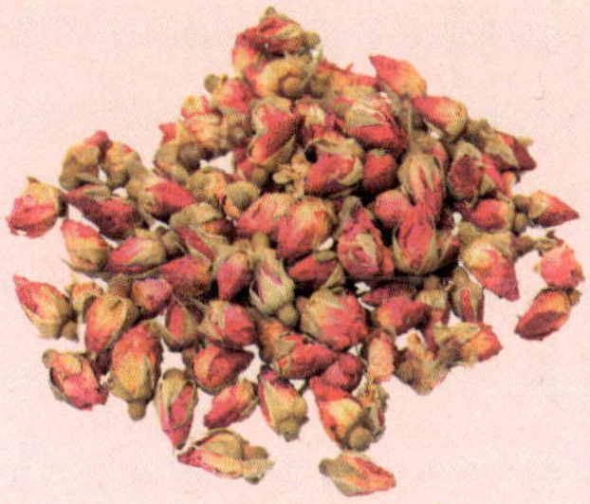

【类　　别】活血化瘀药

【别　　名】四季花、月月红、月季红、月光花、四季春

【性味归经】性温，味甘；归肝经。

【养生剂量】煎汤，每次3~6克；或研末。

【适合体质】血瘀体质。

【适宜人群】月经不调者（如痛经、闭经、月经量少等患者）；产后腹痛、跌打损伤、血瘀肿痛等患者。

【不宜人群】脾胃虚弱者慎用；孕妇亦慎用。

本草药典

◎月季花为蔷薇科植物月季花半开放的花。它含挥发油，主要为萜烯类化合物，并含槲皮甙、鞣质等成分。月季花不仅是花期绵长、芬芳色艳的观赏花卉，而且是一味妇科良药。月季花微有清香气，味淡、微苦，以紫红色、半开放的花蕾、不散瓣、气味清香者为佳。置于干燥处保存。

功效主治

◎月季花花香馥郁，可制香料，也可入药，具有活血调经、消肿解毒的功效。主要用于治疗月经不调、经来腹痛、跌打损伤、血瘀肿痛、痈疽肿毒等常见病症。用月季花与冰糖、黄酒煮成汤饮，可活血化瘀，对月经不调有疗效。

推荐药膳养生方

月季土鸡汤

材料

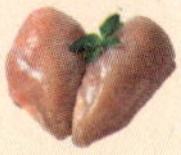
鸡大胸200克

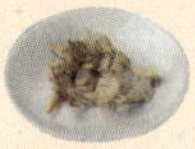
当归15克

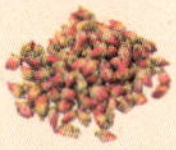
月季花5克

做法 将鸡大胸洗净切丝汆水，当归、月季花洗净净锅上火倒入高汤，下入鸡大胸、当归、月季花煮熟，调入精盐至熟即可。本品可补血活血、调经止痛。

月经玳玳花饮

材料

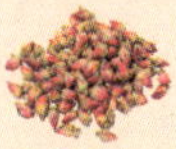
月季花10克

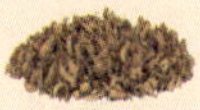
玳玳花10克

做法 将以上两味用开水冲泡饮用。月季花重活血，玳玳花偏于行气。二药为伍，一气一血，气血双调，其调经活血、行气止痛之功甚好。

月季玫瑰饮

材料

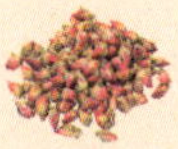
月季花8克

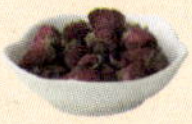
玫瑰花5克

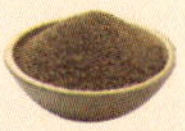
红糖适量

做法 将月季花、玫瑰花分别洗净，放入锅中，加水适量，大火煮开转小火煮5分钟即可关火。放入红糖搅拌均匀后，趁热服用。

桃仁【活血散瘀的常用药】

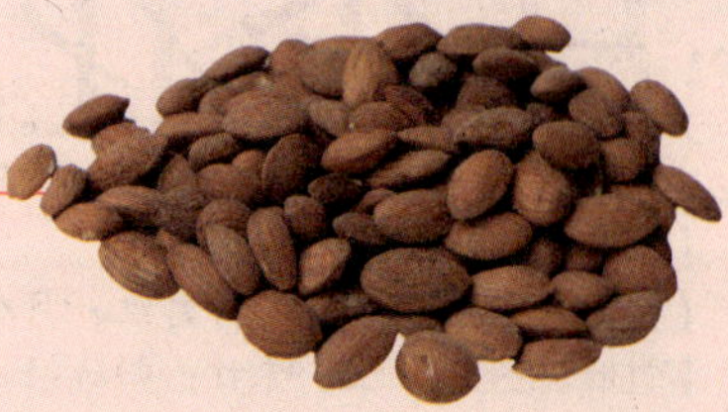

【类　　别】活血化瘀药
【别　　名】桃子仁。
【性味归经】性平，味苦、甘；归心、肝、大肠经。
【养生剂量】煎汤，5~10克；或入丸、散。
【适合体质】血瘀体质。
【适宜人群】闭经、月经过少者；盆腔包块、子宫肌瘤患者；肺脓肿患者；血燥便秘、跌打损伤等患者。
【不宜人群】孕妇忌服；血燥血虚者慎用。

本草药典

◎为蔷薇科植物桃或山桃的种子。桃仁含苦杏仁甙约3.6%，挥发油0.4%，脂肪油45%。油中含油酸甘油酯和少量亚油酸甘油酯，另含苦杏仁酶等成分。以颗粒均匀、饱满、整齐、不破碎者为佳；置于阴凉干燥处保存，防蛀，防泛油。

功效主治

◎桃仁具有破血行瘀、润燥滑肠、止咳平喘的功效，主治闭经、症瘕、热病蓄血、风痹、疟疾、肺脓肿、跌打损伤、瘀血肿痛、血燥便秘。桃仁中的苦杏仁苷有镇咳平喘及抗肝纤维化的作用，可治疗咳嗽气喘、肝硬变等病症。

推荐药膳养生方

丹参桃仁粥

材料

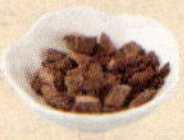
丹参8克

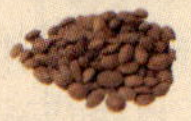
桃仁8克

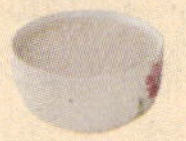
大米50克

做法

丹参、桃仁洗净，捣碎，入锅，加入适量清水，大火煎煮20分钟。滤去药渣，加入大米，煮成稀粥。本品可活血化瘀，治疗冠心病、动脉硬化。

桃仁母鸡汤

材料

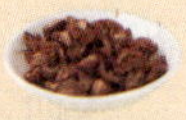
山楂100克

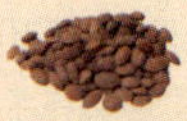
桃仁10克

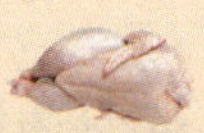
母鸡300克

做法

山楂、桃仁均洗净，母鸡去内脏、洗净，剁块，一起入锅炖汤食用。本品可活血散瘀，健脾补血。适用于子宫肌瘤、卵巢囊肿、月经不畅者服用。

桃仁丹皮粥

材料

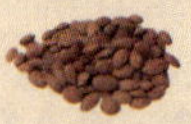
桃仁10克

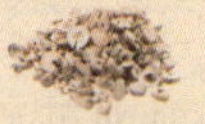
丹皮10克

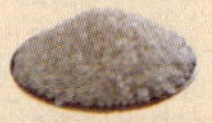
粳米80克

做法

丹皮先入锅煎取药汁，桃仁洗净、粳米洗净，一起入锅煮粥，待粥稠时，加入丹皮药汁，加少量白糖调味即可。本品可活血凉血，治疗月经不调。

红花【活血调经良药】

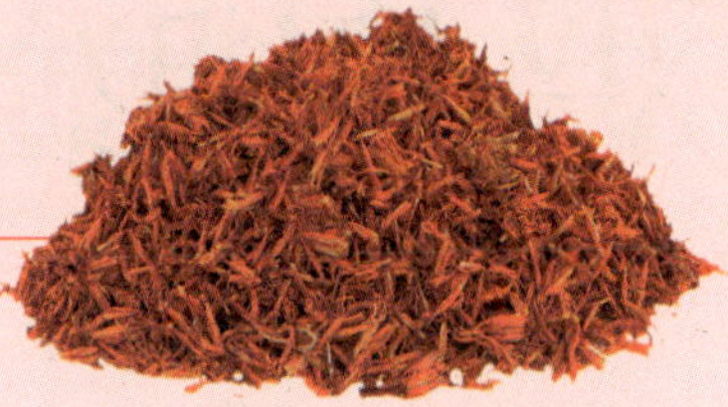

【类　　别】活血化瘀药
【别　　名】红蓝花、刺红花、草红花。
【性味归经】性温、味辛。归心、肝经。
【养生剂量】煎服，5~10克，捣碎用。
【适合体质】血瘀体质。
【适宜人群】闭经、难产、产后恶露不绝、高血压、动脉硬化、跌打损伤、产后腹痛、目赤肿痛等患者。
【不宜人群】孕妇，月经过多者，有出血倾向者。

本草药典

◎红花为菊科植物红花的花。主产河南、浙江、四川等地。它含红花黄色素及红花苷。红花甙经盐酸水解，得葡萄糖和红花素。另尚含脂肪油称红花油，是棕榈酸、硬脂酸、花生酸等的甘油酯类。叶含木犀草素-7-葡萄糖苷。红花是传统的妇科良药，属活血通经药。

功效主治

◎红花具有活血通经、去瘀止痛的功效。现代药理研究认为红花油有促进子宫兴奋的作用。可治闭经、难产、死胎、产后恶露不净、产后瘀血作痛、痈肿、跌打损伤等症。临床用于急慢性肌肉劳损、砸伤、扭伤导致的肿胀、褥疮、冠心病及心绞痛等症的治疗，均有不错效果。

推荐药膳养生方

红花煮鸡蛋	材料	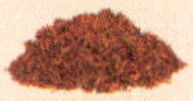 红花8克　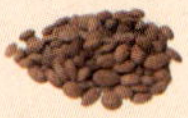 桃仁6克　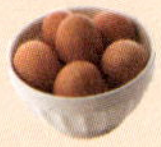 鸡蛋2个	做法：将红花、桃仁洗净加水煎煮。再往红花中加入鸡蛋煮至蛋熟。蛋熟后加入盐，继续煮片刻便可。本品可活血通经、去瘀止痛。
红花炖鱿鱼	材料	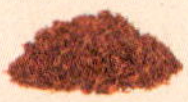 红花6克　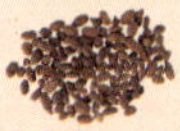 五灵脂6克　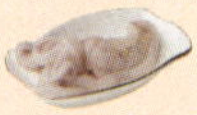 鱿鱼200克	做法：红花洗净；鱿鱼洗净，切块，放在蒸盆内，加入盐、绍酒、姜、五灵脂和红花，注入清水150毫升；把蒸盆置蒸笼内，用武火蒸35分钟即成。
桃红墨鱼	材料	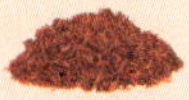 红花6克　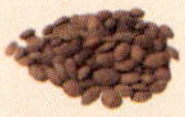 桃仁10克　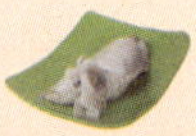 鲜墨鱼300克	做法：将红花洗净，桃仁去皮，墨鱼洗净，切方块，一起放入锅中，加油烧热，加入葱姜爆香，放入鲜墨鱼，加盐，熟透即成。

鸡血藤

【活血、舒筋常用药】

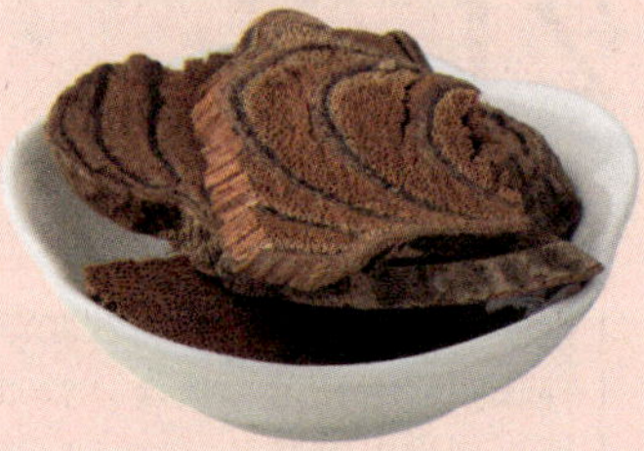

【类　　别】活血化瘀药

【别　　名】血风藤、马鹿藤、紫梗藤。

【性味归经】性温，味苦、甘；归肝、肾经。

【养生剂量】内服：煎汤，每次9~15克(大剂30克)；或浸酒。

【适合体质】血瘀体质。

【适宜人群】月经不调者；风湿痹痛患者；贫血患者；动脉硬化者。腰膝酸痛者；血虚萎黄者；手足麻木等患者。

【不宜人群】阴虚火亢者慎用

本草药典

◎鸡血藤为豆科植物密花豆、白花油麻藤、香花岩豆藤或亮叶岩豆藤等的藤茎。主要产于广西、江西等地。鸡血藤是舒筋、活络、活血的常用药。鸡血藤以条匀、切面有赤褐色层圃，并有渗出物者为佳。置于通风干燥处保存，可防霉、防蛀。

功效主治

◎鸡血藤有行血补血、调经、散气活血、舒筋活络等功效，可治疗月经不调、经行不畅、痛经、血虚经闭等妇科病以及风湿痹痛、手足麻木、肢体瘫软、血虚痿黄等，治白细胞减少也有一定疗效。

推荐药膳养生方

鸡血藤鸡肉汤

材料

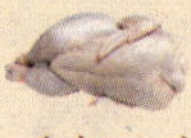
鸡肉200克

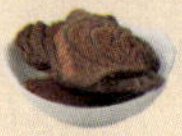
鸡血藤30克

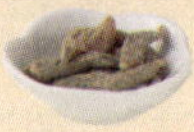
天麻15克

做法

鸡肉洗净，切片氽水；鸡血藤、天麻洗净，将鸡肉、鸡血藤、天麻放入锅中。加适量水小火炖3小时，加盐即可食用。本品可活血化瘀、降压补脑。

血藤鲜菇鸡汤

材料

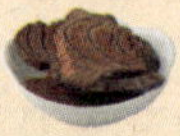
鸡血藤30克

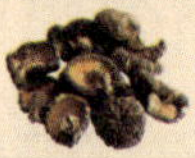
干香菇20克

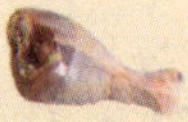
鸡腿1只

做法

将鸡血藤洗净煎取药汁备用，干香菇泡发备用，鸡腿洗净，剁块，置锅火上，放入鸡腿、香菇，炖煮30分钟，再加药汁，加盐调味即可。

血藤党参乌鸡汤

材料

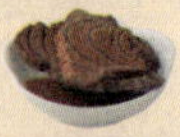
鸡血藤30克

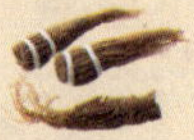
党参30克

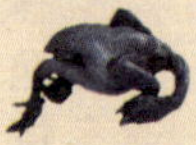
乌鸡1只

做法

将乌鸡洗净斩件、出血水；鸡血藤洗净斩碎，与乌鸡、党参同放入瓦煲内，煮沸后煲约1小时，加盐即可。本品益气、补血、活血，治疗贫血。

姜黄【活血通络药】

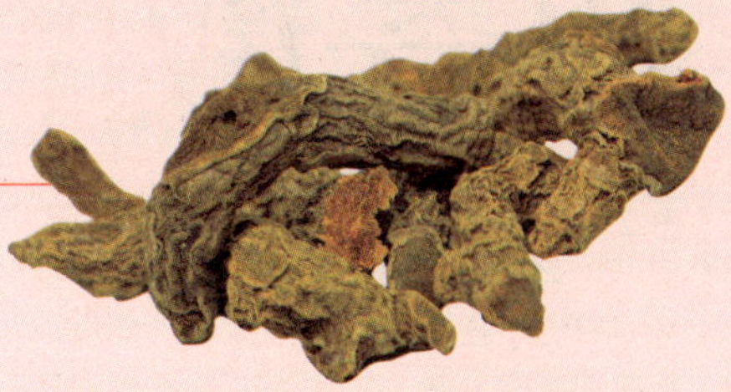

【类　　别】活血化瘀药
【别　　名】宝鼎香、黄姜。
【性味归经】性温，味辛、苦；归脾、肝经。
【养生剂量】煎汤，3~9克；或入丸，散。
【适合体质】血瘀体质。
【适宜人群】风湿痹痛患者；月经不调、闭经、痛经者；产后瘀血腹痛者。产后瘀停腹痛者；跌打损伤者；痈肿者。
【不宜人群】血虚而无气滞血瘀者忌服。

本草药典

◎为姜科植物姜黄或郁金的根茎。姜黄含挥发油（姜黄酮、姜油烯、水芹烯、龙脑）。还含姜黄素、果糖、葡萄糖，以及脂肪油、淀粉、草酸盐等成分。姜黄以圆柱形、外皮有皱纹、断面棕黄色、质坚实、香气浓厚者为佳，严密封盖，保存于阴凉干燥处，防潮、防晒、防高温。

功效主治

◎姜黄具有活血行气、通经止痛的功效，主治心腹痞满胀痛、痹痛、症瘕、妇女血瘀闭经、产后瘀血腹痛、跌打损伤、痈肿。用于气滞血瘀类胸腹痛、痛经及肢体疼痛，常配元胡、香附同用。以本品配白芷、细辛为末外用可治牙痛。

推荐药膳养生方

姜黄炒鲜虾

材料：

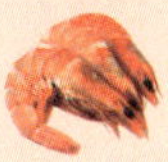
鲜虾100克

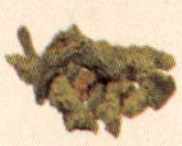
姜黄粉6克

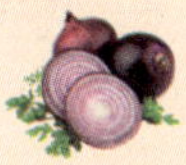
洋葱1个

做法：虾挑去肠泥去皮，洋葱切丝，锅上火加油爆香洋葱，将虾、姜黄粉一起倒入，翻炒匀至虾变色，加盐即可。本品适合高血压、冠心病患者食用。

姜黄焖烧鸭

材料：

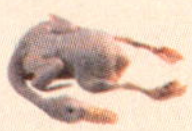
老鸭300克

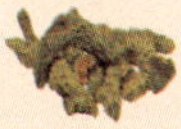
姜黄粉10克

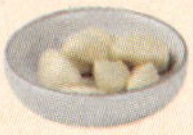
大蒜50克

做法：老鸭洗净，斩件，大蒜去皮，将老鸭、姜黄粉、大蒜一起入油锅，加水适量，焖熟烂，加盐调味即可。本品适合冠心病患者、产后妇女食用。

乌梅姜黄汤

材料：

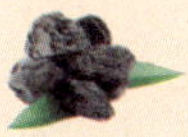
乌梅9克

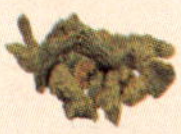
姜黄9克

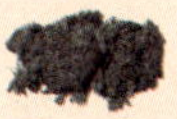
茵陈15克

做法：将以上药材洗净，入锅，加水适量，大火煮沸后转小火续煮20分钟即可，每日一剂。此方对肝胆泥沙样结石患者，有满意疗效。

刘寄奴

【瘀血腹痛的常用药】

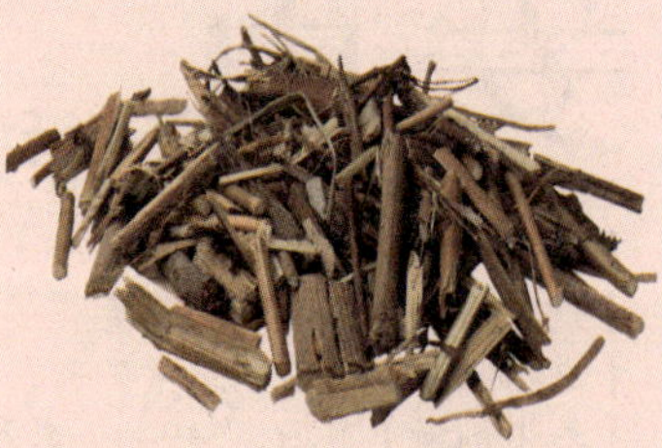

【类　　别】活血化瘀药

【别　　名】金寄奴、乌藤菜、细白花草。

【性味归经】性温，味苦；归心、脾经。

【养生剂量】煎服，3~10克；外用适量。

【适合体质】血瘀体质。

【适宜人群】闭经者；血瘀腹痛者；跌打损伤者；高血压患者；痈毒肿痛者。产后血瘀者；痈毒者；经闭症瘕者。

【不宜人群】气血虚弱、脾虚泄泻者忌服。

本草药典

◎为菊科植物奇蒿的全草，均为野生。8~9月开花时割取地上部分，除去泥土，晒干，切段入药。刘寄奴含香豆精，异泽兰黄素，西米杜鹃醇，脱肠草素，奇蒿黄酮，奇蒿内酯醇等。以叶绿、花穗黄而多、无霉斑及杂质者为佳，置于干燥处保存。

功效主治

◎刘寄奴具有活血通经、消肿止痛的功效，是治疗瘀血、腹痛的常用药，可用于治疗经闭症瘕、胸腹胀痛、产后血瘀、跌打损伤、金疮出血、痈毒等病症。刘寄奴配其他的祛风活血药煎汤，可局部热洗，治跌打损伤后关节筋络挛缩、疼痛。

推荐药膳养生方

刘寄奴酒	材料：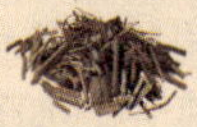 刘寄奴10克 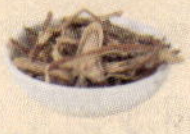 甘草10克 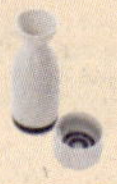 白酒50毫升	做法：将上药共碎细，入锅，先加水400毫升，入药煎至200毫升，再入酒50毫升，再煎至150毫升，去渣，1次温服。可治疗女子产后瘀阻腹痛。
刘寄奴茶	材料：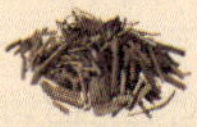 刘寄奴50克 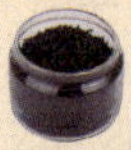 茶叶2克	做法：将刘寄奴研成细末，瓷罐封储备用。每日2~3次，每次取末3克，用适量茶叶煎汁，候温送服，可凉血止血，用于大、小便出血症。
寄奴荷叶饮	材料：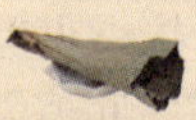 荷叶10克 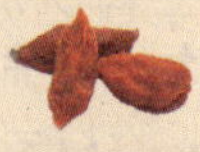 枸杞子10克 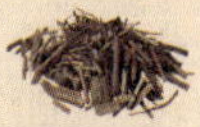 刘寄奴6克	做法：将以上三味药材均洗净，入锅，加水适量，大火煮沸后转小火续煮30分钟，滤去药渣即可。本品可降压降脂，适合高血压、高血脂患者服用。

苏木【伤科要药】

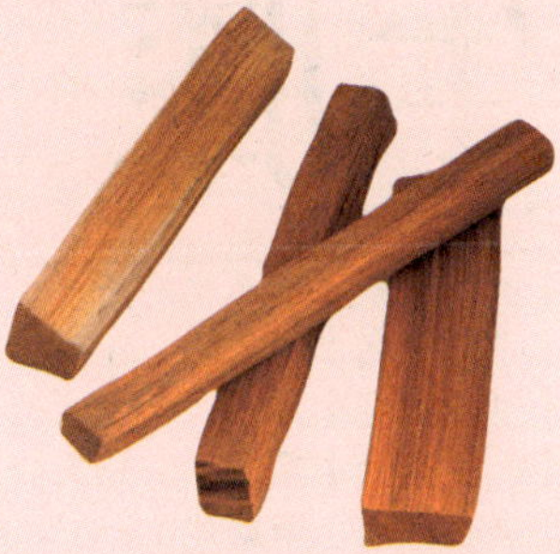

【类　　别】活血化瘀药
【别　　名】苏枋、苏方、苏方木、赤木、红柴。
【性味归经】性平，味甘、咸；归心、肝、脾经。
【养生剂量】煎服，3~10克。
【适合体质】血瘀体质。
【适宜人群】跌打肿痛、产后血瘀腹痛、闭经、痢疾等患者；喘急者；痢疾者；破伤风者；扑损瘀滞作痛者。
【不宜人群】月经过多和孕妇忌用。

本草药典

◎为豆科植物苏木的心材。野生或栽培，全年均可采伐，取树干，除去枝皮及边材，留取中心部分，锯段，晒干。炮制时，将其刨成薄片或砍成小块，或经蒸软切片用。含有巴西苏木酚、挥发油及鞣质。苏木以粗大、坚实、色红黄者为佳，置干燥处保存。

功效主治

◎苏木具有行血化瘀、消肿止痛的功效。用于治疗妇女血气心腹痛、闭经、产后瘀血、胀痛、喘急、痢疾、破伤风、痈肿及跌打损伤所致的瘀伤疼痛。苏木也可用于治疗肠炎、赤痢、大便带脓血，取其有抗菌作用，但需配其他的清热燥湿药。此外苏木还有消炎、抗癌等作用。

推荐药膳养生方

苏木煲鸭蛋

材料：

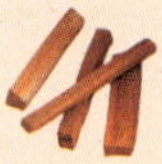
苏木6~12克

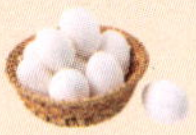
鸭蛋1~2个

做法：将鸭蛋连壳煮熟，去壳，再加入苏木同煮约30分钟后，饮汤吃蛋。可以治疗产后流血过多或产后血瘀腹痛，恶露淋沥不止以及血瘀闭经腹痛等症。

苏木酒

材料：

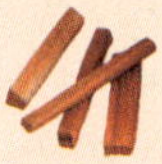
苏木70克

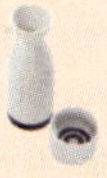
白酒500毫升

做法：将苏木捣碎致细，用水、酒各500毫升，煎取500毫升，分3份，每日早、午、晚，临睡空心各1服，孕妇忌服。治疗跌打损伤，肿痛。

黑豆苏木粥

材料：

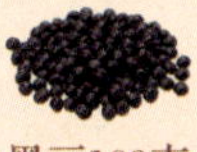
黑豆100克

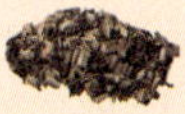
益母草50克

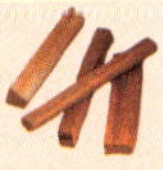
苏木9克

做法：将益母草、苏木切碎，加水适量煎30分钟，去渣取汁，与黑豆和水煮粥，粥烂时加入红糖少许调服。此药膳活血祛瘀，适用于瘀血型粉刺患者。

牛膝【活血强筋常用药】

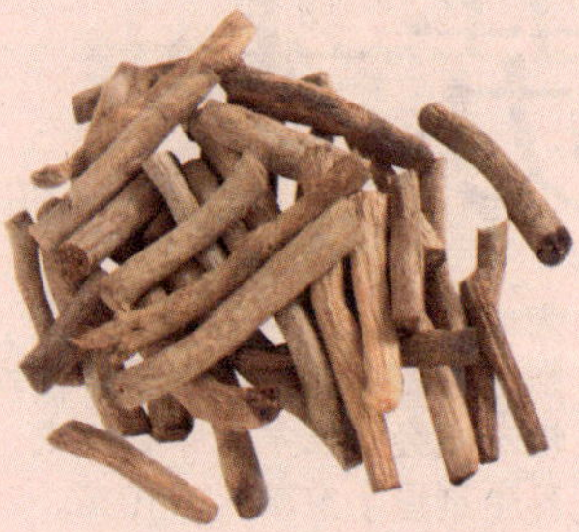

【类　　别】活血化瘀药
【别　　名】川牛膝、怀牛膝。
【性味归经】性平，味甘、苦、酸；归肝、肾经。
【养生剂量】煎服，6~15克。
【适合体质】血瘀体质。
【适宜人群】月经不调、闭经者；尿路感染者；产后瘀血腹痛者；风湿痹痛者；腰膝骨痛者；四肢拘挛者；痿痹者。
【不宜人群】凡中气下陷、脾虚泄泻、下元不固、梦遗失精、月经过多者及孕妇均忌服。

本草药典

◎牛膝为苋科植物牛藤和川牛膝等的根，主产河南。它含有甾醇、皂甙、糖类及各种生物碱等成分。牛膝以根部粗长、皮细坚实、色淡黄、味微甜稍苦涩者为佳。应放置于阴凉干燥的地方，以防虫蛀、防霉、防走油变色。

功效主治

◎牛膝具有补肝肾、强筋骨、活血通经、利尿通淋、引火下行的功效。可用于治疗腰膝酸痛、下肢萎软、血滞经闭、痛经、产后血瘀腹痛、症瘕、胞衣不下、热淋、血淋、跌打损伤、痈肿恶疮、咽喉肿痛。牛膝所含生物碱还具有镇痛、降压及兴奋子宫作用，并能扩张血管。

推荐药膳养生方

猪蹄炖牛膝

材料

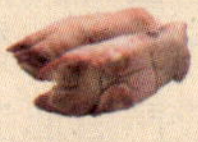
猪蹄1只

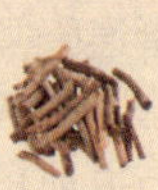
牛膝15克

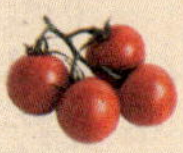
西红柿1个

做法

猪蹄洗净剁块，汆去血水；西红柿洗净，切块，牛膝洗净；将备好的材料一起放入汤锅中，炖汤食用。本品可通络下乳、强筋壮骨。

牛膝鳝鱼汤

材料

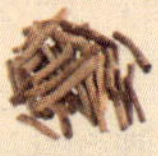
牛膝15克

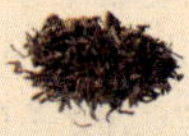
威灵仙10克

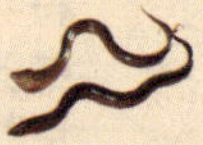
鳝鱼250克

做法

鳝鱼除杂洗净，切段；威灵仙、牛膝煎取药汁。油锅烧热，将葱末、姜末炒香，下鳝段煸炒，入药汁，调盐煲熟即可。本品可舒经活络、祛风除湿。

鹿筋牛膝汤

材料

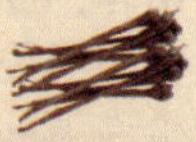
鹿筋100克

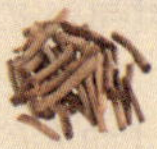
牛膝15克

做法

鹿筋用温水泡软，切小段，把炒好的鹿筋放入砂锅内，加大骨汤，开火炖1小时后放入牛膝，再炖半小时，加盐调味即可。本品可强筋壮骨。

骨碎补

【强腰、活血良药】

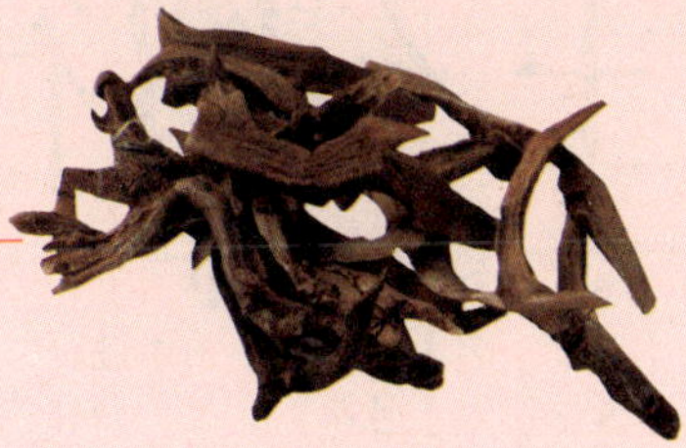

【类　　别】活血化瘀药

【别　　名】猴姜、石岩姜、申姜。

【性味归经】性温，味苦；归肾、肝经。

【养生剂量】煎服，10~15克。

【适合体质】血瘀体质。

【适宜人群】肾虚腰痛者；风湿痹痛者；跌打损伤者；斑秃、白癜风患者；齿龈出血者；牙周病者；肾虚久泻者；耳鸣者；足膝痿弱者。

【不宜人群】实火、血虚等所致的牙痛者；阴虚及无瘀血者慎服。

本草药典

◎为水龙骨科植物槲蕨或中华槲蕨的根茎。全年均可采挖，以冬春两季为主，除去叶及鳞片，洗净，润透，切片，干燥。生用或砂烫用。桑寄生以外皮棕褐色、条匀、叶多、附有桑树干皮，嚼之发黏者为佳。保存时置干燥通风处，防蛀。

功效主治

◎骨碎补具有补肾镇痛、活血壮筋的功效。用于肾虚腰痛、风湿痹痛、耳鸣耳聋、牙齿松动、跌扑闪挫、筋骨折伤、阑尾炎等；外治斑秃、白癜风等疾病。加工时可将桑寄生与酒、水拌匀润透，再以小火微炒晾干即成，能增强祛风除湿、通经活络的作用。

推荐药膳养生方

	材料	做法
骨碎补猪腰汤	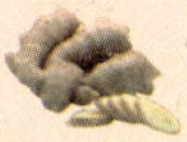 生姜5片 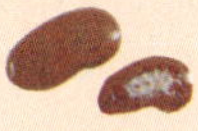 猪腰1个 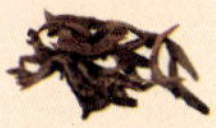 骨碎补15克	骨碎补洗净，猪腰子一切两半，去筋膜臊腺，洗净，切成腰花，生姜切片。将以上材料入锅，调入盐、胡椒粉炖汤食用。本品可补肾强腰。
骨碎杜仲肉汤	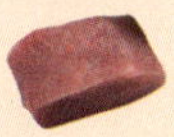 猪瘦肉200克 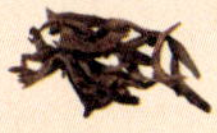 骨碎补50克 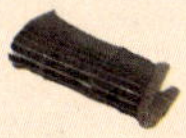 杜仲40克	瘦肉洗净切件；杜仲、骨碎补洗净。将以上备用料入煲，炖汤食用。用于病后体弱之脊椎旧患，或中风后遗症，腰背酸痛、下肢痹痛等症。
骨碎跌打酒	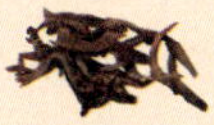 骨碎补50克 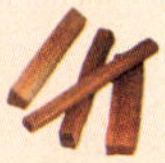 苏木30克 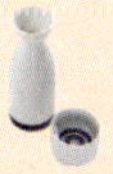 白酒500毫升	将骨碎补、苏木均洗净，研成粉末，放入白酒中，泡一星期后取出，每日饮用50毫升，可治疗跌打损伤肿痛。

王不留行

【催乳调经良药】

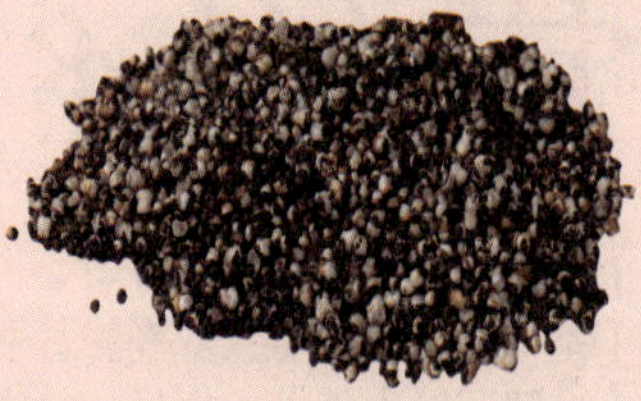

【类　　别】活血化瘀药
【别　　名】不留行、王不流行、金盏银台、麦蓝子。
【性味归经】性平，味苦；归肝、胃经。
【养生剂量】煎汤，4.5~9.0克；或入丸、散。
【适合体质】血瘀体质。
【适宜人群】血瘀经闭、痛经、难产者；产后乳汁不下，乳痈肿痛者；热淋、血淋、石淋患者；睾丸炎者；便后出血者；刀伤出血者。
【不宜人群】孕妇禁服；月经过多者也不宜服用。

本草药典

◎本品为石竹科植物麦蓝菜的成熟种子。全国各地均产，以产于河北邢台者质优。夏季果实成熟、果皮尚未开裂时采割植株，晒干，打下种子，除去杂质，晒干生用或炒用。含有王不留行皂苷A、B、C、D四种；又含黄酮苷，如王不留行黄酮苷、异肥皂草苷。

功效主治

◎王不留行具有行血通经、催生下乳、消肿敛疮的功效。治妇女闭经、乳汁不通、难产、血淋、痈肿、金疮出血。王不留行以善于行血知名，“虽有王命不能留其行”，所以叫“王不留行”，但对因瘀血引起的流血不止者，它又可以起到止血作用。

推荐药膳养生方

催乳汤

材料：

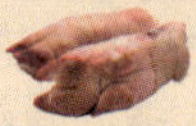
猪蹄400克

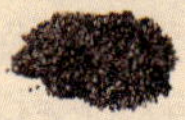
王不留行10克

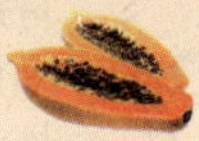
木瓜300克

做法：将猪蹄洗净切块，氽水；木瓜去皮、洗净，切滚刀块；王不留行洗净。汤锅里加水，下入以上材料，煲1小时，加盐调味即可。治疗产后缺乳。

王不留行饮

材料：

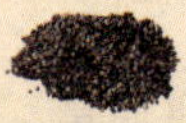
王不留行30克

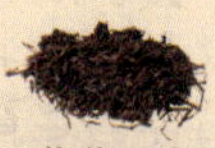
茜草30克

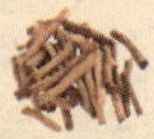
牛膝15克

做法：将以上三药入锅，煎取药汁，去渣，加红糖饮用，日服1剂。此饮能行血通经、化瘀调经，适宜于瘀血阻滞致月经过少或闭经患者饮用。

调经乌鸡汤

材料：

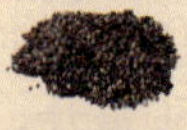
王不留行10克

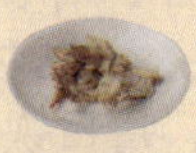
当归25克

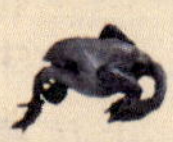
乌鸡1只

做法：将乌鸡常法处理，剁成块；王不留行、当归均洗净；将以上材料一起放入锅中，加水适量，大火煮沸后转小火续炖2小时，加盐调味即可。

乳香

【伤科常用止痛药】

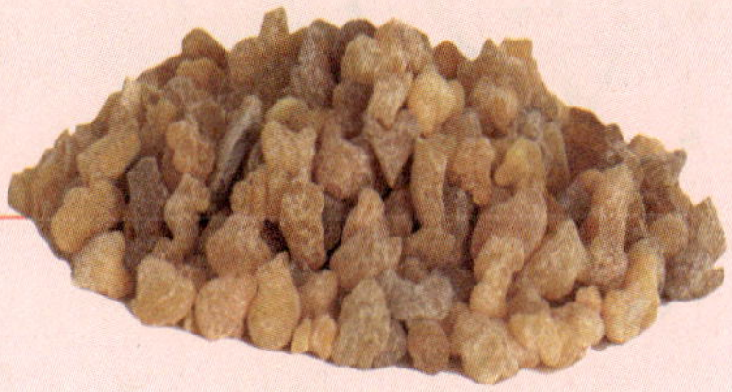

【类　　别】活血化瘀药
【别　　名】熏陆香、马尾香、乳头香、多伽罗香、浴香
【性味归经】性温，味辛、苦；归心、肝、脾经。
【养生剂量】煎汤，5~15克；或入丸，散。
【适合体质】血瘀体质。
【适宜人群】气血凝滞、心腹疼痛、痈疮肿毒、跌打损伤、痛经、产后瘀血刺痛、血气瘀滞而致的筋肉拘挛、疼痛麻木、活动不灵等病症患者。
【不宜人群】孕妇；痈疽已溃者；胃弱者。

本草药典

◎为橄榄科植物乳香树及其同属植物皮部渗出的树脂。主产于非洲索马里、埃塞俄比亚等地。将树干的皮部由下向上顺序切伤，使树脂渗出，数天后凝成固体，即可采收。以淡黄色、颗粒状、半透明、无砂石树皮杂质、粉末粘手、气芳香者为佳。置于阴凉密闭处保存。

功效主治

◎乳香为伤科、外科常用活血药，具有活血行气止痛，消肿生肌，常用于治疗气血凝滞、心腹疼痛、痈疮肿毒、跌打损伤、疮疡溃破久不收口、痛经、产后瘀血刺痛等病症。多与没药同用，用于血瘀疼痛，有调气活血，定痛消毒的功效。

推荐药膳养生方

乳香粥

材料

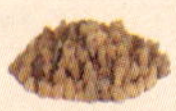
乳香10克

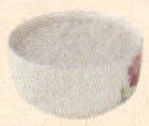
大米100克

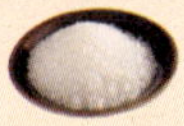
白糖适量

做法

将乳香择净，浸泡5~10分钟后，水煎取汁，加大米煮粥，待煮至粥熟后，白糖调味服食，每日1剂，连续3~5天。可活血止痛、消肿生肌。

乳香皂荚酒

材料

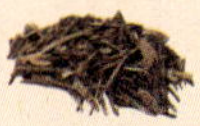
皂荚刺1个

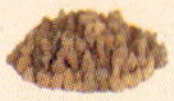
乳香3克

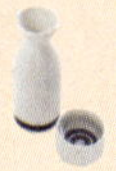
酒20毫升

做法

皂荚刺碎作10余片，乳香缠在刺上，入醇酿酒同煎至沸，去渣取汁，顿服。可清热解毒，消痈排脓，治疗前庭大腺囊肿。

乳香煮鸡蛋

材料

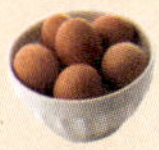
鸡蛋200克

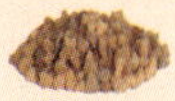
乳香8克

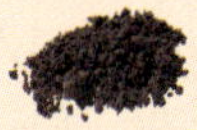
没药8克

做法

乳香、没药洗干净，取一个瓦煲，放入乳香、没药加入清水，用慢火煎20分钟，再加入鸡蛋煮制10分钟即成。本品适宜子宫肌瘤患者食用。

没药

【活血、散瘀、镇痛】

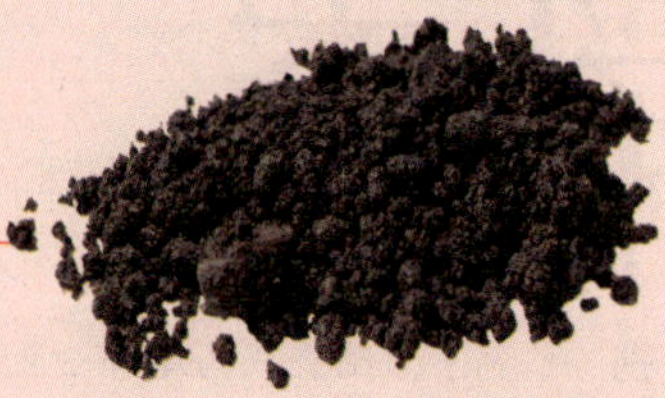

【类　　别】活血化瘀药
【别　　名】末药。
【性味归经】性平、味苦。归心、肝经。
【养生剂量】煎服或研磨外用。5~10克。
【适合体质】血瘀体质。
【适宜人群】跌损、金创、筋骨心腹诸痛、症瘕、痈疽肿痛、痔漏、目障、跌打损伤、关节肿痛、口腔炎、牙龈炎、咽炎等病症患者。
【不宜人群】孕妇，月经过多、经期长者。

本草药典

◎为橄榄科植物没药树或其他同属植物皮部渗出的油胶树脂。主产于索马里、埃塞俄比亚及印度等地。11月至次年2月，采集由树皮裂缝处渗出于空气中变成红棕色坚块的油胶树脂。以块大、棕红色、香气浓而杂质少者为佳，置干燥通风处保存。

功效主治

◎没药可活血散瘀止痛，外用有收敛和消炎的作用。临床应用上基本与乳香相同，且两者常同用，主治跌损、金创、筋骨心腹诸痛、症瘕、痈疽肿痛、痔漏、目障等病症。外用为粉以敷疮疡，能解毒消肿，生肌止痛。

推荐药膳养生方

	材料	做法
没药粥	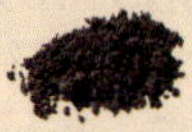 没药10克 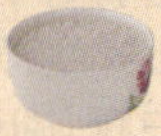 大米100克 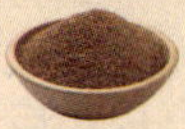 红糖适量	将没药择净，水煎取汁，加大米煮粥，待煮至粥熟后，红糖调味服食，每日1剂。适用于痛经，闭经，胃脘疼痛，跌打伤痛患者食用。
没药蛋清酒	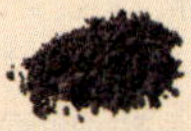 没药10克 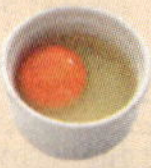 鸡蛋清适量 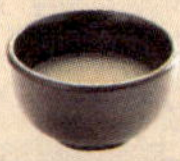 米酒300克	先将鸡蛋敲破，取白去黄，盛碗内，加入没药粉，将米酒倒入锅中，煮沸后，倒入装有鸡蛋清的碗中冲服。治疗跌打损伤、筋骨疼痛不止。
没药牛膝饮	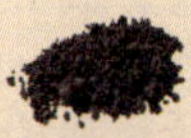 没药10克 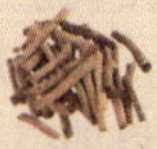 牛膝10克 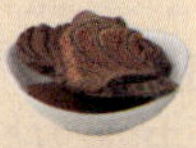 鸡血藤10克	将以上三药入锅，煎取药汁，去渣，加入红糖饮用，日服1剂，分两次服用，连服5日。此饮破血通经、化瘀止痛，适合血瘀型痛经、闭经患者。

三棱

【祛瘀消积的常用药】

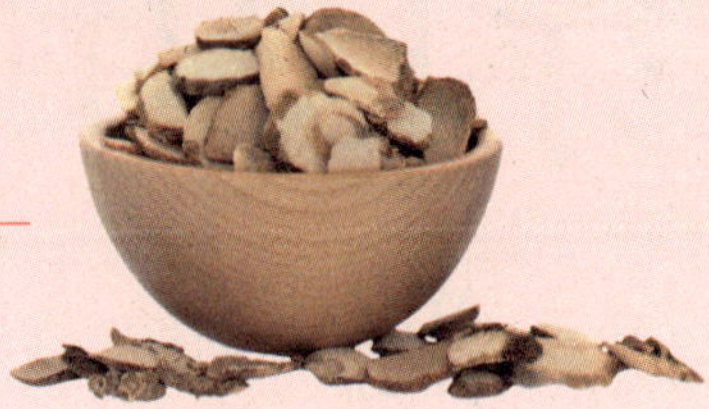

【类　　别】活血化瘀药

【别　　名】草根、京三棱、红蒲根、光三棱

【性味归经】性平，味苦、辛；归肝、脾经。

【养生剂量】煎汤，4.5~9.0克；或入丸、散。

【适合体质】血瘀体质。

【适宜人群】血瘀腹痛、心腹胀痛、子宫肌瘤、卵巢肿瘤、妇女血瘀经闭、跌打损伤、胁下胀疼、疮肿坚硬等症患者。

【不宜人群】孕妇禁用。体虚无瘀滞及瘀症出血者不宜用。

本草药典

◎为黑三棱科植物黑三棱的块茎。主产于江苏、河南、山东、江西等地。野生或栽培。冬季至次春，挖取块茎，去掉茎叶须根，洗净，削去外皮，晒干。切片生用或醋炙后用。以个匀、体重、质坚实、去净外皮、表面黄白色者为佳。置通风干燥处，防蛀。

功效主治

◎三棱具有破血行气、消积止痛的功效，治疗症瘕积聚、气血凝滞、心腹疼痛、胁下胀疼、经闭、产后瘀血腹痛、跌打损伤、疮肿坚硬等病症。三棱还可用于治疗恶性肿瘤、盆腔炎、宫外孕等。此外，牙硝畏三棱，因此两者不能同用。

推荐药膳养生方

三棱莪术酒

材料：

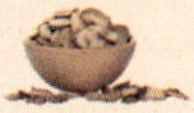

三棱30克

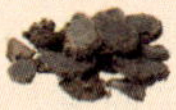

莪术30克

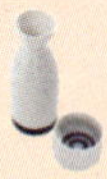

白酒600毫升

做法：将三棱、莪术洗净，放入白酒中浸泡，密封，7天后取出饮用，每次饮30毫升，一日两次。本品破血化瘀，适合肿瘤患者服用。

三棱元胡饮

材料：

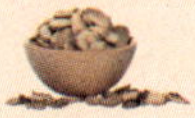

三棱15克

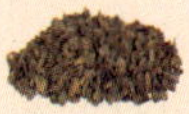

延胡索15克

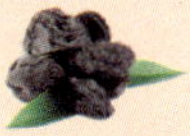

乌梅10克

做法：将三棱、延胡索均洗净，放入锅中，加水700毫升，煎煮至600毫升，放入乌梅续煮至400毫升，取汁饮用。本品适合肝脾肿大的患者长期服用。

金钱三棱饮

材料：

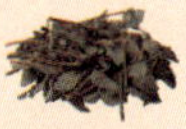

金钱草30克

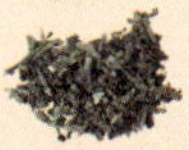

车前草30克

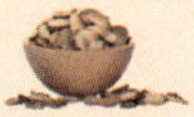

三棱10克

做法：将以上三味药材均洗净，放入锅中，煎取药汁，分两次服用。本品可利尿通络、化瘀散结，对治疗肾结石有很好的效果。

穿山甲

【下乳通经的圣药】

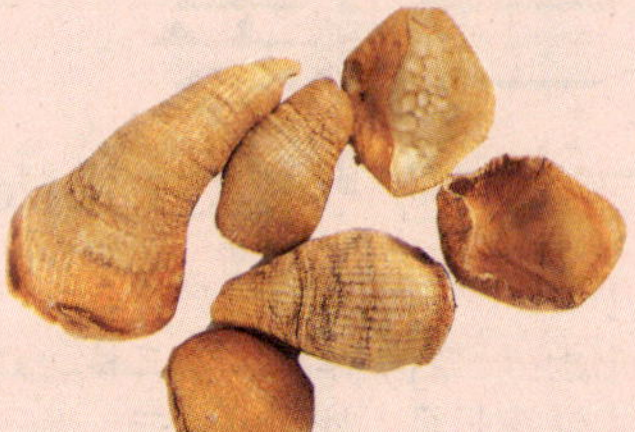

【类　　别】活血化瘀药

【别　　名】鲮鲤甲、川山甲、山甲、甲片。

【性味归经】性凉、味咸；归肝、胃经。

【养生剂量】内服：煎汤，3~9克，或入散剂。

【适合体质】血瘀体质。

【适宜人群】高血压患者；闭经患者；乳汁不通者；痈疽疮种者、风寒湿痹者；神经衰弱者；痈疽者；急性黄疸型、无黄疸型肝炎和慢性肝炎等患者。

【不宜人群】气血虚弱、痈疽已溃者及孕妇禁服。

本草药典

◎为鲮鲤科动物鲮鲤的鳞甲，主产广东、广西、云南、贵州；浙江、福建、湖南、安徽等地亦产，进口的穿山甲商品，多来自越南、缅甸、印度尼西亚等地。鳞片含大量的角蛋白，粗蛋白，另含甾体皂苷元。以片匀、色青黑、无腥气、不带皮肉者为佳，置于干燥处保存。

功效主治

◎穿山甲具有消肿溃痈、搜风活络、通经下乳的功效，主治痈疽疮种、风寒湿痹、月经停闭、乳汁不通，外用止血。本品还可用于治疗高血压病。另据现代医学证明，穿山甲还可用来治疗急性黄疸型、无黄疸型肝炎和慢性肝炎。

推荐药膳养生方

穿山甲鸡汤

材料

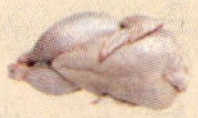

老母鸡1只

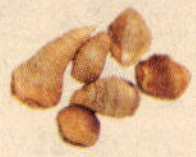

穿山甲（炮制）60克

做法

母鸡除杂洗净，穿山甲砸成小块，填入鸡腹内，入锅，加水及调味料，炖至肉烂脱骨即可。本品可通经下乳，适合产后缺乳、闭经的患者食用。

首乌山甲汤

材料

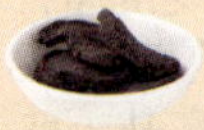

何首乌30克

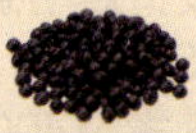

黑豆50克

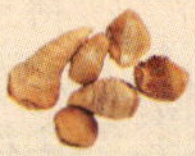

穿山甲肉250克

做法

将穿山甲肉切碎，首乌、黑豆洗净，同放砂锅中，加水适量，炖汤食用。本品可扶正祛邪、活血化瘀，适合冠心病、高血压等疾病的患者食用。

山甲猪蹄汤

材料

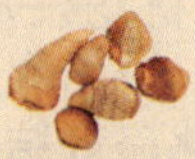

炮穿山甲30克

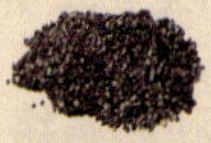

王不留行15克

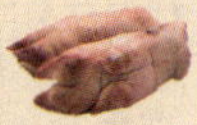

猪蹄2只

做法

将以上材料均洗净、切好，文火炖至猪蹄烂熟，食前放姜、葱、盐少许调味，食肉饮汤。本品治疗产后缺乳。

莪术

【破瘀行气的常用药】

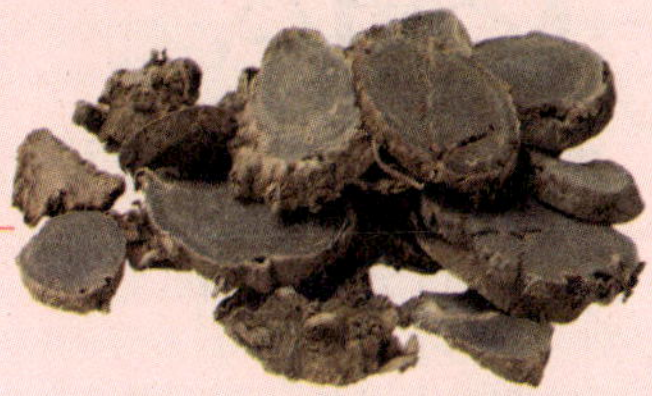

【类　　别】活血化瘀药

【别　　名】蓝心姜、黑心姜、姜七

【性味归经】性温，味苦、辛。归肝、脾经。

【养生剂量】水煎服，3~15克；或入丸，散。

【适合体质】血瘀体质。

【适宜人群】血瘀腹痛、肝脾肿大、心腹胀痛、积聚、妇女血瘀经闭、跌打损伤、饮食积滞等症患者。

【不宜人群】气血两虚、脾胃薄弱、无积滞者慎服；孕妇忌服。

本草药典

◎为姜科植物莪术的根茎，主产广西、四川。根茎含挥发油，油中含的成分有莪术呋喃酮、表莪术呋喃、莪术呋喃烃、莪术双酮、莪术醇、樟脑、龙脑等成分。以个均匀、质坚实、断面灰褐色者为佳。以个均匀、质坚实、断面灰褐色者为佳，置干燥处，防蛀。

功效主治

◎破血行气、消积止痛。用于血瘀腹痛、肝脾肿大、心腹胀痛、积聚、妇女血瘀经闭、跌打损伤、饮食积滞。莪术醋制后，可加强祛瘀止痛作用。莪术药性虽不甚峻烈，但仍属于破消之品，常需与人参或党参、黄芪等补气药同用，使在破瘀之中，不致损伤元气。

推荐药膳养生方

莪术猪肝汤

材料：

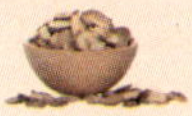
三棱25克

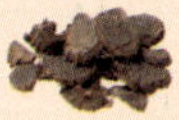
莪术25克

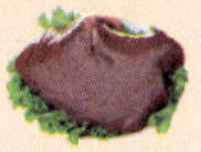
猪肝500克

做法：将三棱、莪术均洗净；煎取药汁备用，猪肝洗净，切片，与药汁一起入锅煮汤，加葱、姜、盐即可。本品适合肝癌患者、子宫肌瘤患者食用。

莪术甲鱼汤

材料：

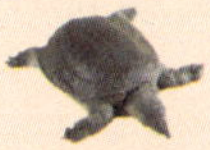
甲鱼1只

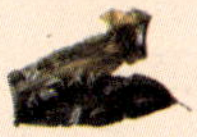
海带50克

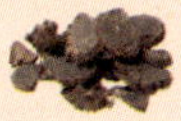
莪术15克

做法：甲鱼除杂剁成小块入锅，用纱布将莪术包紧入锅，海带切块，一起炖汤食用。本品活血散结，适合子宫肌瘤，乳腺纤维瘤，乳腺及子宫等患者。

莪术蛋汤

材料：

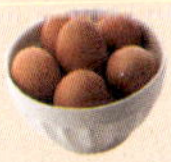
鸡蛋2个

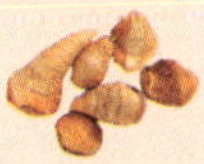
穿山甲15克

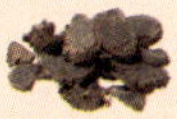
莪术10克

做法：加水400克共煮，待蛋熟后剥皮再煮，弃药食蛋，每晚服1次。本品散结止痛，适宜子宫肌瘤患者食用。

水蛭【治疗肿瘤常用药】

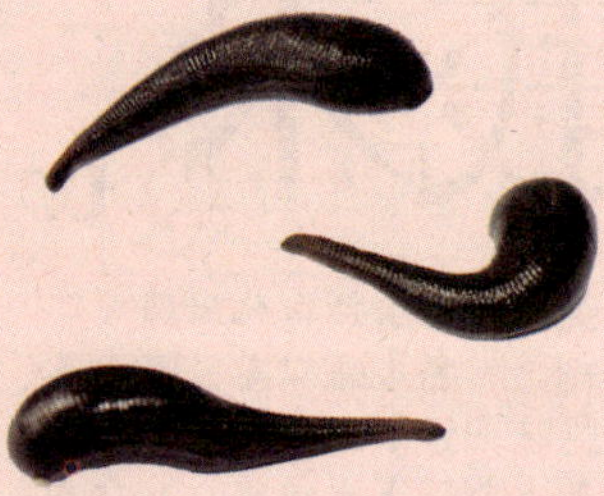

【类　　别】活血化瘀药
【别　　名】蚂蟥。
【性味归经】咸苦，平，有毒。入肝、膀胱经。
【养生剂量】煎服，1.5~3.0克；研末服，0.3~0.5克。
【适合体质】血瘀体质。
【适宜人群】瘀血停滞引起的经闭、肿瘤包块以及跌打肿痛、心腹疼痛、高血脂、支气管哮喘、肺心病等病症患者。
【不宜人群】体弱血虚，无瘀血停聚及孕妇忌服。

本草药典

◎为水蛭科动物蚂蟥、水蛭及柳叶蚂蟥的干燥体。全国大部分地区均有出产，多属野生。夏秋季捕捉。捕捉后洗净，用沸水烫死，切段晒干或低温干燥，生用，或用滑石粉烫后用。主要含蛋白质。以身干、体大、无泥者为佳。

功效主治

◎水蛭具有破血通经，逐瘀消癥的功效，主治月经闭止、症瘕腹痛、蓄血、损伤瘀血作痛、痈肿丹毒等症。该品破血力大，适用于瘀血停滞引起的经闭、肿瘤包块以及跌打肿痛等病症。另有用水蛭治疗偏瘫、肺心病、支气管哮喘、肝硬化、肾病、真性红细胞增多症。

推荐药膳养生方

水蛭粥

材料

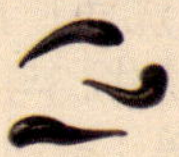
生水蛭30克

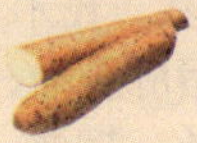
生淮山250克

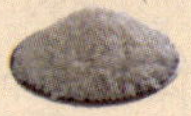
粳米100克

做法：水蛭研粉，生淮山研末备用，粳米洗净，煮粥前将水蛭粉、生淮山粉一同放入，粥熟后加红糖食用，具有破血逐瘀，通经美容的功效。

水蛭海藻汤

材料

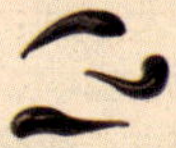
水蛭10克

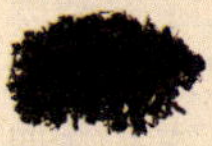
海藻50克

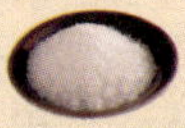
白糖20克

做法：将水蛭研粉，海藻洗净，将水蛭粉、海藻、白糖一同放入锅中煎水服用，本品散痞结，消癌肿，食道癌患者经常食用有益。

水蛭黄药饮

材料

海藻30克

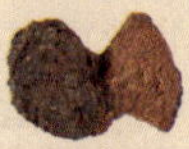
黄药子30克

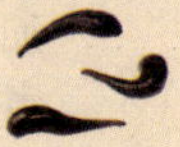
水蛭6克

做法：将以上药材共研细末，每次6克，每日两次，黄酒冲服。本品可散结消肿、化瘀止血，适合食道癌、直肠癌饮用。

土鳖虫

【伤科良药】

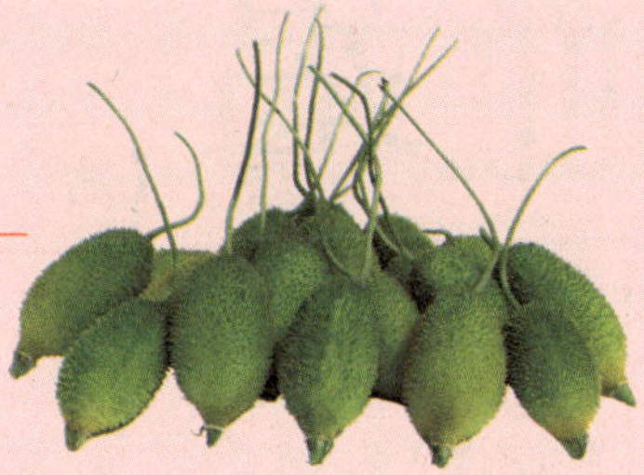

【类　　别】活血化瘀药

【别　　名】地鳖虫、地乌龟。

【性味归经】味咸，性寒；有小毒；归肝经。

【养生剂量】煎服，3~10克；研末服，1.0~1.5克，黄酒送服。外用适量。

【适合体质】血瘀体质。

【适宜人群】骨折患者；闭经患者；肿瘤包块患者。

【不宜人群】年老体弱及月经期者慎服土鳖虫，孕妇禁服土鳖虫。

本草药典

◎为鳖蠊科昆虫地鳖或冀地鳖雌虫的全体，全国均有，主产于两湖、江苏、河南，江苏的产品最佳。野生者，夏季捕捉；饲养者全年可捕捉。用沸水烫死，晒干或烘干。主要成分为谷氨酸等17种氨基酸和砷等28种多种微量元素以及甾醇和直链脂肪族化合物。

功效主治

◎本品破血逐瘀、续筋接骨，用于跌打损伤，筋伤骨折，瘀肿疼痛；血瘀经闭，产后瘀滞腹痛，积聚痞块。临床上单用土鳖虫或土鳖虫为主的复方用于治疗冠心病、骨折、急性腰扭伤、坐骨神经痛、劳伤性胸痛以及晚期肿瘤等。

推荐药膳养生方

土鳖虫酒	材料	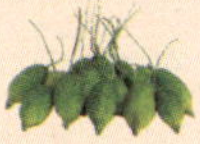 土鳖虫7个 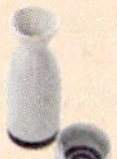 白酒30毫升	做法	土鳖虫焙干，以白酒3浸1昼夜，去土鳖虫渣。上酒分作3份服，每日3次。本品破坚逐瘀，疗伤止痛，主治闪腰扭伤。
土鳖丹参饮	材料	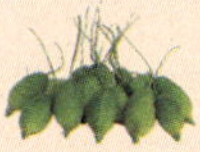 土鳖虫3克 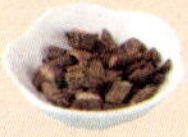 丹参10克 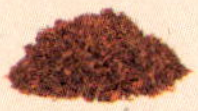 红花8克	做法	土鳖虫焙干，研成粉末，丹参、红花均洗净，煎取药汁，对土鳖虫粉服用。分作2份服，1日两次。本品可活血破瘀，治疗脉管炎、跌打损伤。
土鳖胶囊	材料	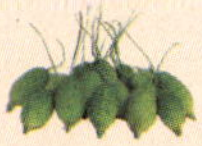 土鳖虫20克 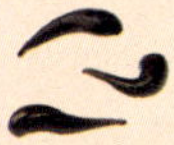 水蛭20克	做法	用土鳖虫、水蛭等量研末装胶囊，每粒含生药0.25克，每次服4粒，一日3次，可治疗高血压，效果显著。

血竭

【治疗瘀滞痛证要药】

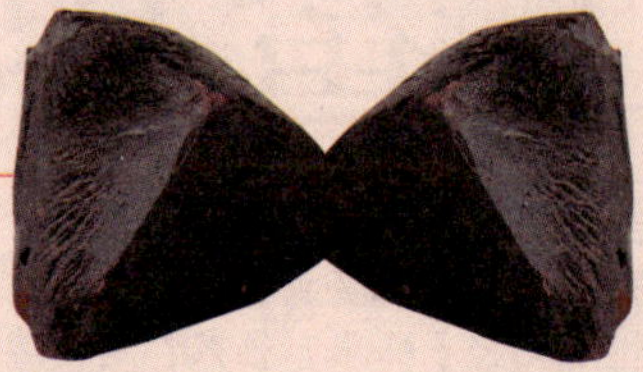

【类　　别】活血化瘀药
【别　　名】骐驎竭、海蜡、麒麟血、木血竭。
【性味归经】性平，味甘、咸；归肝经。
【养生剂量】多入丸、散，研末服，每次1~2克。
【适合体质】血瘀体质。
【适宜人群】瘀血腹痛者；跌打损伤患者；产后腹痛者；疮疡不收者；外伤出血者；溃疡不敛者；瘀血经闭者；痛经者；产后瘀阻者。
【不宜人群】无瘀血者不宜用，孕妇及月经期忌用。

本草药典

◎为棕榈科植物麒麟竭的果实及树干中渗出的树脂，主产于印度尼西亚、马来西亚、伊朗等国，我国的广东、台湾等地也有种植。本品含血竭素、血竭红素、去甲基血竭素、去甲基血竭红素及黄烷醇、查耳酮、树脂酸等成分。

功效主治

◎血竭具有活血定痛、化瘀止血、敛疮生肌的功效，主治跌打损伤、瘀滞心腹疼痛；瘀血阻滞、血不归经的出血病证；外用可治疗疮疡久溃不敛之证，另有用血竭粉治疗急性外痔、慢性结肠炎。

推荐药膳养生方

血竭鸽子汤

材料

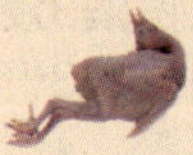

鸽子一只

血竭3克

做法

将鸽子去内脏和毛，洗净，将血竭焙干研粉，装入鸽腹内，用针线缝合，以黄酒清水各半煮熟，连汤服食。本品适合闭经的患者食用。

血竭三七粥

材料

血竭2克

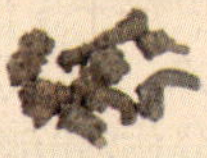

三七5克

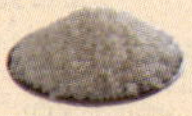

粳米60克

做法

将血竭、三七均研成粉末，粳米淘洗干净，一起入锅煮粥食用。本品可活血化瘀，适合血瘀闭经、痛经；冠心病、高血压、动脉硬化等患者服用。

血竭乳没饮

材料

血竭3克

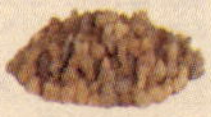

乳香6克

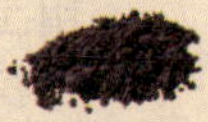

没药6克

做法

将血竭、乳香、没药均研成粉末，用开水冲泡饮用。本品可破血化瘀，适合子宫肌瘤、卵巢包块、闭经等患者服用。

第十一章

止血类本草养生法

●凡以制止体内外出血，治疗各种出血病证为主的药物，称止血药。止血药均入血分，因心主血、肝藏血、脾统血，故本类药物以归心、肝、脾经为主，尤以归心、肝二经者为多。均具有止血作用。因其药性有寒、温、散、敛之异，故止血药又可细分为凉血止血、温经止血、化瘀止血、收敛止血之别。

止血药主要用以治咯血、咳血、衄血、吐血、便血、尿血、崩漏、紫癜以及外伤出血等体内外各种出血病证。出血之证，病因不同，病情有异，部位有别，因此，止血药物的应用，必须根据出血的不同原因和病情，进行相应的选择和必要的配伍，以期标本兼顾。如血热妄行而出血者，宜选用凉血止血药，并配伍清热泻火、清热凉血药。

三七【止血圣品】

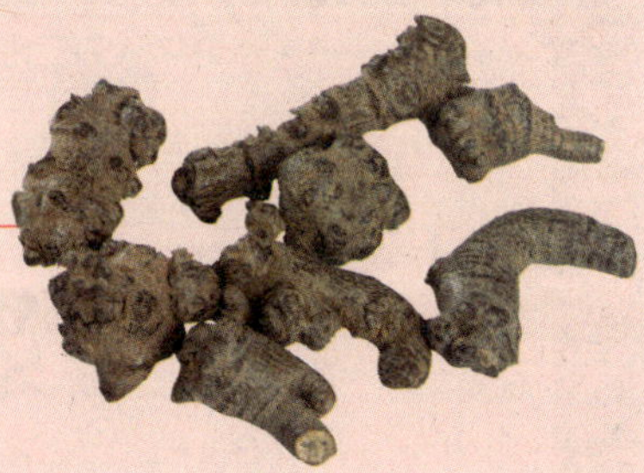

【类　　别】化瘀止血药
【别　　名】金不换、血参、参三七、田七、田漆。
【性味归经】性温，味甘、微苦。归肝、胃经。
【养生剂量】内服煎汤，4.5~15.0克；研末，1.5~3.0克。
【适合体质】血瘀体质、血虚体质。
【适宜人群】胸腹刺痛者；心脑血管疾病患者；月经过多、贫血体虚、子宫出血者；外伤出血者、痈肿疼痛者。
【不宜人群】阴虚血热者；孕妇。

本草药典

◎三七为五茄科植物人参三七的根。主产云南、广西等地。三七含人参皂苷、三七皂苷等多种皂苷，还含有槲皮素及其甙，谷甾醇及其葡萄糖甙。是止血、止痛的首选药材。以个大坚实、体重皮细、断面棕黑色、无裂痕者为佳。

功效主治

◎三七具有止血、散瘀、消肿、定痛的功效。主治吐血、咳血、便血、产后血晕、恶露不下、跌打瘀血、外伤出血、痈肿疼痛。同时，三七还能促进各类血细胞分裂生长、增加数目，具有显著补血功效。还能显著提高巨噬细胞吞噬率，提高血液中淋巴细胞的百分比。

推荐药膳养生方

三七丹参鸡

材料

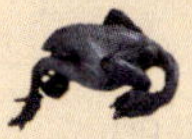
乌鸡1只

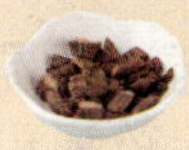
丹参30克

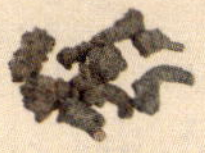
三七10克

做法

乌鸡处理干净，切块；丹参、三七洗净入纱布袋，与鸡同放入锅中，加水炖汤食用，加盐调味即可。本品可活血化瘀、扩张冠状动脉。

三七粉粥

材料

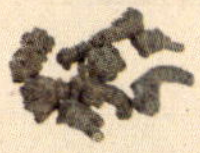
三七粉3克

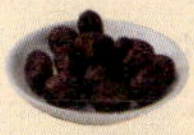
红枣5枚

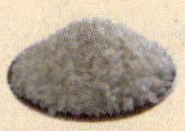
粳米100克

做法

粳米洗净；红枣去核、洗净；将三七粉、红枣、粳米共入锅，加水适量，煮粥食用。本品可益气补虚、活血化瘀，适合冠心病患者食用。

三七郁金汤

材料

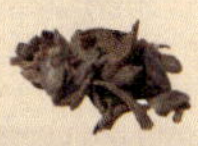
郁金10克

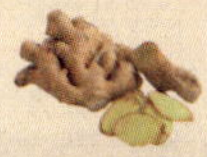
老姜1块

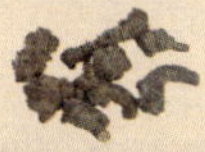
三七粉5克

做法

老姜洗净拍散；郁金洗净装入纱布袋；共入锅，加水煎煮，滤取汁液，撒入三七粉，调匀即可服用。本品行气化瘀、调经顺气。

降香

【行气又活血】

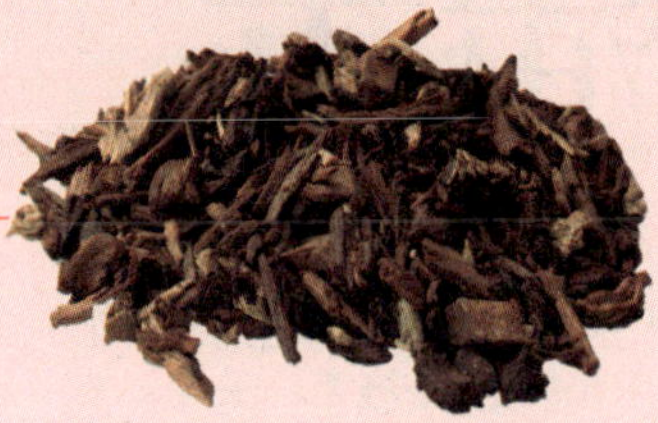

【类　　别】化瘀止血药

【别　　名】降真香、紫藤香、降真、花梨母。

【性味归经】性温，味辛。归肝、脾经。

【养生剂量】9~15克。

【适合体质】气郁体质、血瘀体质。

【适宜人群】跌打损伤者；外伤出血者；脘腹疼痛者；肝郁胁痛者；胸痹刺痛者；脉实便秘者；阴虚火盛者。

【不宜人群】血热妄行者；脉实便秘者；阴虚火盛者；孕妇。

本草药典

◎降香为豆科植物降香檀树干和根的干燥心材。主产于海南省，此外福建、云南、广西亦产。主要成分为异黄酮衍生物的单聚体、双聚体、肉桂烯类衍生物等。能行气活血，以色紫红、坚硬、气香、不带白色边材、入水下沉降香者为佳。

功效主治

◎降香具有行气活血，止痛，止血的功效。用于脘腹疼痛，肝郁胁痛，胸痹刺痛，跌打损伤，外伤出血。降香挥发油及其芳香水有抗血栓作用，黄檀素有微弱的抗凝作用，能显著增加冠脉流量，减慢心率，轻度增加心跳振幅，可能会引起心律不齐。

推荐药膳养生方

降香煲猪肠

材料

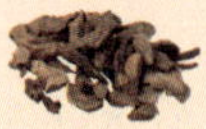
木香10克

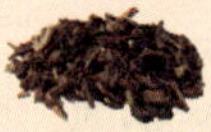
降香5克

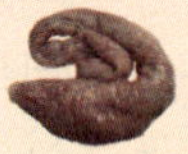
猪大肠100克

做法

降香、木香装入纱布袋；猪大肠处理干净切段，入锅水熟，去浮沫，加葱、姜煮至将熟放入药袋煮熟，加盐调味。本品行气、除胀、通便。

赤芍降香茶

材料

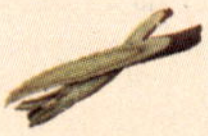
赤芍8克

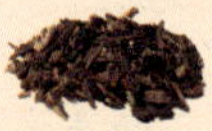
降香8克

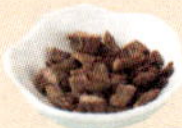
丹参6克

做法

取赤芍、降香、丹参略洗，一起放入茶杯中，用沸水冲泡，加盖焖10分钟，代茶饮。本品活血、降压，适合高血压、冠心病患者饮用。

川芎降香粥

材料

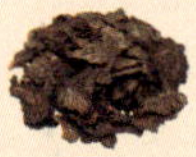
川芎12克

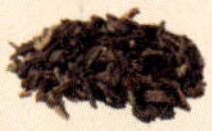
降香10克

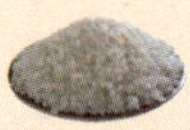
粳米50克

做法

取川芎、降香装入纱布袋，入锅煎煮两次，合并滤液；粳米洗净，另起锅，加入药汁和少量水，煮粥食用。本品活血止痛、行气理胃。

蒲黄【常用活血散瘀药】

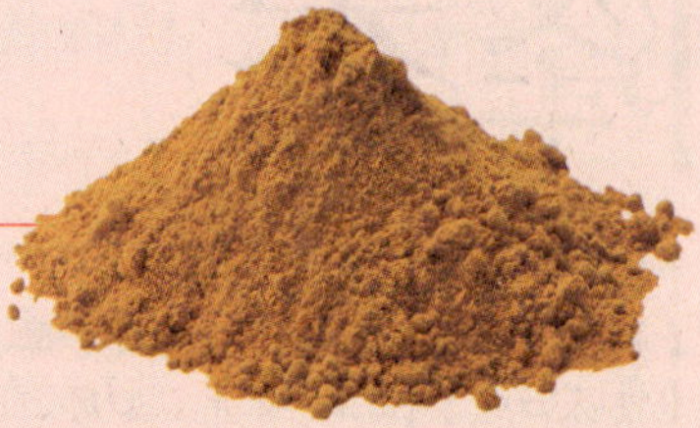

【类　　别】化瘀止血药
【别　　名】蒲厘花粉、蒲花、蒲棒花粉、蒲草黄。
【性味归经】性平，味甘、辛。归肝、心、脾经。
【养生剂量】内服煎汤，4.5~24克。
【适合体质】湿热体质、血瘀体质。
【适宜人群】产后腹痛者、痛经者、跌打损伤者。崩漏者、便血者、尿血者、血痢者、带下者；经闭者。
【不宜人群】劳伤发热者；阴虚内热者；无瘀血者；孕妇。

本草药典

◎蒲黄为香蒲科植物长苞香蒲、狭叶香蒲、宽叶香蒲或其同属多种植物的花粉。全国大部分地区多有生产。长苞香蒲的花粉含异鼠李素的甙、廿五烷、挥发油及脂肪油约10%。脂肪油含游离的棕榈酸和硬脂酸约30%，谷甾醇约13%。是常用的活血散瘀药，以色鲜黄、光滑、纯净者为佳。

功效主治

◎蒲黄具有凉血止血、活血消瘀的功效。生用治经闭腹痛、产后瘀阻作痛、跌扑血瘀、疮疖肿毒；炒黑止吐血、衄血、崩漏、便血、尿血、血痢、带下；外治口疮、耳中出血、阴下湿痒，配五灵脂，能祛瘀、止痛，常用于产后腹痛、痛经及胃腹瘀痛。

推荐药膳养生方

蒲黄蜜玉竹

材料

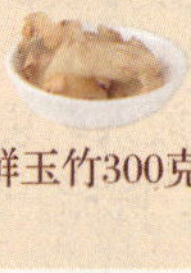

鲜玉竹300克

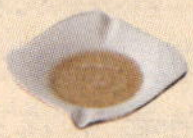

蜂蜜50克

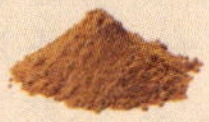

蒲黄6克

做法

把鲜玉竹洗净，切段，入锅加香油、白糖炒成黄色，加水、蜂蜜和蒲黄，烧沸后焖熟，用水淀粉勾芡即可。本品治疗胃出血、干咳咯血。

灵脂蒲黄粥

材料

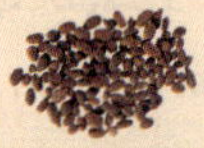

五灵脂10克

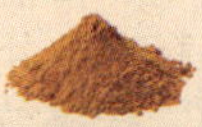

蒲黄5克

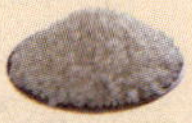

粳米50克

做法

取五灵脂装入纱布袋，入锅水煎两次，合并滤液；粳米洗净，另起锅，加入药汁煮粥，快熟时加入蒲黄，搅匀即可食用。本品活血化瘀止痛。

红花蒲黄茶

材料

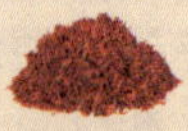

红花10克

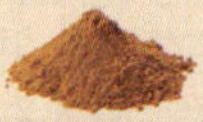

蒲黄3克

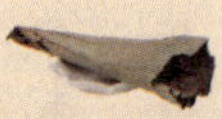

荷叶10克

做法

取红花、蒲黄、荷叶略洗，一起放入茶杯中，用沸水冲泡，加盖焖5~10分钟，代茶饮。本品散瘀止痛利尿，可治疗前列腺炎。

茜草

【通经活络、化瘀散结】

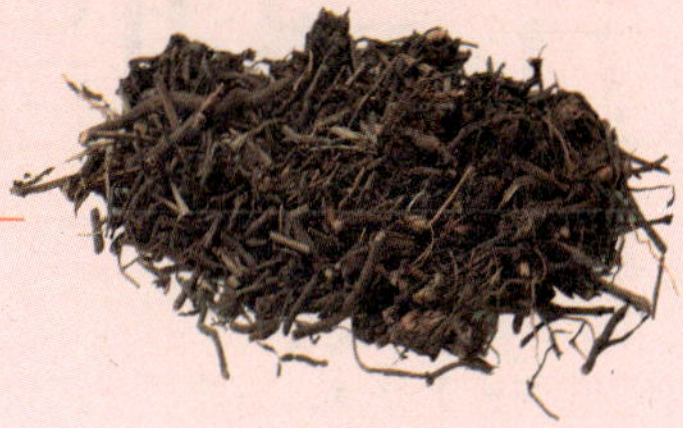

【类　　别】化瘀止血药

【别　　名】芦茹、血见愁、地苏木、满江红、九龙根、土丹参。

【性味归经】性寒，味苦；归肝、心经。

【养生剂量】10~15克。

【适合体质】湿热体质、血瘀体质。

【适宜人群】血热夹瘀之出血证者；血瘀经闭者；风湿痹痛者；跌打损伤者；风湿痹痛者；黄疸者；疮痈者；痔肿者。

【不宜人群】脾胃虚寒及无瘀滞者慎服。

本草药典

◎茜草为茜草科植物茜草的根。分布于全国大部分地区。含蒽醌衍生物、萘醌衍生物、萘氢醌衍生物等。是常用的活血止血药。以表面棕色或红棕色，有细纵纹，断面平坦，黄红色或淡红色，有多数小孔；闻之气微，味微苦，久嚼刺舌；切片后，用热水浸泡后水成淡红色为佳。

功效主治

◎茜草具有凉血止血、活血化瘀、通经活络、止咳祛痰的功效。主治血热咯血、吐血、衄血、尿血、便血、崩漏、经闭、产后瘀阻腹痛、跌打损伤、风湿痹痛、黄疸、疮痈、痔肿、慢性气管炎等症。

推荐药膳养生方

茜草炖甲鱼

材料

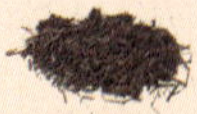

茜草15克

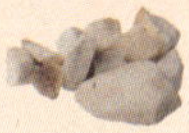

海螵蛸10克

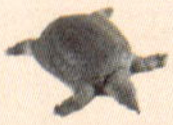

甲鱼1只

做法

将甲鱼处理干净，斩成小块，与海螵蛸、茜草根一起放入砂锅内，加清水适量，武火烧沸后，改用文火煮3小时，加盐调味即可。本品调经止血。

茜草花茶

材料

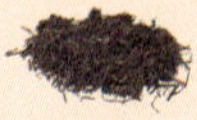

茜草5克

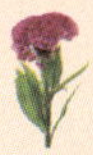

鸡冠花5克

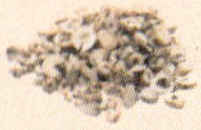

牡丹皮5克

做法

将茜草、鸡冠花、牡丹皮用水稍微洗一下，放入杯中，用开水冲泡，加盖焖10分钟即可。本品凉血止血、活血化瘀。

双药粥

材料

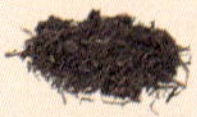

茜草10克

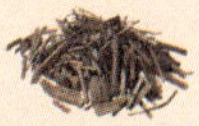

刘寄奴10克

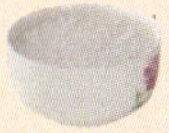

大米50克

做法

取茜草、刘寄奴装入纱布袋，入锅水煎两次，合并滤液；粳米洗净，另起锅，加入药汁煮粥食用，本品可活血通经、祛瘀止痛。

五灵脂

【行血破瘀的良药】

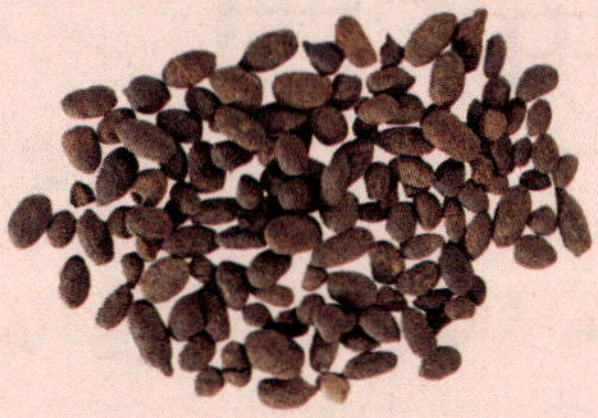

【类　　别】化瘀止血药
【别　　名】老鼠屎。
【性味归经】性温，味苦、甘；归肝、脾经。
【养生剂量】4.5~9克。
【适合体质】血瘀体质。
【适宜人群】妇女闭经、产后瘀血作痛者；心腹痛者；被蛇、蝎、蜈蚣咬伤者；月经不调者；结核病者。
【不宜人群】血虚腹痛、经闭者；产妇失血过多、眩晕、心虚有火作痛、病属血虚无瘀滞者。

本草药典

◎五灵脂为鼯鼠科动物橙足鼯鼠和飞鼠等的干燥粪便。主产河北、山西。此外，甘肃、吉林、新疆、北京郊区亦产。含有维生素A类物质、树脂等。灵脂块以块状、黑棕色、有光泽、油润而无杂质者佳；灵脂米以表面粗糙、外黑棕色、内黄绿色，体轻无杂质者佳。

功效主治

◎五灵脂生用可行血、止痛，炒用可止血。治心腹血气诸痛、产后瘀血作痛；外治蛇、蝎、蜈蚣咬伤。临床上主要治疗瘀血所致的痛证，妇科治疗上尤为多用。治疗月经不调、痛经而属于瘀血所致者，可配延胡索、益母草等，有散瘀、通经、止痛的作用。

推荐药膳养生方

公英灵脂粥

材料

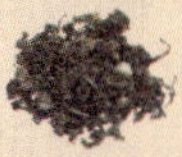
蒲公英30克

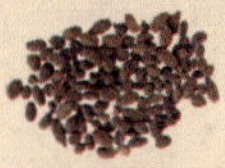
五灵脂10克

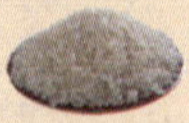
粳米50克

做法

将蒲公英、五灵脂装入纱布袋中，入锅加水煎煮，滤取药汁液；粳米洗净入锅，将药汁和水按5：1的比例煮粥食用。本品清肺、和胃、消炎。

五胡鸭

材料

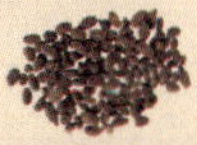
五灵脂10克

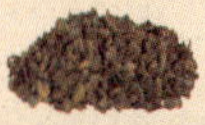
延胡索10克

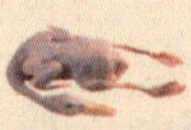
鸭肉500克

做法

鸭肉洗净用盐腌制；五灵脂、延胡索洗净入碗，加水蒸30分钟，去渣留汁；鸭肉入盆，入药汁，隔水蒸至鸭熟软。本品可理气止痛、活血散瘀。

红脂蒸墨鱼

材料

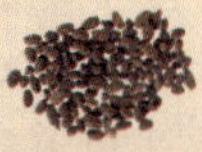
五灵脂9克

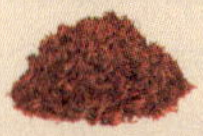
红花6克

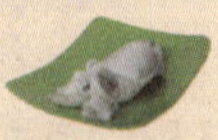
墨鱼200克

做法

把五灵脂、红花洗净；墨鱼洗净切块，入蒸盆，加盐、绍酒、姜、葱和五灵脂、红花和适量清水，蒸35分钟即成。本品可活血祛瘀、消肿止痛。

白茅根

【理血止血的消暑药】

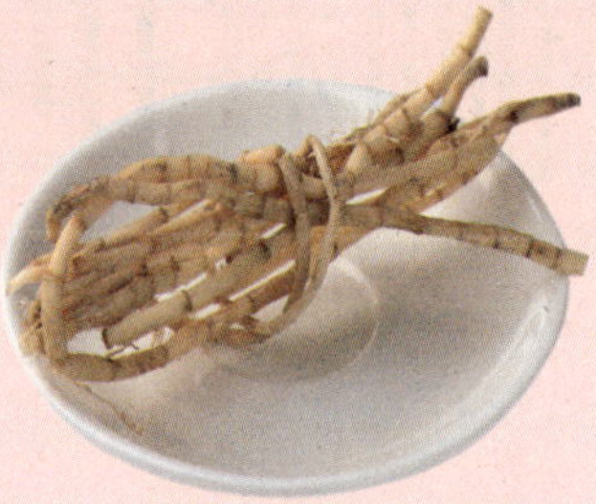

【类　　别】凉血止血药

【别　　名】茅根、茹根、地管、地筋、兼杜、白花茅根、丝毛草根。

【性味归经】性寒、味甘；归肺、胃、小肠经。

【养生剂量】内服煎汤，3~15克，鲜者30~60克。

【适合体质】痰湿体质、血虚体质。

【适宜人群】血热者；尿血、崩漏、紫癜、热病烦渴、胃热呕逆、肺热喘咳、小便淋沥涩痛、水肿、黄疸等症患者。

【不宜人群】脾胃虚寒、溲多不渴者。

本草药典

◎白茅根为禾本科植物白茅的根茎，全国大部分地区均产。含多量蔗糖、葡萄糖，少量果糖、木糖及柠檬酸、草酸、苹果酸等，又含21%的淀粉。根茎含甘露醇、葡萄糖、果糖、蔗糖、柠檬酸、苹果酸、薏苡素及芦竹素、印白茅素等。以粗肥、色白、无须根、味甜者为佳。

功效主治

◎白茅根具有生津止渴、凉血止血、清热生津、利尿通淋的功效。主治血热吐血、衄血咯血、尿血、崩漏、紫癜、热病烦渴、胃热呕逆、肺热喘咳、小便淋沥涩痛、水肿、黄疸。同时，白茅根煎剂在试管内对福氏及宋内氏痢疾杆菌有明显的抑制作用。

推荐药膳养生方

茅根炖乌鸡

材料

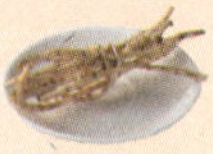
白茅根15克

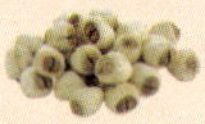
莲子50克

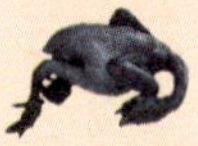
乌鸡肉200克

做法

将莲子、白茅根洗净；乌鸡肉洗净切块，汆水；全部材料共入炖盅，加水适量，加盖文火炖3小时，加盐调味即可。本品可滋补肝肾、清热利湿。

茅根煲猪蹄

材料

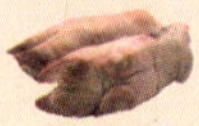
猪蹄1只

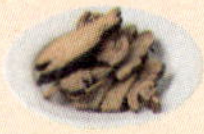
灵芝8克

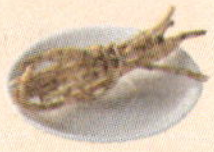
白茅根10克

做法

灵芝洗净备用；猪蹄处理干净，汆水；茅根洗净水煎取汁；汤锅上火加水，下猪蹄、药汁，加盐、灵芝煲熟即可。本品可益气通乳、利尿通淋。

二白茶

材料

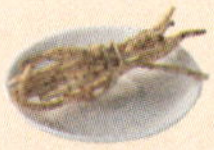
白茅根5克

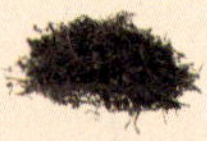
白花蛇舌草5克

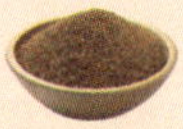
红糖适量

做法

白茅根、白花蛇舌草洗净，备用；将白茅根、白花蛇舌草放进杯中，加沸水冲泡10分钟，加入红糖调味即可。本品清热解毒、凉血排脓。

侧柏叶

【止血镇咳常用药】

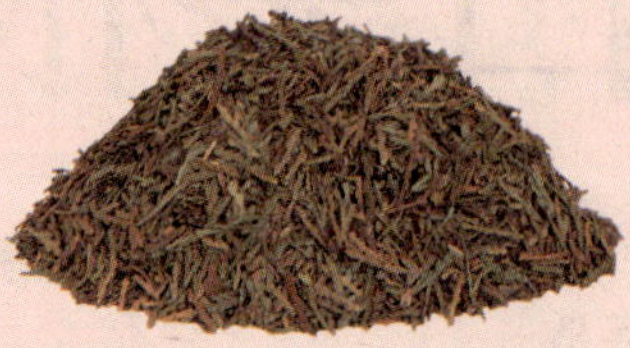

【类　　别】凉血止血药
【别　　名】柏叶、丛柏叶。
【性味归经】性寒，味苦、涩。归肺、肝、大肠经。
【养生剂量】6~8克。
【适合体质】阴虚体质、湿热体虚。
【适宜人群】咳嗽有热者；痢疾、慢性支气管、肺结核患者、高血压症者、咳嗽者、丹毒者、痄腮者、烫伤者。
【不宜人群】本品不可多服，会导致头晕、恶心、胃部不适、食欲减退。

本草药典

◎侧柏叶为柏科植物侧柏的嫩枝与叶，全国大部分地区有产。叶含挥发油0.6%~1%，中含侧柏烯、侧柏酮、小茴香酮、蒎烯、石竹烯等；黄酮类中有香橙素、槲皮素、杨梅树皮素、扁柏双黄酮、穗花杉双黄酮等。以叶嫩、青绿色、无碎末者为佳。

功效主治

◎侧柏叶具有凉血、止血、祛风湿、散肿毒的功效。治吐血、衄血、尿血、血痢、肠风、崩漏、风湿痹痛、细菌性痢疾、高血压症、咳嗽。同时，侧柏叶煎剂能明显缩短出血时间及凝血时间，其止血有效成分为槲皮素和鞣质。此外，尚有镇咳、祛痰、平喘、镇静等作用。

推荐药膳养生方

侧柏叶粥

材料：

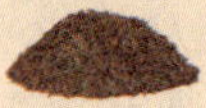

侧柏叶10克

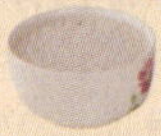

大米100克

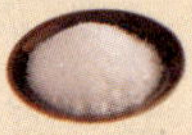

白糖少许

做法：将侧柏叶洗净，放入锅中水煎取汁。用药汁煮大米粥，待熟时调入白糖，再煮沸即可食用。本品凉血止血、祛痰止咳。

柏叶白茶

材料：

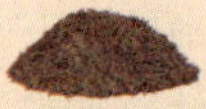

侧柏叶适量

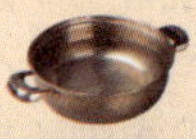

清水适量

做法：先将侧柏叶洗净，然后晾干或烘干，研为末。每次取适量末煎汤，代茶饮用。本品提神醒脑、止血养阴。

柏叶白饼

材料：

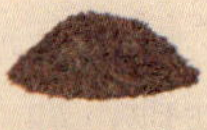

侧柏叶适量

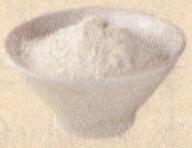

面粉适量

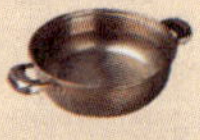

清水适量

做法：取适量嫩柏叶捣烂，挤去苦汁；面粉加适量清水和药汁，和面作饼，或蒸熟或烤熟即可食用。本品可提神、养血、滋阴。

大蓟

【止血消肿的上品】

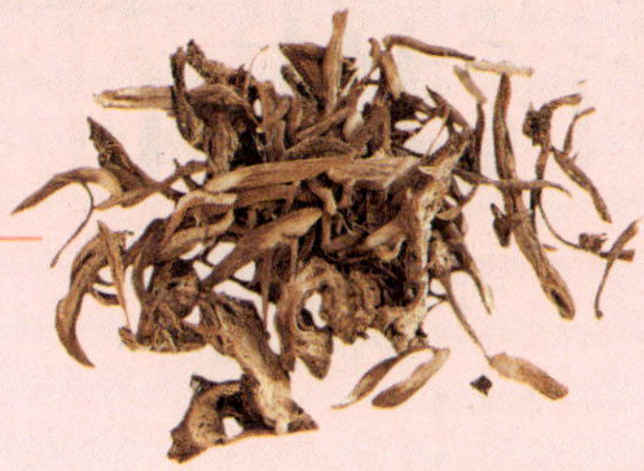

【类　　别】凉血止血药

【别　　名】将军草、牛口刺、马刺草。

【性味归经】性凉，味甘、苦；归心、肝经。

【养生剂量】15~20克。

【适合体质】湿热体质。

【适宜人群】肝炎、尿路结石、高血压、痈疮热毒、吐血、尿血、便血、崩漏下血、外伤出血等症患者。

【不宜人群】脾胃虚寒而无瘀滞者；胃弱泄泻者；血虚极者。

本草药典

◎为菊科植物蓟的干燥地上部分或根。全国大部分地区有栽培。含挥发油、生物碱、苦味质等。大蓟根呈长纺锤形，长簇生而扭曲，表面暗褐色，有不规则的纵皱纹。以质硬脆、气微、味甘而微苦的为佳。置通风干燥处保存。

功效主治

◎大蓟具有凉血止血、祛瘀消肿的功效。用于治疗衄血、吐血、尿血、便血、崩漏下血、外伤出血、痈肿疮毒。同时，大蓟还有抑菌、降压、抑制心脏、利尿、散痈肿等作用，此外还具有降低脂质过氧化物形成、抗肿瘤、杀线虫等功效。大蓟还能降血压。

推荐药膳养生方

大蓟炒鸡蛋

材料：

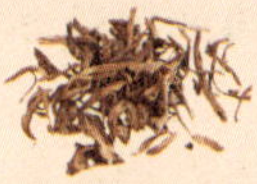

鲜大蓟嫩叶200克

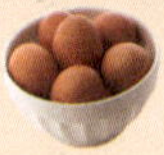

鸡蛋3枚

做法：大蓟叶洗净，焯水，切碎；鸡蛋磕开，入碗搅匀；油锅烧热，下葱花煸香，放大蓟叶煸炒，入蛋液炒匀，加盐即可。本品滋阴润燥、养血息风。

大蓟烧牛肉

材料：

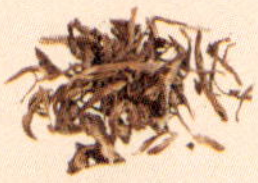

鲜大蓟嫩叶250克

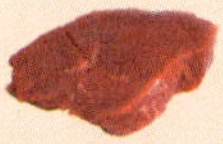

鲜黄牛肉500克

做法：大蓟叶洗净，焯水；牛肉洗净切块；锅内放入牛肉和适量水，加入葱、姜和调味料，小火烧至牛肉入味即成。本品益气血、补脾胃、消痈肿。

大蓟薏根茶

材料：

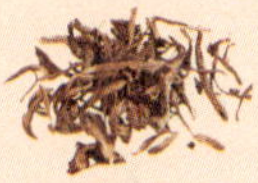

大蓟根10克

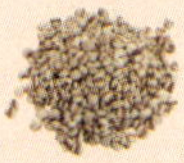

薏苡仁根20克

做法：将大蓟根、薏苡仁根装入纱布包，置保暖瓶中，以沸水适量冲泡，塞紧瓶盖闷15分钟，代茶频饮。本品利水消肿、改善浮肿。

玳玳花

【和胃理气的佳品】

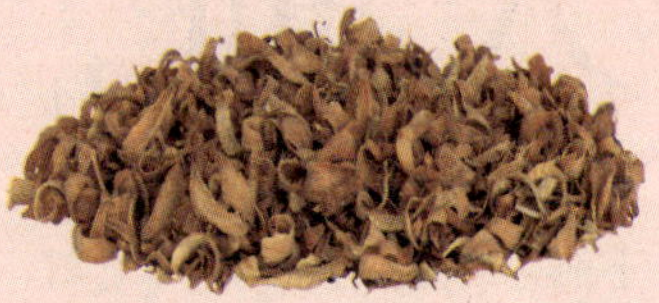

【类　　别】凉血止血药

【别　　名】枳壳花、酸橙花。

【性味归经】性平，味甘、微苦。归肝、脾经。

【养生剂量】3~5克。

【适合体质】气郁体质。

【适宜人群】胃部不适合，有胀痛者；呕吐少食者；充血性心力衰竭者、心脏性水肿者、心房纤维性颤动者。

【不宜人群】脾胃虚弱者；孕妇。

本草药典

◎玳玳花为双子叶植物药芸香科植物的花蕾，分布于中国南部各地，江苏、浙江、广东、贵州等地有栽培。花蕾含挥发油，油中主要含柠檬烯、芳樟醇、牻牛儿醇、香茅醇、缬草酸等成分。以色黄白、香气浓郁、无破碎者为佳。

功效主治

◎玳玳花具有疏肝和胃，理气解郁的功效。能促进血液循环，舒肝、和胃、理气，有破气行瘀，散积消痞之功，治咳嗽气逆胃腕作痛等功效。玳玳花香气浓郁，还可镇定心情，解除紧张不安，此外，也有助于缓解压力所导致的腹泻，能清血、促进循环，还有减脂瘦身的效果。

推荐药膳养生方

玳玳花茶

材料

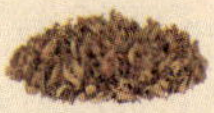

玳玳花6克

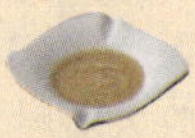

蜂蜜5克

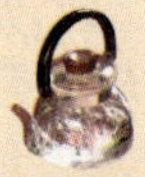

开水适量

做法

将一茶匙干燥的玳玳花装入杯中，用开水冲泡，加盖焖10分钟，可酌加冰糖或蜂蜜饮用。本品可镇定心情、清血减脂。

玳玳花炖鸡

材料

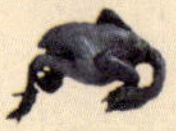

乌鸡1只

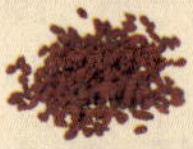

枸杞30克

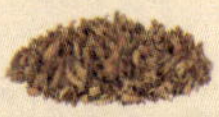

鲜玳玳花20克

做法

乌鸡处理干净，枸杞洗净，共入锅，加入适量黄酒、生姜、胡椒粉、盐和水共煮；最后加入味精和玳玳花略煮即可。本品健脾益气、祛风通络。

健胃花草茶

材料

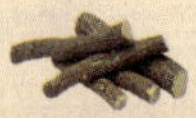

炙甘草6克

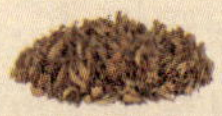

玳玳花6克

做法

取玳玳花干品6克，炙甘草6克，共放入茶杯中，用沸水冲泡，加盖焖15分钟后代茶饮。本品健脾开胃、消食理气。

槐花【清泻肝火良药】

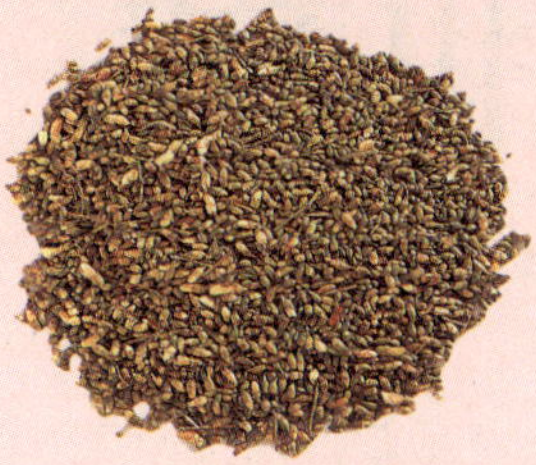

【类　　别】凉血止血药
【别　　名】槐蕊、白槐、豆槐、护房树、金药树、细叶槐。
【性味归经】性微寒，味苦。归肝、大肠经。
【养生剂量】10~15克。
【适合体质】湿热体、血虚体质。
【适宜人群】便血、痔血、肝热目赤、头痛、眩晕患者；血热出血患者；血痢者、崩漏者、吐血者、衄血者。
【不宜人群】脾胃虚寒者；阴虚发热而无实火者。

本草药典

◎槐花为豆科植物槐的干燥花蕾及花。全国各地区产，以黄土高原和华北平原为多。富含芸香苷、槲皮素、鞣质等成分，是清肝火的良药。干燥后的槐花体轻，无臭，味微苦，在储藏时要注意置于干燥处，防潮，防蛀。

功效主治

◎槐花具有凉血止血、清肝泻火的功效。治疗血热妄行、肝热目赤、头痛眩晕、疮毒肿痛、血痢、崩漏、吐血、衄血等症。槐花水浸剂能够明显缩短出血和凝血时间，制炭后促进凝血作用更强；其煎液有减少心肌耗氧量，保护心功能的作用。

推荐药膳养生方

麦芽槐花茶

材料

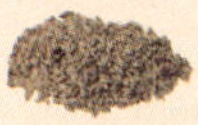
炒麦芽30克

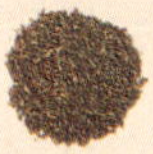
槐花10克

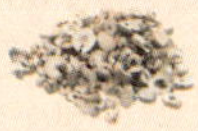
牡丹皮10克

做法

将所有的药材洗净，备用；锅中加入炒麦芽、槐花、牡丹皮，加水煮开，转小火煮15分钟，去渣取汁，分两次。本品健脾开胃、助消化。

槐花大米粥

材料

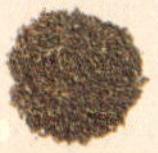
槐花适量

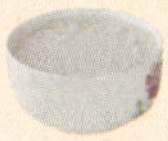
大米80克

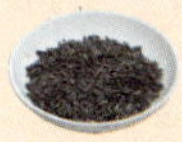
牛蒡15克

做法

槐花、牛蒡洗净煎水取汁，备用；大米淘洗干净，泡发，入锅加水煮粥，煮至米粒开花，加入药汁，煮至浓稠状即可。本品清热润肠、凉血止血。

丹参槐花酒

材料

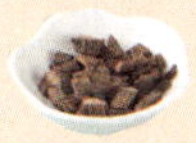
丹参300克

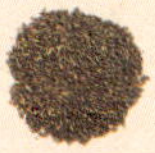
槐花300克

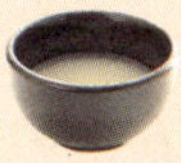
米酒适量

做法

将丹参、槐花切碎，加入适量米酒浸泡15天。用药渣压榨汁，将药汁与药酒合并，加适量米酒，过滤后装瓶。每次10毫升，每日3次，饭前温服。

地榆

【泻火解毒要药】

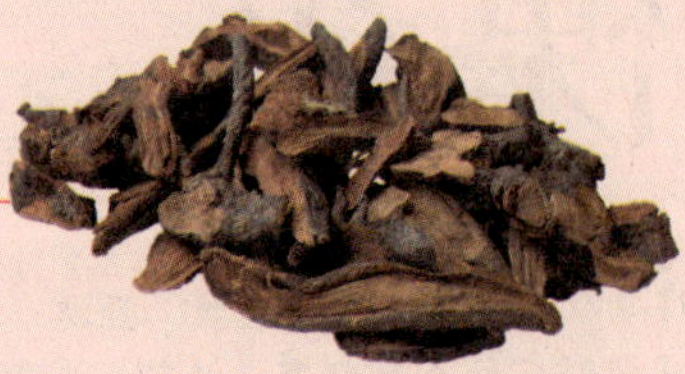

【类　　别】凉血止血药

【别　　名】白地榆、鼠尾地榆、涩地榆、山枣参、黄根子。

【性味归经】性寒，味苦、酸。

【养生剂量】6~18克。

【适合体质】湿热体质。

【适宜人群】便血患者；白带过多者；湿热内重者；吐血者、衄血者、血痢者、崩漏者、痈肿者、湿疹者。

【不宜人群】虚寒者；血虚有瘀者；痈疮久病无火者；久痢脓血瘀晦不鲜者。

本草药典

◎地榆为蔷薇种植物地榆的根及根茎。主产于江苏、安徽、河南、河北、浙江等地。此外，甘肃、江西、陕西、内蒙古、湖南等地亦产。根含鞣质约17%，三萜皂甙2.5%~4.0%。叶含维生素C。花含矢车菊甙、矢车菊双甙。以条粗、质坚、断面粉红色者为佳。

功效主治

◎地榆具有凉血止血，泻火解毒的功效。主治吐血衄血，尿血便血，崩漏，肠风血痢，痔漏，赤白带下，痈疮肿痛，湿疹阴痒，水火烫伤，虫蛇咬伤。同时，地榆煎剂低浓度可使离体蛙心收缩加强，频率减慢，心脏排出量增加，高浓度则呈抑制作用。

推荐药膳养生方

地榆药粥

材料

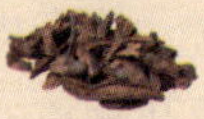
地榆15克

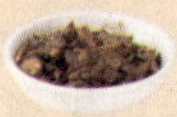
黄芩10克

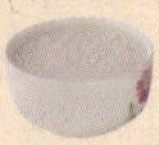
大米50克

做法

将地榆、黄芪放入纱布袋中，入锅加水煎汁，滤取药汁备用。大米洗净加水煮粥，八成熟时加入药汁，煮熟即可食用。本品清热泻火、凉血止血。

地榆兔肉汤

材料

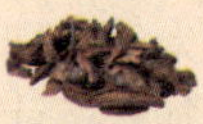
地榆15克

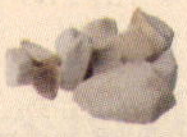
海螵蛸30克

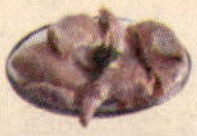
兔肉150克

做法

将地榆、海螵蛸用水洗净，入锅煎汁，煎好后去渣留汁；兔肉除杂后与药汁一同入锅煮汤，至兔肉熟烂后，加盐即可。本品清热、凉血、止血。

地榆蜂蜜饮

材料

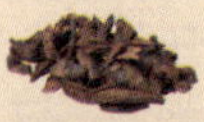
地榆30克

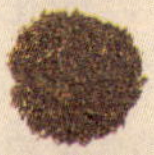
槐花15克

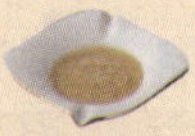
蜂蜜15克

做法

将地榆洗净，入砂锅加水适量煎煮两次，合并煎液；槐花用相同的方法获取药液，混合，药液，兑入蜂蜜拌匀即成。本品清热凉血、抗癌止血。

小蓟

【止血常备药】

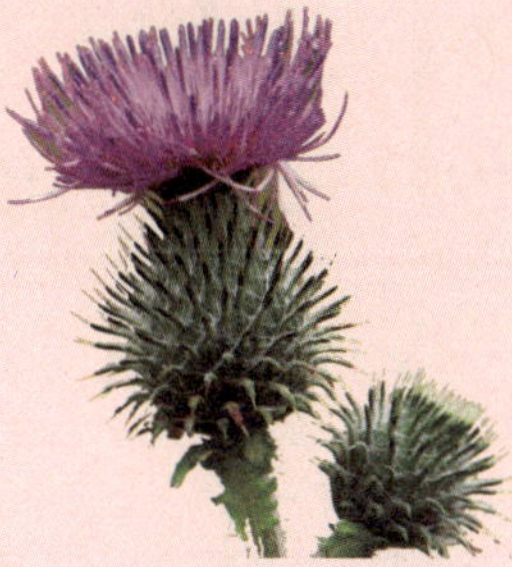

【类　　别】收敛止血药

【别　　名】猫蓟、刺儿菜、萋萋菜、刺萝卜、小蓟姆。

【性味归经】性凉，味甘；归心、肝经。

【养生剂量】内服煎汤，3.5~9.0克，鲜者30~60克。

【适合体质】湿热体质、血瘀体质。

【适宜人群】吐血、衄血、尿血、血淋、便血、血崩、创伤出血、疔疮、痈毒、月经过多、急性传染性肝炎者。

【不宜人群】脾胃虚寒及血瘀者。

本草药典

◎小蓟为菊科植物小蓟的全草或根，全国各地均产。含刺槐苷、芸香甙、原儿茶酸、咖啡酸、氯原酸、生物碱、抑甙。是止血常备药，常与大蓟合用。在选购时以干燥的鲜品，断面呈纤维状为佳。

功效主治

◎小蓟具有凉血、祛瘀、止血的功效。治吐血、衄血、尿血、血淋、便血、血崩、月经过多及急性传染性肝炎、创伤出血、疔疮、痈毒。小蓟还能降低麻醉动物的血压。临床上常用于治疗热证出血，尤其是血淋和月经过多，活血通淋常配伍生地、蒲黄。

推荐药膳养生方

小蓟炖肉

材料

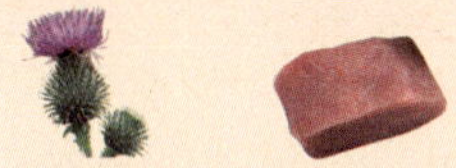

小蓟30克　猪瘦肉250克

做法

猪瘦肉洗净切块，与小蓟草共放锅内，加水适量，放入适量盐、料酒，一起炖煮至肉熟烂即成。本品可滋阴补虚、凉血祛瘀。

小蓟锅巴茶

材料

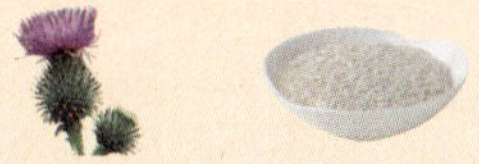

小蓟炭30克　糯米锅巴50克

做法

取小蓟炭、糯米锅巴共入锅，加入适量清水，大火煮沸，转小火熬15分钟，去渣取汁，代茶饮。本品凉血、止血。

小蓟焖田螺

材料

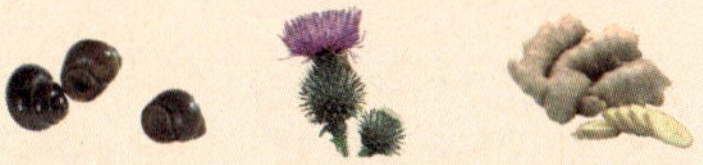

田螺750克　鲜小蓟50克　生姜30克

做法

将小蓟洗净切段，生姜切丝；田螺处理干净，砸去顶尖；锅内放油烧热，放小蓟、姜丝、花酒、料酒、盐翻炒，加水焖熟即可。本品凉血退热。

白及

【强效止血药】

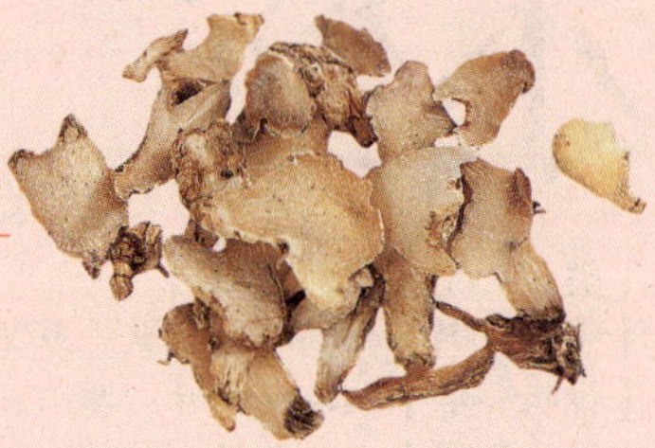

【类　　别】收敛止血药

【别　　名】甘根、白根、冰球子。

【性味归经】性凉，味苦、甜；归肺、肝、胃经。

【养生剂量】3~9克。

【适合体质】血虚体质。

【适宜人群】咳血吐血、外伤出血者、金疮出血者、痈疽肿毒者、溃疡疼痛者、汤火灼伤者、手足皲裂者。

【不宜人群】外感咳血，内热壅盛者，肺痈初起及肺胃有实热者忌服。

本草药典

◎白及为兰科植物白及的块茎。主产贵州、四川、湖南、湖北、河南、浙江、陕西等地。新鲜块茎含水分、淀粉、葡萄糖。又含有挥发油、黏液质。根含白芨及甘露聚糖，以根茎肥厚、色白明亮、个大坚实、无须根者为佳。

功效主治

◎白及具有补肺、止血、消肿、生肌、敛疮的功效。主治肺伤咳血、衄血、金疮出血、疮疡肿毒、痈疽肿毒、溃疡疼痛、汤火灼伤、手足皲裂。白及良好的局部止血作用的原理为使血细胞凝集形成人工血栓，白及末的止血效果迅速，优于紫珠、大小蓟等。

推荐药膳养生方

白及炖燕窝

材料

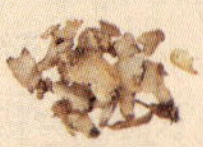
白及15克

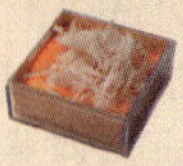
燕窝10克

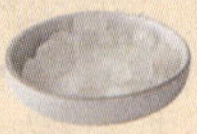
冰糖少许

做法

燕窝择去毛渣，白及洗净切薄片，同放入碗内，加水适量，放入冰糖，隔水蒸至熟，滤去药渣。本品补肺养阴，止咳止血。

白玉养肺饮

材料

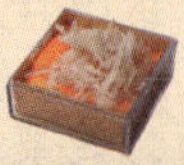
燕窝6克

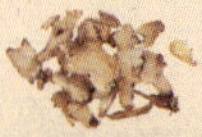
白及5克

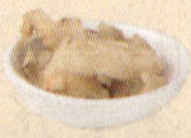
玉竹5克

做法

燕窝、玉竹冲净泡发；白及略洗；将白及、玉竹入锅，煎水取汁；把燕窝入瓦锅，加药汁和适量水，小火炖烂即可。本品补益肺肾、纳肺止血。

白及鲤鱼汤

材料

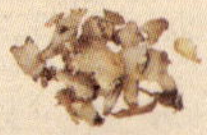
白及15克

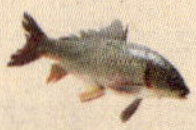
鲤鱼1条

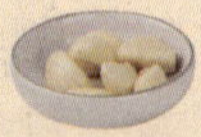
大蒜10克

做法

将鲤鱼处理干净，切成大段；大蒜、白及洗净备用；将所有材料入锅，加水适量，同煮成汤，待鱼肉熟后加盐即可。本品解毒消肿，止血生肌。

花生衣

【补血止血上佳之品】

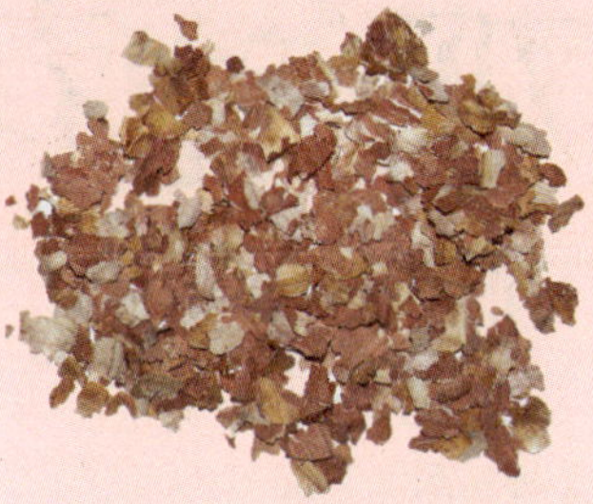

【类　　别】收敛止血药

【别　　名】花生皮、长果衣、落花生衣、长果衣、红衣、红薄皮。

【性味归经】性平，味甘、涩。归肺、脾、肝经。

【养生剂量】3~6克。

【适合体质】血虚体质。

【适宜人群】贫血、慢性肾炎等症患者；易过敏者；血友病者；肝病出血症者，术后出血者，癌肿出血者。

【不宜人群】有些跌打瘀肿的病人；脾弱便溏者；血液黏稠度偏高者。

本草药典

◎花生衣为豆科落花生属植物落花生的种皮。花生红衣能抑制纤维蛋白的溶解，增加血小板的含量，改善血小板的质量，改善凝血因子的缺陷，加强毛细血管的收缩机能，促进骨髓造血机能。所以对各种出血及出血引起的贫血、再生障碍性贫血等疾病有明显效果。

功效主治

◎花生衣具有止血、消肿的功效。用于血友病、类血友病，原发性及继发性血小板减少性紫癜，肝病出血症，术后出血，癌肿出血，胃、肠、肺、子宫等出血。花生衣能对抗纤维蛋白的溶解，促进骨髓造血机能，增加血小板的含量，对出血及出血引起的贫血有明显疗效。

推荐药膳养生方

三红汤

材料

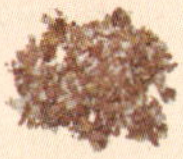
花生衣15克

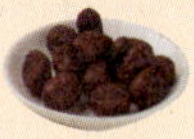
红枣50克

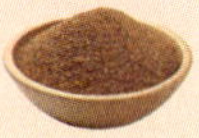
红糖适量

做法

花生衣温水泡发；红枣洗净后温水泡发，与花生衣同放入锅中，加清水适量，小火煎半小时，捞出花生衣，加适量红糖即成。本品养血止血。

双红粥

材料

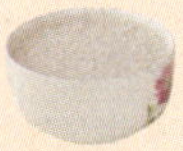
大米100克

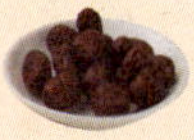
红枣50克

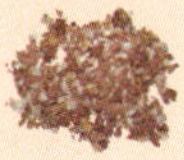
花生衣15克

做法

红枣洗净去核，将红枣、花生衣、大米一起入锅，加适量清水，水同煮成粥食用。本品养血滋补。

补虚生发饮

材料

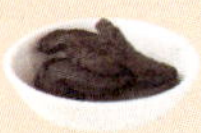
首乌20克

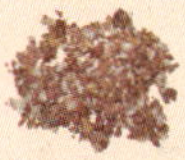
花生衣15克

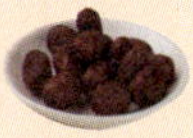
红枣10枚

做法

取花生衣、首乌与红枣一起放入锅内，小火煎煮约半小时，加入适量红糖即成，饮汤食枣。本品养血补虚。

鸡冠花

【止血止带的保健花卉】

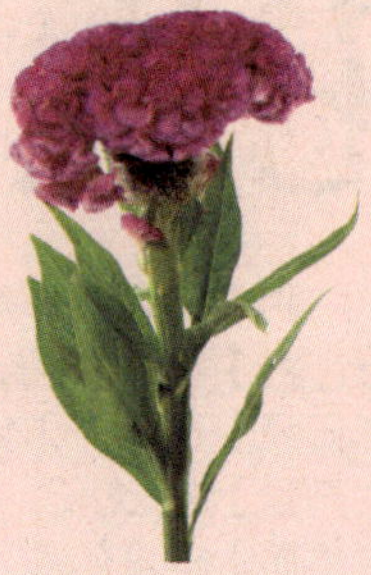

【类　　别】收敛止血药
【别　　名】鸡髻花、鸡公花、鸡角枪。
【性味归经】性凉、味甘。
【养生剂量】4.5~9.0克。
【适合体质】湿热体质、痰湿体质。
【适宜人群】湿热较重者；血热者；湿滞未尽者；白带过多、功能性子宫出血、痢疾、崩带等患者。
【不宜人群】孕妇慎用。

本草药典

◎鸡冠花为苋科植物鸡冠花的花序，全国大部分地区有栽培。含有蛋白质、氨基酸、挥发油等。每100克鲜鸡冠花花序中，含蛋白质2.7克、脂肪0.4克、碳水化合物3.2克、膳食纤维6.3克。以朵大而扁、色泽鲜艳的白鸡冠花较佳，色红者次之。

功效主治

◎鸡冠花以花和种子入药。花可凉血止血，有止带、止痢功效。主治功能性子宫出血、白带过多、痢疾等，是一味妇科良药。种子有消炎、收敛、明目、降压、强壮等作用，可治肠风便血、赤白痢疾、崩带、淋浊、眼疾等。

推荐药膳养生方

冠花肺片汤

材料：

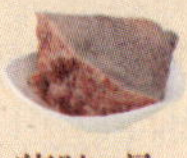
猪肺1具

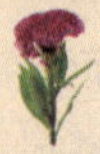
鸡冠花60克

做法：鸡冠花洗净切片；猪肺处理干净切片，汆水，另起锅加水煮沸，下鸡冠花、盐、味精煮熟即可食用。本品益脾胃、清肺热。

冠花蚌肉汤

材料：

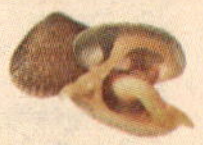
净蚌肉200克

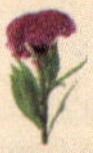
鸡冠花100克

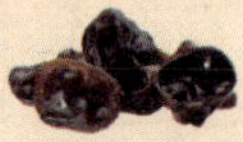
水发木耳70克

做法：鸡冠花洗净切片；水发木耳洗净切片；蚌肉洗净入锅加水烧沸，放胡椒粉、料酒、姜葱汁煮至软时，下盐、鸡冠花片煮熟即可。本品止血凉血。

冠花蚌肉汤

材料：

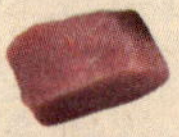
猪瘦肉150克

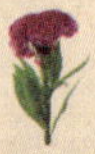
鸡冠花100克

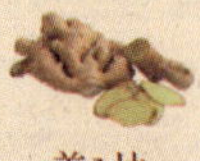
姜1块

做法：将鸡冠花拖刀切薄片；猪肉切片。锅内放油烧热，下入猪肉、姜片、葱和泡椒翻炒，加入鸡冠花片颠翻炒匀即可。本品清热解毒，滋阴润燥。

藕节

【止血化瘀名药】

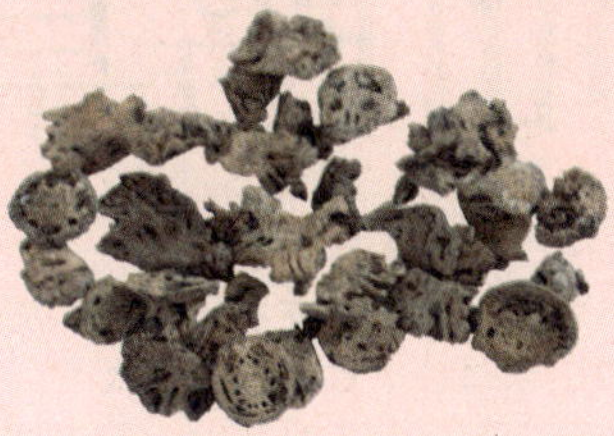

【类　　别】收敛止血药

【别　　名】光藕节、藕节疤。

【性味归经】性平，味甘、涩；归肝、肺、胃经。

【养生剂量】10~15克。

【适合体质】湿热体质。

【适宜人群】衄血、咳血、吐血、便血、尿血和妇女崩漏，以失血而有瘀血者、肺胃燥热出血、鼻衄等患者。

【不宜人群】肥胖者宜少食；产妇不宜过早食用。

本草药典

◎藕节为睡莲科植物莲的根茎的节部。主产浙江、江苏、安徽。此外，湖北、湖南、山东、河南、江西、福建、河北等地亦产。藕节含鞣质、天门冬素。以节部黑褐色、两头白色、干燥、无须根泥土者为佳。

功效主治

◎藕节具有收敛止血、化瘀的功效。可治咳血、吐血、衄血、尿血、便血、血痢、血崩等。此外，因压力过大而出现的焦急、烦躁，使末梢血管扩张造成脸色泛红，或有胃不适或溃疡、胃出血倾向的人，服用藕节，也有不错的清热作用。

推荐药膳养生方

藕节冬瓜汤

材料

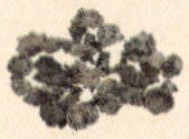
藕节100克

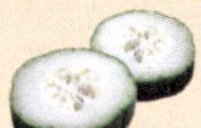
带皮冬瓜200克

做法 冬瓜洗净，切成块，与藕节共放入锅内，加水适量，煎煮20分钟即可食用，吃冬瓜即可。本品清热通淋，利湿止血。

藕节瘦肉汤

材料

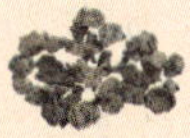
老藕节250克

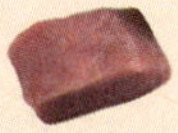
猪瘦肉200克

做法 老藕节洗净，猪瘦肉洗净，汆水，切片；锅内加水适量煮沸，下藕节和肉片煮熟，加盐调味即可食用。本品清热、凉血、止血。

藕节豆腐汤

材料

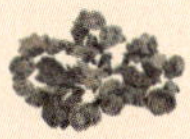
鲜藕节50克

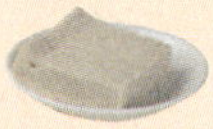
豆腐100克

做法 豆腐洗净切块；鲜藕节洗净，切块；锅内加水煮沸，下藕节炖煮至八成熟，加入豆腐，煮熟，加盐、味精调味即可。本品清热、利湿。

仙鹤草

【强效收敛止血药】

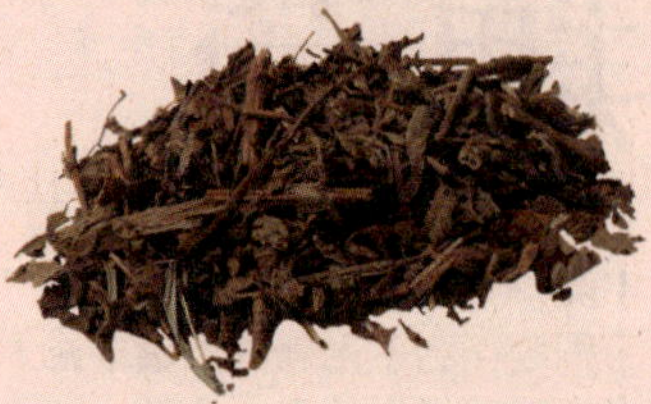

【类　　别】收敛止血药
【别　　名】龙牙草、施州龙牙草、瓜香草、黄龙尾、铁胡蜂。
【性味归经】性平，味苦、辛。归心、肝经。
【养生剂量】内服煎汤，3~15克，鲜者15~30克。
【适合体质】血虚体质。
【适宜人群】劳伤脱力、跌打损伤、创伤出血者；咯血、吐血、尿血、便血、赤白痢疾、崩漏带下、劳伤脱力、痈肿等患者。
【不宜人群】非出血不止者。

本草药典

◎仙鹤草为蔷薇科植物龙芽草的全草，主产浙江、江苏、湖北。此外，安徽、福建、广东、河北、山东、湖南、云南等地亦产。含仙鹤草素、仙鹤草内酯、儿茶酚、鞣质、维生素C、维生素K及挥发油。以梗紫红色、枝嫩、叶完整者为佳。

功效主治

◎仙鹤草具有止血、健胃的功效。治咯血、吐血、尿血、便血、赤白痢疾、崩漏带下、劳伤脱力、痈肿、跌打、创伤出血。仙鹤草的水、醇提取物对葡萄球菌感染引起的家兔结膜炎有消炎作用。全草为强壮性收敛止血药，有强心、升血压、凝血、止血、凉血、抗菌等作用。

推荐药膳养生方

双草和胃汤

材料：

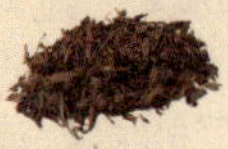

鲜仙鹤草100克

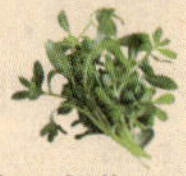

鲜马齿苋100克

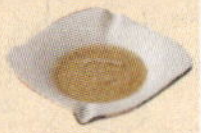

蜂蜜适量

做法：将鲜仙鹤草、鲜马齿苋分别洗净，用手摘成段；锅内加少量水，放仙鹤草、马齿苋煎煮10分钟，取汁加适量蜂蜜饮用。本品清热、和胃、止血。

鹤草红枣汤

材料：

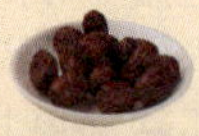

红枣15枚

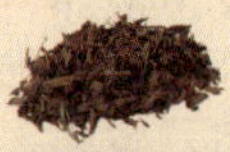

仙鹤草30克

做法：将红枣、仙鹤草洗净，一起放入锅内，加入3碗清水，煎至1碗，即可食用。本品补脾养血。

仙鹤草粥

材料：

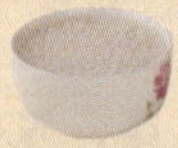

大米50克

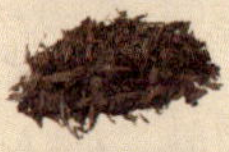

仙鹤草30克

做法：用清水将仙鹤草稍洗，加水煎煮，取汁液备用；大米洗净，用药汁煮粥食用。本品补虚弱、止血。

艾叶

【止血安胎的温经药】

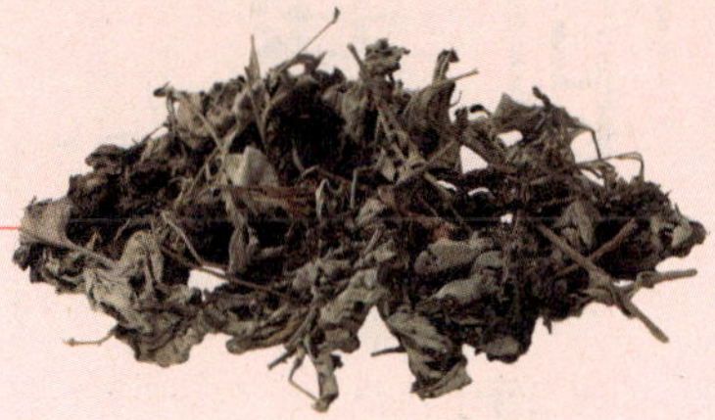

【类　　别】温经止血药
【别　　名】大艾叶、杜艾叶、萎蒿。
【性味归经】性温，味苦、辛；归肝、脾、肾经。
【养生剂量】3~9克。
【适合体质】血虚体质、湿热体质。
【适宜人群】小腹冷痛、经寒不调、宫冷不孕、吐血、衄血、崩漏经多、妊娠下血等症患者；皮肤瘙痒、脱皮者。
【不宜人群】阴虚血热者慎用。

本草药典

◎艾叶为菊科植物艾的干燥叶，全国大部分地区多有生产。含挥发油，油中主要为Ⅰ，8-桉叶精、α-侧柏酮、α-水芹烯、β-丁香烯、莰烯、樟脑、藏茴香酮、反式苇醇、Ⅰ-α-松油醇。以叶面灰白色、绒毛多、香气浓郁者为佳。

功效主治

◎艾叶具有理气血、逐寒湿、温经、止血、安胎的功效。治疗心腹冷痛、泄泻转筋、久痢、吐衄、下血、月经不调、崩漏、带下、胎动不安、痈疡、疥癣等病症。艾叶具有止血作用，能缩短出血和凝血时间，不同炮制品的凝血时间不同。

推荐药膳养生方

艾叶止痛粥

材料：

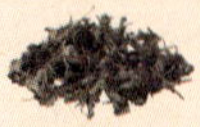
艾叶10克

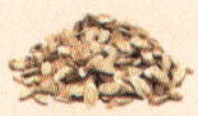
黄芪15克

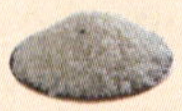
粳米100克

做法：将黄芪、艾叶煎取药汁，去渣，放入洗净的粳米，煮至熟烂，加红糖即可食用。本品补气血、温经散寒，适用于妇女月经不调、痛经等症。

艾叶鸡蛋汤

材料：

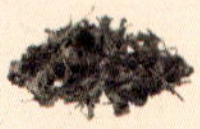
艾叶10克

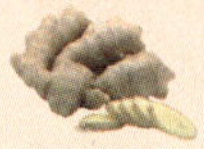
生姜10克

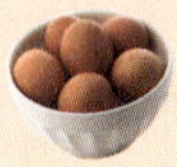
鸡蛋2枚

做法：将鸡蛋煮熟后去壳备用；艾叶洗净，生姜洗净切片，一起入锅煎水，取汁；将鸡蛋和药汁一同入锅稍煮即可。本品可止血安胎。

艾叶薏苡粥

材料：

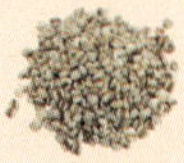
薏苡仁30克

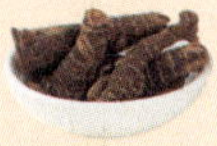
干姜10克

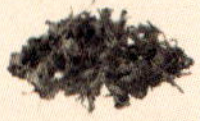
艾叶10克

做法：将干姜、艾叶用清水洗净，入锅加水煎煮，取汁；薏苡仁洗净煮粥至八成熟，加药汁一同煮熟即可食用。本品温经化瘀，散寒除湿。

炮姜

【温中散寒佳品】

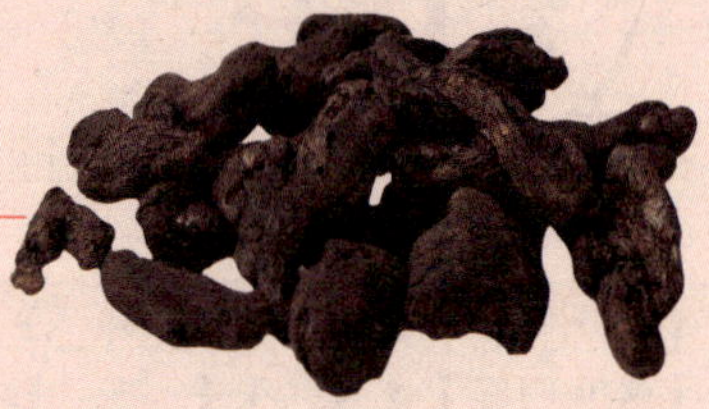

【类　　别】温经止血药
【别　　名】黑姜。
【性味归经】性热，味辛；归脾、胃、肾、心、肺经。
【养生剂量】3~6克。
【适合体质】痰湿体质、湿热体质。
【适宜人群】中气虚寒的腹痛、腹泻和虚寒性出血者；产后寒凝血瘀腹痛者；虚寒性崩漏下血者；经期小腹冷痛者。
【不宜人群】孕妇；阴虚有热者。

本草药典

◎为姜科植物姜干燥根茎的炮制品。分布于全国各地。含挥发油、树脂、淀粉等。本品呈不规则膨胀的块状，具指状分枝。表面棕黑色或棕褐色。质轻泡，断面边缘处显棕黑色，中心棕黄色，细颗粒性，维管束散在。置阴凉干燥处，防蛀。

功效主治

◎炮姜具有温中散寒、温经止血的功效。常用于治疗脾胃虚寒、腹痛吐泻、吐衄崩漏、阳虚失血等病症。炮姜的辛燥之性较干姜弱，温里之力不如干姜迅猛，但作用缓和持久，且长于温中止痛、止泻和温经止血。可用于中气虚寒的腹痛、腹泻和虚寒性出血。

推荐药膳养生方

炮姜粥

材料

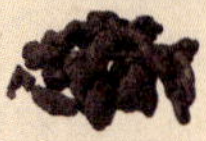
炮姜6克

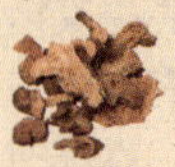
白术15克

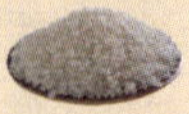
粳米30克

做法

将炮姜、白术、花椒、八角茴香装在纱布包里，放入锅中加水先煮20分钟，然后下粳米煮粥。本品可温中健脾、散寒止痛。

二姜汤

材料

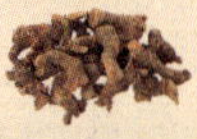
高良姜10克

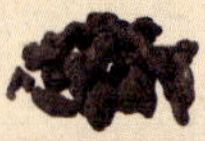
炮姜10克

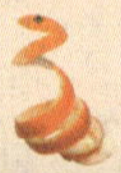
橘皮5克

做法

高良姜去芦头，与炮姜、橘皮一起放入纱布袋，入锅加水适量，煎汤服用。本品养脾温胃、去冷消痰、宽胸下气。

炮姜附子粥

材料

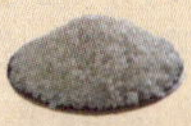
粳米100克

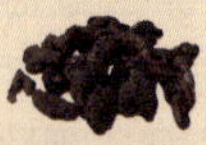
炮姜10克

制附子5克

做法

炮姜，制附子洗净磨碎末后，装入纱布袋中，加水煎煮，取汁液，粳米洗净，用药汁煮粥食用。本品温中、散寒、止痛。

第十二章

消食驱虫类本草养生法

●凡以消化食积为主要作用，主治饮食积滞的药物，称为消食药。消食药多味甘性平，主归脾胃二经。具消食化积，以及健脾开胃，和中之功。主治宿食停留，饮食不消所致之脘腹胀满，嗳气吞酸，恶心呕吐，不思饮食，大便失常；以及脾胃虚弱，消化不良等证。

凡以驱除或杀灭人体内寄生虫，治疗虫证为主的药物，称为驱虫药。本类药物入脾、胃、大肠经，部分药物具有一定的毒性，对人体内的寄生虫，特别是肠道寄生虫虫体有杀灭或麻痹作用，促使其排出体外。故可用治蛔虫病、蛲虫病、绦虫病、钩虫病、姜片虫病等多种肠管寄生虫病。

山楂【健胃消食好帮手】

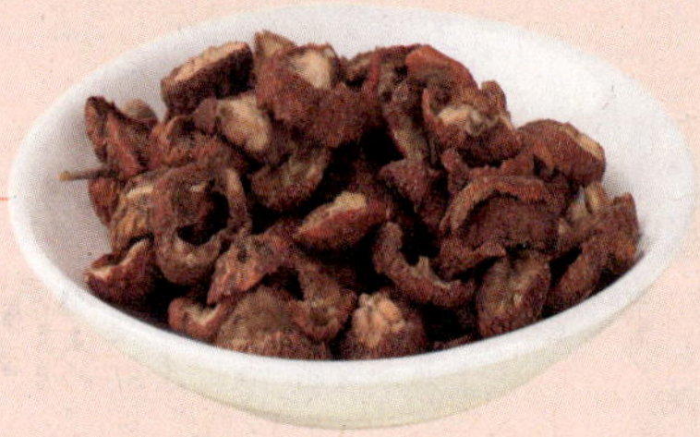

【类　　别】消食药
【别　　名】映山红果、酸查。
【性味归经】性微温，味酸、甘。归脾、胃、肝经。
【养生剂量】10~15克，大剂量30克。
【适合体质】气郁体质。
【适宜人群】消化不良者；高血压患者；肉食积滞者、胃脘胀满者、泻痢腹痛者、瘀血经闭者、产后瘀阻者、心腹刺痛者、疝气疼痛者、高脂血症者；产后腹痛者；动脉硬化性高血压症等患者。
【不宜人群】脾胃虚弱者；胃酸过多者；吐酸者；孕妇；胃溃疡患者。

本草药典

◎山楂为蔷薇科植物山楂或野山楂的果实。北山楂主产山东、河北、河南、辽宁等省；南山楂主产江苏，浙江、云南、四川等地。含表儿茶精、槲皮素、金丝桃苷、绿原酸、山楂酸、柠檬酸、苦杏仁甙等。

功效主治

◎山楂具有消食化积、行气散瘀的功效。主治肉食积滞、胃脘胀满、泻痢腹痛、瘀血经闭、产后瘀阻、心腹刺痛、疝气疼痛、高脂血症。山楂有收敛作用，对痢疾杆菌有较强的抑制作用。并有降血压、强心、扩张血管以及降低胆固醇的作用，适用于动脉硬化性高血压症。

选购保存

◎北山楂为植物山楂的果实，呈球形或梨形，表面深红色，有光泽，满布灰白色细斑点；顶端有宿存花萼，基部有果柄残痕，气微清香。**北山楂以个大、皮红、肉厚者为佳；南山楂为植物野山楂的果实，呈类圆球形，直径0.8~1.4厘米，间有压扁成饼状，表面灰红色，有细纹及小斑点，南山楂以个匀、色红、质坚者为佳。**置通风干燥处，防蛀。

食用须知

◎脾胃虚弱者慎服。胃酸过多，有吞酸、吐酸者需慎用山楂，胃溃疡患者也应慎用。食用山楂不可太多，而且食用后还要注意及时漱口，以防对牙齿有害，儿童正处于牙齿更替时期，长时间贪食山楂、山楂片或山楂糕，对牙齿生长不利。新鲜山楂可以当成零食来吃，干山楂泡水喝，或煮成汤喝；如果老人能在饭前半小时左右，喝一杯山楂汁或陈皮茶，效果会更好。

推荐药膳养生方

青皮山楂粥

材料

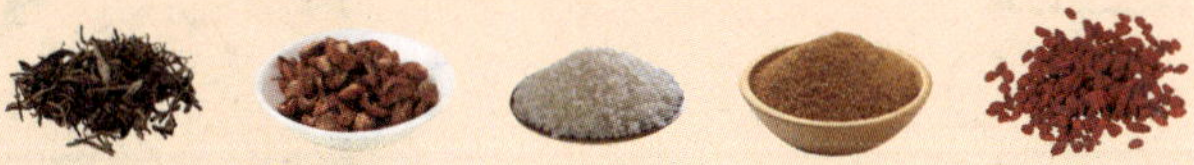

青皮10克　生山楂30克　粳米50克　红糖适量　枸杞10克

做法

青皮、山楂洗净后一同入锅煎水，煎好后去渣留汁备用；将粳米洗净和药汁、枸杞一同入锅熬粥，加红糖调味即可。本品疏肝理气、消积化滞。

山楂饼

材料

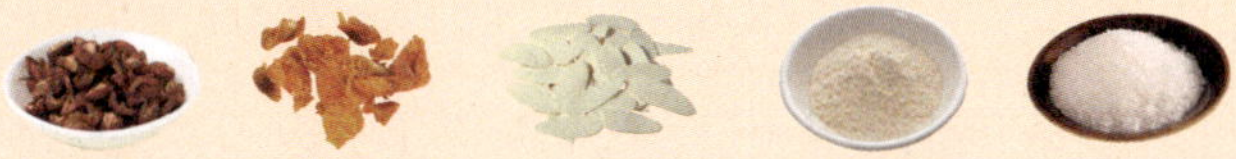

山楂15克　鸡内金7克　山药粉70克　麦粉70克　白糖适量

做法

将山楂和鸡内金研成细末；与麦粉、山药粉加水和适量白糖水，做成麦团，捏成饼，放到油锅里煎至两面金黄时即成。本品健胃消食。

山楂荷叶汤

材料

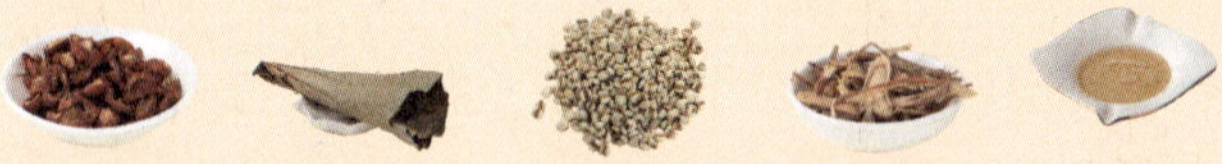

山楂5枚　干荷叶20克　薏苡仁20克　甘草10克　蜂蜜适量

做法

将山楂、荷叶、甘草洗净，放进锅中，煎水取汁，再与薏苡仁一起放进锅中，煮至熟，待凉后加上蜂蜜即可。本品可消食去积。

山楂双耳汤

材料

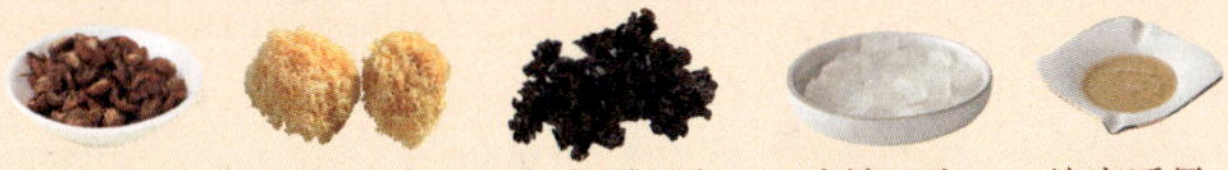

山楂50克　银耳30克　黑木耳30克　冰糖30克　蜂蜜适量

做法

将山楂洗净，银耳和黑木耳洗净，泡发，一起放进锅中，加上冰糖，大火煮沸，小火煮至熟，待凉加上蜂蜜即可。本品润肠、益胃。

山楂银耳杏仁汤

材料

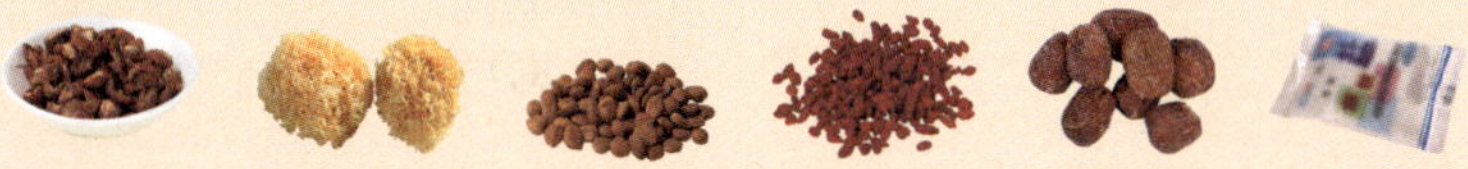

山楂30克　银耳50克　杏仁25克　枸杞20颗　蜜枣适量　盐适量

做法

上述材料洗净，将银耳、枸杞子入锅，大火烧开，加杏仁、山楂片、盐和蜜枣，大火煮2分钟，盛入碗中即可。本品可以增加食欲。

鸡内金

【消食药中的良品】

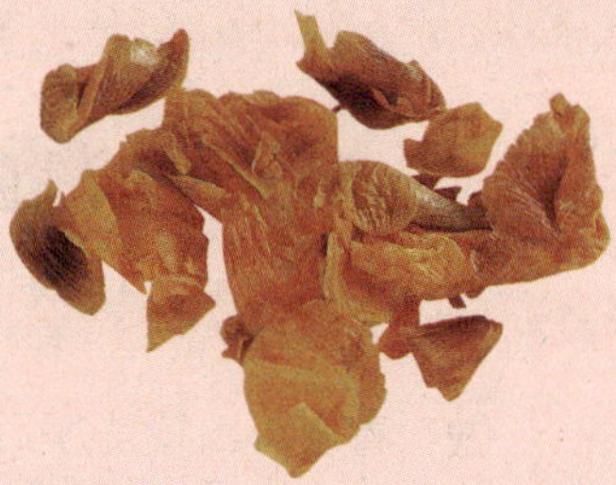

【类　　别】消食药

【别　　名】肫皮、鸡黄皮、鸡食皮、鸡中金、化骨胆。

【性味归经】性平、味甘；归脾、胃、小肠、膀胱经。

【养生剂量】3~9克。

【适合体质】气虚体质。

【适宜人群】脾胃气虚者；小儿营养不良者；胃痛、尿路感染、慢性肝炎患、泻痢、疳积、消渴、遗溺、喉痹乳蛾、牙疳口疮者。

【不宜人群】肾阴亏虚者。

本草药典

◎鸡内金为雉科动物家鸡的干燥砂囊内膜。含胃激素、角蛋白等。它的半胱氨酸的含率低于一般上皮角蛋白。出生4~3周的小鸡砂囊内膜，含蓝绿色素和黄色素，分别为胆汁三烯和胆绿素的黄色衍生物。以干燥、完整、个大、色黄者为佳。

功效主治

◎鸡内金具有消食积，止泻痢、遗溺，强壮、滋养、收敛、消食健胃助消化，涩精止遗。可以促进胃液分泌，提高胃酸度及消化力，使胃运动功能明显增强，胃排空加快的功效。主治食积胀满、呕吐反胃、泻痢、疳积、消渴、遗溺、喉痹乳蛾、牙疳口疮等症。

推荐药膳养生方

内金鳝鱼汤

材料

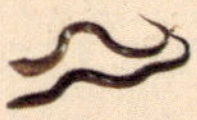

鳝鱼1条

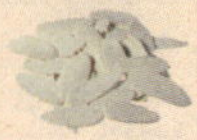

山药150克

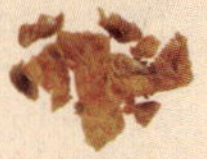

鸡内金10克

做法

山药去皮洗净切段；鸡内金洗净；鳝鱼处理干净，汆水切段。入锅，放姜片，加水煮沸，改小火煲2小时，加盐调味。本品补气健脾、消食化积。

香菇炒内金

材料

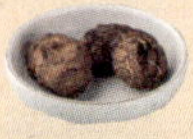

鲜香菇60克

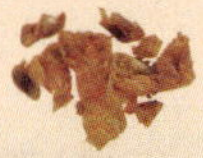

鸡内金10克

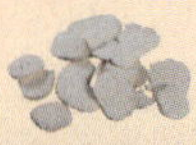

天花粉10克

做法

鸡内金、天花粉入布袋，水煎取汁；香菇洗净切片；锅内放油烧热，下香菇翻炒，入药汁盖锅焖2分钟，加盐即可。本品开胃健脾、消食化积。

内金瘦肉汤

材料

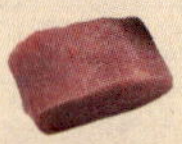

猪瘦肉100克

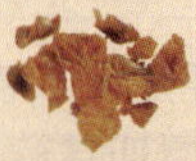

鸡内金10克

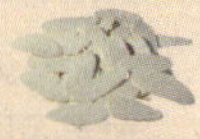

山药50克

做法

鸡内金研成粉末；山药洗净去皮切片，猪瘦肉洗净切片；共入锅，小火炖煮2小时熟，加盐调味即可。本品益气、开胃、消食。

谷芽

【健胃助消化】

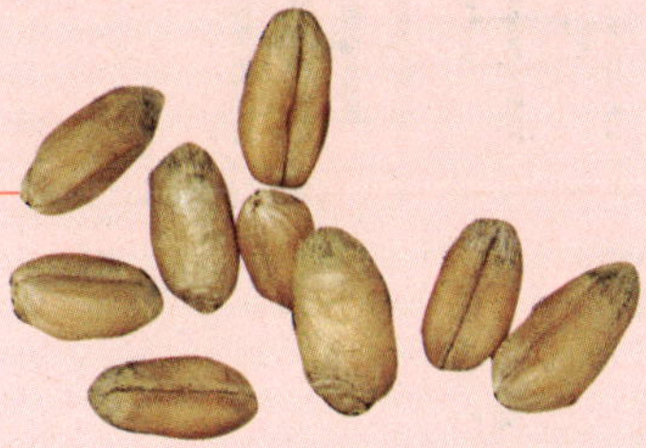

【类　　别】消食药
【别　　名】蘖米、谷蘖、稻蘖、稻芽。
【性味归经】性温，味甘；归脾、胃经。
【养生剂量】10~15克，大剂量30克。
【适合体质】湿热体质。
【适宜人群】食积不消、腹胀口臭、脾胃虚弱、不饥食少、食欲不振、小儿外感风滞有呕吐、发热者等病症患者。
【不宜人群】胃下垂者。

本草药典

◎谷芽为禾本科植物稻的成熟果实经加工而发芽者。全国产稻区均有生产，而以南方早稻谷加工的谷芽为好。华北地区习惯以禾本科植物粟的颖果发芽后作谷芽用。含淀粉、蛋白质、脂肪、淀粉酶及维生素等。以粒饱满、均匀、色黄、无杂质者为佳。

功效主治

◎谷芽具有消食和中，健脾开胃的功效。用于食积不消、腹胀口臭、脾胃虚弱、不饥食少。临床上治食滞胀满、食欲不振多与麦芽同用，也可单用，小儿外感风滞有呕吐、发热者，配解表药和清热化湿药。谷芽助消化，偏于消食下气，对热滞者更适宜。

推荐药膳养生方

方名	材料			做法
谷芽茯苓茶	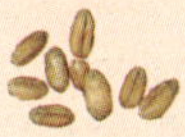 谷芽5克	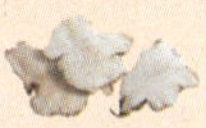 茯苓3克	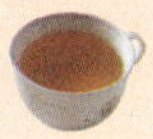 花茶3克	将谷芽和茯苓装入纱布袋中，入锅水煎，取药汁，趁热，倒入装有花茶的杯中，加盖焖5~10分钟即可饮用。本品健脾胃，消食止泻。
谷芽山楂汤	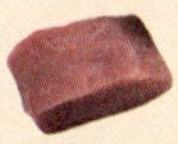 瘦肉300克	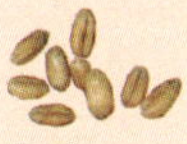 谷芽15克	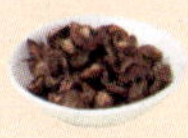 山楂10克	瘦肉洗净切块，汆水；谷芽、山楂洗净；瓦煲内加水，放所有材料煮沸，转小火煲1.5小时，加盐调味即可食用。本品开胃消滞，助消化。
谷芽煲鸭肾	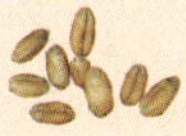 谷芽15克	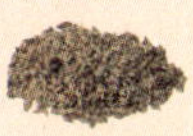 麦芽15克	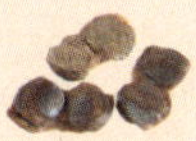 鸭肾1个	谷芽、麦芽洗净稍泡；鸭肾处理干净（不要剥去鸭内金），共入瓦煲，加水1000毫升煲沸，改小火煲至250毫升即可。本品可消食、健胃、化积。

神曲

【健脾、和胃、消食】

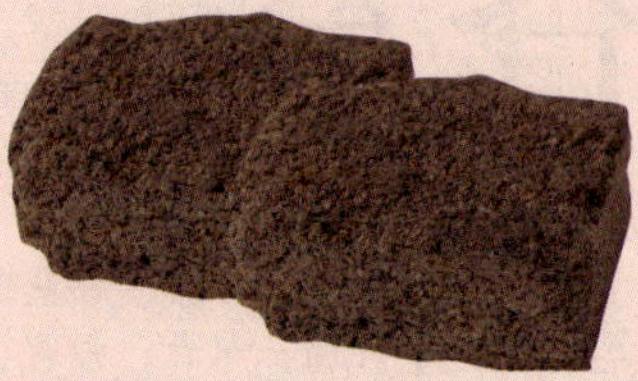

【类　　别】消食药
【别　　名】六神曲。
【性味归经】性温，味甘、辛；归脾、胃经。
【养生剂量】6~12克。
【适合体质】湿热体质。
【适宜人群】脾胃虚弱腹胀食积者；需回乳的哺乳妇女；小儿疳积患者；消化不良患者；产后瘀血腹痛者、小儿腹大者、坚积者。
【不宜人群】口干少津者；手足心热、食欲不振、脘腹作胀、大便干结者。哺乳期妇女慎用。

本草药典

◎神曲为辣蓼、青蒿、杏仁等药加入面粉或麸皮混合后，经发酵而成的曲剂。全国各地均产。神曲含有酵母菌、酶菌、B族维生素复合体、挥发油、苷类。神曲为一种酵母制剂，借其发酵作用，以促进消化机能，如所含的淀粉酶可帮助消化谷类食物。以陈久、无虫蛀者为佳。

功效主治

◎神曲具有健脾和胃、消食调中的功效。主治饮食停滞、胸痞腹胀、呕吐泻痢、产后瘀血腹痛、小儿腹大、坚积等病症。神曲中有酵母菌，其成分有挥发油、苷类、脂肪油及B族维生素等。神曲主要的药理作用为消食行气、健脾止泻、解表，可视为一种酶性助消化药，有健胃的作用。

推荐药膳养生方

神曲粥

材料

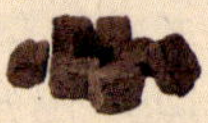

神曲15克

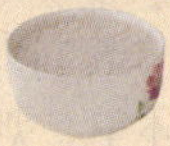

大米100克

做法　将神曲研为细末，装入纱布袋，入锅加水煎煮取汁；大米洗净，用药汁煮为稀粥即可食用。本品健脾胃、助消化。

麦芽神曲粥

材料

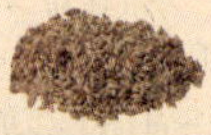

炒麦芽10克

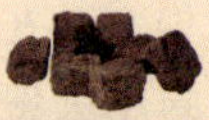

神曲10克

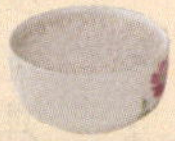

大米50克

做法　将诸药择净，水煎取汁，加大米煮粥，待熟时调入白糖，再煮一二沸即成。本品健脾开胃、适用于小儿疳积。

神曲茵陈粥

材料

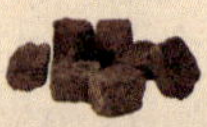

神曲10克

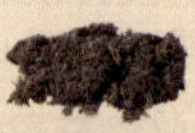

茵陈15克

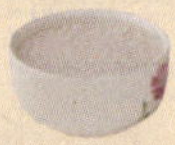

大米50克

做法　将神曲、茵陈装入纱布袋中，水煎取汁；大米洗净，用药汁煮成粥即可食用。本品健脾利湿。

莱菔子

【冲墙倒壁的消食药】

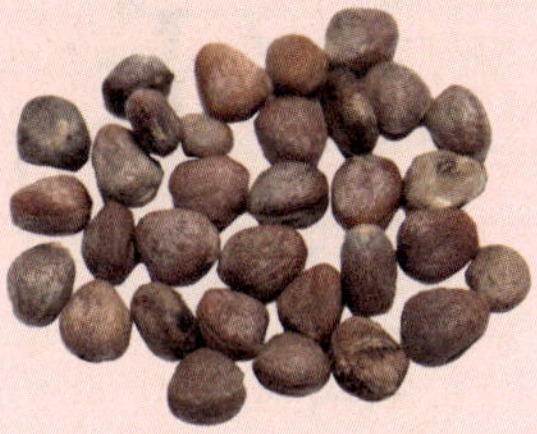

【类　　别】消食药

【别　　名】萝卜子、萝白子、菜头子。

【性味归经】性平，味辛、甘；归肺、脾、胃经。

【养生剂量】6~10克。

【适合体质】痰湿体质。

【适宜人群】食积不消、腹胀口臭、脾胃虚弱、不饥食少、大便秘结、积滞泻痢，痰壅喘咳等病症患者。

【不宜人群】无食积、痰滞者。

本草药典

◎莱菔子为十字花科植物萝卜的成熟种子。呈类卵圆形或椭圆形，稍扁。表面黄棕色、红棕色或灰褐色。质地坚硬，种仁黄白色，破碎后有油性。莱菔子含莱菔素、芥子碱、脂肪油（油中含大量芥酸、亚油酸、亚麻酸）、β-谷甾醇、糖类及多种氨机酸、维生素等。

功效主治

◎莱菔子具有消食除胀、降气化痰、镇咳、平喘的功效。用于饮食停滞、脘腹胀痛、大便秘结、积滞泻痢、痰壅喘咳。莱菔子还有抗菌、祛痰、镇咳、平喘、改善排尿功能及降低胆固醇，防止动脉硬化等作用。

推荐药膳养生方

莱菔子粥

材料：

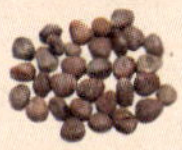

莱菔子5克

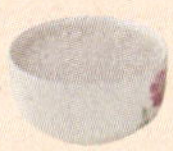

大米50克

做法：先把莱菔子炒至香熟，然后研成细末；把大米洗净，如常法煎粥，待粥将煮成时，每次调入炒莱菔子末，稍煮即可。本品行气、消积、化痰。

莱菔蛋汤

材料：

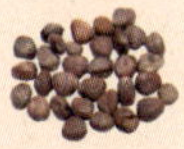

莱菔子9克

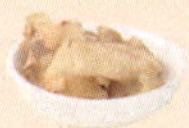

玉竹9克

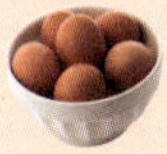

鸡蛋2枚

做法：将莱菔子、玉竹、鸡蛋加水适量煎煮至蛋熟，然后鸡蛋去壳再煮片刻，喝汤吃蛋。本品养胃阴、助消化、化痰润肺。

莱菔木香饮

材料：

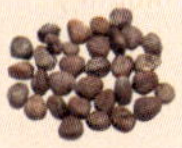

炒莱菔子25克

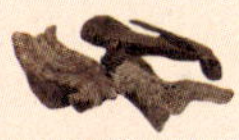

广木香9克

做法：将莱菔子打碎，煎汤，取汁去渣；广木香研细末，用莱菔子汤送服广木香末即可。本品可消食化积、行气止痛。

麦芽

【疏肝醒脾、退乳常用药】

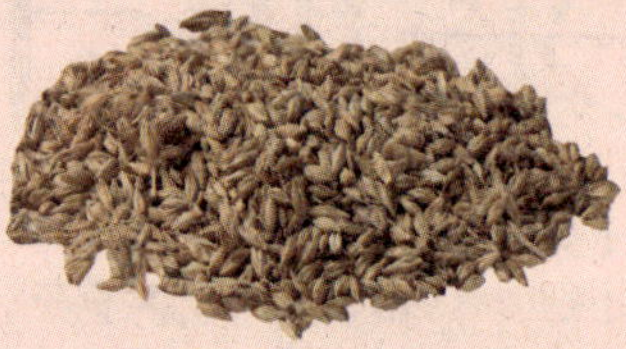

【类　　别】消食药
【别　　名】大麦蘖、麦蘖、大麦毛、大麦芽。
【性味归经】性微温、味甘；归脾、胃经。
【养生剂量】9~15克。
【适合体质】气郁体质。
【适宜人群】食积不消、脘腹胀满、食欲不振、呕吐泄泻、乳胀不消者；小儿营养不良者；乳汁滞留者、乳房胀痛者。
【不宜人群】哺乳期的妇女。

本草药典

◎麦芽为发芽的大麦颖果。果实呈梭形，长8~12毫米，直径2.5~3.5毫米。上端有长约3毫米的黄棕色幼芽，下端有须根数条，纤细而弯曲。麦芽含淀粉酶、转化糖酶、B族维生素、脂肪、磷脂、糊精、麦芽糖、葡萄糖等。以色黄、粒大、饱满、芽完整者为佳。

功效主治

◎麦芽具有疏肝醒脾、退乳、消食、和中、下气的功效。主治食积不消、脘腹胀满、食欲不振、呕吐泄泻、乳胀不消。麦芽还可用于退乳，利用麦芽的温通作用，减轻母体断乳后有乳汁滞留的现象，从而消除胀痛，但此时麦芽用量宜大。

推荐药膳养生方

麦芽薏米粥	材料	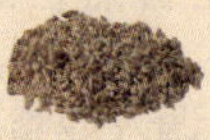 麦芽30克 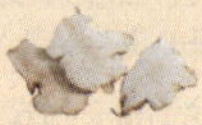 土茯苓30克 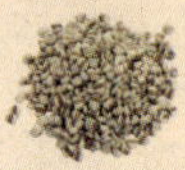 薏苡仁60克	做法	先将土茯苓、麦芽装入纱布袋，入锅水煎取汁；大米洗净，用药汁熬煮成粥即可食用。本品健脾、开胃、助消化。
麦芽青皮饮	材料	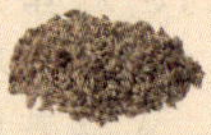 生麦芽30克 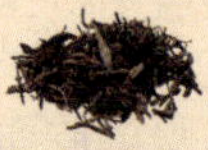 青皮10克	做法	将生麦芽、青皮放入锅内，加水同煮1小时，滤取汁液即可饮用。本品开胃消食、疏肝止痛。
麦芽健脾茶	材料	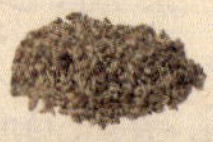 炒麦芽90克 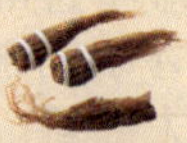 党参30克 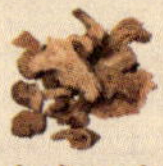 白术15克	做法	将炒麦芽入锅加水煎煮5分钟，下切好的党参片、白术片，煎煮20分钟，加入适量冰糖，滤取汁液，装瓶保存，每次饮30~50毫升即可。本品益气健脾，除湿助运。

鸡矢藤

【祛风活血止痛要药】

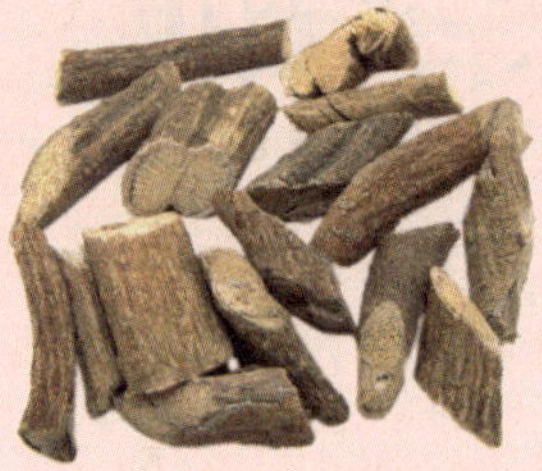

【类　　别】消食药
【别　　名】臭藤、毛葫芦、鸡屎藤、五香藤、白毛藤。
【性味归经】性平，味甘、酸；归心、肝、脾、肾经。
【养生剂量】9~15克。
【适合体质】气虚体质。
【适宜人群】脾弱气虚，食积痞积者；风湿病患者；有跌打损伤者；头昏食少者；肝脾肿大者；跌打损伤者。
【不宜人群】孕妇慎用。

本草药典

◎鸡矢藤为茜草科鸡矢藤属多年生草质藤本植物鸡矢藤的全草及根。产于长江流域及其以南各地。株含环烯醚萜苷类；鸡屎藤甙，鸡屎藤次甙，鸡屎藤苷酸，车叶草甙，去乙酰车叶草苷。以条匀、叶多、气浓者为佳。

功效主治

◎鸡矢藤具有消食健胃，化痰止咳，清热解毒，祛风活血，止痛解毒，消食导滞，除湿消肿的功效。治风湿疼痛，腹泻痢疾，肮腹疼痛，气虚浮肿，头昏食少，肝脾肿大，无名肿毒，跌打损伤。现代研究发现，鸡矢藤注射液每千克体重10~30毫升腹腔注射，小鼠热板法试验有镇痛作用。

推荐药膳养生方

鸡矢藤粑粑

材料

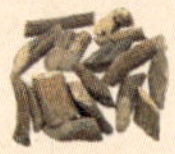
鸡矢藤粉50克

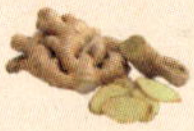
姜丝适量

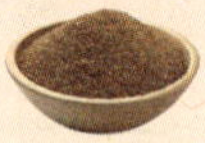
红糖15克

做法 将鸡矢藤粉加水调成面团，醒面10分钟；姜洗净切丝，煮水。取大小合适的小块面团搓圆，入锅，放红糖煮五分钟即可。本品止咳、化痰、化积。

鸡矢藤粥

材料

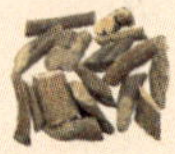
鸡矢藤15克

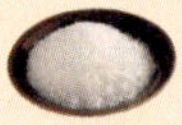
白糖5克

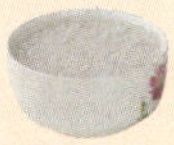
大米50克

做法 将鸡矢藤洗净，入锅加水煎煮，滤取汁液；大米洗净，用药汁煮成粥，加入少量白糖调匀即可食用。本品消食、健胃、止痛。

多味饮

材料

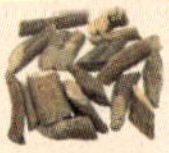
鸡矢藤15克

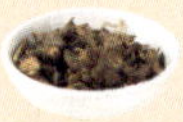
黄芩10克

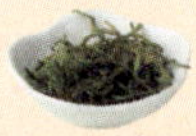
金银花10克

做法 将鸡矢藤、黄芩、金银花分别用清水稍微冲洗一下，共入锅，加水适量，煎煮10分钟，滤渣取汁，趁热温服即可。本品热毒泻痢，咽喉肿痛。

槟榔

【杀虫、消积、利气】

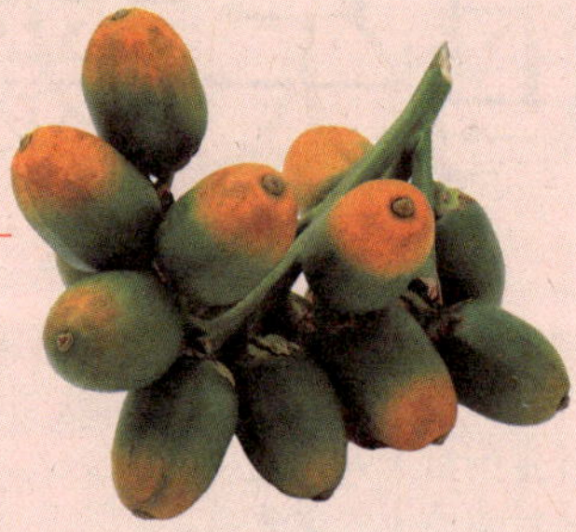

【类　　别】驱虫药
【别　　名】宾门、白槟榔、马金南、青仔、槟榔玉、榔玉。
【性味归经】性温，味苦、辛。
【养生剂量】4.5~9克。
【适合体质】湿热体质、气郁体质。
【适宜人群】寄生虫病患者；水肿者；食滞者；脘腹胀痛者；泻痢后重者；疟疾者；脚气者；痰癖者。
【不宜人群】气虚下陷者慎服。

本草药典

◎槟榔为棕榈科植物槟榔的种子。主产于广东、云南、台湾、广西、福建。生物碱、缩合鞣质、脂肪及槟榔红色素。槟榔内胚乳含儿茶精、花白素及其聚合物。以果大体重、坚实、不破裂者为佳。

功效主治

◎槟榔具有杀虫、破积、下气、行水的功效。治虫积、食滞、脘腹胀痛、泻痢后重、疟疾、水肿、脚气、痰癖。槟榔碱滴眼时可使瞳孔缩小，另外可增加肠蠕动、收缩支气管、减慢心率，并可引起血管扩张、血压下降、冠状动脉收缩。由于增加肠蠕动，促使被麻痹的绦虫排出。

推荐药膳养生方

槟榔露酒

材料：

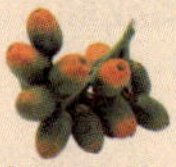
槟榔20克

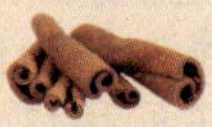
桂皮20克

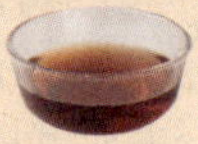
黄酒1500毫升

做法：将槟榔、桂皮制成粗末，装入布袋，置于陶瓷容器中，加黄酒小火煮30分钟，再加冰糖，取出药袋，露酒即成。每次20毫升。本品疏肝解郁。

槟榔猪肚粥

材料：

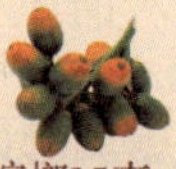
槟榔15克

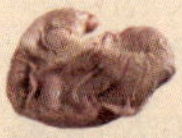
猪肚1只

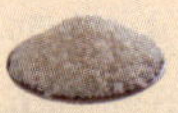
粳米100克

做法：将猪肚处理干净切小块；槟榔装入纱布袋与猪肚入锅煮熟，弃药袋，捞出猪肚，留药汁；加粳米煮至粥熟即可食用。本品补益中气、消积和胃。

槟榔驱虫饮

材料：

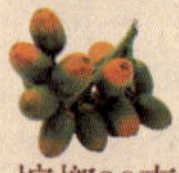
槟榔30克

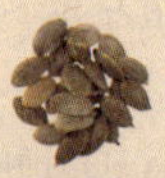
带皮南瓜子50克

做法：将槟榔、南瓜子用水稍微冲洗，共入锅，加水适量，煎煮取汁，清晨空腹服，30~60分钟后冲服硫酸镁粉5~30克。本品驱虫化积。

榧子 【能润燥的杀虫药】

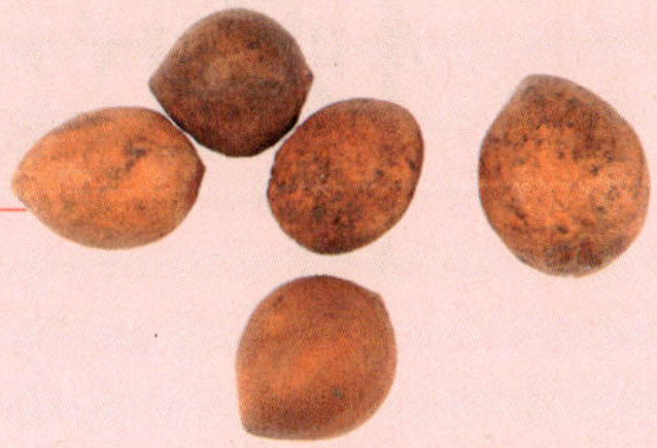

【类　　别】驱虫药
【别　　名】彼子、榧实、柀子、玉山果、玉榧、香榧、野杉子。
【性味归经】性平，味甘、涩。归大肠、胃、肺经。
【养生剂量】15~50克。
【适合体质】痰湿体质。
【适宜人群】肠道寄生虫病、小儿疳积、肺燥咳嗽、肠燥便秘、痔疮、虫积腹痛者。
【不宜人群】脾虚泄泻及肠滑大便不实者慎服。

本草药典

◎榧子为红豆杉科植物榧的种子，主产浙江，湖北、江苏，安徽、湖南、江西、福建等地亦产。种子含脂肪油，中有棕榈酸、硬脂酸、油酸、亚油酸的甘油酯、甾醇。又含草酸、葡萄糖、多糖、挥发油、鞣质等。以个大、壳薄、种仁黄白色、不泛油、不破碎者为佳。

功效主治

◎榧子具有杀虫、消积、润燥的功效。主肠道寄生虫病；小儿疳积；肺燥咳嗽；肠燥便秘；痔疮。榧子浸膏在试管内对猪蛔、蚯蚓无作用，有谓能驱除猫绦虫。浸膏体外对猪蛔、蚯蚓、蚂蟥有毒性作用；5%煎剂2小时可杀死血吸虫尾蚴；榧实油有驱钩虫作用。

推荐药膳养生方

榧子鸡蛋

材料：

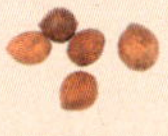
榧子3克

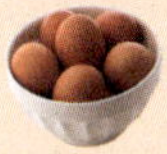
鸡蛋1个

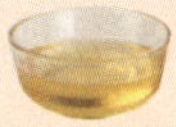
植物油30毫升

做法：将榧子研粉备用；鸡蛋打散入碗中加盐调匀，加榧子粉调匀；锅内方油烧热，将蛋液倒入锅成两面金黄即可食用。本品止腹痛、驱蛔虫。

榧子贯众汤

材料：

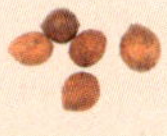
榧子15克

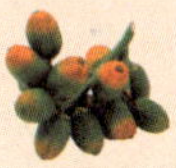
槟榔15克

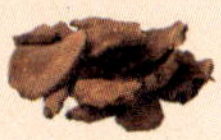
贯众10克

做法：将榧子、槟榔、贯众共入锅，加水煎煮，滤渣取汁。每次服药时随吃生大蒜2至3瓣。本品可驱钩虫，治疗钩虫病。

榧子蒜片汤

材料：

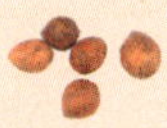
榧子30克

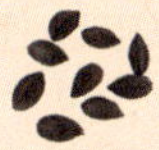
使君子30克

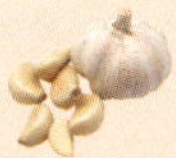
蒜30克

做法：把榧子打碎；使君子去壳切碎；蒜去皮，切成两瓣。把蒜、使君子、榧子放入炖锅内加入盐，加水60毫升煎煮20分钟即成。本品治疗蛲虫病。

苦楝皮

【理想的驱虫药】

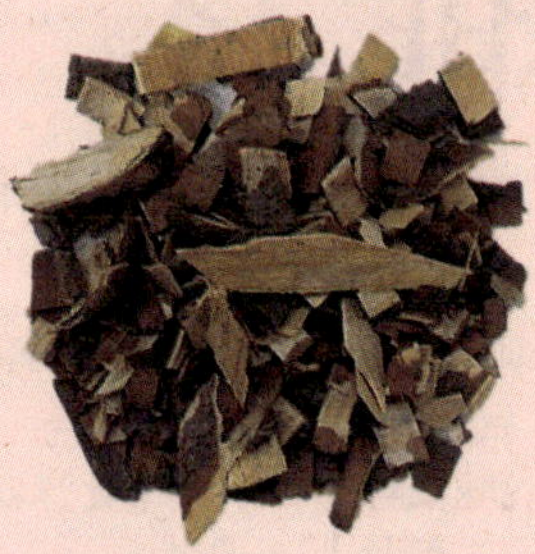

【类　　别】驱虫药
【别　　名】苦楝、楝树果、楝枣子、苦楝树、森树、翠树、紫花树、川楝皮。
【性味归经】性寒、味苦、有毒。归肝、脾、胃经。
【养生剂量】6~9克，鲜者30~60克。
【适合体质】湿热体质。
【适宜人群】蛔虫病患者；蛲虫病患者；风疹、疥癣患者。
【不宜人群】身体虚弱者；肝肾功能障碍者；孕妇；脾胃虚寒者。

本草药典

◎苦楝皮为楝科植物川楝或楝的干燥树皮及根皮。生于山坡、田野或栽培。产于华北、华东、中南及西南各地。苦楝含有多种苦味的三萜类成分。在根皮、干皮中的主要苦味成分为苦楝素，即川楝素和另一尚未完全确定的微量成分。以干燥、皮厚、条大、去栓皮者为佳。

功效主治

◎苦楝皮具有清热，燥湿，杀虫的功效。治蛔虫，蛲虫，风疹，疥癣等症。体外试验，20%苦楝皮浸膏及0.6%苦楝素于24小时内可使猪蛔虫消失，并有部分蛔虫死亡。在川楝素饱和溶液内，可使猪蛔虫自发活动停止，需4小时以上，静止后不易恢复，似为麻痹作用。

推荐药膳养生方

苦楝皮粥

材料

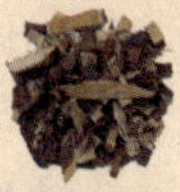
苦楝皮10克

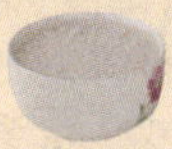
大米50克

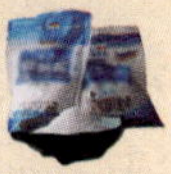
盐3克

做法

把苦楝皮洗净，入锅加水煎煮，滤取汁液；大米洗净，用药汁煮成粥，加盐调味即可食用。本品清热、驱虫。

楝榴二皮饮

材料

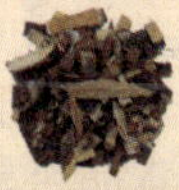
苦楝皮10克

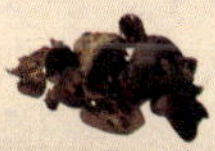
石榴皮12克

做法

把苦楝皮、石榴皮用清水稍微冲洗，共入锅加水煎煮，滤取汁液即可温服。本品可治蛔虫病。

化虫汤

材料

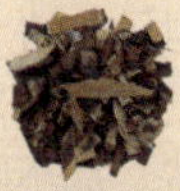
苦楝皮10克

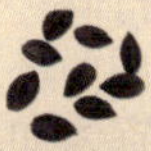
使君子15克

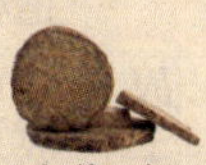
大黄5克

做法

把苦楝皮、使君子、大黄用清水稍微冲洗，共入锅加水煎煮，滤取汁液即可温服。本品可驱蛔虫。

南瓜子

【治绦虫、蛔虫的常用药】

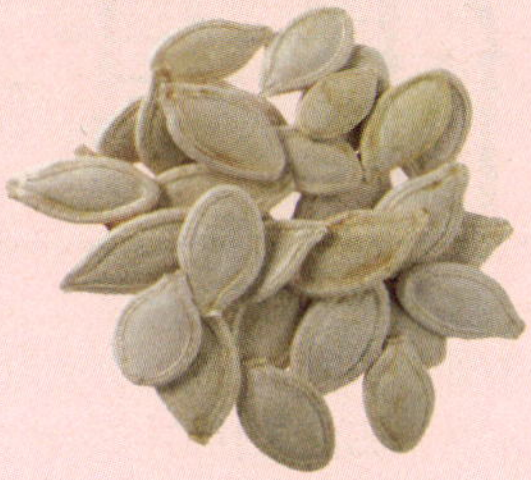

【类　　别】驱虫药

【别　　名】南瓜仁、白瓜子、金瓜米。

【性味归经】性平、味甘。

【养生剂量】30~60克。

【适合体质】湿热体质。

【适宜人群】蛔虫病、蛲虫病、绦虫病、钩虫病患者；产后手足浮肿者、缺乳者；痔疮患者；百日咳者。

【不宜人群】胃热病人慎食用，以免引起脘腹胀闷。

本草药典

◎南瓜子为葫芦科植物南瓜的种子。含南瓜子氨酸、脂肪油、蛋白质及维生素A、维生素B_1、维生素B_2、维生素C，又含胡萝卜素。脂肪油中的主要成分为亚麻仁油酸、硬脂酸等的甘油酯。以干燥、粒饱满、外壳黄白色者为佳。

功效主治

◎南瓜子对治疗绦虫、蛔虫、产后手足浮肿、百日咳、痔疮等症有效。南瓜子乙醇提取物有驱虫作用，对绦虫、弓蛔虫等有明显驱虫作用。南瓜子有遏制血吸虫在动物体内向肝脏移行的作用。同时，常吃南瓜叶和南瓜子，有助于男性提高精子质量。

推荐药膳养生方

三味糊

材料：

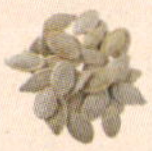

南瓜子15克

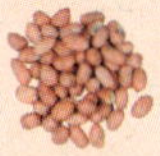

花生仁15克

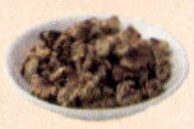

核桃仁10克

做法：将南瓜子、花生仁、核桃仁洗净，放入搅拌机中，加少量水，搅打成米糊状，入锅中煮沸，加入白糖调味即可食用。本品治营养不良面色萎黄。

驱虫散

材料：

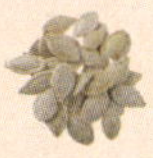

鲜南瓜子30克

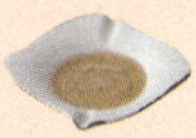

蜂蜜适量

做法：将鲜南瓜子洗净，沥干水分，研烂，加水、蜂蜜调匀，空腹顿服。本品用治绦虫病。

双味驱虫方

材料：

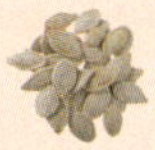

南瓜子60克

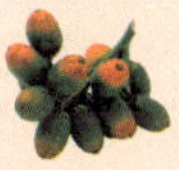

槟榔60克

玄明粉15克

做法：南瓜子60克，研粉，用冷开水调服；槟榔60克，水煎取汁液，两小时后服槟榔水煎剂，半小时后服玄明粉。本品促使泻下，以利虫体排出。

使君子

【小儿驱虫常用药】

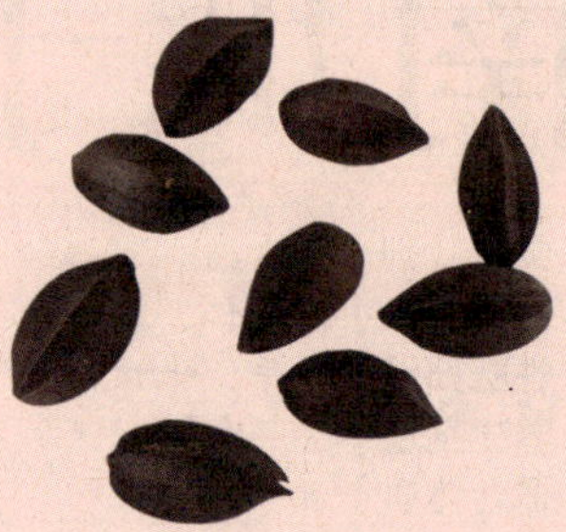

【类　　别】驱虫药
【别　　名】留求子、史君子、五梭子、索子果、冬均子、病柑子。
【性味归经】性温、味甘。
【养生剂量】9~15克。
【适合体质】痰湿体质。
【适宜人群】小儿虫积腹痛、小儿疳积、蛔虫腹痛、乳食停滞、腹胀、泻痢等患者。
【不宜人群】呃逆者，脾胃虚寒者，无虫积者。

本草药典

◎使君子为使君子科植物使君子的成熟果实。分布于福建、台湾、广西、江西、湖南、四川、贵州、云南及广东、海南岛等地。种子含使君子酸钾以及花生酸和甾醇。果壳也含使君子酸钾。花含矢车菊素单糖甙。以个大、颗粒饱满、种仁色黄、味香甜而带油性者为佳。

功效主治

◎使君子具有杀虫、消积、健脾的功效。治蛔虫腹痛、小儿疳积、乳食停滞、腹胀、泻痢。在体外试验中，使君子对猪蛔、蚯蚓、水蛭均有较强的驱除效能。使君子固定油与蓖麻油混合剂对动物与人的排虫率高，且味甘可口，小儿喜服，故多用于儿童驱蛔。

推荐药膳养生方

	材料	做法
君主蒸瘦肉	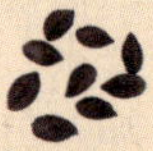 使君子8克 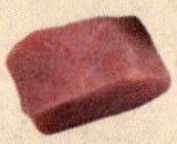 猪瘦肉100克 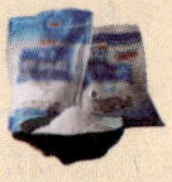 盐3克	将使君子的肉取出肉备用；与猪瘦肉一起捣碎和匀，加少许盐；将使君子肉饼入锅蒸熟或煮饭时放在饭面上蒸熟即成。本品驱虫消疳、健脾补虚。
使君子茶粥	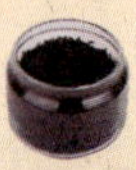 茶叶15克 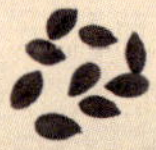 使君子30克 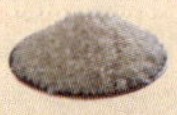 粳米50克	先将茶叶、使君子共研细末备用；然后将粳米煮粥，将熟时加入药末10克，稍煮即成。每日1次，空腹食之。本品杀虫、驱蛔。
使君子丸	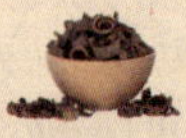 炙厚朴3克 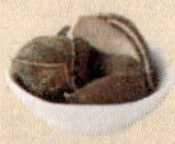 陈皮3克 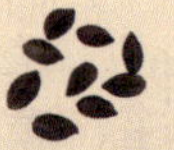 使君子仁30克	将厚扑、陈皮、使君子仁共研为细末，炼蜜圆如皂子大，用米汤调服即可。本品脾胃不和、心腹膨胀。

第十三章

化痰止咳平喘类本草养生法

●凡以祛痰或消痰为主要作用的药物，称为化痰药；抑制或减轻咳嗽和喘息的药物，称为止咳平喘药，用以上两类药物烹制的汤膳常统称为化痰止咳平喘汤。化痰止咳平喘药主要具有祛痰、镇咳、平喘、抑菌、抗病毒、消炎的作用，咳嗽每多夹痰，故化痰止咳平喘三者常同用。化痰止咳平喘药可分为温化寒痰药、清化热痰药和止咳平喘药三类。温化寒痰药：药性温燥，主要用于寒痰犯肺所致的喘咳痰多、色白、质稀，口鼻气冷等症，常用药有半夏、白前等。清化热痰药：药性寒凉，主要用于热痰壅肺所致的痰多咳喘、痰稠色黄等症，常用药为前胡、瓜蒌、浙贝母等。止咳平喘药：主要用于各种原因引起的肺失宣降、痰壅气逆的咳喘证，常用的药物有杏仁、紫苏子等。

川贝母

【止咳化痰常用药】

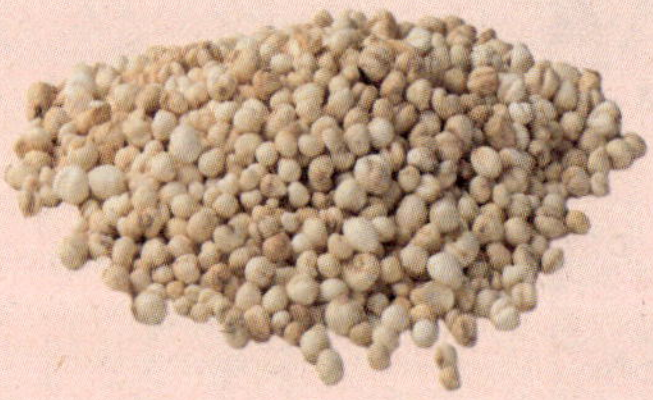

【类　　别】清热化痰药
【别　　名】黄虻、苘、贝母、空草、药实。
【性味归经】性凉，味苦、甘，归肺、心经。
【养生剂量】3~9克。
【适合体质】湿热体质，阴虚体质。
【适宜人群】适宜阴虚燥咳、劳嗽、心胸郁结、肺痿、肺痈、瘿瘤、吐痰咯血、喉痹、乳痈等患者食用。
【不宜人群】脾胃虚寒及寒痰、湿痰者。

本草药典

◎川贝母为百合科植物卷叶贝母、乌花贝母或棱砂贝母等的鳞茎。产于云南、四川、西藏等地。川贝母含有川贝母碱、去氢川贝母碱等。川贝母药性较缓和，气味不浓，小儿用之颇合适。以质坚实、粉性足、色白的为佳。置通风干燥处。

功效主治

◎不仅具有良好的止咳化痰功效，而且能养肺阴、宣肺、润肺而清肺热，是一味治疗久咳痰喘的良药，治疗痰热咳喘、咳痰黄稠、阴虚燥咳、劳嗽等症。其还有散结开郁之功效，可治疗痰热互结所致的胸闷心烦。还可用于治疗急慢性支气管炎、上呼吸道感染及肺结核等引起的咳嗽。

推荐药膳养生方

	材料	做法
川贝母炖雪梨	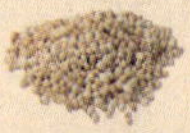 川贝母5克 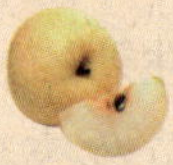 半个雪梨	将川贝母研成粉末；雪梨洗净，将雪梨切成两半，去掉梨心，将川贝母粉末装进梨中，放进炖盅中，炖半小时即可。本方滋阴润肺、止咳化痰。
川贝母豆腐煲	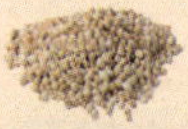 川贝母7克 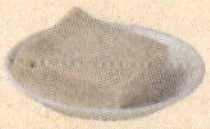 豆腐50克	将川贝母研成粉末；煲中加油，再将豆腐与川贝母末一起放进煲中，加上盐和少许水，一起煲至熟。本方清热润肺、化痰止咳。
川贝母甲鱼汤	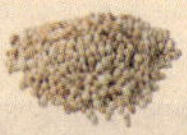 川贝母8克 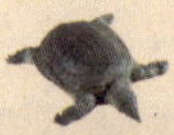 1只甲鱼	将甲鱼除杂，洗净，斩块，放进锅中，加上川贝母和适量水，用大火煮沸，再用小火煲2小时，加上盐即可。本方补肝益肾、养血润燥。

瓜蒌【治嗽之要药】

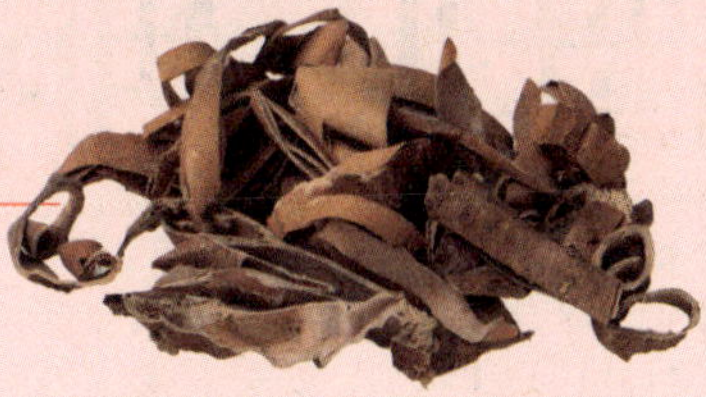

【类　　别】清热化痰药
【别　　名】天撤、栝楼、山金匏。
【性味归经】性寒，味甘、微苦。
【养生剂量】10~12克。
【适合体质】痰湿体质。
【适宜人群】高血压症、高血脂、高胆固醇、糖尿病者、肺热咳嗽、痰浊黄稠、胸痹心痛、乳痈、肺痈、肠痈肿痛等患者。
【不宜人群】脾胃虚寒，大便不实，有寒痰、湿痰者。

本草药典

◎瓜蒌为葫芦科植物栝楼的果实。产苏南、苏北各地，生长于向阳山坡、山脚、石缝、田野草丛中。分布于我国北部至长江流域各地。果实含三萜皂苷、氨基酸、糖类、有机酸。种子含油酸、亚油酸及固醇类化合物。

功效主治

◎瓜蒌具有清热涤痰、宽胸散结、润肠的功效。主治肺热咳嗽、痰浊黄稠、胸痹心痛、乳痈、肺痈、肠痈肿痛。食用瓜蒌籽，有扩张心脏冠脉，增加冠脉流量作用。并能提高肌体免疫功能，并有瘦身美容之功效。对高血压、高血脂、高胆固醇也有辅助疗效。

推荐药膳养生方

瓜蒌猪肚汤

材料

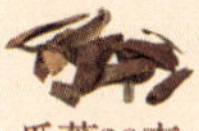
瓜蒌20克

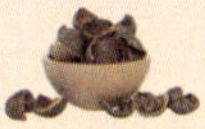
大腹皮25克

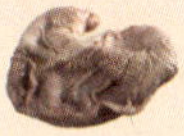
猪肚1个

做法 将瓜蒌、大腹皮洗净；猪肚洗净；姜切片，葱切段；将药材放进猪肚里，入锅，加上姜、葱。小火煮熟，加盐即可。本方宽胸散结，利水疏肝。

瓜蒌粥

材料

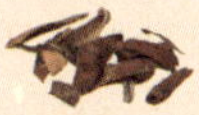
瓜蒌20克

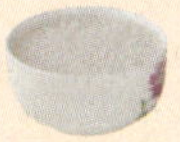
大米80克

做法 将瓜蒌洗净，煎水取汁；大米洗净，泡发后放进锅中，加适量水和瓜蒌汁，用大火煮沸，小火煮至成粥。本方清热润肠，宽胸散结。

瓜蒌冬瓜汤

材料

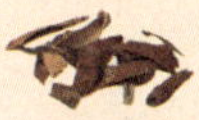
瓜蒌20克

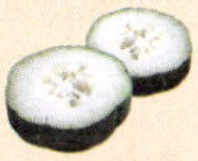
冬瓜50克

做法 将瓜蒌洗净，冬瓜去皮，切块；再将材料一起放进锅中，加适量水，大火煮沸，小火煮至成汤，加盐即可。本方生津止渴，清暑利尿。

海底椰【清肝、润肺】

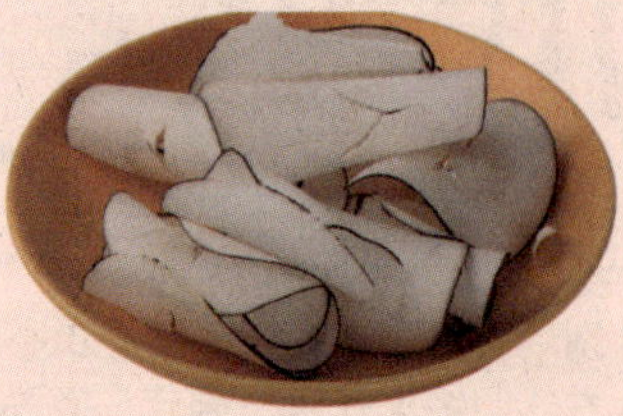

【类　　别】清热化痰药

【别　　名】复椰子、大实榈、巨籽棕。

【性味归经】性寒，味甘、淡。归肺经。

【养生剂量】9~18克。

【适合体质】适合任何体质。

【适宜人群】适宜身体燥热、虚火上升、咳嗽、体虚、肺结核、干咳、声音嘶哑、痰中带血等患者食用。

【不宜人群】经期妇女及孕妇不宜食用。

本草药典

◎海底椰为热带地区之棕榈树科植物。原产于非洲塞舌尔群岛，目前广东市面上出售的干、湿海底椰，是糖棕的果实，主要生长在东南亚，属于热带植物，我国目前没有大量生长。海底椰含有蛋白质及各种氨基酸成分。

功效主治

◎海底椰具有清肝润肺、止咳祛痰、化瘀消炎、滋阴补肾、润肺养颜、强壮身体的功效，主治肺结核、干咳、声音嘶哑、痰中带血。在秋冬干燥季节较为常用。秋冬天气干燥，人们往往会在不同程度上出现口干舌燥、皮肤干燥等燥热症状。

推荐药膳养生方

	材料	做法
海底椰贝母粥	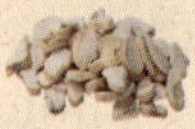 贝母9克 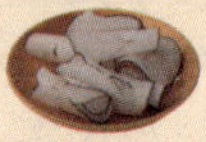 海底椰10克 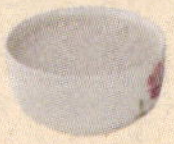 大米80克	将贝母研成细末；海底椰洗净，切片；大米洗净，放进锅中，加贝母粉和海底椰，倒适量水，熬煮成粥。本方可以清肝润肺，止咳化痰。
海底椰煲土鸡	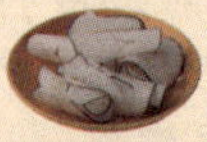 海底椰15克 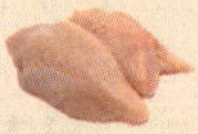 土鸡1只	将海底椰洗净，切片；土鸡除杂，洗净剁块，放进锅中，加海底椰和适量水，用小火煮2小时，加盐即可。本方滋阴补肾，润肺养颜。
海底椰木瓜汤	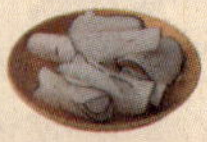 海底椰10克 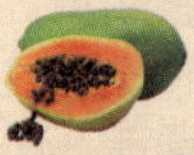 青木瓜1个 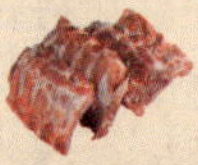 猪骨200克	海底椰洗净，切片；木瓜洗净，去皮去籽，切块；猪骨洗净，入锅，加海底椰和木瓜，注适量水，小火煮2小时，加盐即可。本方润肺止咳。

海蛤壳

【清热化痰、软坚散结】

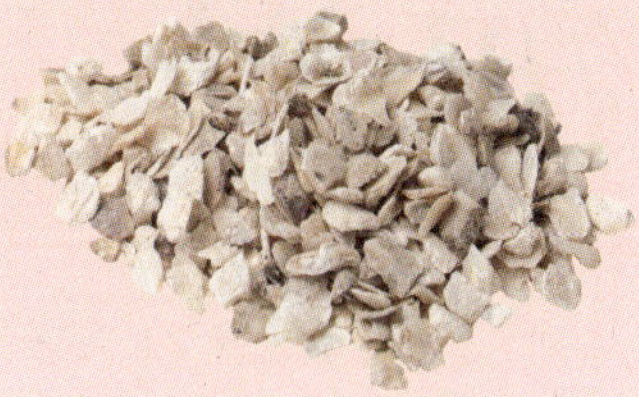

【类　　别】清热化痰药

【别　　名】海蛤，蛤壳。

【性味归经】味咸，性寒。归肺、胃经。

【养生剂量】10~15克。

【适合体质】痰湿体质。

【适宜人群】适合热痰喘嗽、水肿、淋病、血结胸痛、血痢，痔疮，崩漏，带下、急性腹膜炎等患者食用。

【不宜人群】脾胃虚寒者、气虚有寒、中阳不运者。

本草药典

◎海蛤壳为帘蛤科动物青蛤等几种海蛤的贝壳，我国沿海均有分布，主产江苏、浙江、山东、福建等地。文蛤和青蛤的贝壳均含碳酸钙、壳角质、氨基酸等。另含钠、铝、铁、锶等。保存易置干燥处，防潮。

功效主治

◎海蛤壳具有清肺化痰，软坚散结的功效。主治热痰喘嗽，水肿，淋病，瘿、瘤，积聚，血结胸痛，血痢，痔疮，崩漏，带下。有抗衰老作用，对动物过氧化脂质能明显降低，对超氧化物岐化酶活性能明显提高。另有抗炎作用。

推荐药膳养生方

海蛤壳茶

材料：

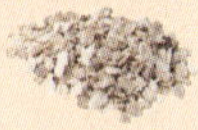

海蛤壳10克

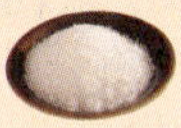

白糖适量

做法：将海蛤壳洗净晒干，研成细末，放进杯中，加上白糖，用开水冲泡，搅拌均匀即可。本方具有清肺止咳，软坚散结的功效。

海蛤壳粥

材料：

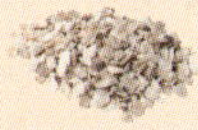

海蛤壳10克

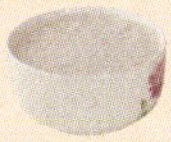

大米80克

做法：将海蛤壳洗净，装进药袋；大米洗净，放进锅中，加适量水、药袋，大火煮沸，小火煮至成粥，捞出药袋即可食用。本方止咳化痰，软坚散结。

海蛤壳白菜汤

材料：

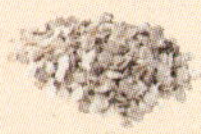

海蛤壳10克

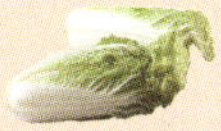

白菜50克

做法：将海蛤壳洗净，入锅，加适量水和食油，小火慢慢熬煮出味，再放进洗净切段的白菜和1片姜片，煮至白菜熟烂即可。本方化痰止咳，清热生津。

海藻【消痰，利水】

【类　　别】清热化痰药
【别　　名】藫，落首，海萝，藫，乌菜，海带花。
【性味归经】性寒，味苦、咸。归肝、胃、肾经。
【养生剂量】7.5~15克。
【适合体质】一般人群均适合。
【适宜人群】适宜淋巴结、甲状腺肿大者、高血压、高血脂、癌症、瘿瘤，瘰疬、睾丸肿痛，痰饮水肿等患者。
【不宜人群】脾胃虚寒蕴湿者、血气两亏者。

本草药典

◎海藻为马尾藻科植物海蒿子或羊栖菜的干燥藻体。生于低潮浅海水激荡处的岩石上。分布辽宁、山东、福建、浙江、广东等沿海地区。海藻含有蛋白质、多糖类、食物纤维、维生素、无机元素、氨基酸及脂肪酸、脂肪等。置干燥处保存。

功效主治

◎海藻具有软坚散结，消痰，利水的功效。以加强身体抗癌、抗肿瘤的能力，且可有效改善糖尿病症状及纾解紧张压力。主治退烧、止咳，以及治疗气喘、痔疮、流鼻涕、肠胃不适及泌尿疾病等。具有治疗甲状腺肿大的作用，并可降血脂、血压。

推荐药膳养生方

海藻猪肉汤

材料

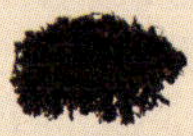

海藻30克

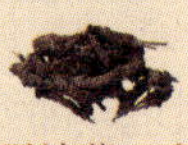

夏枯草30克

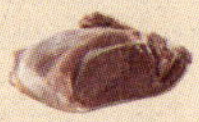

猪肉150克

做法：将海藻、夏枯草洗净；猪肉洗净，切片，放进锅中，加上药材，和适量水，用大火煮沸，小火煮半小时，加盐即可。本方清热解毒，软坚散结。

海藻萝卜汤

材料

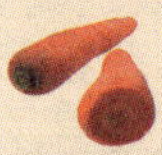

萝卜250克

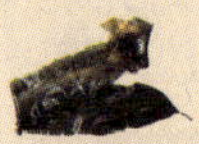

海带50克

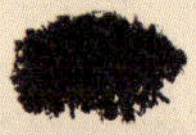

海藻20克

做法：将萝卜洗净，去皮，切块；海带洗净，切段；海藻洗净；将全部材料共入锅，加适量鸡汤，煮至萝卜入味即可。本方消积化痰，软坚散结。

海藻薏米粥

材料

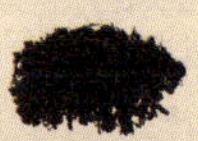

海藻30克

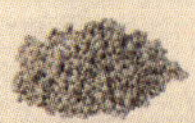

薏米30克

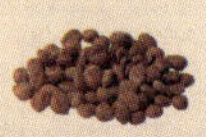

甜杏仁10克

做法：将海藻、杏仁洗净，煎水取汁；薏米洗净，放进砂锅中，加上药汁和适量水，用大火煮沸，小火煮至成粥。本方宣肺化痰，健脾利水。

黄药子

【解毒消肿，化痰散结】

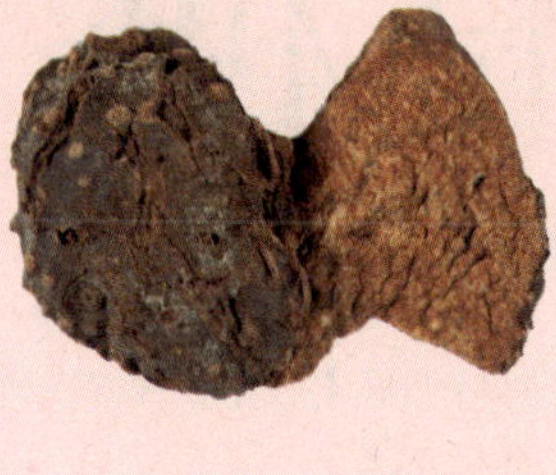

【类　　别】清热化痰药
【别　　名】黄药，黄独、零余薯、金线吊虾蟆、香芋。
【性味归经】味苦，性寒。有毒。归肺、肝经。
【养生剂量】5~15克。
【适合体质】痰湿体质。
【适宜人群】适合甲状腺肿大、淋巴结结核、咽喉肿痛、百日咳、癌肿、吐血、咯血、疮疖等患者食用。
【不宜人群】脾胃虚弱及肝肾功能损害者。

本草药典

◎黄药子为薯蓣科植物黄独的块茎。主产湖北、湖南、江苏。黄药子含黄药子素A~H，8-表黄药子E乙酸酯，薯蓣皂苷元、D-山梨糖醇、二氢薯蓣碱，还含蔗糖、还原糖、淀粉、鞣质。鲜用或晒干后干燥保存。

功效主治

◎黄药子具有解毒消肿，化痰散结，凉血止血的功效。用于甲状腺肿大，淋巴结结核，咽喉肿痛，吐血，咯血，百日咳，癌肿；外用治疮疖。水煎剂或醇浸物水液对离体肠管有抑制作用，而对未孕子宫则有兴奋作用，此外有止血作用。

推荐药膳养生方

黄药子泡酒

材料

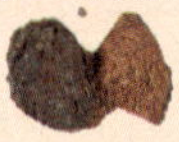
黄药子50克

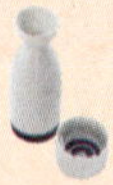
白酒500毫升

做法

黄药子50克洗净，晒干；放进装有500毫升的白酒当中，浸泡1个月即可。本方具有解毒消肿，化痰散结的功效。

黄药子饮

材料

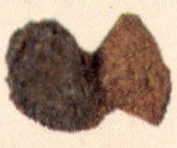
黄药子50克

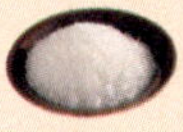
白糖少许

做法

将黄药子洗净，晒干，研成细末，每次服15克，用开水冲泡，可加少许的白糖调味。本方具有化痰止咳，凉血消肿的功效。

黄药子地龙汤

材料

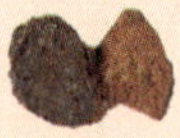
黄药子50克

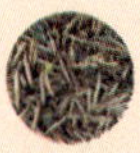
地龙50克

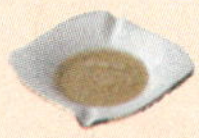
蜂蜜少许

做法

将上药捣碎为散，每次5克，放进杯中，用开水冲泡，待凉后加上蜂蜜调味即可。本方具有化痰消肿，凉血解毒的功效。

桔梗【止咳祛痰的常用良药】

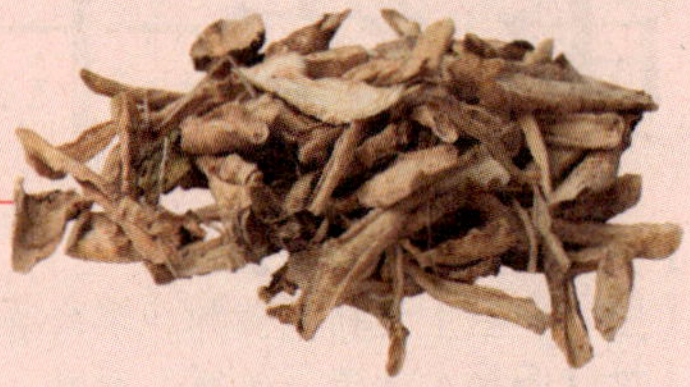

【类　　别】清热化痰药

【别　　名】苦梗、苦桔梗、大药。

【性味归经】性平，味苦、辛。归肺经。

【养生剂量】3~10克。

【适合体质】痰湿体质。

【适宜人群】适宜咳嗽多痰、咽喉肿痛、肺痈吐脓、高血糖、肺痈吐脓、胸满胁痛、痢疾腹痛等患者。

【不宜人群】阴虚久嗽、气逆及咳血、胃溃疡者不宜服用桔梗。

本草药典

◎桔梗为桔梗科植物桔梗的根。主产安徽、河南、湖北、辽宁、吉林、河北、内蒙古等地。桔梗含有皂苷，已知其成分有远志酸、桔梗皂苷元及葡萄糖。又含菠菜固醇、氨基酸、α-菠菜固莳-β-D-葡萄糖甙、白桦脂醇。

功效主治

◎桔梗具有宣肺、祛痰、利咽、排脓、利五脏、补气血、补五劳、养气的功效。主治咳嗽痰多、咽喉肿痛、肺痈吐脓、胸满胁痛。桔梗有较强的祛痰镇咳作用。此外还有解热、镇痛、抗炎、镇静等作用。桔梗还具有降低血糖的作用。

推荐药膳养生方

菊花桔梗雪梨汤

材料

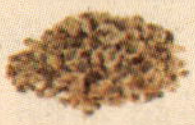
甘菊5朵

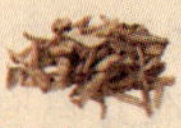
桔梗5克

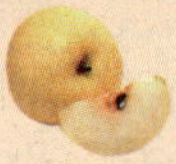
雪梨1个

做法

雪梨洗净去皮，切块；将甘菊、桔梗洗净，煎水取汁，去渣后加上冰糖，溶化待凉后加上雪梨，即可食用。本方清热润肺、止咳化痰。

桔梗苦瓜

材料

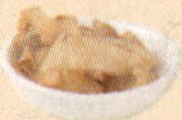
玉竹10克

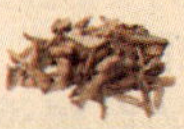
桔梗6克

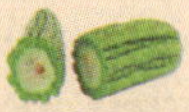
苦瓜200克

做法

将苦瓜洗净，对切，去籽，切薄片，泡冰水，冷藏10分钟；玉竹、桔梗打成粉末，再与调味料拌匀，淋在苦瓜上即可。本方滋阴润肺、降压降糖。

桔梗粥

材料

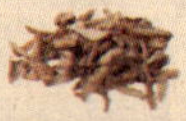
桔梗10克

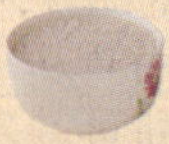
大米100克

做法

将桔梗洗净，煎水取汁；大米洗净，放进锅中，加上适量水和药汁，用大火煮沸，小火煮至粥成。本方化痰止咳，清热润肺。

昆布【软坚行水之良药】

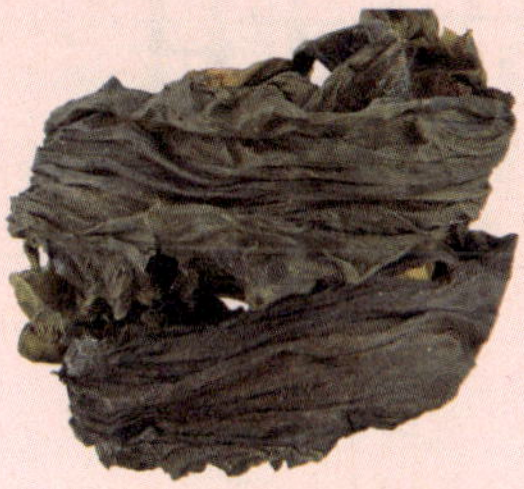

【类　　别】清热化痰药

【别　　名】纶布、海昆布。

【性味归经】性寒、味咸。归肝、胃、肾经。

【养生剂量】3~6克。

【适合体质】痰湿体质。

【适宜人群】适合高血压、甲状腺肿大、慢性气管炎、肺结核，咳嗽、水肿、睾丸肿痛、带下等患者。

【不宜人群】脾胃虚寒、蕴湿者

本草药典

◎昆布为海带科植物海带或翅藻科植物昆布、裙带菜的叶状体。主要分布于沿海地区，中国分布于浙江、福建沿海。含有碘、昆布素（多糖类）、藻胶互、胡萝卜素、维生素B_1、维生素B_2、褐藻氨酸等。以整齐、质厚、无杂质者为佳。

功效主治

◎具有软坚散结、消肿利水、润下消痰的功效。用于甲状腺肿、颈淋巴结肿、支气管炎、肺结核、咳嗽、老年性白内障等。具有降压作用，对平滑肌有较显著的抑制作用。昆布有清除血脂作用，但无显著的抗血凝作用，可用于动脉粥样硬化病人。

推荐药膳养生方

昆布绿豆汤

材料：

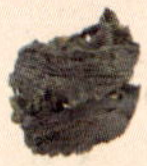

昆布50克

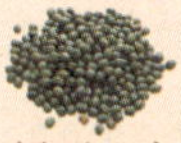

绿豆50克

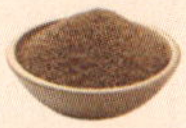

红糖50克

做法：将昆布、绿豆洗净，放进锅中，加适量水，用大火煮绿豆开花，转用小火煮至绿豆熟烂，加红糖，搅拌均匀即可。本方消肿利水，祛湿解毒。

昆布话梅糖

材料：

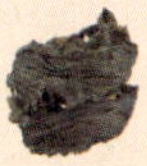

昆布2克

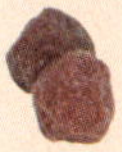

话梅1粒

做法：将昆布洗净，研成细末；再将昆布粉和话梅放进杯中，用开水浸泡服用。本方具有消肿利水，祛湿解毒的功效。

昆布猪肉汤

材料：

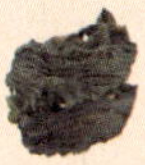

昆布50克

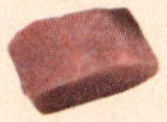

猪瘦肉50克

做法：将昆布洗净，切段；瘦肉洗净，切片，放进锅中，加上昆布和适量水，小火煮半小时，加少许盐即可。本方润下消痰，消肿利水。

前胡

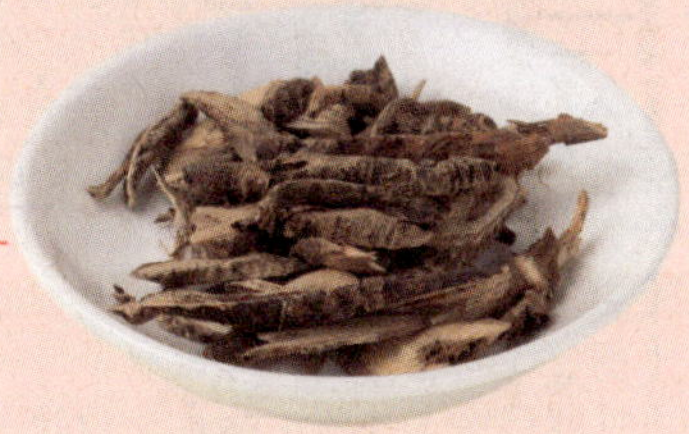

【清肺热，化痰热】

【类　　别】清热化痰药
【别　　名】土当归、野当归。
【性味归经】性微寒，味苦、辛。归肺；脾；肝经。
【养生剂量】5~9克。
【适合体质】痰湿体质。
【适宜人群】适宜肺热咳嗽、胸膈满闷，食少呕逆、风热感冒、慢性呼吸衰竭、风热头痛、痰热咳喘等患者。
【不宜人群】气虚血少之病者、阴虚咳嗽，寒痰喘嗽者。

本草药典

◎前胡为伞形科植物紫花或白花前胡的根。白花前胡主产浙江、湖南、四川。紫花前胡主产浙江、安徽、江西。紫花前胡根含呋喃香豆精类，前胡苷约1.61%。还含海绵固醇、甘露醇、挥发油。白花前胡根含白花前胡甲素、乙素、丙素、丁素。

功效主治

◎疏散风热；降气化痰。主外感风热；肺热痰郁；咳喘痰多；痰黄稠黏；嗳逆食少；胸膈满闷。用于风热咳嗽痰多，痰热喘满，咯痰黄稠。白花前胡丙素能增加心冠脉流量，但不影响心率和心收缩力。此外，还观察到有镇静作用。

推荐药膳养生方

前胡炖水鱼

材料

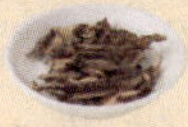
前胡6克

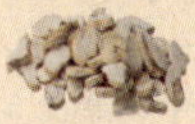
贝母6克

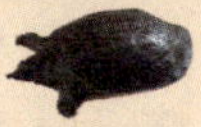
水鱼500克

做法 将水鱼宰杀除杂，切块，放进大碗中，加上前胡、贝母、黄酒、盐，加水没过肉块，放入蒸锅中蒸1小时即可。本方滋阴退热，降气化痰。

前胡杏仁粥

材料

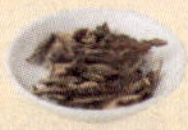
前胡6克

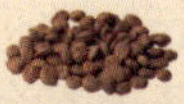
杏仁6克

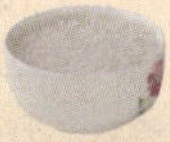
大米60克

做法 将前胡和杏仁洗净，煎水取汁；大米洗净，放进锅中，加适量水和药汁，用大火煮沸，小火煮至成粥，加盐即可。本方止咳化痰，疏散风热。

前胡排骨汤

材料

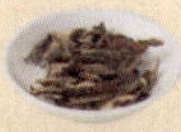
前胡6克

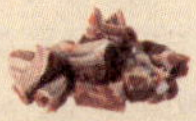
排骨200克

做法 将排骨洗净，放进锅中，加上洗净的前胡和适量水，用大火煮沸，小火熬煮成汤，最后加少许盐即可。本方化痰止咳，滋阴退热。

浙贝母

【止咳化痰、清热散结】

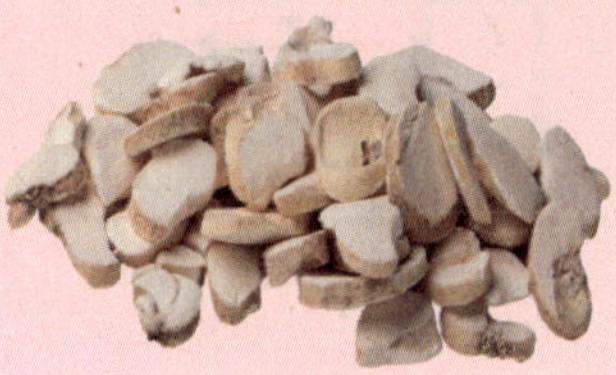

【类　　别】清热化痰药

【别　　名】土贝母、象贝、浙贝、象贝母。

【性味归经】性寒，味大苦。归肺、心经。

【养生剂量】5~9克。

【适合体质】痰湿体质。

【适宜人群】适宜风热感冒、急性上呼吸道炎、气管炎、肺炎之咳嗽、肺痈喉痹、瘰疬、疮疡肿毒等患者食用。

【不宜人群】寒痰、湿痰及脾胃虚寒者。

本草药典

◎浙贝母为百合科植物浙贝母的干燥鳞茎。主产浙江，安徽、江苏亦产。鳞茎含浙贝母碱、去氢浙贝母碱、贝母醇。此外还有4种含量极少的生物碱：贝母丁碱、贝母芬碱、贝母辛碱和贝母替定碱。以鳞叶肥厚、表面及断面白色、粉性足者为佳。

功效主治

◎浙贝母具有清热化痰，散结解毒的功效。主治上呼吸道感染，咽喉肿痛、支气管炎、肺脓疡、肺热咳嗽、痰多、胃、十二指肠溃疡、乳腺炎、甲状腺肿大、痛疖肿毒。可松弛支气管平滑肌，促进肠蠕动。还具有一定的降血压的作用。

推荐药膳养生方

浙贝母炖猪肺

材料：

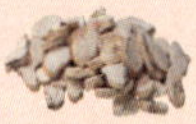
浙贝母5克

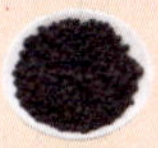
五味子15克

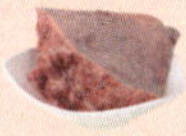
猪肺200克

做法：猪肺洗净切块；浙贝母、五味子洗净捣碎，用纱布包住，与猪肺入锅，加适量水和盐，大火煮沸，小火煮至熟烂即可。本方化痰平喘，敛肺止咳。

浙贝母粥

材料：

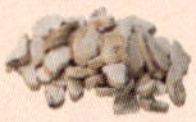
浙贝母10克

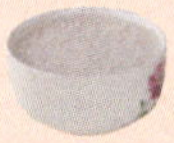
大米100克

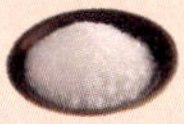
白糖适量

做法：将浙贝母打成散；大米洗净，放进锅中，加浙贝母散和适量水，大火煮沸，小火煮至成粥，加上白糖即可。本方化痰止咳，清热散结。

贝母桑白皮饮

材料：

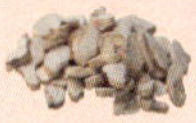
浙贝母10克

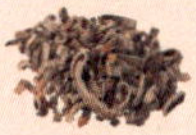
桑白皮10克

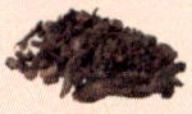
百部6克

做法：将浙贝母、桑白皮、百部各洗净，放进锅中，加适量水，小火煮20分钟，即可。本方具有润肺化痰，止咳平喘的功效。

竹茹

【治胃热胃虚呕逆的良药】

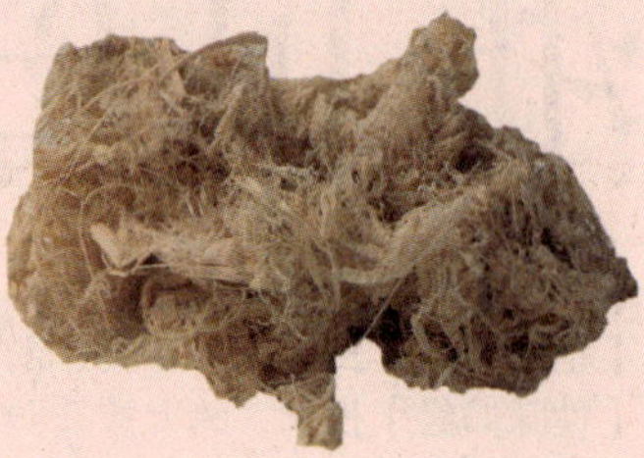

【类　　别】清热化痰药
【别　　名】淡竹茹。
【性味归经】性微寒，味甘。归肺、胃经。
【养生剂量】5~9克。
【适合体质】平和体质。
【适宜人群】适宜胆虚痰热郁结、湿热呕吐、胃虚热、痰热咳嗽、惊悸失眠、中风痰迷、舌强不语、妊娠恶阻、胎动不安等患者食用。
【不宜人群】胃寒呕吐及感寒、挟食、作呕者。

本草药典

◎竹茹为禾本科植物青秆竹茎的中间层。主产广东、海南。竹茹的主要成分为木质素、纤维素等。本品为不规则的丝条，卷曲成团或长条形薄片。宽窄厚薄不等，浅绿色或黄绿色。气微，味淡。在选取竹茹的时候以体轻松、质柔韧、有弹性者为佳。置干燥处保存。

功效主治

◎清热化痰，除烦止呕。用于痰热咳嗽、胆火挟痰、烦热呕吐、惊悸失眠、中风痰迷、舌强不语、胃热呕吐、妊娠恶阻、胎动不安。配石斛，共奏清胃热，养胃阴、和胃气、降呕逆之功，清中有补、补中有清，用于治疗胃阴不足，胃虚有热。

推荐药膳养生方

竹茹半夏饮

材料

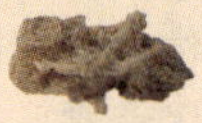
竹茹8克

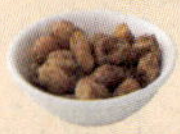
半夏10克

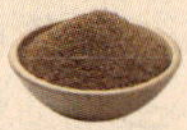
红糖适量

做法　将竹茹和半夏洗净，放进锅中，加上适量水，煎水取汁，去渣后加上红糖，搅拌均匀即可。本方具有健脾燥湿，和胃止呕的功效。

竹茹陈皮茶

材料

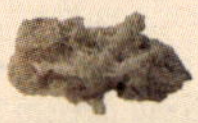
竹茹8克

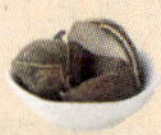
陈皮6克

做法　将竹茹和陈皮洗净，放进锅中，加上适量水，大火煮沸，小火煮20分钟即可。本方具有温清相济、和胃降逆的功效。

竹茹生姜茶

材料

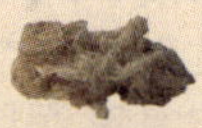
竹茹8克

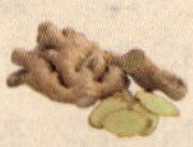
生姜3片

做法　将竹茹洗净，生姜洗净，切片，两种材料放进锅中，加适量水，小火煮20分钟即可。本方具有和胃止呕，调中降逆的功效。

白芥子

【温化寒痰的常用药材】

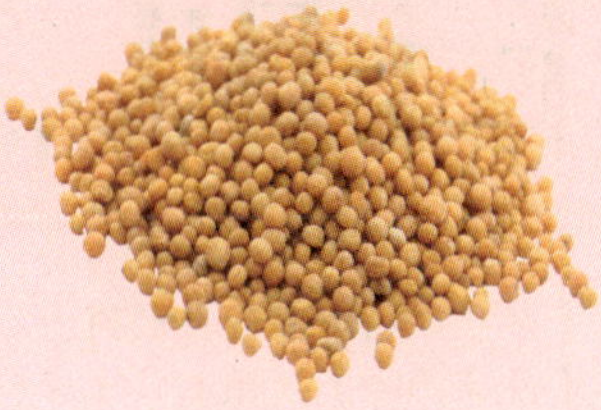

【类　　别】清热化痰药
【别　　名】辣菜子。
【性味归经】性温，味辛。归肺、胃经。
【养生剂量】3~9克。
【适合体质】痰湿体质。
【适宜人群】适宜慢性气管炎、肺气肿、中风不语、风湿性关节痛、脚气、阴疽、肿毒、跌打肿痛等患者。
【不宜人群】肺虚咳嗽、阴虚火旺者、消化道溃疡，出血者以及皮肤过敏者。

本草药典

◎白芥子为十字花科植物白芥的种子。主产安徽、河南、山东、四川、河北、陕西、山西等地。以安徽、河南产量为大。白芥子含白芥子苷、芥子碱、芥子酶、脂肪、蛋白质及黏液质。以个大、饱满、色白、纯净者为佳。置于干燥处保存。

功效主治

◎具有利气豁痰、温中散寒、通络止痛的功效。治痰饮咳喘、胸胁胀满、疼痛、反胃呕吐、中风不语、肢体痹痛麻木、脚气、阴疽、肿毒、跌打肿痛。对局部皮肤有刺激作用，湿敷后能引起局部发红、充血、灼热，从而减轻局部组织疼痛，并有助于消炎。

推荐药膳养生方

白芥子三七酒

材料

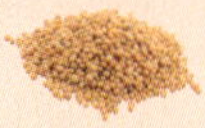
白芥子20克

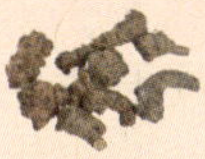
三七30克

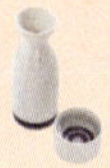
白酒1000毫升

做法

将白芥子、三七洗净，放进瓶中，加上备好的白酒，密封起来，大约30天后即可去渣饮用。本方具有化痰通络，活血通经的功效。

白芥子粥

材料

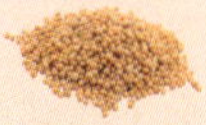
白芥子10克

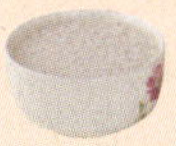
大米100克

做法

将白芥子洗净；大米洗净，泡发后放进锅中，加上白芥子和适量水，用大火煮沸，小火煮至粥成。本方可以温肺祛痰，通络止痛。

白芥子甲鱼汤

材料

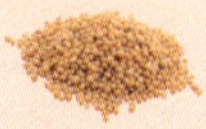
白芥子12克

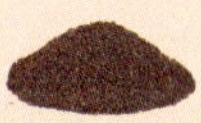
苏子12克

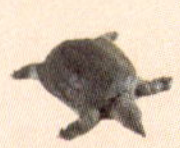
甲鱼300克

做法

将白芥子和苏子洗净；甲鱼除杂洗净，切块，放进锅中，加药材和适量水，小火炖至甲鱼熟烂，加盐即可。本方软坚散结，消除癌肿。

白前

【润肺、降气、祛痰的良药】

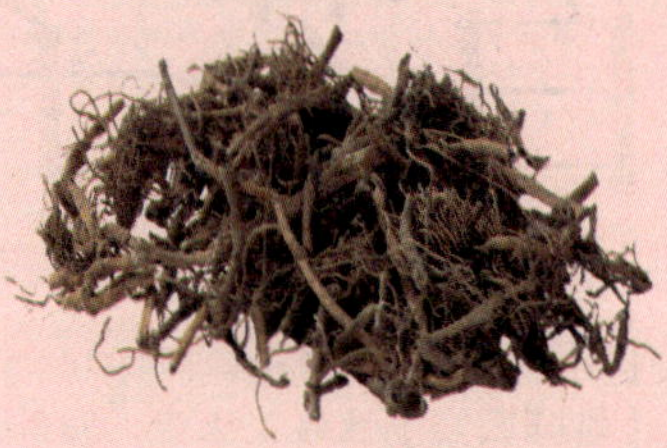

【类　　别】清热化痰药
【别　　名】石蓝、嗽药。
【性味归经】性微温，味辛、甘。归肺经。
【养生剂量】4.5~9克。
【适合体质】痰湿体质。
【适宜人群】适宜肺气壅实、痰多而咳嗽不爽、气逆喘促、胃脘疼痛、慢性咳嗽、肺气肿合并气管炎之咳嗽等患者食用。
【不宜人群】咳逆上气、咳嗽气逆，由于气虚、气不归元引起不宜服用。

本草药典

◎白前为萝科植物柳叶白前或芫花叶白前的根及根茎。主产浙江、安徽，此外，江苏、湖北、江西等地亦产。含三萜皂苷、海罂粟苷元A、海罂粟苷元B、海罂粟苷A及海罂粟甙元C-黄花夹竹桃单糖苷等。芫花叶白前含三萜皂苷。

功效主治

◎祛痰、降气、止咳，主治肺气壅实、痰多而咳嗽不爽、气逆喘促，无论偏寒、偏热，随证配伍均可使用。临床应用于咳嗽而见肺气壅实、咳嗽不爽、喉有吼声、呼吸不畅，取其有降气下痰的作用。对于久嗽(慢性咳嗽)、痰多，可用白前配桑白皮、桔梗等。

推荐药膳养生方

白前酒	材料	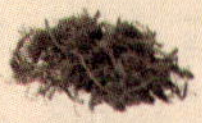 白前100克 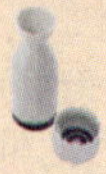 白酒500毫升	做法	将白前捣成粗末，用白纱布袋盛至，置于净器中，入白酒浸泡，封口，七天后开启，去掉药袋，澄清备用。本方泻肺降气，下痰止嗽。
白前粥	材料	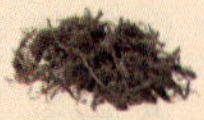 白前9克 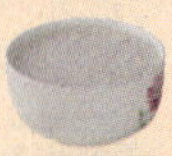 大米100克	做法	将白前洗净，放进锅中，加适量水，煎水取汁；大米洗净，放进锅中，加药汁和适量水，大火煮沸，小火煮至粥成。本方降气祛痰、止咳平喘。
白前茶	材料	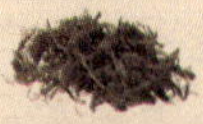 白前9克 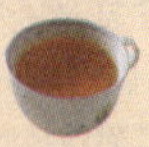 花茶3克	做法	将白前和花茶洗净，放进杯中，加上开水冲泡，泡10分钟即可饮用。本方具有泻肺祛痰，降气止嗽的功效。

半夏【止呕、化痰】

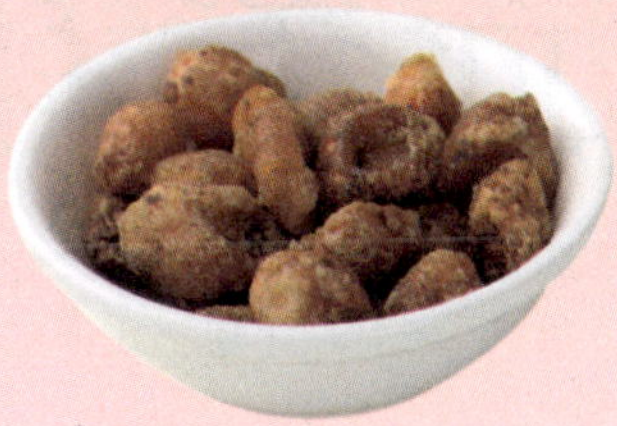

【类　　别】清热化痰药
【别　　名】法夏、清半夏、仙半夏、姜夏、制半夏。
【性味归经】性温，味辛。归脾、胃经。
【养生剂量】4.5~9克。
【适合体质】痰湿体质。
【适宜人群】适宜急性青光眼、头晕不眠、痰多咳喘、痰饮眩悸、胸膈胀满、痰厥头痛、痈肿痰核等患者。
【不宜人群】一切血证及阴虚燥咳、津伤口渴者。

本草药典

◎半夏为天南星科植物半夏的块茎。全国大部分地区均产。主产四川、湖北、安徽、江苏、河南、浙江等地。以四川产量大、质量好。块茎含挥发油、少量脂肪淀粉、烟碱、黏液质、天门冬氨酸、谷氨酸、精氨酸、β–氨基丁酸等氨基酸、β–谷固醇、胆碱等。

功效主治

◎具有燥湿化痰、降逆止呕、消痞散结的功效。主治湿痰冷饮、呕吐、反胃、咳喘痰多、胸膈胀满、痰厥头痛、头晕不眠。生用外治痈肿痰核。外用生半夏捣烂敷疮疡肿毒，对神经末梢似有麻痹作用，能止痛。

推荐药膳养生方

半夏山药粥

材料：

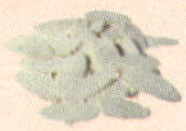
生山药30克

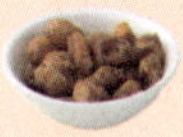
半夏30克

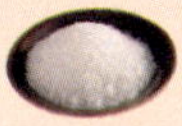
白糖适量

做法：将生山药洗净，晒干，研成细末；半夏洗净放进锅中，加适量水，煎水取汁，去渣，再调入山药末，加白糖即可。本方健脾和胃，降逆止呕。

半夏厚朴汤

材料：

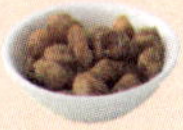
半夏6克

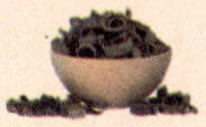
厚朴6克

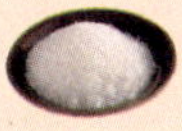
白糖适量

做法：将半夏和厚朴洗净，放进锅中，加适量水，用小火煎煮10分钟，可依个人口味加适量白糖调味，待温即可饮用。本方燥湿化痰，温中下气。

半夏瓜蒌蒸乳鸽

材料：

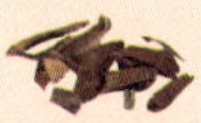
瓜蒌10克

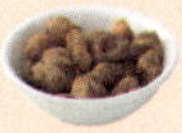
半夏6克

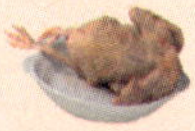
乳鸽1只

做法：将瓜蒌和半夏洗净；乳鸽除杂洗净，切块，放进锅中，加瓜蒌、半夏和适量水，小火炖至乳鸽熟烂，加盐即可。本方活血化瘀，祛痰通络。

旋覆花

【祛痰，止咳】

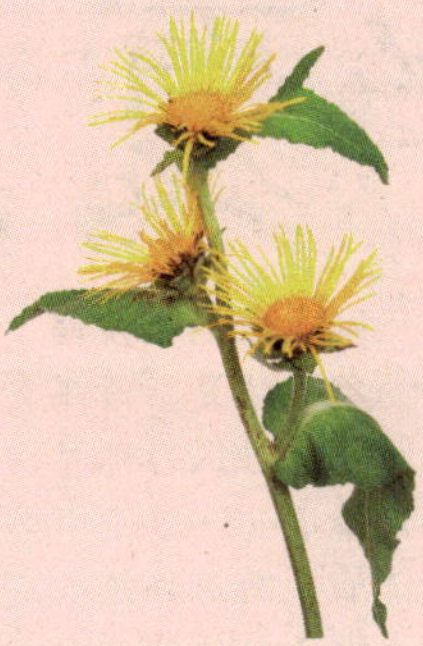

【类　　别】清热化痰药
【别　　名】六月菊、鼓子花、滴滴金、小黄花子、金钱花、驴儿菜。
【性味归经】性微温，味苦、辛、咸。归肺、胃、大肠经。
【养生剂量】3~10克。
【适合体质】痰湿体质。
【适宜人群】适宜风寒咳嗽，痰饮蓄结，胸膈痞满，心下痞硬患者。
【不宜人群】阴虚劳嗽，津伤燥咳者。

本草药典

◎旋覆花为菊科植物旋覆花或欧亚旋覆花的干燥头状花序。产于东北、华北、华东、华中及广西等地。旋覆花含旋覆花佛术内酯、杜鹃黄素、胡萝卜苷、肉豆蔻酸等。欧亚旋覆花另含天人菊内酯、异槲皮苷、咖啡酸、绿原酸等。

功效主治

◎具有降气，消痰，行水，止呕的功效。主治风寒咳嗽，痰饮蓄结，胸膈痞满，喘咳痰多，呕吐噫气，心下痞硬。旋复花黄酮对组胺引起的支气管痉挛性哮喘有明显的保护作用，旋复花煎剂有显著镇咳作用。此外，旋覆花有较弱的利尿作用。

推荐药膳养生方

旋覆花粥

材料

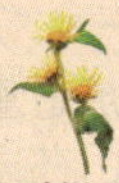
旋覆花10克

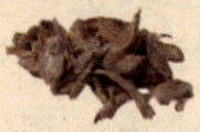
郁金10克

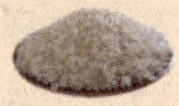
粳米100克

做法

将旋覆花放进药袋，与郁金共入锅，加适量水，煎水取汁；粳米洗净，放进锅中，加药汁和适量水，熬煮成粥。本方活血通络，下气散结。

旋覆花鱼肚汤

材料

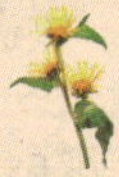
旋覆花10克

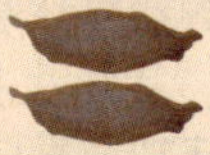
鱼肚100克

做法

将旋覆花放进药袋；鱼肚用盐水洗净，与药包、姜、葱、料酒共如锅，加适量水，小火煮半小时，加盐即可。本方补脾胃，降气止呕。

旋覆花薏米粥

材料

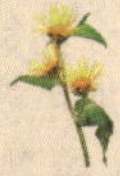
旋覆花6克

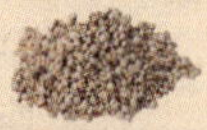
薏米20克

做法

将旋覆花放进药袋；薏米洗净，与药包共入锅，加适量水，用大火煮沸，小火煮至成粥，加少许的盐调味即可。本方化痰开郁，降逆止呕。

皂角刺

【诸恶疮癣及疠风要药】

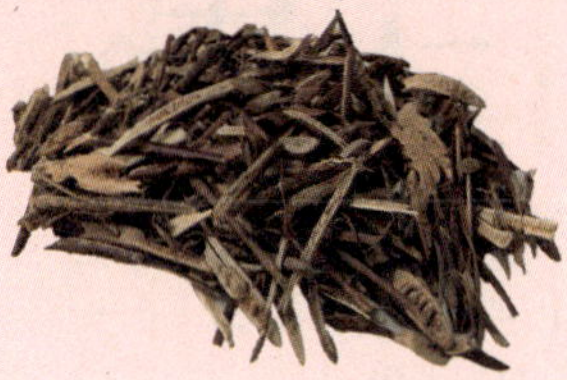

【类　　别】止咳平喘药
【别　　名】天丁、皂丁。
【性味归经】味辛，性温。归肝、胃经。
【养生剂量】3~9克。
【适合体质】痰湿体质。
【适宜人群】痈疽初起或脓成不溃、疥癣麻风者、痈疽肿毒，瘰疬，疮疹顽癣，产后缺乳，胎衣不下，疠风者。
【不宜人群】痈疽已溃者，孕妇。

本草药典

◎皂角刺为豆科植物皂荚的棘刺。生于路边、沟旁、住宅附近。主产江苏、湖北、河北、山西、河南、山东。含黄酮甙、酚类，氨基酸。全年可采，但以9月至翌年3月间为宜，切片晒干。置干燥处。

功效主治

◎具有消肿托毒，排脓，杀虫的功效。主治痈疽肿毒，瘰疬，疮疹顽癣，产后缺乳，胎衣不下，疠风。中医临床用于痈疽肿毒均有较好的治疗效果，现代抗癌药理研究表明，皂角刺具有抗癌抑癌活性。

推荐药膳养生方

皂角刺陈皮饮

材料

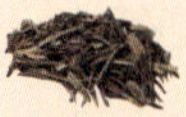

皂角刺8克

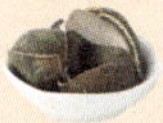

陈皮20克

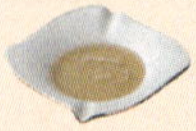

蜂蜜适量

做法

将皂角刺和陈皮各洗净，放进锅中，加适量水，煎水取汁；将药汁倒进杯中后，加上少许蜂蜜，搅拌均匀即可饮用。本方疏肝理气，活血散结。

皂角刺粥

材料

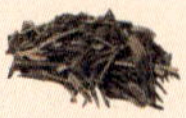

皂角刺10克

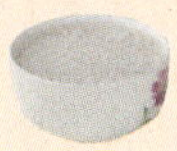

大米50克

做法

将皂角刺洗净，煎水取汁；大米洗净，放进锅中，加上药汁和适量水，用大火煮沸，小火煮至成粥。本方可以疏肝理气，消肿排毒。

皂角刺猪骨汤

材料

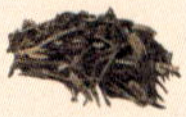

皂角刺10克

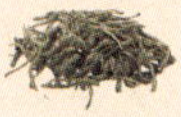

银花20克

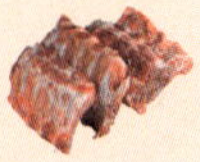

猪骨200克

做法

将皂角刺和银花洗净，煎水取汁；猪骨洗净，放进锅中，加药汁和适量水，大火煮沸，小火煮1小时，加盐即可。本方消肿托毒，通络托脓。

白果【敛肺气、定喘咳】

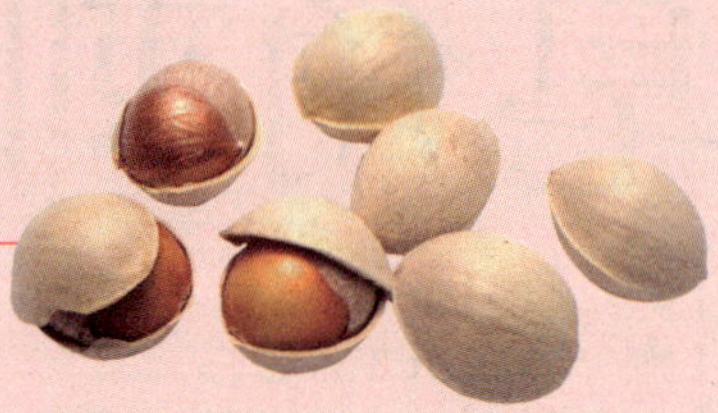

【类　　别】止咳平喘药
【别　　名】银杏、白果肉、银杏肉。
【性味归经】性平，味甘、苦、涩。归肺、心、膀胱经。
【养生剂量】4.5~9.0克。
【适合体质】一般人均可食用。
【适宜人群】适宜支气管哮喘、慢性气管炎、肺结核、痰嗽、白带，白浊、遗精、淋病、小便频数等患者食用。
【不宜人群】实邪者忌服。

本草药典

◎白果为银杏科植物银杏的种子。全国大部分地区有产。主产广西、四川、河南、山东、湖北、辽宁等地。白果果仁富含淀粉、粗蛋白、脂肪、蔗糖、矿物元素、粗纤维，并富含银杏酚和银杏酸，有一定毒性。

功效主治

◎中医认为，白果能敛肺气、定痰喘、止带浊、止泻泄、解毒、缩小便。主治哮喘、痰嗽、白带，白浊、遗精、淋病、小便频数等症，生食还可解酒。可治疗呼吸道感染性疾病，具有敛肺气、定喘咳的功效。具有抗菌作用，白果肉还有收敛作用。

推荐药膳养生方

白果鸽子煲

材料

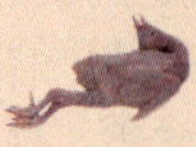
鸽子1只
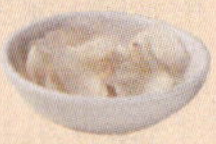
水发百合30克
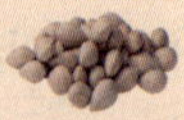
银杏10颗

做法

将鸽子除杂，洗净切块；水发百合洗净；银杏洗净；净锅上火倒入水，下入鸽子、水发百合、银杏煲至熟，加盐即可。本方敛肺止咳、益气补虚。

白果猪肚汤

材料

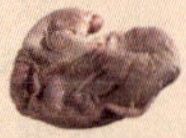
猪肚150克
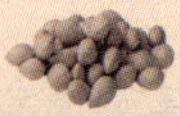
白果15颗
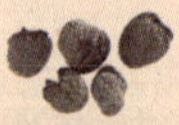
覆盆子适量

做法

猪肚洗净切段，白果洗净去壳；覆盆子洗净；将所有材料放入瓦煲内，注入清水，小火炖煮2小时，加盐即可。本方健脾止泻、补肾固精。

白果莲子甜汤

材料

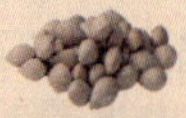
白果20克
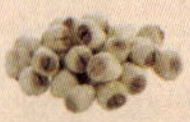
莲子15克
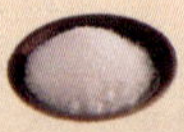
白糖适量

做法

将白果去壳，洗净，莲子洗净，去心；再把材料放进锅中，加适量水，小火煮20分钟，加糖即可。本方可以敛肺涩精，消炎止痛。

百部【润肺气、止咳】

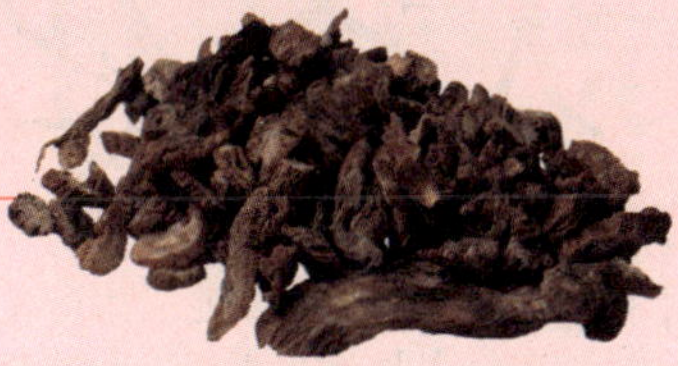

【类　　别】止咳平喘药
【别　　名】嗽药、野天门冬、九丛根、九虫根。
【性味归经】性微温，味甘、苦。归肺经。
【养生剂量】3~9克。
【适合体质】痰湿体质。
【适宜人群】阴虚劳嗽、百日咳、肺结核、阴部瘙痒、老年咳喘、蛔虫、蛲虫病、皮肤疥癣、湿疹者。
【不宜人群】热嗽患者、水亏火旺者。

本草药典

◎百部为百部科植物蔓生百部、直立百部或对叶百部等的块根。分布于台湾、福建、广东、广西、湖南、湖北、四川、贵州、云南等地。根含多种生物碱。以根粗壮、质坚实、色黄白的为佳。置阴凉干燥处。

功效主治

◎百部具有温润肺气、止咳、杀虫的功效。主治风寒咳嗽、百日咳、肺结核、老年咳喘，外用于头虱、体虱、蛲虫病及阴部瘙痒。临床观察有效，是由于其生物碱能降低呼吸中枢的兴奋性，从而可能有助于抑制咳嗽反射。

推荐药膳养生方

百部粥

材料：

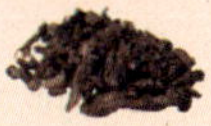
百部10克

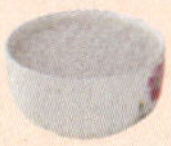
大米30克

做法：将百部洗净，煎水取汁；大米洗净，放进锅中，加药汁和适量水，先用大火煮沸，再用小火煮至成粥。本方可以止咳化痰，湿润肺气。

百部生姜汁

材料：

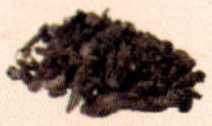
百部9克

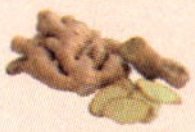
生姜3片

做法：把生姜洗净，去皮，拍扁；百部洗净，放进锅中，加上拍扁的姜和适量水，一起用小火煮15分钟，待凉即可饮用。本方散寒和胃，止咳平喘。

百部蜜饮

材料：

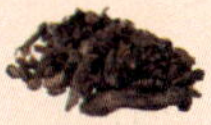
百部9克

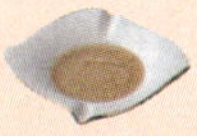
蜂蜜适量

做法：将百部洗净，放进锅中，加适量水，小火煮10分钟，去渣取汁，加上蜂蜜，搅拌均匀，待凉即可饮用。本方湿润肺气，止咳平喘。

款冬花

【止咳的常用药】

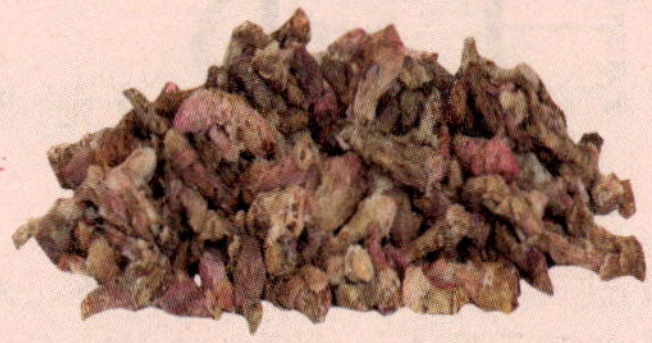

【类　　别】止咳平喘药

【别　　名】冬花、款花、看灯花、艾冬花、九九花。

【性味归经】性温，味辛。归肺经。

【养生剂量】1.5~9.0克。

【适合体质】痰湿体质。

【适宜人群】肺虚久咳不止者、外感内伤、寒热虚实的咳嗽、慢性支气管炎、咳逆喘息、喉痹等患者。

【不宜人群】肺火燔灼、肺气壅实者。

本草药典

◎款冬花为菊科植物款冬的花蕾。产于陕西、山西、河南、甘肃、青海、四川、内蒙古等地。花含款冬二醇等固醇类、芸香苷、金丝桃苷、三萜皂苷、鞣质、蜡等。以朵大、色紫红、无花梗者为佳。置干燥处，防潮、防蛀。

功效主治

◎款冬花香具有润肺下气、化痰止咳的功效，主要用于治疗喘咳痰多、咳逆喘息、肺痿劳嗽咯血、肺痈吐脓腥臭、喉痹失音等病症。临床上为止咳的常用药，一切咳嗽，无论属于寒热虚实，只要与肺经有关，都可用之。

推荐药膳养生方

款冬花百合饮

材料：

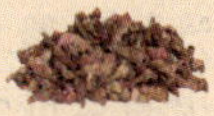

款冬花10克

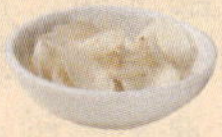

百合20克

做法：将款冬花和百合，洗净，放进锅中，加适量水，小火煮10分钟，可依个人口味加上少许蜂蜜调味。本方润肺止咳，化痰平喘。

款冬花粥

材料：

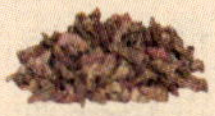

款冬花10克

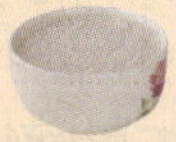

大米50克

做法：将款冬花洗净，煎水取汁；大米洗净，放进锅中，加上药汁和适量水，熬煮成粥。本粥具有润肺下气、化痰止咳的功效。

款冬花鸭汤

材料：

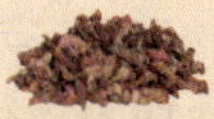

款冬花10克

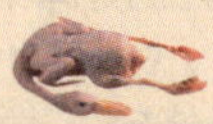

鸭肉100克

做法：将款冬花洗净，煎水取汁；鸭肉洗净，切块，放进锅中，加药汁和适量水，小火煮1小时即可。本粥润肺止咳，下气，化痰。

罗汉果

【清肺润肠的保健果品】

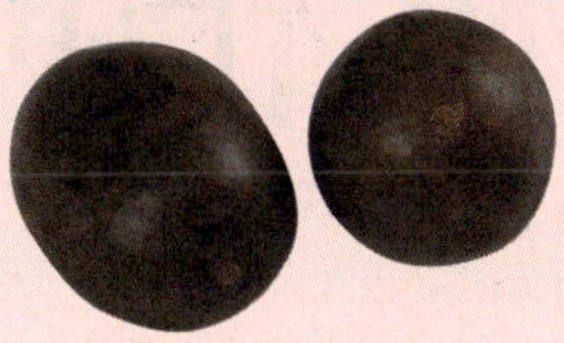

【类　　别】止咳平喘药
【别　　名】拉汗果、假苦瓜。
【性味归经】性凉、味甘。归肺、大肠经。
【养生剂量】9~15克。
【适合体质】痰湿体质。
【适宜人群】适宜急性气管炎、急性扁桃体炎、咽喉炎、急性胃炎、百日咳、痰火咳嗽、血燥便秘等患者。
【不宜人群】便溏者。

本草药典

◎罗汉果为葫芦科植物罗汉果的果实。主产广西桂林，江西、广东有分布。营养价值很高，含丰富的维生素C、罗汉果苷，较蔗糖甜300倍。另含果糖、氨基酸、黄酮等。罗汉果是我国特有的珍贵葫芦科植物，被人们誉为“神仙果”。

功效主治

◎罗汉果有清热润肺、止咳化痰、利咽、润肠通便、驻颜美容、延年益寿、生津止渴之功效。主治百日咳、痰多咳嗽、血燥便秘、肺火燥咳，咽痛失音及暑热伤津口渴等症。对于急性气管炎、急性扁桃体炎、咽喉炎、急性胃炎都有很好的疗效。

推荐药膳养生方

罗汉果杏仁猪肺汤

材料

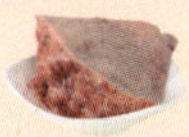

猪肺100克

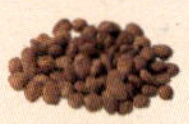

杏仁10克

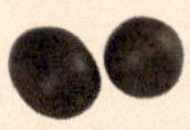

罗汉果适量

做法

将猪肺洗净，切块；把姜片放进汁锅中，注清水烧开，放入药材和猪肺，小火煲炖3小时，加盐即可。本方清热润肺、止咳化痰。

罗汉果银花玄参饮

材料

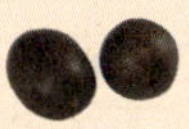

罗汉果半个

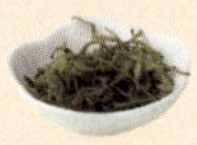

金银花6克

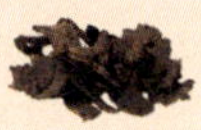

玄参8克

做法

将罗汉果、玄参洗净；锅中加水，大火煮开，放入罗汉果、玄参煎煮2分钟，再加入洗净的薄荷、金银花煮沸即可。本方滋阴益胃、清热利咽。

罗汉果山楂饮

材料

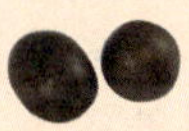

罗汉果2个

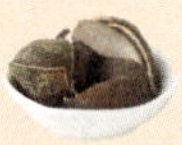

山楂10克

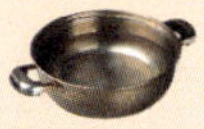

水250毫升

做法

把罗汉果洗净、压碎，与山楂用净水于锅中煎煮，上火煮熟后，去渣留汁倒入杯中，如加蜂蜜适量蜂蜜味道更佳。本方化痰止咳，减肥健身。

枇杷叶

【清解肺热、胃热的常用药】

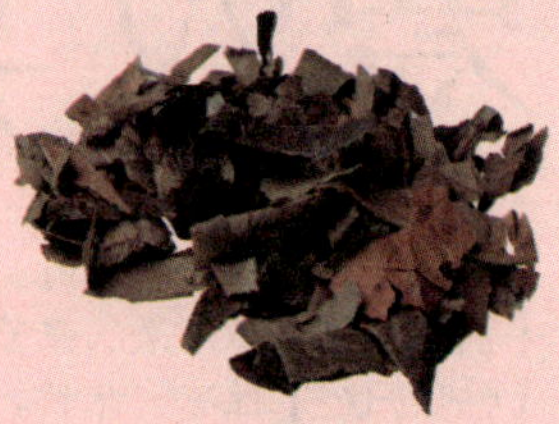

【类　　别】止咳平喘药
【别　　名】巴叶、杷叶。
【性味归经】性凉、味苦。归肺、胃经。
【养生剂量】4.5~9克(鲜者15~30克)。
【适合体质】体形肥胖的痰湿体质、肺热型体质。
【适宜人群】急性支气管炎、肺热咳嗽、胃热呕哕的患者；咳血、衄血、呕吐、气逆喘急、哕逆等患者。
【不宜人群】胃寒呕吐及肺感风寒咳嗽者不宜食用。

本草药典

◎枇杷叶为双子叶植物蔷薇科枇杷的干燥叶，主产广东、江苏、浙江、福建、湖北等地。枇杷叶含有皂苷、熊果酸、齐墩果酸等成分，是常用止咳化痰药。以叶大、色灰绿、不破碎者为佳。置干燥处。

功效主治

◎枇杷叶具有化痰止咳、和胃止呕的功效。其作用为镇咳、祛痰、健胃。为清解肺热和胃热的常用药；治肺热咳嗽，表现为干咳无痰或痰少黏稠，不易咳出，或咳时有胸痛、口渴咽干、苔黄脉数，取其有润肺止咳作用。枇杷叶可晾干制成茶叶，有泄热下气、和胃降逆之功效。

推荐药膳养生方

	材料	做法
枇杷杏仁茶	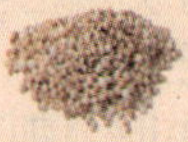 川贝母10克 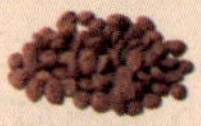 杏仁20克 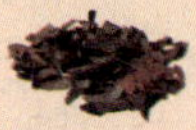 枇杷叶25克	将川贝母、杏仁、枇杷叶入锅，加600毫升水，小火续熬至约剩350毫升水。捞弃药渣，加麦芽糖拌匀即成。本方清热泻肺、止咳化痰。
枇杷苦瓜汤	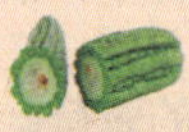 苦瓜200克 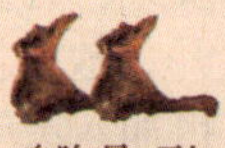 鸡胸骨1副 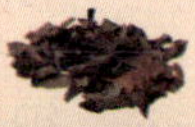 枇杷叶20克	鸡胸骨洗净，入锅，加适量水，小火煮1小时；苦瓜除杂洗净切块，再把枇杷叶和苦瓜入锅煮30分钟，加盐即可。本方滋阴泻火、清热利咽。
枇杷竹叶茶	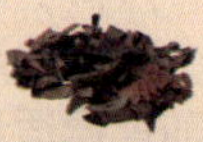 鲜枇杷叶30克(去毛) 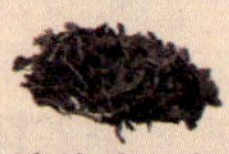 淡竹叶15克	将枇杷叶和淡竹叶洗净，放进锅中，加适量水，煎水取汁，加上少许冰糖，待溶即可饮用。本方具有泄热下气、和胃降逆的功效。

桑白皮

【泻肺热而平喘咳之常用药】

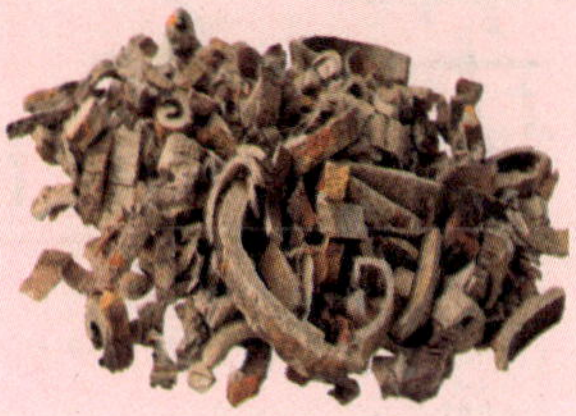

【类　　别】止咳平喘药
【别　　名】桑根白皮、桑根皮、桑皮、白桑皮。
【性味归经】性寒，味甘。归肺经。
【养生剂量】6~15克。
【适合体质】痰湿体质。
【适宜人群】肺虚咳嗽、咳喘、水肿、小便不利、高血糖、高血压、肺气肿、急性支气管炎等患者。
【不宜人群】肺虚无火力、便多及风寒咳嗽者。

本草药典

◎桑白皮为桑科植物桑除去栓皮的根皮。主产安徽、河南、浙江、江苏、湖南等地；其他各地亦产。含伞形花内酯、东莨菪素和黄酮成分桑根皮素、桑素、桑色烯、环桑素、环桑色烯等。以色白、皮厚、粉性足者为佳。置通风干燥处，防潮、防蛀。

功效主治

◎具有泻肺平喘、利尿消肿的功效。多用于肺热咳喘、痰多之症及浮肿、小便不利、水肿等症。临床应用于治肺热咳喘，尤其适于肺气肿合并感染，以及急性支气管炎之咳喘。桑白皮还具有镇静作用。

推荐药膳养生方

桑白皮阿胶粥

材料：

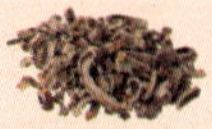

桑白皮15克

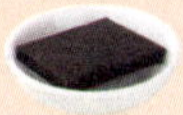

阿胶15克

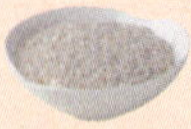

糯米100克

做法：将桑白皮洗净，煎水取汁；糯米洗净，放进锅中，熬煮成粥，再加入药汁、阿胶和适量红糖，搅拌均匀即可，本粥补血滋阴，润燥清肺。

桑白皮酒

材料：

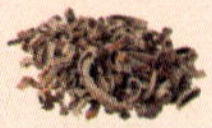

桑白皮200克

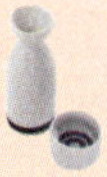

白酒1000毫升

做法：将桑白皮洗净，沥干，放进装在玻璃瓶的白酒当中，封口，7天后即可饮用。本酒具有泻肺平喘，止咳的功效。

桑白皮猪骨汤

材料：

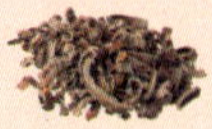

桑白皮10克

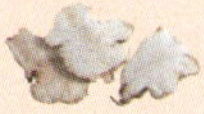

茯苓20克

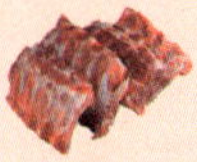

猪骨200克

做法：将桑白皮和茯苓洗净，煎水取汁；猪骨洗净，斩块，放进锅中，加上药汁和适量水，熬煮2小时，加盐即可。本汤健脾利湿，化痰。

苏子【止咳、平喘】

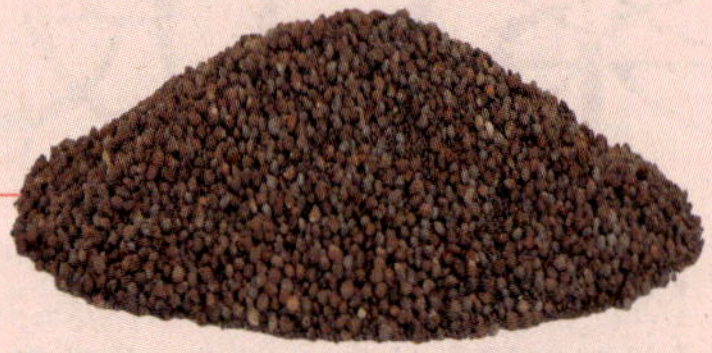

【类　　别】止咳平喘药
【别　　名】紫苏子、黑苏子。
【性味归经】味辛，性温。归肺、脾经。
【养生剂量】5~10克。
【适合体质】痰湿体质。
【适宜人群】适宜咳嗽气喘，痰壅气逆，肠燥便秘，肺虚喘咳或肾不纳气的喘咳、风寒感冒、胎动不安等患者。
【不宜人群】阴虚咳喘，脾虚滑泄者。

本草药典

◎紫苏子是唇形科植物紫苏的干燥成熟果实。主产于湖北、江苏、湖南、浙江、安徽、河南等地。主要含脂肪油主要成分是亚油酸、亚麻酸等。还含蛋白质和挥发油。呈卵圆形或类圆形。外表灰棕色或灰褐色，有网状纹理。味微辛辣。置通风干燥处，防蛀。

功效主治

◎具有降气消痰、止咳平喘、润肠通便的功能。用于咳嗽气喘，痰壅气逆，肠燥便秘。生紫苏子润肠力强，多用于肠燥便秘或气喘而兼便秘者。炒后辛散之性缓和，温肺降气作用较佳，用于多种原因引起的气喘咳嗽。

推荐药膳养生方

紫苏子粥	材料	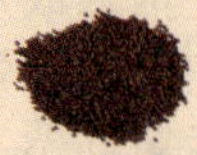 紫苏子10克 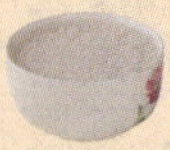 大米100克	做法	将紫苏子洗净，煎水取汁；大米洗净，放进锅中，加药汁和适量水，用大火煮沸，小火煮至成粥。本粥降气消痰，润肠通便。
苏子杏仁粥	材料	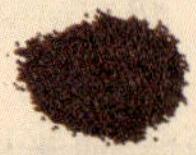 紫苏子10克 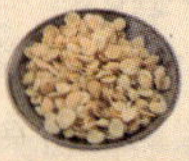 苦杏仁10克 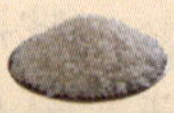 粳米60克	做法	紫苏子和苦杏仁各洗净，煎水取汁；粳米洗净，放进锅中，加适量水，加上药汁和适量水，再加上姜片，熬煮成粥。本粥止咳嗽、平哮喘。
紫苏麻仁茶	材料	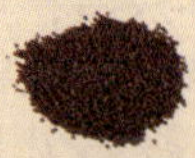 紫苏子10克 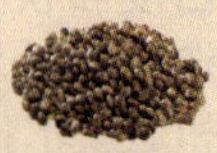 麻子仁10克	做法	将紫苏子和麻子仁洗净，放进锅中，加适量水，大火煮沸，小火煮10分钟，可依个人口味加少许蜂蜜调味。本方润肠通便，止咳平喘。

葶苈子 【泻肺、祛痰】

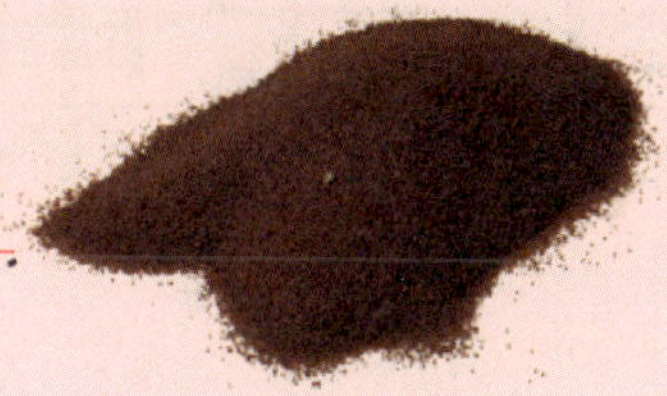

【类　　别】止咳平喘药
【别　　名】丁历、大适、大室。
【性味归经】性大寒，味辛、苦。归心、肝、胃、膀胱经。
【养生剂量】3~9克。
【适合体质】痰湿体质。
【适宜人群】适宜痰涎壅肺、喘咳痰多、胸胁胀满、不得平卧、胸腹水肿、小便不利、慢性肺源性心脏病；心力衰竭之喘肿；瘰疬结核等患者。
【不宜人群】肺虚喘咳、脾虚肿满者。

本草药典

◎葶苈子为十字花科草本植物独行菜的种子。主产河北、辽宁、内蒙古。含芥子甙、脂肪油、蛋白质、糖类。每年夏季果实成熟时，割取全草，打下种子，筛净杂质即可入药。置干燥玻璃容器中，放潮、防蛀。

功效主治

◎泻肺降气；祛痰平喘；利水消肿；泄逐邪。主治痰涎壅肺之喘咳痰多、肺痈、水肿、胸腹积水、小便不利、慢性肺源性心脏病、心力衰竭之喘肿、瘰疬结核。还具有强心作用，能增强心肌收缩力，减慢心率，降低传导速度。

推荐药膳养生方

葶苈子酒

材料

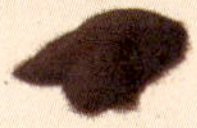
葶苈子100克

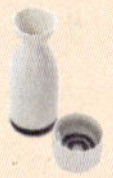
白酒2500毫升

做法

将葶苈子微火炒后研碎，以绢袋盛之，扎紧口，放进装在玻璃瓶中的白酒当中，7天后，可除去药袋，即可饮用。本方泻肺定喘，行水消肿。

葶苈子粥

材料

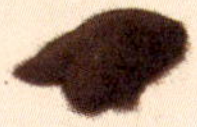
葶苈子10克

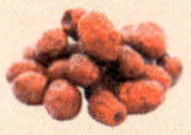
大枣5枚

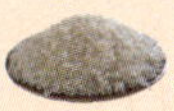
粳米50克

做法

将葶苈子洗净，煎水取汁；粳米洗净，放进锅中，加上药汁、大枣和适量水，大火煮沸，小火煮成粥。本方泻肺定喘，祛痰平喘。

葶苈子山豆根茶

材料

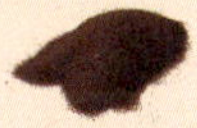
葶苈子10克

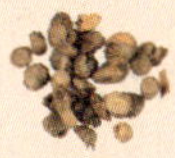
山豆根10克

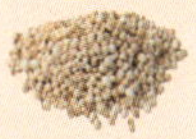
川贝母10克

做法

将葶苈子、山豆根和川贝母洗净，放进锅中，加适量水，小火煮10分钟，可依个人口味加蜂蜜调味，本方具有止咳平喘，祛痰的功效。

无花果

【健脾开胃的常用药】

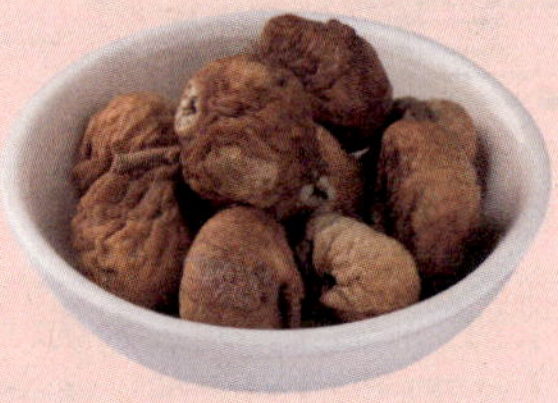

【类　　别】止咳平喘药
【别　　名】映日果、奶浆果、蜜果、树地瓜。
【性味归经】味甘、微辛，性平。归肺、胃、大肠经。
【养生剂量】9~15克。
【适合体质】各种体质。
【适宜人群】适宜消化不良者、食欲不振者、高血脂患者、高血压患者；泄泻痢疾者；痈肿者；癣疾等患者。
【不宜人群】脂肪肝患者、脑血管意外患者、腹泻者。

本草药典

◎无花果为桑科榕属植物无花果的果实。无花果是一种稀有水果，国内湖南、江苏、四川等地有种植，但在新疆阿图什地区栽培品质最优。它含葡萄糖、果糖、蔗糖、维生素C、钙、磷等成分。无花果是无公害绿色食品，被誉为“21世纪人类健康的守护神”。

功效主治

◎无花果具有清热生津、健脾开胃、解毒消肿的功效。主治咽喉肿痛、燥咳声嘶、乳汁稀少、肠热便秘、食欲不振、消化不良、泄泻痢疾、痈肿、癣疾等症。无花果有降低血脂和分解血脂的功能，可减少脂肪在血管内的沉积，进而起到降血压、预防冠心病的作用。

推荐药膳养生方

无花果排骨汤

材料

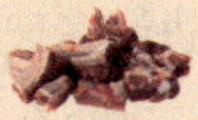
排骨200克

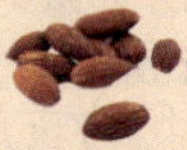
南北杏10克

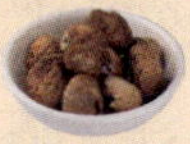
无花果适量

做法

排骨洗净，斩段成块；砂煲内注上适量清水烧开，加排骨、洗净的南北杏、无花果小火煲2小时，加盐即可。本方清热止咳、润肺利咽。

无花果煲猪肚

材料

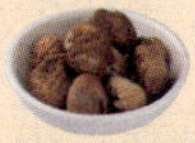
无花果15克

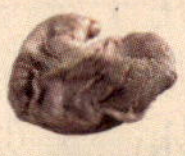
猪肚1个

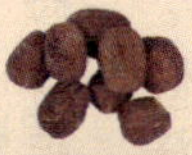
蜜枣适量

做法

猪肚加盐洗净；无花果、蜜枣洗净。所有食材共入砂煲，加清水，大火煲滚后改小火煲2小时，加盐即可。本方健脾开胃、益气补虚。

无花果陈皮茶

材料

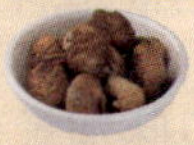
无花果15克

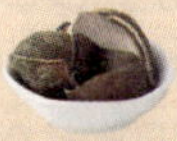
陈皮6克

做法

将无花果洗净，切成小块，陈皮洗净，再把材料一起放进杯中，用开水冲泡即可。本方具有健脾开胃，清热生津的功效。

杏仁【止咳平喘的常用药】

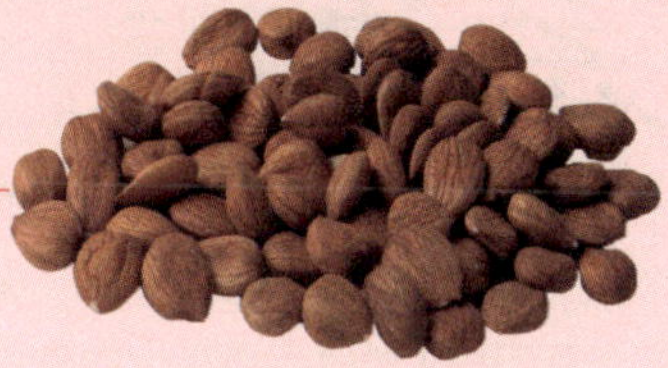

【类　　别】止咳平喘药

【别　　名】杏核仁、杏子、木落子、苦杏仁、杏梅仁。

【性味归经】性温、味苦。归肺、大肠经。

【养生剂量】4.5~9克。

【适合体质】痰湿体质。

【适宜人群】适宜有呼吸系统疾病的人、癌症患者、术后放化疗、外感咳嗽、喘满、喉痹、肠燥便秘等患者。

【不宜人群】阴虚咳嗽及大便溏泄者不宜食用。

本草药典

◎杏仁为蔷薇科植物杏、野杏、山杏、东北杏的种子。主产河北、山东、山西、河南、陕西、甘肃、青海 等地。它富含蛋白质、脂肪、糖类、胡萝卜素、B族维生素、维生素C、维生素P以及钙、磷、铁等营养成分，人们将杏仁称为“抗癌之果”。

功效主治

◎杏仁具有祛痰止咳、平喘、润肠、生津止渴、润肺定喘的功效。治外感咳嗽、喘满、喉痹、肠燥便秘。杏仁含有丰富的脂肪油，有降低胆固醇的作用。中医中药理论认为，杏仁具有生津止渴、润肺定喘的功效，常用于肺燥喘咳等患者的保健与治疗。

推荐药膳养生方

杏仁牛奶饮

材料：

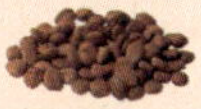

杏仁9克

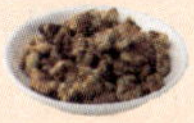

核桃仁20克

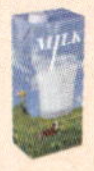

牛奶200克

做法：将杏仁、核桃仁洗净，与牛奶共入锅。加适量水将炖锅置于火上烧沸，用文火煎煮20分钟即可。待凉后加蜂蜜即可。本方润肠通便、益智补脑。

杏仁猪肺汤

材料：

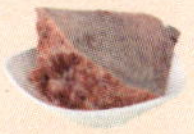

猪肺250克

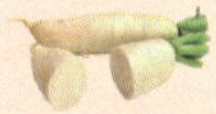

白萝卜100克

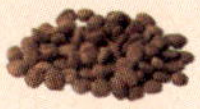

杏仁9克

做法：猪肺加盐洗净，切块；白萝卜洗净，切块；所有材料入炖盅中，加鸡汤、姜片，隔水炖，中火炖2小时，加盐即可。本方益气敛肺、止咳化痰。

杏仁粥

材料：

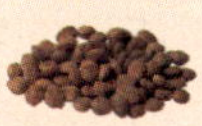

杏仁10克

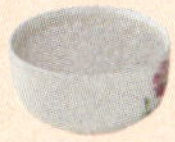

大米80克

做法：将杏仁洗净；大米洗净，泡发后，放进锅中，加杏仁和适量水，用大火煮沸，小火煮至粥成。加少许白糖即可食用。本方健脾和胃，滋润肺燥。

紫菀

【治疗慢性咳嗽的常用药】

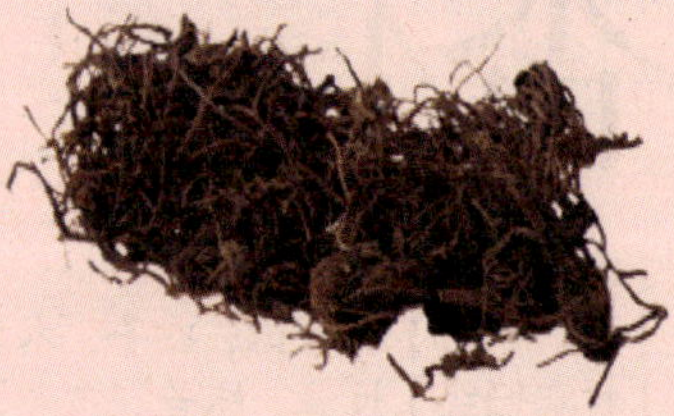

【类　　别】止咳平喘药
【别　　名】青菀、返魂草根、夜牵牛、紫菀茸。
【性味归经】性温，味苦。归肺经。
【养生剂量】5~10克。
【适合体质】痰湿体质。
【适宜人群】适宜气喘、风寒咳嗽、小便不利、虚劳咳吐脓血、喉痹、慢性咳嗽、劳嗽咳血等患者。
【不宜人群】肺阴不足，虚火上身者、实热者。

本草药典

◎紫菀为菊科植物紫菀的根及根茎。主产河北、安徽等地。根含无羁萜醇、无羁萜、紫菀酮、紫菀皂苷、槲皮素，挥发油中含毛叶醇、乙酸毛叶酯、烃、脂肪酸、芳香族酸等。以根长、色紫、质柔韧、去净茎苗者为佳。置阴凉干燥处，防潮。

功效主治

◎紫菀具有润肺下气、化痰止咳的功效。主咳嗽、肺虚劳嗽、肺痿肺痈、咳吐脓血、小便不利。用于痰多喘咳，新久咳嗽，劳嗽咳血，治疗慢性咳嗽气喘。紫菀还可以抗菌、抗癌。紫菀黄色素有利尿作用。

推荐药膳养生方

紫菀款冬猪肺汤

材料

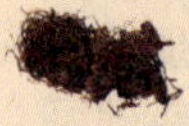
紫菀10克

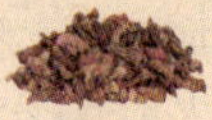
款冬花10克

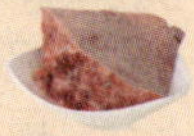
猪肺250克

做法

将猪肺洗净；紫菀和款冬花洗净，与猪肺一起放进锅中，加适量水，用大火煮沸小伙煮至熟，加盐即可。本汤肃肺降气，止咳定喘。

紫菀百合茶

材料

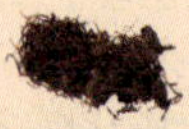
紫菀10克

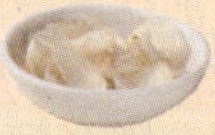
百合20克

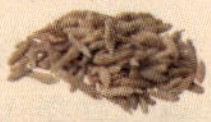
麦冬15克

做法

将紫菀、麦冬和百合各洗净，放进锅中，加适量水，大火煮沸，小火煮10分钟。本方具有清热润肺，消痰止咳。

紫菀鲫鱼汤

材料

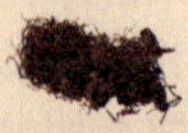
紫菀10克

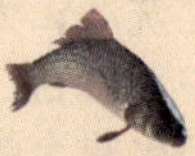
鲫鱼1条

做法

将鲫鱼除杂洗净，切块，放进砂锅中，加适量水和洗净的紫菀，用大火煮沸，小火煮1小时。本方具有温肺下气，消痰平喘的功效。

第十四章

养心安神类本草养生法

●凡以安定神志、治疗心神不宁病症为主的药物，称安神药，根据安神药临床应用不同，可分为重镇安神及养心安神药两类。

安神药主要用治心神不宁的心悸怔忡，失眠多梦；亦可作为惊风、癫狂等病症的辅助药物。部分安神药又可用治热毒疮肿、肝阳眩晕、自汗盗汗、肠燥便秘、痰多咳喘等症。现代药理研究证明，安神药对中枢神经系统有抑制作用，具有镇静、催眠、抗惊厥等作用。部分药物还有祛痰止咳、抑菌防腐、强心、改善冠状动脉血循环及提高机体免疫功能等作用。

本类药物多属对症治标之品，特别是矿石类重镇安神药及有毒药物，只宜暂用，不可久服，应中病即止。矿石类安神药，如作丸散剂服时，须配伍养胃健脾之品，以免伤胃耗气。

灵芝【药中仙草】

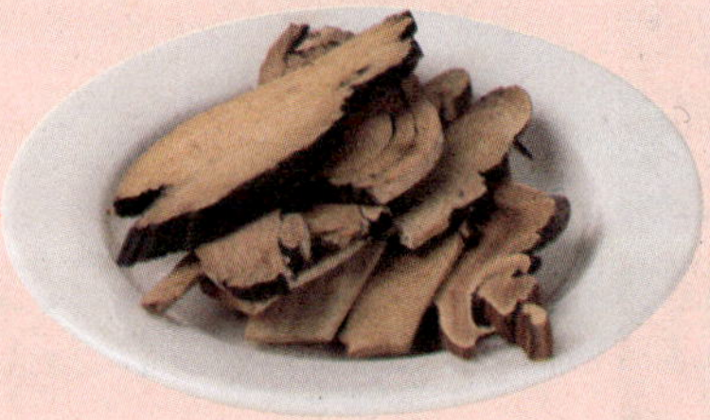

【类　　别】养心安神药
【别　　名】灵芝草、菌灵芝、菌芝、赤芝、黑芝、木灵芝。
【性味归经】性温，味淡、苦；归心、肺、肝、脾经。
【养生剂量】煎服，6~12克；研末吞服，3~5克。
【适合体质】气虚体质。
【适宜人群】更年期女性；心神不宁、失眠者；虚劳短气者；食欲不振、消化不良者；记忆力衰退者；肺虚咳喘者，艾滋病患者、免疫力低下者、慢性中毒者、各类慢性肝炎者、肝硬化者、肝功能障碍者、冠心病者、心绞痛者、神经衰弱者。
【不宜人群】阴虚内热者、感冒未愈者。

本草药典

◎灵芝为多孔菌科真菌灵芝（赤芝）或紫芝的干燥子实体。主产于河北、山西、江西、广西、广东等地。含有麦角固醇、真菌溶酶等成分。灵芝自古以来就被认为是吉祥、富贵、美好、长寿的象征，有“仙草”“瑞草”之称，被视为滋补强壮、固本扶正的珍贵中草药。

功效主治

◎灵芝具有补气安神、止咳平喘的功效。主治虚劳短气、肺虚咳喘、失眠心悸、消化不良、不思饮食、心神不宁等病症。灵芝能扶正固本，提高身体免疫力，调节人体整体的机能平衡，调动身体内部活力，调节人体新陈代谢；还能抗肿瘤，预防癌细胞生成，抑制癌细胞生长恶化。

选购保存

◎赤芝外形呈伞状，菌盖肾形、半圆形或近圆形，皮壳坚硬，黄褐色至红褐色，有光泽，具环状棱纹和辐射状皱纹，边缘薄，常内卷。菌肉白色至淡棕色，菌柄圆柱形，红褐色至紫褐色，光亮。气微香、味苦涩。紫芝皮壳为紫黑色，有光泽。菌肉呈锈褐色。以菌盖半圆形、赤褐如漆、环棱纹、边缘内卷、侧生柄为佳，置于干燥处，防霉、防蛀。

食用须知

◎灵芝在临床应用不良反应少，有少数病人在食用的时候出现头晕、口鼻及咽部干燥、便秘等副作用，在这种情况下要咨询医师或者停用一段时间，无不良反应再服用。灵芝药效时间较晚，一般在服后3~5天起效，少数可在第二天起效，有些人要10多天后起效，个别病人要30~60天才起效。病人手术前、后一周内，或正在大出血的病人不宜用 灵芝。对灵芝过敏者不宜食用灵芝。

推荐药膳养生方

猪蹄灵芝汤

材料

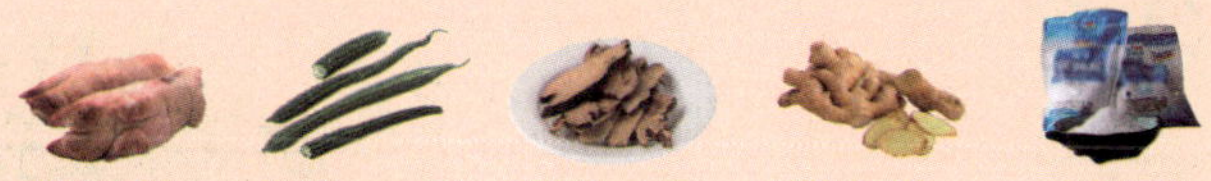

猪蹄1只　丝瓜200克　灵芝10克　生姜3片　盐适量

做法

将猪蹄洗净切块，汆水；丝瓜去皮、洗净，切滚刀块；灵芝洗净。汤锅里加入适量水，下入猪蹄、灵芝，煲至快熟时下入丝瓜，再煲10分钟，加盐调味即可。

灵芝核桃乳鸽汤

材料

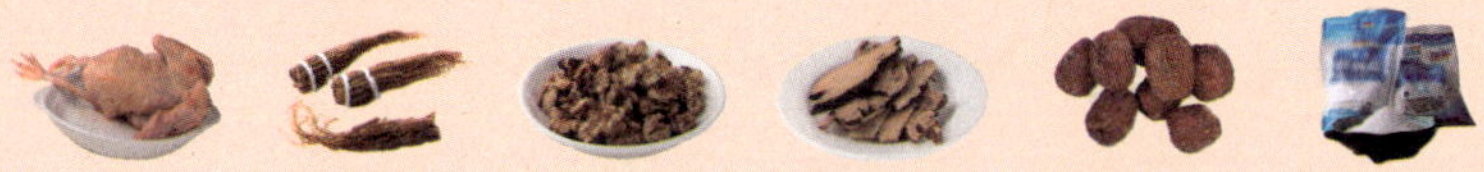

乳鸽1只　党参20克　核桃仁20克　灵芝10克　蜜枣5枚　盐适量

做法

将核桃仁、党参、灵芝、蜜枣分别用水洗净；将乳鸽去内脏，洗净斩件，汆去血水。锅中加水，大火烧开，放入乳鸽、党参、核桃仁、灵芝、蜜枣，改用小火煲3小时，加盐调味即可。

灵芝茯苓炖乌龟

材料

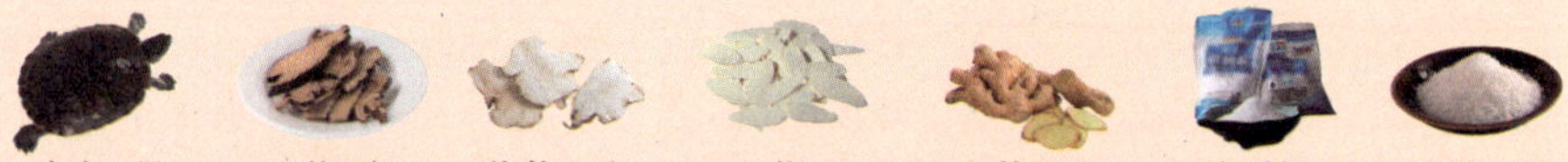

乌龟1只　灵芝6克　茯苓25克　山药8克　生姜10克　盐适量　味精适量

做法

乌龟置于冷水锅内，慢火加热至沸，将龟破开，去头和内脏，斩成大件。灵芝切块，同茯苓、山药、生姜洗净。将以上用料放入瓦煲内，加适量水，以大火烧开，转小火煲2小时，最后用盐和味精调味即可。

灵芝银耳茶

材料

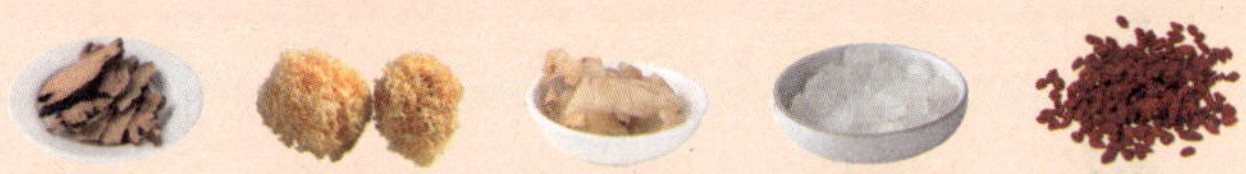

灵芝10克　银耳15克　玉竹10克　冰糖适量　枸杞10克

做法

将灵芝、玉竹、银耳、枸杞用清水漂洗干净，银耳泡发浸透，然后将三者切成碎片。锅中加水适量，煮开，放入灵芝、银耳、玉竹转小火煮30分钟，再加入冰糖烊化即可。本品适合咳嗽气喘、心悸失眠等患者食用。

灵芝石斛甲鱼汤

材料

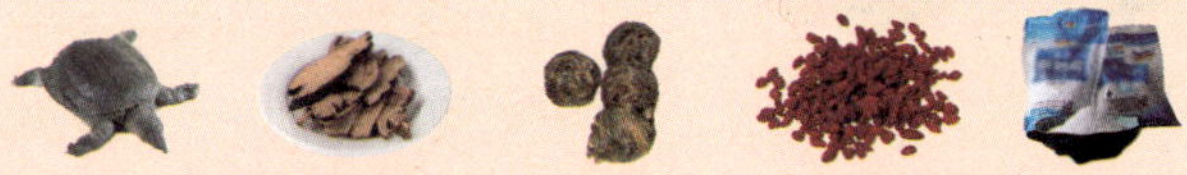

甲鱼1只　灵芝15克　石斛10克　枸杞少许　盐适量

做法

将甲鱼治净，斩块；灵芝掰成小块；石斛、枸杞均洗净，泡发。净锅上火烧开，放入甲鱼，煮尽表皮血水，捞出洗净。将甲鱼、灵芝、石斛、枸杞放入瓦煲，加入适量水，大火煲沸后改为小火煲3小时，加盐调味即可。

酸枣仁

【安神敛汗、抗失眠】

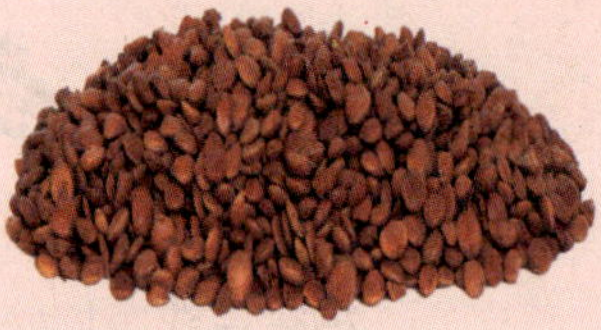

【类　　别】养心安神药
【别　　名】枣仁、酸枣核。
【性味归经】性平、味甘；归心、脾、肝、胆经。
【养生剂量】内服：煎汤，每次6~15克。或入丸、散。
【适合体质】平和体质。
【适宜人群】虚烦不眠者；夜间盗汗者；神经官能症患者；健忘者、惊悸怔忡者、烦渴者、虚汗等患者。
【不宜人群】有实邪郁火及患有滑泄症者应慎服。

本草药典

◎酸枣仁为鼠李科植物酸枣的种子，含多量脂肪油和蛋白质，并有2种固醇，另含酸枣皂苷，苷元为酸枣苷元，还含大量维生素C。酸枣仁以粒大饱满、外皮紫红色、无核壳者为佳；应置于阴凉干燥的地方密封保存，并防霉、防蛀、防鼠食。

功效主治

◎酸枣仁具有宁心安神、养肝敛汗的功效，现代药理研究发现，酸枣仁有镇静、催眠、镇痛、抗惊厥、降温、兴奋子宫等作用。可用来治疗虚烦不眠、惊悸怔忡、烦渴、虚汗等症。其他像心慌惊悸、精神恍惚、健忘、神经衰弱及心脏神经官能症者亦可用酸枣仁治疗。

推荐药膳养生方

双仁菠菜猪肝汤

材料

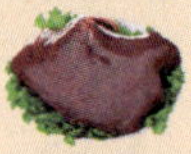
猪肝200克

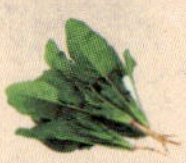
菠菜150克

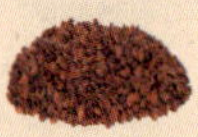
酸枣仁10克

做法：将酸枣仁煎水取汁，猪肝洗净切片；菠菜洗净切段。猪肝和菠菜一起放入锅中，加高汤和药汁，烧滚后加盐即可。本方可补血、安眠。

香菇枣仁甲鱼汤

材料

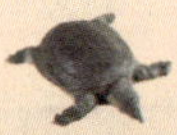
甲鱼500克

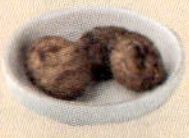
鲜香菇50克

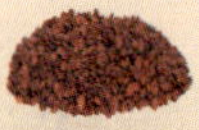
酸枣仁10克

做法：甲鱼洗净；香菇撕成小片；酸枣仁洗净。甲鱼焯去血水后入瓦煲，加入酸枣仁煲开。煲至甲鱼熟烂，入香菇续煮10分钟即可。本方可滋阴补肾。

酸枣仁汤

材料

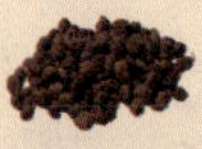
益智仁10克

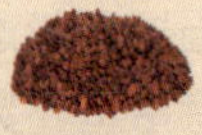
酸枣仁10克

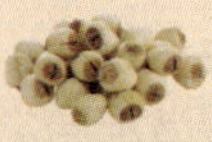
莲子20克

做法：益智仁、酸枣仁、莲子均洗净，放入锅中，加水适量，煎水，去渣后饮用，可治疗男子遗精、梦遗。

柏子仁

【香气透心的安神药】

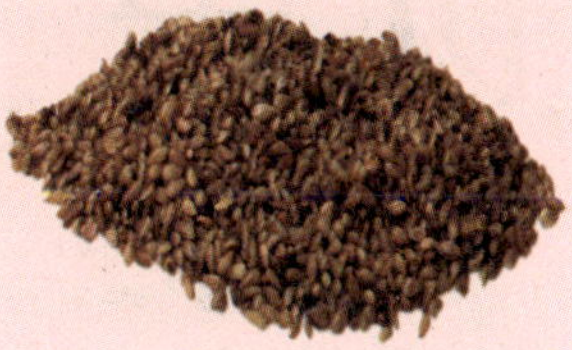

【类　　别】养心安神药

【别　　名】柏实、柏子、柏仁、侧柏子。

【性味归经】性平、味甘；归心、肾、大肠经。

【养生剂量】内服：煎汤，每次6~15克，或入丸、散。

【适合体质】平和体质。

【适宜人群】心烦失眠、心悸者；自汗盗汗者；更年期患者；便秘者、阴虚精亏者、老年虚秘者、劳损低热等患者。

【不宜人群】腹泻者。

本草药典

◎柏子仁为柏科植物侧柏的种仁，含脂肪油，并含少量挥发油、皂苷等成分。柏子仁以粒饱满、黄白色、油性大而不泛油、无皮壳杂质者为佳，柏子仁易走油变化，不宜暴晒，应置阴凉干燥处，防热、防蛀。

功效主治

◎柏子仁具有养心安神、润肠通便的功效，主治惊悸、失眠、遗精、盗汗、便秘等症。柏子仁含有大量脂肪油及少量挥发油，可减慢心率，并有镇静作用。柏子仁中的脂肪油有润肠通便作用，对阴虚精亏、劳损低热等虚损型疾病大有裨益。挥发油另还有增强记忆的作用。

推荐药膳养生方

柏子仁猪蹄汤

材料

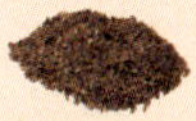

柏子仁15克

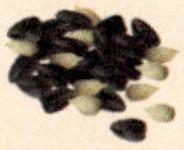

葵花子仁20克

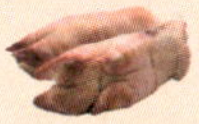

猪蹄400克

做法

猪蹄洗净，剁块，汆水；柏子仁洗净；砂锅注水烧开，放入猪蹄、葵花子仁、火麻仁，猛火煲沸，小火煲3小时，加盐即可。本方可润肠通便。

柏子仁参须鸡汤

材料

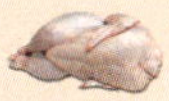

土鸡1只

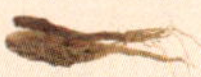

参须5克

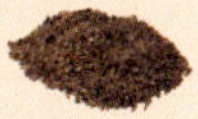

柏子仁15克

做法

将土鸡除杂，洗净；将土鸡放入锅中，加柏子仁、参须和适量水，大火煮开，转小火慢炖煮2小时，加盐调味。本品可养心安神。

柏仁牡蛎汤

材料

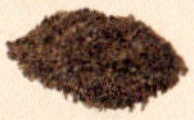

柏子仁15克

五味子10克

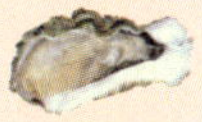

牡蛎300克

做法

柏子仁、五味子、牡蛎均洗净，一起放入锅中，加水适量，大火煮沸后转小火续炖1小时，加盐调味即可，可治疗阴虚盗汗。

远志

【益智安神、祛咳止痰良药】

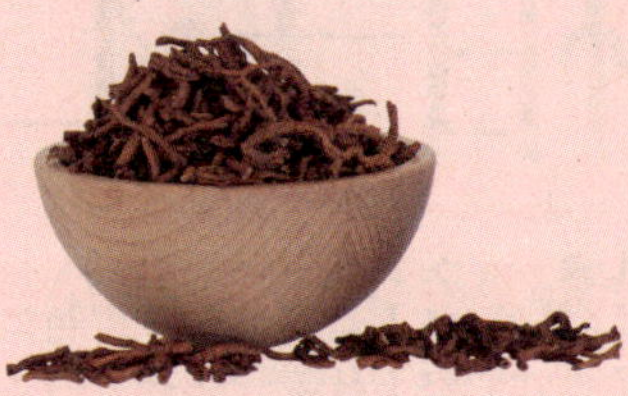

【类　　别】养心安神药
【别　　名】棘菀、苦远志。
【性味归经】性温，味苦、辛；归心、肺、肾经。
【养生剂量】煎汤，每次3~9克；浸酒或入丸、散。
【适合体质】平和体质。
【适宜人群】失眠健忘者、咳嗽痰多者、疮痈肿毒者、便秘患者、神志恍惚者、乳房肿痛等患者食用。
【不宜人群】心肾有火、阴虚阳亢者忌服。

本草药典

◎远志为远志科植物远志或卵叶远志的干燥根。含皂苷、皂苷细叶远志素，另含远志醇、N-乙酰氨基葡萄糖、生物碱细叶远志定碱、脂肪油、树脂等成分。选购远志以条粗、皮厚、去净木心者为佳。

功效主治

◎远志可安神益智、补精壮阳、祛痰消肿、聪耳明目，用于心肾失和引起的失眠多梦，神志恍惚，健忘惊悸，咳嗽痰多，乳房肿痛。柏子仁含有大量脂肪油及少量挥发油，可减慢心率，还有润肠通便作用，对阴虚精亏等虚损型疾病大有裨益。挥发油另还有增强记忆的作用。

推荐药膳养生方

远志猪心汤

材料

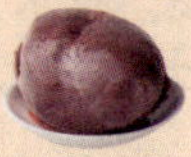
猪心300克

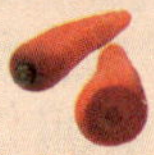
胡萝卜1根

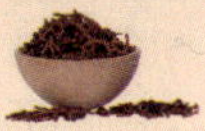
远志15克

做法：将远志洗净，煎取药汁；胡萝卜洗净切块；猪心洗净切片，一起入锅煲汤，倒入药汁，煮熟后加盐调味即可。本品强心养血、安神助眠。

远志乳鸽汤

材料

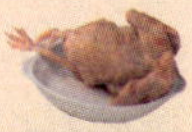
乳鸽1只

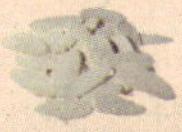
山药200克

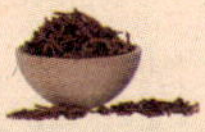
远志10克

做法：乳鸽除杂，洗净；山药洗净，切块；远志洗净；以上材料入锅，加水适量，大火煮沸转小火续炖2小时，加盐即可。本品益智补脑、养心安神。

远志杏仁汤

材料

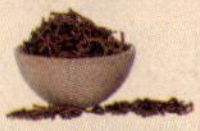
远志8克

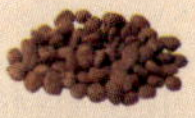
杏仁15克

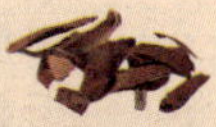
瓜蒌皮10克

做法：将远志、杏仁、瓜蒌皮均洗净，放入锅中，一起煎水服用，可清热化痰，治疗肺热咳嗽、咳吐黄痰症状。

茯神【安神佳品】

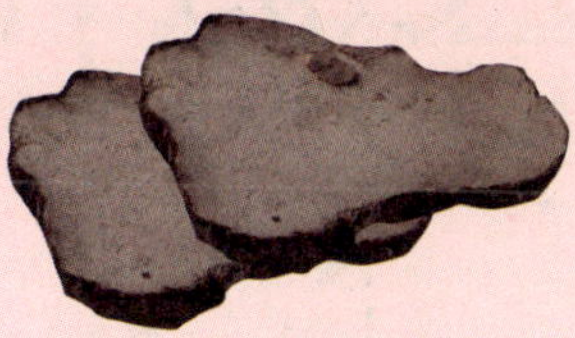

【类　　别】养心安神药

【别　　名】茯苓心。

【性味归经】性平，味甘、淡；归心经。

【养生剂量】6~10克。

【适合体质】气虚体质。

【适宜人群】失眠多梦、心神不宁、心动过速者；健忘、记忆衰退者、水湿浮肿者、小便不利等患者。

【不宜人群】肾虚小便不利或不禁、虚寒滑精者慎服。

本草药典

◎茯苓菌核中间带有松根的部分。成品以足干，去净外皮，成正方形块，厚薄均匀，白色者为优质，要密封，并放在阴凉干燥的地方保存。茯苓不宜暴晒、受寒或受潮，否则会变形、变色或出现裂纹。

功效主治

◎茯神是植物茯苓的中药制品，性能同茯苓，功效渗湿、健脾、宁心、安神、利水消肿，专治用于心虚惊悸，健忘，失眠，惊痫，小便不利等病。主惊痫，安神定志，补劳乏；主心下急痛坚满，小肠不利。

推荐药膳养生方

茯神猪心汤

材料

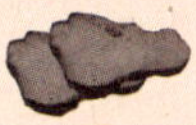
茯神10克

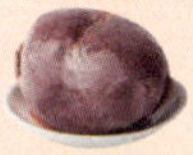
猪心1个

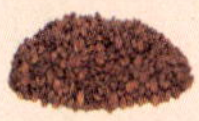
酸枣仁10克

做法

将茯神、酸枣仁洗净，猪心洗净，切片，将以上材料一起入锅，加水适量，大火煮沸后转小火续煮30分钟，加盐调味即可。本品养血安神。

艾叶茯神汤

材料

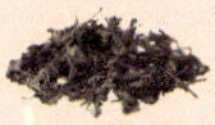
艾叶10克

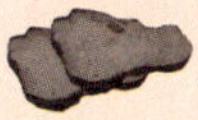
白茯神15克

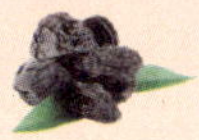
乌梅三个

做法

将艾叶、茯神均洗净，与乌梅一起放入锅中，加水适量，大火煮沸后转小火续煮20分，滤去药渣即可。本品可治疗夜间盗汗症。

益智茯神粥

材料

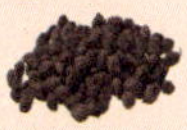
益智仁6克

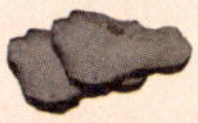
茯神10克

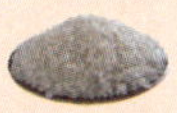
粳米60克

做法

将益智仁、茯神洗净，放入锅中煎取药汁，滤去渣，再用药汁煮粥食用。本品可安神补脑，缓解老年人记忆衰退、睡眠不佳症状。

合欢皮

【疏肝解郁佳品】

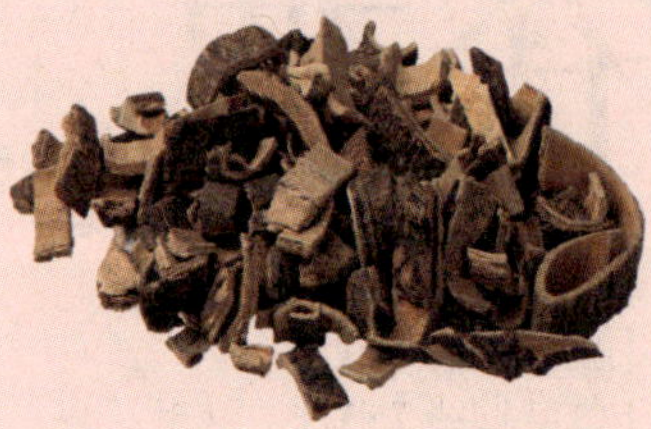

【类　　别】养心安神药
【别　　名】合昏皮、夜合皮、合欢木皮。
【性味归经】性平，味甘；归心、肝、肺经。
【养生剂量】煎汤，10~15克。
【适合体质】气郁体质、瘀血体质。
【适宜人群】失眠者、抑郁症患者、神经衰弱患者、月经不调者、跌打损伤者、肺痈者、痈肿者、瘰疬者、筋骨折伤等患者。
【不宜人群】溃疡病及胃炎患者慎服，风热自汗、外感不眠者禁服。

本草药典

◎为豆科植物合欢的树皮，树皮含皂苷、鞣质等。种子含合欢氨酸和S-(2-羧乙基)-L-半胱氨酸等氨基酸。同属植物楹树的皮含三萜皂苷，称作“合欢催产素”。选购以皮薄均匀、嫩而光润者为佳；置于通风干燥处保存。

功效主治

◎合欢皮具有解郁和血、宁心、消痈肿的功效。治心神不安、忧郁失眠、肺痈、痈肿、瘰疬、筋骨折伤。具有解郁、活血、止痛，有强壮、兴奋、利尿、镇痛等作用。主要用于有失眠、抑郁、胸闷、纳呆的神经衰弱患者。此外，也用于骨伤科，治跌打、瘀肿作痛。

推荐药膳养生方

合欢养心茶	材料	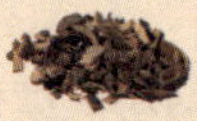 合欢皮10克	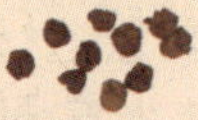 龙眼肉10克	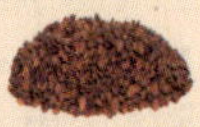 酸枣仁5克	做法：将以上药材放入锅中，加水煎煮20分钟，滤去药渣，留汁当茶饮用，可治疗失眠症。
合欢佛手猪肝汤	材料	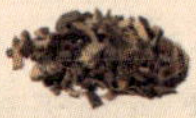 合欢皮12克	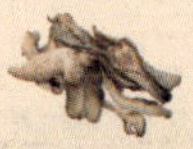 佛手片10克	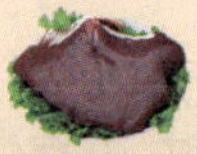 鲜猪肝150克	做法：将合欢皮、佛手片入锅，煎取药汁；将猪肝洗净切片，加生姜末、食盐略腌片刻，入锅中与药汁一起煮熟即可。本品疏肝养血、解郁安神。
合欢山楂炖鲫鱼	材料	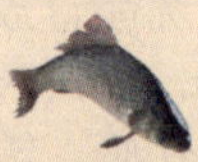 鲫鱼1条	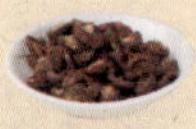 山楂6克	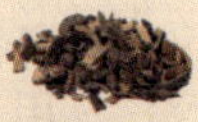 合欢皮15克	做法：将鲫鱼洗净斩块，合欢皮、山楂分别洗净。净锅上火倒入水，调入盐，下入鲫鱼、合欢皮、山楂，煲至鲫鱼熟透即可。本品疏肝解郁、调畅情绪。

夜交藤

【治疗失眠好帮手】

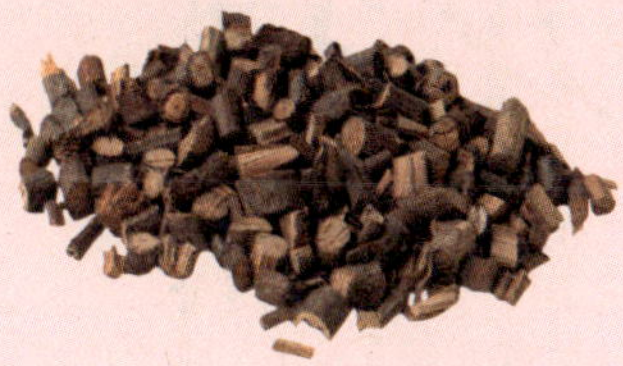

【类　　别】养心安神药

【别　　名】棋藤、首乌藤。

【性味归经】性平，味甘；归心、脾、肾、肝经。

【养生剂量】煎汤，10~25克。

【适合体质】气虚体质。

【适宜人群】失眠多梦者；阴虚盗汗者；风湿痹痛患者；皮肤瘙痒者、劳伤者、血虚身痛、痈疽者、瘰疬者、风疮疥癣者。

【不宜人群】躁狂属实火者慎服。

本草药典

◎本品为蓼科植物何首乌的藤茎或带叶藤茎，夏秋期间采，剥去树皮，晒干。夜交藤含蒽醌类，主要为大黄素、大黄酚或大黄素甲醚等成分，均以结合型存在。以粗壮均匀、外表紫褐色者为佳，置于通风干燥处保存。

功效主治

◎夜交藤具有安神、养心、通络、祛风的功效，可治阴虚血少、失眠症、劳伤、风湿痹痛、多汗、瘰疬、痈疽。可治血虚而有肌肤麻木和四肢酸软或疼痛的患者。外用连其叶煎汤外洗，可治皮肤痒疹，有一定的抗过敏作用。

推荐药膳养生方

夜交藤枣粥

材料

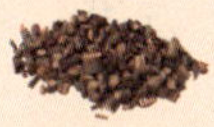
夜交藤15克

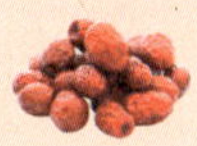
大枣5克

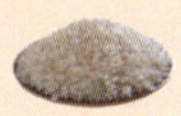
粳米60克

做法

取夜交藤用温水浸泡片刻，加清水500毫升，煎取药汁约300毫升，加粳米、大枣，再加水200毫升煎至粥稠即可。

小麦夜交藤汤

材料

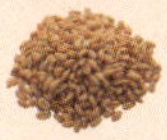
小麦45克

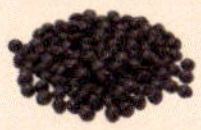
黑豆30克

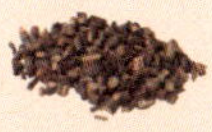
夜交藤10克

做法

将小麦、黑豆、夜交藤均洗净，夜交藤煎取药汁备用，将小麦黑豆同放锅中，加入药汁，煮熟即可。此为一日量，分两次饮服，可治疗失眠症。

双藤饮

材料

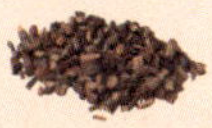
夜交藤50克

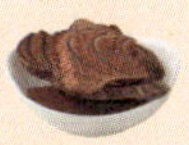
鸡血藤40克

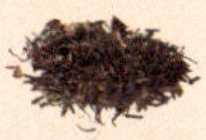
威灵仙30克

做法

将以上药材洗净，入锅水煎2次，趁热熏洗，每次15分钟，每日2次，1个月为1个疗程，用于中风后偏瘫症以及风湿性关节炎。

龙骨

【镇静安神的良药】

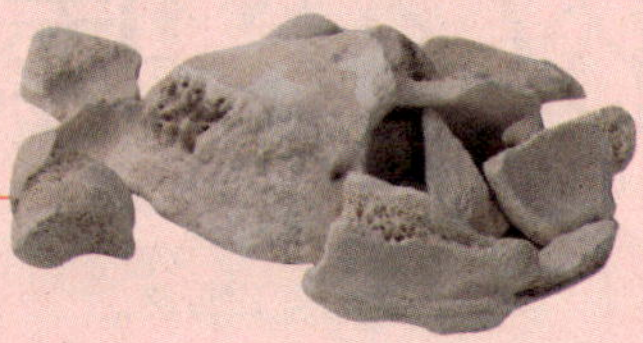

【类　　别】重镇安神药
【别　　名】五花龙骨。
【性味归经】性平，味甘、涩；归心、肝、肾经。
【养生剂量】煎汤，9~15克；或入丸散。
【适合体质】气虚体质。
【适宜人群】心律失常者；高血压患者；小儿惊风患者、自汗盗汗者；遗精滑泄者；便血者、崩漏带下者、泻痢脱肛者。
【不宜人群】有湿热、实邪者忌服。

本草药典

◎本品为古代哺乳动物如象类、犀牛类、三趾马等的骨骼的化石，所含成分主要为碳酸钙、磷酸钙，尚含铁、钾、钠、氯、硫酸根等。主产于山西、内蒙古、河南、河北、陕西、甘肃等地。以质硬、色白、吸湿力强者为佳。置于通风干燥处保存。防潮、防霉。

功效主治

◎镇惊安神、敛汗固精、止血涩肠、生肌敛疮。治惊痫癫狂、怔忡健忘、失眠多梦、自汗盗汗、遗精淋浊、吐衄便血、崩漏带下、泻痢脱肛、溃疡久不收口。生龙骨有镇静安神、平肝潜阳的作用，而煅龙骨则能增强收敛固涩的效果。

推荐药膳养生方

龙骨炖乌鸡

材料

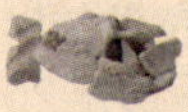
龙骨10克

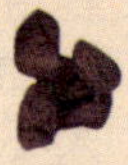
山萸肉15克

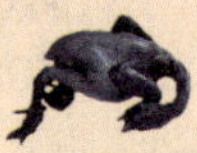
乌鸡1只

做法　将乌鸡去内脏，洗净；龙骨入锅先煎2小时，滤去药渣，取药汁，与山茱萸、乌鸡一起煲汤食用。

龙牡壮骨粉

材料

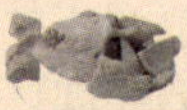
龙骨50克

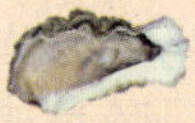
牡蛎50克

做法　将龙骨、牡蛎均打成细粉，装瓶备用，每日兑水服用2克，可补充钙质，改善小儿骨骼发育不良、个子矮、软骨病等。

龙骨糯米粥

材料

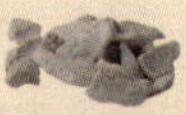
煅龙骨30克

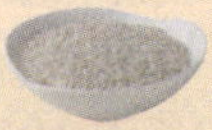
糯米100克

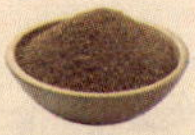
红糖适量

做法　将煅龙骨捣碎，入锅加水200毫升，煎1小时。去渣取汁，入糯米，加水600毫升、红糖适量，煮成稀薄粥。适用于心神不安，失眠遗精等症。

珍珠

【护肤安神的保养圣品】

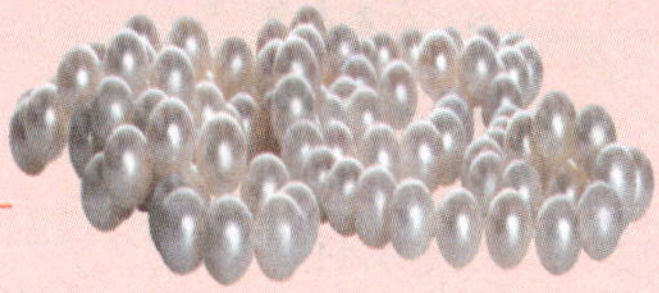

【类　　别】重镇安神药

【别　　名】蚌珠、珠子。

【性味归经】性寒，味甘、咸。归心、肝经。

【养生剂量】内服入丸、散用，0.1~0.3克。外用适量。

【适合体质】气虚体质。

【适宜人群】心烦失眠者；心悸怔忡者；小儿惊风者；高血压患者；白内障患者；消化性溃疡患者；消渴病患者；外伤疮疡不敛者。

【不宜人群】无实热者慎用。

本草药典

◎本品为珍珠贝科动物马氏珍珠贝、蚌科动物三角帆蚌或褶纹冠蚌等双壳类动物受刺激形成的珍珠。前一种海产珍珠，主产于广东、海南、广西等沿海地区，以广东合蒲产者最佳；主含碳酸钙，珍珠中所含的元素有铝、铜、铁、镁、锰、钠、锌、硅、钛、锶等。

功效主治

◎镇心安神、养阴熄风、清热坠痰、去翳明目、解毒生肌。治惊悸、怔忡、癫痫、惊风搐搦、烦热消渴、喉痹口疳、目生翳障、创伤久不愈合。本品亦可用治皮肤色斑。现多将本品用于化妆品中，以防治皮肤色素沉着，有润肤养颜之效。

推荐药膳养生方

珍珠枣仁养心汤

材料

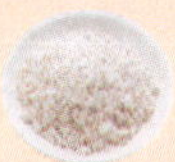

珍珠粉0.3克

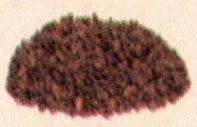

酸枣仁10克

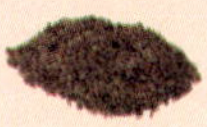

柏子仁10克

做法

将酸枣仁、柏子仁均洗净，放入锅中，加水适量，煎取药汁，兑珍珠粉服用，可治疗心虚有热之心烦不眠、多梦健忘、心神不宁等症。

珍珠菱角羹

材料

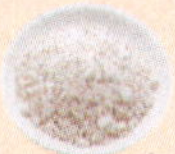

珍珠粉0.3克

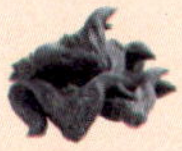

菱角100克

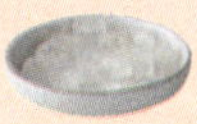

冰糖25克

做法

菱角洗净，煮熟去壳，捣碎；珍珠粉、冰糖、菱角同放炖锅内，加清水300毫升，武火烧沸，文火炖煮25分钟即成。可除烦止渴，润肤美容。

珍珠汤圆

材料

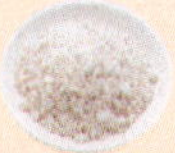

珍珠粉0.3克

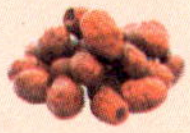

大枣50克

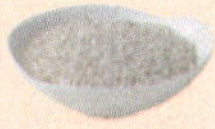

糯米粉适量

做法

将大枣煮熟烂，捣成枣泥，珍珠粉、枣泥加糖适量，做成馅料；将馅料包入糯米粉中做成汤圆。对神经衰弱所致失眠，有一定的效果。

朱砂

【清火、安神、定志要药】

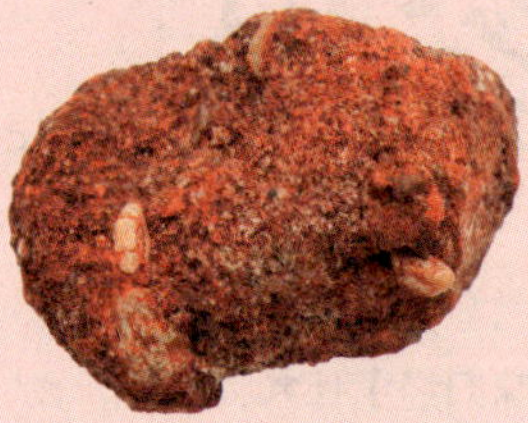

【类　　别】重镇安神药
【别　　名】辰砂、丹砂、赤丹、汞沙。
【性味归经】味甘，性微寒，有毒，归心经。
【养生剂量】内服，宜入丸、散服，每次0.1~0.5克。
【适合体质】气虚体质。
【适宜人群】心神不宁、烦躁不眠者；惊风、癫痫患者；热毒性疾病患者、视物昏花，口疮，喉痹，疮疡肿毒等患者。
【不宜人群】孕妇及肝功能不全者禁服。

本草药典

◎朱砂产于石灰岩、板岩、砂岩中，采挖后，选取纯净者，用磁铁吸净含铁的杂质，再用水淘去杂石和泥沙，研成细粉，或用水飞法制成极细的粉末。主要成分为硫化汞亦夹杂有雄黄、磷灰石、沥青质等物质，朱砂在人工胃液中含有汞、砷、铅、镉、钡、镁、铁、锌等多种元素。

功效主治

◎本品清心镇惊，安神解毒，可治心火亢盛，内扰神明之心神不宁、惊悸怔忡、烦躁不眠；惊风，癫痫；疮疡肿毒，咽喉肿痛，口舌生疮。本品有毒，内服不可过量或持续服用，入药只宜生用，忌火煅。

推荐药膳养生方

朱砂蛋黄

材料

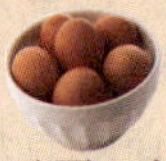
鸡蛋25个

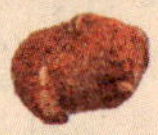
朱砂3克

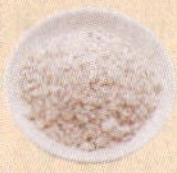
珍珠粉3克

做法

鸡蛋煮熟取蛋黄入锅用文火炒，不停翻动炒至变黑，然后放在双层纱布里，压榨取蛋黄油，将朱砂、珍珠粉入蛋黄油内搅匀。本方可清心镇惊。

朱砂粥

材料

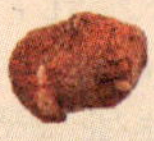
朱砂1克

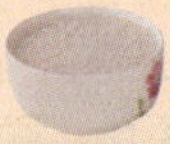
大米100克

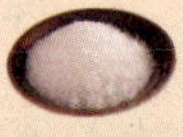
白糖适量

做法

将朱砂择净，研细。大米淘净，入锅，加水适量煮粥，待粥煮熟后，调入朱砂、白糖服食，每日1剂，连续2~3天。镇心安神，清热解毒。

朱砂猪心

材料

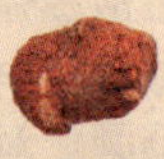
朱砂2克

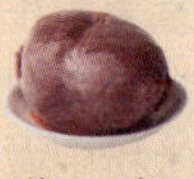
猪心1个

做法

将朱砂2克塞入猪心内，煮熟或蒸熟，连汤带肉一起服食，隔日一次，连服七个，治失眠，血虚心慌。

第十五章

平肝息风醒神类本草养生法

●凡以平肝潜阳或息风止痉为主，治疗肝阳上亢或肝风内动病症的药物，称平肝息风药，可分为平抑肝阳药和息风止痉药二类。

本类药物皆入肝经，多为介类、昆虫等动物药物及矿石类药物，具有平肝潜阳、息风止痉之主要功效。部分平肝息风药物以其质重、性寒沉降之性，兼有镇惊安神、清肝明目、降逆、凉血等作用，某些息风止痉药物兼有祛风通络之功。

平肝息风药主要用治肝阳上亢、肝风内动的病症。部分药物又可治心神不宁、目赤肿痛、呕吐、呃逆、喘息、血热出血以及风中经络之口眼歪斜、痹痛等症。现代药理研究证明，平肝息风药多具有降压、镇静、抗惊厥作用。能抑制实验性癫痫的发生，可使实验动物自主活动减少，部分药物还有解热、镇痛作用。

天麻

【治疗头晕、头痛的要药】

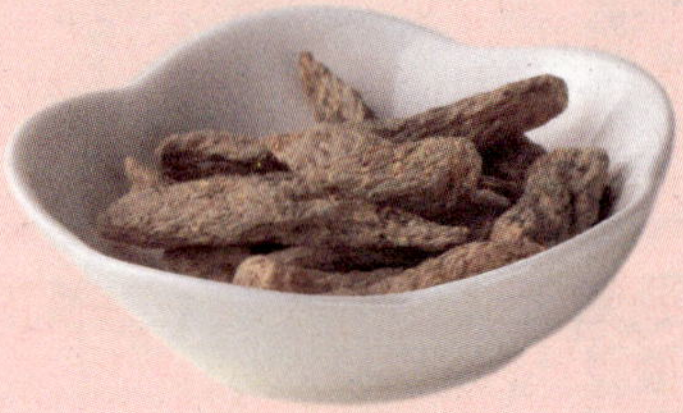

【类　　别】平肝抑阳药
【别　　名】定风草、明天麻、冬彭、离母、合离草、神草。
【性味归经】性平，味甘；归肝经。
【养生剂量】煎服，3~9克。研末冲服，每次1.0~1.5克。
【适合体质】平和体质、痰湿体质。
【适宜人群】高血压、动脉硬化患者；头晕头痛者；中风引起的半身不遂、肢体麻木者；小儿惊风患者；癫痫患者；记忆力衰退、老年痴呆患者；破伤风患者；风痰引起的眩晕、偏正头痛等患者。
【不宜人群】对天麻过敏者不宜服用。

本草药典

◎本品为兰科植物天麻的干燥块茎，主产于四川、云南、贵州等地。立冬后至次年清明前采挖。本品含天麻苷，天麻苷元，β-谷固醇和胡萝卜苷等；尚含天麻多糖，维生素A，多种氨基酸，微量生物碱，多种微量元素，如铬、锰、铁等成分。

功效主治

◎天麻具有熄风、定惊的功效，主治眩晕、头风头痛、肢体麻木、抽搐拘挛、半身不遂、语言蹇涩、急慢惊风、小儿惊痫动风、破伤风。天麻能抗惊厥，对面神经抽搐、肢体麻木、半身不遂、癫痫等有一定的疗效，还有缓解平滑肌痉挛、缓解心绞痛、胆绞痛的作用。

选购保存

◎本品呈椭圆形或长条形，略扁，皱缩而稍弯曲，表面黄白色至淡黄棕色，有纵皱纹及由潜伏芽排列而成的横环纹多轮，顶端有红棕色至深棕色鹦嘴状的芽或残留茎基；另端有圆脐形疤痕。质坚硬，不易折断，断面较平坦，黄白色至淡棕色，角质样。天麻以色黄白、半透明、肥大坚实的外形，嚼之黏牙者为佳；色灰褐、外皮未去净、体轻、断面中空者为次。应置于通风干燥处保存，以防霉、防虫蛀。

食用须知

◎与钩藤比较，天麻偏于治疗风寒夹有痰湿引起的头痛晕眩，钩藤偏于治疗因热而生风的头痛晕眩。使御风草根，勿使天麻，若同用，即令人有肠结之患。煎煮时间需得当，天麻不宜久煎。使用单味天麻或天麻制剂时，如出现头晕、胸闷气促、恶心呕吐、心跳及呼吸加快、皮肤瘙痒等时，应立即停药，症状严重者应及时到医院诊治。凡见精液衰少，血虚、阴虚者均慎用。

推荐药膳养生方

天麻党参老龟汤

材料

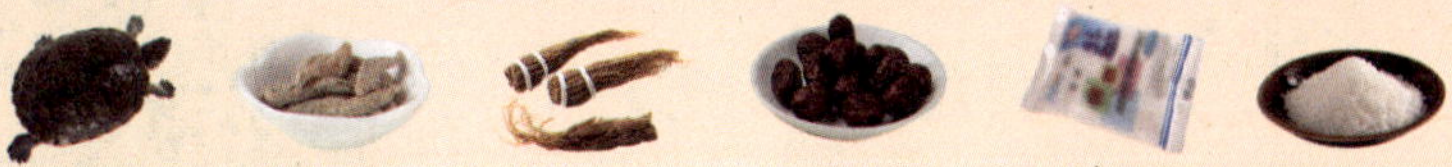

老龟1只　天麻20克　党参20克　红枣10克　盐适量　味精适量

做法

老龟宰杀洗净；红枣、党参、天麻洗净。将以上所有材料装入煲内，加入适量水，以小火煲3小时，加入盐、味精调味即可。

天麻山药炖乳鸽

材料

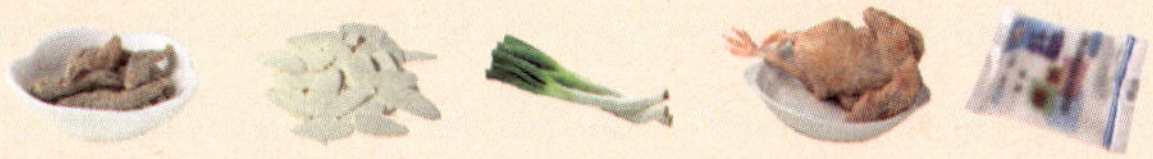

天麻片5克　山药50克　葱白20克　乳鸽3只　盐适量

做法

将乳鸽洗净，斩块，天麻和山药洗净，一起放进锅中，大火煮沸，加上葱白，再用小火煮至熟烂，加上盐调味即可。本方可补肝益肾、健胃、健脾。

天麻竹沥粥

材料

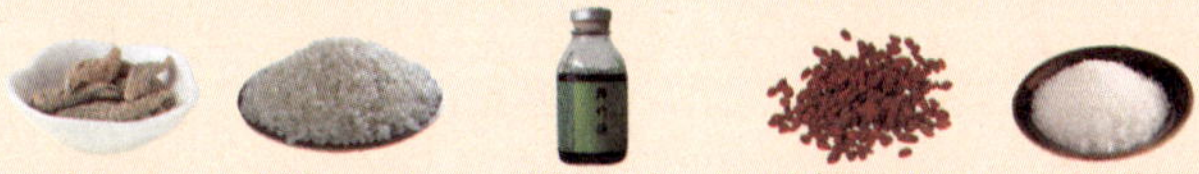

天麻15克　粳米100克　竹沥30克　枸杞10克　白糖适量

做法

将天麻浸软，切成薄片，竹沥、粳米洗净；将天麻、粳米、枸杞一起入锅加水煮粥，调入竹沥、白糖即成，分2次服用。

天麻当归鳝鱼汤

材料

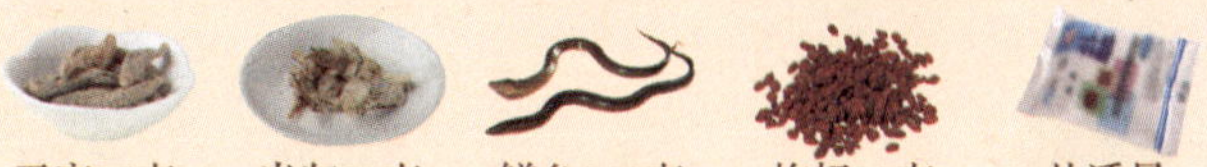

天麻15克　当归20克　鳝鱼300克　枸杞10克　盐适量

做法

将天麻、当归、枸杞洗净，入笼屉中蒸熟；鳝鱼宰杀后，从背部剖开，剔去骨及肚肠，剁去头、尾，切成6~8厘米长的小段；将天麻、鳝鱼、当归、枸杞一起放入锅中，加水适量，大火煮沸后转小火续煮2小时，加盐即可。

天麻粥

材料

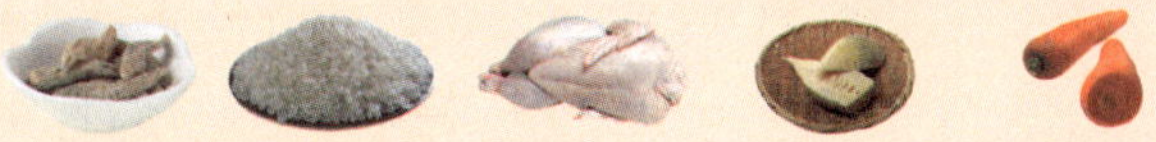

天麻5克　粳米100克　鸡肉25克　竹笋50克　胡萝卜50克

做法

将天麻洗净，煎水取汁；鸡肉洗净，切块，竹笋洗净，切段，胡萝卜洗净，切粒，备用；再将粳米洗净，放进锅中，加上备用材料、药汁和适量水，大火煮沸，小火煮至粥成，加盐即可。本方可健脑强身、镇静安眠。

钩藤【平肝熄风常用药】

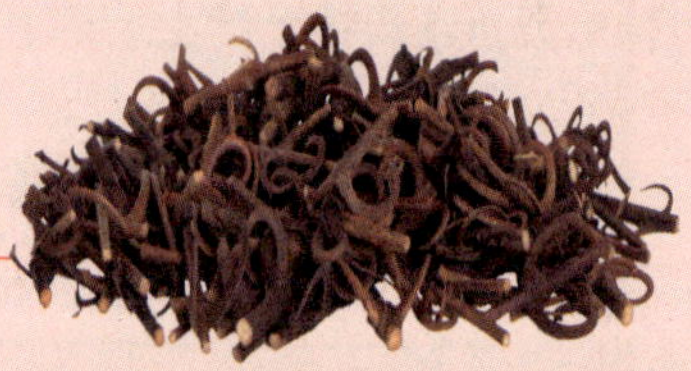

【类　　别】平肝抑阳药
【别　　名】钩藤、吊藤、金钩藤、挂钩藤、钩耳。
【性味归经】性凉，味甘；归肝、心包经。
【养生剂量】煎服，3~12克；入煎剂宜后下。
【适合体质】阴虚体质。
【适宜人群】小儿惊风；高血压、高血脂患者；偏头痛患者；中风患者；小儿惊风者；癫痫患者；风热感冒引起的头痛者。
【不宜人群】体虚者勿用；无火者忌服。

本草药典

◎本品为茜草科植物钩藤、大叶钩藤、毛钩藤、华钩藤或无柄果钩藤的干燥带钩茎枝。产于长江以南至福建、广东、广西等省。钩藤含多种吲哚类生物碱，主要有钩藤碱等。选购钩藤时，以双钩形如锚状、茎细、钩结实、光滑、色红褐或紫褐者为佳，宜放在阴凉干燥处保存。

功效主治

◎钩藤具有清热平肝、熄风定惊的功效，主治小儿惊痫、大人血压偏高、头晕头痛目眩、高血脂；肝风内动、惊痫抽搐、中风后遗症，还可治疗外感风热所致的头痛，目赤及斑疹透发不畅之症。

推荐药膳养生方

钩藤薄荷饮

材料：

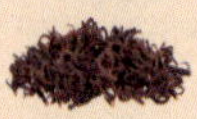
钩藤15克

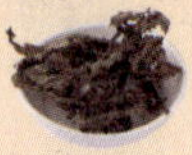
薄荷10克

做法：将钩藤、薄荷洗净，放入烧沸的热水中，泡好，代茶饮用，可治疗外感风热表证，症见咽喉肿痛、头痛、口干喜冷饮、小便黄赤等。

三藤饮

材料：

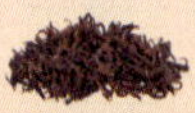
钩藤30克

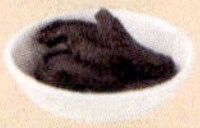
何首乌藤20克

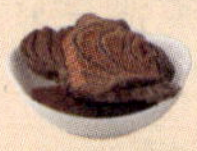
鸡血藤12克

做法：将钩藤、何首乌藤、鸡血藤洗净，将首乌藤、鸡血藤入锅，加水适量，大火煮沸后小火续煮10分钟，再入钩藤，续煮3分钟，治疗面神经麻痹。

天麻钩藤饮

材料：

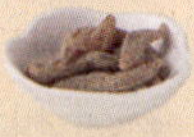
天麻15克

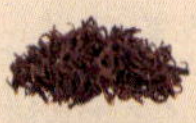
钩藤20克

做法：将天麻入锅，加水适量，大火煮沸后转小火续煮5分钟，再下钩藤，续煮2分钟，滤去药渣代茶饮，可治疗高血压、高血脂引起的头晕头痛。

牡蛎

【重镇安神良药】

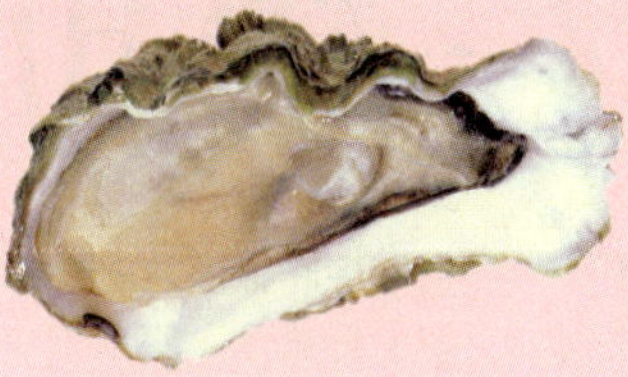

【类　　别】平肝抑阳药

【别　　名】左顾牡蛎、海蛎子壳。

【性味归经】性微凉，味咸；归肝、胆、肾经。

【养生剂量】煎服，9~30克；宜打碎先煎。外用：适量。

【适合体质】阴虚体质者。

【适宜人群】中风患者；小儿惊风；自汗盗汗者；遗精滑泄者；前列腺炎患者；月经过多、带下过多者；胃酸过多引起的胃痛者；高血脂、高血压患者；单纯性甲状腺肿大者；心悸失眠者。

【不宜人群】凡病虚而多热者宜用，虚而有寒者忌之，肾虚无火、精寒自出者不宜服用。该品多服久服，易引起便秘和消化不良，易出血者禁服。

本草药典

◎为牡蛎科动物长牡蛎、大连湾牡蛎或近江牡蛎的贝壳。我国沿海一带均有分布。全年均可采收，采得后，去肉，取壳，洗净，晒干。生用或煅用。用时打碎。本品含碳酸钙、磷酸钙及硫酸钙。并含铜、铁、锌、锰、锶、铬等微量元素及多种氨基酸。

功效主治

◎牡蛎具有敛阴潜阳、止汗固精、化痰软坚、重镇安神的功效，主治惊痫、眩晕、自汗、盗汗、遗精、淋浊、崩漏、带下等症。煅牡蛎可收敛固涩，主要用于自汗、盗汗、遗精、胃痛吞酸的治疗。

推荐药膳养生方

黑豆牡蛎粥

材料

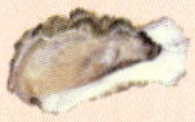
带壳牡蛎3个

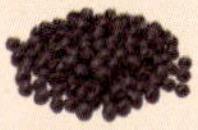
黑豆40克

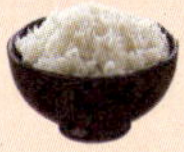
白米80克

做法

将牡蛎、葱洗净；黑豆洗净，泡发；白米洗净备用。将黑豆、白米入锅，加适量水煮成粥，再加牡蛎、盐煮熟，最后撒葱末、淋麻油即可食用。

芡实牡蛎汤

材料

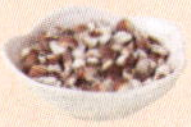
芡实20克

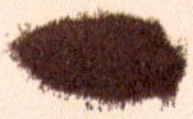
沙苑子10克

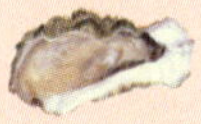
煅牡蛎30克

做法

将牡蛎打碎，入锅，加水适量，先煎煮1小时，再下入芡实、沙苑子，煎取药汁服用，可用来治疗男子遗精。

牡蛎敛汗汤

材料

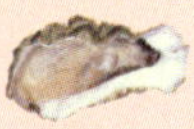
牡蛎30克

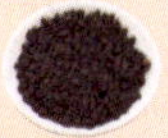
五味子10克

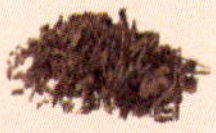
麻黄根15克

做法

将以上三味药分别洗净，入锅，加水适量，煎取药汁服用（牡蛎打碎先煎）。本方可止汗固精。

石决明【平肝降压佳品】

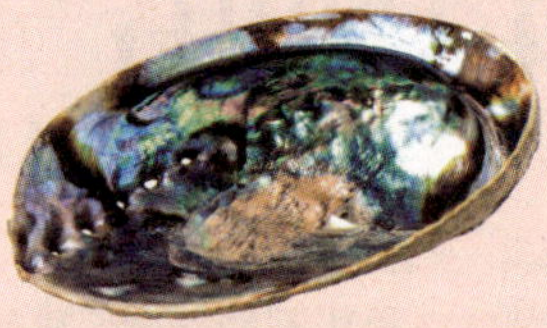

【类　　别】平肝抑阳药

【别　　名】真珠母、鳆鱼甲、九孔螺、千里光、鲍鱼皮、金蛤蜊皮。

【性味归经】性寒，味咸；归肝经。

【养生剂量】煎服，3~15克；应打碎先煎。平肝、清肝宜生用，外用点眼宜煅用、水飞。

【适合体质】阴虚体质者。

【适宜人群】肝阳上亢头晕头痛者；中风患者；白内障患者；高血压患者；胃酸过多胃痛、消化性溃疡出血者。

【不宜人群】脾胃虚寒者慎服；消化不良、胃酸缺乏者禁服。

本草药典

◎本品为鲍科动物杂色鲍（光底石决明）、皱纹盘鲍（毛底石决明）、羊鲍、澳洲鲍、耳鲍或白鲍的贝壳。主产于广东、海南、山东、福建、辽宁等沿海地区。夏、秋二季捕捉，去肉，洗净，干燥。鲜品宜冷藏，干品宜置干燥处，防潮、防蛀。

功效主治

◎石决明具有平肝潜阳、清肝明目的功效，主要用于治疗头痛眩晕、目赤翳障、视物昏花等病症，也用于高血压、眩晕等症的治疗。煅石决明还有收敛、制酸、止痛、止血等作用，可用于胃酸过多之胃脘痛；如研末外敷，可用于外伤出血。

推荐药膳养生方

石决明牡蛎豆腐汤

材料

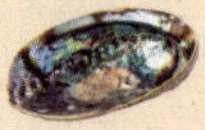
煅石决明20个

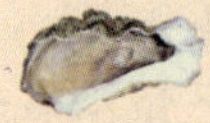
牡蛎肉200克

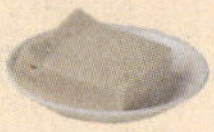
豆腐200克

做法：将煅石决明打碎，入锅煮20分钟，牡蛎肉洗净；豆腐切块，入锅，文火炖1小时，捞去石决明，加盐即可。可治疗胃酸分泌过多引起的胃痛。

天麻石决明猪脑汤

材料

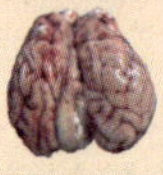
猪脑1个

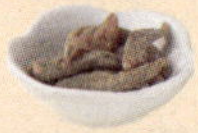
天麻10克

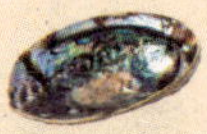
石决明15克

做法：将以上3味洗净，入锅，加水适量，文火烧2小时，炖成厚羹，捞去天麻、石决明。可治疗高血压性头痛头晕，症见胸闷、心烦。

石决明煲墨鱼

材料

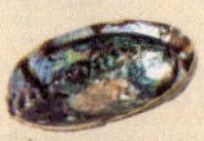
石决明15克

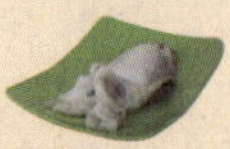
鲜墨鱼200克

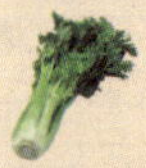
西芹100克

做法：把石决明打成粉，墨鱼洗净切块，西芹切段，墨鱼加入石决明粉、酱油、盐拌匀，炒锅烧热，下入墨鱼、西芹翻炒，加入鸡汤，煲10分钟即成。

罗布麻叶

【清肝火、降血压】

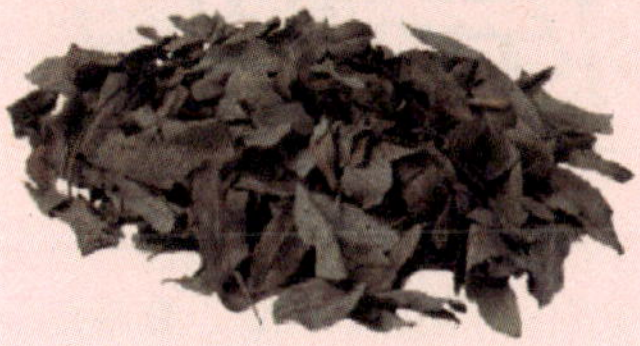

【类　　别】平肝抑阳药
【别　　名】茶叶花、泽漆麻、野茶叶、红根草、野麻。
【性味归经】味甘、苦，性凉；有小毒。归肝经。
【养生剂量】煎服或开水泡服，3~15克。
【适合体质】阴虚阳亢体质者。
【适宜人群】肝火旺盛、肝阳上亢头晕者；高血脂、高血压患者；流感患者；肝阳眩晕者，心悸失眠者，浮肿尿少者。
【不宜人群】脾胃虚寒腹泻者。

本草药典

◎本品为夹竹桃科植物罗布麻的叶，主产于我国东北、西北、华北等地。现江苏、山东、安徽、河北等地有大量种植，叶在夏季开花前采摘，晒干或阴干，亦有蒸炒揉制后用。罗布麻叶主要含黄酮苷，酚性物质，有机酸，氨基酸，多糖苷，鞣质，固醇，固体皂苷元和三萜类物质等成分。

功效主治

◎本品味苦性凉，专入肝经，既有平抑肝阳之功，又有清泻肝热之效，故可治疗肝阳上亢及肝火上攻之头晕目眩，烦躁失眠等症。罗布麻叶煎剂有降压作用；罗布麻叶浸膏有镇静，抗惊厥作用，并有较强的利尿、降低血脂、调节免疫、抗衰老及抑制流感病毒等作用。

推荐药膳养生方

罗布麻菊花粥

材料

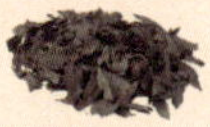
罗布麻叶10克

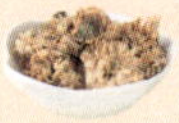
菊花3克

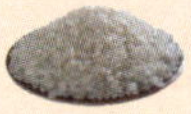
粳米100克

做法

罗布麻叶、菊花洗净，水煎取汁，放入粳米煮成稀稠粥，加入白糖调味即成。适用于肝火上炎目赤肿痛者、肝阳上亢型高血压病患者。

麻叶大枣饮

材料

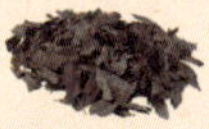
罗布麻叶10克

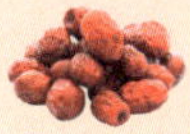
大枣15枚

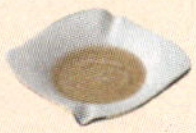
蜂蜜30克

做法

干罗布麻叶洗净、切碎，与大枣一起入锅，加水煎20分钟，滤渣，入杯中，稍凉后调入蜂蜜。可治疗适用于各种症型的高血压病。

罗布麻叶仔鸡汤

材料

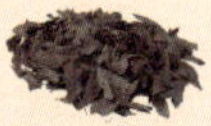
罗布麻叶15克

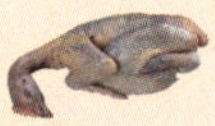
仔鸡1只

做法

仔鸡宰杀后洗净，切成小块；砂锅洗净，以洗净的罗布麻叶填底，鸡块放其上，加入水适量及调料，入蒸笼蒸至鸡肉烂熟，出笼，淋入麻油即成。

蒺藜

【平肝解郁、祛风活血良药】

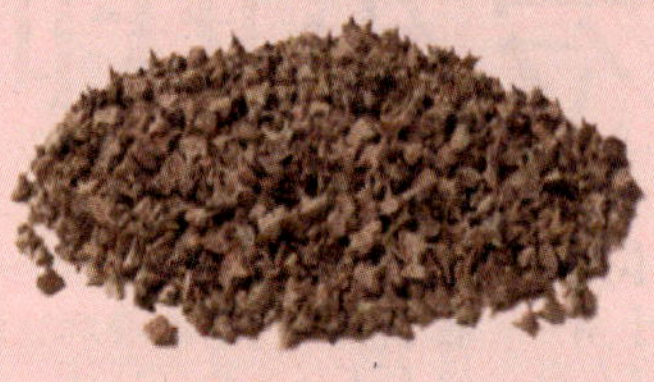

【类　　别】平肝抑阳药

【别　　名】刺蒺藜、白蒺藜、硬蒺藜、蒺骨子

【性味归经】性微温，味辛、苦。归肝经。

【养生剂量】煎服，6~9克；或入丸、散剂；外用适量。

【适合体质】气郁体质。

【适宜人群】头晕头痛者；肝气郁结胸胁胀痛者；闭经者；白内障患者；荨麻疹患者；白癜风患者。

【不宜人群】阴虚不足者禁用；孕妇慎用。

本草药典

◎本品为蒺藜科植物蒺藜的果实，主产于河南、河北、山东、安徽等地。秋季果实成熟时采收。割下全株，晒干，打下果实，碾去硬刺，除去杂质。炒黄或盐炙用。本品含脂肪油及少量挥发油、鞣质、树脂、固醇、钾盐、皂苷、微量生物碱等。

功效主治

◎蒺藜具有平肝解郁、活血祛风、明目、止痒的功效，主治头痛、眩晕、胸胁胀痛、乳房胀痛、乳闭不通、经闭、目赤翳障、风疹瘙痒、白癜风、疮疽、瘰疬。蒺藜总皂苷有显著的强心作用、有提高机体免疫功能、强壮、抗衰老等作用。

推荐药膳养生方

蕲蛇蒺藜饮

材料

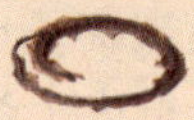

蕲蛇9克

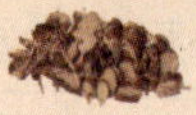

苦参9克

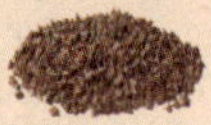

白蒺藜9克

做法

将以上药材分别洗净，放入锅中，加水适量，大火煮沸后转小火续煮30分钟，滤去药渣，服用，可治疗皮癣，恶疮。

当归蒺藜乳鸽汤

材料

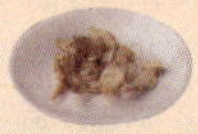

当归10克

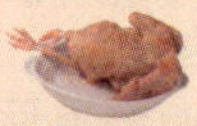

乳鸽一只

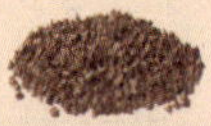

白蒺藜10克

做法

将乳鸽洗净，去内脏，氽水；当归、白蒺藜均洗净，一起放入锅中，加水适量，大火煮沸后转小火续炖2小时，加盐调味即可。

双白祛风汤

材料

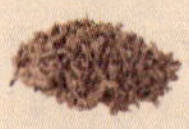

白鲜皮10克

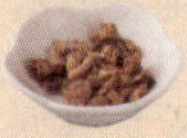

防风10克

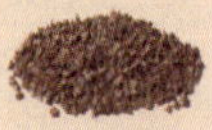

白蒺藜9克

做法

将以上药材分别洗净，放入锅中，加水适量，大火煮沸后转小火续煮30分钟，滤去药渣，服用，可治疗慢性湿疹、荨麻疹。

僵蚕

【平肝熄风佳品】

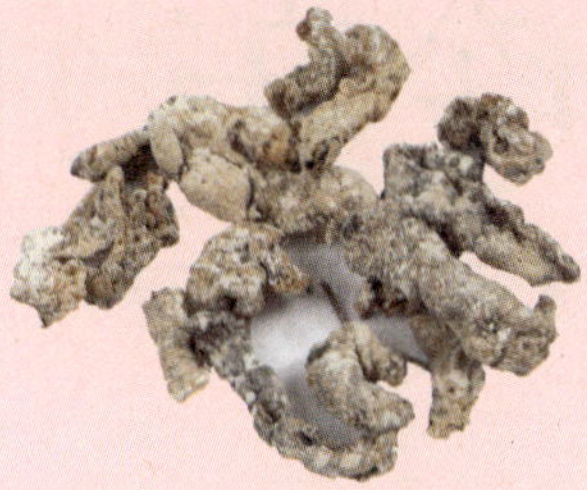

【类　　别】熄风止痉药

【别　　名】白僵蚕、天虫、僵虫。

【性味归经】性平，味咸、辛。归肝、肺、胃经。

【养生剂量】煎服，5~9克。研末吞服，每次1.0~1.5克；散风热宜生用，其他多制用。

【适合体质】气虚体质。

【适宜人群】乳腺炎患者；流行性腮腺炎患者；疔疮痈肿患者。

【不宜人群】心虚不宁、血虚生风者慎服。凝血机制障碍患者、肝昏迷患者慎用。

本草药典

◎本品为蚕蛾科昆虫家蚕4~5龄的幼虫感染白僵菌而致死的干燥体。主产于浙江、江苏、四川等养蚕区。本品主要含蛋白质，脂肪。尚含多种氨基酸以及铁、锌、铜、锰、铬等微量元素。白僵蚕体表的白粉中含草酸铵等成分。

功效主治

◎僵蚕具有祛风定惊、化痰散结的功效。用于肝风内动引起的头痛、眩晕、抽搐，常配天麻、全蝎；并用于风热头痛及皮肤痒疹，还可用于瘰疬、扁桃体炎、腮腺炎。治疗偏正头风、夹头风、两太阳穴痛可用僵蚕末、葱茶调服。

推荐药膳养生方

僵蚕钩藤汤

材料

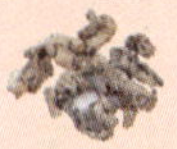

僵蚕9克

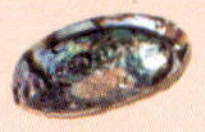

石决明30克

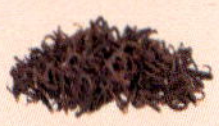

钩藤24克

做法 将以上药材均洗净，石决明打碎，先入锅煎煮30分钟，再下入其他药材转小火续煮20分钟，滤去药渣即可，可治疗老年高血压头痛。

僵蚕全蝎汤

材料

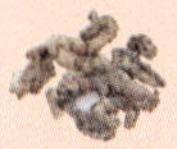

白僵蚕30克

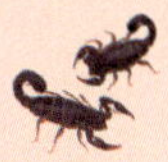

全蝎12克

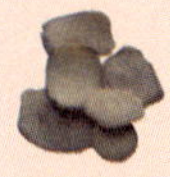

白附子20克

做法 将以上药材洗净，烘干、研成粉末，兑水服用，每次3克，一日两次，可有效治疗中风，口眼歪斜、半身不遂。

僵蚕蝉蜕饮

材料

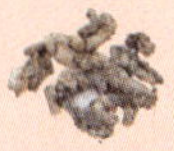

僵蚕3克

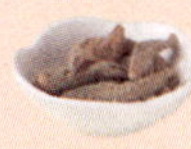

天麻6克

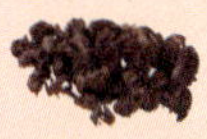

蝉蜕6克

做法 将以上药材一起放入锅中，加水适量，大火煮沸后转小火续煮20分钟，滤去药渣，服用即可，可治疗小儿急惊风。

羚羊角

【平肝熄风、凉血解毒珍品】

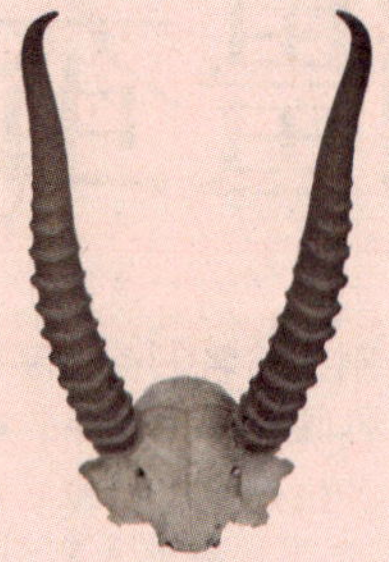

【类　　别】熄风止痉药

【别　　名】羚羊尖、羚羊粉、羚羊片。

【性味归经】性寒，味咸。归心、肝经。

【养生剂量】煎服，1~3克；宜单煎2小时以上。磨汁或研粉服，每次0.3~0.6克。

【适合体质】气虚体质。

【适宜人群】肝风内动头晕头痛者；中风者；小儿惊风患者；癫痫患者；各种血热出血症患者；风湿热痹关节疼痛者；肺热咳嗽者；破伤风患者。

【不宜人群】脾虚慢惊患者不宜使用羚羊角。

本草药典

◎牛科动物赛加羚羊的角，主产于新疆、青海、甘肃等地，全年均可捕捉，以秋季猎取最佳，猎取后锯取其角，晒干。粉碎成细粉。本品主含角质蛋白，其水解后可得18种氨基酸及多肽物质。尚含多种磷脂、磷酸钙、胆固醇、维生素A等。此外，含多种微量元素。

功效主治

◎羚羊角具有平肝熄风、清肝明目、凉血解毒的功效。主治肝风内动惊痫抽搐、筋脉拘挛、肝阳头疼眩晕、肝火目赤肿痛以及血热出血、温病发斑、痈肿疮毒等病症。此外，本品有解热，镇痛之效，可用于风湿热痹，肺热咳喘，百日咳等。

推荐药膳养生方

羚角钩藤汤

材料：

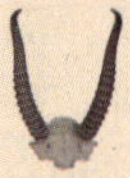
羚羊角1克

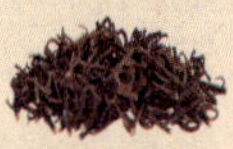
钩藤10克

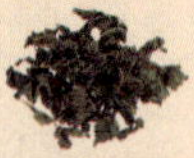
桑叶10克

做法：将钩藤、桑叶洗净，先下羚羊角入锅中，加水适量，大火煮沸转小火续煮2小时，再放入钩藤、桑叶，续煮5分钟即可。可治疗肝阳上亢型高血压。

羚角黄芩饮

材料：

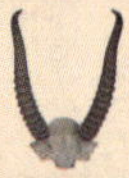
羚羊角0.6克

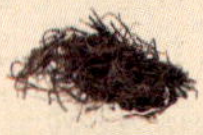
龙胆草10克

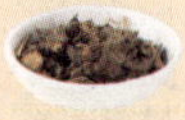
黄芩6克

做法：将羚羊角研成粉末，龙胆草、黄芩洗净后入锅煎取药汁，兑羚羊角粉吞服，可治疗肝火上炎引起的目赤肿痛。

羚角黄芩饮

材料：

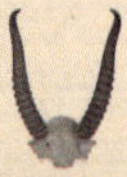
羚羊角0.3克

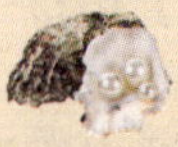
珍珠母3克

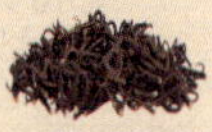
钩藤6克

做法：将羚羊角、珍珠母研成粉末，钩藤洗净后入锅煎取药汁，兑羚羊角珍珠粉吞服，可治疗小儿惊风，高热，抽搐者。

全蝎

【熄风止痉良药】

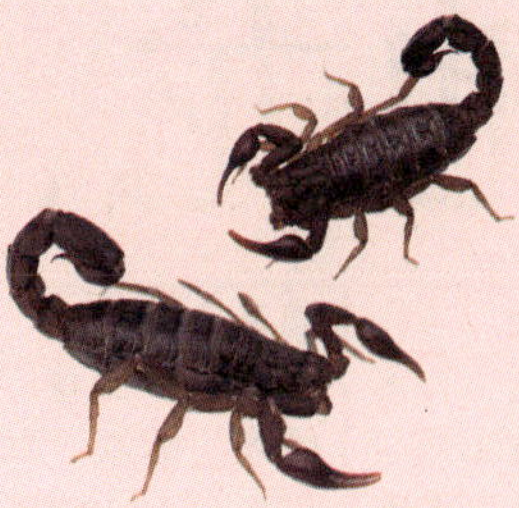

【类　　别】熄风止痉药

【别　　名】虿、虿尾虫、全虫、茯背虫。

【性味归经】性平，味咸、辛；归肝经。

【养生剂量】煎服，3~6克。研末吞服，每次0.6~1.0克。外用适量。

【适合体质】气虚体质。

【适宜人群】中风半身不遂者；动脉硬化引起的偏头痛患者；癫痫患者；风湿性关节炎患者；肩周炎患者；坐骨神经痛患者；破伤风患者；风疹疮毒者；

【不宜人群】血虚生风者忌服；孕妇慎用。

本草药典

◎为钳蝎科动物东亚钳蝎的干燥体，主产于河南、山东、湖北、安徽等地。清明至谷雨前后捕捉者，称为“春蝎”，此时未食泥土，品质较佳；夏季产量较多，称为“伏蝎”。本品含蝎毒，一种类似蛇毒神经毒的蛋白质，并含三甲胺、甜菜碱、卵磷脂等。尚含钠、锌、锰等微量元素。

功效主治

◎全蝎具有祛风、止痉、通络、解毒的功效。主要用于治疗惊风抽搐、癫痫、中风、半身不遂、口眼歪斜、偏头痛、风湿痹痛、破伤风、淋巴结结核、风疹疮肿等病症。有一定的降压作用，降压原理为抑制血管运动中枢、扩张血管、直接抑制心脏以及对抗肾上腺素的升压作用。

推荐药膳养生方

当归全蝎炖鸡

材料：

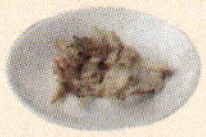
当归20克

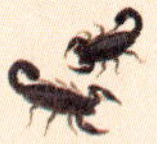
全蝎6克

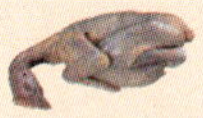
鸡半只

做法：鸡洗净剁块；当归洗净备用；蝎子去掉蝎尾上的毒针，夹住蝎尾滤掉尾巴上的毒，用开水氽烫后与鸡肉、当归一起放入锅中炖汤食用。本品适合中风后遗症的患者食用。

全蝎杏仁粥

材料：

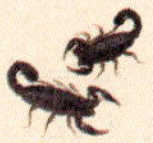
全蝎1条

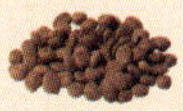
杏仁12克

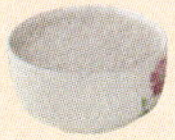
大米50克

做法：将杏仁去皮捣烂，大米煮粥，粥将熟时，兑入杏仁、全蝎细末及白糖，稍煮即成，每日2~3次，温服。本品适用于百日咳痉咳期。

全蝎酒

材料：

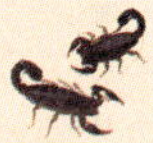
全蝎5条

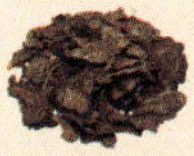
川芎50克

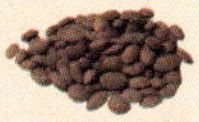
桃仁50克

做法：将川芎、桃仁共研成粉末，与全蝎末共入白酒坛中，密封，浸泡15天后取出，每次30毫升，一日一次，本品适用于各种风湿痹痛以及血瘀型头痛。

地龙【平肝降压良药】

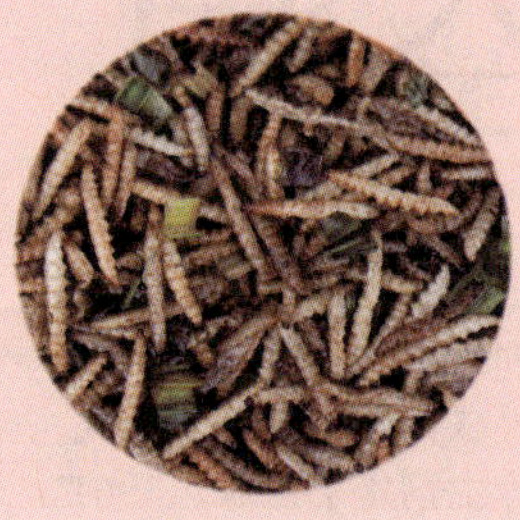

【类　　别】熄风止痉药
【别　　名】地龙子、土蟺、虫蟮、蚯蚓。
【性味归经】性寒，味咸。归肝、脾、膀胱经。
【养生剂量】煎服，4.5~9.0克。鲜品10~20克。研末吞服，每次1~2克。外用适量。
【适合体质】血瘀体质者。
【适宜人群】高热惊风、抽搐者；血瘀不畅半身不遂者；风湿性关节炎患者；头晕头痛者；高血压患者；脑梗死患者；上火引起的咽喉肿痛、目赤者；丹毒、疥疮者。
【不宜人群】脾虚便溏者慎用；孕妇禁服。

本草药典

◎钜蚓科动物参环毛蚓、通俗称环毛蚓、威廉环毛蚓或栉盲环毛蚓的干燥体。前一种习称“广地龙”，主产于广东、广西等地；后三种习称“沪地龙”，产于上海一带。广地龙春季至秋季捕捉，沪地龙夏秋捕捉，及时剖开腹部，除去内脏及泥沙，洗净，晒干或低温干燥，生用或鲜用。

功效主治

◎地龙具有清热解毒、熄风镇痉、活血通络、利尿的功效。主治热病惊狂、小儿惊风、咳喘、头痛目赤、咽喉肿痛、小便不通、风湿关节疼痛、半身不遂等症。外用涂丹毒、漆疮等症。地龙有平喘、解毒、解热、抗炎、抗过敏、镇静、抗惊厥之作用。

推荐药膳养生方

天麻地龙炖老鸭	材料	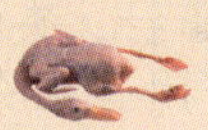 老鸭1只 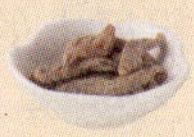 天麻15克 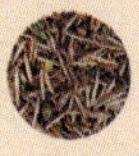 地龙10克	做法	老鸭洗净剁块；再将天麻、地龙入炖盅内，注水，大火煲沸后改小火煲3小时，加盐即可。本品适合高血压性头痛头晕，中风偏瘫的患者食用。
地龙五加皮饮	材料	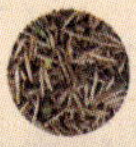 地龙10克 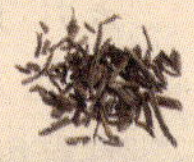 五加皮10克 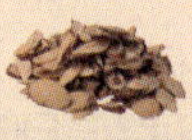 桑枝10克	做法	地龙、五加皮、桑枝均洗净，放入锅中，加水适量，大火煮沸转小火续煮20分钟，滤去药渣，留汁饮用即可，治疗类风湿关节炎有较好的疗效。
地龙川芎鳝鱼汤	材料	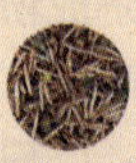 地龙10克 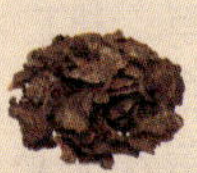 川芎10克 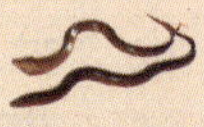 鳝鱼300克	做法	地龙、川芎洗净；鳝鱼洗净剁块，入锅煲汤，可舒张血管，通达气血，治疗早期脑梗塞、多发性脑梗塞，以及脑梗塞后遗症等有较好疗效。

冰片

【五官科常用药】

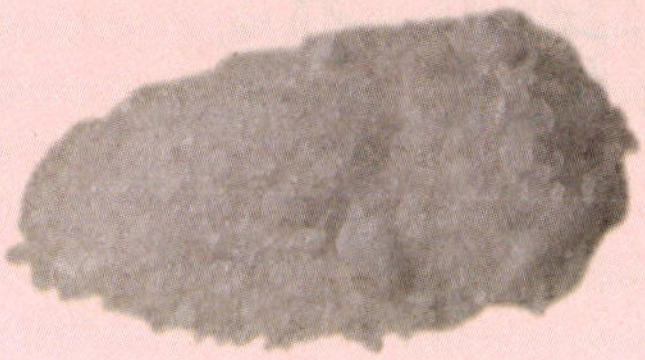

【类　　别】醒神开窍药
【别　　名】龙脑、龙脑香、片脑、冰片脑。
【性味归经】味辛、苦，性微寒；归心、脾、肺经。
【养生剂量】入丸、散，每次0.15~0.30克。外用适量,研粉点敷患处。不宜入煎剂。
【适合体质】热性体质。
【适宜人群】热病神昏者；明目退翳者；咽喉肿痛、口舌生疮者。
【不宜人群】孕妇慎用。

本草药典

◎本品为龙脑香科植物龙脑香树脂加工品，或龙脑香树的树干、树枝切碎，经蒸馏冷却而得的结晶，称“龙脑冰片”，亦称“梅片”。龙脑香主产于东南亚地区，我国台湾有引种。龙脑冰片含右旋龙脑，又含葎草烯、古柯二醇等三萜化合物。机制冰片为消旋混合龙脑等成分。

功效主治

◎本品味辛气香，有开窍醒神之功效，宜用于热病神昏症；还有清热止痛、泻火解毒、明目退翳、消肿之功，为五官科常用药，常用来治疗目赤肿痛，咽喉肿痛、口疮生疮等症。本品用治冠心病心绞痛及牙痛，有一定疗效。

推荐药膳养生方

鹅不食草冰片丸

材料

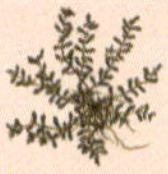
鹅不食草50克

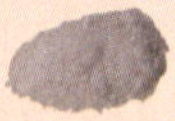
冰片3克

做法

将鹅不食草、冰片共研细末，装瓶备用，每次服用3克，一日两次，可治疗未熟期老年性白内障。

玄麦散

材料

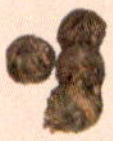
石斛50克

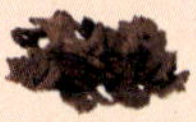
玄参50克

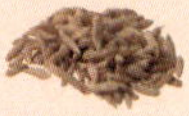
麦冬50克

做法

将石斛、玄参、麦冬、冰片共研成细末，装瓶备用，每次服用5克，一日2次，治疗邪热伤阴，咽喉肿痛，声音嘶哑。

五灵止痛散

材料

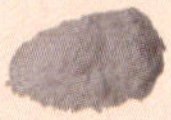
冰片1克

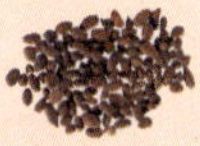
五灵脂20克

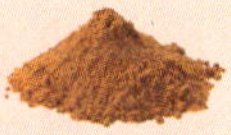
炒蒲黄20克

做法

研成粉末，装瓶，每次2克，口服或舌下含服，痛时即服，治疗急性痛证。

麝香

【醒神回苏之要药】

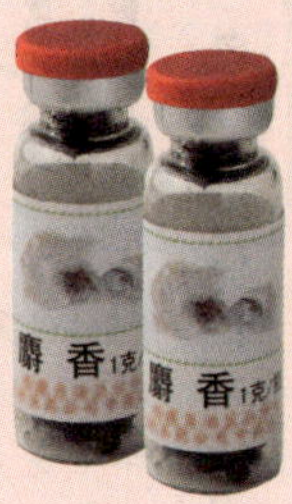

【类　　别】醒神开窍药

【别　　名】寸香、原寸、香脐子、当门子。

【性味归经】味辛，性温，归心、脾经。

【养生剂量】入丸、散，每次0.03~0.10克。外用适量，不宜入煎剂。

【适合体质】一般体质。

【适宜人群】冠心病患者；血管性头痛患者；脑病后中枢性意识障碍及失语者，皮肤坏死性溃疡；肩周炎患者；肿瘤患者。

【不宜人群】孕妇禁用。

本草药典

◎本品为鹿科动物林麝、马麝或原麝成熟雄体香囊中的干燥分泌物，主产四川、西藏、云南、陕西、甘肃、内蒙古等地。野生麝多在冬季至次春猎取，猎取后，割取香囊，阴干，习称“毛壳麝香”，用时剖开香囊，除去囊壳，称“麝香仁”，其中呈颗粒状者称“当门子”。

功效主治

◎麝香为常用中药，“神农本草经”列为上品，具有开窍醒神，活血通经，消肿止痛，可用于各种原因所致之闭证神昏，无论寒闭、热闭，用之皆效。治疗疮疡肿毒，瘰疬痰核，咽喉肿痛，内服、外用均有良效。还可治疗血瘀经闭，肿瘤包块，心腹暴痛，头痛，跌打损伤等症。

推荐药膳养生方

麝香丹参丸

材料

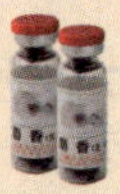
麝香0.05克

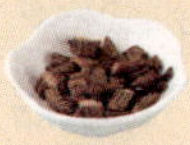
丹参5克

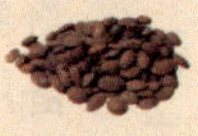
桃仁5克

做法

将丹参、桃仁、红花分别研成粉末，加入麝香，用蜂蜜调匀，做成丸剂服用，每日一剂，可治疗血瘀闭经症以及盆腔包块、子宫肌瘤等疾病。

麝香汤

材料

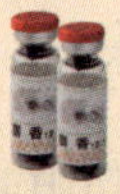
麝香0.08克

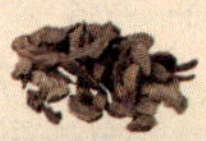
木香10克

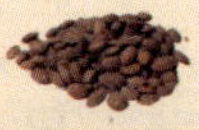
桃仁30枚

做法

将木香、桃仁、吴茱萸分别洗净，放入锅中，加水适量，大火煮沸后转小火续煮30分钟关火，去渣取汁，加入麝香服用，可治疗心腹暴痛。

香桂散

材料

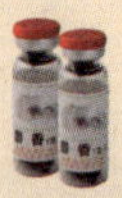
麝香0.1克

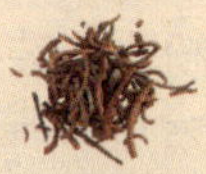
肉桂10克

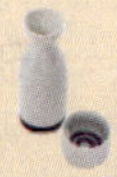
白酒15毫升

做法

将肉桂分别研成粉末，加入麝香，用蜂蜜调匀，做成丸剂，兑白酒吞服，有下胎的作用，可治疗难产或胎死腹中，胎盘不下。

石菖蒲【开窍醒神佳品】

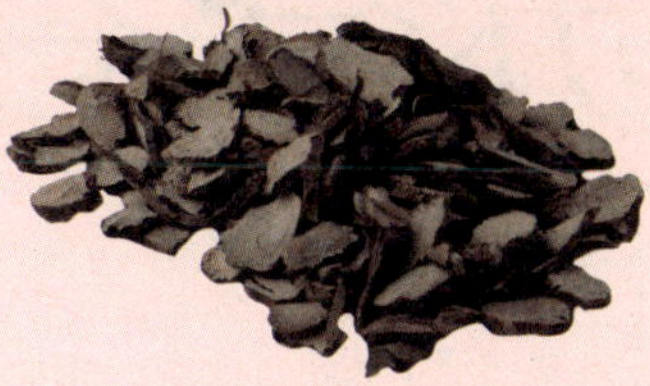

【类　　别】醒神开窍药
【别　　名】尧韭、尧时薤、阳春雪、苦菖蒲、昌本、昌草。
【性味归经】性温，味辛、苦；归心、胃经。
【养生剂量】煎服，3~9克，鲜品加倍，煎剂宜后下，不宜久煎。
【适合体质】气虚体质。
【适宜人群】肺性脑病患者；脑梗塞患者；癫痫患者；老年性痴呆患者；中风合并痴呆患者；脑震荡后遗症患者；神经衰弱者；心肌梗死患者；失音、慢性咽喉疾患者；神经性呕吐者。
【不宜人群】阴虚阳亢、汗多、精滑者慎服。

本草药典

◎本品为天南星科植物石菖蒲的干燥根茎，我国长江流域以南各省均有分布，主产于四川、浙江、江苏等地。秋、冬二季采挖，除去须根及泥沙，晒干，生用。本品含挥发油，尚含有氨基酸、有机酸和糖类。

功效主治

◎石菖蒲具有开窍醒神、化湿和胃、宁神益志的功效，主治热病神昏、痰厥、健忘、耳鸣耳聋、脘腹胀痛、噤口痢、风湿痹痛、跌打损伤、痈疽疥癣等病症。

推荐药膳养生方

	材料	做法
山萸菖蒲汤	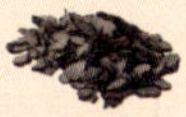 石菖蒲8克 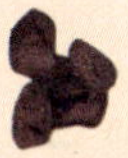 山萸肉10克 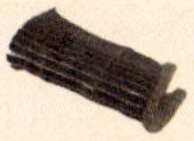 杜仲10克	先将杜仲、鸡血藤入锅，加水，大火煮沸转小火续煮20分钟，下入石菖蒲、山茱萸续煮5分钟，去渣取汁。本品可治疗肝肾不足所致的高血压。
菖蒲猪心汤	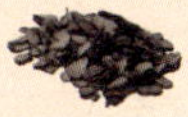 石菖蒲9克 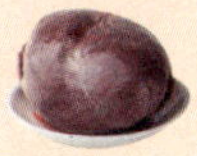 猪心1个 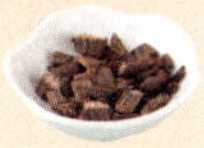 丹参10克	将石菖蒲、丹参均洗净备用，猪心洗净，汆去血水后切片，石菖蒲、丹参一起煎取药汁与猪心煮汤食用。本品可治疗心源性休克。
开心散	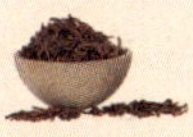 远志5克 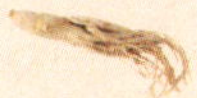 人参3克 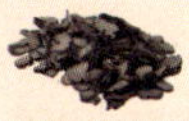 石菖蒲9克	将以上药材均洗净，先下远志、人参入锅中，加水适量，煮20分钟，再下入石菖蒲，续煮5分钟即可，每日1剂，可治疗老年痴呆。

苏合香

【治疗寒闭神昏之要药】

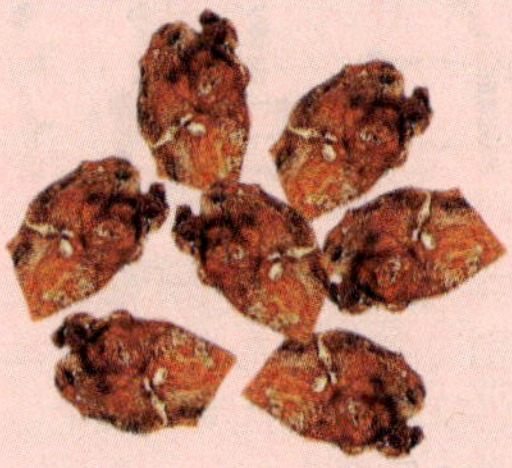

【类　　别】醒神开窍药
【别　　名】帝膏、苏合油、苏合香油。
【性味归经】味辛，性温；归心、脾经。
【养生剂量】入丸、散，0.3~1.0克。外用适量，不入煎剂。
【适合体质】气虚体质。
【适宜人群】冠心病患者；风湿性心脏病引起的心绞痛患者；胆绞痛患者；胆道蛔虫症患者；腹痛、胁痛、阴缩疼痛、巅顶头痛、三叉神经痛等患者。
【不宜人群】孕妇忌服。阴虚多火人禁用。

本草药典

◎本品为金缕梅科植物苏合香树的树干渗出的香树脂。主产于非洲、印度及土耳其等地，我国广西、云南有栽培。初夏时将树皮击伤或割破，深达木部，使香树脂渗入树皮内。至秋季剥下树皮，榨取香树脂，即为普通苏合香。

功效主治

◎苏合香辛香气烈，有开窍醒神之效，作用与麝香相似而力稍逊，且长于温通、辟秽，具有开窍醒神、辟秽止痛的功效，故为治面色青紫、全身冰凉、苔白、脉迟之寒闭神昏之要药。此外，本品还能治疗胸腹冷痛满闷、冻疮等症。

推荐药膳养生方

苏冰滴丸	材料	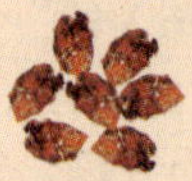 苏合香10克　 冰片3克	做法	将苏合香和冰片混合，加少量蜂蜜做成丸剂，兑水服用，痛时即服，每次服用1克，可治疗寒凝气滞型冠心病，有效缓解心绞痛。
冠心苏合丸	材料	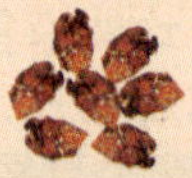 苏合香10克　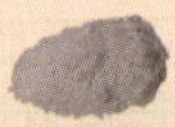 冰片3克　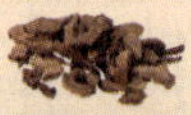 木香30克	做法	将木香研粉末，与苏合香、冰片一起加少量蜂蜜做成丸剂，兑水服用，痛时即服，每次服4克，可治疗治冠心病及风湿性心瓣膜病引起的心绞痛。
苏香丸	材料	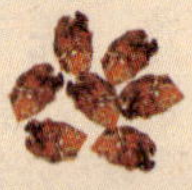 苏合香1克　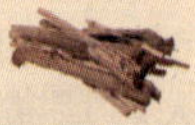 檀香3克　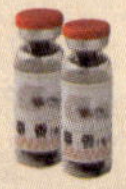 麝香0.03克	做法	将以上药材均研成粉末，加少量蜂蜜做成丸剂，兑水服用，痛时即服，1日1剂，可开窍醒神、行气止痛，治疗胆绞痛。

第十六章

收涩类本草养生法

●凡以收敛固涩，用以治疗各种滑脱病症为主的药物称为收涩药，又称固涩药。收涩药根据其药性及临床应用的不同，可分为固表止汗药、敛肺涩肠药、固精缩尿止带药三类。本类药物味多酸涩，主入肺、脾、肾、大肠经，有敛耗散，固滑脱的功效。

收涩药主要用于久病体虚、正气不固、脏腑功能衰退所致的自汗、盗汗、久咳虚喘、久泻、久痢、遗精、滑精、 遗尿、尿频、崩带不止等滑脱不禁的病证。滑脱病证的根本原因是正气虚弱，故应用收涩药治疗乃属于治病之标，因此临床应用本类药时，须与相应的补益药配伍同用，以标本兼顾。

收涩药性涩敛邪，故凡表邪未解，湿热所致之泻痢、带下、血热出血以及郁热未清者，均不宜用。

莲子

○【养心、脾、肾三脏】

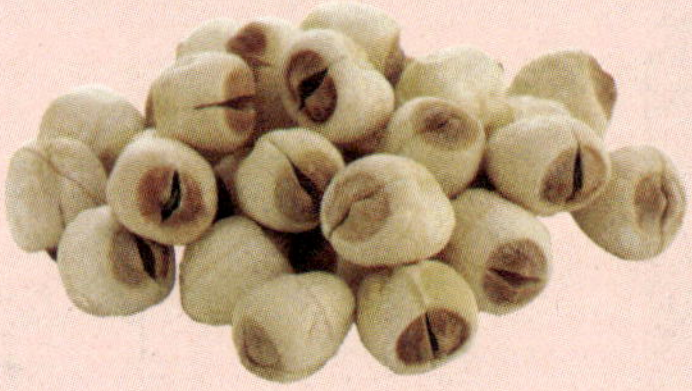

【类　　别】固精缩尿止带药
【别　　名】莲实、湘莲子、莲肉、藕实。
【性味归经】鲜者性平，味甘、涩；干者性温，味甘、涩。归心、脾、肾经。
【养生剂量】10~30克。
【适合体质】平和体质。
【适宜人群】一般人群皆可食用莲子，尤其适合慢性腹泻、脾虚久泻久痢；妇女脾虚带下过多者；癌症患者；心律失常、失眠多梦者；肾虚遗精滑泄、小便失禁者；营养不良者、食欲不振者食用。
【不宜人群】便秘、消化不良、腹胀者不宜食用。

本草药典

◎莲子为睡莲科植物莲的成熟种子，广泛产于南北两地。莲子是一种养生药材，常用于食疗保健上，莲子中的钙、磷和钾含量非常丰富，莲子中含有蛋白质，脂肪，碳水化合物，铁，钙，磷，还含有其他多种维生素、微量元素、荷叶碱、金丝草苷等物质。

功效主治

◎莲子具有养心安神、健脾补胃、涩肠止泻、益肾固精、止带下、滋补元气、益智补脑的功效，主治心烦失眠，脾虚久泻，大便溏稀，久痢，腰疼，男子遗精，妇人赤白带下等症。还可预防早产、流产、孕妇腰酸。现代药理研究发现，莲子所含的氧化黄心树宁碱有抑制鼻咽癌的作用。

选购保存

◎莲子以颗粒大、饱满、整齐者为佳；石莲子以色黑、饱满、质重坚硬者为佳。莲子最忌受潮受热，受潮容易虫蛀，受热则莲芯的苦味会渗入莲肉，因此，莲子应存于干爽处。莲子一旦受潮生虫，应立即日晒或火焙，晒后需摊晾两天，待热气散尽凉透后再收藏。掺了水的莲子不能长时间保存。晒焙过的莲子的色泽和肉质都会受影响，煮后风味大减，同时药效也受一定影响。

食用须知

◎莲子一定要先用热水泡一阵再烹调，否则硬硬的不好吃，还会延长烹调的时间。火锅内加入莲子，有助于均衡营养。平素大便干结难解，或腹部胀满之人忌食。莲子中所含的棉子糖，是老少皆宜的滋补品，对于久病、产后或老年体虚者，更是常用营养佳品；把莲子放入碗中加上水（没过莲子）放在蒸锅中小火慢蒸，蒸到莲子没有硬心就可以了，不过发好的莲子的心（芽）一定要用牙签提出来，否则有苦味。

相宜食物搭配及功效

山药

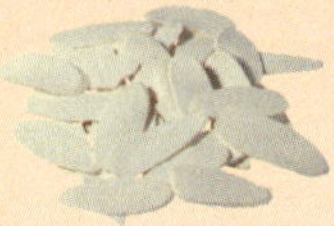

预防高血压、降低胆固醇、止腹泻。

鸡肉

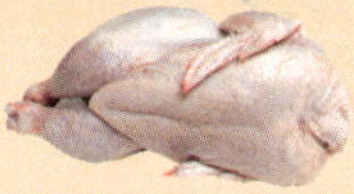

能益气填精、养心安神。

乳鸽

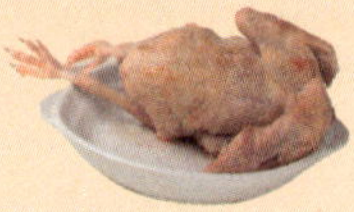

能养血补虚、补肾固精。

人参

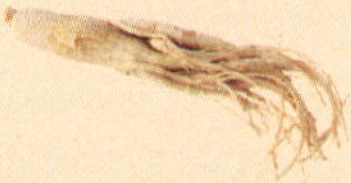

有补气健脾之功。

芡实

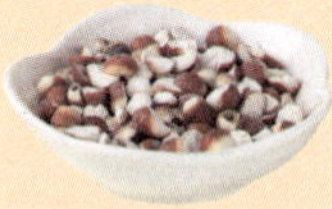

治疗久泄久痢、遗精滑泄。

粳米

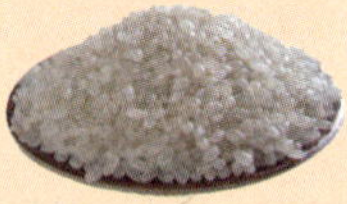

健脾养胃、养心安神。

乌鸡

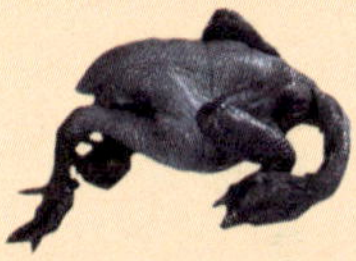

补肾止带、调经止崩，辅助治疗妇女崩漏、带下病。

银耳

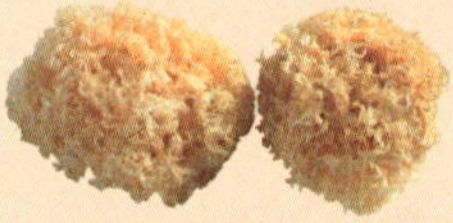

滋阴润肤、美容养颜，改善皮肤粗糙。

猪肚

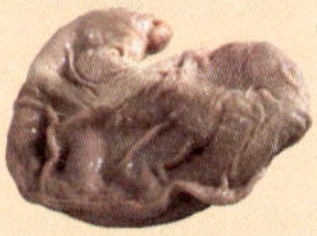

补气健脾、止泻止带，改善脾虚腹泻、赤白带下。

龙眼肉

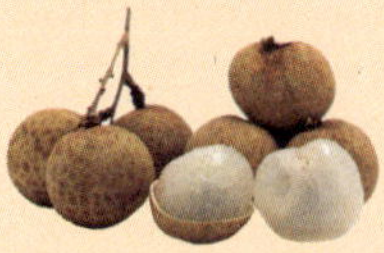

养心安神，改善心悸失眠症状。

赤小豆

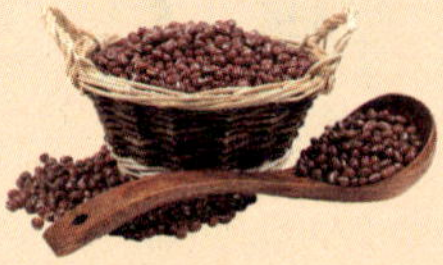

清热渗湿、止泻，辅助治疗湿热腹泻。

茯苓

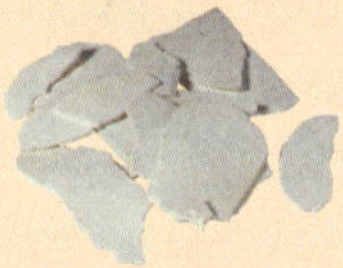

健脾养胃、渗湿止泻。

小米

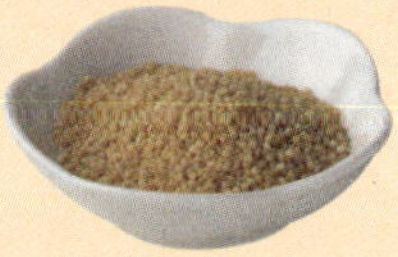

健脾补气、养心安神。

薏米

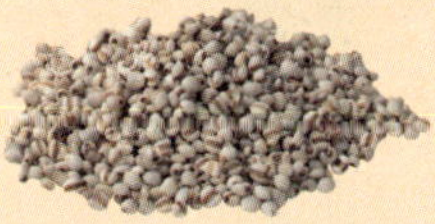

清热渗湿、止泻，辅助治疗湿热腹泻。

山茱萸

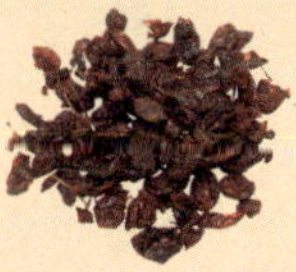

补肾固精，治疗肾虚遗精、早泄。

推荐药膳养生方

莲子核桃黑米粥

材料

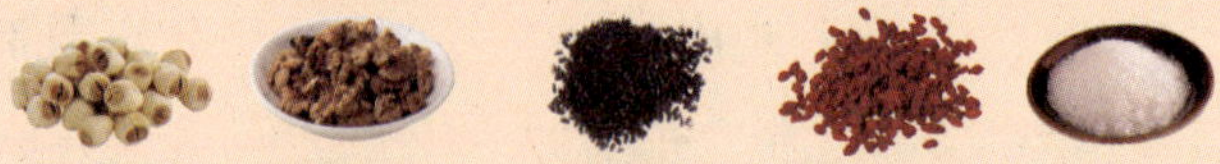

莲子20克　核桃仁20克　黑米60克　枸杞10克　白糖适量

做法

将莲子、核桃仁、黑米、枸杞均洗净，先将莲子放入锅中，加水适量，大火煮开后转小火续煮15分钟，再下入核桃仁、黑米煮熟至粥稠，加适量白糖调味即可。

莲子山药芡实汤

材料

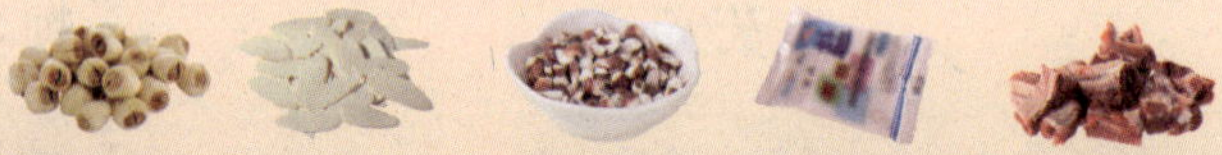

莲子30克　山药30克　芡实40克　盐适量　排骨200克

做法

排骨洗净，放进锅中，将莲子共放入锅中，加水适量，大火煮开后转小火续煮20分钟，再下入山药、芡实煮熟，加盐调味即可。

莲子杏仁猪肺汤

材料

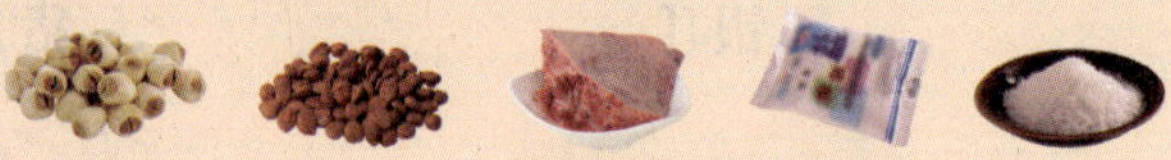

莲子20克　杏仁20克　猪肺200克　盐适量　味精适量

做法

将莲子（泡发）、杏仁洗净备用，猪肺洗净，汆水；将猪肺、杏仁、莲子一起放入锅中，加水适量，大火煮沸后转小火续煮至莲子熟烂，加盐和味精调味即可。

莲子双耳枸杞汤

材料

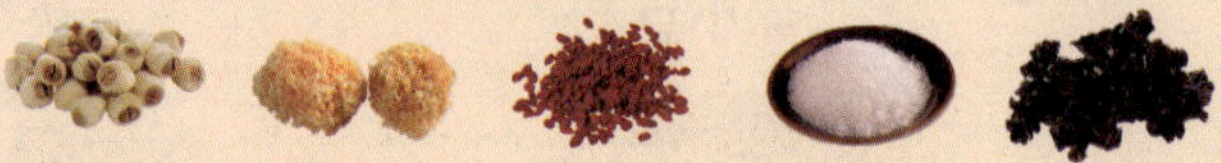

莲子20克　银耳1朵　枸杞15克　白糖适量　黑木耳10克

做法

将莲子洗净，银耳、黑木耳泡发，撕成小朵，洗净；将莲子、银耳、黑木耳一起放入锅中，加水适量，大火煮沸后转小火续煮40分钟，再放入枸杞，稍煮片刻，加上白糖即可。

莲子酸枣仁汤

材料

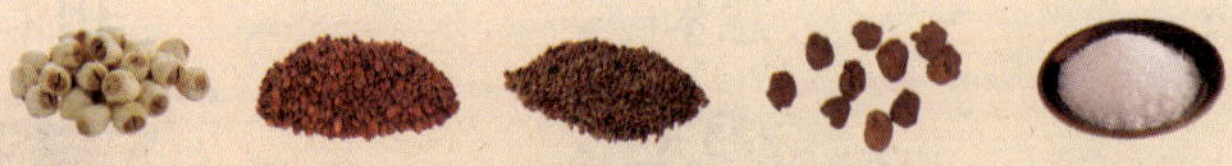

莲子20克　酸枣仁10克　柏子仁10克　龙眼肉10克　白糖少量

做法

将莲子、酸枣仁、柏子仁均洗净，先将莲子放入锅中，加水适量，大火煮开后转小火续煮15分钟，再下入柏子仁、酸枣仁、龙眼肉煮熟，加上白糖即可。

莲子薏仁猪肚汤

材料

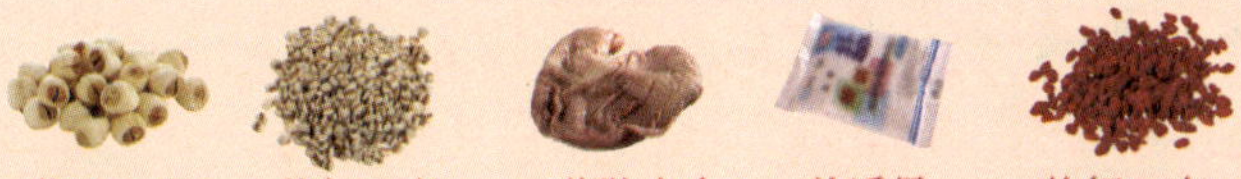

莲子20克　薏仁30克　猪肚半个　盐适量　枸杞10克

做法

将莲子、薏仁洗净泡发；猪肚用少量盐搓洗干净，切成小块，将猪肚、莲子、薏米一起放入锅中，加水适量，大火煮开，加枸杞，转小火续煮1小时，加盐调味即可。

莲子莲须猪腰汤

材料

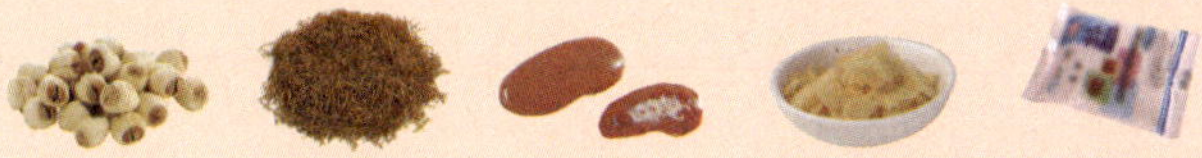

莲子20克　莲须30克　猪腰一个　生姜适量　盐适量

做法

将莲子、莲须均洗净，莲子泡发，猪腰洗净，切片；将莲子、莲须、猪腰一起放入锅中，加水适量，大火煮沸，加入少量生姜，转小火续煮至莲子熟烂，加盐即可。

莲子百合木瓜汤

材料

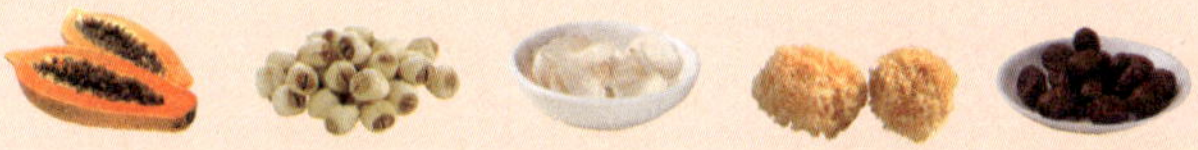

木瓜1个　莲子30克　百合20克　银耳适量　红枣10克

做法

将木瓜洗净，去皮去籽，莲子、银耳洗净、泡发，再将所有材料放进锅中，加上适量水，大火煮沸，小火煮至熟烂，加上红糖即可。

茯苓白术莲子汤

材料

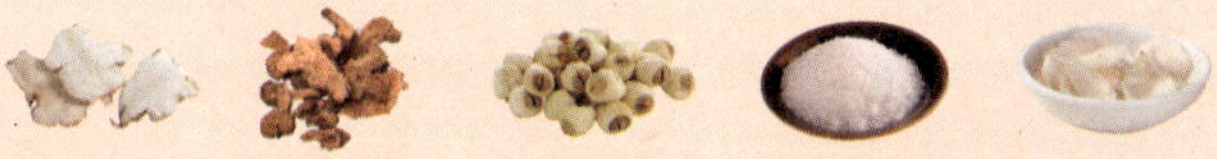

茯苓15克　白术15克　莲子20克　白糖适量　百合10克

做法

将茯苓、莲子、白术、百合均洗净，放入锅中，加水适量，大火煮沸后转小火续煮至莲子熟透，捞去茯苓、白术，饮汤食莲子、百合即可。本汤可改善妇女脾虚带下过多、色清稀。

莲子白果糯米粥

材料

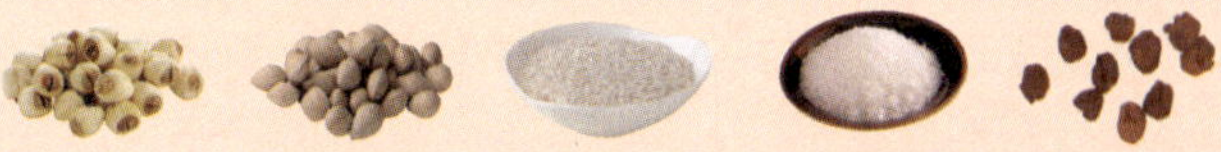

莲子30克　白果20克　糯米100克　白糖适量　龙眼肉10克

做法

将莲子、白果、糯米、龙眼肉均洗净，一起放入锅中，加水适量，大火煮沸后转小火续煮1小时，至莲子熟烂粥稠时即可关火。临床实践证实：本粥可作为慢性肾炎患者蛋白尿患者辅助食疗方。

山茱萸

【治疗小儿遗尿的佳品】

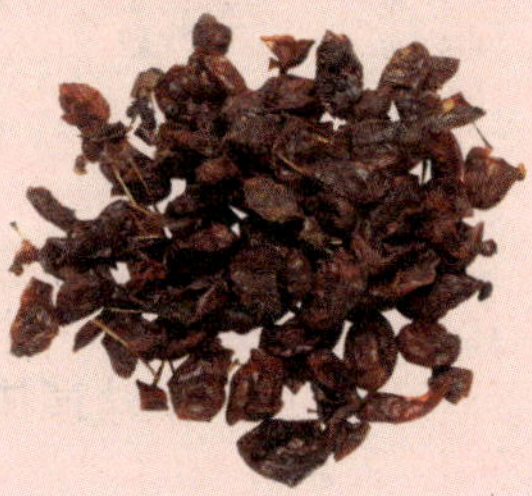

【类　　别】固精缩尿止带药

【别　　名】山萸肉、实枣儿、枣皮、萸肉、药枣、鸡足、山芋肉

【性味归经】性微温，味酸。归肝、肾经。

【养生剂量】煎服，6~20克。

【适合体质】适合阳虚体质者。

【适宜人群】肾虚阳痿、遗精早泄、耳鸣耳聋、尿频遗尿、腰膝酸软者；阴虚自汗盗汗、心悸失眠患者；月经过多、崩漏带下的妇女、内热消渴、大汗虚脱、月经不调、健忘眩晕等患者可食用。

【不宜人群】命门火炽，强阳不痿，素有湿热、小便不利者不宜用本品。

本草药典

◎本品为山茱萸科植物山茱萸的干燥成熟果肉，质柔软。气微，味酸、涩、微苦。山茱萸含有山茱萸苷、莫罗苷、7-O-甲基莫罗苷、山茱萸新苷、当药苷、番木鳖苷等环烯醚萜苷类及皂苷、熊果酸、酒石酸等多种有效成分。有明显的利尿、降压、抗菌与升高血液白细胞的作用。

功效主治

◎山茱萸具有补肝肾、涩精气、固虚脱的功效。主要用于治疗腰膝酸痛、眩晕、耳鸣、阳痿、遗精、小便频数、肝虚寒热、虚汗不止、心悸脉散、崩漏带下、月经过多等病症。山茱萸有收敛止血功效，被常用于妇女体虚所致的月经过多，崩漏带下等症。

选购保存

◎不规则的片状或囊状，长1.0~1.5厘米，宽0.5~1.0厘米。表面紫红色至紫黑色，皱缩，有光泽。顶端有的有圆形宿萼痕，基部有果梗痕。山茱萸新货表面为紫红色，陈久者则多为紫黑色，有光泽，基部有时可见果柄痕，顶端有一四形宿萼痕迹。质柔润而不易碎。无臭，味酸而涩苦。以皮内肥厚、色红油润、酸味浓、干燥无核、洁净者为佳。山茱萸易发霉、变色、虫蛀，宜存储于干燥通风处。

食用须知

◎本品虽补力较足，但药性平和，敛正气而不敛邪气，又能流通血脉，体虚者尤其适宜。山萸肉制用可增强补肝肾功效，为生山萸肉置笼内蒸至紫褐色再晒干入药者。在秋末冬初果皮变红时摘取成熟的果实，以水洗净之后用文火烘培或置沸水中略烫，及时挤出果核，晒干或烘干用。内有湿热、小便不利者不宜应用。本品经炮制后，形如黑枣的皮，故有些地区称作“枣皮”。有湿热、小便不利者不宜应用。

推荐药膳养生方

猪腰山萸汤

材料

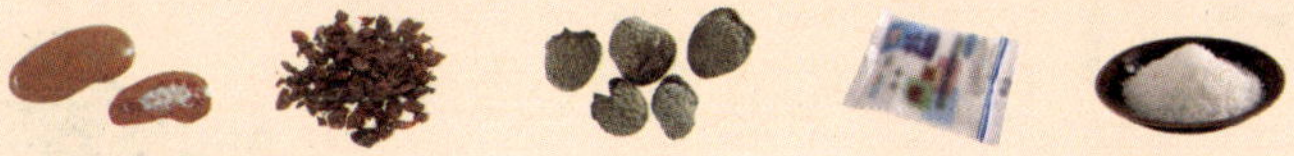

猪腰1个　山茱萸20克　覆盆子10克　盐适量　味精适量

做法

猪腰洗净，切片，山茱萸、覆盆子均洗净，一起放入锅中，加水适量，大火煮开转小火续煮20分钟，加盐和味精调味即可。本品可补肾固精、缩尿止遗。

山萸芡实汤

材料

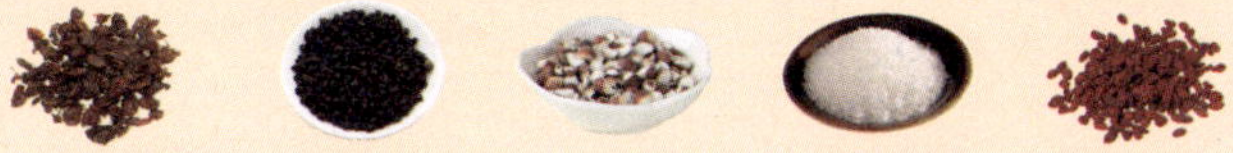

山茱萸15克　五味子10克　芡实30克　白糖适量　枸杞10克

做法

山茱萸、五味子、芡实均洗净，一起放入锅中，加水适量，大火煮开后转小火续煮10分钟，滤去药渣即可饮用。本品可治疗老年人尿频、尿失禁。

六味地黄汤

材料

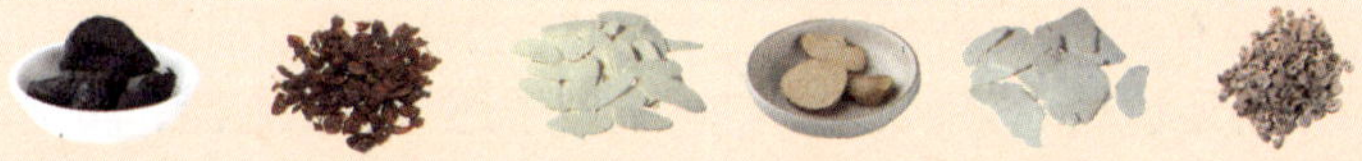

熟地20克　山茱萸12克　山药12克　泽泻6克　茯苓6克　丹皮6克

做法

将以上药材全部洗净，配伍泽泻、茯苓、丹皮各6克，放入锅中，加水适量，煎取药汁即可。本品可改善肝肾阴虚、潮热盗汗等症。

山茱萸小麦粥

材料

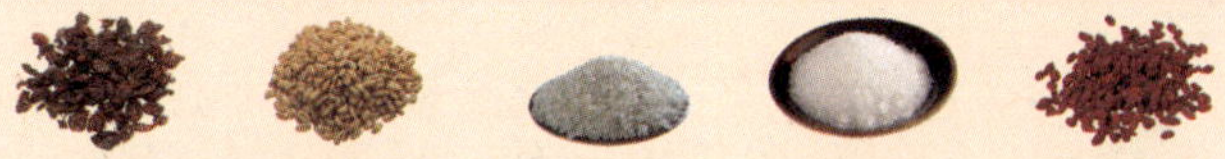

山茱萸20克　小麦40克　粳米80克　白糖适量　枸杞10克

做法

山茱萸洗净备用，小麦、粳米、枸杞均洗净泡发，一起倒入锅中，加水适量，大火煮开后转小火续煮至粥稠后，加适量白糖调味即可。本品可补益肝肾、涩精敛汗。

山茱萸莲子粥

材料

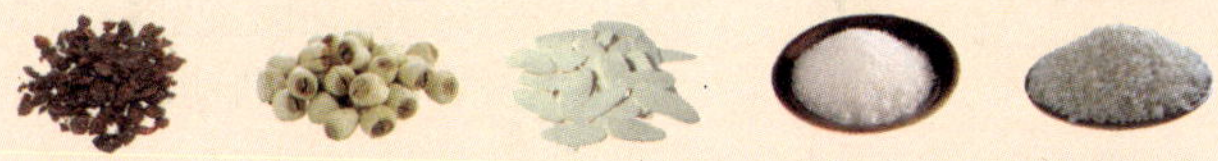

山茱萸20克　莲子20克　山药15克　白糖适量　粳米适量

做法

山茱萸、莲子、山药均洗净，与粳米一起入锅中，加水适量，大火煮开后转小火续煮至粥稠后，加适量白糖调味即可。本品可补肾涩精。

金樱子

【涩肠、敛汗、固精】

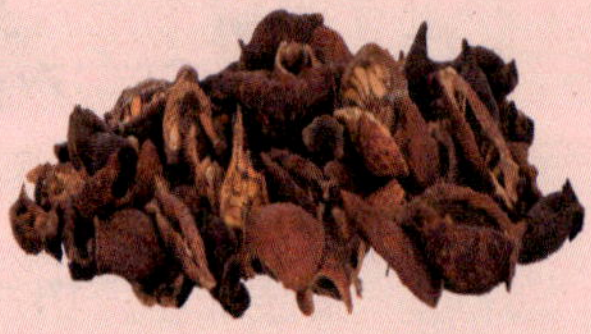

【类　　别】固精缩尿止带药

【别　　名】山石榴、糖罐、糖果、蜂糖罐、糖刺果。

【性味归经】性平，味酸、涩。归脾、肾、大肠、膀胱经。

【养生剂量】水煎服，6~12克。

【适合体质】气虚体质者、平和体质者。

【适宜人群】肾虚遗精、遗尿者；久泻久痢者；肺虚咳喘者；带下过多、月经过多者；自汗盗汗者；子宫脱垂者；高血脂患者。

【不宜人群】有实火、邪热、便秘者忌服。

本草药典

◎本品为蔷薇科植物金樱子的成熟果实。金樱子含苹果酸，枸橼酸(柠檬酸)，鞣酸及树脂，尚含皂苷，维生素C，另含丰富糖类，其中有还原糖、果糖、蔗糖，以及少量淀粉。以个大、色红黄、有光泽、去净毛刺者为佳。易置通风干燥处，注意防蛀。

功效主治

◎金樱子具有固精涩肠、缩尿止泻的功效。主治滑精、遗尿、脾虚泻痢、肺虚喘咳、自汗盗汗、崩漏带下。研究证明，金樱子还可降低血脂，防治动脉粥样硬化。金樱子不宜与猪肝、黄瓜同食。

推荐药膳养生方

金樱杜仲猪尾汤

材料

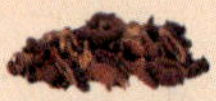

金樱子25克

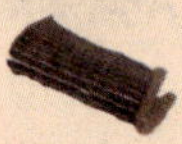

杜仲30克

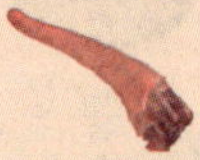

猪尾2条

做法

将金樱子、杜仲洗净，猪尾去净毛，切块，加水放入砂锅煲熟，加盐调味。本品可辅助治疗命门火衰引起的阳事不举、畏寒肢冷、腰膝酸软等症。

金樱子粥

材料

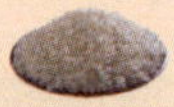

粳米100克

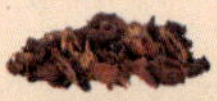

金樱子30克

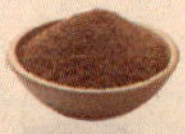

红糖30克

做法

将金樱子洗净，加水煮汁约30分钟，去渣取汁。将药汁与洗净的粳米共煮粥，待粥熟时加红糖即成。适用于肾虚精滑、泄痢脱肛、肺虚咳嗽。

金樱子猪腰汤

材料

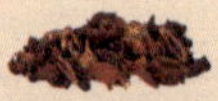

金樱子10克

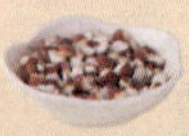

芡实30克

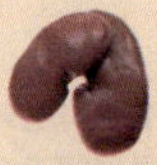

猪腰1个

做法

将金樱子、芡实均洗净，与猪腰同炖，熟时饮汤，食猪腰。本品可补肾缩尿止遗，治疗小儿遗尿、老年人夜尿频多症状。

覆盆子

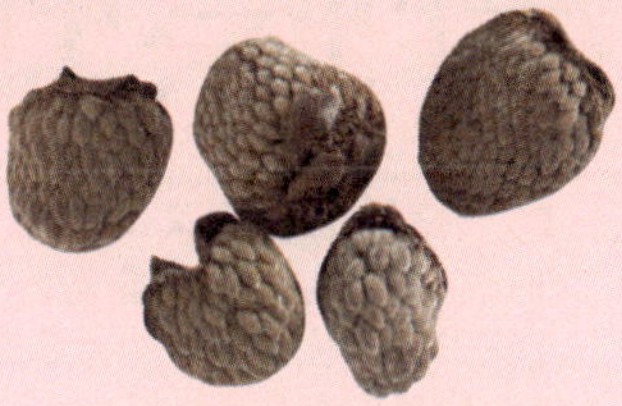

【补肾、缩尿壮阳】

【类　　别】固精缩尿止带药

【别　　名】覆盆、小托盘、悬钩子、覆盆莓、树梅、树莓、木莓。

【性味归经】性平，味甘、酸。归肝、肾经。

【养生剂量】煎服，10~20克。

【适合体质】阳虚体质。

【适宜人群】尿频遗尿、遗精、阳痿、眼睛干涩、遗溺、虚劳、目暗等患者。

【不宜人群】本品热而敛小便，凡有小便不利、阴虚阳亢、虚火浮越者不宜用。

本草药典

◎本品为蔷薇科植物掌叶覆盆子、插田泡等的未成熟果实。含有机酸、糖类及少量维生素C等成分。表面灰绿色带灰白色毛茸。上部钝圆，底部扁平，有棕褐色的总苞，5裂，总苞上生有棕色毛，下面常带果柄，脆而易脱落。以颗粒完整饱满、色黄绿、具酸味者为佳，放阴凉干燥处保存。

功效主治

◎覆盆子具有明目、益肾固精、缩尿壮阳的功效，主治阳痿、遗精、尿频、遗溺、虚劳、目暗。补肾益肝，作用为强壮、收敛、抗利尿。覆盆子的果实是一种聚合果，有红色、金色和黑色，在欧美作为水果食用。

推荐药膳养生方

覆盆子酒

材料

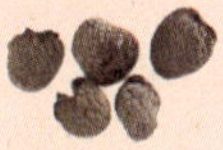

覆盆子200克

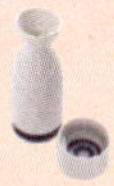

白酒500毫升

做法

将覆盆子洗净，焙干，研为末，泡入白酒中，加盖密封，泡置7天，7天后开封饮用，每日早晨饮用30毫升，可治疗性欲低下、阳痿等症。

覆盆子黑米粥

材料

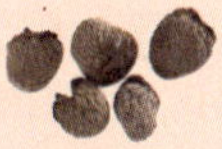

覆盆子10克

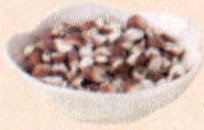

芡实30克

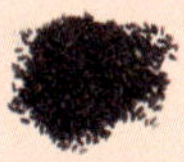

黑米100克

做法

将覆盆子、芡实、粳米均洗净，放入锅中，加水适量，大火煮沸后转小火续煮至粥稠，加入少量白糖调味即可。本品滋阴补肾、固精止遗。

覆盆熟地乳鸽汤

材料

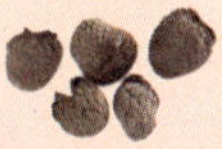

覆盆子10克

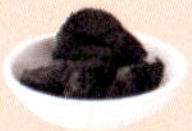

熟地30克

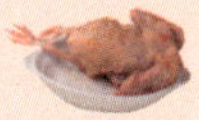

乳鸽1只

做法

将覆盆子、熟地、乳鸽均洗净，放入锅中，加水适量，大火煮沸后转小火续炖至汤稠即可。本品滋补肝肾、养血美容。

海螵蛸

【能中和胃酸的收涩药】

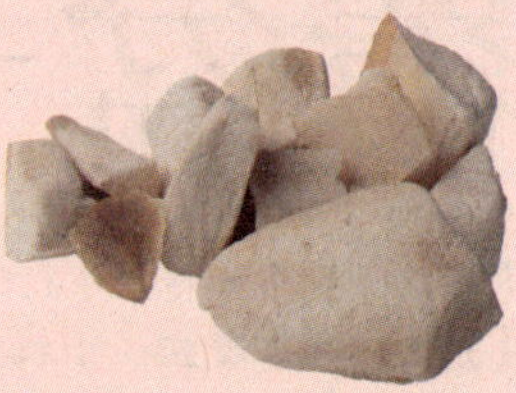

【类　　别】固精缩尿止带药
【别　　名】乌贼骨、墨鱼盖。
【性味归经】性微温，味咸、涩。归肝、肾经。
【养生剂量】内服：煎汤，10~30克；研末，1.5~3.0克。外用：适量。
【适合体质】阳虚体质。
【适宜人群】消化性溃疡患者、胃酸分泌过多者、崩漏带下者、遗精早泄者、出血患者、便血者，滑精者。
【不宜人群】阴虚多热者不宜多服。

本草药典

◎本品为乌鲗科动物乌贼（墨鱼）的内壳。收集其骨状内壳洗净，干燥。生用。海螵蛸主要含碳酸钙，壳角质，黏液质。尚含多种微量元素，其中含大量的钙，少量钠、锶、镁、铁以及微量硅、铝、钛、锰、钡、铜。以表面灰白色，体轻，易折断，断面粉质，显疏松层纹，具吸水性为佳。

功效主治

◎海螵蛸具有收敛止血、涩精止带、敛疮的功效，主要用于胃痛吞酸、吐血衄血、崩漏便血、遗精滑精、赤白带下、溃疡病等病症。久服易致便秘，可适当配润肠药同用。外治损伤出血、疮多脓汁。海螵蛸的药用价值是收敛止血、固精止带、制酸敛疮。

推荐药膳养生方

螵蛸白及饮

材料

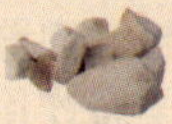
海螵蛸15克

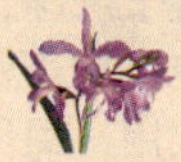
白及18克

做法

共研成细末，兑水服用，每次服用5克，日服3次，连续服用半月，可有效治疗胃出血、消化性溃疡等疾病。

石螵蛸牡蛎汤

材料

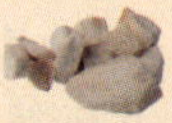
海螵蛸10克

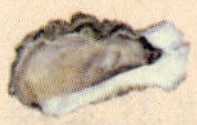
牡蛎肉200克

做法

煮汤食用，本品可滋阴敛汗、补肾涩精，经常食用，可有效改善潮热盗汗、遗精滑泄等病症。

螵蛸阿胶汤

材料

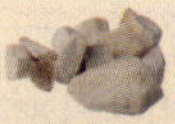
海螵蛸3克

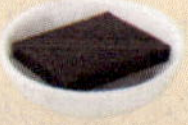
阿胶20克

做法

将海螵蛸捣碎，研成粉末；阿胶放入锅中，加少量开水煮开烊化，加入海螵蛸粉，服用。可有效缓解胃酸过多引起的胃痛。

桑螵蛸

【固精止遗常用药】

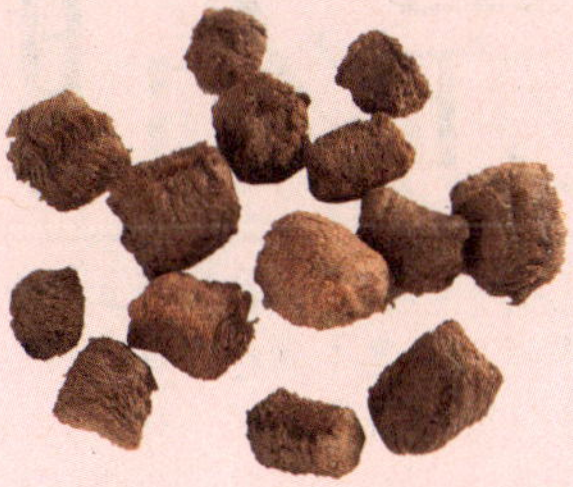

【类　　别】固精缩尿止带药

【别　　名】蜱蛸、桑蛸、螵蛸、赖尿郎、刀螂子、螳螂蛋、螳螂壳。

【性味归经】性平，味咸、甘。归肝、肾、膀胱经。

【养生剂量】煎服，6~10克。

【适合体质】阳虚体质。

【适宜人群】遗精早泄者、尿频遗尿者、阳痿不举者、不孕不育者。

【不宜人群】阴虚火旺或膀胱有热者慎服。

本草药典

◎本品为螳螂科昆虫大刀螂、小刀螂、薄翅螳螂、巨斧螳螂或华北刀螂的卵鞘。分别习称“团螵蛸”“长螵蛸”及“黑螵蛸”。均以干燥、完整、幼虫未出，色黄、体轻而带韧性，无树枝草梗等杂质者为佳。

功效主治

◎桑螵蛸既可补益又可收涩，为补肾助阳、固精缩尿之良药。凡肾虚阳衰、精气失固所致的遗精、滑精、遗尿、尿频、阳痿、不育，皆可选用，尤其适用于遗尿、尿频。本品一般宜炙用，不宜生用，因为生用反而会引起腹泻等不适症状。

推荐药膳养生方

桑螵蛸散

材料：

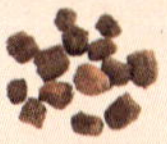

桑螵蛸10克

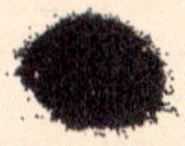

韭菜子100克

做法：将桑螵蛸、韭菜子洗净，烘干水分，入锅微炒，研成粉末，兑少量白酒调服，每次服6克。治疗肾阳虚衰引起的虚劳、遗精早泄、阳痿不举等病。

桑螵蛸茴香散

材料：

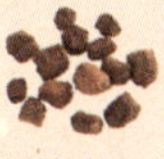

桑螵蛸10克

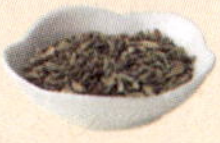

小茴香60克

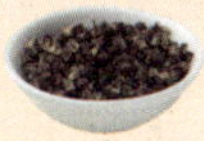

花椒30克

做法：将桑螵蛸、小茴香、花椒共研成细末，每次服用6克，用米汤调服，可治疗寒性疝气引起的腹痛，还可治疗肾阳亏虚型阳痿遗精、尿多等症。

螵蛸黄芩饮

材料：

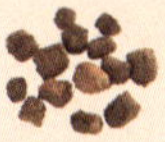

桑螵蛸10克

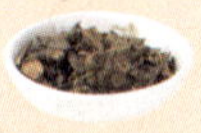

黄芩8克

做法：将以上两药入锅，加水600毫升，大火煮沸后转小火续煮10分钟，滤去药渣，分两次服用。可治疗小儿心火旺、肾阳虚之遗尿症。

赤石脂【涩肠、止血佳品】

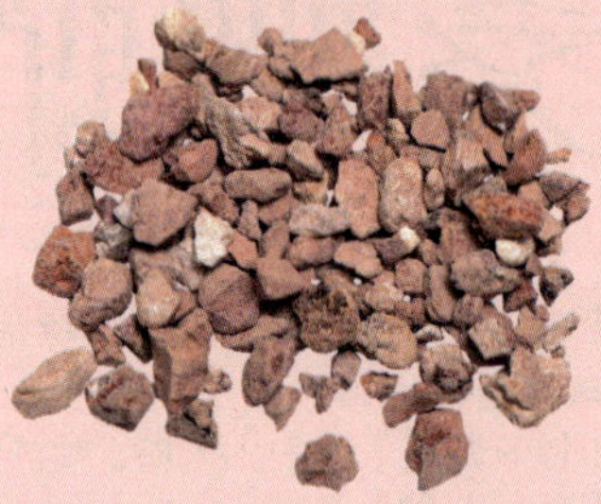

【类　　别】固精缩尿止带药
【别　　名】赤符、红高岭、赤石土、吃油脂、红土。
【性味归经】性温，味甘、涩。归脾、胃、心、大肠经。
【养生剂量】煎服。10~20克。外用适量。研细末撒患处或调敷。
【适合体质】阳虚体质。
【适宜人群】胃肠出血者、消化性溃疡者、久泻久痢者、脱肛者、遗精遗尿者、子宫出血、带下过多者。
【不宜人群】有湿热积滞者忌服。有实热、急性肠炎、早期痢疾者不宜用。

本草药典

◎赤石脂为硅酸盐类矿物多水高岭石族多水高岭石，主含含水硅酸铝。其组成如下：硅42.93%、铝36.58%、氧化铁及锰4.85%、镁及钙0.94%、水分14.75%。以色红，光滑细腻，易碎，舌舔之黏性强者，易吸水者为佳。

功效主治

◎赤石脂具有涩肠、止血、收湿、生肌的功效。主治久泻、久痢、便血、脱肛、遗精、崩漏、带下、溃疡不敛。可治疗久痢和腹泻属虚泻、寒泻者。赤石脂内服能吸着消化道内有毒物质及食物异常发酵的产物等，对发炎的胃肠黏膜有局部保护作用，并对胃肠道出血有止血作用。

推荐药膳养生方

桃花汤

材料：

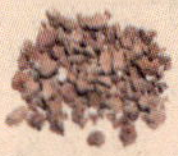
赤石脂20克

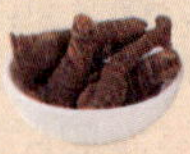
干姜6克

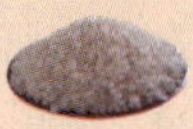
粳米100克

做法：将干姜、粳米洗净，先入锅，加水适量，煮20分钟，加入赤石脂，煮至粥稠，温服，日服三次。本品可治疗阴寒内盛、下痢脓血。

赤石脂丸

材料：

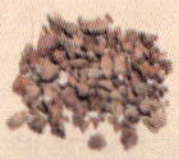
赤石脂300克

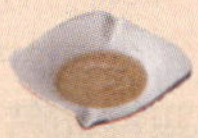
蜂蜜适量

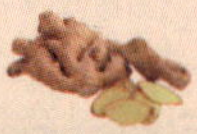
生姜10克

做法：将赤石脂捣碎，研成粉末，加适量蜂蜜做成梧桐子大小的丸药。每日空腹，以生姜汤下十丸，可治疗胃寒引起的反胃呕吐、胃痛等症。

赤石脂汤

材料：

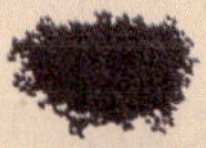
补骨脂10克

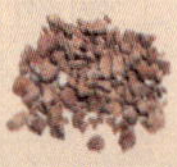
赤石脂10克

做法：将补骨脂洗净，与赤石脂一起放进锅中，水煎服。每日1剂，水煎服，分2次服。对妇女子宫出血、月经过多等症有止血作用。

肉豆蔻

【温中下气的药】

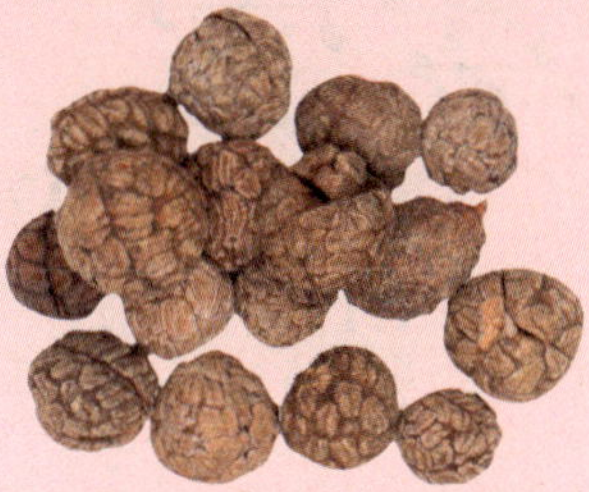

【类　　别】敛肺涩肠药
【别　　名】迦拘勒、豆蔻、肉果。
【性味归经】性温，味辛。归脾、胃、大肠经。
【养生剂量】水煎服，3~9克；入丸、散服，每次0.5~1.0克。
【适合体质】阳虚体质者。
【适宜人群】虚寒腹泻者、胃寒呕吐者、久泻脱肛、脾胃虚寒肠鸣腹痛者、心腹胀痛、宿食不消等患者。
【不宜人群】体内火盛、中暑热泄、肠风下血、胃火齿痛及湿热积滞、滞下初起者，皆不宜服用。

本草药典

◎本品为肉豆蔻科植物肉豆蔻的成熟种仁，主产于马来西亚、印度尼西亚，我国广东、广西、云南亦有栽培。肉豆蔻含挥发油5%~15%。另含肉豆蔻醚、丁香酚，异丁香酚及多种萜烯类化合物。肉豆蔻商品以个大、体重、坚实、表面光滑、油足、破开后香气强烈者为佳。

功效主治

◎肉豆蔻具有收敛、止泻、健胃、排气的功效。用于虚冷、冷痢，如慢性结肠炎、肠结核等病症。用于健胃，对有脾胃虚寒、食欲不振、腹胀、肠鸣腹痛者较适宜；又能止呕，治小儿伤食吐乳和消化不良。能促进胃液的分泌及胃肠蠕动，而有开胃和促进食欲，消胀止痛的功效。

推荐药膳养生方

豆蔻陈皮鲫鱼羹

材料

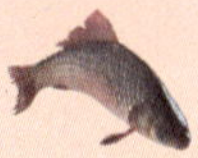
鲫鱼1条

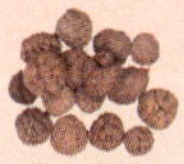
肉豆蔻10克

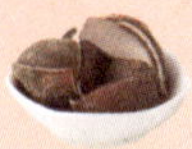
陈皮6克

做法

鲫鱼收拾干净入油锅煎香；肉豆蔻、陈皮洗净。锅入水，下鲫鱼，待水开后加入豆蔻、陈皮煲至熟。加入葱段继续熬煮20分钟，加盐即可。

肉豆蔻补骨脂猪腰汤

材料

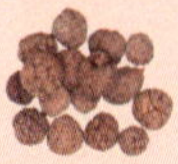
肉豆蔻8克

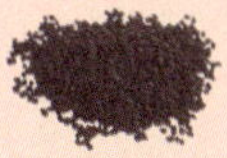
补骨脂10克

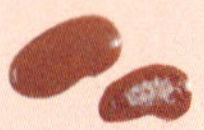
猪腰200克

做法

猪腰去筋膜；药材洗净。锅注水，入猪腰汆去血水。瓦煲装水，大火上滚开后放入猪腰、肉豆蔻、补骨脂，以小火煲2小时后调入盐即可。

肉豆蔻汤

材料

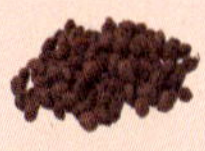
益智仁10克

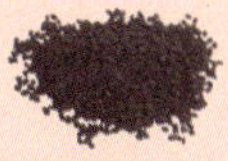
补骨脂10克

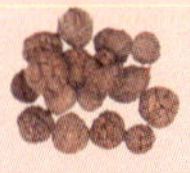
肉豆蔻10克

做法

将益智仁、补骨脂和肉豆蔻各洗净，放进锅中，煎水取汁。每日1剂，以温肾暖脾止泻。

芡实

【常用的收敛强壮药】

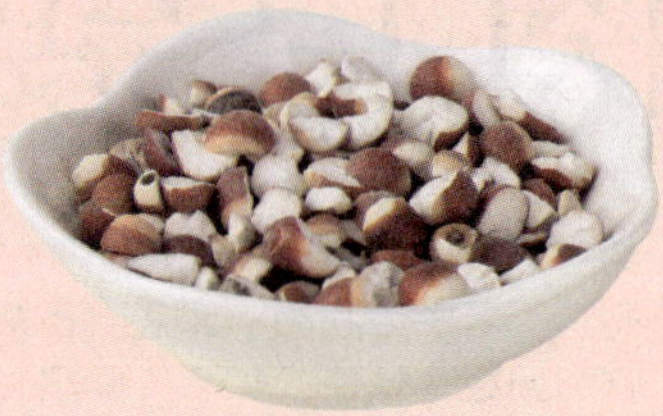

【类　　别】敛肺涩肠药
【别　　名】鸡头米、鸡头苞、雁头、刀芡实、鸡头果、刺莲藕。
【性味归经】性平，味甘、涩。归脾、肾经。
【养生剂量】煎服，10~15克。
【适合体质】气虚体质、平和体质。
【适宜人群】芡实适宜妇女脾虚白带频多，肾亏腰膝酸痛者食用；适宜老年人尿频者食用；适宜体虚遗尿之儿童食用；适宜肾虚梦遗滑精、早泄、脾虚便溏、慢性腹泻者食用。大便泄泻、小便失禁者。
【不宜人群】平素大便干结或腹胀者忌食。

本草药典

◎芡实为睡莲科植物芡的干燥成熟种仁，主产江苏、湖南、湖北、山东。此外，福建、河北、河南、江西、浙江、四川等地亦产。芡实干品每百克含水分11克，蛋白质11.8克，脂肪0.2克，碳水化合物75.4克，钙21毫克，磷264毫克，铁9.6毫克，还含有少量维生素。

功效主治

◎芡实具有固肾涩精、补脾止泻的功效，主治遗精、蛋白尿、妇女带下过多、儿童遗尿、老年人尿频、大便泄泻等症。用于治疗遗精、夜尿、小便频数，常配金樱子、莲须等，方如金锁固精丸。用于健脾，治小儿脾虚腹泻，一般配党参、茯苓等。常吃芡实还可以治疗老年人的尿频之症。

选购保存

◎芡实的品种分南芡与北芡。北芡又称刺芡，花紫色，为野生种。南芡又称苏芡，花色分白花、紫花两种，比北芡叶大。芡实的干燥种仁呈圆球形，直径约6毫米。一端呈白色，约占全体1/3，有圆形凹陷，另一端为棕红色，约占全体2/3。表面平滑，有花纹。质硬而脆，破开后断面不平、色洁白、粉性，无臭、味淡。以颗粒饱满，均匀，粉性足，无破碎、干燥无杂质者为佳。保存宜放在干燥阴凉处，防潮防虫蛀。

食用须知

◎芡实宜用慢火炖煮至烂熟，细嚼慢咽，宜与莲子肉、山药、白扁豆之类食物一同食用。芡实性涩滞气，一次忌食过多，否则难以消化。芡实药力虽然可靠，但效力较缓，往往需服食1个月以上才见效果。芡实与淮山比较，两者都能健脾，但淮山的补益力较强，芡实的固涩力较好。凡外感疟痢、痔、气郁痞胀、溺赤便秘、食不运化及产后孕妇皆忌之。

推荐药膳养生方

芡实白果糯米粥

材料

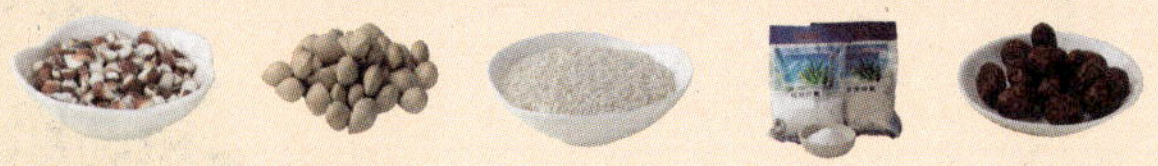

芡实10克　白果20克　糯米80克　白糖适量　红枣3颗

做法

将芡实、白果、糯米、红枣洗净，放入锅中，加水适量，大火煮沸后转小火续煮30分钟，加少量白糖调味即可。临床实践证明，本品可治疗慢性肾炎蛋白尿。

芡实补骨脂猪腰汤

材料

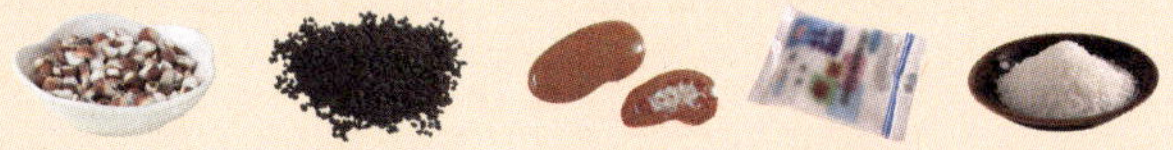

芡实10克　补骨脂20克　猪腰1个　盐适量　味精适量

做法

芡实、补骨脂分别洗净，猪腰剖开除去白色筋膜，以水冲净；所有材料一起放入砂煲中，注入清水，大火煲沸后转小火煲煮2小时，加入盐和味精即可。本品适合肾虚腰膝酸软、遗精早泄、尿频遗尿的患者食用。

肉苁蓉芡实羊骨汤

材料

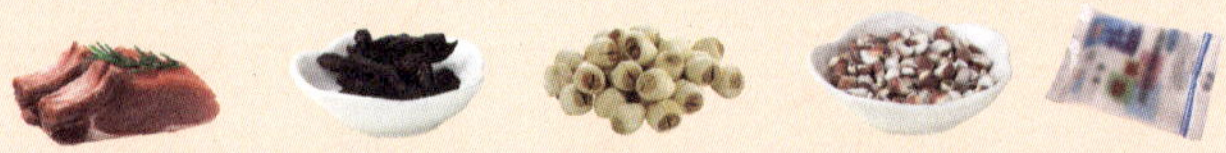

羊骨400克　肉苁蓉15克　莲子20克　芡实10克　盐适量

做法

羊骨洗净，切件，汆水；肉苁蓉洗净，切块；莲子、芡实均洗净；将以上材料放入炖盅，加水适量，锅中注水，放入炖盅以小火炖2小时，调入盐即可食用。本品适合老年人肾虚腹泻者食用。

莲子山药芡实甜汤

材料

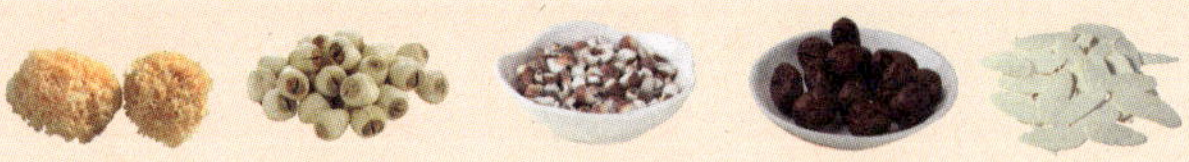

银耳20克　莲子50克　芡实10克　红枣6颗　山药20克

做法

银耳洗净，泡发备用，红枣划几个刀口；山药洗净，去皮，切成块。银耳、莲子、芡实、红枣、山药同时入锅小火煮约1小时，加冰糖调味即可。

薏芡白术田鸡汤

材料

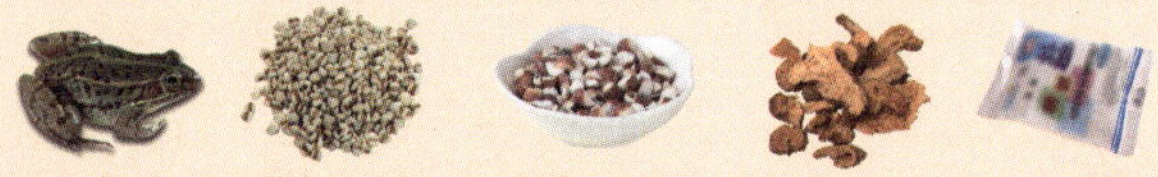

田鸡4只　薏仁30克　芡实10克　白术15克　盐适量

做法

田鸡宰洗干净，去皮斩块，备用；芡实、白术、薏仁均洗净，投入砂锅内，加水适量，大火煮开后转小火炖煮20分钟，再将田鸡放入锅煲至熟烂，加盐调味即可。

五味子

【敛肺、养肾的滋养药材】

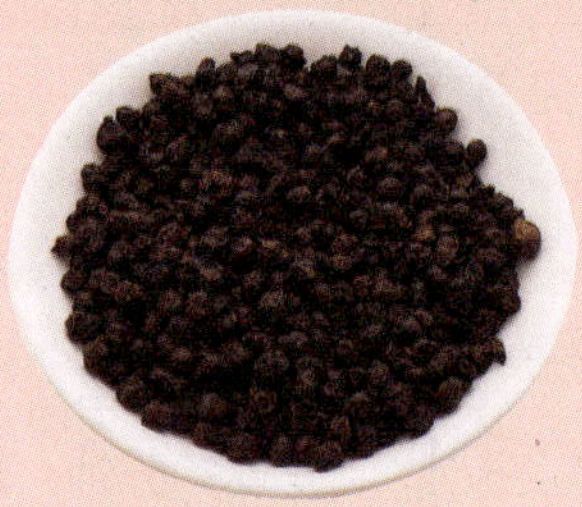

【类　　别】敛肺涩肠药
【别　　名】玄及、会及、五梅子。
【性味归经】性温，味酸。归肺、心、肾经。
【养生剂量】内服：煎汤，每次1.5~6.0克；或入丸、散。外用：研末掺或煎水洗。
【适合体质】阴虚体质者。
【适宜人群】自汗盗汗者、久泻久痢者、遗精滑精者、虚寒喘咳者、神经衰弱者、心悸失眠者、糖尿病患者、卵巢早衰者、视力减退者、汗出过多而致血气耗散、体倦神疲者、耳源性眩晕的患者食用。
【不宜人群】凡表邪未解，内有实热，咳嗽初起，麻疹初期的患者，均不宜用。

本草药典

◎五味子为木兰种植物五味子的果实。主产辽宁、吉林、黑龙江、河北等地，商品习称北五味子。五味子含有较多的营养成分，它的果实中含有蛋白质、糖分、柠檬酸、酒石酸、油脂、挥发油、苹果酸、还含有多种维生素。五味子是补益肝肾的滋补药材。

功效主治

◎五味子具有敛肺、滋肾、生津、收汗、涩精的功效。用于治疗虚寒喘咳、久泻久痢而属肾虚者，治汗出过多而致血气耗散、体倦神疲；治神经衰弱、过度虚乏、脑力劳动能力降低、记忆力和注意力减退者。五味子还能缓解失眠、精神衰弱，可降血糖、抗氧化、延缓衰老等。

选购保存

◎五味子干燥果实略呈球形或扁球形，外皮鲜红色、紫红色或暗红色。显油润，有不整齐的皱缩。果内柔软，常数个粘连一起；内含种子1~2枚，肾形，棕黄色，有光泽，坚硬，种仁白色。果肉气微弱而特殊，味酸。种子破碎后有香气，味辛而苦。五味子为不规则球形或扁球形，以紫红色、粒大、肉厚、有油性及光泽者佳。置通风干燥处，防霉。

食用须知

◎本品入煎剂时宜捣碎用，入丸剂宜蜜制，以免酸涩过甚。由过酸而引起的副作用有上腹不适、烧心感，必要时可加服重碳酸缓解。五味子用来滋补宜熟用，治虚火宜生用。较显著的高血压病和动脉硬化的患者慎用。凡事都有两面性，五味子虽好，可也有小毒，五味子的副作用：口服生药18克以上可有打嗝、反酸、胃烧灼感、肠鸣、困乏等，偶有过敏反应。

推荐药膳养生方

五味子黄芪猪

材料

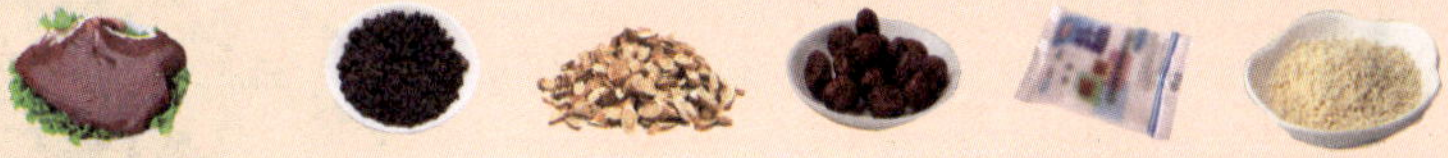

猪肝200克　五味子10克　黄芪12克　红枣5枚　盐适量　鸡精适量

做法

猪肝洗净切片；五味子、黄芪、红枣洗净，锅中注水烧沸，入猪肝氽去血沫；炖盅装水，放入所有材料炖3小时，调入盐、鸡精后即可食用。

五味子爆羊腰

材料

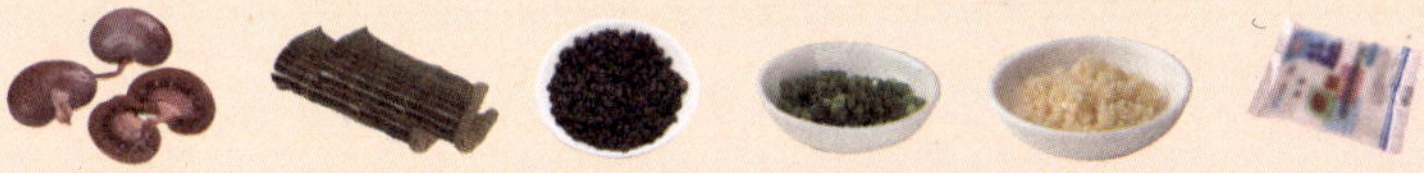

羊腰500克　杜仲15克　五味子6克　葱花适量　蒜末适量　盐适量

做法

杜仲、五味子洗净煎汁；羊腰洗净，切小块，用芡汁、药汁裹匀，烧热油锅，放入腰花爆炒，熟嫩后，再放入葱花、蒜末、盐即可。

五味子酒

材料

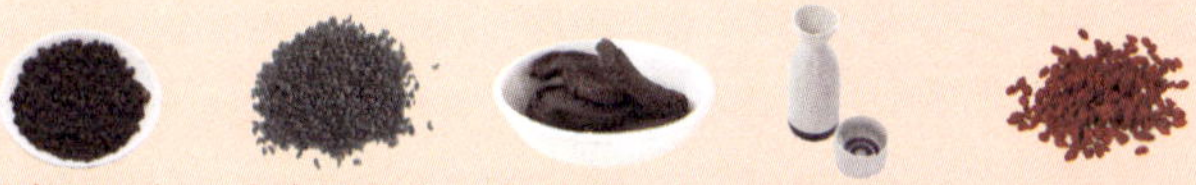

五味子60克　女贞子60克　何首乌30克　酒250毫升　枸杞30克

做法

将五味子、女贞子、何首乌、枸杞各洗净，晒干后放进装有白酒的玻璃瓶中，浸泡1周。每日午后5时服1次，晚8时再服1次，每次服1小杯，主治神经衰弱。

五味当归黄芪汤

材料

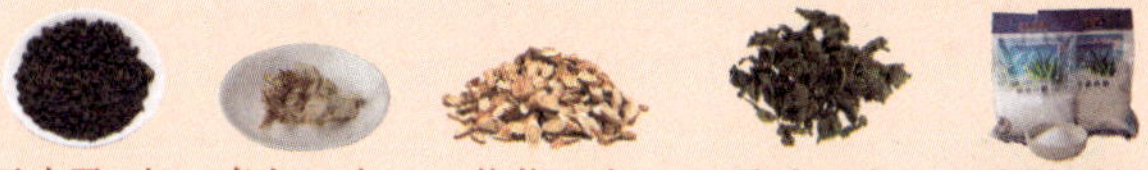

五味子6克　当归12克　黄芪10克　桑叶10克　白糖适量

做法

五味子、黄芪、当归、桑叶，各洗净，放进锅中，加适量水，大火煮沸，小火煮20分钟，加白糖调味即可。主治大汗不止。

浮小麦五味子黑豆茶

材料

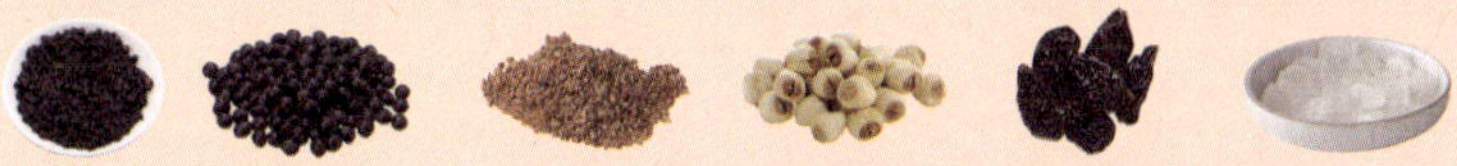

五味子6克　黑豆30克　浮小麦30克　莲子20克　黑枣7颗　冰糖适量

做法

将五味子、黑豆、浮小麦、莲子、黑枣均洗净，放入锅中，加水1000毫升，大火煮开，转小火煲至熟烂；调入冰糖搅拌溶化即可，代茶饮用。本品适合更年期女性服用，可改善心烦易怒、失眠健忘、潮热盗汗、口干咽燥、腰膝酸软等症状。

石榴皮 【涩肠止泻药】

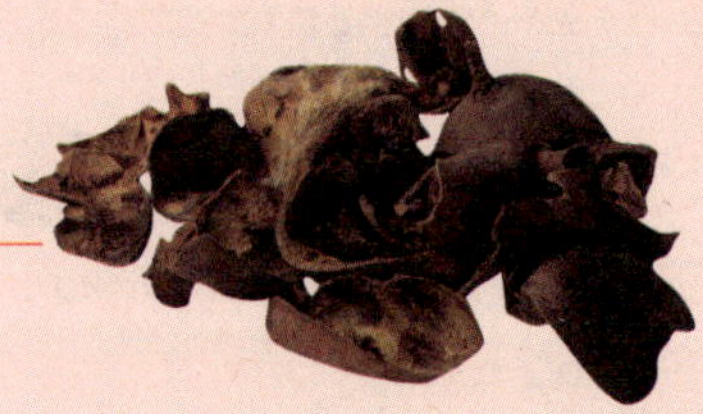

【类　　别】敛肺涩肠药

【别　　名】石榴壳、安石榴酸实壳、酸石榴皮、酸榴皮、西榴皮。

【性味归经】性温，味酸、涩。归大肠经。

【养生剂量】煎服，3~10克。

【适合体质】一般体质。

【适宜人群】肠炎患者；胆管感染者；急、慢性气管炎者；肺部感染者；慢性阑尾炎患者；淋巴结炎患者；多发性疖肿患者；外伤感染者。

【不宜人群】邪热盛、感染明显的大便泄泻、腹痛、痢疾脓血便以及大便秘结者禁用。

本草药典

◎本品为石榴科植物石榴的果皮，我国大部分地区均有栽培，秋季果实成熟时采果取皮。石榴果皮含鞣质，还含石榴皮碱、伪石榴皮碱、异石榴皮碱、N-甲基异石榴皮、没食子酸、苹果酸、熊果酸、异槲皮苷、树脂等。以皮厚实、色红褐者为佳，放在阴凉干燥处，防潮防虫。

功效主治

◎石榴皮具有涩肠止泻、止血、驱虫的功效，用于久泻、久痢、便血、脱肛、崩漏、白带、虫积腹痛。临床上常用石榴皮治疗细菌性痢疾、阿米巴痢疾及肠炎、胆道感染、肺部感染等感染性炎症。石榴皮作收涩时宜炒用，作杀虫时宜生用，止血多炒炭用。

推荐药膳养生方

石榴黄柏汤

材料

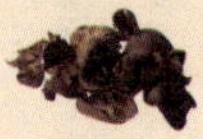
石榴皮50克

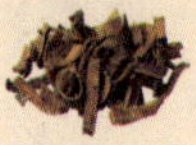
黄柏30克

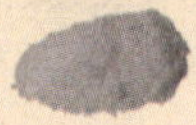
冰片0.5克

做法

将石榴皮、黄柏洗净，入锅加水1000毫升，放入冰片，煎取药汁，取汁100毫升饮用，余下的药汁清洗痔疮破烂处，对痔疮肿痛出水者有疗效。

石榴槐榆汤

材料

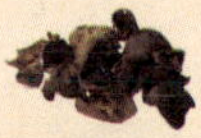
石榴皮10克

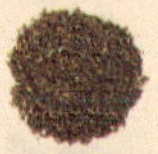
槐花8克

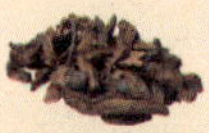
地榆10克

做法

将以上三味药材洗净，放入锅中，加水适量，大火煮沸后转小火续煮10分钟，可用来治疗大便出血。本品可清热消肿、凉血止血。

石榴猪肚汤

材料

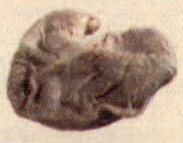
猪肚1个

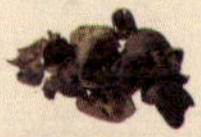
石榴皮10克

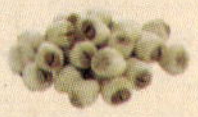
莲子30克

做法

将以上材料洗净，锅中注水烧开，放入猪肚氽烫。所有材料放入砂煲内煲煮3个小时，调入盐即可。本品可健脾补气、涩肠止泻。

乌梅【收敛生津佳果】

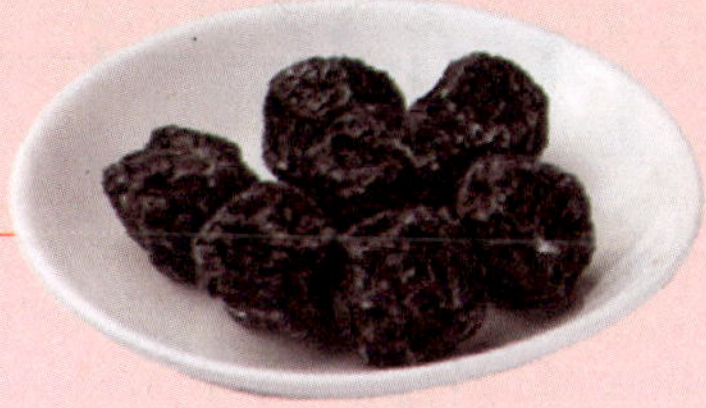

【类　　别】敛肺涩肠药
【别　　名】梅实、熏梅、桔梅肉。
【性味归经】性温，味酸，归肝、脾、肺、大肠经。
【养生剂量】煎服，3~10克，大剂量可用至30克。外用适量，捣烂或炒炭研末外敷。
【适合体质】一般体质。
【适宜人群】口干咽燥者；阴虚干咳者；久泻久痢者；便血尿血者；蛔虫病患者；呕吐患者。
【不宜人群】外有表邪或内有实热积滞者均不宜服。本品味酸，胃酸过多者慎用。

本草药典

◎乌梅为蔷薇科植物梅的干燥未成熟果实。主产四川、浙江、福建、湖南、贵州。此外，广东、湖北、云南等地亦产。它含柠檬酸、固甾醇和齐墩果酸样物质。乌梅以个大、肉厚、核小、外皮乌黑色、不破裂露核、柔润、味极酸者为佳。置于阴凉干燥处，防霉、防虫。

功效主治

◎乌梅具有收敛生津、安蛔驱虫的功效。主要用于治疗久咳、虚热烦渴、久疟、久泻、痢疾、便血、尿血、血崩、蛔厥腹痛、呕吐、钩虫病、牛皮癣、胬肉等病症。外用乌梅膏可治胼胝、鸡眼。热水泡软后剪去鸡眼老皮，涂药，纱布包扎，24小时换药1次。

推荐药膳养生方

杨桃乌梅甜汤

材料

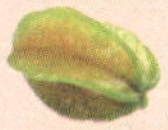
杨桃1个

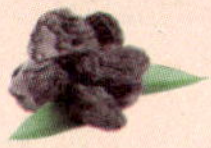
乌梅4颗

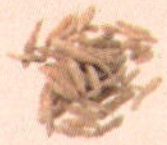
麦门冬15克

做法

将麦门冬，天门冬放入棉布袋；杨桃表皮以少量的盐搓洗，切除头尾，再切成片状。全部材料放入锅中，以小火煮沸，加入冰糖搅拌溶化。

乌梅南瓜子粥

材料

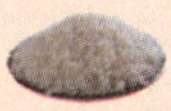
粳米100克

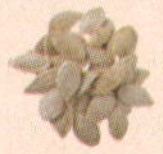
南瓜子60克

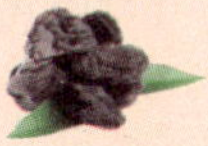
乌梅6颗

做法

粳米洗净；南瓜子去壳留仁；锅注水后，大火煮开，加粳米，大火煮至米粒开花。倒入南瓜子、乌梅，用小火熬至粥成放入冰糖即可。

山楂乌梅汤

材料

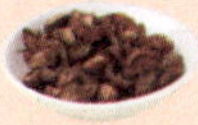
山楂10克

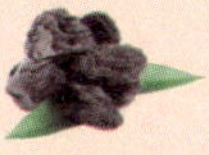
乌梅4颗

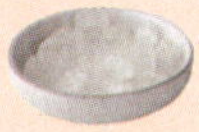
冰糖适量

做法

将山楂和乌梅各洗净，放进锅中，加适量水，大火煮开，小火煮10分钟，加上冰糖即可。本方可以收敛生津。

五倍子

【涩肠、止血常用药】

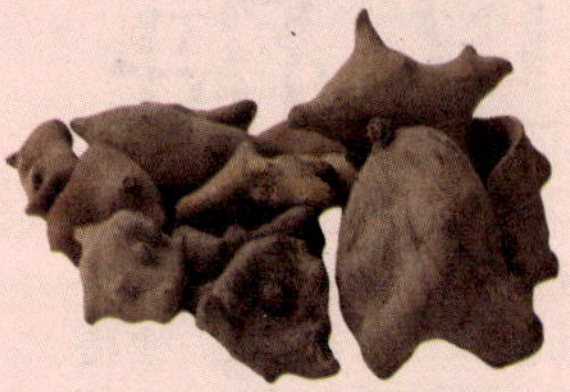

【类　　别】敛肺涩肠药
【别　　名】文蛤、百虫仓。
【性味归经】性平，味酸。归肺、大肠、肾经。
【养生剂量】煎服，3~9克；入丸、散服，每次1.0~1.5克。外用适量，研末外敷或煎汤熏洗。
【适合体质】阴虚体质。
【适宜人群】久泻久痢、脱肛者；肺虚久咳者；自汗盗汗者；遗精滑泄者；各种出血症患者；疔疮肿毒患者。
【不宜人群】外感风寒或肺有实热之咳嗽及积滞未清之泻痢者忌服。

本草药典

◎本品为漆树科植物盐肤木青麸杨或红麸杨叶上的虫瘿，主要由五倍子蚜寄生而形成。本品主含没食子鞣质60%~70%。没食子酸2%~4%以及树脂、脂肪、蜡质、淀粉等。以个大、完整、壁厚、色灰褐、纯净者为佳，内壁布满蚜虫者为优，放阴凉干燥处保存。

功效主治

◎五倍子具有敛肺、涩肠、止血、解毒的功效。主治肺虚久咳、久痢、久泻、脱肛、自汗、盗汗、遗精、便血、衄血、崩漏、外伤出血、肿毒、疮疖、睫毛倒卷等病症。治瘢痕疙瘩，可配黑醋、蜈蚣、蜂蜜等制成软膏外敷，有一定的效果。

推荐药膳养生方

五倍子煮荞面

材料

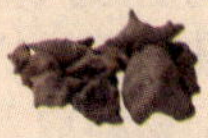
五倍子10克

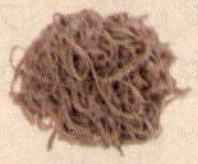
荞面200克

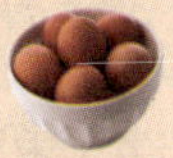
鸡蛋一枚

做法

先将荞面焯水，用冷水冲散；再将五倍子入锅，加水适量煮开，再下入荞面，加入鸡蛋，加盐即可。本品对自汗盗汗、久咳久泻者有食疗作用。

五倍五味牡蛎汤

材料

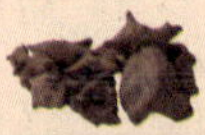
五倍子10克

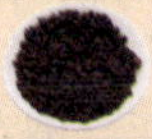
五味子10克

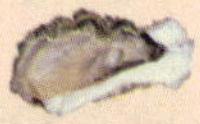
牡蛎30克

做法

先将药材均洗净；将全部材料放入锅中，加水适量，大火煮沸后转小火续煮20分钟即可。本品适合阴虚盗汗、烦热失眠、遗精梦遗等患者食用。

五倍小麦茶

材料

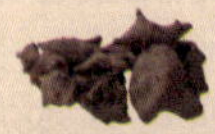
五倍子10克

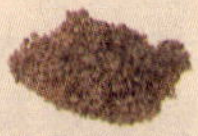
浮小麦30克

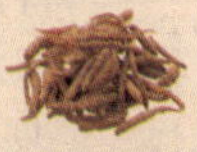
太子参8克

做法

将以上药材分别洗净，放入锅中，加水适量，大火煮开转小火煮30分钟即可，滤去药渣，留汁，加入冰糖烊化即可。本品可益气补虚、敛阴止汗。

诃子

【敛肺、涩肠常用药】

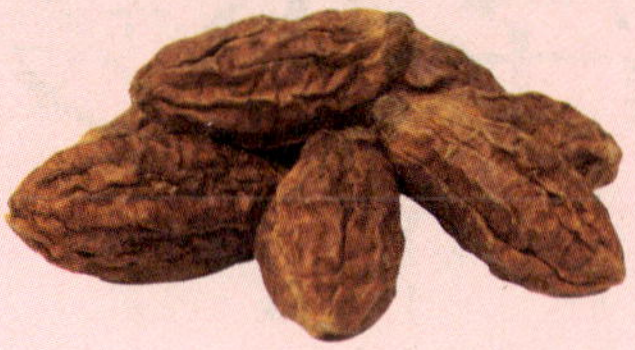

【类　　别】敛肺涩肠药

【别　　名】诃黎勒、诃黎、随风子。

【性味归经】性温，味苦、酸涩；归肺、大肠、胃经。

【养生剂量】煎服，3~10克。

【适合体质】阴虚体质。

【适宜人群】肺虚久咳者；慢性腹泻者；痢疾日久不愈者；脱肛患者；便血者；崩漏带下者；尿频遗尿者；遗精者。

【不宜人群】凡外邪未解、内有湿热火邪者忌服。脾气虚、表现消化不良者宜少用。

本草药典

◎本品为使君子科植物诃子的成熟果实，主产于云南及广东、广西等地。秋冬二季采取，晒干，生用或煨用，若用果肉，则去核。本品含大量鞣质，其主要成分为诃子酸、原诃子酸等。尚含诃子素、鞣酸酶、番泻苷A等。以肉厚、皮坚，表面黄棕色者为佳，以防在干燥阴凉处保存。

功效主治

◎诃子具有敛肺、涩肠、下气的功效，主治久咳失音、久泻、久痢、脱肛、便血、崩漏、带下、遗精、尿频。临床上用于久泻、久痢，治慢性痢疾和慢性肠炎，取其有收敛和抗菌的作用。诃子生用止咳下气，开音效果较好，煨用涩肠止泻效果较好，对胃刺激性亦轻。

推荐药膳养生方

诃子桔梗汤

材料

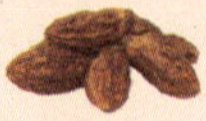

诃子4个

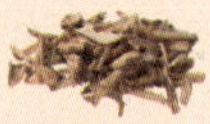

桔梗15克

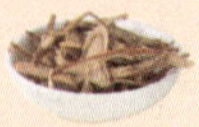

甘草6克

做法

将诃子、桔梗、甘草均洗净，放入锅中，加水适量，大火煮沸后转小火续煮20分钟，加少量冰糖即可。本品可治疗久咳喑哑、失音不能言语者。

诃子饮

材料

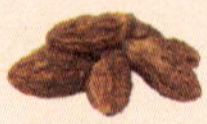

诃子12克

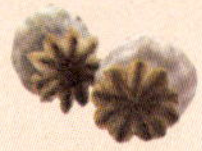

罂粟壳10克

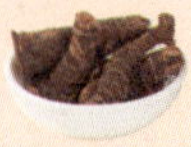

干姜8克

做法

将以上药材分别洗净，入锅，加水适量，大火煮沸后转小火续煮20分钟，滤去药渣，药汁分两次服用即可。本品可治疗久泻、久痢属虚寒者。

诃子雪梨饮

材料

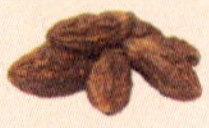

诃子2个

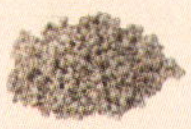

薏米15克

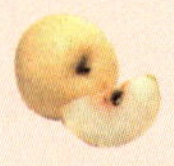

雪梨1个

做法

将诃子、薏米放入砂锅中煮取药液适量，将雪梨、冰糖放入药液中，煮熟即成。每日1剂，代茶饮用。本品清热止渴、防皱护肤。

浮小麦【自汗盗汗常用药】

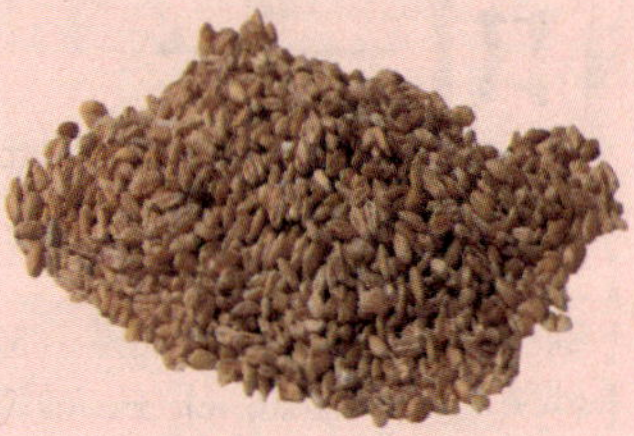

【类　　别】敛汗药
【别　　名】浮水麦、浮麦。
【性味归经】性凉，味甘、咸。归心经。
【养生剂量】煎服，15~30克；研末服，3~5克。
【适合体质】阴虚体质。
【适宜人群】各种自汗、盗汗者；阴虚骨蒸劳热者、小儿遗尿者、脚气病、末梢神经炎等患者食用。
【不宜人群】表邪汗出者忌用，无汗而烦躁或虚脱汗出者忌用，脾胃虚寒者慎用。

本草药典

◎浮小麦为禾本科植物小麦干瘪轻浮的颖果。全国大部分地区多有生产。它含淀粉、蛋白质、糖类、糊精、脂肪、粗纤维、谷甾醇、卵磷脂、尿囊素、精氨酸、淀粉酶、蛋白分解酶及微量B族维生素、维生素E等。浮小麦以粒匀、轻浮，表面有光泽者为佳；易置于通风干燥处保存。

功效主治

◎浮小麦具有止汗、镇静、抗利尿的功效。可治骨蒸劳热、自汗、盗汗等症。用于治疗各种虚汗、盗汗。单用虽有效，但多配麻黄根、牡蛎、黄芪等加强敛汗作用，也可配橹豆衣同用。小麦为浮小麦的成熟颖果，功能养心除烦，治心神不宁，烦躁失眠及妇人脏躁证。

推荐药膳养生方

麦枣龙眼汤	材料	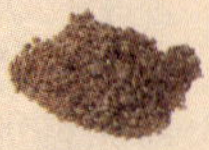 浮小麦30克	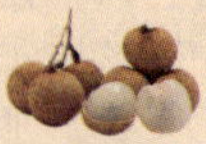 龙眼30克	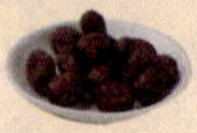 红枣10枚	做法	浮小麦淘净；红枣洗净。将以上三味放入锅中，加水700毫升，以大火煮沸后转小火煮约30分钟，加冰糖调味即可。本品可补血养心、安神助眠。
参芪浮小麦茶	材料	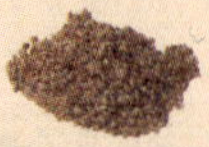 浮小麦30克	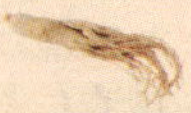 人参8克	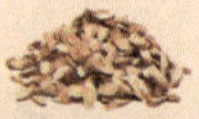 黄芪8克	做法	将太子参、黄芪、浮小麦分别洗净，放入锅中，加水适量，大火煮开，转小火煮30分钟即可关火，加入冰糖即可。本品可益气补虚、敛阴止汗。
浮小麦泥鳅汤	材料	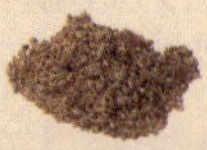 浮小麦10克	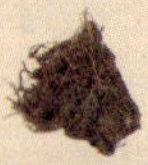 糯稻根10克	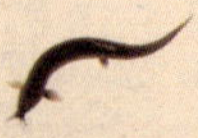 泥鳅100克	做法	将泥鳅洗净，再用开水飞水，最后与浮小麦、糯稻根、生姜等一同放入炖盅炖制2小时，后调味食用。

麻黄根

【止汗专用药】

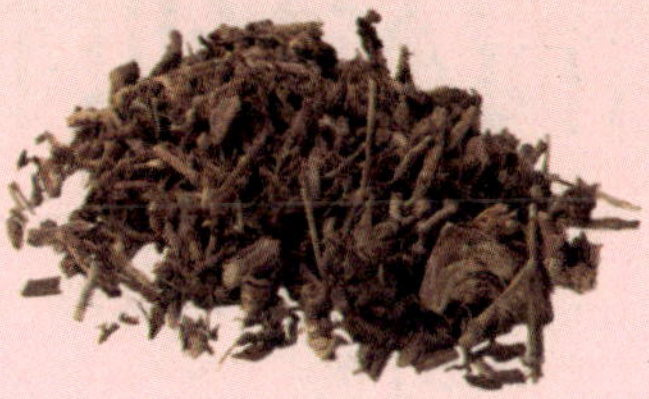

【类　　别】敛汗药

【别　　名】苦椿菜。

【性味归经】性平，味甘。归肺经。

【养生剂量】内服：3~9克，入煎剂。外用：适量，同其他药研末作粉外扑。

【适合体质】阴虚体质者。

【适宜人群】自汗、盗汗者。

【不宜人群】有表邪者不适宜服用麻黄根。

本草药典

◎本品为麻黄科植物草麻黄或中麻黄的根及根茎。主产于河北、山西、内蒙古、甘肃、四川等地。本品含多种生物碱，主要包括麻黄根素，麻黄根碱A、B、C、D及阿魏酰组胺等。尚含有麻黄宁A、B、C、D和麻黄酚等双黄酮类成分。

功效主治

◎麻黄根具有敛汗固表的功效，主治阳虚自汗、阴虚盗汗。用于气虚自汗，常与补气药黄芪、白术等配用；用于阴虚盗汗，常与生地黄、牡蛎等配用，亦可与龙骨、牡蛎等共研细末，外用以止汗。

推荐药膳养生方

麻黄根饮

材料

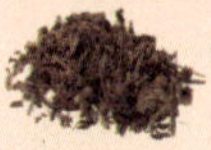
麻黄根10克

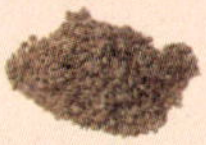
浮小麦30克

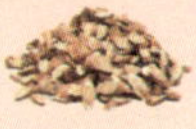
黄芪10克

做法

将麻黄根、浮小麦、黄芪均洗净，放入锅中，加水适量，大火煮沸，转小火续煮30分钟，滤去药汁即可。本品可益气固表、敛阴止汗。

玉竹麻黄饮

材料

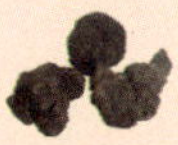
生地10克

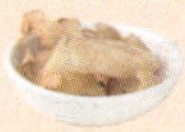
玉竹10克

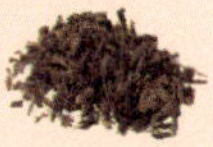
麻黄根10克

做法

将麻黄根、生地、玉竹均洗净，放入锅中，加水适量，大火煮沸，转小火续煮30分钟，滤去药汁即可。本品清虚热、止虚汗。

麻黄根炖猪肺

材料

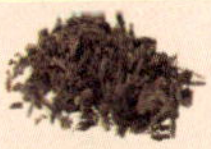
麻黄根50克

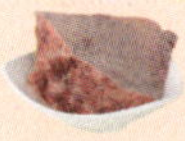
猪肺一个

做法

将羊肺洗净，与麻黄根共入汤锅，加葱、姜炖煮，待熟时加入食盐、味精，捞出猪肺，切片吃，每日3次，每次30克。本品清虚热、止虚汗。

糯稻须根

【止虚汗良药】

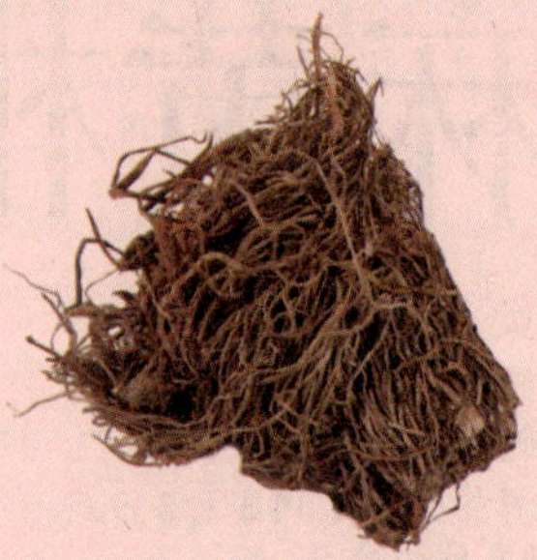

【类　　别】敛汗药

【别　　名】稻根须、糯稻根。

【性味归经】味甘，性平，归心、肝经。

【养生剂量】煎服，15~30克。

【适合体质】阴虚体质。

【适宜人群】阴虚盗汗者；虚热不退、骨蒸劳热者；阴虚口干者；乳糜尿患者；肝炎患者；血吸虫病患者；高血脂患者。

【不宜人群】有表邪者不适宜服用。

本草药典

◎本品为禾本科植物糯稻的根茎及根，全国各地均有栽培，10月间糯稻收割后采收。外表棕黄色或黄白色，有稀疏的纵皱纹，有时生有极微细的支根。很柔软，韧曲，断面为黄白色。具微臭，味淡。以干燥、根长、黄棕色、无茎叶者为佳；贮干燥容器内，置通风干燥处。

功效主治

◎本品甘平质轻，能固表止汗，退虚热，且有益胃生津的作用，对病后阴虚发热及肺痨蒸热盗汗者，尤为适宜。用于虚热不退，骨蒸潮热，以及各种虚汗兼有口渴者。此外，用糯稻根还可治乳糜尿、血吸虫病、高血脂。

推荐药膳养生方

糯稻根丹参饮

材料

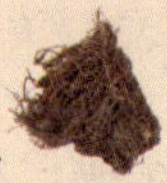

糯稻根30克

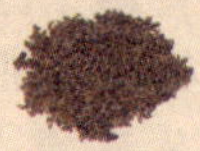

决明子10克

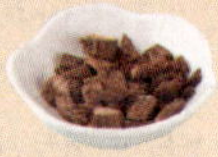

丹参10克

做法

将以上药材洗净，放入锅中，加水适量，大火煮开后转小火续煮20分钟，滤去药渣，分两次服用。本品可有效防治高血脂。

糯稻根红枣汤

材料

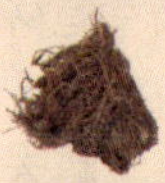

糯稻根30克

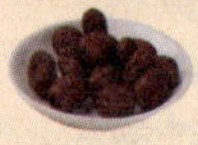

红枣10枚

做法

将糯稻根、红枣洗净，入锅，加水适量，大火煮开转小火续煮15分钟，滤去药渣，药汁分两次服用。本品可治疗乳糜尿以及血吸虫病。

止汗饮

材料

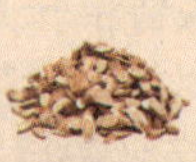

黄芪10克

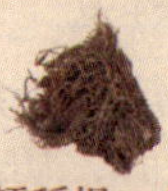

糯稻根30克

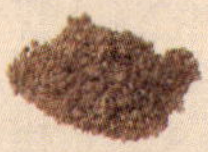

浮小麦30克

做法

将黄芪、浮小麦、糯稻根均洗净，放入锅中，加水适量，大火煮开后转小火续煮15分钟，滤去药渣，药汁分两次服用。本品可治疗气虚自汗。

第十七章

泻下类本草养生法

●凡能引起腹泻，或润滑大肠，促进排便的药物，称为泻下药。根据泻下药作用强弱的不同，可分为攻下药、润下药及峻下逐水药。

本类药为沉降之品，主归大肠经，具有泻下通便作用，主要适用于大便秘结，胃肠积滞，实热内结及水肿停饮等里实证。部分药还可用于疮痈肿毒及瘀血证。现代药理研究证明，泻下药主要通过不同的作用机理刺激肠道黏膜使蠕动增加而致泻。另外大多药物具有利胆、抗菌、抗炎、抗肿瘤作用及增强机体免疫功能。

使用泻下药中的攻下药时，因其作用峻猛，易伤正气及脾胃，故年老体虚、脾胃虚弱者当慎用；妇女胎前产后及月经期应当忌用。应用作用较强的泻下药时，当奏效即止，切勿过剂，以免损伤胃气。

大黄【攻下热结之峻药】

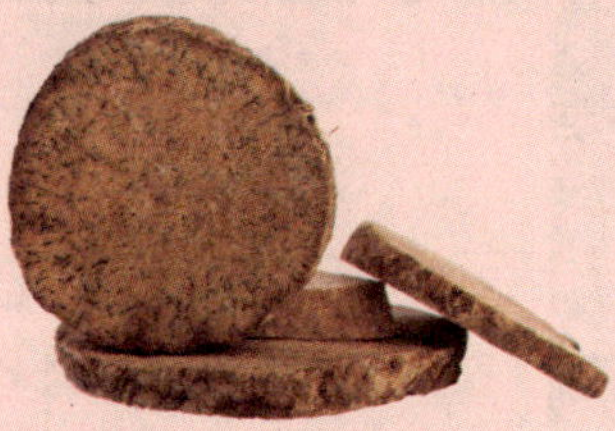

【类　　别】泻下类
【别　　名】将军、黄良、火参、肤如、蜀大黄、牛舌。
【性味归经】性寒，味苦。归胃、大肠、肝、脾经。
【养生剂量】煎服，5~15克；入汤剂应后下，或用开水泡服。外用适量。
【适合体质】湿热体质。
【适宜人群】实热便秘、腹痛拒按者；产后血瘀腹痛者；胃火旺盛、口舌生疮者；黄疸患者；热毒疮疡、烧烫伤患者；湿热型痢疾、淋证患者。
【不宜人群】表证未解、气血虚弱、脾胃虚寒、无实热瘀结者及孕妇胎前、产后均应慎用或忌服。

本草药典

◎本品为蓼科植物掌叶大黄、唐古特大黄或药用大黄的干燥根及根茎。掌叶大黄和唐古特大黄药材称北大黄，主产于青海、甘肃等地。药用大黄药材称南大黄，主产于四川。以气清香，味苦而微涩，嚼之粘牙，有砂粒感的大黄为佳；放置在阴凉干燥处保存。

功效主治

◎大黄具有攻积滞、清湿热、泻火、凉血、化瘀、解毒的功效。主治实热便秘、热结胸痞、湿热泻痢 、黄疸、淋病、水肿腹满、小便不利、产后瘀滞腹痛等。生大黄泻下力强，久煎则泻下力减弱。酒制大黄泻下力较弱，活血作用较好，宜用于瘀血证。大黄炭则多用于出血证。

推荐药膳养生方

大黄木香饮

材料：

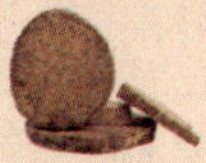
生大黄10克

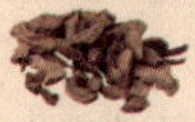
木香10克

做法：将生大黄、木香洗净，想将木香放入锅中，大火煮沸后转小火续煮10分钟，再下入大黄续煮1分钟即可。本品可治疗胆绞痛。

小承气汤

材料：

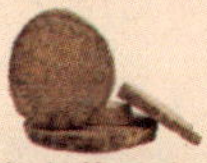
生大黄10克

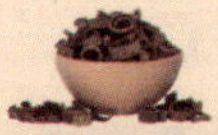
厚朴10克

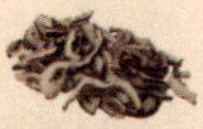
枳壳6克

做法：先将厚朴、枳壳放入锅中，加水适量，大火煮沸续煮2分钟，下入大黄，煮3分钟后，滤去药渣即可。本品可泻下通便，治疗燥屎便结者。

大黄槐花饮

材料：

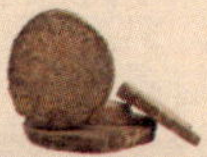
生大黄4克

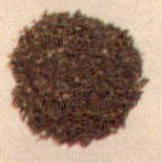
槐花30克

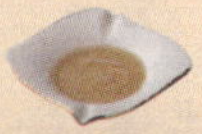
蜂蜜15克

做法：将生大切成片，与槐花一起放入砂锅，加水适量，煎煮5分钟，去渣，留汁，趁温热时，调拌入蜂蜜即成。本品可治疗便秘、便血、肛裂。

芦荟

【能美容的泻下药】

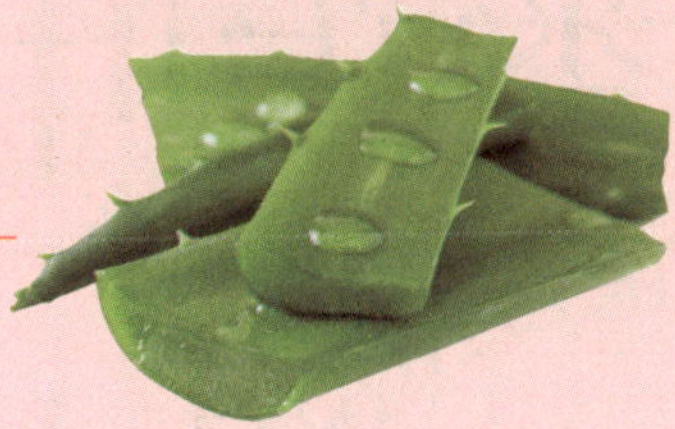

【类　　别】泻下类

【别　　名】卢会、讷会、奴会、劳伟。

【性味归经】性寒，味苦。归肝、大肠经。

【养生剂量】入丸、散服，每次1~2克。外用适量。

【适合体质】阴虚体质者。

【适宜人群】便秘、痔疮患者；小儿虫证患者；皮肤粗糙、雀斑、痤疮患者；萎缩性鼻炎患者。

【不宜人群】月经来潮、妊娠、腹痛、痔疮、便血和脾胃虚弱、食少便溏者均忌用；对芦荟过敏者勿用。

本草药典

◎本品为百合科植物库拉索芦荟及好望角芦荟的液质经浓缩的干燥物。全年可采，割取植物的叶片，收集流出的液质，置锅内熬成稠膏，倾入容器，冷却凝固，即得。含芦荟大黄素苷、对香豆酸、少量α-葡萄糖、多种氨基酸等，并含微量挥发油。宜选购色黑、质稠的芦荟。

功效主治

◎芦荟是兼有美容效果的润肠药品，具有清热、通便、杀虫的功效。主要用于治疗热结便秘、妇女闭经、小儿惊痫、疳热虫积、癣疮、痔瘘、萎缩性鼻炎、瘰疬等病症。国外报道，美国以芦荟为原料做成的食品为健身补品，饮用芦荟汁可以预防感冒及扁桃腺炎。

推荐药膳养生方

	材料	做法
开胃汤	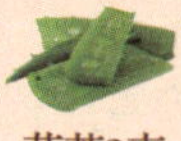 芦荟2克 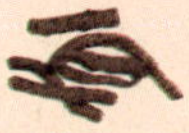 胡黄连2克 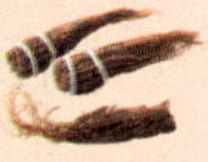 党参8克	将以上药材洗净，放入锅中，加水适量，大火煮沸转小火续煮20分钟。本品可治疗小儿积滞伤胃、脾虚厌食症。
芦荟芝麻糊	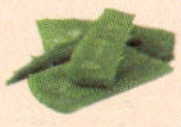 芦荟3克 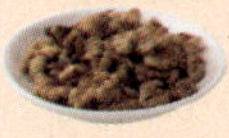 核桃20克 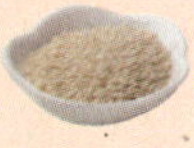 芝麻30克	将核桃、芝麻均研成粉末，入锅，加水，加入芦荟，大火煮沸，边煮边搅拌，煮成糊状，待温加蜂蜜即可。常食本品可治疗老年人习惯性便秘。
芦荟解毒汤	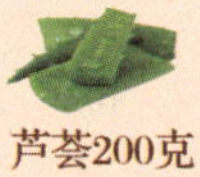 芦荟200克 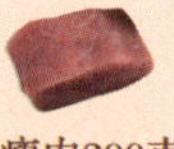 瘦肉200克 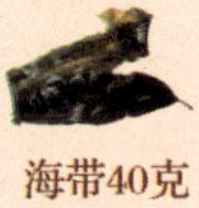 海带40克	将瘦肉切片后用热水汆烫，海带洗净泡软，芦荟切小方片备用。将1000毫升的水注入锅中煮开后，放入所有材料，用小火炖煮1小时，加盐即可。

番泻叶

【泻下利水强药】

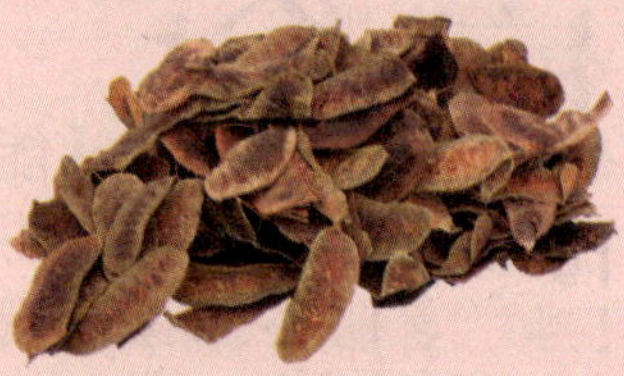

【类　　别】泻下类
【别　　名】旃那叶、泻叶。
【性味归经】性大寒，味甘、苦。归大肠经。
【养生剂量】温开水泡服，1.5~3.0克；煎服，2~6克，煎煮时宜后下。
【适合体质】实热体质。
【适宜人群】实热便结者；肠梗阻、胆道蛔虫患者；肝硬化腹水肿胀者。
【不宜人群】虚弱者、经期、孕期、产后及哺乳期均忌用；有痔疮者亦不宜用；脾胃虚寒便溏者忌用。

本草药典

◎本品为豆科植物狭叶番泻或尖叶番泻的干燥小叶，前者主产于印度、埃及和苏丹，后者主产于埃及，我国广东、广西及云南亦有栽培。通常于9月采收，晒干，生用。以干燥、叶形狭尖、片大、完整、色绿、梗少、无泥沙者为佳，宜放在阴凉干燥处保存。

功效主治

◎番泻叶具有泻热行滞、通便、利水的功效，临床应用于热积便秘，如胃肠积热而致的便秘、食物积滞、胸腹胀满及腹水等症。本品用量不宜过大，否则会产生恶心、呕吐、腹痛等副作用，一般需配木香、藿香等用来行气。

推荐药膳养生方

番泻叶茶

材料

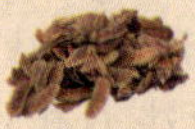
番泻叶2克

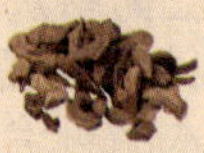
木香5克

做法

将番泻叶、木香洗净，木香先入锅，加水500毫升，煮沸后，加入番泻叶即可。本品可治疗胃肠积热、燥屎便结者以及胃肠食积、腹痛不便者。

番泻叶大腹皮饮

材料

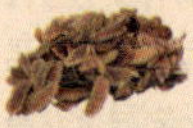
番泻叶2克

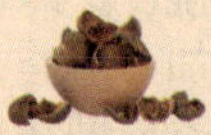
大腹皮20克

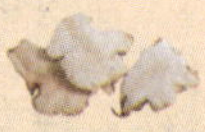
茯苓10克

做法

将大腹皮、茯苓一起洗净，放入锅中，加水适量，煮沸后加入番泻叶，续煮2分钟即可关火。本品可用来辅助治疗肝硬化腹水、全身肿胀者。

番泻叶鸡蛋汤

材料

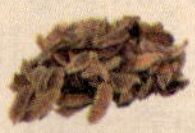
番泻叶5~10克

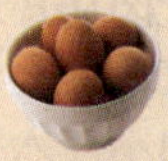
鸡蛋1个

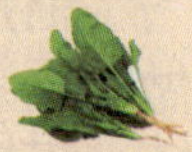
菠菜少许

做法

鸡蛋打入碗中搅散备用。番泻叶用水煎，去渣留汁，倒入鸡蛋，加菠菜、食盐、味精调味，煮沸即成。本品可泄热通便。

火麻仁

【老年人常用的通便药】

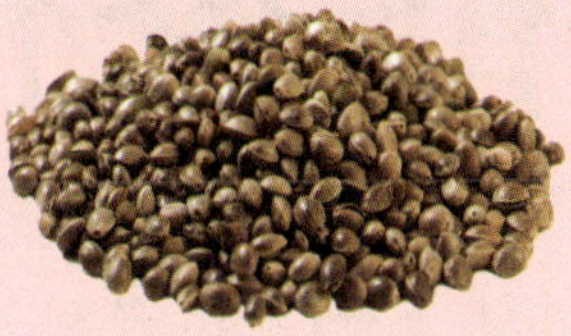

【类　　别】泻下类

【别　　名】麻子、麻子仁、大麻子、大麻仁、火麻子。

【性味归经】性平，味甘。归脾、胃、大肠经。

【养生剂量】煎服，10~15克。

【适合体质】阴虚体质。

【适宜人群】肠道津枯便秘者；糖尿病患者；高血压患者；痢疾患者；小便涩痛者；消渴者；热淋者；风痹者。

【不宜人群】脾肾不足之便溏、阳痿、遗精、带下者需慎服。

本草药典

◎本品为桑科植物大麻的干燥成熟果实，全国各地均有栽培，主产于山东、河北、黑龙江、吉林、辽宁、江苏等地。秋季果实成熟时采收，除去杂质，晒干。生用，用时打碎。种子含葫芦巴碱，L－右旋异亮氨酸三甲铵乙内酯，其中含有亚油酸、亚麻酸，油酸，还含玉蜀黍嘌呤等成分。

功效主治

◎火麻仁是老年人便秘的常用药，具有润燥、滑肠、通淋、活血的功效。常用于治疗体质较为虚弱、津血枯少的肠燥便秘、消渴、热淋、风痹、痢疾等病症。长期饮用火麻茶，不仅对慢性神经炎、便秘、高血压和糖尿病等有显著疗效，还有养心益血、延年益寿的作用。

推荐药膳养生方

麻仁猪展汤

材料

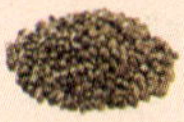
火麻仁15克

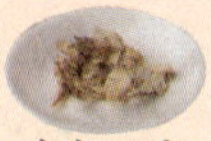
当归12克

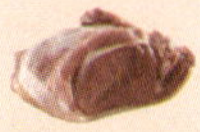
猪展肉300克

做法

将火麻仁、当归洗净、猪肉洗净，切片；将以上材料共入锅，加水适量，大火煮沸转小火续煮30分钟，加盐即可。本品适合血虚便秘者。

麻仁小米粥

材料

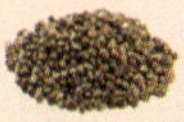
火麻仁10克

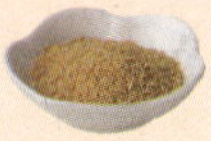
小米80克

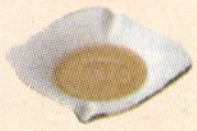
蜂蜜适量

做法

将火麻仁、小米均洗净，放入锅中，加水适量，煮至粥稠，待温后加入蜂蜜食用。常食本品可防治便秘，高血压、糖尿病、失眠患者。

麻仁栗子糕

材料

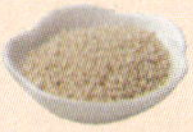
芝麻仁30克

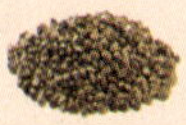
火麻仁20克

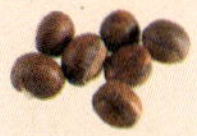
栗子粉30克

做法

将芝麻仁淘净，沥去水分。芝麻、火麻仁末放入盆内拌匀，再加栗子粉，加适量白糖、清水调和，做成糕坯。本品可润肠通便、益智补脑。

郁李仁

【药力缓和的润肠药】

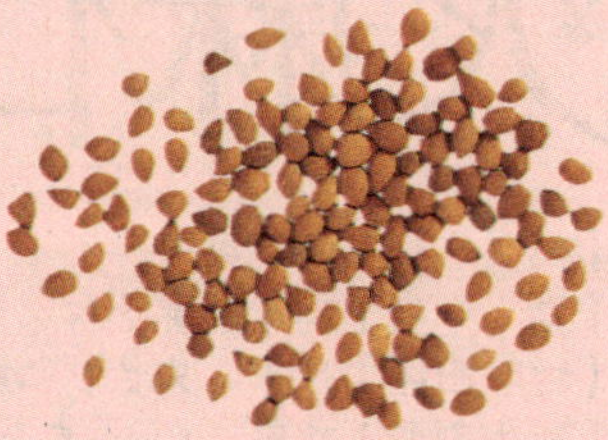

【类　　别】泻下类

【别　　名】郁子、郁里仁、李仁肉。

【性味归经】性平，味辛、苦、甘。归脾、大肠、小肠经。

【养生剂量】煎服，10~15克。

【适合体质】平和体质。

【适宜人群】肠燥便秘者、水肿者、高血压患者、高血脂患者、小便不利者、大腹水肿者、四肢浮肿者、脚气病者。

【不宜人群】阴虚液亏者及孕妇需慎服。

本草药典

◎本品为蔷薇科植物欧李郁李或长柄扁桃的干燥成熟种子。前二种习称“小李仁”，后一种习称“大李仁”。夏、秋二季采收成熟果实，除去果肉及核壳，取出种子，干燥。郁李仁富含苦杏仁苷、脂肪油、挥发性有机酸等成分。以颗粒大、饱满，富有油性的为佳；宜放在密闭的容器中。

功效主治

◎郁李仁本品甘平，质润多脂，能润肠通便，且又兼有滋养补虚、润燥滑肠、下气利水的作用，适用津液不足的肠燥便秘证以及小便不利、水肿等病。本品还能降低血压以及阻止血脂上升。服郁李仁后，在大便解下前可能有腹部隐痛症状，便后症状缓解。

推荐药膳养生方

	材料	做法
三仁糊	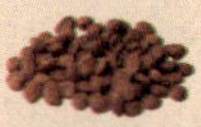 杏仁30克 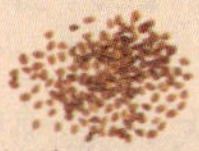 郁李仁30克 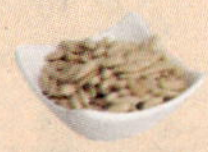 松子仁20克	将以上药材洗净后研成粉末，加入适量蜂蜜，兑水做成糊状，每次服用1碗，一日2次，可治疗大便干燥，坚涩难出，年老或产后血虚便秘。
郁李赤豆鱼汤	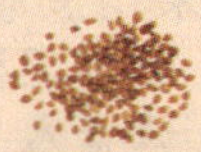 郁李仁10克 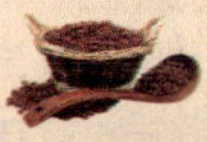 赤小豆30克 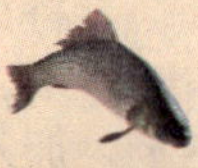 鲫鱼一条	将鲫鱼去鳞和内脏，洗净；郁李仁、赤小豆洗净，以上三味一起入锅炖汤食用。本品可用来治疗肝硬化腹水、肾炎水肿等病。
二仁通幽汤	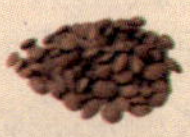 桃仁9个 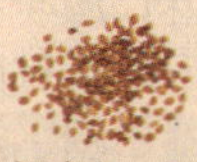 郁李仁6克 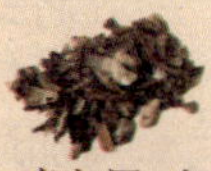 当归尾5克	将以上三药合煮，去渣，不拘时饮用，润汤通便，行气滞消胀，适宜于因血脉瘀阻、阻隔大肠，以及腹部胀满、大小便不通等症。

松子仁【润肠、补脑佳品】

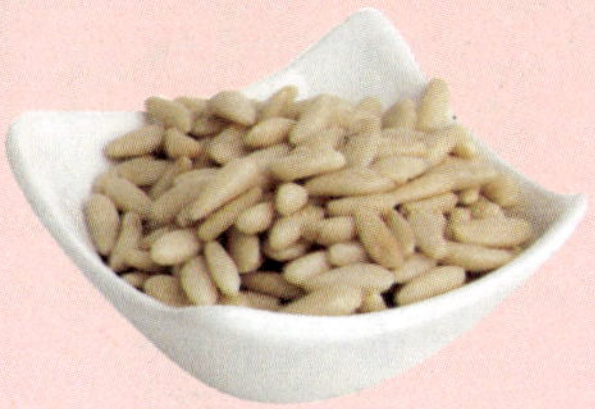

【类　　别】泻下类
【别　　名】海松子、新罗松子、红松果。
【性味归经】性温，味甘。归肝、肺、大肠经。
【养生剂量】煎服，5~10克。或入膏、丸。
【适合体质】阴虚体质者。
【适宜人群】老年人；便秘患者、骨质疏松者、肺燥咳嗽者、皮肤干燥者、心悸失眠者、头眩者、吐血者。
【不宜人群】便溏精滑者及湿痰者忌食；肝功能不良者也需慎食。

本草药典

◎本品为松科植物红松等的种仁，主产于东北，于果实成熟后采收，晒干，去硬壳取出种子。松子仁含脂肪油74%，主要为油酸脂、亚油酸脂，另尚含掌叶防已碱、蛋白质、挥发油等。以色泽光亮，呈浅褐色，果仁肉质色白为佳。通风干燥处保存，注意防霉防虫。

功效主治

◎松子仁是壮阳补骨、活血美肤的良药，具有滋阴养液、补益气血、润燥滑肠之功效，主治病后体虚、肌肤失润、肺燥咳嗽、口渴便秘、头昏目眩、自汗、心悸等病症。松子仁常被视为“长寿果”，为人们所喜爱，尤其对老年人最有益。

推荐药膳养生方

三仁粥	材料	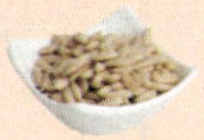 松子仁10克	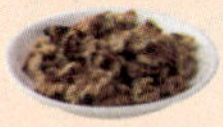 核桃仁10克	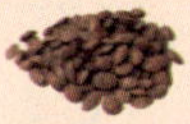 桃仁10克	做法：桃仁去皮、尖，混合研碎后，加入粳米200克，放入锅中，加水煮为稀粥食用。老年人常喝此粥，即可防治便秘，还可预防老年痴呆。
松仁玉米胡萝卜丁	材料	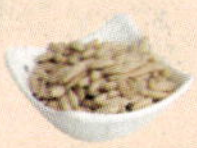 松仁30克	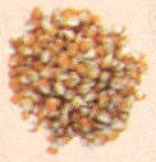 玉米粒200克	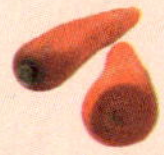 胡萝卜200克	做法：玉米粒洗净，胡萝卜洗净，切成丁；将松仁、玉米粒、胡萝卜丁放入油锅中，煸炒至熟，加盐调味即可。本品可美容养颜。
松子核桃膏	材料	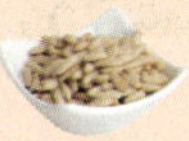 松子仁20克	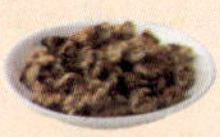 核桃仁30克	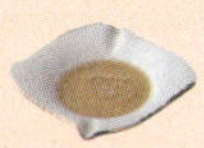 蜂蜜250克	做法：松子仁、核桃仁用水泡过去皮；然后研成末，放入蜂蜜和匀即成。每日2次，每次取1汤匙，用滚开水冲服。本品润燥通便、补脑安神。

下篇

集《黄帝内经》与《本草纲目》，谈药膳对症食疗学

食疗养生法简称“食养”，即利用食物来改善机体各方面的功能，使其获得健康或防治疾病的一种养生法，所谓“药疗不如食疗”，“治病不如防病”，日常生活中的诸多食物有愈疾防病的作用，因此食疗在疾病的康复和治疗中发挥着重要的作用。食疗养生需要讲究一定的原则，只有针对性辨证施膳，才能够达到食疗治病强身的目的。

本篇参考《本草纲目》、《黄帝内经》，针对日常生活中较常见的101种病症，选取了具有一定保健作用或治疗作用的食物，通过科学合理地搭配和烹调加工，做成既营养又美味的菜肴，让读者轻松吃出健康，益寿延年。

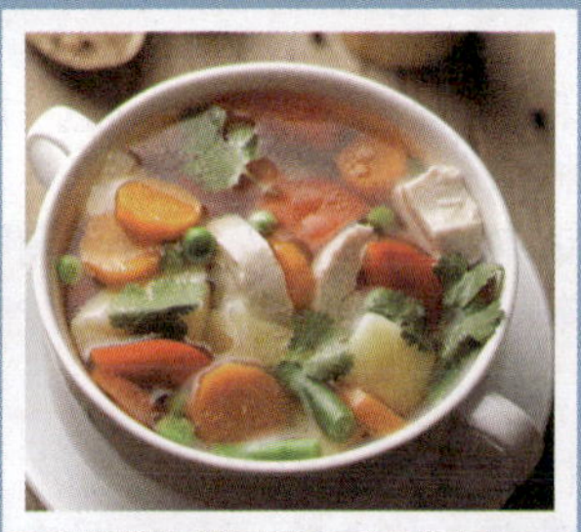
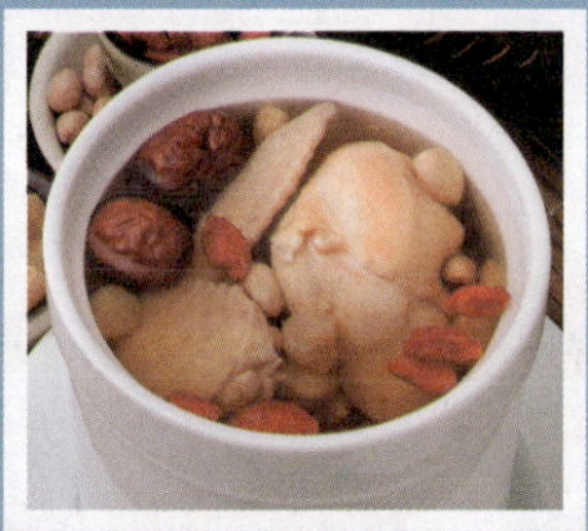
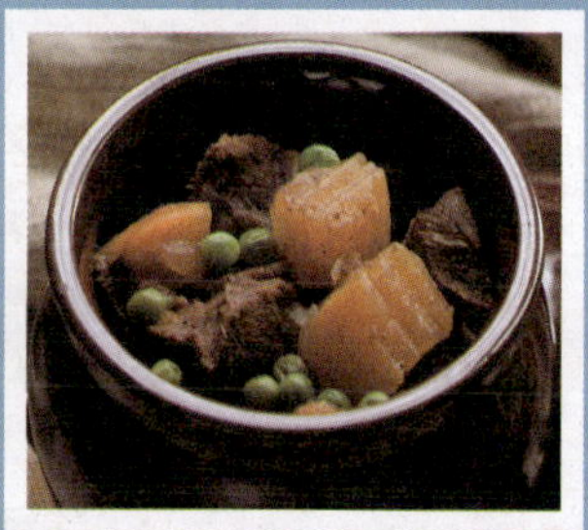

第一章

药膳对症食疗消化科常见病

●消化系统包括口腔、咽喉、食管、胃、肠道、消化腺等部位，消化系统疾病多与全身性疾病关系密切，一方面消化系统可伴有消化道外其他系统或全身的症状表现，甚至在某个时期内掩盖本系统的基本症状；另一方面全身性疾病常常以消化系统的症状为其主要表现或表现的一部分。本章选取了13种消化系统的常见病，对于每一种病症，我们从病症简介、临床表现、致病原因、食养原则等方面进行了详细的介绍，并随之列举出其类疾病患者日常宜吃和忌吃的多种食物，相应地推荐了3~5个食疗方，以防治消化科常见病。

慢性胃炎

【病症简介】慢性胃炎是指由各种原因引起的胃黏膜炎症，是一种常见病，主要分为浅表性胃炎、慢性萎缩性胃炎和肥厚性胃炎三类。其发病率在各种胃病中占据首位，可发生于各年龄段，十分常见，男性多于女性，而且随年龄增长发病率逐渐增高。

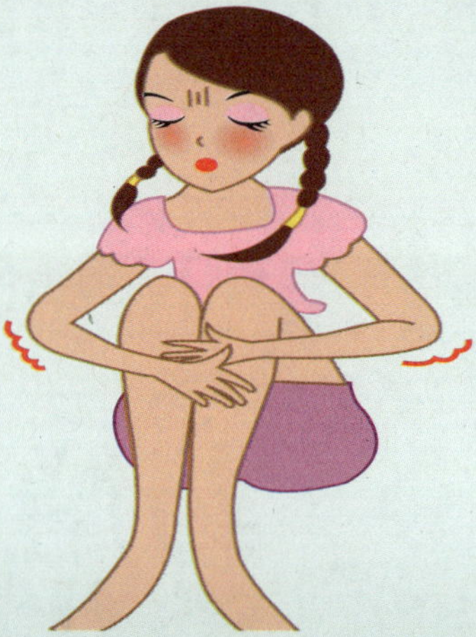

临床表现

◎主要表现为中上腹疼痛，多为隐痛，常为饭后痛，因进冷食、硬食、辛辣或其他刺激性食物引起症状或使症状加重。上腹饱胀，患者进少量食物，甚至空腹时，都觉上腹饱胀。偶尔伴有烧心、恶心、呕吐、食欲不振、乏力等。

致病原因

◎现代科学认为，幽门螺旋杆菌感染、经常进食刺激性的食物或药物引起胃黏膜损伤、高盐的饮食、胃酸分泌过少以及胆汁反流等情况，都是引起慢性胃炎的因素。

宜吃食物

◎猪肚、醋、糯米、粳米、西谷米、大枣、麦芽糖、菱角、南瓜、山药、扁豆、花生、番薯、牛肉、牛肚、羊肉、羊肚、狗肉、鸡肉、兔肉、黄鳝、鲫鱼、大麦、樱桃、香菇、猴头菇等。

忌吃食物

◎洋葱、柿子、槟榔、马蹄、苦瓜、豆蔻、蚕豆、胡椒、大蒜、薄荷、螺蛳、芥菜、辣椒、花椒、茴香等。

食养原则

避免坚硬、粗糙、纤维过多和不易消化的食物，亦须避免过酸、过辣、香味过浓、过咸和过热的食物。食物应营养丰富而又易于消化。养成低盐的饮食习惯。避免在情绪紧张、愤怒、抑郁、过分疲劳时勉强进食。如病人突然出现大量呕血或黑粪，且有冷汗和脉速、血压波动，应立即送医院诊治。

推荐药膳养生方

白果煲猪肚

材料

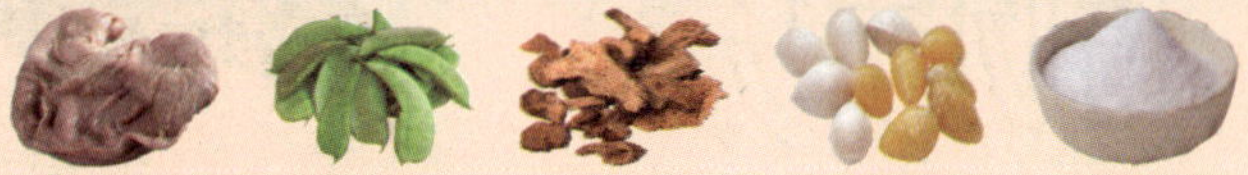

猪肚100克　扁豆15克　白术10克　白果5颗　盐适量

做法

猪肚洗净，切丝；白果炒熟，去壳。扁豆、白术洗净，装入纱布袋，扎紧袋口。将猪肚、白果、药袋一起放入砂锅，加适量水，煮沸后改小火炖煮1小时，捞出药袋丢弃，加盐调味即可。

山药蛤蜊汤

材料

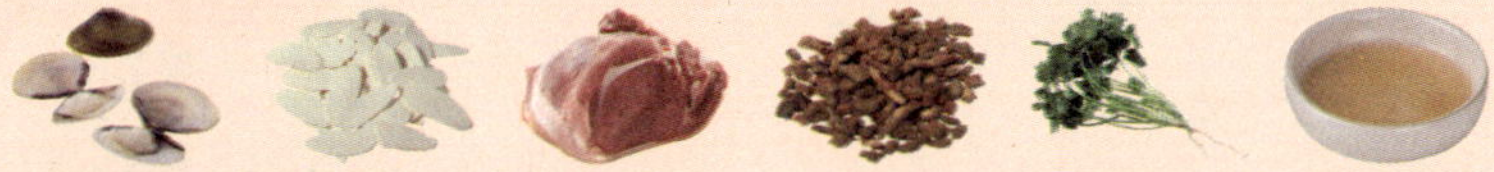

蛤蜊120克　山药25克　猪肉30克　丹参10克　香菜适量　香油适量

做法

将蛤蜊洗净；山药去皮，洗净，切片；猪肉洗净，切片备用；丹参洗净备用。净锅上火倒入水，调入盐，下入肉片烧开，打去浮沫，下入山药、丹参煮8分钟。下入蛤蜊煲至熟，撒入香菜末，淋入香油即可。

党参鳝鱼汤

材料

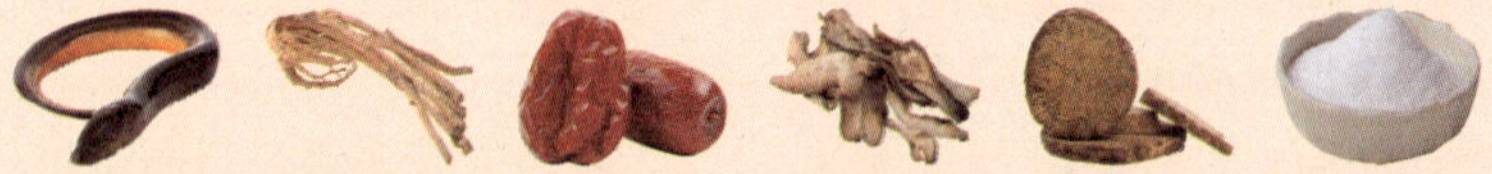

鳝鱼200克　党参20克　红枣10克　佛手5克　制大黄5克　盐适量

做法

将鳝鱼杀死，去内脏，洗净，切段。党参、红枣、佛手、制大黄洗净，备用。把党参、红枣、佛手、制大黄、鳝鱼段加适量清水，大火煮沸后，小火煮1小时，以盐调味即可。

桂枝猪心汤

材料

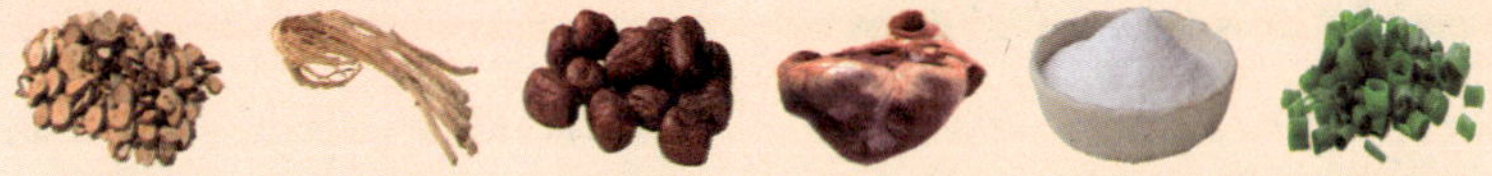

桂枝5克　党参10克　大枣6枚　猪心半个　盐1小匙　葱花3克

做法

猪心挤去血水，切片，放入沸水汆烫，捞起，冲净，切片；党参洗净切段；桂枝、党参、大枣盛入锅中，加3碗水以大火煮开，转小火续煮20分钟；再转中火让汤汁滚沸，放入猪心片，待水沸腾，加盐和葱花调味即成。

金针菇河粉

材料

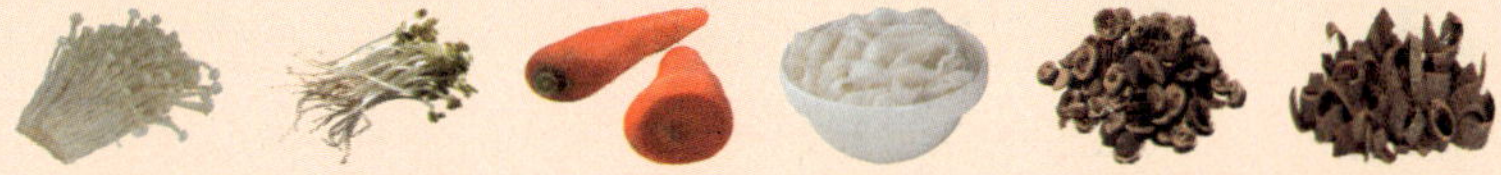

金针菇45克　黄豆芽5克　胡萝卜15克　河粉90克　枳实10克　厚朴10克

做法

枳实及厚朴洗净，水煎，取汁备用。胡萝卜洗净，切丝；黄豆芽、金针菇洗净，去除根须；河粉放入开水中煮熟，捞出。河粉、药汁、高汤入锅煮沸，加入金针菇、黄豆芽、胡萝卜煮熟，放入盐、白胡椒粉拌匀即可食用。

胃及十二指肠溃疡

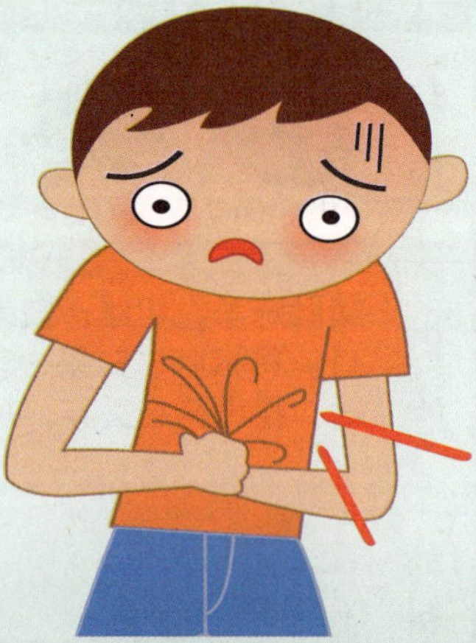

【病症简介】胃、十二指肠溃疡是极为常见的疾病。它的局部表现是位于胃十二指肠壁的局限性圆形或椭圆形的缺损。患者有周期性上腹部疼痛、反酸、嗳气等症状。本病易反复发作，呈慢性病程，多发于中青年，胃溃疡多发于男性，十二指肠溃疡多发于女性。

临床表现

◎主要表现为上腹部疼痛，可为钝痛、灼痛、胀痛或剧痛，也表现为仅在饥饿时隐痛不适。典型者表现为轻度或中度剑突下持续性疼痛，可被制酸剂或进食缓解。临床上约有2/3的疼痛呈节律性。规律性疼痛多持续几周，缓解数月又反复发生。

致病原因

◎感受外邪，内伤饮食，情志失调，劳倦过度，伤及于胃则胃气失和，气机郁滞(气滞血瘀，宿食停滞，胃气郁滞)则为胃络失于温养，胃阴不足。如果胃失濡养，则脉络拘急，气血运行不畅。饮食欠规律、精神紧张或忧虑、脑力劳动过多等均会导致胃及十二指肠溃疡。

宜吃食物

◎面食(馒头、肉包)、粳米粥、软米饭、糯米粥、鸡蛋羹、牛奶、羊奶、羊肉、牛肉、牛肚、猪肚、羊肚、豆腐、腐竹、莲子、大枣、胡萝卜、白扁豆、鲫鱼、墨鱼、毛蚶等。

忌吃食物

◎酒、咖啡、酸泡菜、浓醋、辣椒、胡椒、浓茶、老竹笋、老白菜、黄豆芽、芥菜、芹菜、韭菜等。

食养原则

胃及十二指肠溃疡的发生与人们的饮食起居习惯有很大的关系，如饮食欠规律、精神紧张或忧虑、脑力劳动过多等。饮食上以易消化的食物为主，避免刺激性物质，吃七分饱，维持规律、正常的饮食习惯。溃疡虽然容易治疗，但是容易复发。除饮食要注意外，烟、酒都要限制，保持充足的睡眠、适度的运动及消除过度的紧张，是基本有效的方法。

推荐药膳养生方

猪肚煲米豆

材料

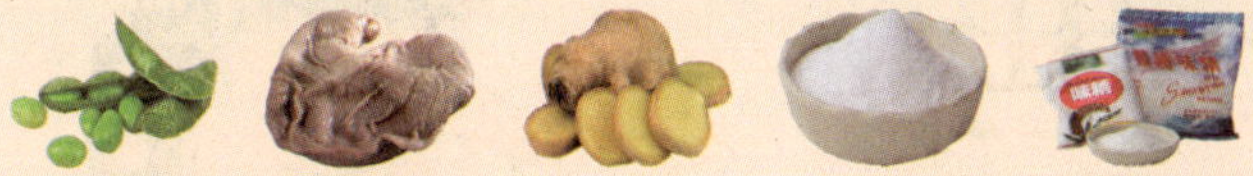

米豆50克　猪肚150克　生姜1小块　盐5克　味精2克

做法

猪肚可用淀粉抓洗干净，切成条状；米豆放入清水中泡半小时至膨胀；锅中加油烧热，下入肚条稍炒后，注入适量清水，再加入米豆煲至开花，调入盐、味精即可。

白芍煲鸡汤

材料

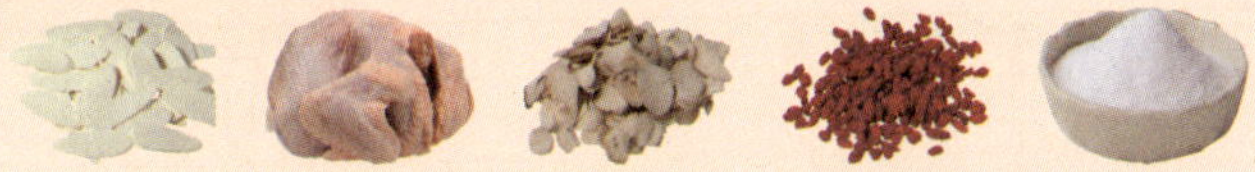

山药60克　鸡肉40克　白芍10克　枸杞5克　盐适量

做法

山药去皮，洗净，切块状，放入热水中稍煮，备用；白芍洗净，备用；鸡肉洗净，放入沸水中汆去血水；锅中加入适量水，将山药、白芍、鸡肉放入，水沸腾后，转中火煮至鸡肉烂，加枸杞，调入盐即可食用。

三七炖乌鸡

材料

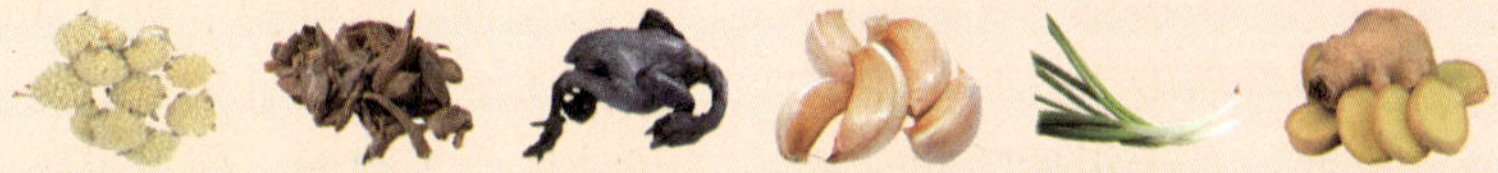

三七6克　郁金9克　乌鸡500克　大蒜适量　葱适量　姜适量

做法

三七切豆粒状，郁金洗净，切片；鸡肉洗净；大蒜去皮、切片；姜切片；葱切段；乌鸡放入蒸盆内，加入姜、葱、料酒、盐抹匀。把三七、郁金放入鸡腹内，注入清水300毫升；把蒸盆置蒸笼内，用武火蒸50分钟即成。

佛手猪肝汤

材料

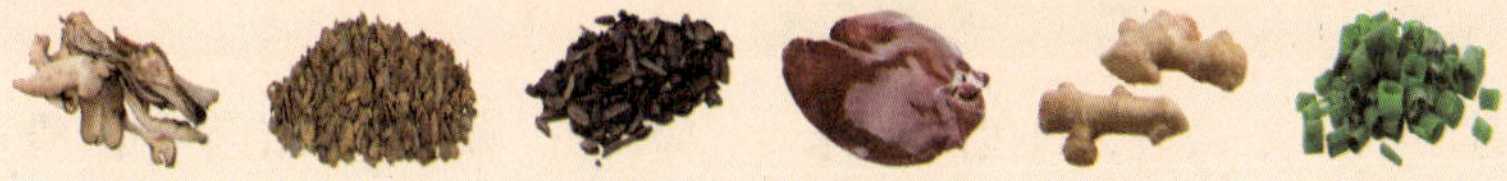

佛手9克　元胡9克　制香附6克　猪肝100克　姜丝适量　葱花适量

做法

将佛手、元胡、制香附洗净，备用；将以上材料放入锅内，加适量水煮沸，再用文火煮15分钟左右；加入已洗净切好的猪肝片，放适量盐、姜丝、葱花，熟后即可食用。

鸡骨草猪肚

材料

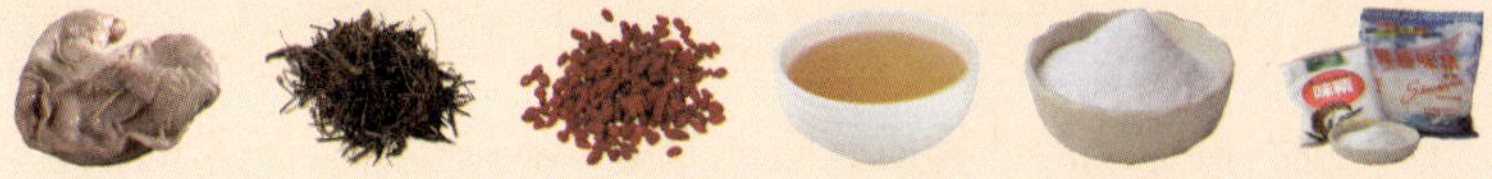

猪肚250克　鸡骨草100克　枸杞10克　高汤适量　盐适量　味精适量

做法

猪肚可用淀粉抓洗干净，切成条状；鸡骨草、枸杞洗净备用。净锅上火倒入高汤，下入洗净的猪肚、鸡骨草、枸杞，煲至猪肚烂熟，调入盐、味精后即可食用。

胃下垂

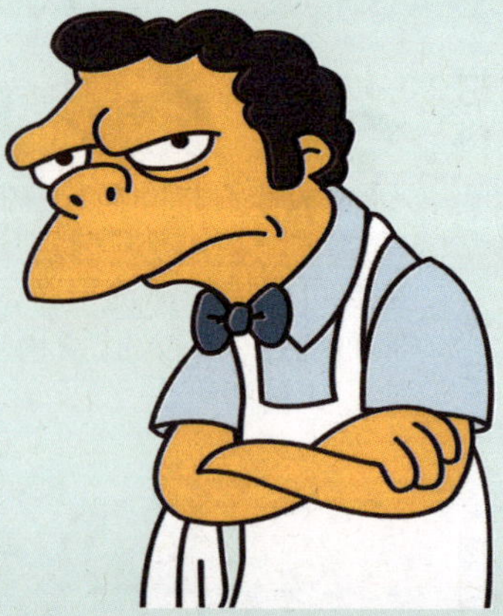

【病症简介】胃下垂是指站立时，胃下缘达盆腔，胃小弯弧线最低点降至髂嵴连线以下。临床诊断以X线、钡餐透视、B超检查为主，可以确诊。分为脾肾阳虚型胃下垂、痰湿中阻型胃下垂、中气不足、中气下陷型胃下垂。本病可发生于各个年龄段的人群。

临床表现

◎①腹胀及上腹不适：患者多自述腹部有胀满感、沉重感、压迫感。②腹痛：持续性隐痛。常于餐后发生，与食量有关。③恶心、呕吐：常于饭后活动时发作，尤其进食过多时更易出现。

致病原因

◎该病的发生多是由于膈肌悬吊力不足，肝胃、膈胃韧带功能减退而松弛，腹内压下降及腹肌松弛等因素，加上体形或体质等因素，使胃呈极底低张的鱼钩状，即为胃下垂所见的无张力型胃。

宜吃食物

◎鸡蛋、莲子、面食(馒头、肉包)、粳米粥、软米饭、糯米粥、鸡蛋羹、牛奶、羊奶、羊肉、牛肉、牛肚、猪肚、羊肚、豆腐、腐竹、大枣、胡萝卜、白扁豆、鲫鱼、墨鱼、毛蚶等。

忌吃食物

◎酒、咖啡、酸泡菜、浓醋、辣椒、胡椒、浓茶、老竹笋、老白菜、黄豆芽、芥菜、芹菜、韭菜等。

食养原则

以易消化的食物为主，避免刺激性物质，吃七分饱，维持规律、正常的饮食习惯。该疤虽然容易治疗，但是容易复发。除饮食要注意外，烟、酒都要限制，保持充足的睡眠、适度的运动及消除过度的紧张，是基本有效的方法。

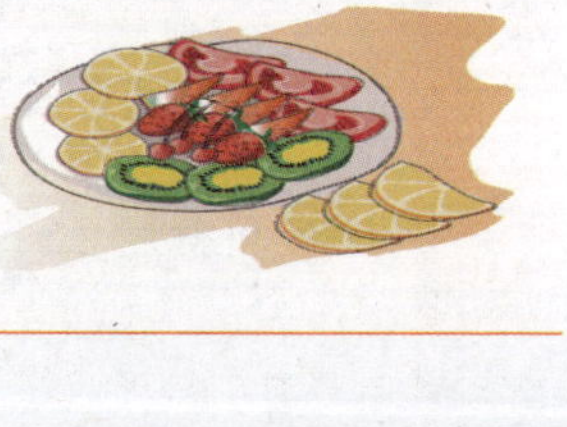

推荐药膳养生方

山楂肉丁汤

材料

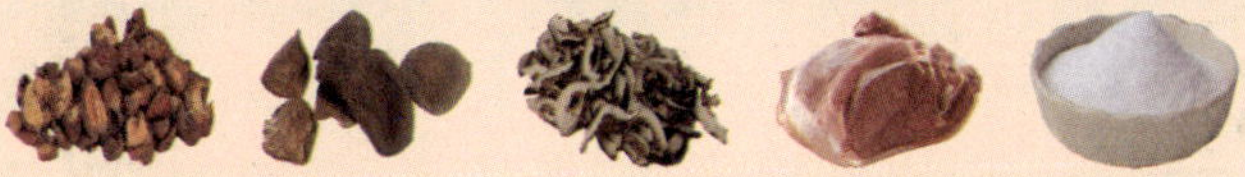

山楂15克　陈皮10克　枳壳10克　猪瘦肉100克　盐适量

做法

先将猪肉洗净，切丁，用盐腌渍待用；陈皮、枳壳洗净备用。山楂、陈皮、枳壳入锅，加水煮30分钟。下入猪肉丁，煮至熟，调入盐即可。

白及猪蹄汤

材料

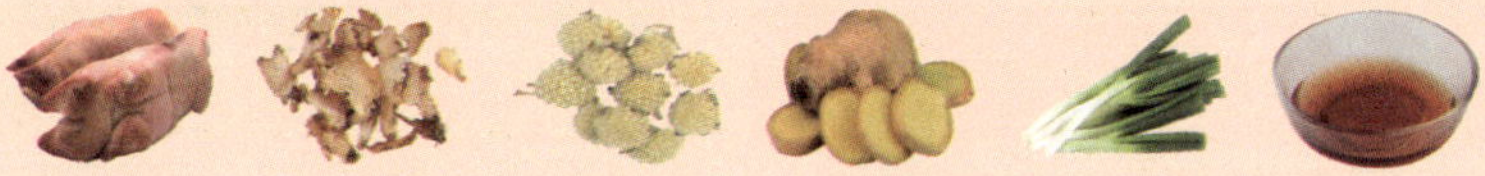

猪蹄600克　白及10克　三七10克　姜适量　葱适量　料酒适量

做法

将猪蹄洗净，斩件，放入沸水中氽去血水，捞出洗净备用；三七捣碎；把白及、三七、姜、料酒、猪蹄一同放入锅中，煮3小时至猪蹄烂熟为止；最后加入葱、盐即可。

枣参茯苓粥

材料

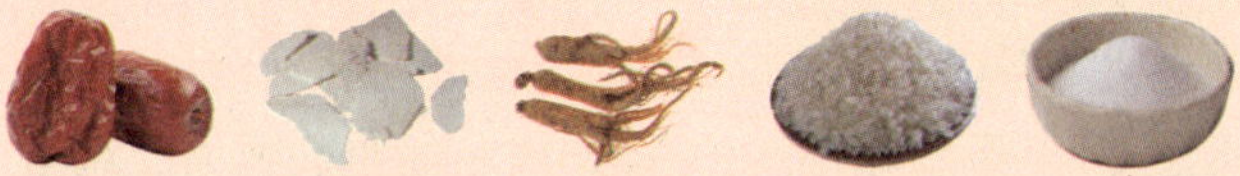

红枣适量　白茯苓适量　人参适量　大米100克　白糖8克

做法

大米泡发，洗净；人参洗净，切小块；白茯苓洗净；红枣去核洗净，切开。锅置火上，注入清水后，放入大米，用大火煮至米粒开花，放入人参、白茯苓、红枣同煮。改用小火煮至粥浓稠时，放入白糖调味，即可食用。

补胃牛肚汤

材料

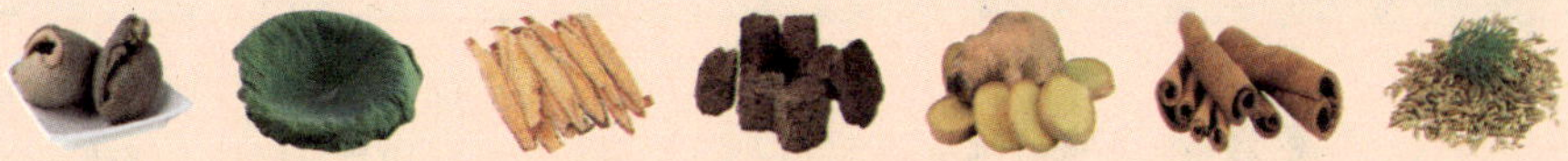

牛肚1000克　鲜荷叶半张　黄芪10克　神曲10克　生姜3片　桂皮2片　茴香5克

做法

牛肚搓洗干净；鲜荷叶洗净，垫于锅底，放入牛肚；黄芪、神曲洗净，旺火烧沸后中火炖30分钟；牛肚切小块，放入砂锅，加黄酒、茴香、桂皮，小火煨2小时。加盐、姜片、胡椒粉，继续煨2～3小时，直至肚烂即可出锅。

白术猪肚粥

材料

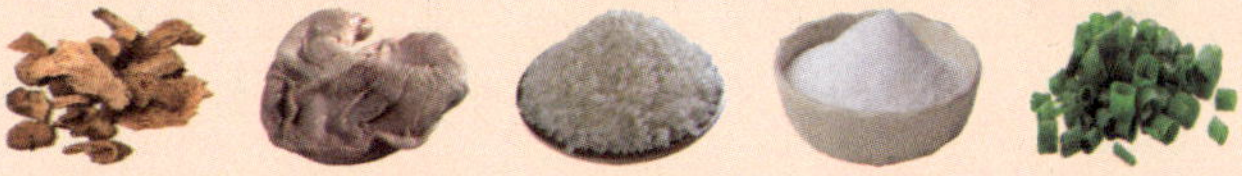

白术20克　猪肚100克　大米80克　盐3克　葱花5克

做法

大米淘净，浸泡半小时后，捞出沥干水分；猪肚洗净，切成细条；白术洗净。大米入锅，加入适量清水，以旺火烧沸，下入猪肚、白术，转中火熬煮。待米粒开花，改小火熬煮至粥浓稠，加盐调味，撒上葱花即可。

厌食

【病症简介】厌食是指由于过度疲劳、情绪紧张、不良习惯和药物刺激等因素引起的一种对食物缺乏需求的状态。要注意饮食上不吃辛辣刺激性食物，不吃生冷冰冻食物；不吸烟饮酒；胃部要保暖；饮食不能过饱，少吃多餐。应该经常食用滋补脾胃的食材、药材。

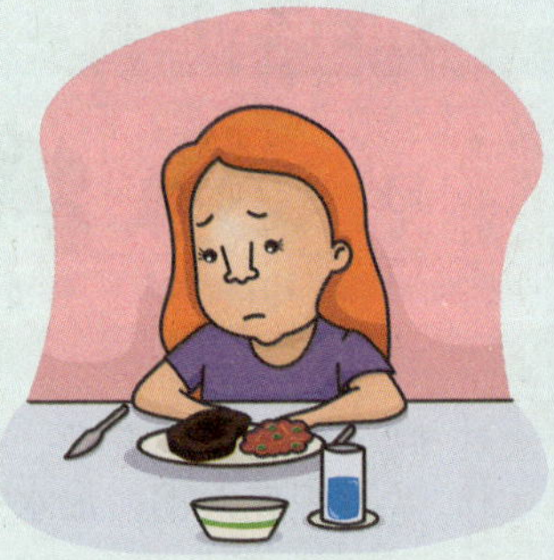

临床表现

◎患者除厌食、对食物缺乏需求之外，常伴有头晕眼花、疲倦乏力、腹痛腹泻和营养不良等症状，严重者可能会出现厌食症。

致病原因

◎各种身体疾病也会引起厌食。中医认为身体虚弱是产生厌食的根本原因，如胃阴不足、脾阳不振，或中气下陷、肝肾亏虚、气滞血瘀等。

宜吃食物

◎洋葱、大蒜、南瓜、黄豆芽、赤小豆、肉桂、大米、金橘、柠檬、佛手柑、杏、桃、樱桃、山楂等。

忌吃食物

◎蚌肉、螃蟹、鸭肉、鸡蛋、海参、鸡肉、猪肉、乌梅、柿子、芡实、银耳、烟、酒等。

推荐药膳养生方

山药炒鸡肫

材料

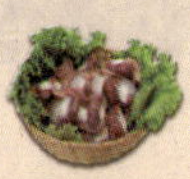
鸡肫250克

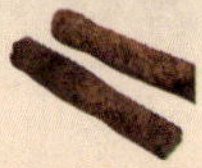
鲜山药100克

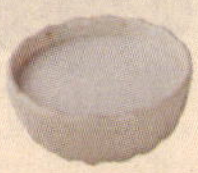
淀粉适量

做法

鸡肫洗净切片，加盐、料酒腌渍；山药煮熟切片；锅放油烧热，下姜末炒香，入肫片、山药片翻炒，放适量淀粉和水勾芡，撒葱花、淋上麻油即可。

生姜木瓜汤

材料

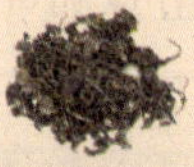
蒲公英15克

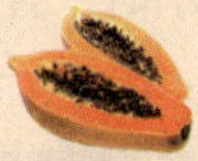
木瓜100克

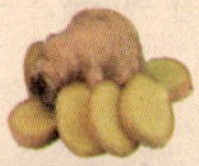
生姜5克

做法

将蒲公英洗净，加水先煎15分钟，取汁去渣，将木瓜、生姜洗净，切块，一同放入砂锅。加米醋和蒲公英汁，用小火炖至木瓜熟即可。

百合粳米粥

材料

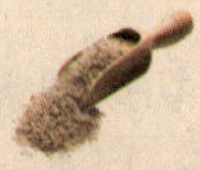
粳米100克

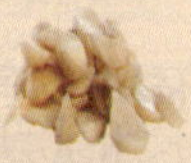
鲜百合50克

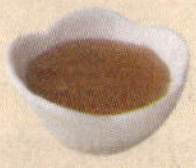
麦芽糖20克

做法

鲜百合掰片，洗净。将泡发的粳米倒入砂锅内，加水适量。至煮稠时，加入百合片稍煮片刻，在起锅前，加入麦芽糖即可。

胃癌

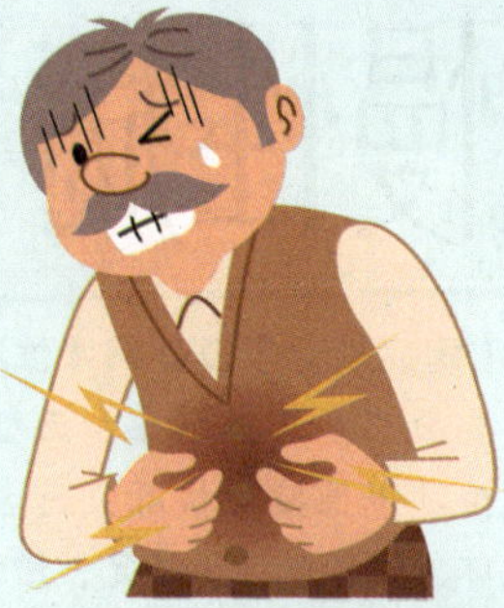

【病症简介】胃癌是常见的恶性肿瘤，也是最常见的消化道恶性肿瘤，发病率极高。胃癌患者应该多吃易消化的食物，多吃维生素含量高的新鲜蔬果；忌暴饮暴食、硬撑硬塞；忌吃辛辣刺激性的食物。

临床表现

◎早期不明显，仅有上腹部不适、饱胀感或重压感。之后有恶心、呕吐、呕血、便血、食欲减退、腹泻等。晚期因肿瘤消耗，常出现恶液质。

致病原因

◎长期酗酒、吸烟，饮食不规律、经常吃高盐、热烫食品、喜欢吃亚硝酸盐含量较高的腌熏制品、隔夜菜等，还有长期的压抑、孤独、抑郁，都有可能引发胃癌。

宜吃食物

◎西蓝花、山药、扁豆、薏米、香菇、蘑菇、猕猴桃、无花果、苹果、沙丁鱼、蜂蜜、猪肉、牛奶、猪肝、虾等。

忌吃食物

◎葱、蒜、姜、花椒、辣椒、桂皮、老竹笋、老白菜、黄豆芽、芥菜、芹菜、韭菜、白酒、啤酒等。

推荐药膳养生方

冬瓜鱼片汤

材料

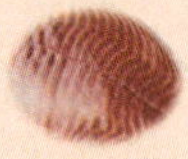
鲷鱼100克

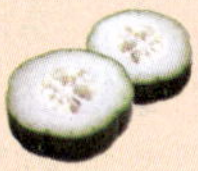
冬瓜150克

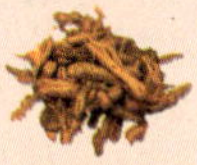
黄连5克

做法

鲷鱼洗净切片；冬瓜去皮切片；黄连放入棉布袋，与鲷鱼、冬瓜放入锅中，加入清水，煮沸至熟；取出棉布袋，加入调味料即可食用。

洋葱牛肚丝

材料

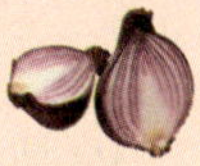
洋葱150克

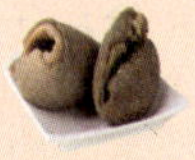
牛肚150克

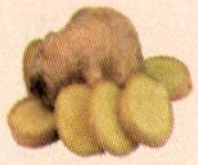
姜丝3克

做法

牛肚洗净入沸水氽熟，捞出切丝；洋葱洗净切丝；牛肚丝快火煸炒，再放入蒜片、姜丝，炒出香味后放入洋葱丝略炒，加盐调味即可。

佛手娃娃菜

材料

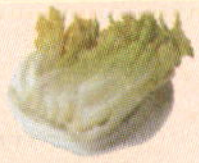
娃娃菜350克

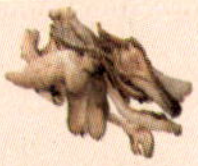
佛手10克

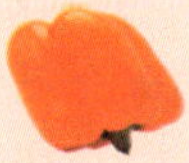
红甜椒10克

做法

娃娃菜洗净切细条，焯熟装盘；红甜椒洗净，切末。佛手洗净水煎取汁。用盐、生抽、香油、佛手汁调成味汁，淋在娃娃菜上即可。

慢性病毒性肝炎

【病症简介】慢性病毒性肝炎是慢性肝炎中最常见的一种，主要由乙型肝炎病毒和丙型肝炎病毒感染所致。任何人均可发生。慢性病毒性肝炎患者在食疗时，宜食用具有改善血液循环、促进肝细胞修复、增强免疫功能的药材和食材。

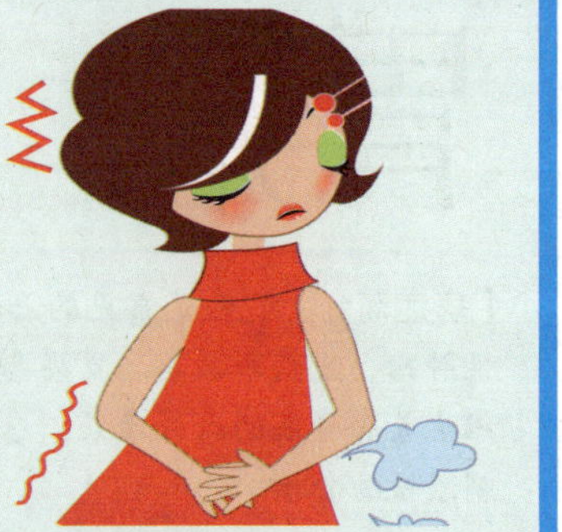

临床表现

◎慢性病毒性肝炎的主要症状有乏力、肝区疼痛、毛发脱落、齿龈出血、腹胀、蜘蛛痣、下肢水肿等。患者抽血化验，可发现肝炎病毒以及肝功能异常。

致病原因

◎导致病毒性肝炎慢性进程的原因主要是：营养不良、治疗不当、同时患有其他传染病、饮酒、服用对肝有损害的药物等。

宜吃食物

◎山药、白粥、西瓜、葡萄干、红枣、胡萝卜、豌豆、豆腐、蘑菇、苹果、葡萄、柑橘、金橘、荔枝、石榴等。

忌吃食物

◎辣椒、姜、芥末、韭菜、洋葱、罐头、方便面、香肠、猪肝、肥肉、鱼子、甜点等。

推荐药膳养生方

茵陈炒花甲

材料

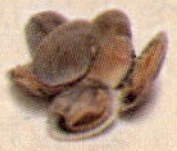
花甲300克

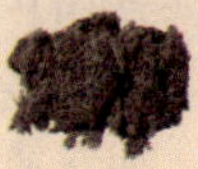
茵陈30克

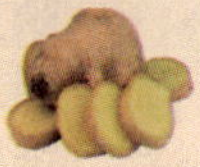
生姜适量

做法

花甲洗净；姜洗净，切片。取锅烧热油，下姜爆香，再下花甲煸炒。最后加茵陈及适量水，烧到花甲熟，加入盐、味精调味，起锅装盘。

玉米须蚌肉

材料

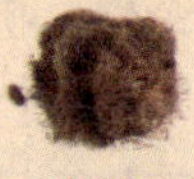
玉米须50克

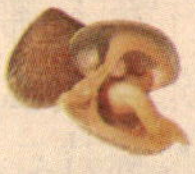
蚌肉150克

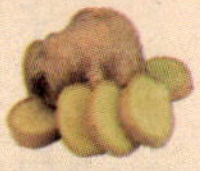
生姜15克

做法

蚌肉洗净；生姜洗净，切片；玉米须洗净。蚌肉、生姜和玉米须一同放入砂锅，加水，小火炖煮1小时。最后加盐调味即成。

红豆鲫鱼汤

材料

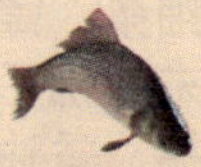
鲫鱼1条（约350克）

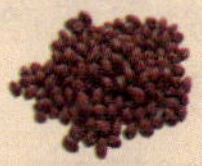
红豆500克

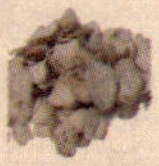
白芍10克

做法

将鲫鱼洗净；红豆洗净，泡发。白芍洗净，加水煎10分钟，取汁。另起锅，放入鲫鱼、红豆及白芍汁，清炖至鱼熟豆烂，加盐调味即可。

慢性胆囊炎

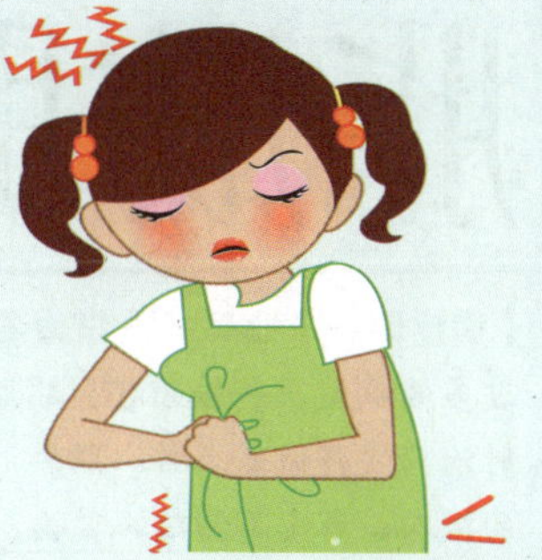

【病症简介】慢性胆囊炎是胆囊疾病中最常见的一种，表现为上腹不适或钝痛，常于进食油腻食物后加剧，还可有恶心、腹胀及嗳气。胆囊炎患者在饮食方面，应不吃或少吃高糖、高胆固醇、高脂肪饮食；多食富含高蛋白的食物、蔬菜及新鲜水果。

临床表现

◎慢性胆囊炎症状、体征不典型。多数表现为胆源性消化不良，厌油腻食物、上腹部闷胀、嗳气、胃部灼热等，与溃疡病或慢性阑尾炎近似。

致病原因

◎约有70%病人合并有胆囊结石的发生，其病的发生除了与遗传因素有关外，进食低纤维、高热量食物、妊娠、肥胖、药物等也是引起胆结石的因素。

宜吃食物

◎鲫鱼、马蹄、胡萝卜、洋葱、空心菜、冬瓜、菠菜、茼蒿、荠菜、丝瓜、香菇、平菇、西瓜、山楂、苹果、梨、金橘、草莓、玉米、蚌、田螺等。

忌吃食物

◎蛋类、猪肥肉、羊肉、鸡肉、鹅肉、猪脑、羊脑、牛肉、猪大肠、猪油、猪肝、猪腰子、鹅肝、鸭肝、鸡肝、虾、蟹、姜、葱、辣椒、芥末、白酒等。

推荐药膳养生方

马蹄海蜇汤

材料

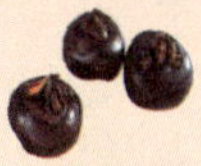
马蹄30克

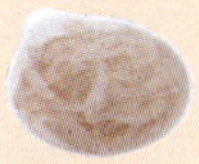
海蜇丝50克

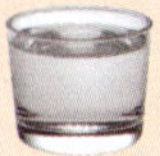
水适量

做法 将马蹄洗净，去皮切块；海蜇丝洗净，备用；将马蹄、海蜇丝一同放入沙锅中，加适量水，煎汤饮用。

车前子粥

材料

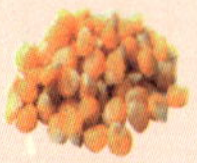
玉米粒80克

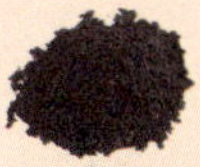
车前子适量

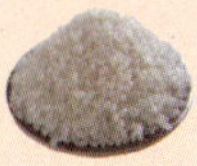
大米120克

做法 玉米粒和大米一起泡发洗净；车前子洗净。锅置火上，加入玉米粒和大米同煮。放入车前子同煮至粥呈糊状，调入盐拌匀即可。

冬瓜鲫鱼汤

材料

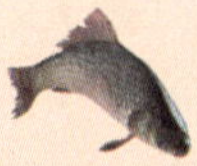
鲫鱼1尾

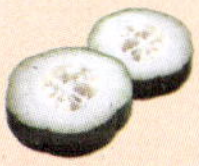
冬瓜200克

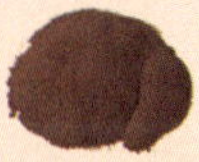
海金沙10克

做法 鲫鱼洗净；冬瓜去皮切片；海金沙洗净入纱布袋扎紧。将冬瓜炒至断生，倒入水，下入鲫鱼、药袋煮至熟，捞起药袋。放调味料即可。

脂肪肝

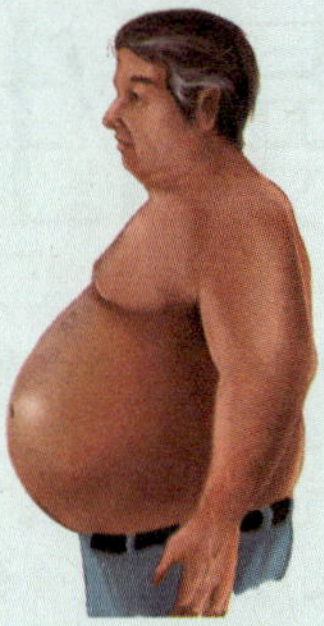

【病症简介】脂肪肝是指由各种原因引起的肝细胞内脂肪堆积过多的病变。一般而言，脂肪肝属可逆性疾病，早期诊断并及时治疗常可恢复正常。脂肪肝患者应该限制脂肪和碳水化合物的摄入，多吃高蛋白的食物，慎食辛辣、刺激性强的食物。

临床表现

◎轻度脂肪肝患者通常仅有疲乏感，中重度脂肪肝有类似慢性肝炎的表现，可有食欲不振、疲倦乏力、恶心、呕吐、体重减轻、肝区或右上腹隐痛等。

致病原因

◎长期饮酒，可使肝内脂肪氧化减少；长期摄入高脂饮食或长期大量吃糖、淀粉等碳水化合物，可使肝脏脂肪合成过多，易患肥胖，缺乏运动；肝炎等。

宜吃食物

◎豆腐、腐竹、瘦肉、鱼、虾、薏米、冬瓜、黄瓜、芝麻、上海青、菠菜、淡菜、玉米、燕麦、海带、苹果、牛奶、红薯、黑芝麻、黑木耳、山楂、无花果等。

忌吃食物

◎葱、姜、蒜、辣椒、肥肉、动物内脏、生姜、茴香、韭菜、竹笋、蚕豆、豌豆、菱角、荞麦、咸肉及动物油、巧克力等。

推荐药膳养生方

泽泻枸杞粥

材料

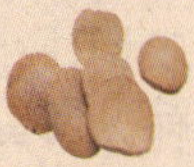
泽泻适量

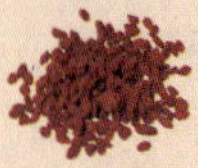
枸杞适量

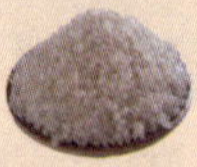
大米80克

做法

枸杞洗净；泽泻洗净，加水煮好，取汁。锅上火，放入大米、枸杞以大火煮开。再倒入泽泻汁，以小火煮至浓稠状，调入盐拌匀即可。

橙汁冬瓜条

材料

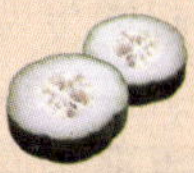
冬瓜300克

红椒30克

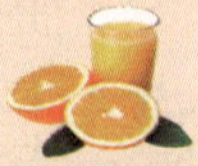
橙汁适量

做法

冬瓜去皮、子，切条；红椒洗净切条。冬瓜煮熟，捞出沥干，摆盘。把红椒炒香，置于冬瓜条上，将橙汁均匀地淋在冬瓜上即可。

山楂荷叶茶

材料

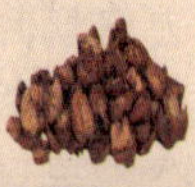
山楂10克

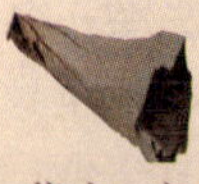
荷叶10克

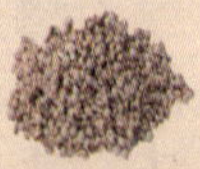
薏米30克

做法

山楂、荷叶洗净；薏米洗净，浸泡30分钟。将薏米放入锅中先煮熟，再放入山楂、荷叶，煮5分钟即可关火。加入白糖调匀即可饮用。

肝硬化腹水

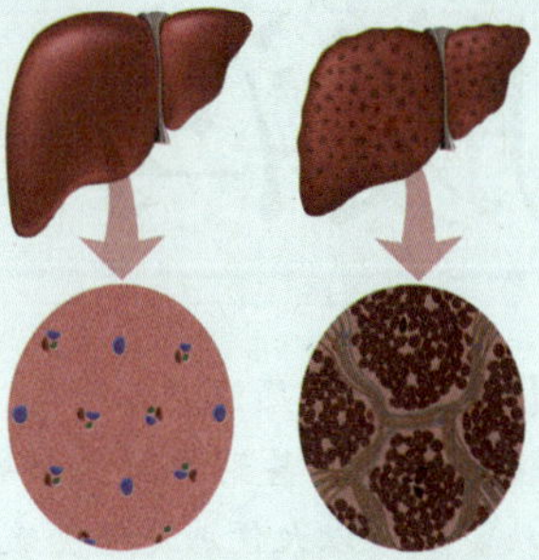

【病症简介】肝硬化是指由于多种有害因素长期反复作用于肝脏，导致肝组织弥漫性纤维化，以假小叶生成和再生结节形成为特征的慢性肝病。肝硬化的发病高峰年龄在35~48岁，长期酗酒、患有病毒性肝炎、有营养障碍者等是肝硬化的高发人群。

临床表现

◎早期可有乏力、食欲减退、腹胀不适等。中晚期患者面色黝黑而无光泽，胃肠道不适，肝区疼痛，消瘦，皮肤可见蜘蛛痣、肝掌，下肢水肿等。

致病原因

◎我国以肝炎病毒性肝硬化为多见，其次为血吸虫病肝纤维化。长期嗜酒、饮食不节、病毒性肝炎、营养不良、大量用药等也是常见的病因。

宜吃食物

◎红豆、泥鳅、大枣、梨、葡萄、山楂、桃子、金橘、花生、番茄、青菜、黄瓜、冬瓜、蘑菇、香菇、牛肉、兔肉、蚌、鸭肉、蜂蜜、银耳等。

忌吃食物

◎各类肥肉、虾、蛋类、胡椒、桂皮、辣椒、生姜、茴香、韭菜、竹笋、蚕豆、豌豆、菱角、荞麦、咸肉及动物油、动物脑和动物内脏等。

推荐药膳养生方

垂盆草甜粥

材料

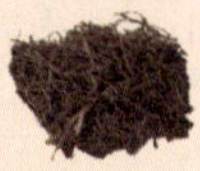

垂盆草30克

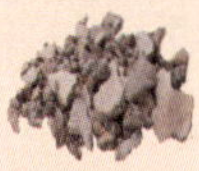

猪苓10克

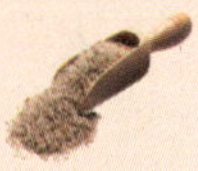

粳米30克

做法

先将垂盆草、猪苓洗净，加水煎煮10分钟左右，捞出药草；药汁与淘洗干净的粳米一同煮成稀粥；最后加入冰糖即成。

溪黄草泥鳅

材料

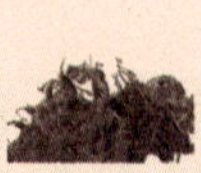

溪黄草30克

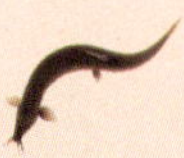

活泥鳅200克

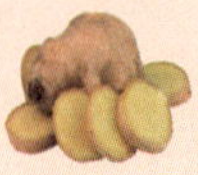

生姜2片

做法

活泥鳅宰杀，去内脏；溪黄草洗净；泥鳅、溪黄草与生姜同入锅，加适量水煮汤，小火煮2小时；加入盐调味即可。

茵陈姜糖茶

材料

茵陈15克

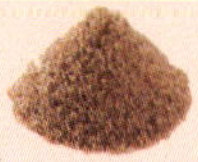

红糖30克

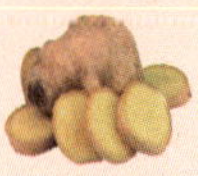

生姜12克

做法

将茵陈、生姜洗干净，姜用刀拍碎；将茵陈、姜一同放入净锅内，加水煮沸；最后加入红糖即可。

腹泻

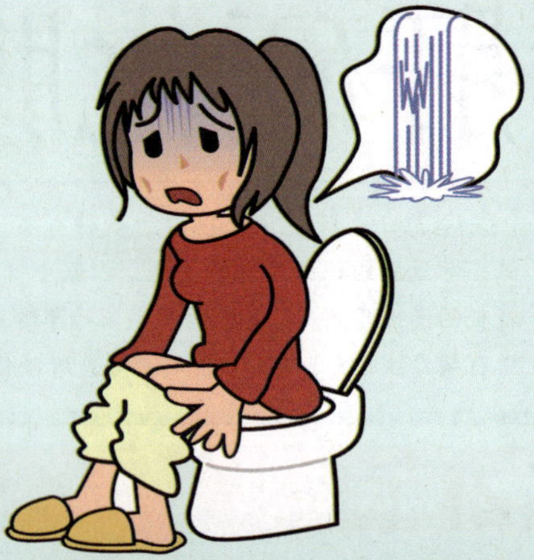

【病症简介】腹泻亦称泄泻，是指排便次数增多，便质稀薄，甚则水样，腹痛的病证，多发于夏秋。古人以大便溏薄而势缓者为泄，大便清稀如水而直下者为泻。此病多见于急、慢性肠炎，过敏性肠炎，胃肠功能紊乱，肠结核等病。要注意避免受凉、控制情绪。

临床表现

◎腹泻不是一种独立的疾病，而是很多疾病的一个共同表现，它同时可伴有呕吐、发热、腹痛、腹胀、黏液便、血便等症状。伴有发热、腹痛、呕吐等常提示急性感染；伴大便带血、贫血、消瘦等需警惕肠癌；伴腹胀、食欲差等需警惕肝癌。

致病原因

◎以细菌感染和病毒感染较常见，人们在食用了被大肠杆菌、沙门菌等细菌污染的食品，或饮用了被细菌污染的饮料后就可能发生肠炎或菌痢等，出现腹痛、腹泻、恶心、呕吐、发热及全身不适等症状。食物中毒、饮食贪凉、消化不良、着凉也容易引起腹泻。

宜吃食物

◎猪肠、白扁豆、柿子、石榴、苹果、糯米、乌骨鸡、栗子、山药、陈皮、鲫鱼、金樱子、菱角等。

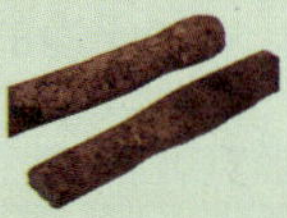

忌吃食物

◎大蒜、韭菜、洋山芋、皮蛋、卷心菜、花生、瓜子、香蕉、蜂蜜、西瓜、苦瓜、生菜瓜、菠菜等。

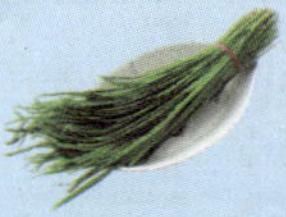

食养原则

本病在发作期、缓解期不能进食豆类及豆制品、麦类及面制品，以及易产气食物。含有鞣酸及果胶成分，均有收敛止泻的作用，慢性结肠炎可适量食用。慢性结肠炎病人多身体虚弱、抵抗力差，尤其胃肠道易并发感染，因而更应注意饮食卫生。

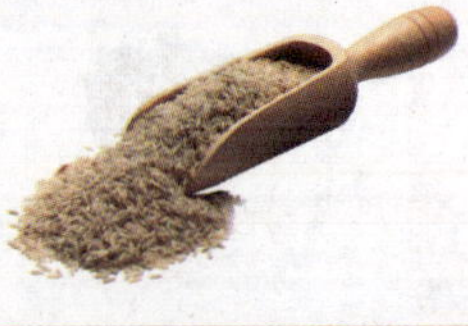

推荐药膳养生方

白头翁米粥

材料

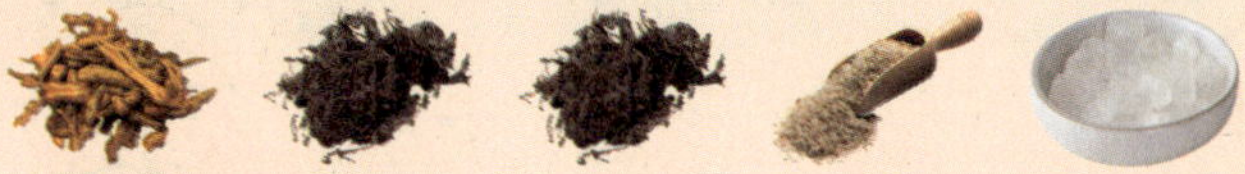

川黄连10克　白头翁50克　肉豆蔻10克　粳米30克　冰糖适量

做法

将黄连、白头翁洗净，入砂锅，水煎，去渣取汁。另起锅，加清水400毫升，煮至米开花；加入药汁，煮成粥，加入冰糖调味即可食用。

核桃扁豆泥

材料

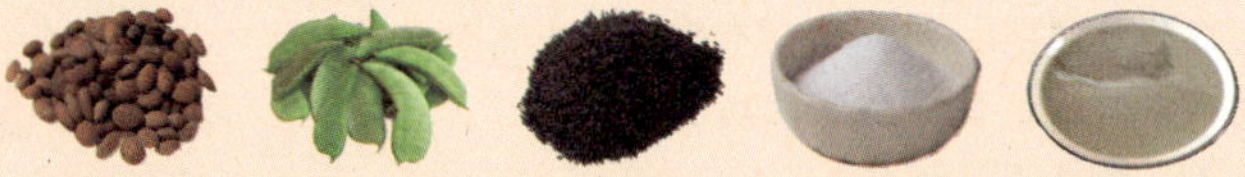

核桃仁10克　扁豆150克　黑芝麻10克　白糖100克　猪油80克

做法

将扁豆去皮取豆，加清水少许，上笼蒸烂后捣成泥。将黑芝麻炒香，研末。将锅刷净，置火上烧热，放入猪油烧热，倒入扁豆泥翻炒，放入白糖炒至不粘锅底，再放猪油、黑芝麻、白糖、核桃仁，混合炒片刻即成。

山药鸡馄饨

材料

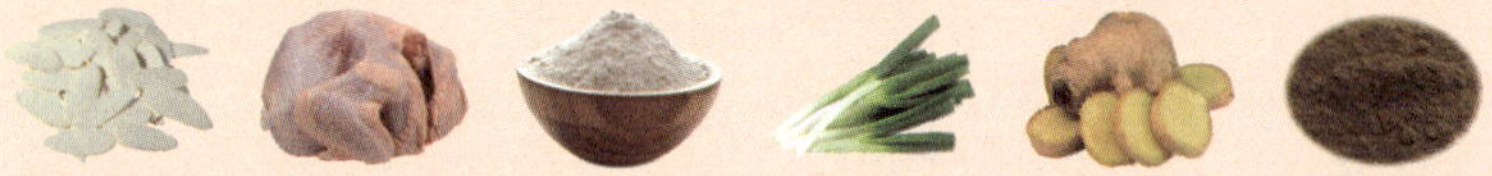

淮山药50克　鸡肉200克　面粉300克　葱适量　姜适量　花椒粉适量

做法

鸡肉剁成肉泥，放入葱姜末、花椒粉及盐，搅拌匀，成馄饨馅。面粉加水和面擀成馄饨皮，包馅备用。锅内水中加淮山药煮沸5～10分钟，下馄饨煮熟即可食用。

砂仁鲫鱼汤

材料

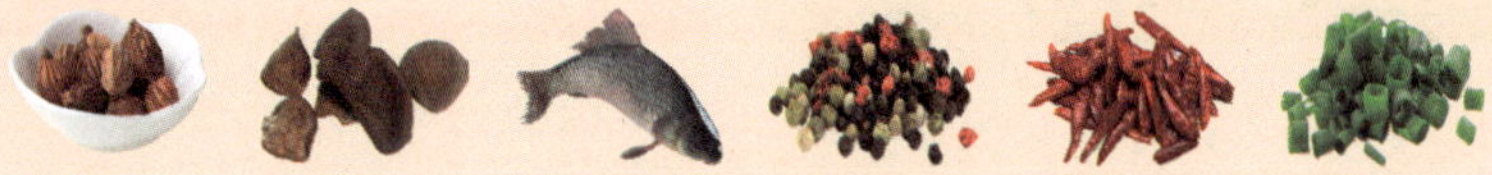

缩砂仁10克　陈皮10克　大鲫鱼300克　胡椒10克　干辣椒5克　葱花少许

做法

将鲫鱼去鳞、鳃和内脏，洗净；在鲫鱼腹内，装入陈皮、缩砂仁、胡椒、干辣椒，再加点调味料葱、食盐、酱油等；在锅内放入菜油烧开，将鲫鱼放入锅内煎熟，再加入适量水，炖煮成羹即成。

芡实猪肠汤

材料

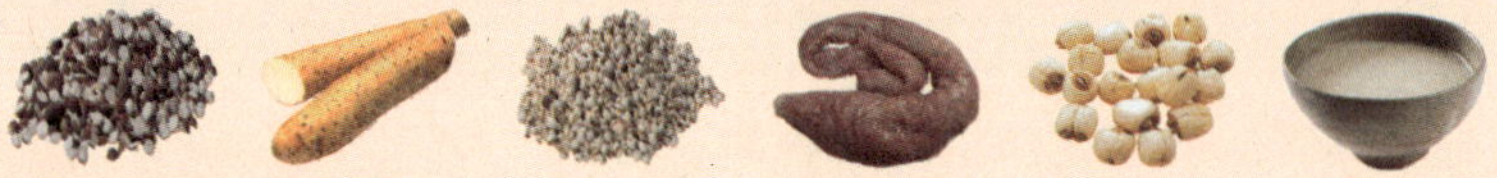

芡实100克　淮山50克　薏米100克　猪肠500克　莲子100克　米酒30克

做法

将猪小肠洗净，放入沸水中汆烫，捞出，剪成小段，备用；将芡实、淮山、莲子、薏米洗净，与备好的小肠一起放入锅中，加水至盖过所有材料；用大火煮沸，再用小火炖煮约30分钟左右，快熟时加入盐调味，淋上米酒即可。

便秘

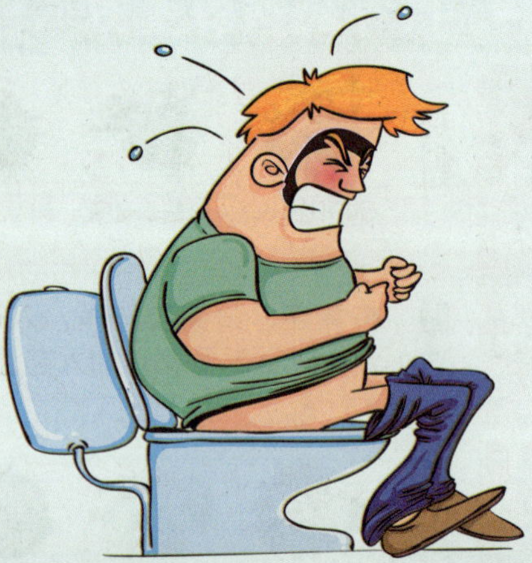

【病症简介】便秘是临床上常见的一组复杂的症状，其发病率可高达27%，严重影响人们的生活质量。这是一种再常见不过又令人尴尬痛苦的疾病，大肠传导功能失常，粪便在肠内停留时间过长，粪质干燥或坚硬，即可形成便秘之病。便秘的基本病变属大肠传导失常，但也与脾胃肝肾等脏腑的功能失调有关。四者功能失调，皆为便秘之由。

临床表现

◎便秘可分为急性便秘和慢性便秘两类，主要表现为大便次数减少，间隔时间延长，或时间正常，但粪质干燥，排出困难；或粪质不干，排出不畅。可伴见腹胀、腹痛、食欲减退等。便秘不是一种具体的疾病，而是多种疾病的症状之一。

致病原因

◎中医认为，便秘的病因为燥热内结，或气滞不行，或气虚传送无力，或血虚肠道干涩，以及阴寒凝结等。而西医认为，引起便秘的原因包括疾病、药物以及精神、饮食等因素。以老人和小儿最多见。

宜吃食物

◎土豆、南瓜、芋头、香蕉、桑葚、杨梅、甘蔗、蜂蜜、韭菜、苋菜、菠菜、空心菜、茼蒿、青菜、甜菜、海带、牛奶、猪大肠、肥肉、梨、无花果、苹果、薏米、黑米、油菜、香油等。

忌吃食物

◎莲子、栗子、高粱、豇豆、炒蚕豆、炒花生、炒黄豆、爆玉米花、炒米花、胡椒、辣椒、茴香、豆蔻、肉桂、烟、白酒等。

食养原则

便秘患者应选择具有润肠通便作用的食物和药材，常吃含粗纤维丰富的食物，多吃富含B族维生素的食物，忌食辛辣温燥、性涩收敛的食物以及爆炒煎炸、伤阴助火的食物。

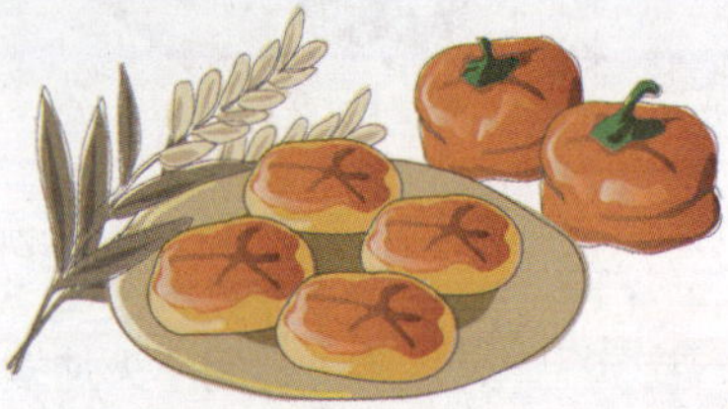

推荐药膳养生方

郁李仁蜜粥

材料

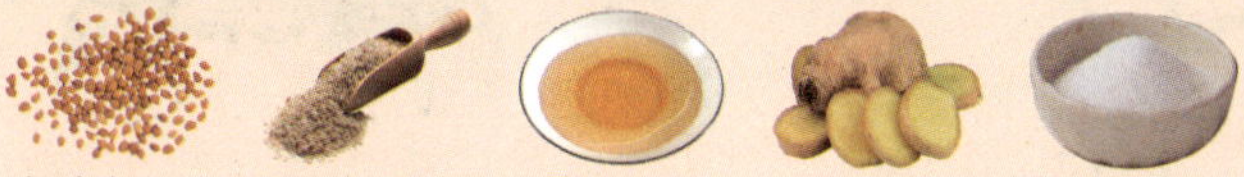

郁李仁10克　粳米100克　蜂蜜适量　生姜汁适量　白糖适量

做法

将郁李仁浸泡，退皮，研为膏。粳米煮作粥，待粥熟下入郁李仁膏、姜汁、蜂蜜、白糖等。空腹食之。

土豆炒蒜薹

材料

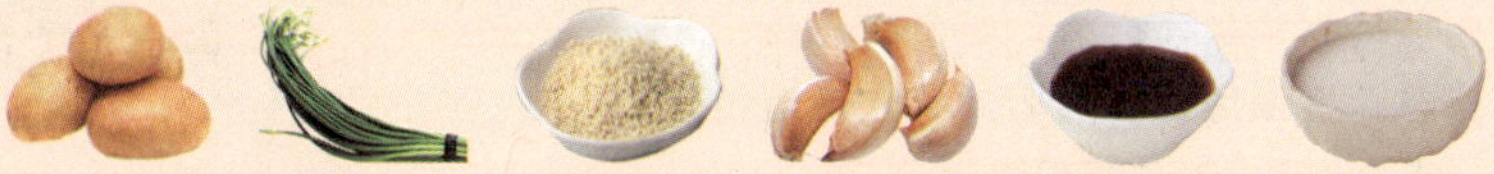

土豆300克　蒜薹200克　鸡精2克　蒜5克　酱油适量　水淀粉适量

做法

土豆洗净去皮，切条状；蒜薹洗净，切段；蒜去皮洗净，切末。锅入水烧开，放入蒜薹焯水后，捞出沥干备用。锅下油烧热，入蒜爆香后，放入土豆、蒜薹一起炒，加盐、鸡精、酱油调味，待熟时用水淀粉勾芡装盘即可。

香菇炖杏仁

材料

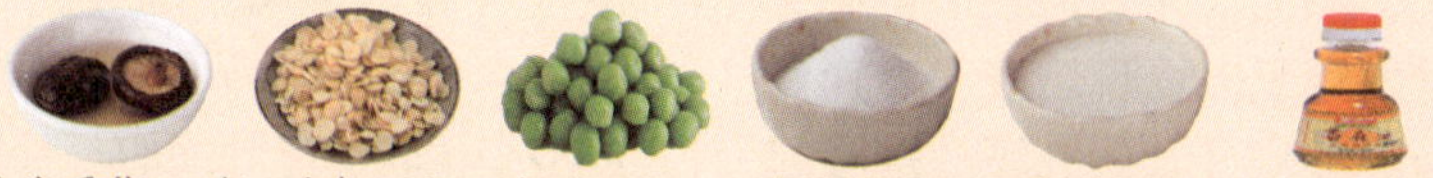

水发香菇150克　杏仁50克　青豆30克　白糖适量　湿淀粉适量　麻油适量

做法

水发香菇去杂质洗净，沥干水分；杏仁洗净，下油锅略炸；炒锅烧热，放入花生油，投入香菇和杏仁、青豆略煸炒；加盐、白糖、高汤、酱油、味精，烧沸后改小火，炖至入味，勾芡，淋麻油即成。

黄豆脊骨汤

材料

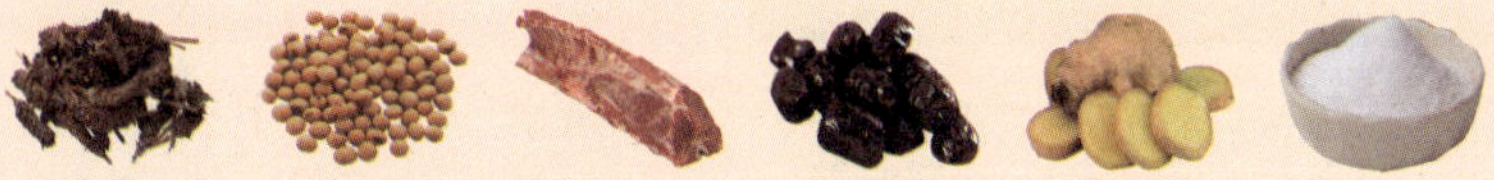

夏枯草20克　黄豆50克　猪脊骨700克　蜜枣5颗　姜5克　盐5克

做法

先将脊肉切成小块，在香油中稍炒，后入粳米煮粥，入茴香、川椒、食盐等，再煮1～2沸，早晚空腹食用。

什锦水果冻

材料

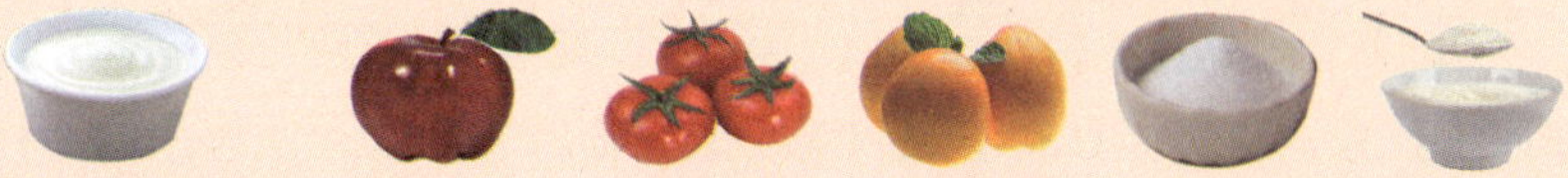

优酪乳（低脂）6克　苹果丁20克　番茄50克　李子10克　糖6克　奶粉20克

做法

优酪乳、糖、奶粉、热水拌匀，再加入苹果丁；倒入杯中，用50℃发酵箱发酵；发酵完毕后，放入冰箱冷藏；食用时，上面装饰番茄、李子即可。

痔疮

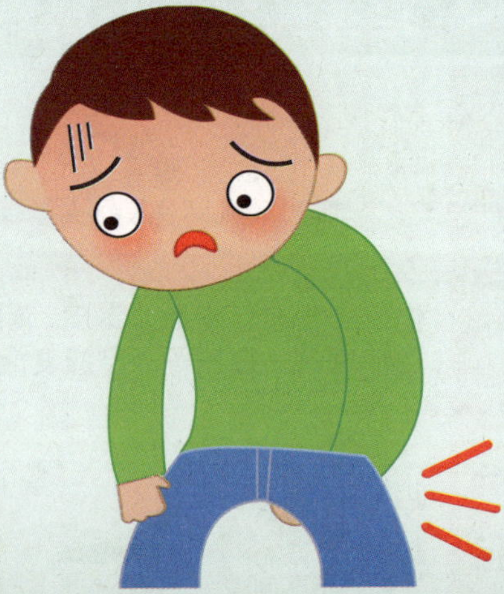

【病症简介】痔疮是指人体直肠末端黏膜下颌肛管皮肤下经脉从发生扩张和屈曲所形成的柔软静脉团，本病以成人居多，发病率女性高于男性，易发于久坐久立、少活动、便秘、腹泻、排便时间过长、饮酒、嗜好辛辣饮食者。要预防痔疮，首先必须要加强体育锻炼，其次要保持大便通畅，谨防便秘，第三要保持肛门周围清洁。

临床表现

◎内痔早期的症状不明显，以排便间断出鲜血为主，不痛，无其他不适，中、晚期则有排便痔脱出、流黏液、发痒和发作期疼痛。外痔可看到肛缘的痔隆起或皮赘，以坠胀疼痛为主要表现。混合痔两种症状均有。

致病原因

◎由妊娠、局部炎症、辛辣食物刺激等原因导致直肠黏膜充血或静脉回流受阻，而使局部静脉扩大曲张，形成一个或多个柔软的静脉团的一种慢性病。

宜吃食物

◎绿豆、香蕉、蛤蜊、黄鳝、猪大肠、鲫鱼、牛奶、豆浆、银耳、柿饼、无花果、杨桃、柿子、马蹄、柿霜、梨、苹果、草莓、猕猴桃、蜂蜜、山药、空心菜、茄子、菠菜、丝瓜、黑木耳等。

忌吃食物

◎辣椒、胡椒、生姜、花椒、肉桂、砂仁、蔻仁、茴香、芥菜、莼菜、白酒。

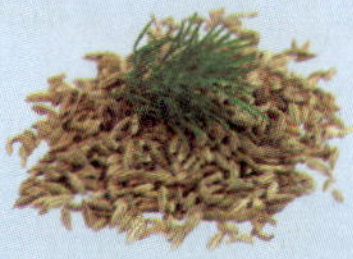

食养原则

合理调配饮食，应选择具有清热利湿、凉血消肿、润肠通便作用的药材和食物；选择含纤维素多有助于促进肠道蠕动的药材和食物；多食蔬菜、水果、豆类等富含维生素的食物；勿食辛辣刺激性食物，勿食燥热、肥腻、炒爆等助热上火的食物，勿食发物及烟酒。

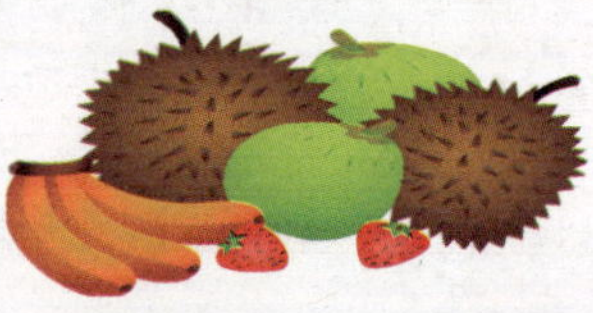

推荐药膳养生方

槐花大米粥

材料

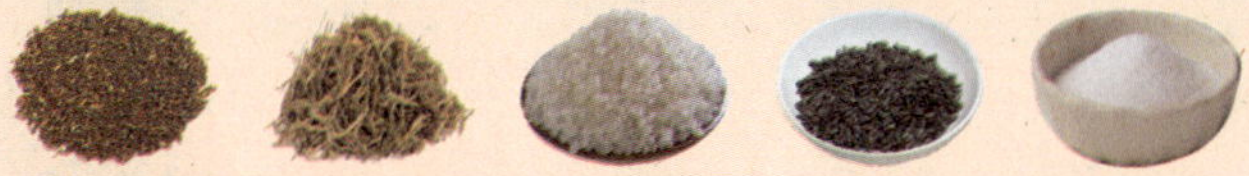

槐花适量　金银花适量　大米80克　牛蒡15克　白糖3克

做法

大米洗净浸泡半小时，槐花、金银花、牛蒡洗净，用纱布袋装取，下入锅中，加适量水熬取汁液备用。锅置火上，倒入清水，放入大米，以大火煮至米粒开花。加入槐花、金银花、牛蒡汁液煮至浓稠状，调入白糖拌匀即可。

黄酒炒田螺

材料

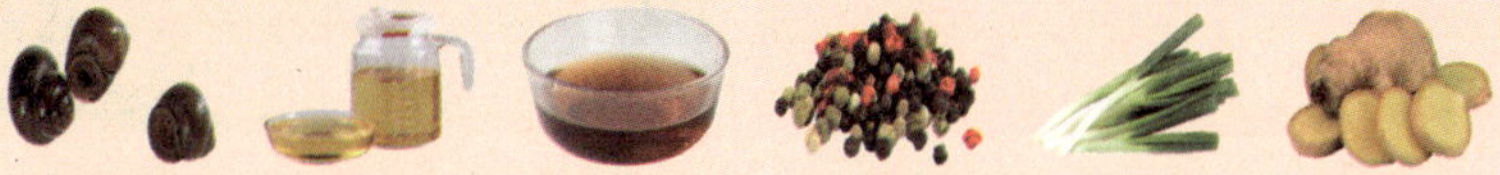

田螺700克　食油15克　黄酒40毫升　胡椒粉适量　葱适量　姜适量

做法

用剪刀把洗净的田螺尖部剪去一点。炒锅上火，倒油烧热，下田螺翻炒，炒至田螺口上的盖子脱落时，加入酒、葱、姜同炒几下，加盐、酱油，再加适量水焖10分钟，加胡椒粉翻匀出锅即成。

桃仁拌韭菜

材料

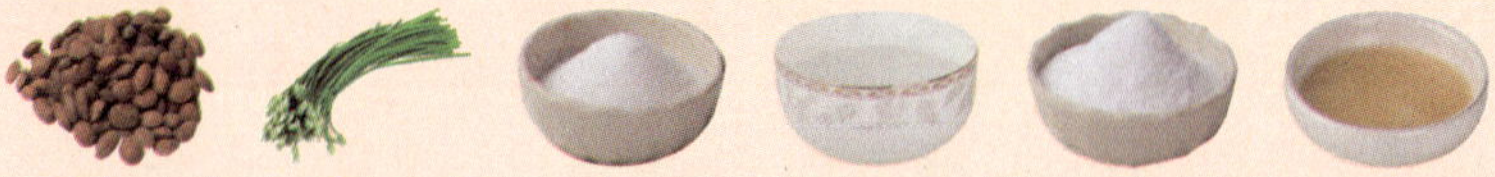

核桃仁300克　韭菜150克　白糖10克　白醋3克　盐5克　香油8毫升

做法

韭菜洗净，焯熟，切段。锅内放入油，待油烧至五成热，下入核桃仁炸成浅黄色捞出。在碗中放入韭菜、白糖、白醋、盐、香油拌匀，和核桃仁一起装盘即成。

蚌肉籼米粥

材料

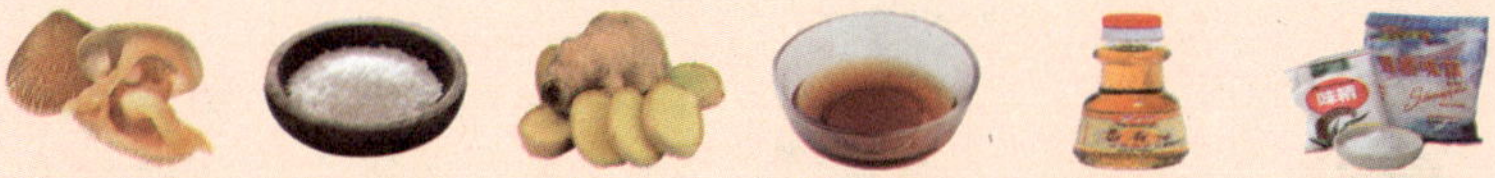

蚌肉100克　籼米100克　姜末5克　料酒5毫升　麻油15克　味精2克

做法

蚌肉用水氽一下，入锅，放油，放料酒、盐、姜、味精，煸炒后装碗内，籼米加水，煮成粥，再将碗中蚌肉倒入稍煮即可。

西瓜鹌鹑汤

材料

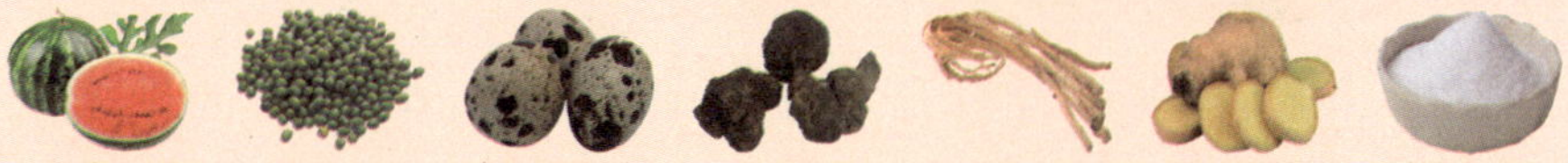

西瓜500克　绿豆50克　鹌鹑450克　生地10克　党参10克　生姜10克　盐5克

做法

鹌鹑宰杀洗净；生姜洗净，切片；西瓜连皮洗净，切成块状；绿豆洗净，浸泡1小时；生地、党参洗净，备用；将1800毫升清水放入瓦煲内，煮沸后加入以上材料，大火煲滚后，改用文火煲2个小时；最后加入盐调味即可。

痢疾

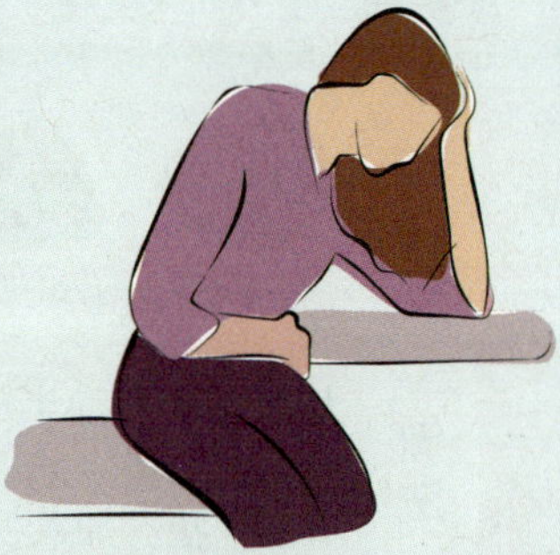

【病症简介】痢疾，古称肠辟、滞下。为急性肠道传染病之一。若感染疫毒，发病急剧，伴突然高热，神昏、惊厥者，为疫毒痢。任何人均可患病，以学龄前儿童居多。痢疾患者要慎食油腻、辛辣、不易消化的食物。

临床表现

◎腹痛、腹泻、里急后重、下痢浓血、肛门灼热、小便短赤等。或痢疾时止时作、临厕腹痛、里急后重、大便夹有黏液、精神倦怠、食少畏寒等。

致病原因

◎痢疾主要是由饮食不节或误食不洁之物，伤及脾胃，湿热疫毒趁机入侵、壅滞肠胃、熏灼脉络，致使气血凝滞化脓而发病。

宜吃食物

◎苹果、山楂、谷芽、洋葱、蒜、干姜、南瓜、葡萄、胡萝卜、豆浆、乳精、豆腐脑、豆腐、稀饭、面条、面片、土豆、菠菜、油菜、苋菜等。

忌吃食物

◎羊肉、甲鱼、花生、杏仁、辣椒、姜、白酒、玉米、荞麦、燕麦等。

推荐药膳养生方

蒜蓉马齿苋

材料

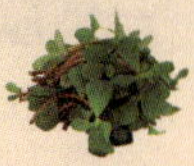
马齿苋200克

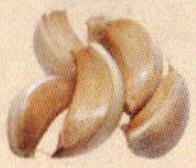
蒜10克

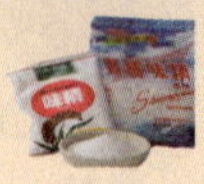

味精3克

做法 马齿苋洗净；蒜去皮，剁蓉。马齿苋下入沸水中稍烫后捞出。锅中加油烧热，下入蒜蓉爆香后，再下入马齿苋、盐、味精翻炒均匀即可。

苹果蜂蜜汁

材料

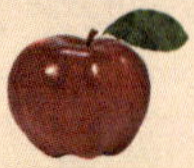
苹果1个

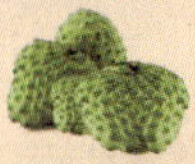
番荔枝2个

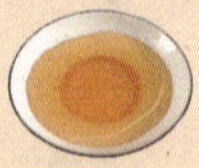
蜂蜜20毫升

做法 将苹果洗净，去皮，去核，切成块。番荔枝去壳，去子。将苹果、番荔枝放入搅拌机中，再加入蜂蜜，搅拌30秒即可。

大蒜银花茶

材料

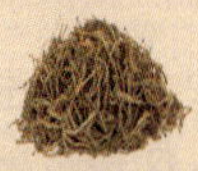
金银花15克

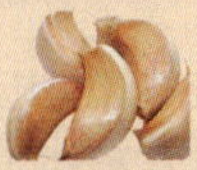
大蒜10克

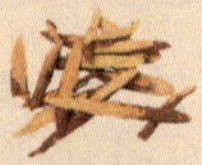
甘草3克

做法 将大蒜去皮，洗净，捣烂；金银花、甘草洗净备用。大蒜、金银花、甘草一起加水煮沸。滤渣后即可饮用。

第二章

药膳对症食疗 呼吸科常见病

●呼吸系统疾病主要病变在气管、支气管、肺部及胸腔，病变较轻者常表现为咳嗽、胸痛、呼吸受影响，而病情较重者会呼吸困难、缺氧，甚至发生呼吸衰竭而导致死亡。呼吸系统疾病的死亡率在城市中占第三位，而在农村占首位。空气污染及吸烟与呼吸系统疾病的发生最为密切，也是引起慢性支气管炎和肺癌的重要因素。本章选取了8种呼吸系统的常见病，对于每一种病症，我们从病症简介、临床表现、致病原因、食养原则等方面进行了详细的介绍，并随之列举出其类疾病患者日常宜吃和忌吃的多种食物，相应地推荐了3~5个食疗方，以防治呼吸科常见病。

感冒

【病症简介】感冒是最常见的外感疾病，中医称“伤风”，是一种由多种病毒引起的呼吸道常见病。四季都可发生，尤以冬末初春为多。寒气较强引发的感冒为风寒感冒；火热邪气过强引起的为风热感冒；还有夏季常见的由湿邪造成的暑湿感冒。任何人均可发病，以老人和小儿多见。

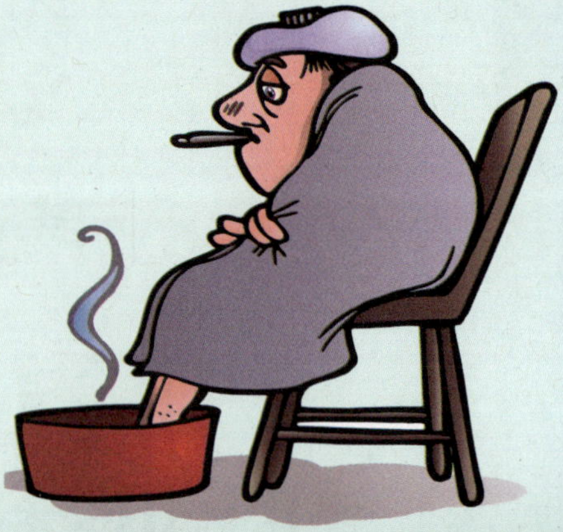

临床表现

◎普通感冒起病较急，早期多有咽部干痒或灼热感、流涕、打喷嚏、鼻塞等症状，可伴有咽痛、低热、头痛等，一般经5～7天可自愈。中医将感冒分为风寒型感冒、风热型感冒、暑湿性感冒和流行性感冒等四种类型。

致病原因

◎感冒主要的致病病毒为冠状病毒和鼻病毒，当人们有受凉、过度疲劳、营养不良、烟酒过度或者其他全身性疾病等，引起机体抵抗力下降时，就容易诱发冠状病毒和鼻病毒的感染。

宜吃食物

◎葱白、姜、蒜、辣椒、花椒、枇杷、豆腐、莲叶、白扁豆、苦瓜、野菊花、蜂蜜、板蓝根、花菜、香菇、李子、柚子、草莓、苹果、黄瓜、木耳、胡萝卜、苦瓜、冬菇等。

忌吃食物

◎猪肉、鸭肉、鸡肉、羊肉、糯米饭、柿子、柿饼、各种海鱼、虾子、螃蟹、龙眼肉、石榴、乌梅以及各种粘糯的甜点食品。

食养原则

风寒型感冒患者应选择具有发散风寒、辛温解表作用的药材和食物，风热型感冒患者应选择具有清热利咽、辛凉解表作用的药材和食物；暑湿性感冒患者应选择具有清暑祛湿解表作用的药材和食物；流行性感冒患者宜食具有抗炎、抗病毒为主，辅以清热、生津作用的食物，风寒型感冒患者勿食性凉生冷之物；风热型感冒患者勿食性凉温补之物；暑湿性感冒患者勿食辛辣燥热、香燥助火的食物；流行性感冒患者忌食辛辣刺激、油腻含油脂食物。

推荐药膳养生方

萝卜甘蔗汤

材料

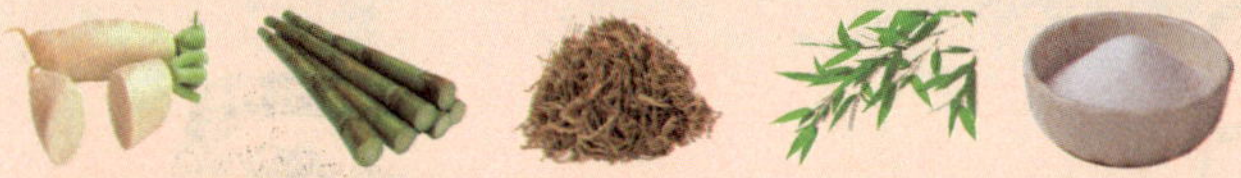

萝卜500克　甘蔗500克　金银花10克　竹叶5克　白糖适量

做法

萝卜与甘蔗切块，加水于砂锅内，下金银花、竹叶共煎，饮服时加白糖。可当茶饮，每日数次。

桑叶发汗汤

材料

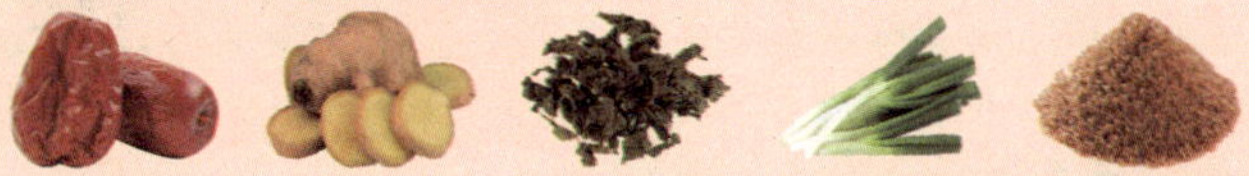

红枣10颗　生姜5片　桑叶20克　葱白2根　红糖适量

做法

红枣、桑叶、桑叶洗净；用300毫升水加生姜、红枣煎煮半小时。放入桑叶、葱白，煮至水再次沸腾。最后加入红糖调味即可。

白芷鱼头汤

材料

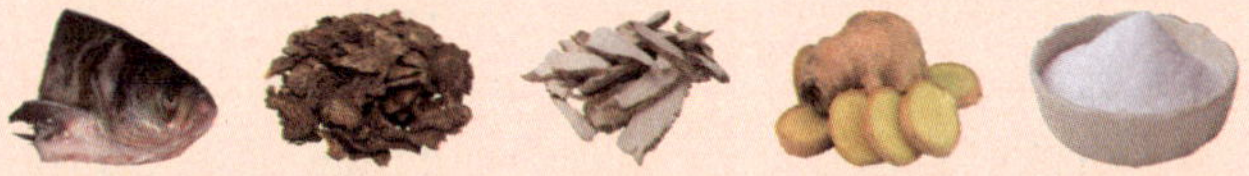

鳙鱼头1个　川芎5克　白芷1克　生姜5片　盐适量

做法

将鱼头洗净，去鳃和内脏，起油锅，下鱼头煎至微黄，取出备用；川芎、白芷洗净。把川芎、白芷、生姜、鱼头一起放入炖锅内，加适量开水，炖锅加盖，小火隔水炖2小时。最后加入盐调味即可。

杏仁炖猪肺

材料

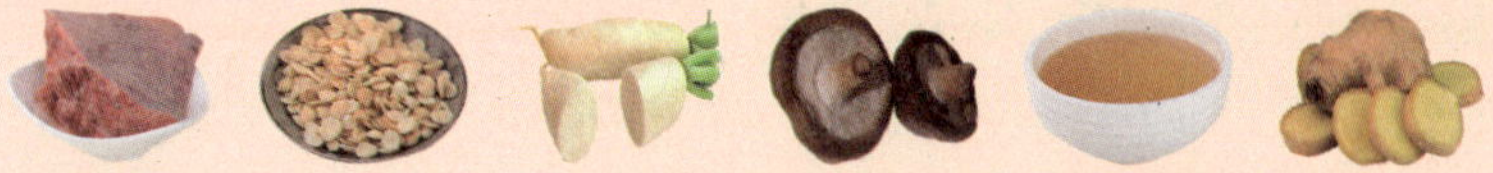

猪肺250克　南杏仁30克　白萝卜200克　花菇50克　上汤适量　生姜适量

做法

猪肺反复冲洗干净，切块；南杏、花菇浸透洗净；白萝卜洗净，带皮切成中块。将以上用料连同1碗半上汤、姜片放入炖盅，盖上盅盖，隔水炖煮，炖好后加盐、味精调味即可。

葛根退热粥

材料

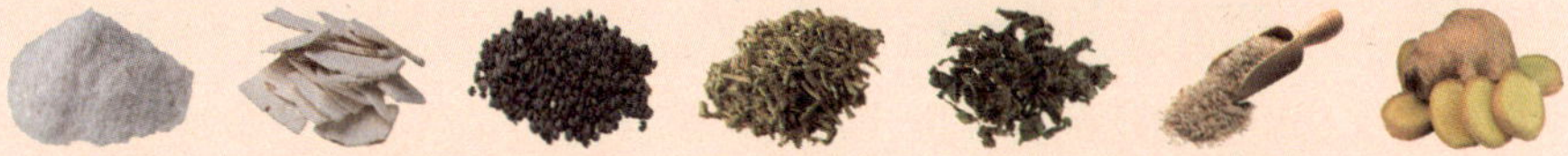

生石膏50克　葛根25克　淡豆豉2克　麻黄2克　桑叶5克　粳米100克　生姜3片

做法

将生石膏、葛根、淡豆豉、麻黄、生姜片、桑叶等洗净。将生石膏、葛根、淡豆豉、麻黄、生姜片、桑叶放进锅中，加入清水煎煮取汁去渣。将洗净的粳米加清水煮沸后，加入药汁煮成粥。

肺炎

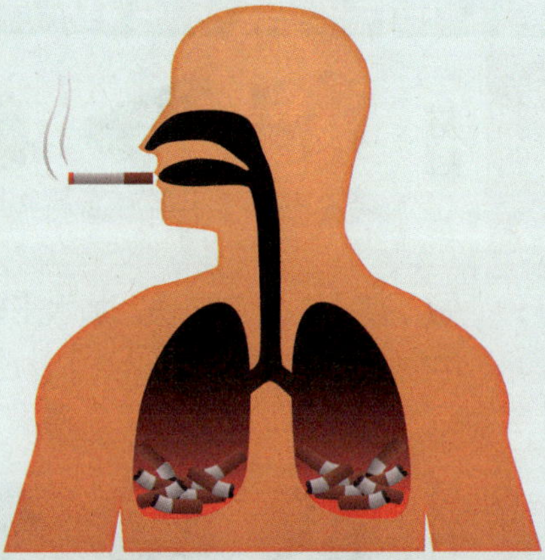

【病症简介】肺炎又名肺闭喘咳和肺风痰喘，是指肺泡腔和间质组织的肺实质感染，通常发病急、变化快，合并症多，是内、儿科的常见病之一。分为急性肺炎、迁延性肺炎、慢性肺炎。慢性肺炎重在预防。在急性肺炎期时，应积极治疗并且防治并发症的发生，此外，婴幼儿时期应要预防麻疹、百日咳、流感和腺病毒感染。

临床表现

◎发热，呼吸急促，持久干咳，可能有单边胸痛，深呼吸和咳嗽时胸痛，有小量痰或大量痰，可能含有血丝。幼儿患上肺炎，症状常不明显，可能有轻微咳嗽或完全没有咳嗽。应注意及时治疗。

致病原因

◎接触到顽固性病菌或病毒；身体抵抗力弱，如长期吸烟；上呼吸道感染时，没有正确处理；心肺有其他病变，如癌病、气管扩张、肺尘埃沉着病等。以老人以及有免疫缺陷的婴儿较为多见。

宜吃食物

◎百合、柿饼、藕、柿子、梨、银耳、鸭肉、枇杷、荸荠、茼蒿、青菜、海蜇、紫菜、发菜、竹笋、丝瓜、冬瓜、绿豆、甘蔗、花生、冰糖、豆腐、燕窝、羊栖菜、空心菜、山药、荷叶等。

忌吃食物

◎狗肉、鸡肉、胡桃、荔枝、龙眼、杏、石榴、韭菜、樱桃、山楂、桃子、生姜、胡椒、辣椒、香菜、大蒜、大葱、香椿头、猪头肉、鹅、洋葱、芥菜、茴香、豆蔻、黄芪、酒等。

食养原则

肺炎患者宜选用有对抗葡萄球菌作用的中药食材；宜选用有抑制肺炎球菌作用的中药食材；应进食优质蛋白、高热量的饮食；宜吃性凉温补的食物；忌吃辛辣、生冷、刺激性的食物；忌吃油腻食物，导致中焦受遏，运化不利；忌食甘温水果，助热生痰。

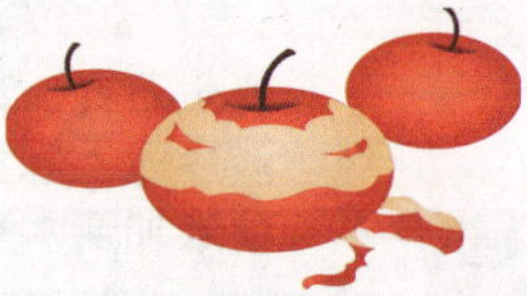

推荐药膳养生方

百合椰奶汁

材料

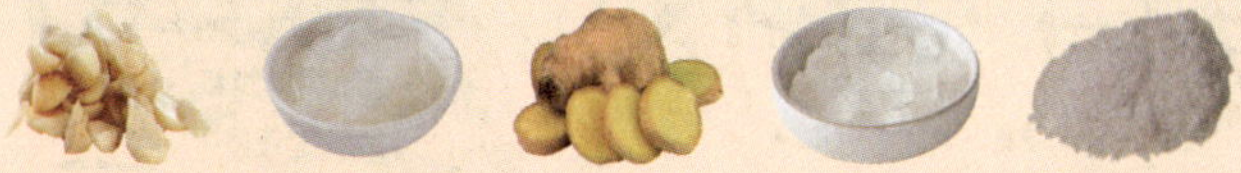

鲜百合100克　椰奶50毫克　姜15克　冰糖适量　冰块适量

做法

将百合洗净，煮熟后以冷水浸泡片刻，沥干备用；姜洗净，切片。将百合、姜、椰奶与冰糖倒入搅拌机中，加350克冷开水搅打成汁。将汁倒入杯中加冰块即可。

鱼腥草甜粥

材料

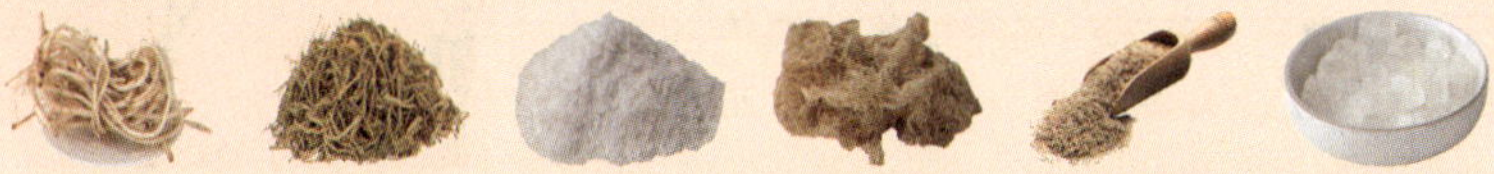

鱼腥草30克　金银花30克　生石膏30克　竹茹9克　粳米100克　冰糖30克

做法

将鱼腥草、金银花、生石膏、竹茹洗净，加适量的水煎汤，去渣留汁备用。置锅火上，下入粳米及煎好的药汁，共煮为粥。最后加入冰糖，稍煮即可。

四仁鸡蛋粥

材料

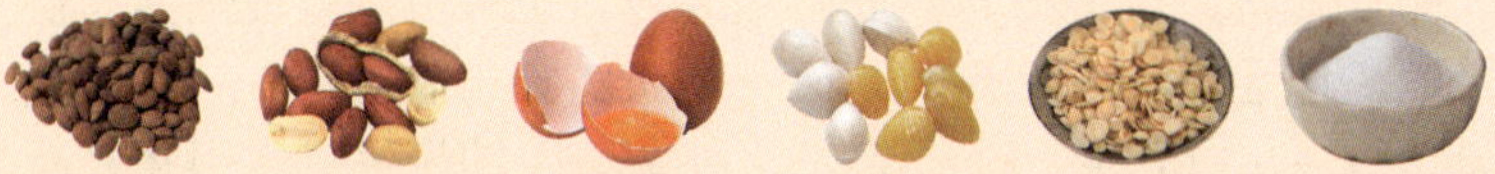

核桃仁　花生仁40克　鸡蛋2个　白果仁20克　甜杏仁20克　糖适量

做法

白果仁洗净，去壳、去皮；甜杏仁、核桃仁、花生仁洗净。将白果仁、甜杏仁、核桃仁、花生仁共研成粉末，用干净、干燥的瓶罐收藏，放于阴凉处。每次取20克加水煮沸，冲鸡蛋，成一小碗，加糖搅拌均匀即可。

白果扒草菇

材料

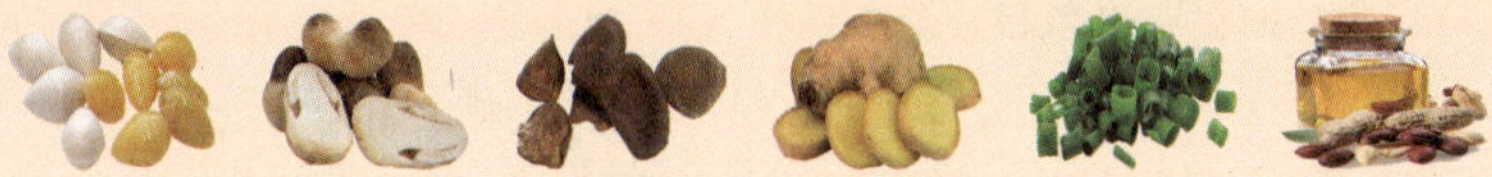

白果15克　草菇450克　陈皮6克　姜丝10克　葱花5克　花生油适量

做法

将草菇洗净，切片；白果去皮发好；陈皮泡后切成丝。锅内加少许底油，下葱花、姜丝爆香后，下入陈皮和草菇炒。最后加入白果和盐、味精、香油翻炒均匀即可。

复方菊花茶

材料

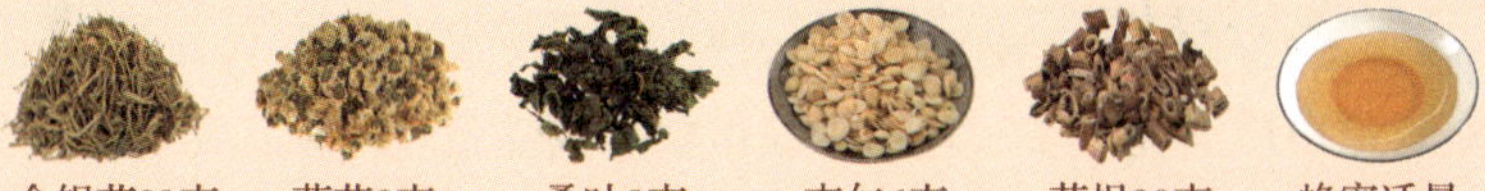

金银花21克　菊花9克　桑叶9克　杏仁6克　芦根30克　蜂蜜适量

做法

将金银花、菊花、桑叶、杏仁、芦根用水略冲洗。放入锅中用水煮，将汤盛出。待凉后再加入蜂蜜即可。

慢性支气管炎

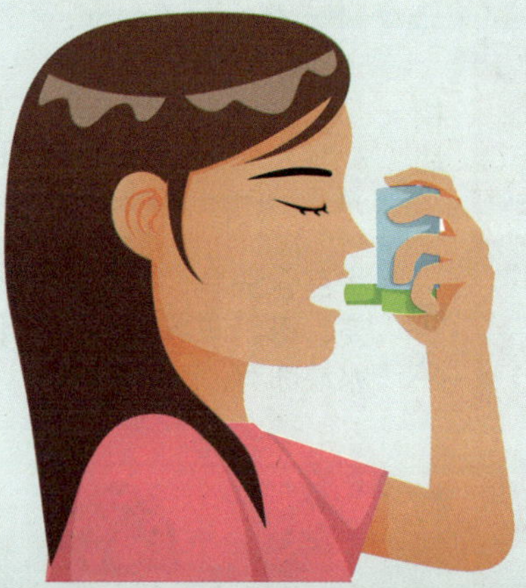

【病症简介】慢性支气管炎是由于感染或非感染因素引起气管、支气管黏膜及其周围组织的慢性非特异性炎症。其病理特点是支气管腺体增生、黏液分泌增多。临床出现有连续两年以上，每持续三个月以上的咳嗽、咳痰或气喘等症状。发热、气促、剧咳者，应适当卧床休息。吸烟病人戒烟，避免烟尘和有害气体。

临床表现

◎清晨、夜间较多痰，呈白色黏液或浆液泡沫性，偶有血丝，急性发作并细菌感染时痰量增多且呈黄稠脓性痰。初咳嗽有力，晨起咳多，白天少，睡前常有阵咳，合并肺气肿咳嗽多无力。见于喘息型，支气管痉挛伴有哮鸣音者。以老年人多见。

致病原因

◎慢性支气管炎可由病毒和细菌感染引起，也可由刺激性烟雾、粉尘、大气污染（如二氧化硫、二氧化氮、氯气、臭氧等）的慢性刺激引起，而寒冷刺激常为慢性支气管炎发作的重要原因和诱因。呼吸道感染是慢性支气管炎发病和加剧的另一个重要因素。

宜吃食物

◎红糖、杏仁、花生、柿饼、苹果、金橘、百合、胡桃、栗子、佛手柑、白果、柚子、山药、燕窝、灵芝、猪肺、羊肉、狗肉、生姜、大葱、萝卜、冰糖、银耳等。

忌吃食物

◎蚌、蚬、田螺、蟹、香蕉、西瓜、猕猴桃、石榴、荸荠、莼菜、生萝卜、甜瓜、生黄瓜、生菜瓜、苦瓜、芹菜、绿豆芽、豆腐、绿豆、酒、带鱼、黄鱼、虾、辣椒、橘皮、咖喱等。

食养原则

长期大量咯痰者蛋白质消耗较多，宜给予高蛋白、高热量、多维生素、易消化的饮食，要控制食盐，避免刺激性食品。如发现病人有明显气促、紫绀，甚至出现嗜睡现象，应考虑是病情有变，要迅速送医院。

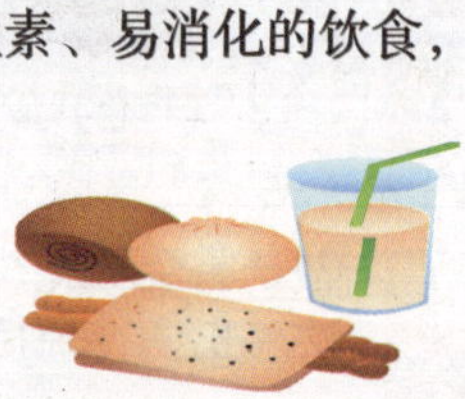

推荐药膳养生方

半夏薏米汤

材料

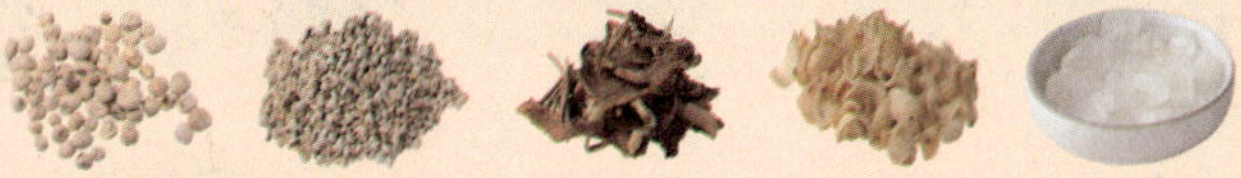

半夏15克　薏米1杯　知母10克　百合10克　冰糖适量

做法

半夏用水略冲；薏米洗净，泡发；百合、知母洗净，备用。将半夏、薏米、知母、百合一起放入锅中，加1000毫升水煮至薏米熟烂。加入冰糖调味即可。

桑白杏仁茶

材料

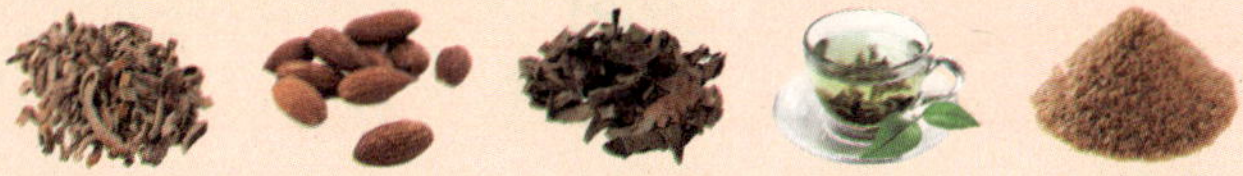

桑白皮10克　南杏仁10克　枇杷叶10克　绿茶12克　红糖20克

做法

将杏仁洗净，打碎。桑白皮、绿茶、南杏仁、枇杷叶洗净，加水煎汁，去渣。加入红糖溶化，即可饮服。

杏仁猪肺汤

材料

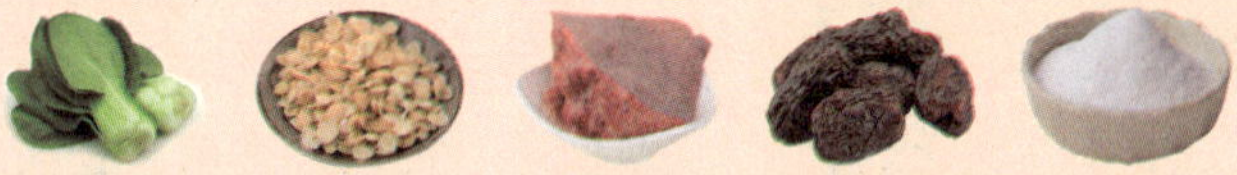

菜胆50克　杏仁20克　猪肺750克　黑枣5粒　盐适量

做法

杏仁洗净，温水浸泡，去皮、尖；黑枣、菜胆洗净；猪肺切块状，汆烫。起油锅，将猪肺爆炒5分钟左右。将2000毫升清水放入瓦煲内，煮沸后加入菜胆、杏仁、猪肺、黑枣，大火煲开后，改用小火煲3小时，加盐调味即可。

无花果排骨

材料

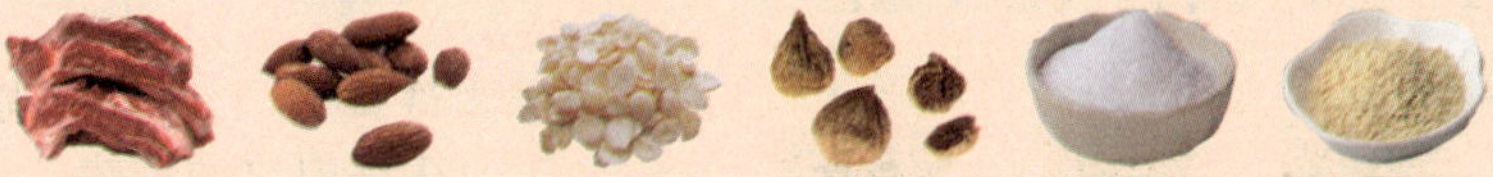

排骨200克　南杏10克　北杏10克　无花果适量　盐3克　鸡精4克

做法

排骨洗净，斩块；南、北杏与无花果均洗净。锅加水烧开，放入排骨汆去血渍，捞出洗净。砂煲内注入适量清水烧开，放入排骨、无花果和南、北杏，用大火煲沸后改小火煲2小时，加盐、鸡精调味即可。

桑皮葡萄冻

材料

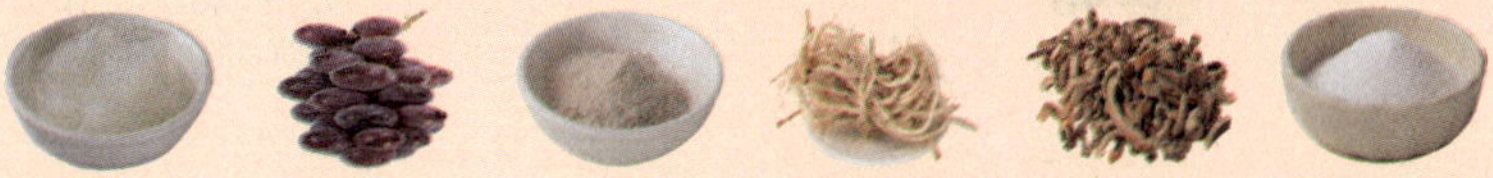

椰果60克　葡萄200克　果冻粉20克　鱼腥草10克　桑白皮10克　细糖25克

做法

鱼腥草、桑白皮放入棉布袋，水煎取汁。葡萄洗净去皮，与椰果一起放入模型杯中；药汁、果冻粉、细糖放入锅中，以小火加热，并不停搅拌，煮沸后关火，也可倒入模型杯中。待凉后移入冰箱冷藏，至凝固即可取出食用。

哮喘

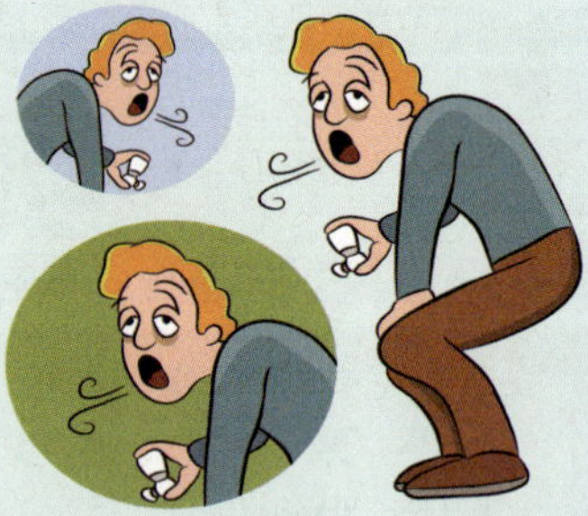

【病症简介】哮喘是一种慢性支气管疾病，病者的气管因为发炎而肿胀，呼吸管道变得狭窄，因而导致呼吸困难。分为内源性哮喘和外源性哮喘。对于哮喘患者，应给予营养丰富、清淡的饮食，多饮水，多吃水果和蔬菜。

临床表现

◎发作前或有鼻痒、咽痒、打喷嚏、流涕、咳嗽、胸闷等先兆症状。发作时病人突感胸闷窒息，咳嗽，呼吸困难，呼气延长，伴有喘鸣等。

致病原因

◎大多数哮喘患者属于过敏体质，本身可能伴有过敏性鼻炎和特应性皮炎，或者对花粉、宠物或是某些食物过敏，或药物过敏。

宜吃食物

◎雪梨、豆腐、花生、萝卜、灵芝、柿霜、冬瓜、丝瓜、白果、柚子、燕窝、海蜇、荸荠、百合等。

忌吃食物

◎橘子、枇杷、香蕉、甘蔗、荸荠、西瓜、螃蟹、蚌、蚬、蛤蜊、甜瓜、苦瓜、豆腐、金针菇、桃、龙眼、荔枝、红枣、胡椒、辣椒、茴香、酒、鱼等。

推荐药膳养生方

陈皮瘦肉汤

材料：

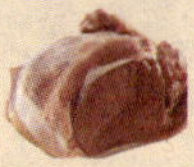

瘦猪肉200克

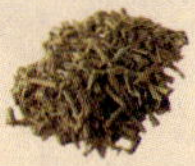

麻黄10克

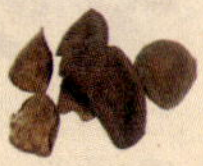

陈皮3克

做法：猪肉洗净，切片；麻黄、陈皮洗净。在锅内放油烧热，放入肉片。炒片刻，加入陈皮、麻黄，加适量清水煮熟，再放入食盐调味即可。

红枣糯米粥

材料：

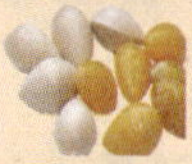

白果8枚

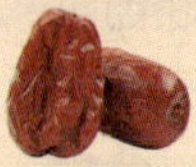

红枣10枚

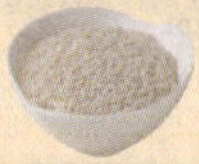

糯米50克

做法：白果、红枣洗净，加适量的水与糯米煮粥，分早晚2次服完，15天为1个疗程，可连服3个疗程。

款冬猪肺汤

材料：

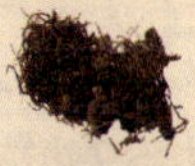

紫菀10克

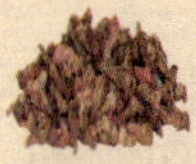

款冬15克

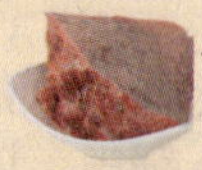

猪肺300克

做法：将猪肺用清水洗净，切块。猪肺与洗净的紫菀、款冬共煮。煮至熟时加入盐、姜片调味即可。

肺气肿

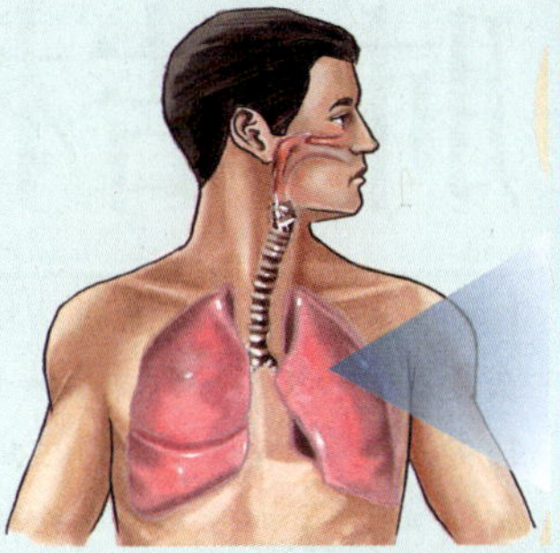

【病症简介】肺气肿是指终末细支气管远端的气道弹性减退，过度膨胀、充起和肺溶剂增大或同时伴有气道壁破坏的病理状态。吸烟者及相关职业工作者易发此病。根据体力，病人可积极参加适当的体育活动，能增进身体健康。

临床表现

◎早期仅在劳动、运动时感到气短。之后呼吸困难程度随之加重，以至稍活动甚或完全休息时仍感气短。伴有咳嗽、咳痰、乏力、体重下降、食欲减退等现象。

致病原因

◎引发肺气肿的内在原因为遗传性的抗胰蛋白酶缺乏、肺发育不良等，而其外在原因有：吸烟、职业粉尘和化学物质、呼吸道感染、环境污染等。

宜吃食物

◎糯米、西谷米、蛤蚧、山药、银耳、猪肺、薏仁、核桃、柚子、羊髓、羊肺、乌骨鸡、鸭肉、枇杷、百合、山药、花生、燕窝、萝卜。

忌吃食物

◎螃蟹、西瓜、猕猴桃、苦瓜、丝瓜、豆腐、绿豆芽、桂圆、胡椒、花椒、石榴、樱桃、辣椒、茴香、干姜、芥菜、洋葱、虾、海马、狗肉、羊肉等。

推荐药膳养生方

枇杷叶甜粥

材料

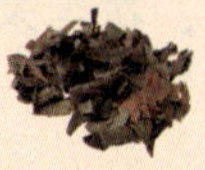

枇杷叶15克

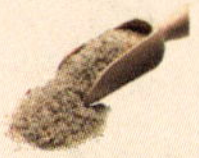

粳米100克

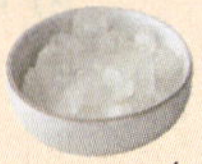

冰糖适量

做法

将枇杷叶放入清水中洗净，去净枇杷叶毛。再放入锅中加水煎煮至水浓缩为100毫升。加入粳米、冰糖，再加600毫升水，煮成稀粥即可。

柚子炖鸡汤

材料

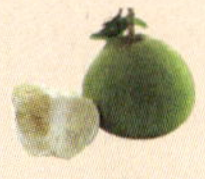

柚子1个

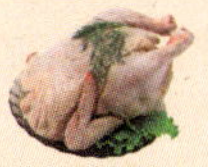

雄鸡1只

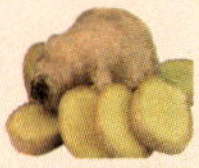

生姜适量

做法

雄鸡洗净，斩件；柚子去皮；将柚子肉、鸡肉放入炖盅，加入葱、姜、料酒、食盐、适量水，隔水炖熟，即可食用。

冬瓜白果粥

材料

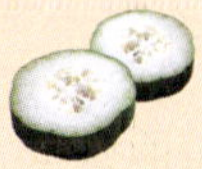

冬瓜250克

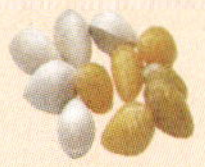

白果30克

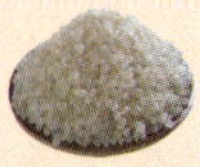

大米100克

做法

白果去壳、皮，洗净；冬瓜去皮洗净切块；大米、白果用旺火煮至米粒完全开花；再放入冬瓜、姜末煮至粥成，加调料即食。

肺结核

【病症简介】结核病是由结核杆菌引起的慢性传染病，可累及全身多个器官，但以肺结核最为常见。一年四季都可以发病，15岁~35岁的青少年是结核病的高发年龄。潜伏期4～8周。由于劳损在肺，故中医称肺结核为“肺痨”。

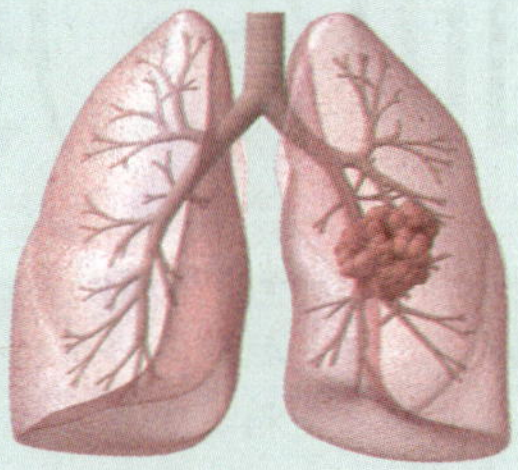

临床表现

◎肺结核患者无特异性的临床表现，大多数患者常有午后低热等结核中毒的症状，也会伴有咳嗽、咳白色黏痰、咯血、胸痛、呼吸困难等症状。

致病原因

◎肺结核主要是由结核分枝杆菌引发，主要通过呼吸道传染。患糖尿病、矽肺、肿瘤者，营养不良者，生活贫困、居住条件差者易感染肺结核。

宜吃食物

◎猪肺、银耳、百合、山药、糯米、花生、粳米、薏米、玉米、燕麦、芝麻、黑木耳、甲鱼、乌骨鸡、猪肉、泥鳅、青鱼、鲫鱼、牛肉、牛奶、鸡蛋等。

忌吃食物

◎胡椒、辣椒、花椒、桂皮、狗肉、鹅肉、公鸡、黄鱼、鲈鱼、鲥鱼、鲳鱼、鲤鱼、带鱼、虾、螃蟹、猪头肉、羊肉、香椿头、香菜、芥菜等。

推荐药膳养生方

	材料	做法
猪肺花生汤	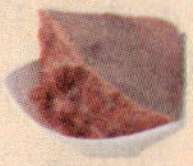 猪肺1个 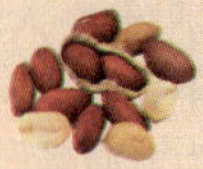 花生米100克 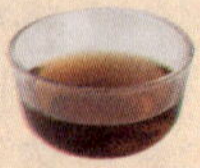 黄酒2匙	猪肺洗净，切块；花生米洗净。将猪肺、花生米共入锅内，小火炖1小时。去浮沫，加入盐、适量黄酒，再炖1小时即可。
鸡蛋银耳浆	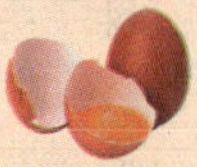 鸡蛋1个 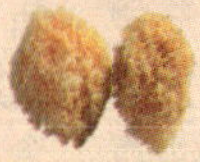 银耳50克 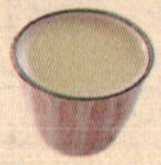 豆浆500毫升	鸡蛋打在碗内搅匀，银耳泡开。将银耳与豆浆入锅同煮。煮好后冲入鸡蛋液，再加白糖即可。
蛤蜊炒韭菜	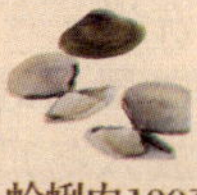 蛤蜊肉100克 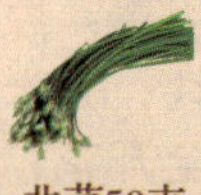 韭菜50克 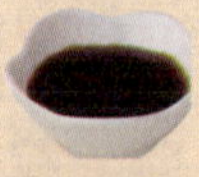 酱油适量	将蛤蜊用热水冲烫，去壳取肉，拣出肉上污物，再以冷水洗净，炒锅置于旺火上，加油烧热，下蛤蜊肉、韭菜及调料煸炒即成。

肺脓肿

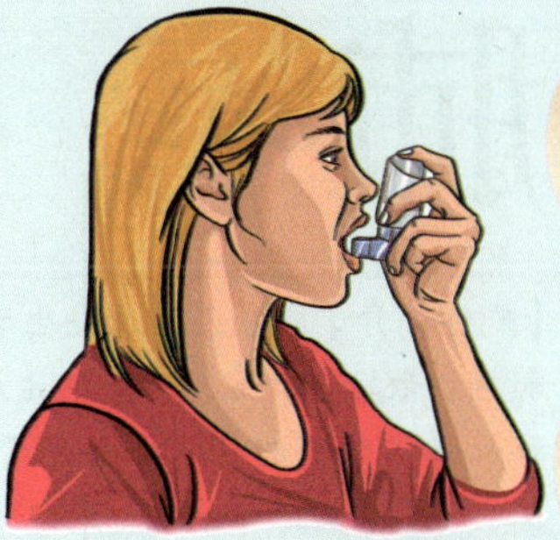

【病症简介】肺脓肿是由多种病原菌感染引起的肺组织化脓性炎症，从而导致组织坏死、破坏、液化形成脓肿。本病好发于壮年人，男性多于女性。肺脓肿患者宜饮食清淡，多食新鲜蔬菜、豆类、水果，忌食过热、辛辣刺激的食物。

临床表现

◎急性发作时常常病情较急，有畏寒、高热，伴有咳嗽、黏液或黏液脓性痰。慢性肺脓肿常为不规则的发热、咳嗽、咳脓臭痰、消瘦、贫血等症状。

致病原因

◎该症致病原因主要是由于含有病原菌的口、鼻、咽腔分泌物被吸入肺内，可以是扁桃体炎、鼻窦炎等脓性分泌物，也可是口腔、鼻、咽部手术后的血块等。

宜吃食物

◎猪肺、枇杷、菠菜、青菜、茼蒿菜、白萝卜、胡萝卜、黄豆、豆腐、橘子、梨子、核桃等。

忌吃食物

◎各种肥肉、带鱼、虾、蟹、荔枝、龙眼肉、蚶、酒、咖啡、浓茶、辣椒、花椒、胡椒、生姜、大蒜、洋葱等。

推荐药膳养生方

三花清肺饮

材料：

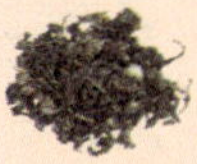

蒲公英20克

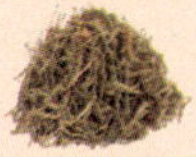

金银花15克

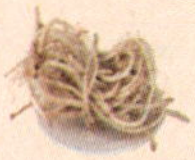

鱼腥草15克

做法：将蒲公英、金银花、鱼腥草洗净；将以上材料放入壶中，用1000毫升沸水冲泡；待凉后分次当茶饮用，每次200毫升左右，每日3~4次。

沙参煲猪肺

材料：

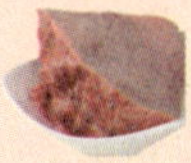

猪肺300克

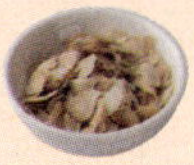

沙参片12克

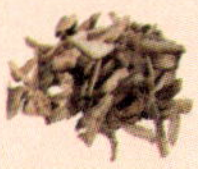

桔梗10克

做法：将猪肺洗净切块焯水；沙参片、桔梗洗净，备用；净锅上火倒入水，调入精盐，下入猪肺、沙参片、桔梗煲至熟即可。

枇杷桑白茶

材料：

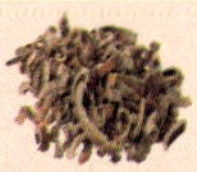

桑白皮10克

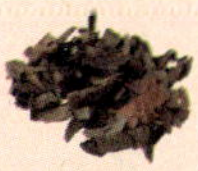

枇杷叶5克

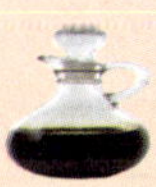

梅子醋30毫升

做法：将枇杷叶、桑白皮洗净放进锅里；加水600毫升，用文火煮至剩下300毫升水；取汁去渣，待冷却后加上梅子醋即可。

肺癌

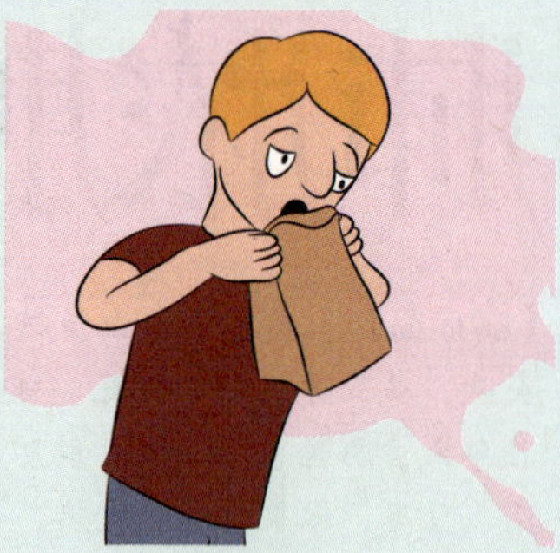

【病症简介】肺癌是指原发生于支气管上皮细胞的恶性肿瘤，肺癌扩散转移的方式可归纳为局部浸润、血道转移、淋巴道转移和种植转移四种。肺癌患者经常伴有高热、咳嗽、食欲下降、乏力、盗汗等症状，退热止咳可在一定程度上控制病情。

临床表现

◎主要症状是咳嗽、咯血、发热、胸痛。咳嗽为肺癌必有的症状，并且是大多数病人的首发症状。本病多发于45岁以上抽烟情况严重者，男性多于女性。

致病原因

◎吸烟、大气污染、职业因素等，肺部慢性疾病，肺结核、硅肺、尘肺等可与肺癌并存；人体内的因素，也可能对肺癌的发病起到一定的促进作用。

宜吃食物

◎薏米、甜杏仁、牡蛎、黄鱼、海龟、蟹、山药、大枣、四季豆、香菇、核桃、甲鱼、鹅血、蘑菇、桂圆、黄鳝、乌龟、猕猴桃、莼菜、金针菜等。

忌吃食物

◎忌烟、酒；忌葱、蒜、韭菜、姜、花椒、辣椒、桂皮等辛辣刺激性食物；忌油煎、烧烤等热性食物以及油腻、粘滞生痰的食物。

推荐药膳养生方

玉竹养肺饮

材料

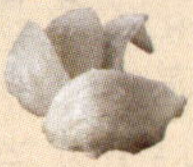
燕窝6克

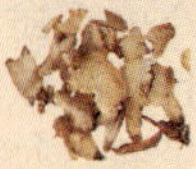
白及5克

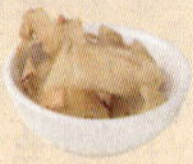
玉竹5克

做法

燕窝、玉竹泡发，白及略洗，入砂锅中；小火炖烂，加适量冰糖再炖；每日早晚各服一次。

沙参焖老鸭

材料

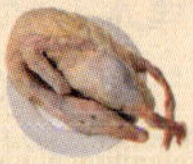
老鸭1只

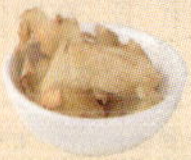
玉竹15克

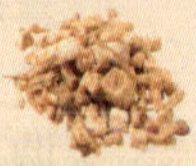
北沙参15克

做法

将老鸭洗净，氽烫后斩件备用；北沙参、玉竹、生姜洗净切片；净锅上火，加入所有材料，武火煮沸，转文火煨煮1小时，加盐调味即可。

虫草养肺茶

材料

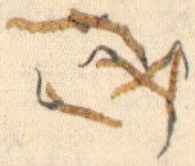
冬虫夏草6克

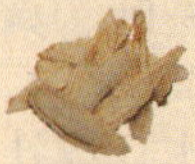
西洋参6克

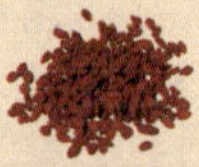
枸杞6克

做法

将冬虫夏草研磨成粉末备用；将所有的药材放入杯中，冲入约500毫升的沸水；静置数分钟后即可饮用，温服，每日1～2次。

第三章

药膳对症食疗心脑血管科常见病

●心脑血管疾病是心脏血管和脑血管疾病的统称，是一种严重威胁人类健康的常见病。全世界每年死于心脑血管疾病的人数居各种死因之首，所以我们说心脑血管疾病已成为人类死亡的头号杀手，具有“发病率高、致残率高、死亡率高、复发率高、并发症多”的特点。饮食疗法是防治心脑血管疾病的重要内容。本章选取了11种心脑血管常见慢性病，从病症简介、临床表现、致病原因、食养原则等方面进行了详细的介绍，并随之列举出其类疾病患者日常宜吃和忌吃的多种食物，相应地推荐了3~5个食疗方，以防治心脑血管疾病。

高血压

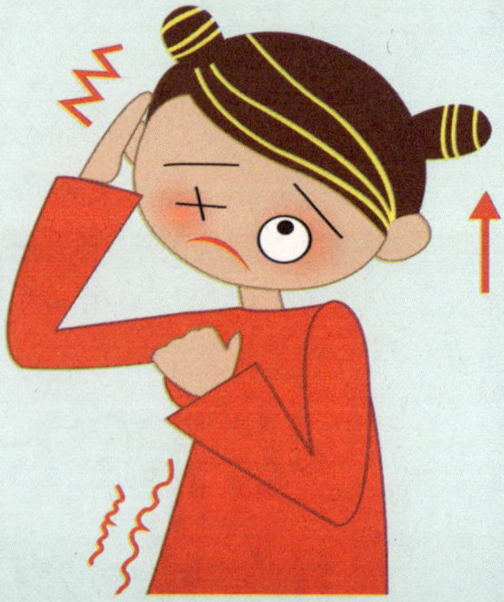

【病症简介】高血压是指在静息状态下动脉收缩压和（或）舒张压增高，常伴有心、脑、肾、视网膜等器官功能性或者器质性改变以及脂肪和糖代谢紊乱等现象。分原发性高血压症和继发性高血压症。高血压患者可适度进行体力活动和体育锻炼，有利于减肥，降低高血脂，防止动脉硬化，使四肢肌肉放松、血管扩张，利于降低血压。

临床表现

◎头晕，有些是一过性的，常在突然下蹲或起立时出现，有些是持续性的；头痛，多为持续性钝痛或搏动性胀痛，甚至有炸裂样剧痛；烦躁、心悸、失眠；注意力不集中，记忆力减退；肢体麻木，常见手指、足趾麻木或皮肤如蚁行感或项背肌肉紧张、酸痛。

致病原因

◎高血压的发生一方面与遗传因素有关，另一方面也可以是由于后天的环境、饮食、药物等因素使高级神经中枢调节血压功能紊乱所引起。易发于有家族史、肥胖、过分摄取盐分、过度饮酒、过度食用油腻食物者。

宜吃食物

◎山楂、苹果、柿子、马蹄、草莓、花生、番茄、大蒜、芹菜、茼蒿、菠菜、黄瓜、冬瓜、丝瓜、海带、香菇、草菇、金针菇、木耳、蜂蜜、绿豆、蚌、甲鱼、鸽肉及豆制品和海产等。

忌吃食物

◎狗肉、羊髓、牛髓、猪肥肉、猪油、猪肝、猪肾、鸡蛋黄、鸭蛋黄、鹅蛋黄、鹌鹑蛋黄、虾、猪脑、鸭脑、鸡脑、兔脑、胡椒、辣椒、桂皮、食盐、酒等。

食养原则

高血压患者宜选用具有降低胆固醇及清除氧自由基作用的中药材和食材；要选择富含膳食纤维、维生素、钾等矿物质的食物；勿食容易产气及性热的食物，勿摄入过多动物蛋白，会引起血压波动，应少食或忌食腌、熏、卤、酱等钠含量较高的食物。

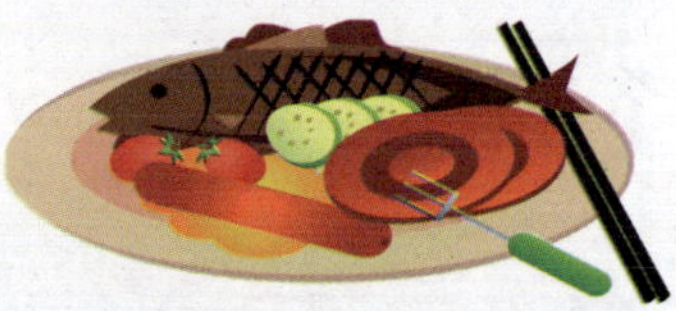

推荐药膳养生方

核桃兔肉汤

材料

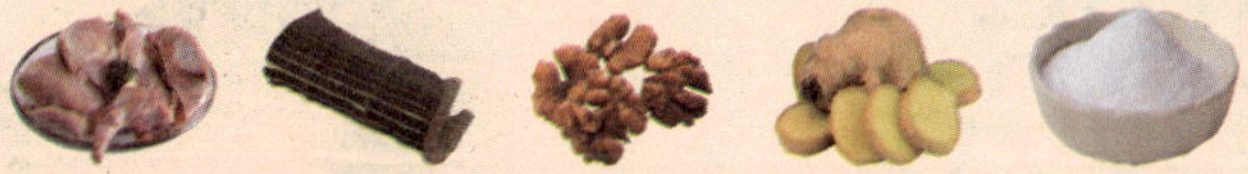

兔肉200克　杜仲30克　核桃肉30克　生姜5克　盐3克

做法

兔肉洗净，斩件；杜仲、生姜洗净；核桃肉用开水烫去外皮；把兔肉、杜仲、核桃放入锅内，加清水适量，放入生姜，大火煮沸后，文火煲2～3小时，调入盐即可。

丹参山楂粥

材料

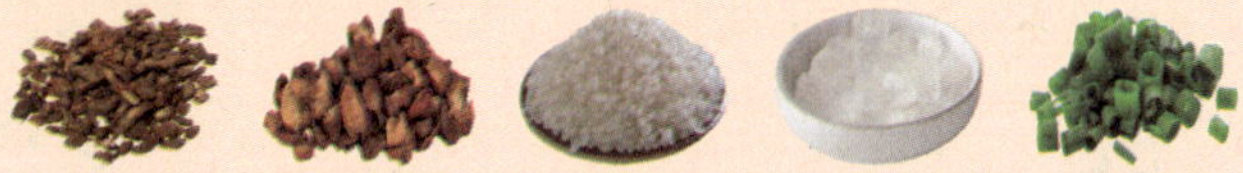

丹参20克　干山楂30克　大米100克　冰糖5克　葱花少许

做法

大米洗净，放入水中浸泡；干山楂用温水泡后洗净；丹参洗净，用纱布袋装好扎紧封口，放入锅中加清水熬汁；锅置火上，放入大米煮至七成熟，放入山楂、倒入丹参汁煮至粥将成，放冰糖调匀，撒葱花便可。

丹皮炖乌鸡

材料

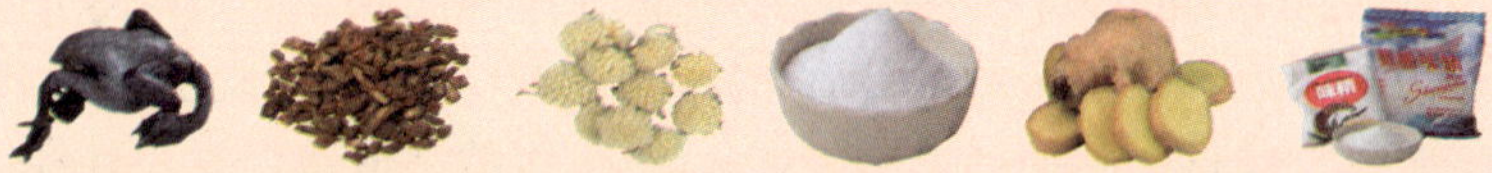

乌鸡1只　丹参30克　三七10克　盐5克　姜丝适量　味精2克

做法

乌鸡洗净切块；丹参、三七洗净；三七、丹参装于纱布袋中，扎紧袋口；布袋与鸡同放于砂锅中，加清水600毫升，烧开后，加入姜丝和盐，小火炖1小时，下味精即可。

天麻鱼头汤

材料

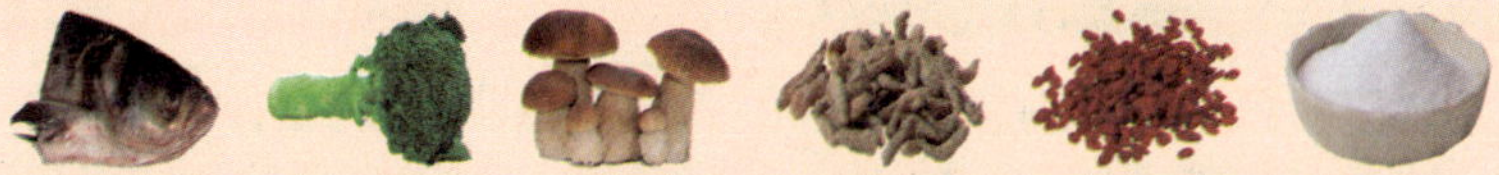

鲑鱼头1个　绿花椰菜150克　蘑菇3朵　天麻10克　枸杞15克　盐2小匙

做法

鱼头去鳃，洗净；绿花椰菜撕去梗上的硬朵，切小朵；蘑菇洗净，对切为两半；将天麻、枸杞以5碗水熬至约剩4碗水左右，放入鱼头煮至将熟；将绿花椰菜、蘑菇加入煮熟，以盐调味即可。

淮山扁豆粥

材料

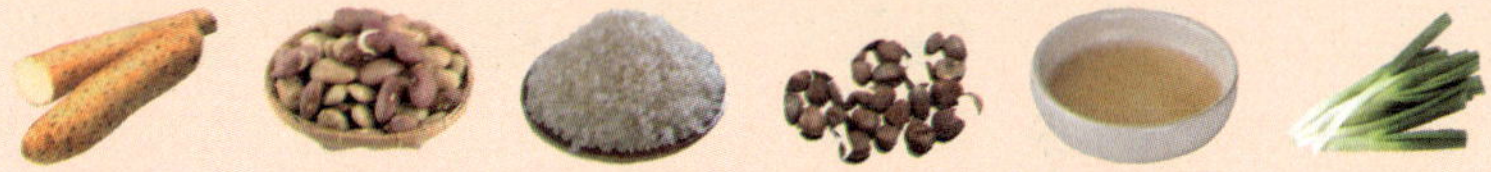

淮山25克　白扁豆20克　大米100克　莱菔子15克　香油5毫升　葱少许

做法

白扁豆、莱菔子洗净；淮山去皮洗净，切块；葱洗净，切花；大米洗净；锅内放入大米、白扁豆、莱菔子，用旺火煮至米粒绽开，放入淮山；改用文火煮至粥成闻见香味时，放入盐、味精、香油调味，撒上葱花即可食用。

低血压

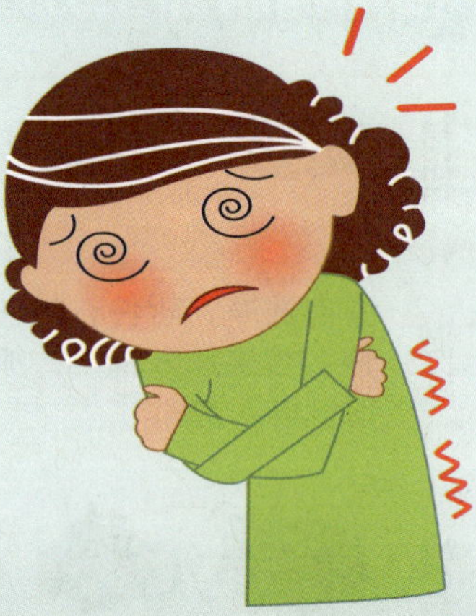

【病症简介】低血压是指体循环动脉压力低于正常的状态，一般认为成年人动脉血压低于11.97/7.98升帕（90/60毫米汞柱）即为低血压。女性占大多数，常见于瘦弱、体质虚弱者。平时养成运动的习惯，饮食均衡，培养开朗的个性，保持足够的睡眠。低血压患者入浴时，要小心防范突然起立而晕倒，洗浴时间不宜过长。

临床表现

◎低血压表现为成年人动脉血压低于11.97/7.98升帕（90/60mmHg）。主要症状为头晕眼花、疲乏、气短无力、食后腹胀、舌质嫩、苔薄腻、脉细沉也见心悸心慌，易疲劳、自汗、便汗，心前区隐痛或不适，精神萎靡不振，记忆力减退，存在睡眠障碍和失眠等症。

致病原因

◎低血压可分为急性和慢性两类，急性低血压常因脑、心、肾等重要脏器缺血而引起，慢性低血压的发病原因与体质、年龄、遗传因素、神经、内分泌、心血管等有关。一般由气虚阳弱、心脉搏动无力，气机升降失调，清阳不升，阴阳失调，脏腑功能低下所致。

宜吃食物

◎土鸡、牛奶、鱼肉、猪瘦肉、半熟鸡蛋、豆腐、豆奶、莲子、桂圆、黑枣、牛肉、山药、红枣、蘑菇、香菇、牛肚、猪肚、羊肉、公鸡、酒、胡椒、辣椒、韭菜、龙眼、浓茶、咖啡等。

忌吃食物

◎冬瓜、西瓜、葫芦、赤小豆等。

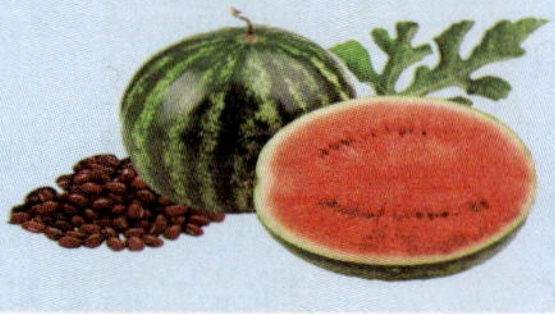

食养原则

低血压常常表现出精神萎靡不振、四肢酸软无力等症状，为气血不足所致。故益气补血是治疗低血压的重要手段之一。应选择具有补血、气血双补作用的食物；多喝水、多喝汤，摄盐量应多于常人。勿食辛辣刺激食物，勿食通利小便的食物，以保持血液容量，勿食煎炸、生冷食物。

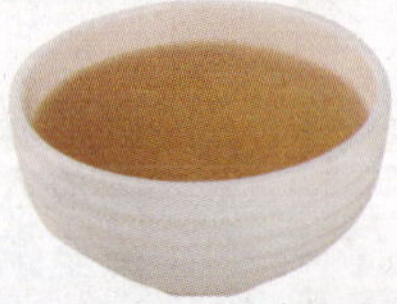

推荐药膳养生方

当归羊肉汤

材料

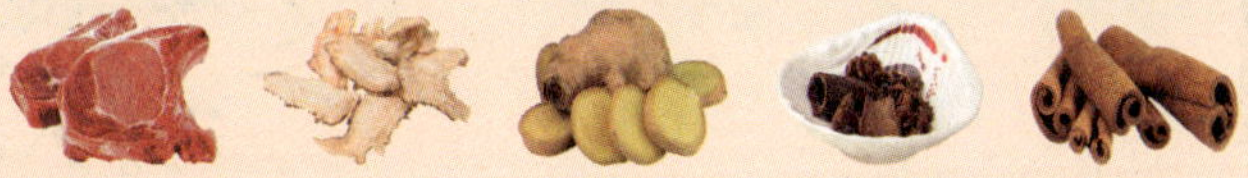

羊瘦肉100克　当归15克　生姜15克　大料　桂皮少许

做法

将上述各物加水适量，文火焖至肉烂熟，去药渣，食肉喝汤，每日2次。

黄芪蔬菜汤

材料

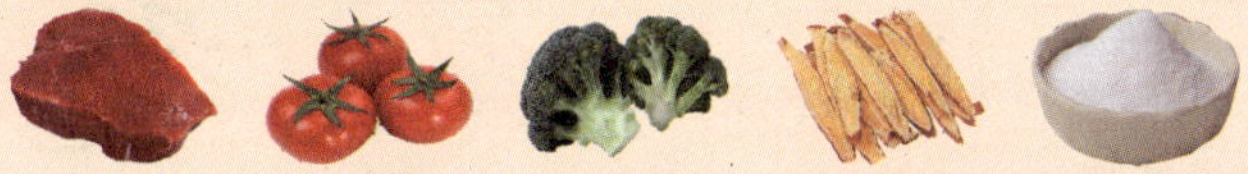

牛肉500克　西红柿2个　西蓝花1个　黄芪15克　盐2小匙

做法

牛肉切块，放入沸水汆烫，捞起冲净。西红柿洗净、切块；西蓝花切小朵，洗净。将备好的牛肉和西红柿、西蓝花、黄芪一起放入锅中，加水至盖过所有材料。以大火煮开后转用小火续煮30分钟，然后再加入盐调味即可。

牛奶炖花生

材料

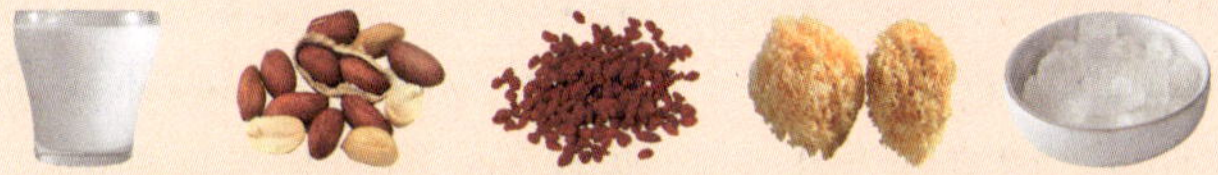

牛奶1500毫升　花生100克　枸杞20克　银耳10克　冰糖适量

做法

将银耳、枸杞、花生洗净。银耳切成小片，用水泡发半小时；枸杞泡发备用。砂锅上火，倒入牛奶，加入泡好的银耳、枸杞、花生，加入冰糖同煮至花生软烂时即可。

黄芪猪肝汤

材料

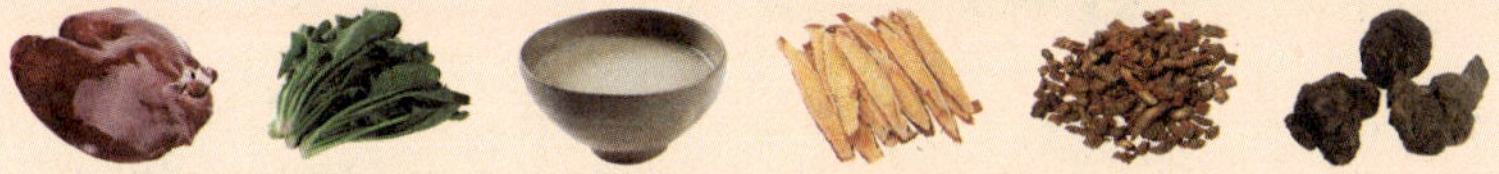

猪肝200克　菠菜1/3把　米酒半碗　黄芪15克　丹参7.5克　生地黄7.5克

做法

黄芪、丹参、生地黄洗净，加3碗水，熬取药汁备用。菠菜洗净，切好，备用；麻油加葱花爆香后，入猪肝炒半熟，盛起备用。将米酒、药汁入锅煮开，入猪肝煮开，再放入菠菜煮开，加盐调味即可。

桂圆养生粽

材料

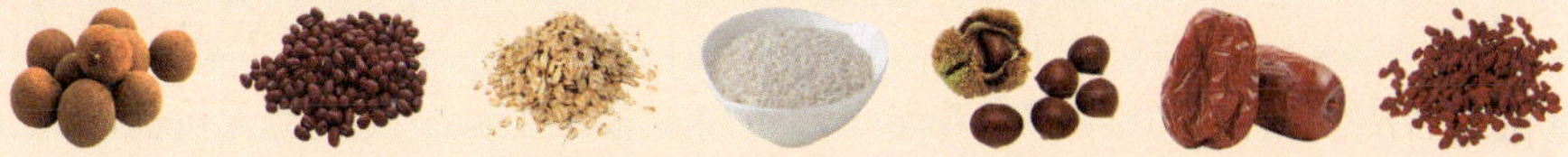

桂圆1汤匙　红豆小半杯　燕麦片1/3杯　红白糯米1杯　板栗2个　红枣3颗　枸杞1汤匙

做法

将红枣去子，桂圆切碎，板栗切片，均洗净。洗净红白糯米以及红豆、燕麦，将所有材料放在清水中泡好备用。将以上所有材料放在电锅内煮，煮熟后搅拌，同时放入枸杞，再包入粽叶或锡箔纸内，食用前加热即可。

贫血

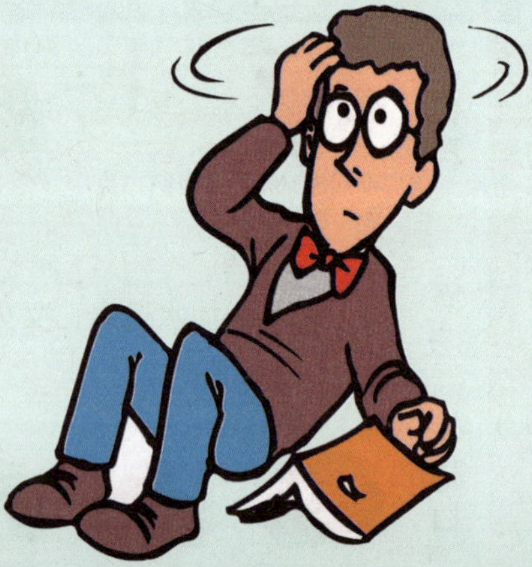

【病症简介】在一定容积的循环血液内红细胞计数、血红蛋白量以及红细胞压积均低于正常标准称为贫血。贫血可能是一种复杂疾病的临床表现，分为缺铁性贫血、出血性贫血、溶血性贫血、再生障碍性贫血。贫血患者忌服含霉素、氯霉素、磺胺类、退热止痛片等抑制骨髓的药物。避免过度劳累，保证睡眠时间。

临床表现

◎头晕、眼花、耳鸣、面部及耳轮色泽苍白、心慌、心速、夜寐不安、疲乏无力，指甲变平凸而脆裂，注意力不集中，食欲不佳，月经不调。12岁以下儿童比成年男子的血红蛋白正常值低15%左右，男孩和女孩无明显差别。海拔高的地区一般要高些。

致病原因

◎①造血的原料不足。②血细胞形态发生了改变。③人体的造血机能降低。④红细胞受到过多的破坏或损失。妇女发病较多。沿海和平原地区，成年男子的血红蛋白如低于12.5g/dL，成年女子低于11.0g/dL，可以认为有贫血。

宜吃食物

◎乌鸡、猪肝、牛肉、牛肝、羊肉、鸡蛋黄、阿胶、鹌鹑、鳝鱼、大枣、桑葚、龙眼、葡萄、花生、豆浆、蜂王浆、灵芝、苋菜、菠菜、藕、黑芝麻、荔枝、羊骨、蚬、牡蛎、枸杞子等。

忌吃食物

◎荸荠、大蒜、海藻、草豆蔻、荷叶、薄荷、菊花、槟榔、生萝卜、白酒等。

食养原则

贫血患者应食用富于营养和高热量、高蛋白、多维生素、含丰富无机盐的饮食，以助于恢复造血功能。缺铁性贫血可多吃动物的内脏。巨幼红细胞性贫血在疗程后期可能出现相对缺铁现象，要注意及时补充铁剂。

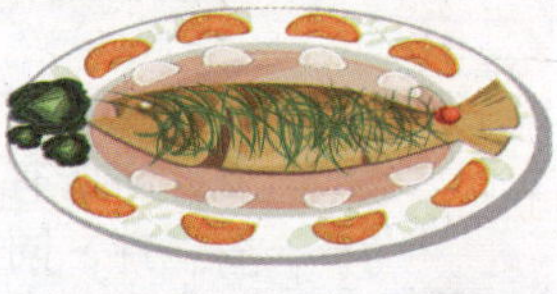

推荐药膳养生方

阿胶牛肉汤

材料

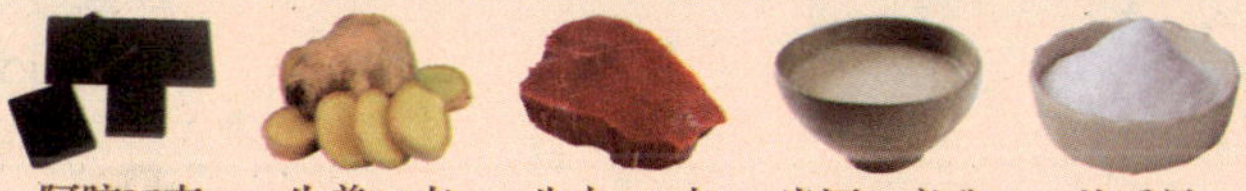

阿胶15克　生姜10克　牛肉100克　米酒20毫升　盐适量

做法

将牛肉去筋，汆水，切片备用；生姜洗净切片；将切好的牛肉片与生姜、米酒一起放入砂锅，加入适量的水，先用大火煮沸，再转用小火煮30分钟；加入洗净的阿胶以及盐，待溶解后，搅拌均匀即可。

姜汁黄鳝饭

材料

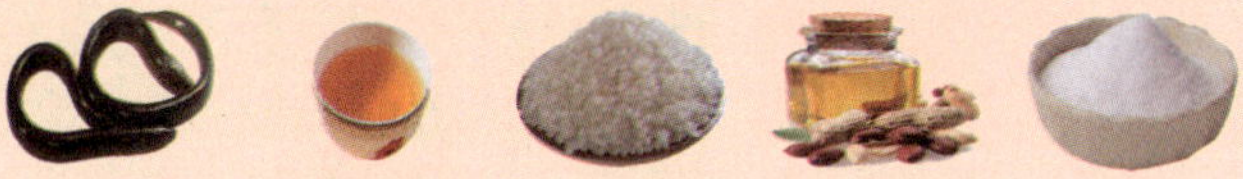

黄鳝150克　姜汁20毫升　大米100克　花生油少许　盐少许

做法

黄鳝剖皮去骨，洗净切丝，用姜汁、花生油拌匀。待米饭蒸焖水干时，放鳝丝于饭面，小火盖严焖熟即成。

菠菜鸡蛋汤

材料

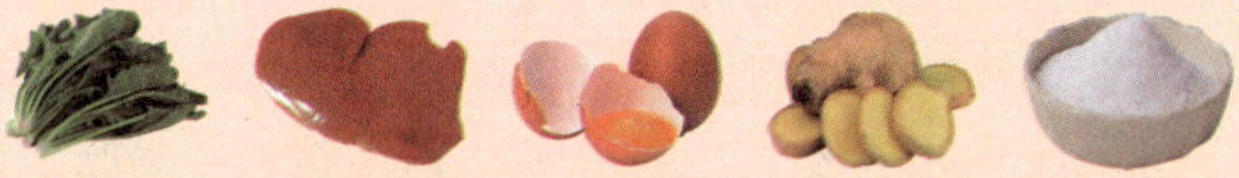

菠菜60克　羊肝100克　鸡蛋2个　姜丝适量　盐适量

做法

羊肝洗净切块，入沸水中汆烫去血水；将菠菜洗净，切段，先用沸水煮开，水再沸放入羊肝、姜丝、盐，打入鸡蛋同煮。每日食用2次。

桂圆煲猪心

材料

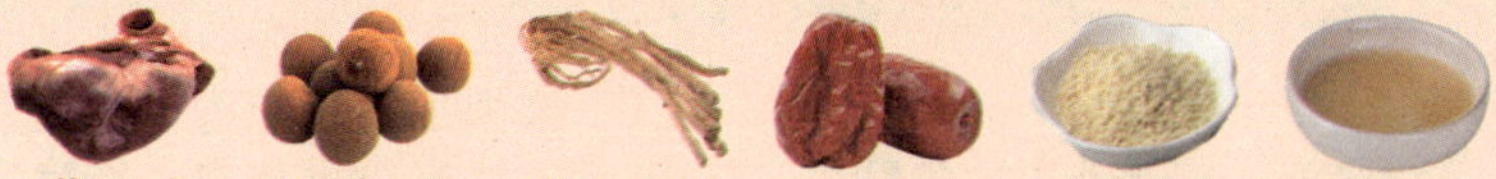

猪心1个　桂圆20克　党参10克　红枣15克　鸡精适量　香油适量

做法

猪心洗净，切小片；红枣洗净去核；党参洗净切段；猪心汆去血水，捞出沥干；砂锅上火，加入清水2000毫升，将猪心、红枣、党参、桂圆放入锅内，武火煮沸后改用文火煮约2小时，加入精盐、鸡精、香油调味即可。

熟地当归鸡

材料

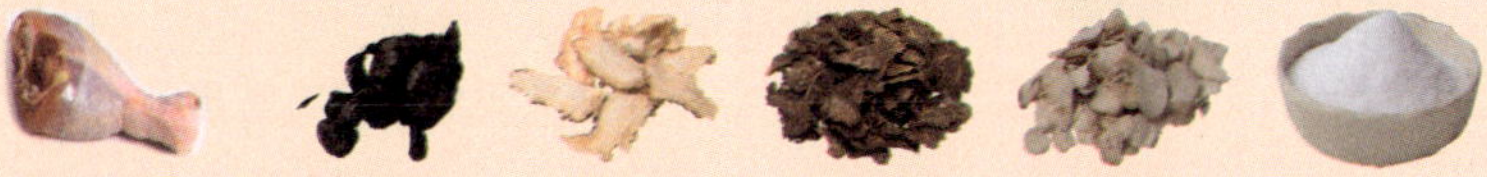

鸡腿1只　熟地15克　当归15克　川芎5克　炒白芍10克　盐适量

做法

鸡腿剁块，放入沸水中汆烫、捞起、冲净；熟地、当归、川芎、白芍以清水洗净，备用；将所有原料放入炖锅，加6碗水以武火煮开，转文火续炖30分钟；起锅后，加盐调味即可。

中暑

【病症简介】中暑是指在高温和热辐射的长时间作用下，体温调节功能就会发生紊乱，要么体内热量散发不出去，要么大量出汗，身体水分和营养物质大量流失，出现头晕、恶心、虚脱甚至休克的症状的总称。

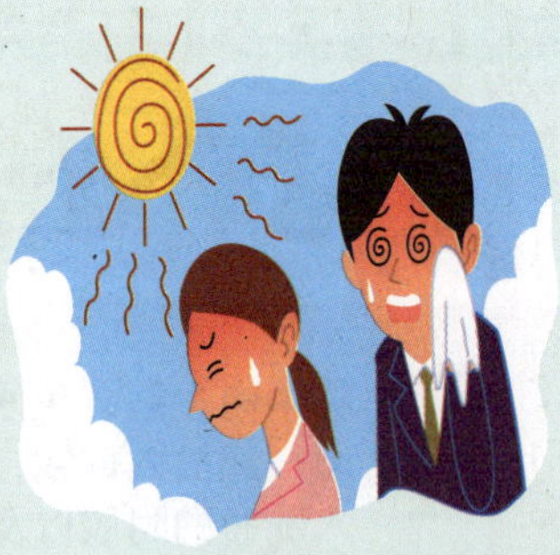

临床表现

◎中暑后出现的症状是发热、乏力、头晕、恶心、呕吐、胸闷等，伴有烦躁不安、脉搏细速、血压下降；重症病例可有头痛剧烈、昏厥、昏迷、痉挛。

致病原因

◎中暑的原因很多，在高温作业的车间，通风差，极易发生中暑；农业及露天作业时，太阳暴晒引起中暑；公共场所人群拥挤密集，散热困难也易中暑。

宜吃食物

◎绿豆、扁豆、黄豆、百合、玉米、麦片、小米、虾、鱼类、猪肉、猪蹄、鸡蛋、冬瓜、生菜、菠菜、黄瓜、苦瓜、西红柿、桃子、杏、西瓜、甜瓜等。

忌吃食物

◎牛奶、碳酸饮料等易胀气饮品，或是生冷、油腻食物。

推荐药膳养生方

扁豆荷叶粥	材料：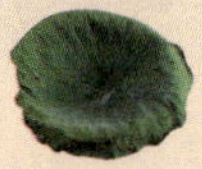 鲜荷叶1小张 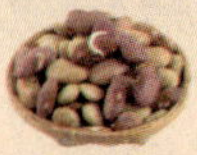 白扁豆50克 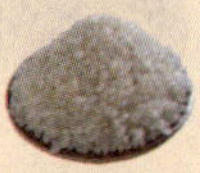 大米50克	做法：锅内加水三碗煮白扁豆，水沸后，下白米小火煎煮，待扁豆已黏软，放入冰糖及洗净的鲜荷叶，再煮20分钟即可食用。
绿晶猪蹄冻	材料：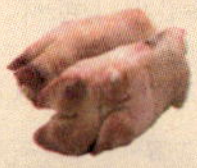 猪蹄1000克 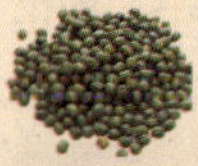 绿豆500克  白矾少许	做法：猪蹄洗净，和绿豆、白矾用微火煮至猪蹄烂透时取出晾凉；猪蹄皮朝下放大碗内，放葱、姜和盐，倒入原汤，蒸烂，凉后放冰箱冻至凝固，取出切片即食。
海带冬瓜汤	材料：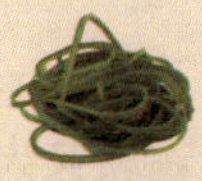 浸发海带100克 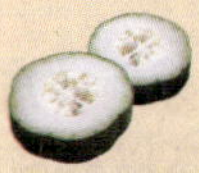 冬瓜500克 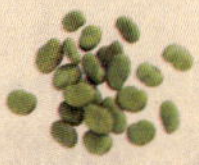 蚕豆100克	做法：冬瓜去皮切块，海带切条状，和蚕豆一起煸炒一下，加水烧煮，待蚕豆将熟时，放入冬瓜和盐，继续烧至冬瓜九成熟，即可停火出锅。

偏头痛

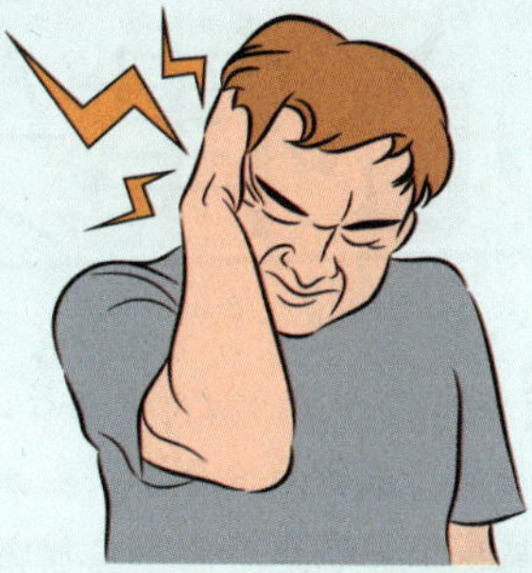

【病症简介】偏头疼是反复发作的一种搏动性头疼，属于众多头痛类型中的“大户”。在头痛发生前或发作时可伴有神经、精神功能障碍。据研究显示，偏头痛患者比平常人更容易发生大脑局部损伤，进而引发中风。其偏头痛的次数越多，大脑受损伤的区域会越大。

临床表现

◎发病前大部分病人会出现视物模糊、闪光、幻视、眼胀、怕光。数分钟后即出现一侧性头痛，大多数以头前部、颞部、眼眶周围、太阳穴等部位为主。

致病原因

◎此病的发病因素有精神心理压力大、情绪抑郁，睡眠不足、睡眠过多、睡眠不规律等，风、寒、湿、热等气候及剧烈的天气变化也易诱发偏头疼。

宜吃食物

◎山楂、枸杞、兔肉、黑芝麻、黄豆、南瓜、大蒜、白菜、菠菜、生菜、空心菜、芦笋、鱼头、灵芝、玉米等。

忌吃食物

◎巧克力、狗肉、羊肉、含酒精的饮料（特别是红葡萄酒）、咖啡、茶、可乐、谷氨酸钠、代糖和亚硝酸盐等。

推荐药膳养生方

天麻炖牛肉

材料

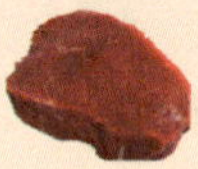

牛肉500克

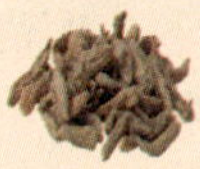

天麻10克

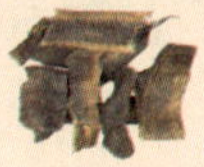

地龙10克

做法

牛肉洗净切块，略煮捞出，牛肉汤待用。油锅加葱段、姜片煸香，加牛肉汤烧沸，加盐、胡椒粉、牛肉、天麻、地龙同炖至肉烂即可。

川芎鱼头汤

材料

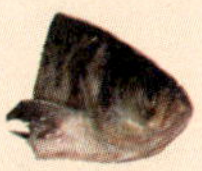

鲢鱼头半个

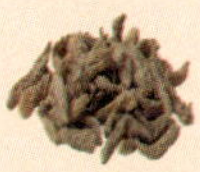

干天麻5克

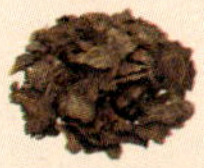

川芎5克

做法

鲢鱼头洗净，斩块；干天麻、川芎洗净，浸泡。锅内下入鲢鱼头、天麻、川芎煲至熟。最后调入盐调味即可。

蒜蓉丝瓜

材料

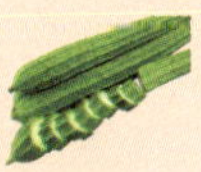

丝瓜300克

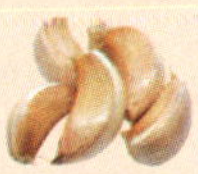

蒜20克

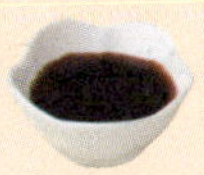

生抽少许

做法

丝瓜去皮后洗净，切成块状，排入盘中。蒜去皮剁蓉，下油锅中爆香，加盐、味精、生抽拌匀，淋于丝瓜排上。丝瓜入锅蒸5分钟即可。

心律失常

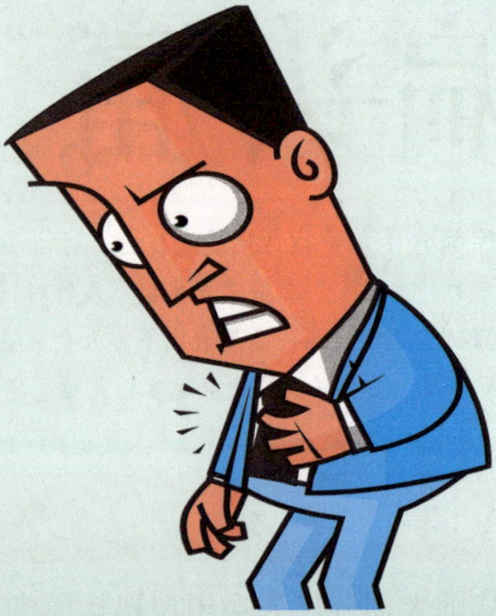

【病症简介】心律失常指心律起源部位、心搏频率与节律或冲动传导等发生异常，即心脏的跳动速度或节律发生改变。正常心律起源于窦房结，频率60～100次/分钟（成人）。各个年龄段的人均可发生。心律失常者要养成按时作息的习惯，保证睡眠。运动要适量，量力而行。饮食要定时定量。不饮浓茶不吸烟。避免着凉，预防感冒。

临床表现

◎心律失常是一种自觉心脏跳动的不适感或心慌感。当心率加快时感到心脏跳动不适，心率缓慢时感到搏动有力。心悸时，心率可快可慢，也可有心率失常，心率和心律正常者也可以有心悸。

致病原因

◎心律失常可由冠心病、心肌病、心肌炎、风湿性心脏病等引起，另外，电解质或内分泌失调、麻醉、低温、胸腔、心脏手术、药物作用和中枢神经系统疾病等也是引起心律失常的原因。

宜吃食物

◎猪心、排骨、菠菜、莲藕、芹菜、红枣、荞麦、莲子、小米、玉米、枸杞、山药、鱼类等。

忌吃食物

◎生白萝卜、生黄瓜、圆白菜、韭菜、洋葱、动物油、鸡肉、蛋黄、螃蟹、鱼子等。

食养原则

心律失常患者宜选用富含B族维生素、维生素C及钙、磷的食物，以维持心肌的营养和脂类代谢；禁用烟酒、浓茶、咖啡及辛辣调味品等刺激心脏及血管的物质，禁食慎食胀气的食物，以免胃肠胀气，影响心脏活动；限制高脂肪、高胆固醇食物的摄入。

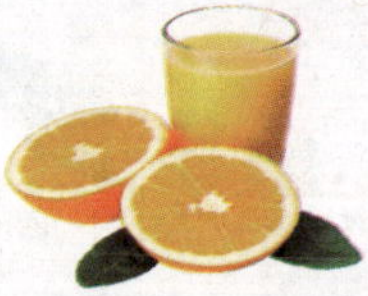

推荐药膳养生方

首乌丹参茶

材料

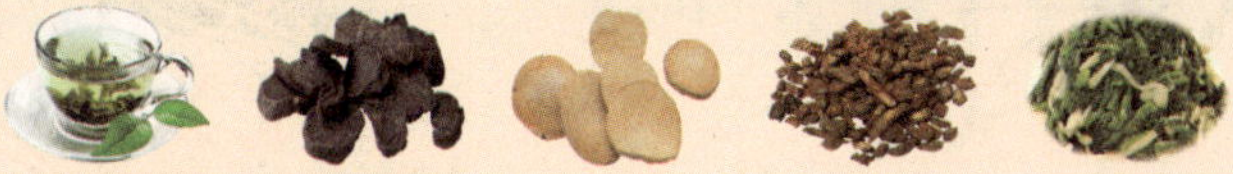

绿茶5克　何首乌5克　泽泻5克　丹参5克　万年青5克

做法

何首乌、泽泻、丹参、万年青洗净，备用。将所有材料放入锅中，加水共煎。滤去药渣后饮用。

菠菜猪肝汤

材料

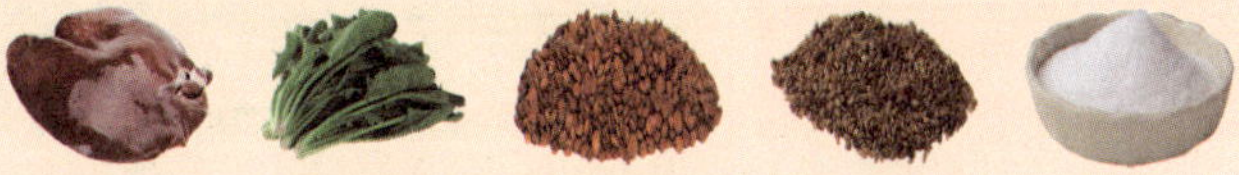

猪肝200克　菠菜2株　酸枣仁10克　柏子仁10克　盐5克

做法

猪肝洗净切片；菠菜去头，洗净切段。将酸枣仁、柏子仁装在棉布袋内，扎紧，将布袋入锅加4碗水熬高汤，熬至约剩3碗水。猪肝氽烫后捞出，和菠菜一起放入高汤中，待水一开即熄火，加盐调味即成。

首乌炒猪肝

材料

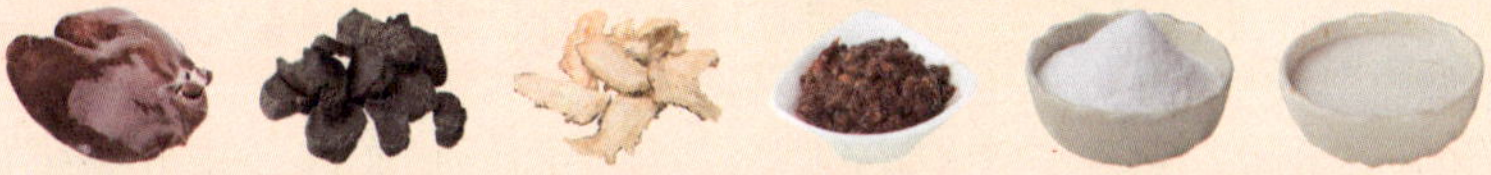

猪肝300克　何首乌15克　当归10克　原味豆瓣酱8克　盐3克　淀粉5克

做法

猪肝洗净，氽烫去腥，捞出切成薄片，备用。韭菜花洗净切小段；将何首乌、当归放入清水中煮沸，转小火续煮10分钟后离火，滤去药汁后与淀粉混合均匀。油锅烧热，下豆瓣酱爆香，再下所有材料翻炒至熟即可。

白术黄芪鱼

材料

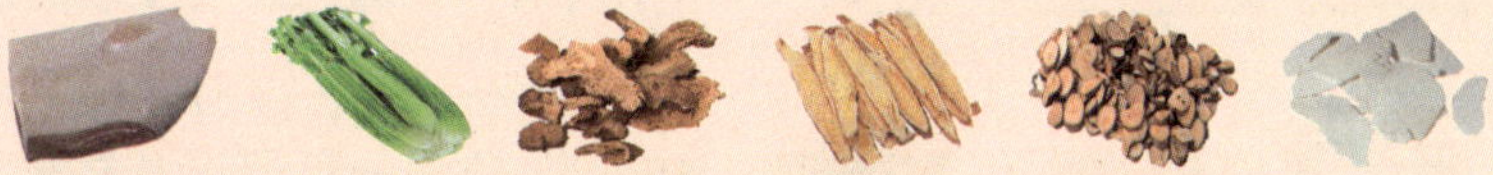

虱目鱼肚1片　芹菜少许　白术10克　黄芪10克　桂枝10克　茯苓10克

做法

虱目鱼肚洗净，切薄片，放少许淀粉，搅拌均匀，腌渍20分钟。白术、黄芪、桂枝、茯苓洗净；芹菜洗净切段。将白术、黄芪、桂枝、茯苓、虱目鱼肚一起煮至味出时，放适量盐、味精调味，起锅前加入适量芹菜即可。

莲子猪心汤

材料

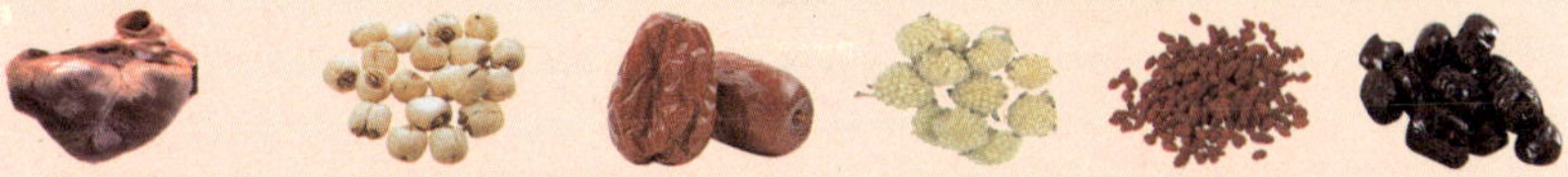

猪心1个　莲子（不去心）60克　红枣15克　三七10克　枸杞15克　蜜枣适量

做法

猪心入锅中加水煮熟洗净，切成片。红枣、莲子、枸杞泡发洗净；三七洗净，备用。把全部材料放入锅中，加清水适量，小火煲2小时，加盐调味即可食用。

冠心病

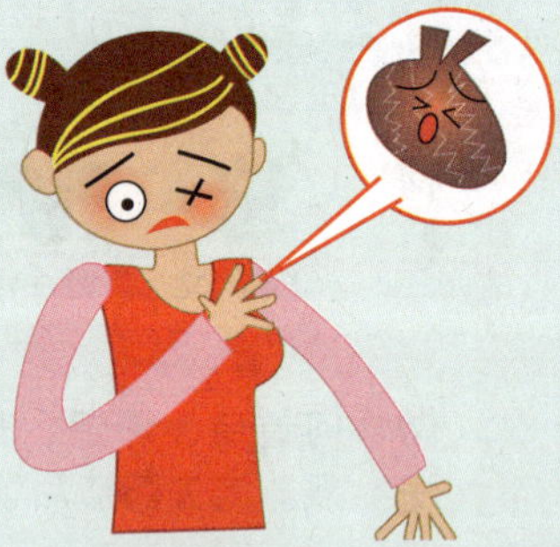

【病症简介】冠状动脉粥样硬化性心脏病，简称冠心病，是由于冠状动脉粥样硬化病变致使心肌缺血、缺氧的心脏病。分为隐匿性冠心病、心绞痛型冠心病、心肌梗死型冠心病、猝死型冠心脏病四种类型。

临床表现

◎发作时胸骨后疼痛、心悸、呼吸困难、原发性心脏骤停、心绞痛、心肌梗死、心律失常，伴随明显的焦虑，持续3~5分钟，常发散到左侧臂部、肩部、背部。

致病原因

◎冠心病是多种疾病因素长期综合作用的结果，不良的生活方式在其中起了非常大的作用。精神紧张或激动发怒、肥胖、吸烟是引发冠心病的重要因素。

宜吃食物

◎洋葱、山药、玉米、燕麦、土豆、红薯、南瓜、山楂、橘子、橄榄、猕猴桃、无花果、草莓、香蕉、苹果、绿叶蔬菜类、菌菇类、奶类及豆制品等。

忌吃食物

◎羊髓、猪肥肉、猪肝、猪肾、鹅肉、猪油、鸡肉、鸡油、鸡蛋黄、鸭蛋黄、鹅蛋黄、猪脑、鸭脑、兔脑、鸡脑、虾、鱿鱼、乌贼鱼、蟹黄、啤酒类。

推荐药膳养生方

玉竹煮猪心

材料

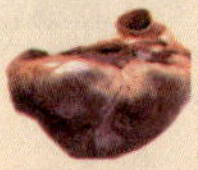

猪心500克

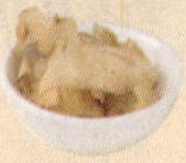

玉竹50克

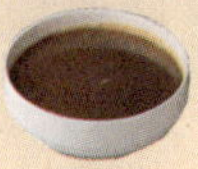

卤汁适量

做法

玉竹切块，浸泡。猪心剖开洗净，与姜片一起用开水汆烫。猪心、玉竹放在卤汁锅内煮熟，猪心切片和玉竹一起放盘里，淋上卤汁即可。

丹参红花酒

材料

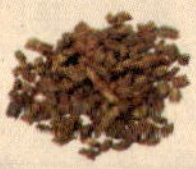

丹参30克

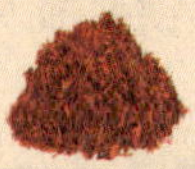

红花20克

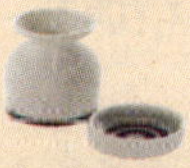

白酒800毫升

做法

将丹参、红花洗净，泡入白酒中。约7天后即可服用。每次20毫升左右，饭前服，酌量饮用。

三七鸡蛋汤

材料

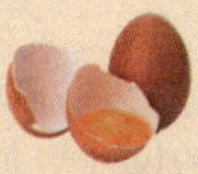

鸡蛋1个

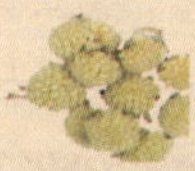

三七10克

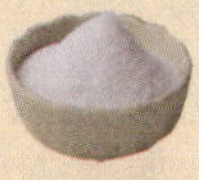

盐少许

做法

将三七洗净，加水煮片刻，捞起沥干。另烧开水，打入鸡蛋，煮至熟。将三七放入锅中，待再次煮沸后，调入盐，拌匀即可盛碗。

心肌炎

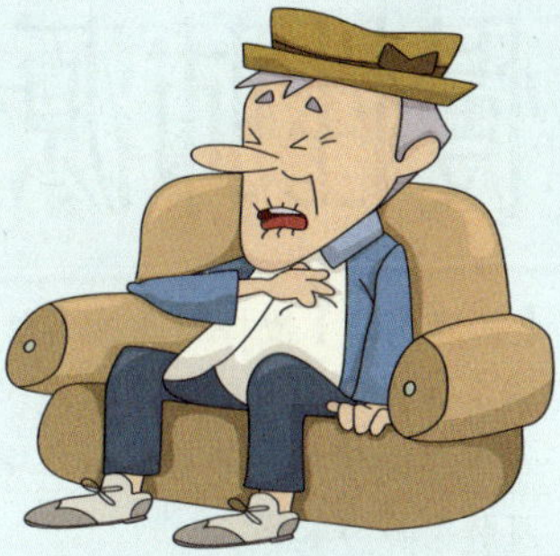

【病症简介】心肌炎是指心肌中发生的急性、亚急性或慢性的炎性病变，这种炎性病变可能是局限性的，也可能是弥漫性的。心肌炎患者宜食富含蛋白质、维生素、锌、硒的食物；忌食高脂肪的食物，忌烟戒酒。

临床表现

◎婴幼儿患者病情多比较严重，成年患者无明显的症状，前驱期常伴有发热、疲乏、多汗、心慌、心前区闷痛等，严重者可并发心律失常、心功能不全。

致病原因

◎心肌炎可原发于心肌，也可是全身性疾病的一部分。其病因主要包括病毒感染、理化因素的影响以及药物因素等。易发于儿童、青壮年、心脏疾病患者。

宜吃食物

◎腐竹、冬菇、牛肉、青鱼、带鱼、黄花鱼、鸡蛋、苹果、橙子、香蕉、柚子、猕猴桃、草莓、牡蛎、小米、大白菜、紫薯、蘑菇、大蒜、虾类等。

忌吃食物

◎肥猪肉、黄油、奶油、动物内脏、鱼子、动物油等。

推荐药膳养生方

防风苦参饮

材料

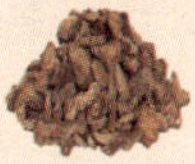
防风

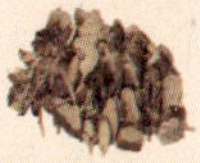
苦参各5克

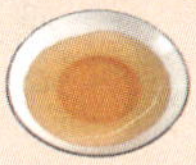
蜂蜜适量

做法

防风、苦参洗净，备用。将防风、苦参放入锅中，加入适量水煎煮，去渣取汁。加入蜂蜜调味即可。

绿豆马齿苋

材料

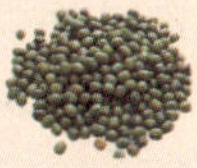
绿豆60克

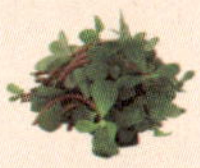
马齿苋30克

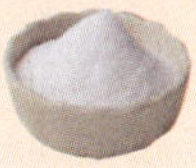
盐适量

做法

马齿苋、绿豆洗净。马齿苋、绿豆放入锅内加适量的清水，用小火煮汤。加入盐调味即可。

枣仁莲子茶

材料

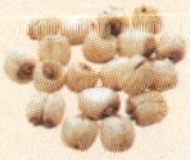
干莲子1/2杯

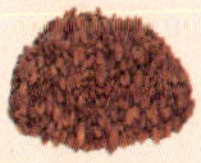
酸枣仁10克

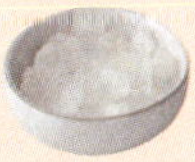
冰糖2大匙

做法

干莲子泡水，酸枣仁放入棉布袋内；将莲子、酸枣仁放入锅中熬煮20分钟；加入冰糖即食。

慢性肺源性心脏病

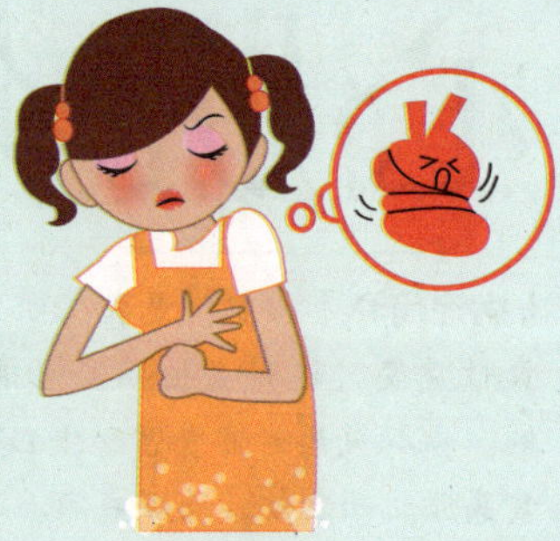

【病症简介】慢性肺源性心脏病是由于肺组织、肺动脉血管或胸廓的慢性病变引起的肺组织结构和功能的异常，从而造成肺血管阻力增加，肺动脉压力增高，同时使右心扩张、肥大，还可伴有右心衰竭。

临床表现

◎病人安静时可以无症状，或者伴有长期咳嗽、咳痰以及不同程度的呼吸困难等；或出现心悸、胸闷、头痛、烦躁不安、语言障碍等呼吸衰竭的症状。

致病原因

◎该症主要由一些肺部的疾病引起，如慢性支气管炎、支气管哮喘、支气管扩张、尘肺、胸膜纤维化等。多发于患有肺部疾病者。

宜吃食物

◎油菜、西红柿、黄瓜、胡萝卜、蛤蚧、百合、杏仁、猪肺、罗汉果、苦杏仁、半夏、油菜、西红柿、黄瓜、白萝卜、蜂蜜、苹果等。

忌吃食物

◎葱、姜、辣椒、芥末、胡椒、花椒、茴香、桂皮、糯米、年糕、汤圆、糍粑、鸡蛋、鸭蛋、鹅肉、驴肉、野鸡肉、猪头肉、猪肥肉、螃蟹、虾等。

推荐药膳养生方

五味子炖肉

材料

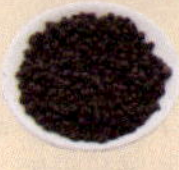
五味子50克

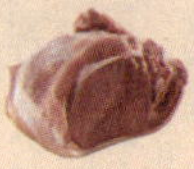
猪瘦肉200克

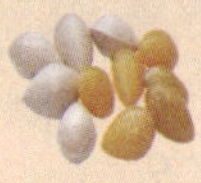
白果30克

做法

猪瘦肉洗净，切片，备用。五味子、白果洗净，备用。将五味子、白果、黄芩与瘦肉一起放入炖锅，炖至肉熟，加入盐调味即可。

紫苏瘦肉汤

材料

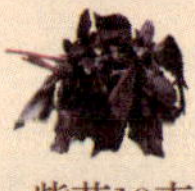
紫苏10克

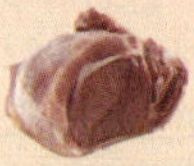
猪瘦肉250克

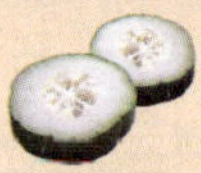
200克冬瓜

做法

紫苏洗净，猪瘦肉洗净切块，冬瓜去皮，一起放入锅中，加适量水以大火烧沸，转小火煮2小时，待凉后滤去渣，取汁加入冰糖拌匀饮。

川贝杏仁粥

材料

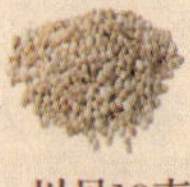
川贝10克

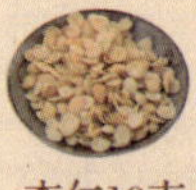
杏仁10克

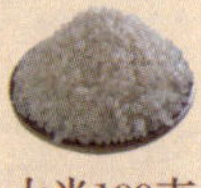
大米100克

做法

将川贝、杏仁洗净；共放锅内。加入洗净的粳米一起加水煮粥。粥将熟时，加入蜂蜜，再煮片刻即可。

脑血管硬化

【病症简介】脑血管硬化是中枢神经系统的常见病，由脑部血管弥漫性粥样硬化、管腔狭窄及小血管闭塞等使脑部的血流供应减少所引起。多发于45岁以上人群，高血压、高血脂患者。脑血管硬化最大的危害就是容易引起中风。

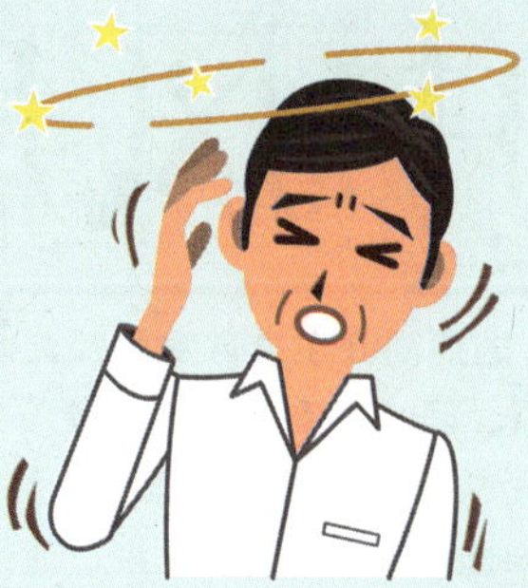

临床表现

◎初期症状为头晕、头痛，多为钝痛；记忆力减退、注意力不集中等。晚期症状为记忆力缺损、意识障碍，有的还可出现幻觉，出现冲动、攻击的行为等。

致病原因

◎脑血管硬化是由于各种原因引起的脑部血管弥漫性粥样硬化、管腔狭窄及小血管闭塞，原因包括遗传因素，高盐、高脂饮食，缺乏运动等。

宜吃食物

◎大蒜、洋葱、木耳、山药、茄子、红薯、南瓜、山楂、柑橘、草莓、香蕉、金橘、大豆、蜂蜜等。

忌吃食物

◎狗肉、猪肝、鸡肉、鸭蛋、辣椒、胡椒、芥末、白酒等。

推荐药膳养生方

菊花山楂饮

材料

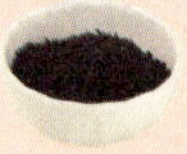

红茶包1袋

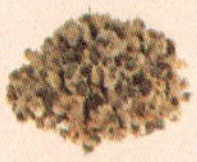

菊花10克

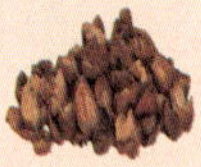

山楂15克

做法：菊花、山楂洗净，小火煮10分钟。加入红茶包，待红茶入味后，用滤网将茶汁里的药渣滤出，起锅前加入适量砂糖，搅拌均匀即可。

决明苦丁茶

材料

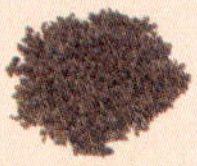

炒决明子5克

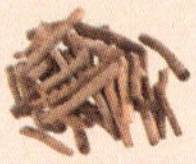

牛膝5克

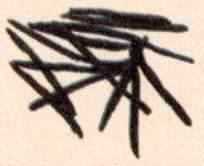

苦丁茶5克

做法：将炒决明子、牛膝、苦丁茶放进杯中。加入沸水冲泡10分钟。加入砂糖调味即可。

薏仁南瓜汤

材料

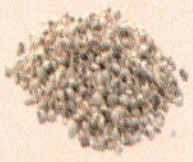

薏仁35克

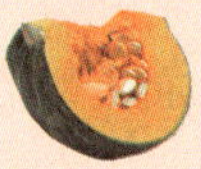

南瓜150克

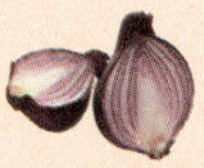

洋葱60克

做法：薏仁洗净打成泥；南瓜、洋葱洗净切丁，均打成泥。将南瓜泥、洋葱泥、薏仁泥倒入锅中煮滚并化成浓汤状后加盐，再淋上奶精即可。

中风后遗症

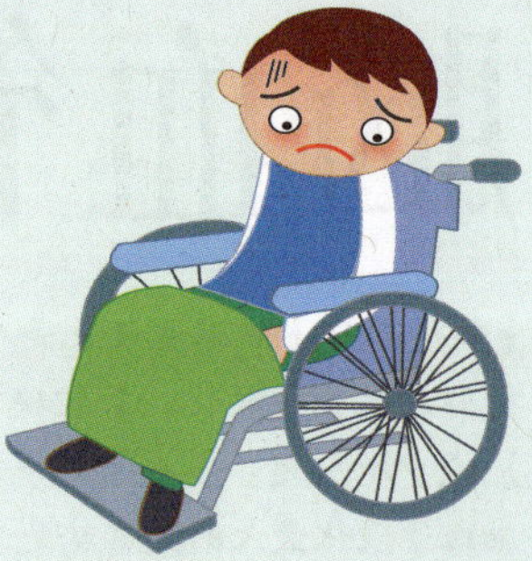

【病症简介】中风后遗症是指中风经治疗后遗留下来的口眼歪斜，语言不利，半身不遂等症状的总称。常因本体先虚，肢体失养所致。分为气虚血瘀型、肝肾亏虚型和脾虚痰湿型。患者应选择具有益气、化瘀、通络作用的食物。

临床表现

◎①患侧肢体麻木。②嘴眼歪斜，一侧眼袋以下的面肌瘫痪。④周围性瘫痪，表现为肌张力降低，反射减弱或消失，伴肌肉萎缩，但无病理反射。

致病原因

◎中风后气虚，脉络瘀阻，风痰阻络，或肝肾均亏，精血不足，筋骨失养所致。中风可由高血压、动脉瘤、全身动脉炎性病变、感染性动脉炎等引起。

宜吃食物

◎鸽肉、冬瓜、玉米、燕麦、土豆、南瓜、无花果、草莓、洋葱、竹笋、山药、黄瓜、香菇、金针菇、海带、紫菜、奶类、兔肉及豆制品等。

忌吃食物

◎羊髓、猪肥肉、猪肝、猪肾、鹅肉、猪油、鸡油、鸡蛋黄、鸭蛋黄、鹅蛋黄、鸭脑、兔脑、鸡脑、虾皮、鱿鱼、墨鱼、蟹黄、凤尾鱼、白酒、啤酒类。

推荐药膳养生方

桂枝莲子粥	材料	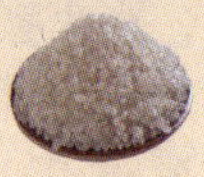 大米100克 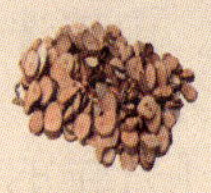 桂枝20克 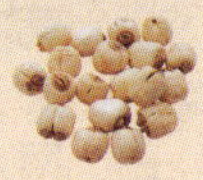 莲子30克	做法	桂枝洗净切小段；莲子洗净备用。锅置火上，注入清水，放入大米、莲子、桂枝熬煮至米烂。放入白糖稍煮，调匀便可。
蝎子炖鸡汤	材料	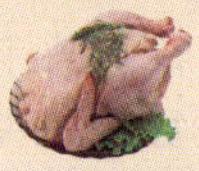 鸡1只 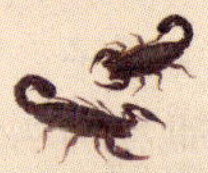 全蝎25克 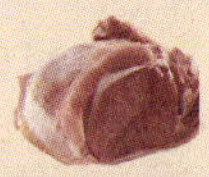 猪肉100克	做法	鸡、猪肉洗净；分别将蝎子、鸡、猪肉汆烫，捞出。蝎子炒香，盛出。将所有原材料放入炖盅内，调入盐、糖，大火炖4小时即可。
枸杞炖白鸽	材料	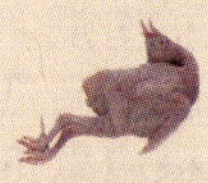 白鸽1只 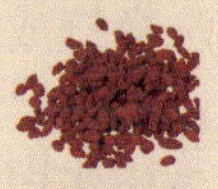 枸杞20克 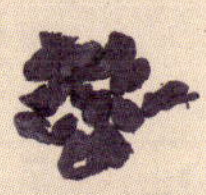 黄精15克	做法	白鸽洗净，砍小块；枸杞、黄精泡发洗净。鸽块汆去血水，放入锅中，加水，再加入黄精、枸杞、料酒，煮至熟加盐和味精调味即可。

第四章

药膳对症食疗
神经精神科常见病

●神经及精神疾病包括神经疾病和精神疾病，主要是指表现在神经系统病变、行为、心理活动紊乱的一组疾病。2002年的《中国精神卫生工作规划》中指出，全球约有4.5亿人患有神经精神疾病，占全球疾病负担的近11%。我国目前精神疾病患者约有1600万人，600万癫痫患者。世界卫生组织推算，中国神经精神疾病负担在2020年会上升至疾病总负担的四分之一。本章选取了6种神经及精神系统的常见病，对于每一种病症，我们从病症简介、临床表现、致病原因、食养原则等方面进行了详细的介绍，并随之列举出其类疾病患者日常宜吃和忌吃的多种食物，相应地推荐了3~5个食疗方，以防治神经精神科常见病。

失眠

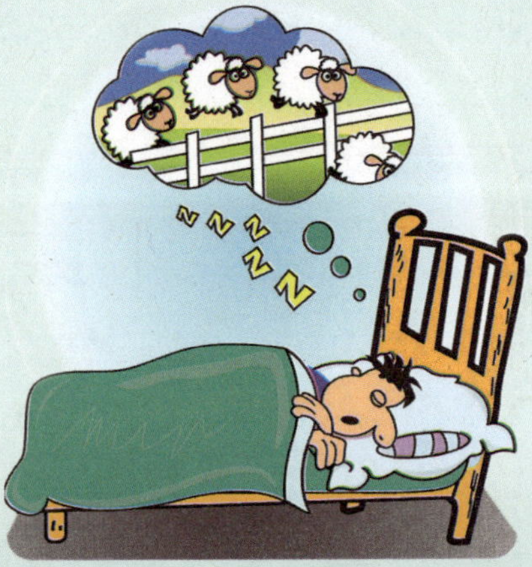

【病症简介】失眠，指无法入睡或无法保持睡眠状态，导致睡眠不足，为各种原因引起入睡困难、早醒及睡眠时间不足或质量差等。多发于压力大、精神紧张或情绪波动大的人群，以及患有精神障碍疾病的患者。要提高睡眠质量，平时要做到足部保暖，晚上关窗睡觉，定期做锻炼，加强抗压能力等。

临床表现

◎患者出现失眠障碍，伴有心悸不安（自觉心跳加快，并伴有心前区不适感）、精神倦怠、疲劳乏力、头痛、全身不适、头痛、反应迟钝、精神不集中、记忆力减退等症状。长期失眠会对人体造成很大伤害，影响最大的是精神方面，严重者会造成精神分裂。

致病原因

◎造成失眠的原因较多，一般来说，身体上的疾病、生理方面的变化、心理因素以及环境的变化都可造成失眠，例如，焦虑不安、心悸、烦躁或情绪低落以及对失眠的恐惧等都会引起失眠，还有很多精神障碍疾病（抑郁症、神经衰弱、精神分裂等）也可造成失眠。

宜吃食物

◎小米、红枣、核桃、百合、莲子、桂圆、葵花子、牛奶、牡蛎、豌豆、鱼类、瘦肉、苹果、桃、香蕉、无花果、葡萄等。

忌吃食物

◎烤肉、烤鸭、扣肉、火腿、白萝卜、大豆、菠菜、茄子、白酒、咖啡、浓茶、巧克力等。

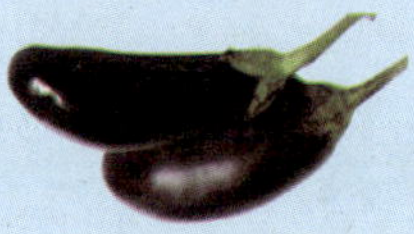

食养原则

失眠患者宜吃补脑安神、抑制思虑的食物；多吃富含铜、铁、色氨酸等物质，有助于睡眠的食物；远志、人参、酸枣仁、合欢皮、朱砂等药材具有缓解心悸的作用，煲汤时可适量加入；忌吃肥腻、不易消化的食物；忌吃辛辣与刺激神经的食物等。

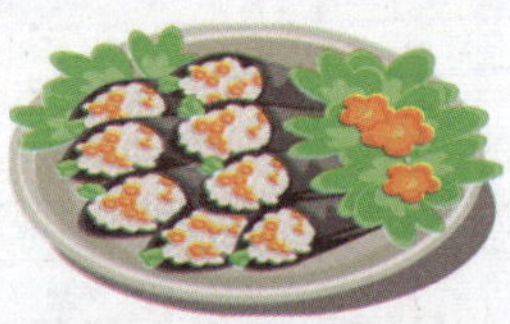

推荐药膳养生方

红枣乌鸡汤

材料

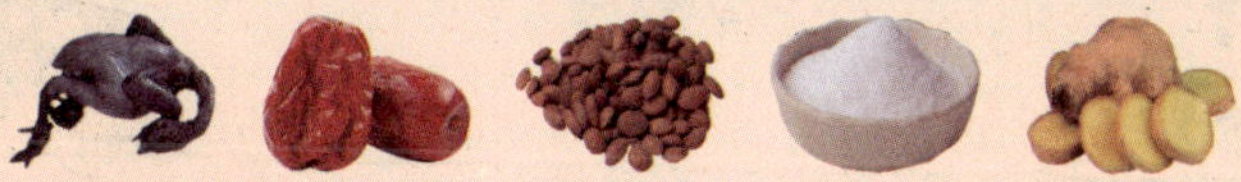

乌鸡250克　红枣8颗　核桃仁5克　盐3克　姜片5克

做法

将乌鸡收拾干净，斩块，汆水。红枣、核桃仁洗净备用。净锅上火倒入水，调入盐、姜片，下入乌鸡、红枣、核桃仁煲至熟即可。

桂圆莲子粥

材料

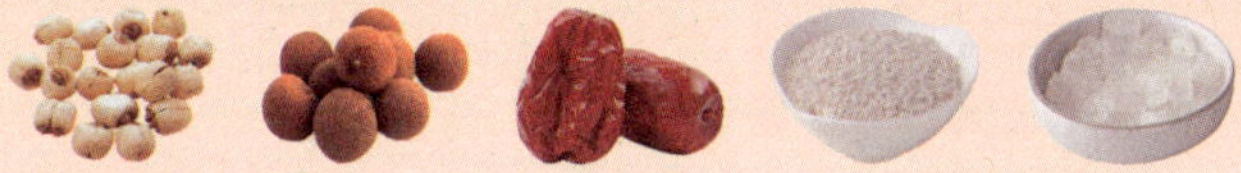

莲子20克　桂圆肉10克　红枣3颗　糯米60克　冰糖末适量

做法

莲子洗净，去心；桂圆肉洗净；红枣洗净，去核；糯米淘洗净，备用。锅内放入莲子、桂圆肉、红枣、糯米、清水适量，先以大火烧沸，再改用小火煮30分钟。最后加入冰糖末拌匀即可。

枸杞菊花酒

材料

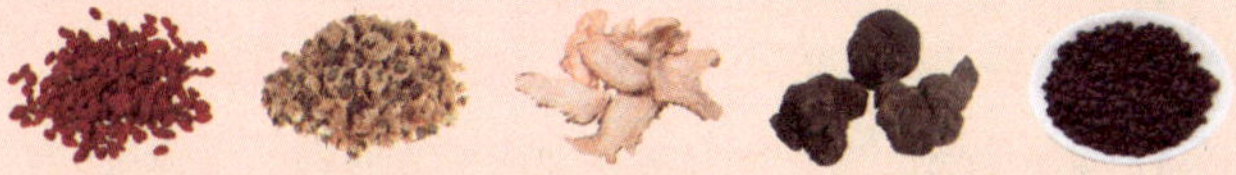

枸杞子50克　菊花30克　当归10克　地黄10克　五味子10克

做法

将枸杞子、菊花、地黄、当归、五味子分别洗净，浸入500毫升白酒内，封固7个月后可饮用。可补血养心，健脾益气。

菖蒲猪心汤

材料

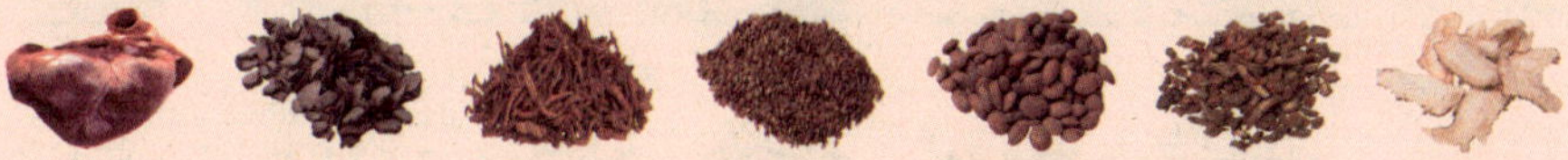

猪心1只　石菖蒲5克　远志10克　柏子仁10克　核桃仁10克　丹参10克　当归1片

做法

猪心洗净，汆水后煮熟，切片；石菖蒲、远志、柏子仁、核桃仁、丹参、当归洗净，置入锅中加水熬煮成汤，可适当加入几颗红枣。将切好的猪心放入已熬好的汤中煮沸，加盐、葱花即可。

远志还丹酒

材料

远志30克　石菖蒲30克　补骨脂30克　熟地黄30克　地骨皮30克　牛膝30克　白酒500克

做法

将远志、石菖蒲、补骨脂、熟地黄、地骨皮、牛膝研成细末。在酒坛中放入药末，倒入白酒，密封。浸泡5日即成，每次空腹服用10毫升。

头痛

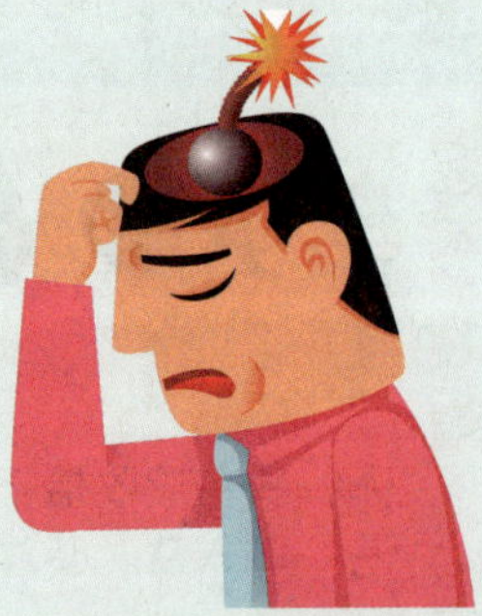

【病症简介】头痛是一种综合征。头痛可分为外感头痛及内伤头痛。典型病例约20岁起病，患病率随年龄增长而增加，并且女性较多见。轻度头痛患者一般不用休息，可服用止痛药，如去痛片等。如有剧烈头痛，必须卧床休息。

临床表现

◎外感头痛发病急，多表现为掣痛、跳痛、胀痛、重痛，痛无休止。内伤头痛：起病缓，多表现为隐痛、空痛、昏痛，病势悠悠，遇劳则剧，时作时止。

致病原因

◎引起头痛的原因常见以下几种：脑部病变、耳内疾病、高血压、低血压、贫血、感染、中毒、低血糖、感冒、颈椎病等。

宜吃食物

◎草鱼头、猪心、鸭、桂圆、薏米、百合、核桃、糙米、樱桃、杨梅、梨、梅子、朝鲜蓟、芦笋、甜菜、绿色叶菜类、豆荚、节瓜、树薯粉以及芋头等。

忌吃食物

◎巧克力、狗肉、羊肉、含酒精的饮料（特别是红葡萄酒）、含咖啡因的饮料（咖啡、茶和可乐）、谷氨酸钠、代糖和亚硝酸盐等。

推荐药膳养生方

天麻炖羊脑

材料

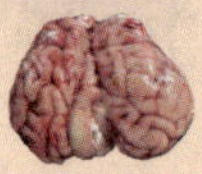
羊脑300克

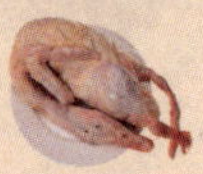
老鸭1只

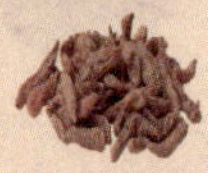
天麻30克

做法

羊脑拔掉血丝，冲洗去异味。天麻洗净；老鸭洗净后斩件汆水。老鸭、天麻、羊脑一起隔水炖2小时，再加盐、味精、胡椒粉调味即可。

当归炖猪心

材料

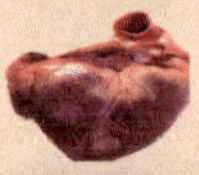
鲜猪心1个

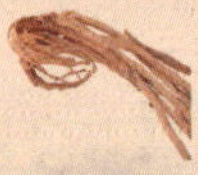
党参20克

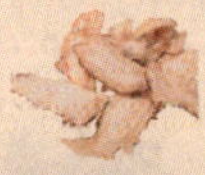
当归15克

做法

猪心洗净剖开。党参、当归洗净，放入猪心内，用竹签固定。撒上葱末、姜末、料酒，将猪心隔水炖熟；除药渣，再加盐调味即可。

山药半夏粥

材料

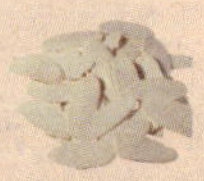
山药30克

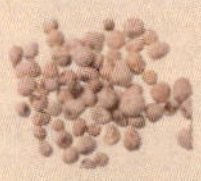
清半夏30克

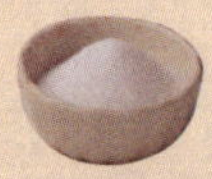
白糖适量

做法

将山药研末，半夏洗净，放进锅中，煎水取汁；再把半夏汁倒进锅中，调入山药末，再煮数沸；酌加白糖，搅拌均匀即可，空腹食。

神经衰弱

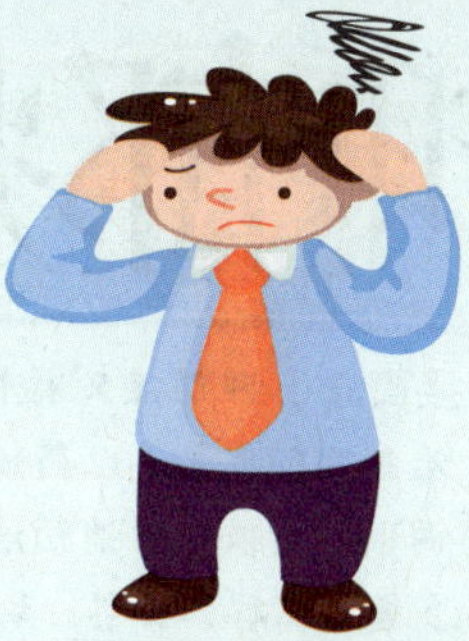

【病症简介】神经衰弱属于心理疾病，是精神容易兴奋和脑力容易疲乏，常有情绪烦恼和心理、生理症状的神经症性障碍。此病多发于青壮年，尤其是16～40岁之间多发，而且男女均可发生，以脑力劳动者，尤其是青年学生多见。

临床表现

◎患者会出现注意力不集中、记忆力减退、失眠、多梦、头昏脑涨等症状。病情加重时头痛眼花、耳鸣、腰酸背痛、心慌气短、食欲不振或出现阳痿等。

致病原因

◎神经系统功能过度紧张，生活无规律，过分疲劳得不到充分休息；感染、中毒、营养不良、内分泌失调、颅脑创伤和躯体疾病等。

宜吃食物

◎红枣、玉米、小麦、糯米、红枣、桂圆、荔枝、葡萄、桑葚、芝麻、莲子、百合、猪心、牡蛎、鸽肉、银耳、香菇、猴头菇、金针菇、豆制品等。

忌吃食物

◎胡椒、浓茶、白酒、肉桂、辣椒、槟榔等。

推荐药膳养生方

虫草炖甲鱼

材料：

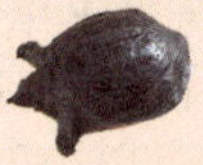
甲鱼1只

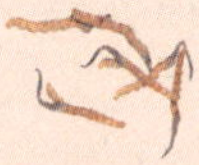
冬虫夏草5枚

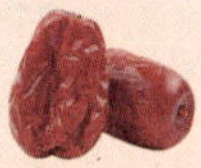
红枣10颗

做法：甲鱼洗净切块，汆烫；冬虫夏草洗净；红枣洗净，泡发。甲鱼、虫草、红枣放砂锅中，加调料炖2小时即成。

枣仁粳米羹

材料：

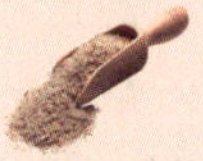
粳米100克

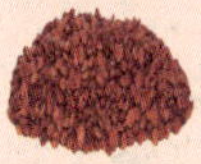
酸枣仁末15克

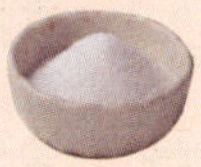
白糖适量

做法：酸枣仁洗净，用刀切成碎末。锅中倒入粳米，加水煮至将熟，加入酸枣仁末，搅拌均匀，再煮片刻，起锅前，加入白糖调好味即可。

乌龟红枣汤

材料：

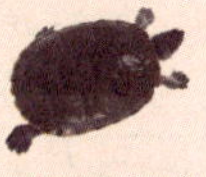
乌龟250克

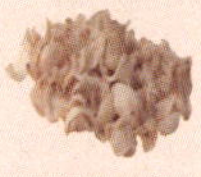
百合30克

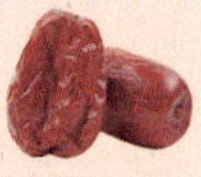
红枣10颗

做法：乌龟去甲及内脏，洗净切成块；百合、红枣洗净。先将乌龟用清水煮沸，再加入百合、红枣，煮至龟肉熟烂。最后添加冰糖炖化即可。

抑郁症

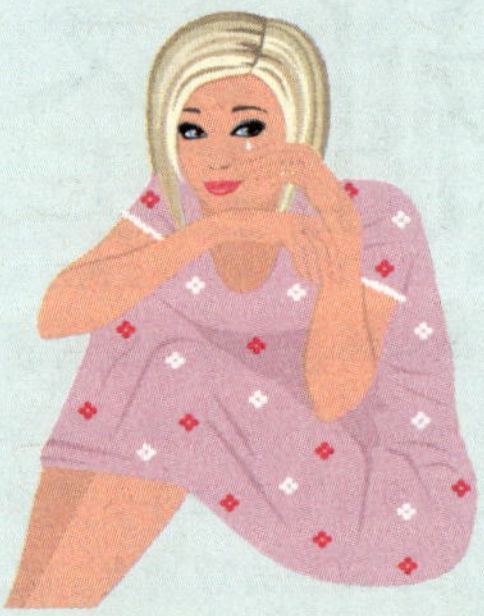

【病症简介】抑郁症又称忧郁症，是一种常见的心境障碍疾病。治疗抑郁症主要以药物为主，心理治疗为辅。采用合理的药膳调理也是很好的辅助治疗手段。家人要主动关心抑郁症病人，多给予理解、安慰，切勿刺激、中伤患者。

临床表现

◎情绪低落、思维迟缓、意志活动减退，不愿与人接触，长期没有快乐感，自责内疚、焦虑、反应迟钝并伴有失眠、食欲减退、月经不调等症状。

致病原因

◎抑郁症的发生是生物、心理、社会因素相互作用的结果。易发于有家族史、环境因素不好、长期服用药物、有慢性疾病、个性自卑悲观、饮食不规律者。

宜吃食物

◎玫瑰、苹果、香蕉、葡萄柚、樱桃、动物肝脏、蛋类、坚果、深绿叶蔬菜和面粉、里脊肉、香菇、奶酪、菠萝、小米、黄豆、紫菜、牡蛎、海蜇等。

忌吃食物

◎酒、茶和咖啡、陈乳酪、罐头肉、酱油、酵母提取物、鲱鱼和鲑鱼等酪氨酸含量高的食物和饮料等。

推荐药膳养生方

柏子仁大米羹

材料

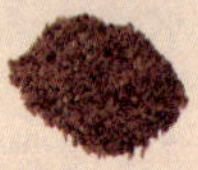
柏子仁适量

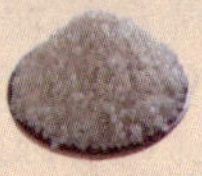
大米80克

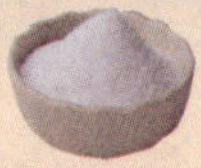
盐适量

做法

柏子仁洗净。锅置火上，倒入清水，放入大米，以大火煮至米粒开花。加入柏子仁，以小火煮至呈浓稠状，调入盐拌匀即可。

香附炒肉

材料

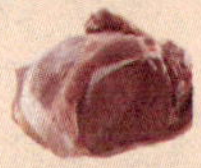
瘦猪肉200克

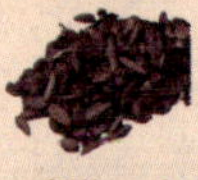
香附10克

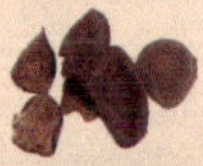
陈皮3克

做法

香附、陈皮洗净，陈皮切丝；猪肉洗净切片。猪肉片翻炒片刻。加适量清水烧至猪肉熟，放入陈皮、香附及盐翻炒几下即可。

佛手合欢酒

材料

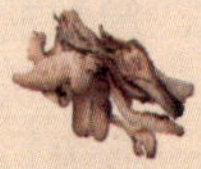
佛手50克

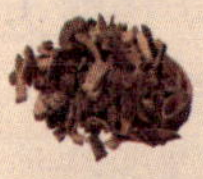
合欢皮50克

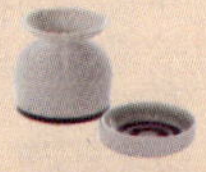
白酒1000克

做法

佛手洗净切小块。合欢皮洗净，与佛手一同放入瓶内，注入白酒，密封浸泡。10天后即可开封饮用，每次30毫升，一日两次。

帕金森病

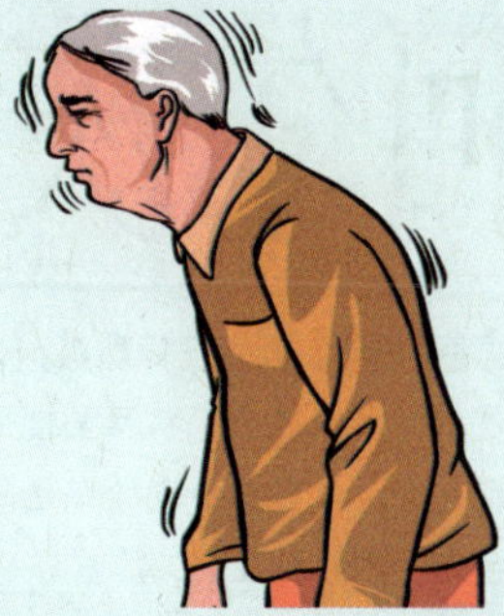

【病症简介】帕金森病又称震颤麻痹，是所有动作障碍症中最常见的疾病之一。本病多发于中老年人，男性发病率高于女性。可服用茶叶、柴胡、黄芪、马钱子、川乌等，防止患者睡眠过度，就可以配合受体激动剂，有效缓解帕金森病的症状。

临床表现

◎帕金森病主要症状有手足颤动、僵硬，动作迟缓，站立不稳等，同时伴有脸部表情木然、多口水、身体向前倾，走路时上肢协同摆动减少甚至消失等。

致病原因

◎其发病原因目前医学界还没有明确的结论，其病理改变多为多巴胺神经元变性，以致不能够产生足够的多巴胺而引发此病。

宜吃食物

◎葛根、杏仁、丹参、红花、鲮鱼、豆腐、黄豆、蚕豆、冬瓜、决明子、玉米、无花果、大蒜、香蕉、苹果、海带、紫菜、奶制品、蜂蜜等。

忌吃食物

◎胡椒、咖啡、肉桂、辣椒、羊肉、狗肉、咸菜以及油炸类食物等。

推荐药膳养生方

蒜香蚕豆

材料

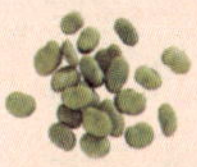

新鲜蚕豆500克

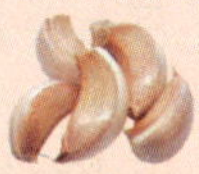

大蒜10克

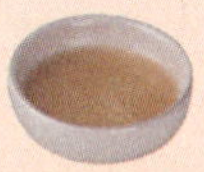

香油5毫升

做法

将蚕豆洗净，下入沸水中煮熟，捞出装盘。大蒜去皮，洗净剁成蓉。将蒜蓉与盐、香油一起拌匀，淋在蚕豆上，拌至入味即可。

薄荷茶

材料

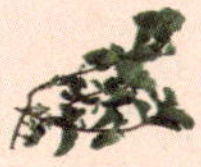

薄荷3克

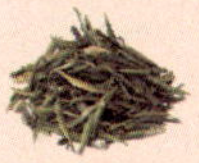

茶叶10克

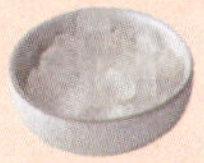

冰糖适量

做法

薄荷洗净，备用。将薄荷、茶叶放进杯内，以热开水冲泡。加入冰糖，调匀即可。

钩藤白术饮

材料

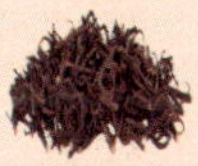

钩藤50克

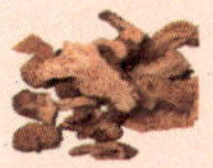

白术30克

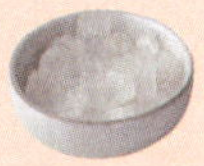

冰糖20克

做法

钩藤洗净；白术洗净，加水300毫升，小火煎半小时。加入钩藤，再煎煮10分钟。加入冰糖调匀后即可服用。

阿尔茨海默病

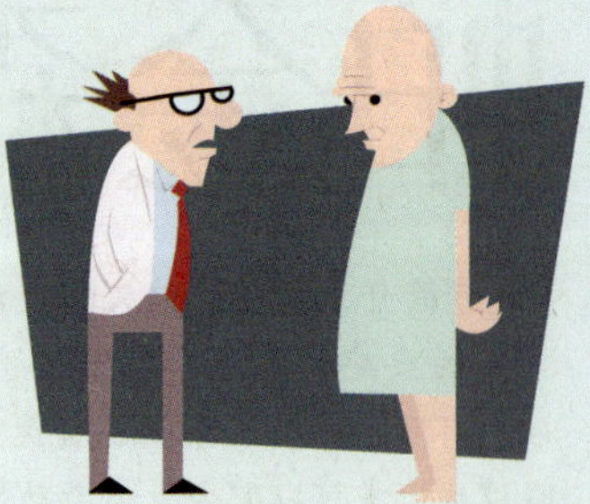

【病症简介】阿尔茨海默病，又叫老年性痴呆，是一种中枢神经系统变性病，起病隐袭，病程呈慢性进行性，是老年期痴呆最常见的一种类型。主要表现为渐进性记忆障碍、认知功能障碍、人格改变及语言障碍等神经精神症状，严重影响社交、职业与生活功能。

临床表现

◎记忆、计算力减退，容易迷路走失，把东西放错地方，思维贫乏、言语单调，会变得过分胆小或脾气暴躁、固执、多疑等。

致病原因

◎阿尔茨海默病主要是神经细胞的损失（或退化），以及脑中出现类淀粉斑以及神经纤维丛。阿尔茨海默病受遗传因素的一定影响。

宜吃食物

◎肉、蛋、奶、鱼、虾、大豆及其制品、鱼脑、蛋黄、猪肝、芝麻、山药、蘑菇、花生、猕猴桃、鲜枣、草莓、辣椒、小白菜、菠菜、红薯、黄油等。

忌吃食物

◎油炸类、甜腻、过硬的食物。

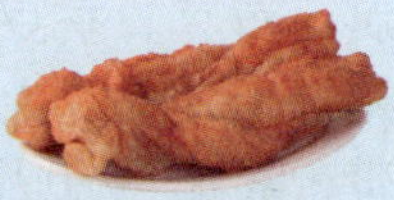

推荐药膳养生方

方名	材料	做法
龙眼肉米粥	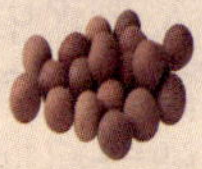 龙眼肉30克 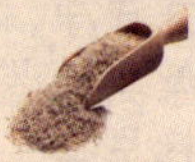 粳米50克 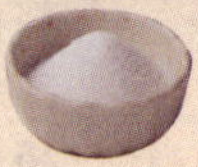 少许白糖	龙眼肉洗净，置于锅中，加入清水500毫升，加粳米，急火煮开5分钟，改文火熬煮30分钟，成粥后，趁热食用。
泥鳅炖豆腐	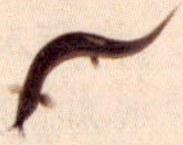 泥鳅50克 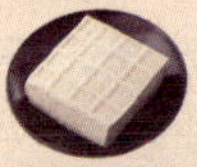 豆腐200克 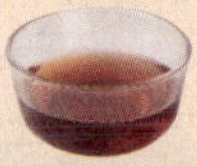 黄酒适量	泥鳅活杀，去内脏，洗净，切成小段，置碗中，加豆腐、黄酒、葱、姜，隔水清炖30分钟，分次食用。
枸杞炒肉丝	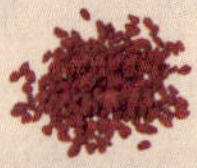 枸杞20克 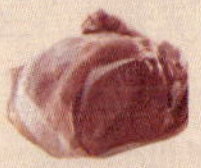 猪瘦肉50克 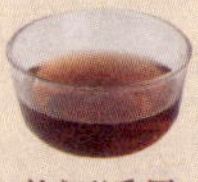 黄酒适量	枸杞洗净备用，猪瘦肉洗净，切成丝状。起油锅，枸杞、肉丝同炒，加黄酒。食盐、味精，调味后即可食用。

第五章

药膳对症食疗内分泌科常见病

●内分泌代谢疾病是一组常见而多发的慢性非传染性疾病，它的发病率有随着人民生活水平的改善而呈不断上升的趋势，以糖尿病为例，1980年的发病率为0.6%，而到了1994年已然增长至2.5%。内分泌疾病还有一个重要特点，就是病发一处，累计全身，对健康的危害很大。随着现代科学技术的发展，内分泌代谢疾病的防治也有了长足的进步，放射免疫分析、酶联免疫分析、化学发光等技术的应用，胰岛素的发现及临床应用等，对于内分泌代谢疾病的诊断和治疗都有着重大的意义。本章选取了5种内分泌代谢系统的常见病，对于每一种病症，我们从病症简介、临床表现、致病原因、食养原则等方面进行了详细的介绍，并随之列举出其类疾病患者日常宜吃和忌吃的多种食物，相应地推荐了3~5个食疗方，以防治内分泌科常见病。

糖尿病

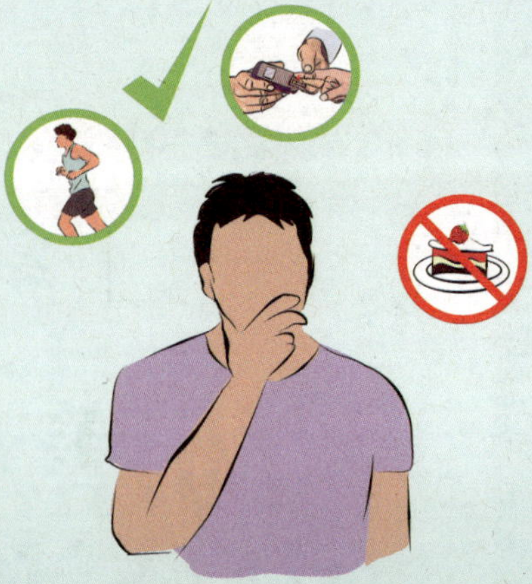

【病症简介】糖尿病是由遗传因素、免疫功能紊乱等各种致病因子作用于机体，导致胰岛功能减退、胰岛素抵抗等而引发的系列代谢紊乱综合征。分为Ⅰ型糖尿病、Ⅱ型糖尿病、妊娠期糖尿病、继发性糖尿病。中医称之为消渴病，是指以多饮、多尿、多食及身体消瘦、疲乏为主要特征的综合病证。

临床表现

◎空腹时血糖大于7.0，饭后2小时血糖大于11.0即可诊断为糖尿病。一般包括两个方面，一是血糖尿糖多造成的三多一少，吃得多、喝得多、排尿多、体重下降；另一个是并发症造成的症状，如糖尿病、视网膜病变等。

致病原因

◎导致糖尿病的原因，除了遗传因素以外，大多数都是由不良的生活和饮食习惯造成的，如饮食习惯的变化、肥胖、体力活动过少和紧张焦虑都是糖尿病的致病原因。易发于年龄≥45岁、有糖尿病家族史、有高血脂、高血压、妊娠、运动不足、长期使用糖皮质激素者。

宜吃食物

◎苦瓜、牡蛎、冬瓜、南瓜、西瓜皮、山药、黄豆、芹菜、空心菜、豆苗、菠菜、洋葱、鲜藕、豆腐、蘑菇、草菇、金针菜、黑木耳、荠菜、西红柿、鳝鱼、泥鳅、鸭肉、牛肉、羊奶等。

忌吃食物

◎爆米花、糯米、锅巴、红薯、土豆、芋头、板栗、梨、桃子、橘子、柿子、香蕉、椰子汁、葡萄、无花果、甘蔗、樱桃、红枣、荔枝、龙眼、石榴、红糖、冰糖、蜂蜜、甜酒、白酒等。

食养原则

糖尿病患者宜选用具有降低血糖浓度功能、对抗肾上腺素，促进胰岛素分泌功能的中药材和食材，宜选用高蛋白、低脂肪、低热量、低糖食物。忌吃容易使血糖升高的食物，忌吃辛辣、刺激、肥腻的食物，忌吃会产生酮体，容易引发中毒的食物等。

推荐药膳养生方

玉竹银耳汤

材料

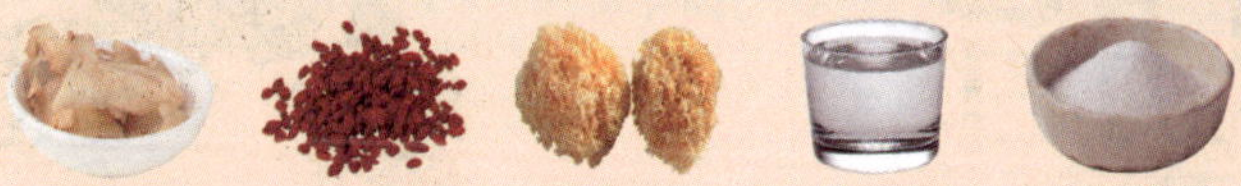

玉竹10克　枸杞20克　银耳30克　水适量　白糖适量

做法

将玉竹、枸杞分别洗净备用，银耳洗净、泡发，撕成小片。将玉竹、银耳、枸杞一起放入沸水锅中。煮10分钟，调入白糖即可。

牡蛎猪肉汤

材料

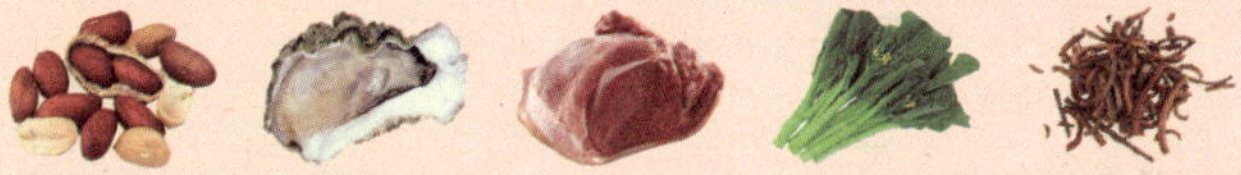

花生米100克　牡蛎肉75克　猪肉50克　菜心20克　肉桂适量

做法

将花生米、牡蛎肉、猪肉洗净，猪肉切片；菜心、肉桂洗净备用。净锅上火倒入花生油，将葱、姜爆香，倒入水，调入盐，下入花生米、肉桂、牡蛎肉、猪肉煲至熟。最后下入菜心煮熟即可。

杏仁拌苦瓜

材料

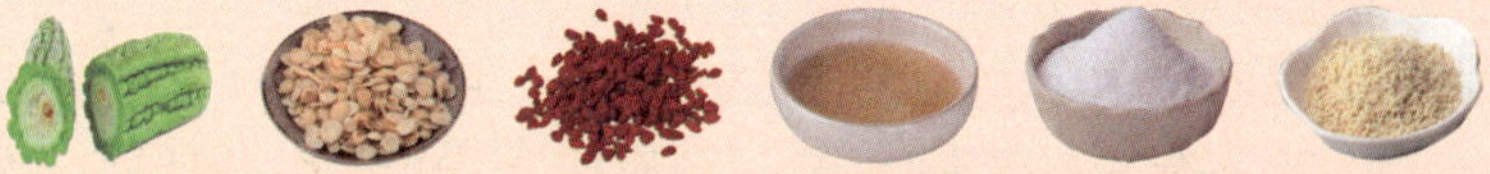

苦瓜250克　杏仁50克　枸杞10克　香油适量　盐适量　鸡精适量

做法

苦瓜剖开，去瓤，洗净切成薄片，放入沸水中焯至断生，捞出，沥干水分，放入碗中；杏仁用温水泡一下，撕去外皮，掰成两瓣，放入开水中烫熟；枸杞泡发洗净；将香油、盐、鸡精与苦瓜搅拌均匀，撒上杏仁、枸杞即可。

玉米炒鸡蛋

材料

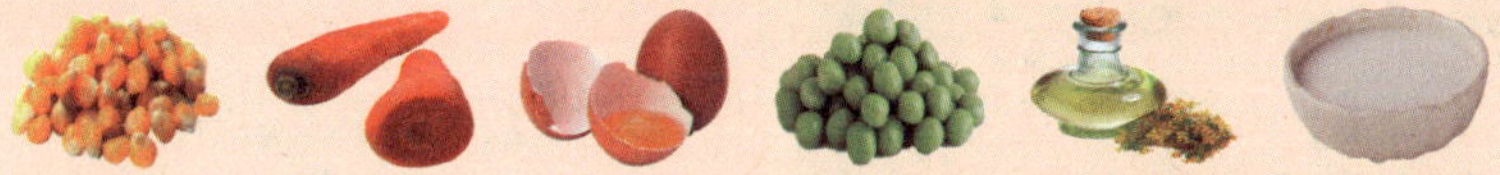

玉米粒100克　胡萝卜100克　鸡蛋1个　青豆10克　植物油4克　淀粉适量

做法

玉米粒、青豆洗净；胡萝卜洗净切粒，与玉米粒、青豆同入沸水中煮熟，捞出沥干；鸡蛋打散，加盐和水淀粉调匀。鸡蛋炒凝固时盛出，炒葱白、玉米粒、胡萝卜粒、青豆，炒香时再放蛋块，并加盐调味，炒匀盛出即可。

西芹炖南瓜

材料

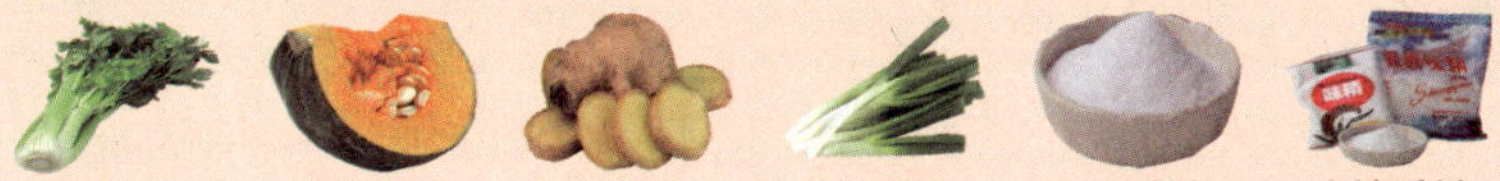

西芹150克　南瓜200克　姜适量　葱适量　盐适量　味精适量

做法

西芹洗净，切菱形片；南瓜洗净，去皮去瓤，切菱形片；将西芹片、南瓜片一起下开水锅中焯水，捞出；最后将南瓜、西芹装入砂锅中，加适量水，中火炖5分钟，下入适量姜片、葱段、盐、味精，勾芡即可。

高血脂

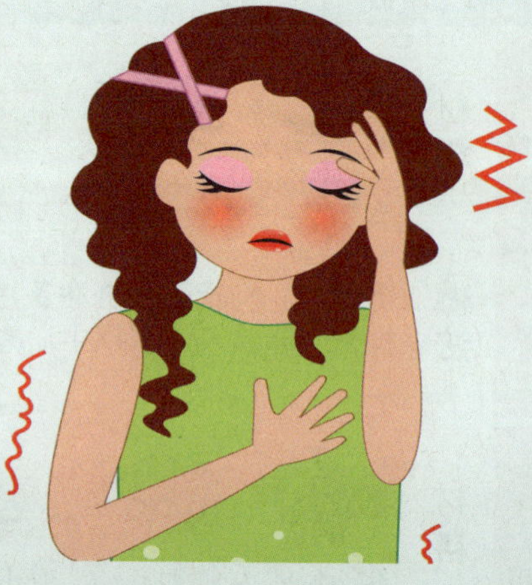

【病症简介】高血脂是指血浆中的胆固醇、三酰甘油、磷脂和未脂化的脂肪酸等血脂成分增高的一种疾病。易发于35岁以上经常高脂、高糖饮食者；长期吸烟者、酗酒者、不经常运动者；患有糖尿病、高血压、脂肪肝的病人。控制肥胖是预防血脂过高的重要措施之一。除饮食控制外，提倡坚持体育锻炼，要控制体重的增长。

临床表现

◎高脂血症在发病早期可能没有不舒服的症状，但没有症状不等于正常。多数患者在发生了冠心病、脑中风后才发现血脂异常，可表现为头晕、头痛、胸闷、心痛、乏力等。摄入过多脂肪后，严重者可出现腹痛、脾肿大，肘部、背部、臀部出现皮疹样的黄色瘤等症状。

致病原因

◎高血脂的发生与遗传因素、高胆固醇、高脂肪饮食有关，也可由糖尿病、肝病、甲状腺疾病、肾脏疾病、肥胖、痛风等疾病引起。因偏食、暴饮暴食造成的肥胖，饮食不规律或嗜酒成癖，是引发高脂血症的重要因素。

宜吃食物

◎冬瓜、黑木耳、玉米、燕麦、南瓜、牛奶、酸奶、海参、泥鳅、蛙肉、鸽肉、甲鱼、鳝鱼、旱芹、紫茄、萝卜、洋葱、大蒜、豆腐、黄瓜、海带、香菇、金针菇、草莓、香醋及植物油等。

忌吃食物

◎牛髓、羊肝、猪肾、猪肥肉、猪油、猪脑、鸭脑、兔脑、鱼脑、鸡蛋黄、鸭蛋黄、鹅蛋黄、鹌鹑蛋黄、虾、蟹黄、鳗鱼、烟草、酒类。

食养原则

合理饮食调养，饮食提倡清淡，基本吃素，但不宜长期吃素，宜限制高脂肪、高胆固醇类饮食，不吃甜食和零食。多吃蔬菜和水果。宜低盐饮食，食油宜用豆油、花生油、菜油、麻油等。饥饱适度，每餐进食量以下一餐就餐前半小时有饥饿感为度，不宜采用饥饿疗法。绝对戒烟忌酒。提倡适量饮茶，茶叶中含有的儿茶酸有增强血管柔韧性、弹性和渗透性的作用，可预防血管硬化。

推荐药膳养生方

冬瓜玉米须

材料

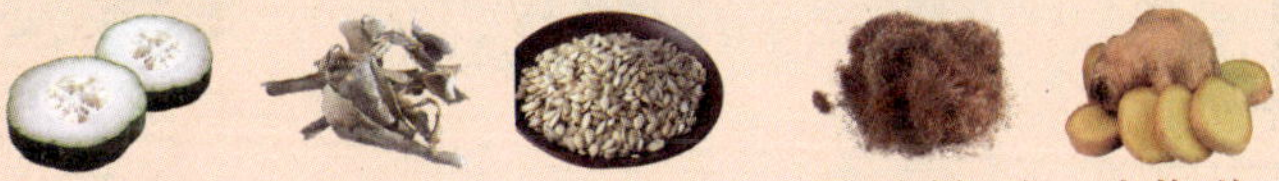

冬瓜肉100克 冬瓜皮50克 冬瓜子30克 老玉米须25克 老姜2片

做法

冬瓜须买带子的，先将冬瓜皮、肉、子切分开，并将冬瓜子剁碎；老玉米须洗净，装入小布袋；将所有材料加入3碗水，煮开后改小火再煮20分钟，便可滤汤取饮，冬瓜肉亦可进食。

红花糯米粥

材料

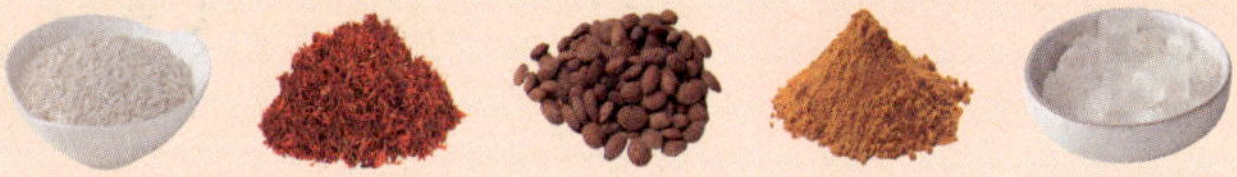

糯米100克 红花10克 桃仁10克 蒲黄5克 冰糖少许

做法

将红花、桃仁、糯米、蒲黄洗净，备用；糯米淘洗干净。把红花、桃仁、蒲黄放入净锅中，加水煎煮30分钟，捞出药渣。锅中再加入糯米煮成粥，加入少许冰糖即可。

山楂苹果羹

材料

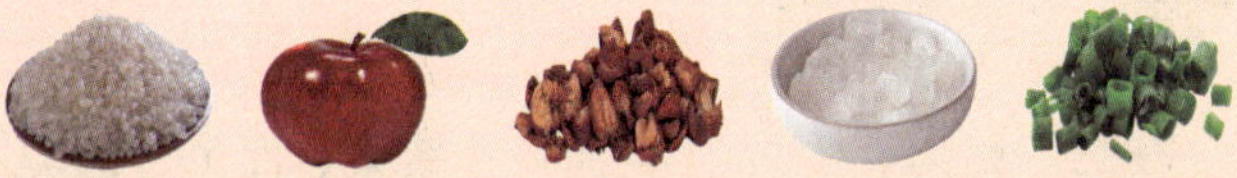

大米100克 苹果50克 山楂干20克 冰糖5克 葱花少许

做法

大米淘洗干净，用清水浸泡；苹果洗净切小块；山楂干用温水稍泡后洗净。锅置火上，放入大米，加适量清水煮至八成熟。再放入苹果、山楂干煮至米烂，放入冰糖熬融后调匀，撒上葱花便可。

木瓜牛蛙汤

材料

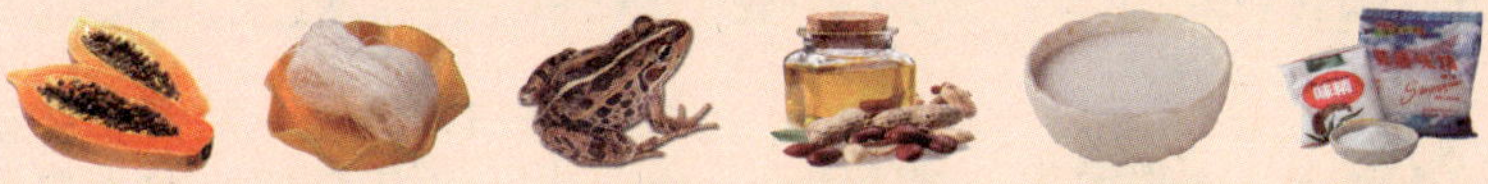

木瓜450克 粉丝50克 牛蛙400克 花生油5毫升 淀粉3克 味精1克

做法

木瓜去皮，洗净切块；粉丝洗净。牛蛙洗净，斩件，用花生油、姜丝、淀粉、糖、盐、味精拌匀，腌30分钟。砂锅放水煮沸后放入粉丝、木瓜，滚至木瓜熟后，放入牛蛙，用小火将牛蛙滚熟，加盐调味即成。

木耳炒山药

材料

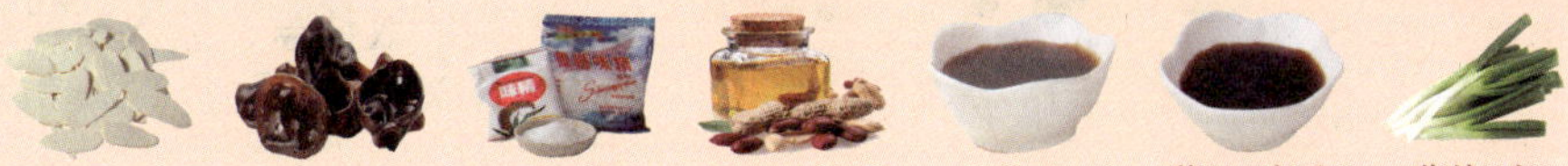

山药350克 水发木耳50克 味精2克 花生油适量 醋5克 酱油5毫升 葱片5克

做法

山药去皮，洗净切片；水发木耳洗净，切小片。山药放清水锅中，加适量醋焯水，捞出沥干水分备用。锅中加花生油烧热，下葱片爆香，放入山药片和木耳翻炒，加入盐、味精、醋、酱油炒匀装盘即成。

甲亢

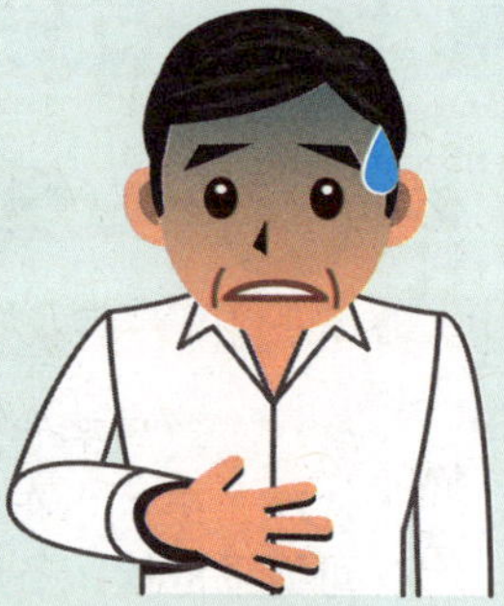

【病症简介】甲状腺功能亢进症简称“甲亢”，是由于甲状腺分泌过多的甲状腺激素，引起人体代谢率增高的一种疾病。分为甲状腺性甲亢、垂体性甲亢、异源性TSH综合征、卵巢甲状腺肿伴甲亢等。甲亢患者应少食多餐，不能暴饮暴食。

临床表现

◎甲状腺功能亢进症的患者早期常有头昏头痛、心情烦恼、心悸、胸闷及睡眠障碍等症状，还有怕热、出汗、食欲亢进、心率快及消瘦等。

致病原因

◎甲亢病的诱发与自身免疫、遗传和环境等因素密切相关，其中以自身免疫因素最为重要。多见于女性，男女患病率之比为1∶4，以中青年发病者最多。

宜吃食物

◎黄豆、小麦、小米、绿豆、猪肉、牛肉、猪脑、猪肠、鸭肉、菠菜、芹菜、牡蛎、冬瓜、黄瓜、西红柿、淡水鱼、鲤鱼、泥鳅等。

忌吃食物

◎海带、紫菜、海鲜、酒类、辣椒、花椒、生蒜、葱、韭菜、浓茶、咖啡、公鸡、公鸭、羊肉、狗肉、虾、蟹、鱼、包菜、香菜、花生、核桃、土豆。

推荐药膳养生方

柴胡白菜汤

材料

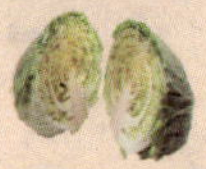
白菜200克

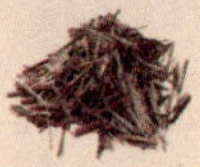
柴胡15克

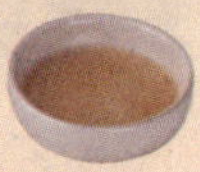
香油适量

做法：将白菜洗净，掰开；柴胡洗净，备用。锅中注水，放入白菜、柴胡，用小火煮10分钟。出锅时放入盐、味精，淋上香油即可。

地黄煲龙骨

材料

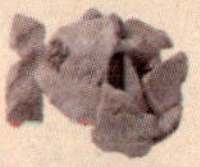
龙骨500克

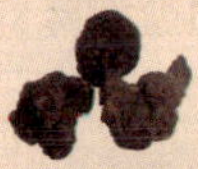
生地黄20克

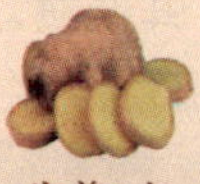
生姜5克

做法：龙骨洗净，斩成小段；生地黄洗净；生姜去皮，切片。龙骨炒至断生。取炖盅，放入材料和水，隔水炖60分钟，加盐、味精调味即可。

玫瑰蜂蜜茶

材料

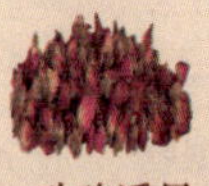
玫瑰适量

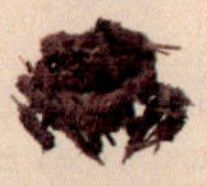
夏枯草适量

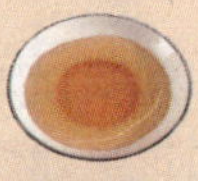
蜂蜜适量

做法：玫瑰、夏枯草洗净，放进杯碗中。往杯碗中注入开水冲泡。加入蜂蜜调味即可。

甲状腺肿大

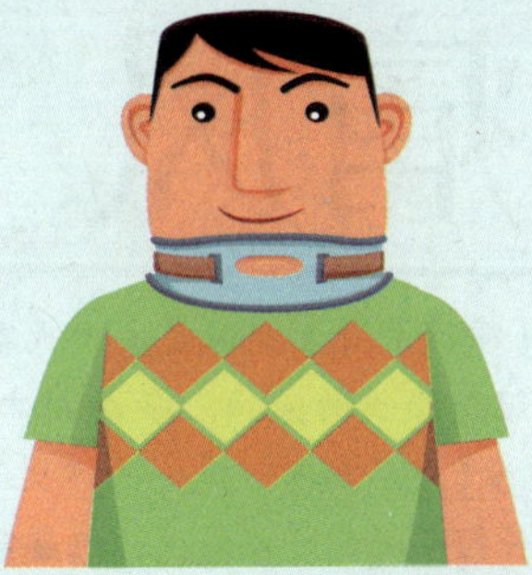

【病症简介】单纯性甲状腺肿俗称“粗脖子”、“大脖子”，是以缺碘为主的代偿性甲状腺肿大，多见于青春期，妊娠期和更年期，青年女性患者较多。甲状腺肿大患者宜补充碘元素，多食富含蛋白质和维生素的食物，忌食刺激性食物。

临床表现

◎焦虑、失眠、易紧张、肌肉无力、心跳加快、心律不齐、体重减轻、大便次数增加、体温升高、出汗、突眼、视力模糊、怕光、眼痛、易流泪等症状。

致病原因

◎遗传因素、放射、免疫因素、地理环境因素、碘缺乏、化学物质的刺激以及内分泌变化等多方面的因素综合刺激所导致的。

宜吃食物

◎紫菜、海带、海藻、海蜇、牡蛎、菠菜、大白菜、玉米、牛肉、鸡、鸭、鹅、鹌鹑、鸡蛋、鸭蛋、鹌鹑蛋、鱼、虾、谷物等。

忌吃食物

◎茶、咖啡、香烟、酒、辣椒、茴香、桂皮、花椒等。

推荐药膳养生方

海带炖排骨

材料

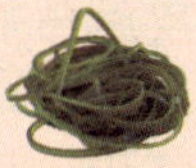
海带50克

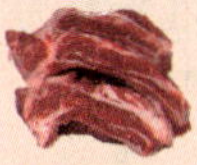
排骨200克

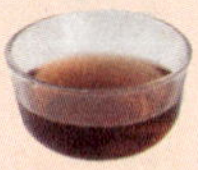
黄酒适量

做法

海带泡发，洗净切丝；排骨洗净，斩块。排骨煸炒，加入黄酒、盐、白糖、葱段、姜片和适量清水，烧至排骨熟透，加入海带烧至入味即可。

蛋花紫菜汤

材料

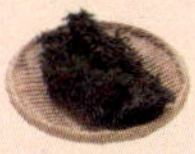
紫菜100克

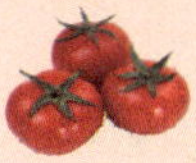
西红柿50克

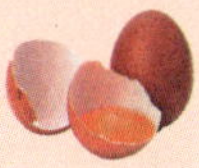
鸡蛋50克

做法

紫菜泡发洗净；西红柿洗净切块；鸡蛋打散。锅置于火上，加入油，注水烧沸，放入紫菜、鸡蛋、西红柿。再煮至沸时，加盐调味即可。

薏米拌海蜇

材料

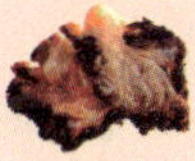
海蜇300克

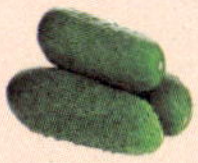
黄瓜200克

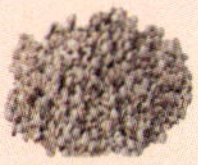
薏米50克

做法

海蜇洗净切丝，焯水后捞出；黄瓜洗净切丝；薏米洗净泡发，煮熟备用；生姜洗净切丝。将海蜇、薏米、黄瓜装入碗内，加调料拌匀即可。

痛风

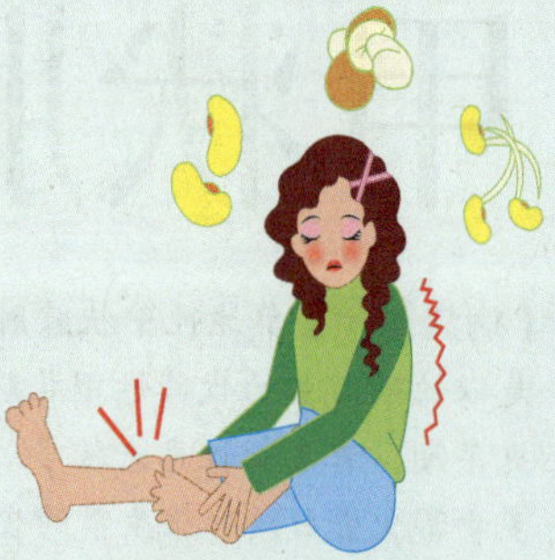

【病症简介】痛风是由于嘌呤代谢紊乱导致血尿酸增加而引起组织损伤的疾病。多发人体最低部位的关节剧烈疼痛，一般1～7天后痛像“风”一样吹过去了，所以叫“痛风”。痛风在任何年龄都可以发生，但最常见的是40岁以上的中年男人。

临床表现

◎无症状期表现为有高尿酸血症而无临床症状。发病时主要表现为痛风性关节炎、痛风结节、肾脏病变、发热和头痛等全身症状。

致病原因

◎由于各种原因导致形成尿酸的酶活性异常，从而导致尿酸过多，或各种因素导致肾脏排泌尿酸发生障碍，产生高尿酸血症，最终引发痛风。

宜吃食物

◎海带、樱桃、小米、糯米、土豆、芋头、白菜、萝卜、洋葱、西红柿、莴笋、葱、姜、蒜、橙、橘、苹果、梨、桃、香蕉、猪血、海参、海蜇皮等。

忌吃食物

◎动物内脏、动物肉类、凤尾鱼、沙丁鱼、白带鱼、鲢鱼、鲱鱼、青鱼、小鱼干、其他鱼蟹类、牡蛎、蛤蜊、肉汤、鱼汤、火锅汤、酵母粉等。

推荐药膳养生方

木瓜菠萝汁

材料

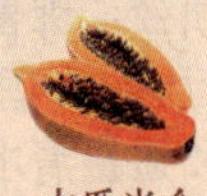
木瓜半个

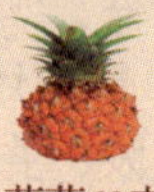
菠萝60克

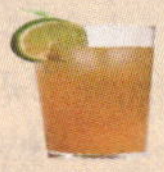
柠檬汁适量

做法

将木瓜和菠萝去皮后洗净，备用。将木瓜和菠萝均切成适量大小。将木瓜、菠萝、柠檬汁、冰水放入榨汁机一起搅打成汁。

苹果燕麦奶

材料

苹果1个

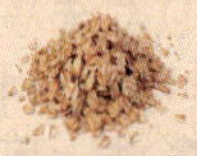
燕麦20克

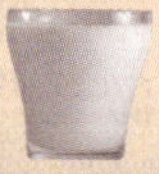
牛奶30毫升

做法

苹果洗净，切小块。将苹果、燕麦、牛奶加入冰沙机中拌匀。盛出后，加入白糖调味即可。

威灵仙草茶

材料

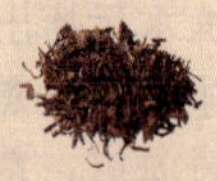
威灵仙10克

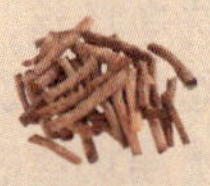
牛膝10克

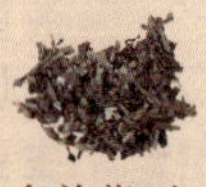
车前草5克

做法

先将威灵仙、牛膝、车前草洗净，放入茶杯。用开水冲泡威灵仙、牛膝、车前草，加盖焖十分钟即可。

第六章

药膳对症食疗
泌尿生殖科常见病

●泌尿生殖系统疾病包括泌尿系统的疾病和生殖系统的疾病，泌尿系统疾病发生的部位包括肾脏、输尿管、膀胱、尿道，可由身体其他系统病变引起，又可影响其他系统甚至全身，其主要的临床表现为排尿的改变、尿的改变、疼痛等。生殖系统的疾病可分为男性生殖系统疾病和女性生殖系统疾病，其已经严重影响了人们的生活，特别是女性生殖系统疾病，已经成为全球范围内危害严重的重要传染病之一，具有患病率高、无症状比例高、不就诊的比例高和得不到合理治疗比例高的特点。本章选取了8种泌尿生殖系统的常见慢性病，对于每一种病症，我们从病症简介、临床表现、致病原因、食养原则等方面进行了详细的介绍，并随之列举出其类疾病患者日常宜吃和忌吃的多种食物，相应地推荐了3~5个食疗方，以防治泌尿生殖科常见病。

尿路感染

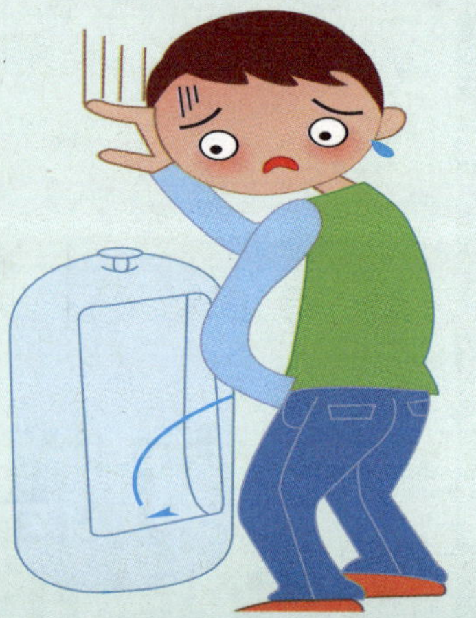

【病症简介】尿路感染是指尿道黏膜或组织受到病原体的侵犯从而引发的炎症，根据感染部位，尿路感染可分为上尿路感染和下尿路感染，前者为肾盂肾炎，后者主要为膀胱炎。根据有无基础疾病，尿路感染还可分为复杂性尿路感染和非复杂性尿路感染。

临床表现

◎肾盂肾炎的临床表现主要为寒战、发热、头痛、恶心、呕吐、食欲不振等全身症状，尿频、尿急、尿痛等膀胱刺激征，腰痛或下腹部痛。膀胱炎主要表现为尿频、尿急、尿痛、白细胞尿、血尿等尿路刺激症状，少数患者也可出现腰痛、低热等。

致病原因

◎几乎各种感染源均可引起下尿路感染，但以细菌感染最为常见。尿路感染主要是由单一细菌引起的，其病原菌为大肠埃希杆菌。本病好发于育龄女性，男女比例约为1∶8。

宜吃食物

◎冬瓜、马齿苋、豆类、乌鸡、葡萄、苦瓜、西红柿、上海青、鸭肉、牛奶、薏米、莲子、鸡蛋、鸭蛋、鹌鹑蛋、大蒜等。

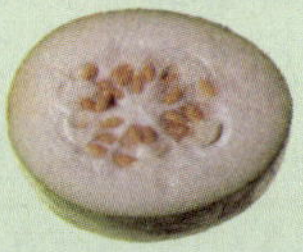

忌吃食物

◎酒精饮料、蔗糖、蜂蜜、花生、乳酪、水果干、土豆、玉米、红薯、带鱼、螃蟹、蘑菇、竹笋、桃子、葱、韭菜、胡椒、生姜、猪头肉、鸡肉、羊肉、狗肉及油腻食物等。

食养原则

尿路感染患者宜选用具有抑制大肠杆菌及加速消炎排尿功能的中药材和食材，要多喝水，最好可以保证每天的摄入量为1500～2000毫升；宜以清淡、富含水分的食物为主，如各种新鲜蔬果、汤类等；多吃有增强肾脏免疫功能、清热解毒、利尿通淋作用的食物；忌食猪头肉、鸡肉、蘑菇、带鱼、螃蟹、竹笋、桃子等发物；忌食刺激性食品，如葱、韭菜、蒜、胡椒、生姜等；忌食羊肉、狗肉及油腻食物等温热性食物。

推荐药膳养生方

薏米绿豆粥

材料

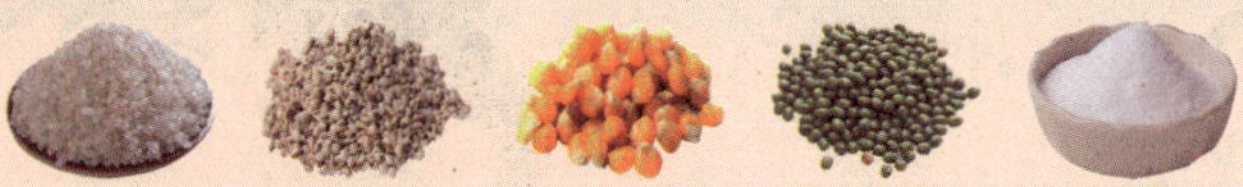

大米60克 薏米40克 玉米粒30克 绿豆30克 盐2克

做法

大米、薏米、绿豆均泡发洗净；玉米粒洗净。锅置火上，倒入适量清水，放入大米、薏米、绿豆，以大火煮至开花。加入玉米粒煮至浓稠状，调入盐拌匀即可。

青螺煲鸭肉

材料

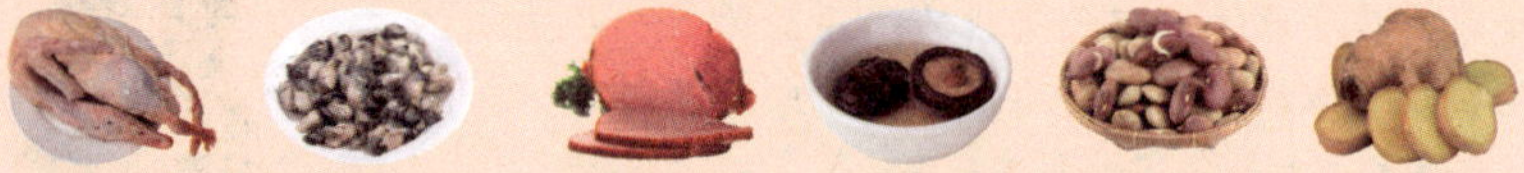

鸭半只 鲜青螺肉200克 熟火腿25克 水发香菇150克 白扁豆30克 姜片10克

做法

将鸭肉洗净，煮熟捞出；青螺肉洗净备用。转放砂锅中，加水旺火烧开，转小火煲至六成熟时，加盐、冰糖。将火腿、香菇洗净，切丁，与净青螺、白扁豆、姜片一同入砂锅继续煲至熟烂。

黄柏排骨汤

材料

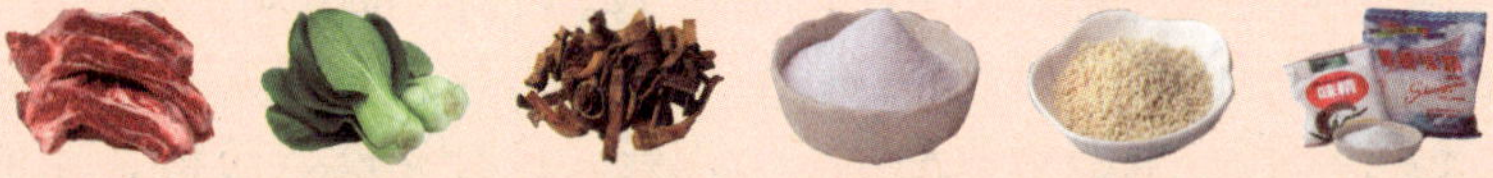

排骨500克 上海青1000克 黄柏15克 盐适量 鸡精5克 味精3克

做法

上海青洗净，切段，备用；黄柏洗净，备用。排骨洗净，切成小段，用盐腌8小时至入味。锅上火，注适量清水，放入排骨、黄柏和上海青一起煲3小时，调入鸡精、味精拌匀即可。

苦瓜牛蛙汤

材料

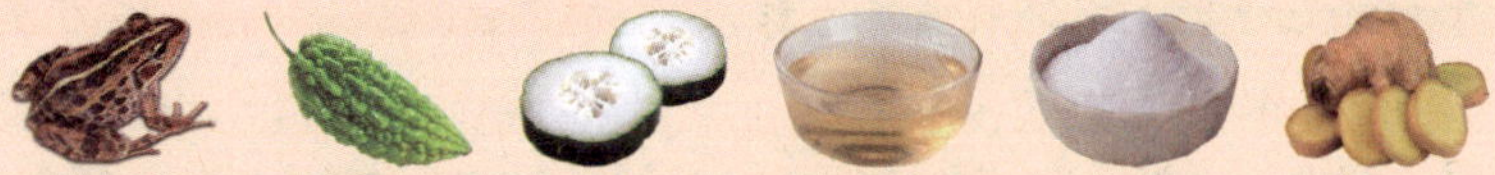

牛蛙250克 苦瓜200克 冬瓜100克 清汤适量 盐6克 姜片3克

做法

将苦瓜去子，洗净，切厚片，用盐水稍泡；冬瓜洗净，切片备用。牛蛙治净，斩块，汆水备用。净锅上火倒入清汤，调入盐、姜片烧开，下入牛蛙、苦瓜煲至成熟即可。

荠菜生姜粥

材料

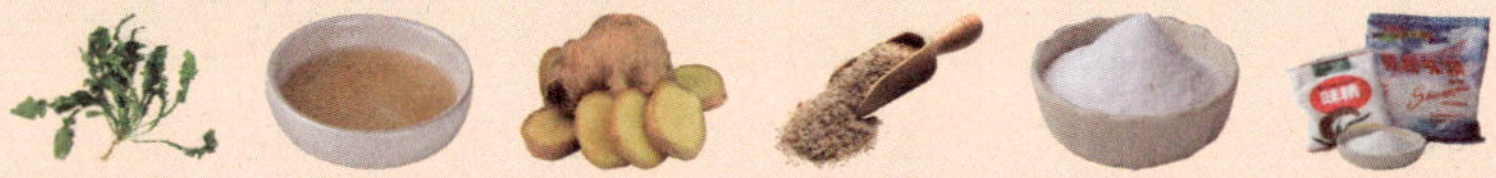

鲜荠菜1000克 香油20克 生姜6克 粳米100克 盐 味精各少许

做法

将鲜荠菜洗干净，备用。先煮粳米粥约七成熟时，下荠菜和生姜，煮至粥熟，调入少许盐和味精。再加入香油，淋于粥面即成。

肾炎

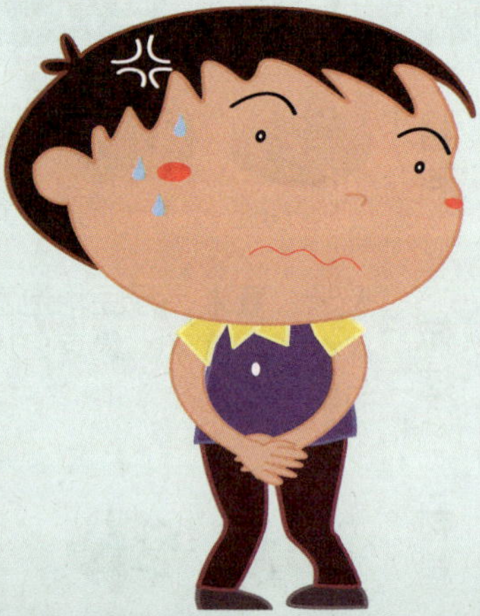

【病症简介】肾炎是两侧肾脏非化脓性的炎性病变，分为急性肾炎和慢性肾炎两种，急性肾炎是一种由于感染后变态反应引起的两侧肾脏弥漫性肾小球损害为主的急性疾病。慢性肾炎是各种原发性肾小球疾病导致的一组长病程的（甚至数十年）以蛋白尿、血尿、水肿、高血压为临床表现的疾病，此病尤以青壮年男性发病率高。

临床表现

◎急性肾炎起病急，感染后1~3周出现血尿、蛋白尿、水肿、少尿等症。慢性肾炎以血尿、蛋白尿、高血压、水肿为基本的临床表现，起病多缓慢。部分患者无明显症状，只是偶尔有轻度水肿、血压轻度升高，也有乏力、疲倦、腰痛、眼睑和下肢水肿、血尿、蛋白尿等症状。

致病原因

◎肾炎的病因多种多样，临床所见的肾小球疾病大部分属于原发性。慢性肾炎的发生与许多因素有关，如遗传、感染、自身免疫、药物、环境等。而其中，免疫损伤是最重要的影响因素，参与引起大部分的肾小球疾病。

宜吃食物

◎黄花菜、竹笋、冬瓜、黄瓜、玉米、薏米、紫菜、海带、海藻、冬菇、西红柿、蘑菇、白菜、黄蘑、苹果、草莓、葡萄、橙子、山楂、西红柿、胡萝卜、南瓜、鱼汤、米饭、植物油、淡水鱼。

忌吃食物

◎皮蛋、咸鸭蛋、火腿、咸板鸭、虾米、咸萝卜干、咸菜、豆腐乳、面酱、酱油、葱、大蒜、生姜、咖喱、芥末、胡椒、辣椒、肉桂、茴香、花椒、韭菜、猪头肉、带鱼等。

食养原则

以低蛋白、低磷、高维生素的饮食为主。蛋白的摄入量以每天0.6克/千克体重为宜。宜吃米面杂粮、藕粉、甘蔗、山药、蜂蜜、白糖、各种果汁饮料等糖类食品及淀粉类食品，同时宜吃富含维生素C、胡萝卜素、核黄素之类的新鲜蔬菜瓜果。

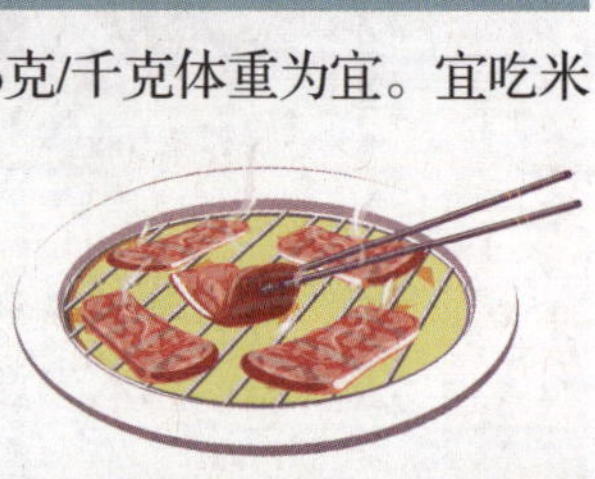

推荐药膳养生方

红豆茉莉粥

材料

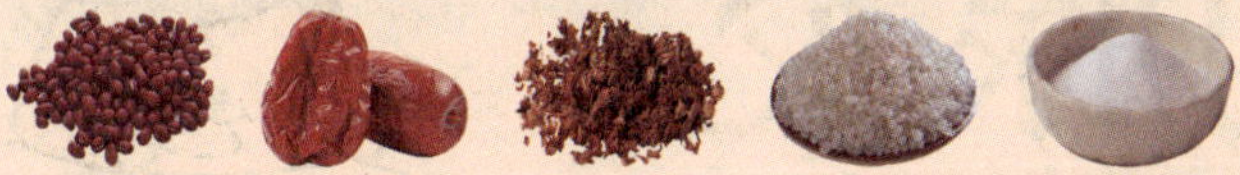

红豆20克　红枣20克　茉莉花8克　大米80克　白糖4克

做法

大米、红豆均洗净泡发；红枣洗净，去核，切片；茉莉花洗净。锅置火上，倒入清水，放入大米与红豆，以大火煮开。再加入红枣、茉莉花同煮至粥呈浓稠状，调入白糖拌匀，出锅即可食用。

泽泻瘦肉汤

材料

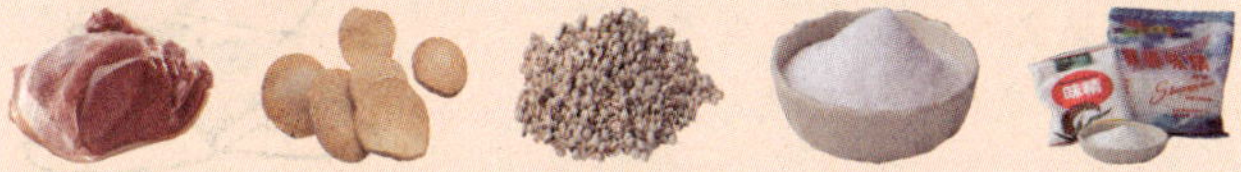

猪瘦肉60克　泽泻30克　薏米1克　盐3克　味精2克

做法

猪瘦肉洗净，切件；泽泻、薏米洗净。把全部材料放入锅内，加适量清水，大火煮沸后转小火煲1~2小时，拣去泽泻调入盐和味精即可。

玉米须鲫鱼

材料

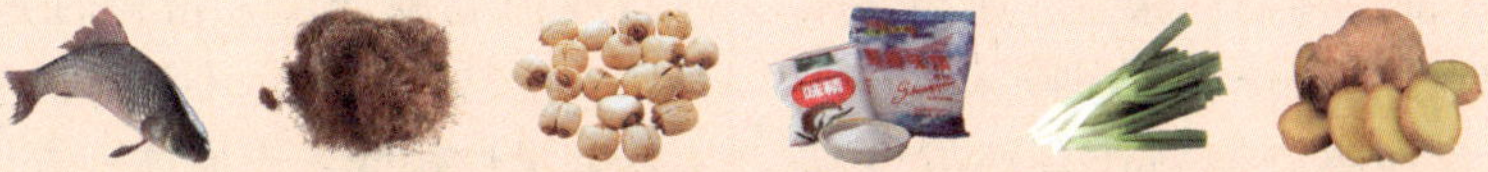

鲫鱼450克　玉米须150克　莲子5克　味精3克　葱段5克　姜片5克

做法

将鲫鱼治净，在鱼身上打上花刀。玉米须洗净；莲子洗净备用。锅上火倒入油，将葱段、姜片炝香，下入鲫鱼略煎，倒入水，加入玉米须、莲子炖至熟，调入盐、味精即可。

茯苓煲乳鸽

材料

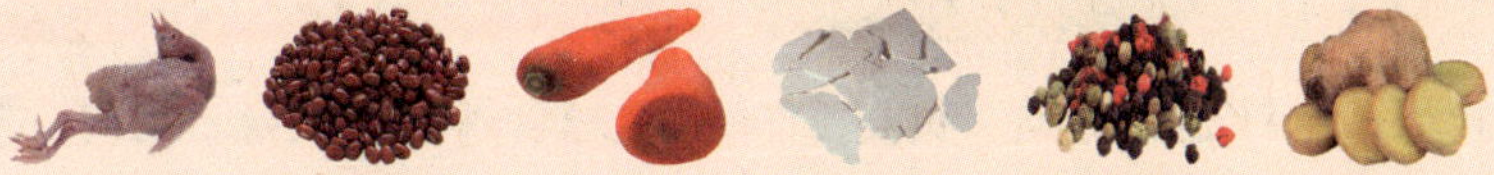

乳鸽1只　赤小豆100克　胡萝卜50克　茯苓10克　胡椒粉2克　姜10克

做法

乳鸽洗净，氽烫。胡萝卜去皮洗净切片；赤小豆洗净泡发；茯苓洗净；姜去皮，洗净，切片。锅上火，放入清水、姜片、赤小豆、茯苓、乳鸽、胡萝卜片，大火烧开后，转用小火煲约2小时，调入盐、胡椒粉即可。

海藻猪蹄汤

材料

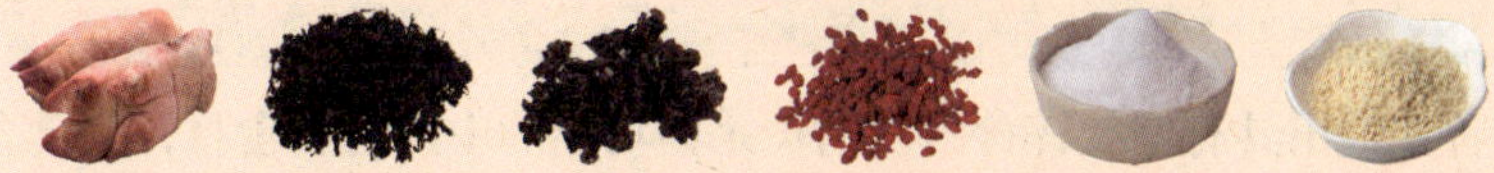

猪蹄150克　海藻10克　黑木耳少许　枸杞少许　盐3克　鸡精3克

做法

猪蹄洗净，斩块，氽水后捞起洗净；海藻洗净，浸水片刻；黑木耳洗净，泡发撕片；枸杞洗净泡发。将猪蹄、枸杞放入砂煲，倒上适量清水，大火烧开，下入海藻、黑木耳，改小火炖煮1.5小时，加盐、鸡精调味即可。

前列腺炎

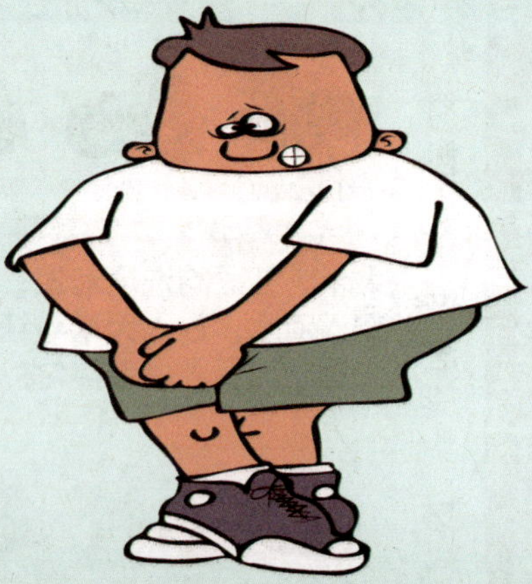

【病症简介】前列腺炎是指前列腺特异性和非特异性感染所致的急慢性炎症，从而引起全身或局部的某些症状。主要发于成年男性。慢性前列腺炎发病率非常高，预防慢性前列腺炎，要注意补充锌，并且改变酗酒、贪食油腻食物、长期久坐不动、性生活过频、手淫过多等不良的生活习惯。

临床表现

◎会阴、阴茎、肛周部、尿道、耻骨部或腰骶部等部位疼痛；尿急、尿频、尿痛和夜尿增多，可伴有血尿或尿道脓性分泌物；急性感染期，伴有寒战、高热、乏力等全身症状。慢性前列腺炎患者可能有性功能障、焦虑、抑郁、失眠、记忆力下降等症状。

致病原因

◎引起前列腺炎的原因包括：前列腺结石或前列腺增生、淋菌性尿道炎等疾病，经常性酗酒，不注意时受凉，邻近器官炎性病变，支原体、衣原体、脲原体、滴虫等非细菌性感染。经常大量饮酒、吃刺激性食物者，长时间固定坐姿者很容易导致前列腺炎。

宜吃食物

◎牡蛎、腰果、金针菇、鱼类、贝类、莴笋、西红柿、冬瓜皮、南瓜子、花生、洋葱、葱、蒜、花菜、西瓜、苹果、马蹄、柚子、小麦、糙米、牛肉、鸡蛋、蜂蜜、绿豆等。

忌吃食物

◎忌食辣椒、生姜、狗肉、羊肉、榴莲等辛辣刺激性食物；忌烟、酒等。

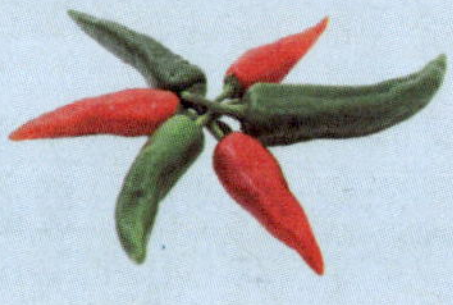

食养原则

前列腺炎患者宜选用具有增加锌含量及消炎杀菌功能的中药材和食材；宜食含脂肪酸多的食物；宜食新鲜水果、蔬菜、粗粮及大豆制品，宜食具有利尿通便作用的食物；忌食辛辣刺激性食物及烟、酒等。

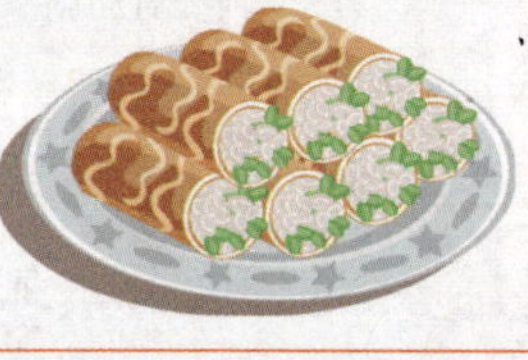

推荐药膳养生方

薏米鲫鱼汤

材料

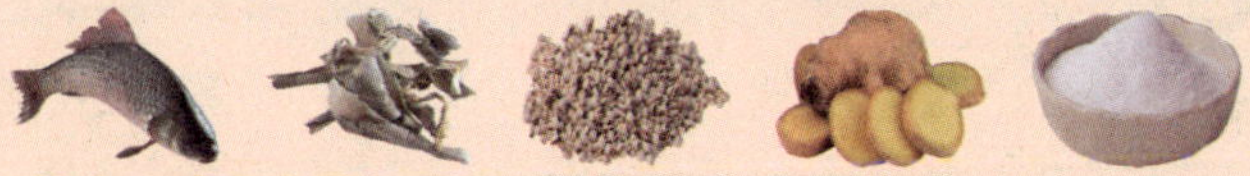

鲫鱼250克 冬瓜皮60克 薏米30克 生姜3片 盐少许

做法

将鲫鱼剖洗干净，去内脏，去鳃；冬瓜皮、薏米分别洗净。将鲫鱼、冬瓜皮、薏米、生姜放进汤锅内，加适量清水，盖上锅盖。用中火烧开，转小火再煲1小时，加盐调味即可。

车前田螺汤

材料

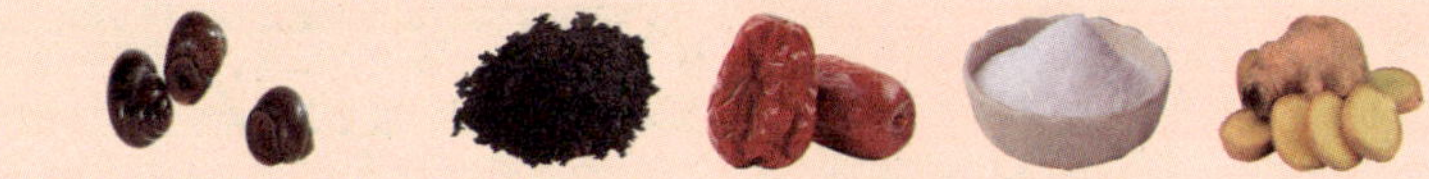

田螺（连壳）1000克 车前子50克 红枣10个 盐适量 生姜适量

做法

先用清水浸养田螺1～2天，经常换水以漂去污泥，洗净，钳去尾部。用纱布包好洗净的车前子；红枣洗净；生姜切丝备用。把田螺、车前子、红枣放入开水锅内，大火煮沸，改小火煲2小时，加盐调味即可。

茯苓猪骨汤

材料

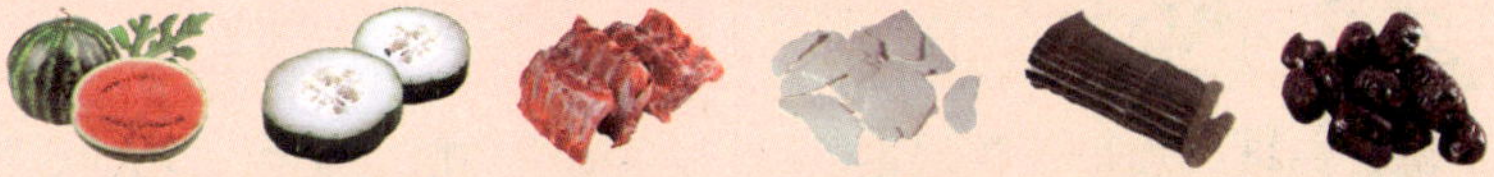

西瓜500克 冬瓜500克 猪骨600克 茯苓15克 杜仲10克 蜜枣5枚

做法

将冬瓜、西瓜洗净，切块；蜜枣洗净；猪骨斩件洗净，入沸水中汆去血水。茯苓、杜仲洗净，备用。将清水2000毫升放入瓦煲内，煮沸后加入冬瓜、西瓜、茯苓、杜仲、猪骨，大火煲开后，改用小火煲3小时，加盐调味即可。

党参煲牛蛙

材料

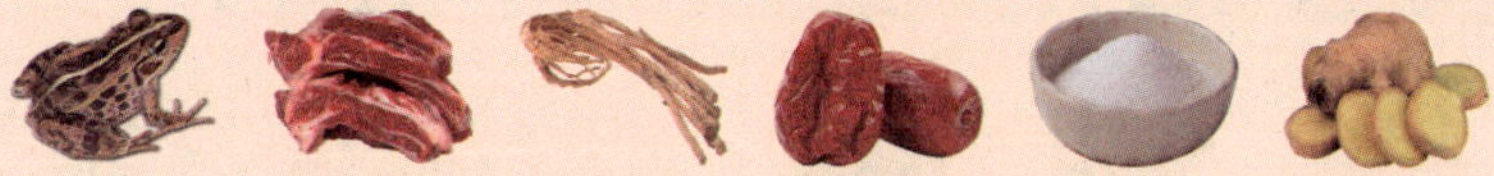

牛蛙200克 排骨50克 党参 红枣各10克 白糖5克 姜10克

做法

牛蛙治净，切成块；排骨洗净，剁成块；姜洗净，切片；党参、红枣均洗净。瓦煲内注入清水，加入姜、牛蛙、排骨、党参、红枣，用中火先煲30分钟。调入盐、白糖、胡椒粉，煲10分钟即可。

香菇牡蛎汤

材料

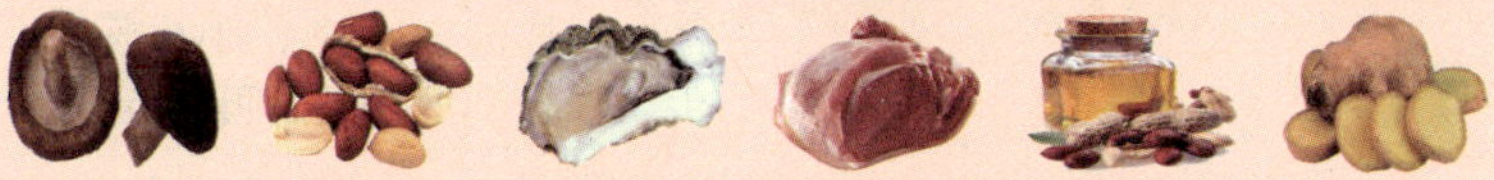

香菇25克 花生40克 牡蛎250克 猪瘦肉200克 花生油10克 姜2片

做法

香菇去蒂，浸泡洗净；花生洗净，浸泡1小时；牡蛎洗净汆水；猪瘦肉洗净。炒锅将牡蛎爆炒至微黄。将清水2000毫升放入瓦煲内，煮沸后放入香菇、花生、牡蛎、猪瘦肉，大火煮沸后，改用小火煲3小时，加盐调味即可。

阳痿

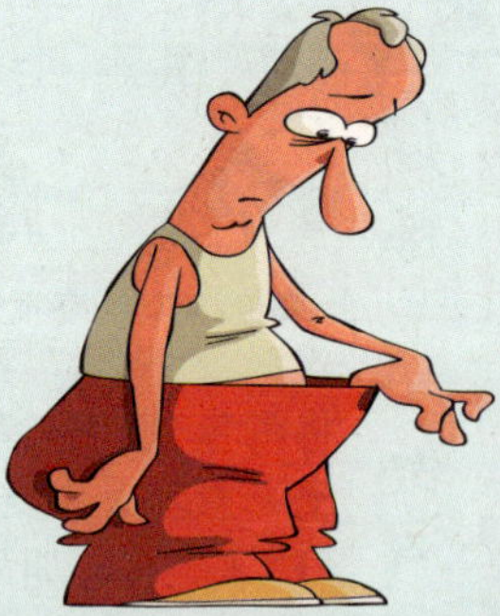

【病症简介】阳痿是指男性阴茎勃起功能障碍，表现为男性在有性欲的情况下，阴茎不能勃起或能勃起但不坚硬，不能进行性交活动。多发于中老年人。阳痿患者应慎食肥腻、过甜、过咸的食物。

临床表现

◎①阴茎不能完全勃起或勃起不坚，不能顺利完成正常的性生活。②偶有发生阳痿，可能是一时紧张或劳累所致，不属于病态。

致病原因

◎精神方面的因素，因某些原因产生紧张心情；手淫成习，性交次数过多，使勃起中枢经常处于紧张状态。

宜吃食物

◎牛鞭、羊鞭、泥鳅、鸡蛋、鹌鹑蛋、海藻、洋葱、枸杞、山药、韭菜、土豆、西红柿、西蓝花、羊腰、猪腰、腰果、板栗、苹果、荔枝等。

忌吃食物

◎动物内脏、肥肉、奶油、咖啡、碳酸饮料、浓茶、酒等。

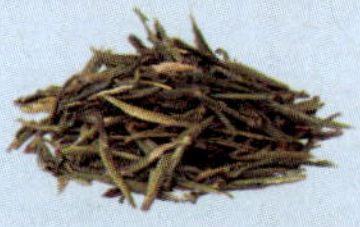

推荐药膳养生方

鹿茸羊肉汤

材料

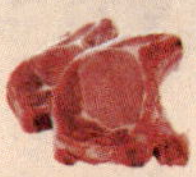
羊肉300克

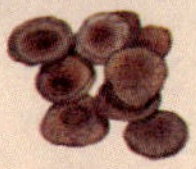
鹿茸5克

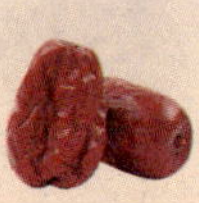
红枣5颗

做法

将羊肉洗净，切块。鹿茸、红枣洗净备用。净锅上火倒入水，调入盐，下入羊肉、鹿茸、红枣，煲至成熟即可。

牛鞭汤

材料

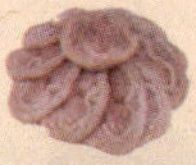
牛鞭1副

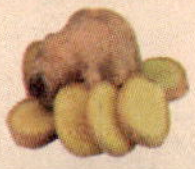
姜1块

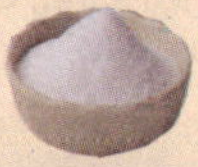
盐适量

做法

牛鞭切段，放入沸水中汆烫，捞出洗净；姜洗净，切片。将牛鞭、姜片放入锅中，小火慢炖约30分钟。起锅前加盐调味即成。

葱烧海参

材料

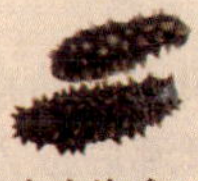
水发海参1个

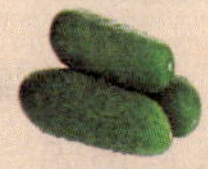
黄瓜适量

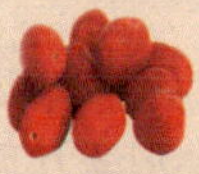
圣女果适量

做法

黄瓜、圣女果切片；海参切段，水加料酒以小火煨20分钟，捞起。油锅下花椒炸香，放葱段、海参、盐和适量水，小火烧入味，摆盘即可。

早泄

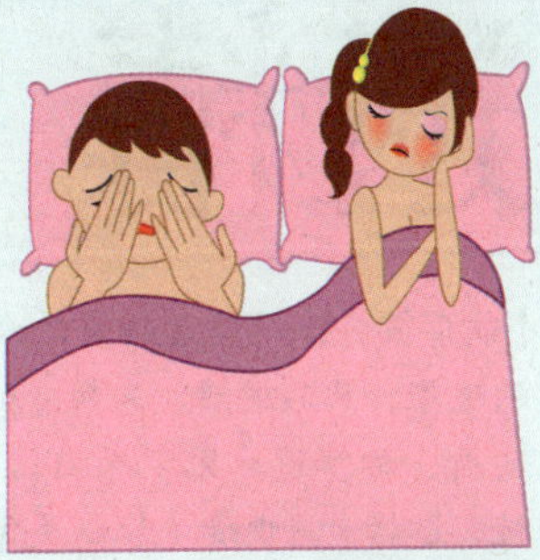

【病症简介】早泄是指男子在阴茎勃起之后，未进入阴道之前或正当纳入以及刚刚进入而尚未抽动时便已射精，阴茎也随之疲软并进入不应期。易发于工作压力大、精神紧张、房事频繁、手淫过度者。

临床表现

◎尚未达到性高潮便射精，随后阴茎疲软，双方达不到性满足即泄精而萎软；伴有精神抑郁、焦虑或头晕、神疲乏力、记忆力减退等全身症状。

致病原因

◎早泄多半是由于大脑皮层抑制过程的减弱、高级性中枢兴奋性过高、对脊髓初级射精中枢的抑制过程减弱以及骶髓射精中枢兴奋性过高所引起。

宜吃食物

◎枸杞、韭菜、海马、狗肉、羊肉、羊肾、狗肾、猪腰、羊腰、牡蛎、鹿肉、鹿鞭、牛鞭、枣、青枣、葡萄、蜂蜜、芝麻、核桃、山药等。

忌吃食物

◎辣椒、胡椒、花椒、葱、姜、蒜、茴香、河蚌、鸭、冬瓜、茄子、冷饮、田螺、蟹、柿子、绿豆、红薯、白萝卜、苦瓜、莴笋、田螺、牡蛎等。

推荐药膳养生方

北芪炖乳鸽

材料

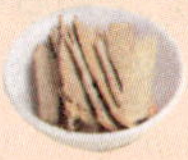

北芪30克

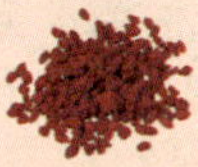

枸杞30克

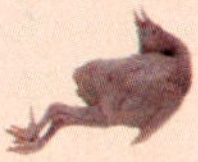

乳鸽200克

做法

先将乳鸽去毛及内脏，洗净，斩件；北芪、枸杞洗净，备用。将乳鸽与北芪、枸杞同放炖盅内，加适量水，隔水炖熟。加盐调味即可。

桑螵蛸鸡汤

材料

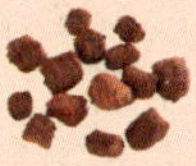

桑螵蛸10克

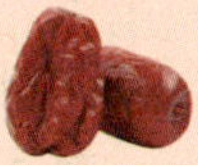

红枣8颗

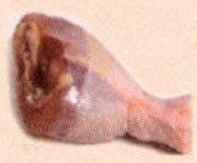

鸡腿1只

做法

鸡腿剁块氽烫，捞起冲净；桑螵蛸、红枣洗净；一起盛入砂锅中，加7碗水以大火煮开，转小火续煮30分钟。加入鸡精、盐调味即成。

海马龙骨汤

材料

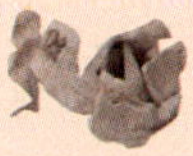

龙骨220克

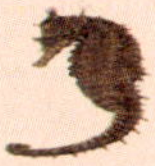

海马2只

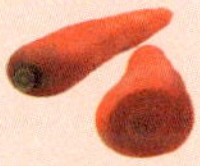

胡萝卜50克

做法

龙骨斩件，洗净氽水；胡萝卜洗净去皮切块；海马洗净；放入炖盅内，加适量清水炖2小时。最后放入味精、盐、鸡精调味即可。

遗精

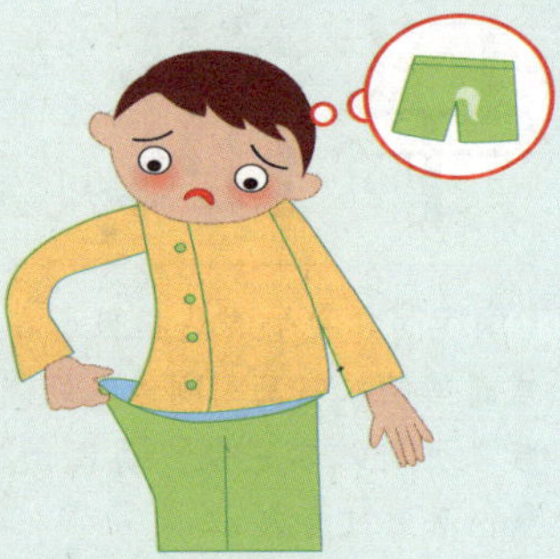

【病症简介】遗精是指男性在没有性交的情况下精液自行泻出的现象，又名遗泄、失精。分为梦遗和滑精两种，在梦境中之遗精，称梦遗；无梦而自遗者，称为滑精。易发于中青年男性。遗精者应慎食辛辣以及含有咖啡因和茶碱的食物饮品等。

临床表现

◎梦遗为一夜2~3次或每周2次以上；滑精一夜2~3次或每周2次以上。全身伴有神疲乏力、精神萎靡、困倦、腰膝酸软、失眠多梦或记忆力衰退等症。

致病原因

◎患者性知识缺乏，3/4常看黄色书刊或者色情电影，过度疲劳，外生殖器以及附属性腺的炎症刺激等；体内贮存精子达到一定量时，也可能发生遗精。

宜吃食物

◎芡实、龙骨、山茱萸、莲子、百合、牡蛎、紫菜、羊肉、猪肉、猪腰、猪尾、山药、枸杞、核桃、甲鱼、柏子仁、酸枣仁、鸡蛋等。

忌吃食物

◎酒、辣椒、胡椒、葱、姜、蒜、肉桂、咖啡、浓茶、碳酸饮料等。

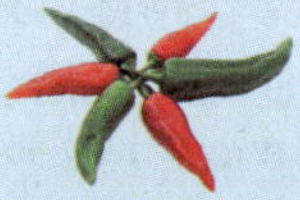

推荐药膳养生方

芡实猪尾汤

材料

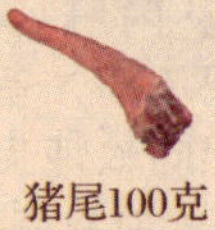
猪尾100克

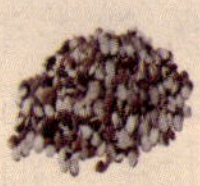
芡实适量

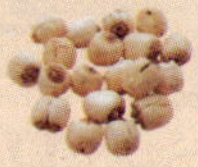
莲子适量

做法：猪尾洗净，剁块；芡实、莲子洗净。猪尾在开水中汆烫，捞起洗净。把材料放入炖盅，大火烧开，改小火煲2小时，加盐调味即可。

甲鱼芡实汤

材料

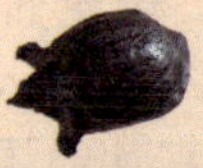
甲鱼300克

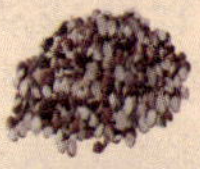
芡实10克

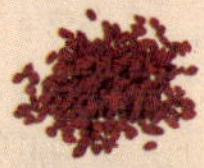
枸杞5克

做法：将甲鱼治净，斩块，汆水。芡实、枸杞洗净备用。净锅上火倒入水，调入盐、姜片，下入甲鱼、芡实、枸杞煲至熟即可。

山药鸡蛋汤

材料

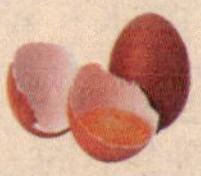
鸡蛋 1 个

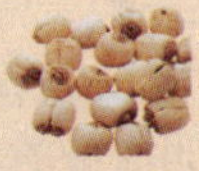
去心莲子

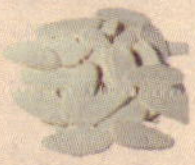
山药各 9 克

做法：山药、莲子洗净，备用。将莲子、芡实、山药熬成药汤。加入鸡蛋煮熟，汤内再加入冰糖即可。

血精

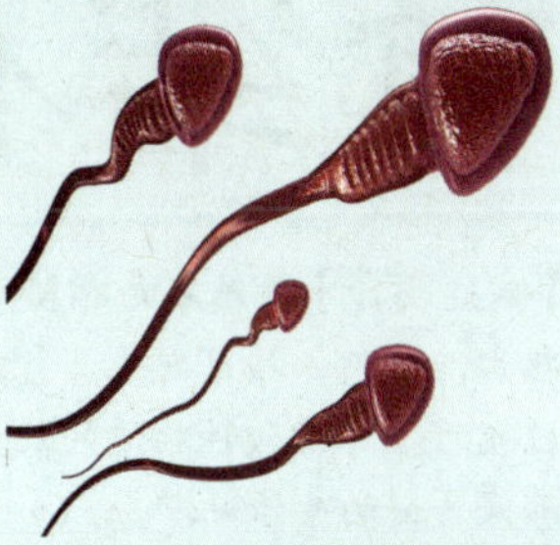

【病症简介】血精是男性生殖系统疾病之一，其主要症状是性交时射出红色精液，多见于现代医学的精囊炎，临床较为少见。患者在患病期间要适当减少工作量，避免高强度的锻炼；在治疗期间要注意生殖器的卫生，多运动，增加身体的免疫能力。

临床表现

◎本症常出现排精胀痛感，精液呈鲜红色或暗红色；或排精坠痛感，精液呈深红色；或阴部疼痛或刺痛，痛引睾丸、阴茎，精液呈暗紫或夹有血块。

致病原因

◎中医认为，血精多由于病人肾阴不足，相火偏旺，迫血妄行；或因房事过多，血络受损，血随精流；或因湿热下注，熏蒸精室，血热妄行所致。

宜吃食物

◎绿豆、赤小豆、马蹄、苋菜、木耳、西瓜、甘蔗、银耳、菌菇类、西红柿、桑葚、百合、当归、赤芍、丹参、川芎、红花、三七、元胡等。

忌吃食物

◎忌吃辛辣以及刺激性强的食物，像生姜、辣椒、花椒，忌烟酒，因为烟酒会加重前列腺以及精囊的负担。

推荐药膳养生方

马齿苋荠菜汁

材料：

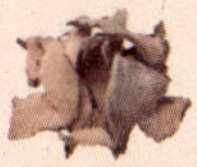

萆薢10克

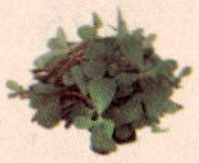

鲜马齿苋50克

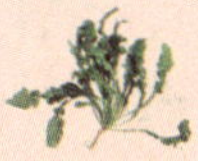

鲜荠菜50克

做法：把马齿苋、荠菜洗净浸泡后连根切碎，榨成汁。榨后的渣和萆薢用温开水浸泡，重复榨汁，合并两次的汁过滤，用小火煮沸即可饮用。

绿豆苋菜粥

材料：

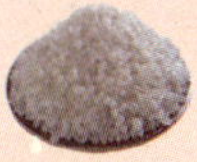

大米40克

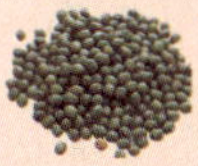

绿豆40克

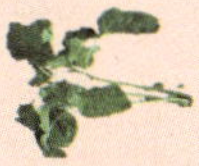

苋菜30克

做法：大米、绿豆泡发洗净；苋菜洗净切碎；大米、绿豆煮至开花，加适量枸杞。待煮至浓稠状时，加入苋菜、冰糖稍煮即可。

赤芍银耳饮

材料：

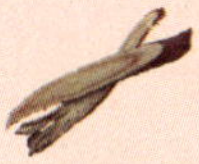

赤芍10克

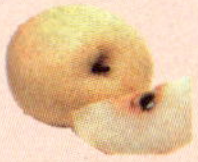

梨子1个

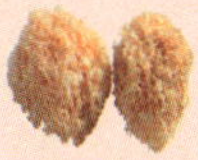

罐头银耳300克

做法：赤芍洗净，梨子洗净切块。锅中加入赤芍，加上适量的清水煎煮成药汁。去渣取汁后加入梨、罐头银耳煮沸，加入适量白糖即可食用。

肾结石

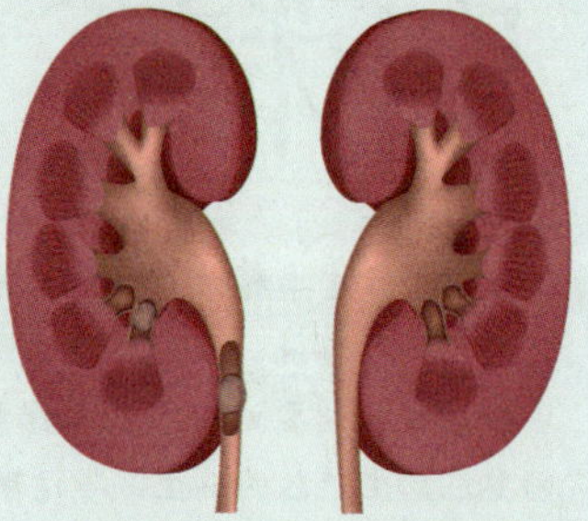

【病症简介】肾结石是指结石发生于肾盏、肾盂以及输尿管连接部。任何人均可发生。肾结石患者应保持良好的心情，压力过重可能导致酸性物质的沉积；要保持生活规律，切忌熬夜，养成良好的生活习惯。

临床表现

◎肾结石患者轻者可无任何症状，而重者可有肾绞痛、肾功能衰竭、中毒性休克，甚至死亡。

致病原因

◎肾结石形成的主要原因是饮食，如过多摄入含草酸较高的食物，过多摄入含嘌呤较高的食物，过多摄取脂肪和糖分等，都可能导致肾结石。

宜吃食物

◎紫菜、木瓜、竹笋、土豆、香菇、白菜、包菜、荷叶、海带、西瓜、栗子、胡萝卜、西蓝花、杏仁、香瓜、南瓜、牛肝等。

忌吃食物

◎牛奶、干酪、奶油及其他乳制品，豆类、芹菜、青椒、香菜、菠菜、草莓、葡萄、巧克力、酒精、咖啡因、茶无花果干、羊肉、红茶等。

推荐药膳养生方

石韦蒸鸭肉

材料

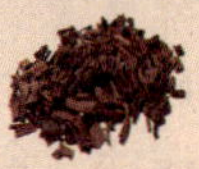

石韦10克

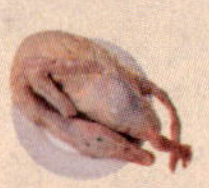

鸭肉300克

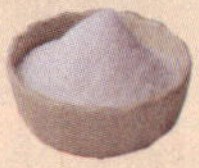

盐适量

做法

石韦用清水冲洗干净，用布袋包好。混入杀好去骨洗净的鸭肉中，加清汤，上笼蒸至鸭肉熟烂。捞起布袋丢弃，加盐调味即可。

金钱草煲蛙

材料

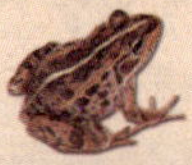

牛蛙2只

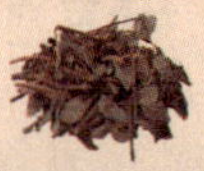

金钱草30克

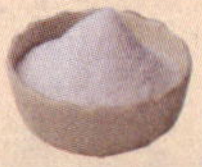

盐5克

做法

金钱草洗净，用小火约煲30分钟后，取汁。牛蛙宰洗干净，去皮斩块，投入沙锅内。加入盐与药汁，一同煲至熟烂即可。

凉拌双笋

材料

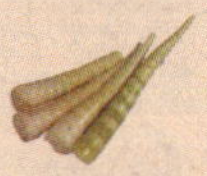

竹笋500克

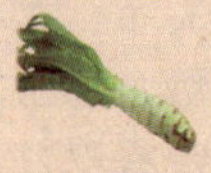

莴笋250克

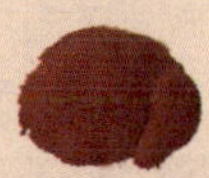

海金沙10克

做法

竹笋、莴笋去皮、洗净、切片，于锅中焯水至熟，捞出沥干。海金沙洗净煎煮，取汁。双笋盛入碗内，加入药汁、盐、味精和白糖拌匀，淋入香油即成。

第七章

药膳对症食疗妇科常见病

●妇科疾病主要指的是女性生殖系统疾病，包括阴道、子宫、输卵管及卵巢等疾病，是女性常见病、多发病，严重影响着女性的健康，导致妇科疾病的病因是多种多样的，如七情、六欲、饮食、劳逸、房室、外伤等，只有全面、正确地把好妇科众病的关，才能真正活出女人的风采。本章介绍了15种常见的妇科疾病，对于每一种病症，我们从病症简介、临床表现、致病原因、食养原则等方面进行了详细的介绍，并随之列举出其类疾病患者日常宜吃和忌吃的多种食物，相应地推荐了3~5个食疗方，以防治妇科之种种常见疾病。

月经不调

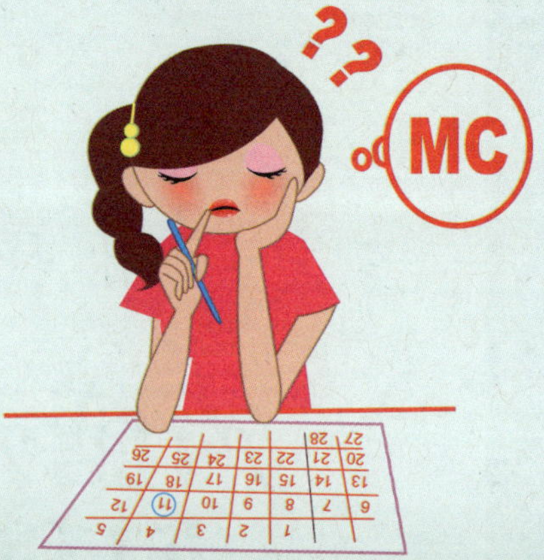

【病症简介】月经不调，也称月经失调，表现为月经周期或出血量的异常，或是月经前、经期时的腹痛及全身症状。贫血、体质虚弱的女性较易发生月经不调。月经不调患者饮食宜温热，忌生冷，宜清淡，忌辛辣。忌食甜食。糖分摄取过多，会造成血糖不稳定，出现心跳加速、头晕、疲劳、情绪不稳定等不适，加重月经不调。

临床表现

◎①规则子宫出血，包括月经过多或持续时间过长；月经过少，经量及经期均少；不规则出血。②功能性子宫出血，由内分泌调节系统失调所引起的子宫异常出血。③绝经后阴道出血，指月经停止6个月后的出血，常由恶性肿瘤、炎症等引起。

致病原因

◎①情绪异常，长期的精神压抑、生闷气或遭受重大精神刺激和心理创伤。②寒冷刺激，经期受寒冷刺激，会使盆腔内的血管过分收缩。③节食过度，机体能量摄入不足。④嗜烟酒。

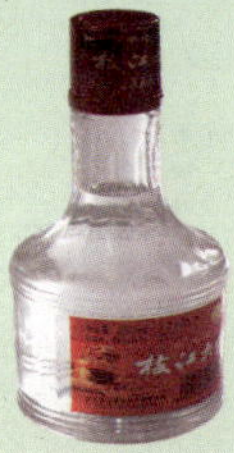

宜吃食物

◎益母草、瓜子、杏仁、黑豆、小麦、玉米、豆制品、猪肉、牛肉、羊肉、兔肉、鱼类、蛋类、小白菜、包菜、菠菜、苋菜、胡萝卜、花菜、柿子椒、西红柿、苹果、桃子、杏、杨梅等。

忌吃食物

◎螃蟹、田螺、蚌肉、黄瓜、梨、柿子、香蕉、猕猴桃、马蹄、生菜、莴笋、西瓜、冷饮、生姜、酒、辣椒、肥肉、香肠、油条等。

食养原则

多食高纤维食物，如蔬菜、水果、粗粮。高纤维食物可促进雌激素的分泌，增加血液中镁的含量，可调整月经和保持情绪稳定。摄取足够的优质蛋白质，如鱼类、瘦肉类、蛋类、奶类、豆类等。因经期失血，造成血红蛋白流失，多吃富含优质蛋白的食物，可补充经期流失的营养。避免饮浓茶。因浓茶富含咖啡因，会刺激神经和心血管，增加焦虑和不安的情绪，并容易加重月经不调。

推荐药膳养生方

益母草鸡汤

材料

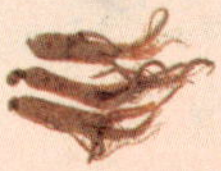
人参片15克

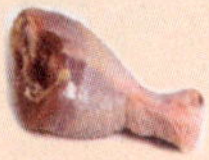
鸡腿1只

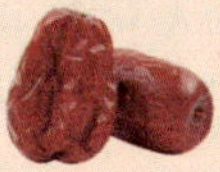
红枣8颗

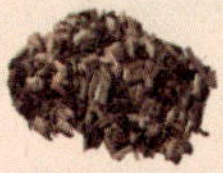
益母草10克

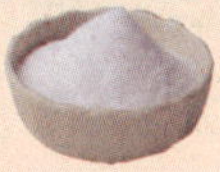
盐5克

做法

将人参片、红枣、益母草均洗净；鸡腿剁块，放入沸水中汆烫后捞出，洗净。鸡腿和人参片、红枣、益母草放入锅中，加1000毫升水，以大火煮开，转小火续炖25分钟。起锅前加盐调味即成。

艾叶止痛粥

材料

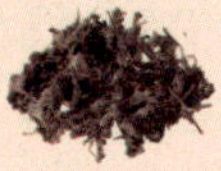
艾叶10克

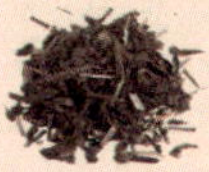
泽兰10克

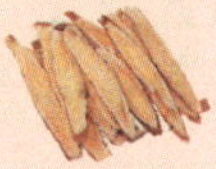
黄芪15克

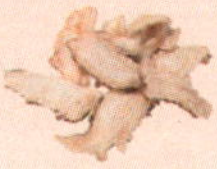
当归15克

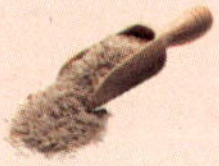
粳米100克

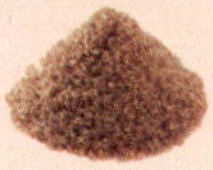
红糖少许

做法

将黄芪、当归、泽兰、艾叶均洗净后煎15分钟，去渣取汁。锅里放入洗净的粳米和药汁，加水煮至熟烂。最后加入适量红糖即可。

当归炖排骨

材料

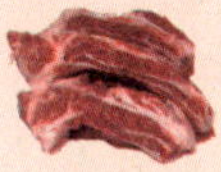
排骨500克

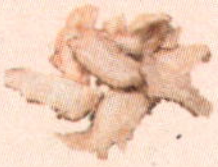
当归15克

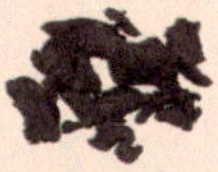
熟地黄15克

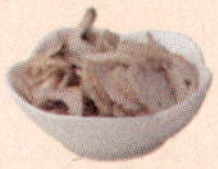
芍药15克

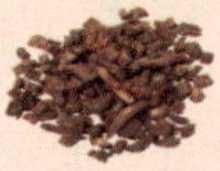
丹参15克

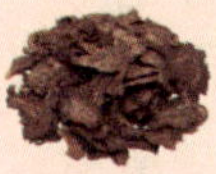
川芎15克

做法

将排骨洗净，汆烫去腥，再用冷开水冲洗干净，沥水，备用。将洗净的当归、芍药、熟地黄、丹参、川芎入水煮沸，下排骨，加米酒，待水煮开，转小火续煮30分钟。加入磨成粉的三七，拌匀，最后加入适量盐调味即可。

黑豆塘虱汤

材料

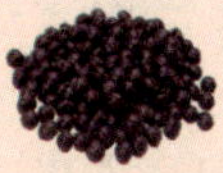
黑豆200克

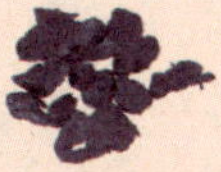
黄精50克

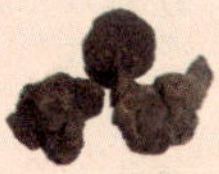
生地10克

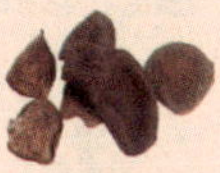
陈皮1角

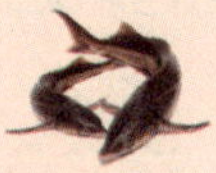
塘虱鱼1条

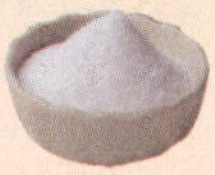
精盐5克

做法

黑豆放入锅中，不必加油，炒至豆衣裂开，用水洗净，晾干水；塘虱鱼洗净，去潺，去内脏。黄精、生地、陈皮分别用水洗净；加入适量水，猛火煲至水滚后放入全部材料，用中火约煲至豆软熟，加入精盐调味即可。

黄芪炖生鱼

材料

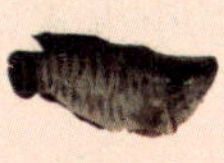
生鱼1条

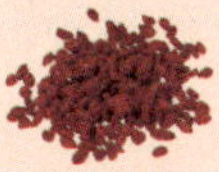
枸杞5克

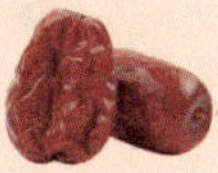
红枣10克

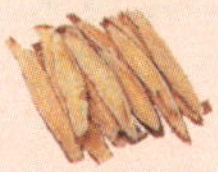
黄芪5克

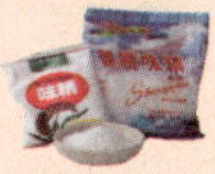
味精3克

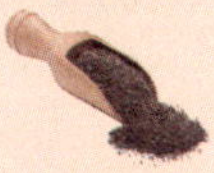
胡椒粉2克

做法

生鱼宰杀，去内脏，洗净，斩成两段；红枣、枸杞泡发；黄芪洗净。锅中加油烧至七成油温，下入鱼段稍汆后，捞出沥油。再将鱼、枸杞、红枣、黄芪一起装入炖盅中，加适量清水炖30分钟，加入调味料即可。

痛经

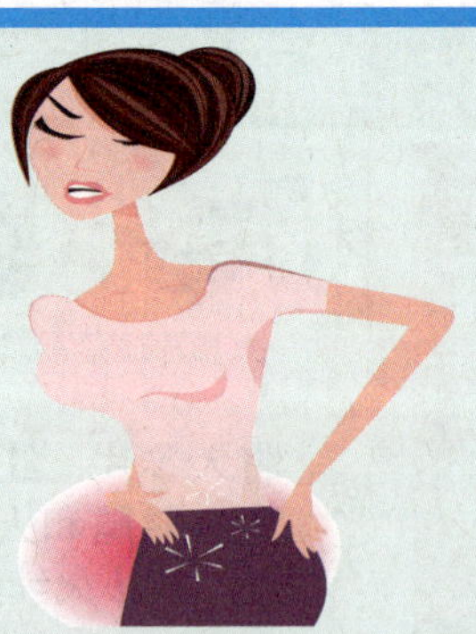

【病症简介】痛经多发生在月经来潮后的几个小时内，但也会在经前1~2天开始。经期饮食宜营养均衡，宜温热，忌生冷，宜清淡，忌辛辣。多食富含维生素C的新鲜蔬菜和水果，积极补充矿物质。少食含咖啡因的食品。

临床表现

◎小腹胀痛或绞痛，有下坠感、腰酸、寒冷感，严重者会发生嘴唇发紫发青、脸色苍白、浑身冒虚汗、四肢发软、呕吐、心慌、眼前发黑，甚至晕厥。

致病原因

◎年龄偏小的女性在月经初潮时易发生痛经且程度也较严重。经期过度劳累、紧张会导致痛经。过敏的患者也会有经常性痛经。

宜吃食物

◎益母草、墨鱼、鳝鱼、油菜、羊肉、桃子、椰子、荔枝、山楂、猪腰、猪蹄、牛肉、乌鸡、猪肝、大枣、枸杞、葡萄、银耳、木耳、蛤蜊等。

忌吃食物

◎咖啡、茶、巧克力、西瓜、梨、柿子、橘子、马蹄、生番茄、黄瓜、甜瓜、苦瓜、荷叶、薄荷、洋葱、辣椒、槟榔等。

推荐药膳养生方

党参炖母鸡	材料	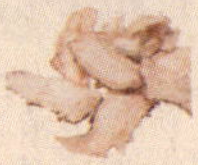 当归15克	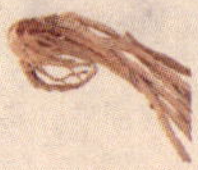 党参20克	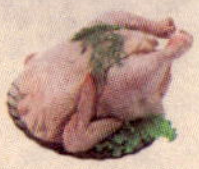 母鸡1只	做法：将母鸡宰杀洗净，剁块，放入沸水中氽烫；砂锅放在武火上烧沸，然后再用文火炖至鸡肉烂熟，调入葱、姜、料酒、盐调味即成。
肉桂生姜粥	材料	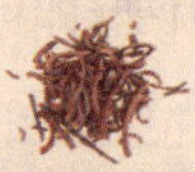 肉桂8克	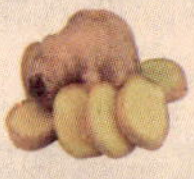 生姜6克	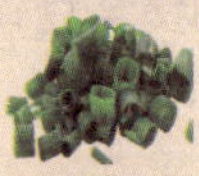 葱花适量	做法：肉桂洗净，加水煮，取汁。锅内放适量水，入大米，以大火煮开，再倒入肉桂汁。以小火煮至浓稠状，调入盐拌匀，再撒上葱花即可。
鸽肉莲子汤	材料	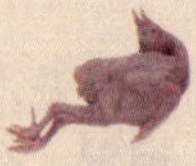 鸽子1只	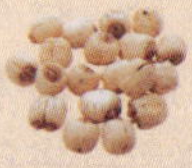 莲子60克	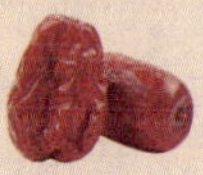 红枣25克	做法：鸽子洗净砍小块；莲子、红枣泡发洗净；姜切片；鸽块氽水；用姜片爆锅，下入鸽块稍炒，加适量清水，下入红枣、莲子一起炖35分钟，调味即可。

功能性子宫出血

【病症简介】功能性子宫出血通常是指没有任何器质性病变及全身疾病，也未妊娠，而是由于神经内分泌功能紊乱而引起的不正常子宫出血，简称“功血”。按发生年龄，可分为青春期、生育期及更年期功血。

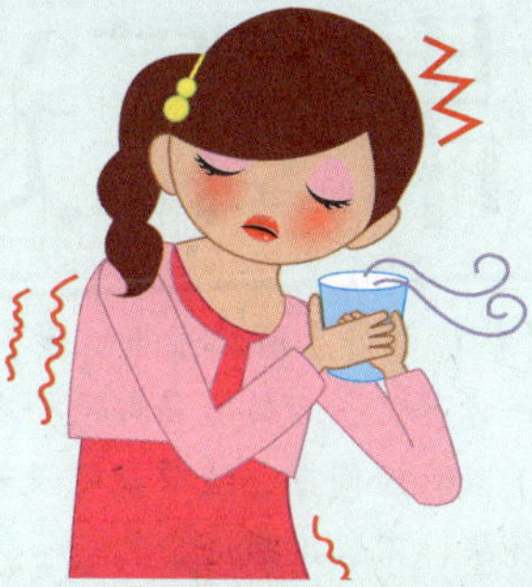

临床表现

◎月经周期紊乱，经期长短不一，出血量时多时少，经血淋漓不止，或者在月经期后又会出现不规则的阴道流血，并伴有面色苍白、头晕无力等症状。

致病原因

◎中医认为，功血属“崩漏”范畴，由于冲任损伤，不能固摄所致。导致冲任损伤的原因，多是血热、气虚、气郁、血瘀。

宜吃食物

◎乌鸡、土鸡、羊肉、猪肝、猪肚、猪肉、牛肉、鸡肝、牛奶、鸡蛋、茼蒿、墨鱼、干贝、桑葚、红枣、桂圆等。

忌吃食物

◎忌食肥肉、甜食、巧克力等肥腻不易消化之品，忌吃辛辣刺激性的调味料，如辣椒、胡椒、花椒等。

推荐药膳养生方

槐花排骨汤

材料

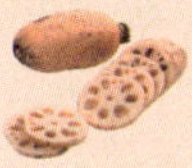
莲藕250克

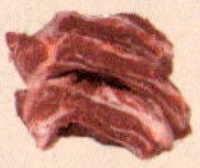
排骨300克

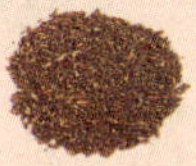
槐花10克

做法

莲藕洗净，切成大块；槐花洗净；排骨汆去血水，捞出；锅中下入排骨、姜片、蒜、莲藕炖1小时，加槐花续煮3分钟，调入盐、葱花即可。

槐花猪肠汤

材料

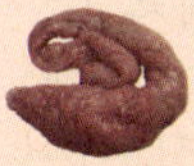
猪肠100克

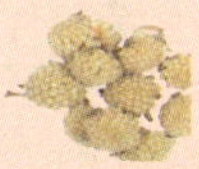
三七15克

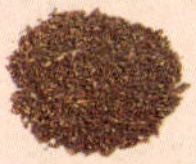
槐花8克

做法

猪肠切段后加盐抓洗冲净；三七、槐花洗净；生姜去皮洗净切片；共放入砂锅内，小火炖煮20分钟。加槐花炖煮3分钟，加盐调味即可。

当归炖乌鸡

材料

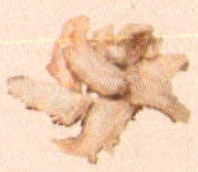
当归20克

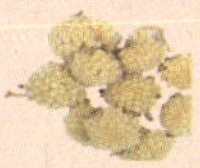
三七8克

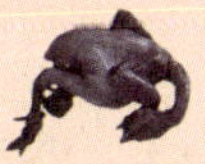
乌鸡肉250克

做法

当归、三七洗净，三七砸碎，当归切成片；乌鸡洗净斩块，汆水；一起放入锅中，小火煮2小时，加盐、味精、蚝油调味即可。

带下过多

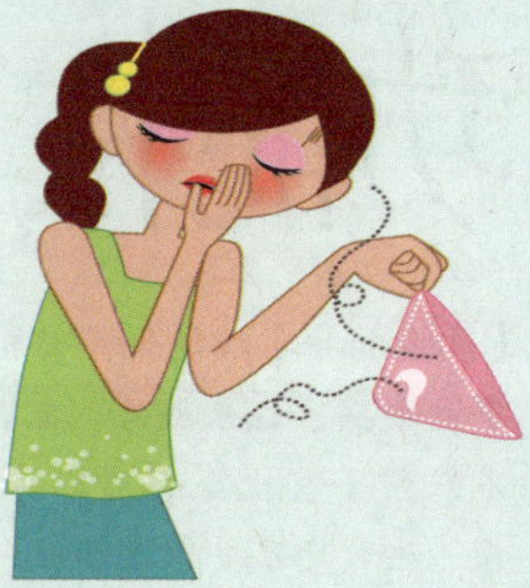

【病症简介】所谓带下过多，是指带下量明显增多，色、质、气味异常，或伴有局部及全身症状的疾病，与带下过少合称带下病，经间期、经前期以及妊娠期带下稍有增多者，均属正常现象，不作疾病论。

临床表现

◎带下量多，质稀如水，淋漓不断；或色白或黄、质稀，如涕如唾，面色苍白或萎黄，神倦体乏，四肢水肿；或带下色白质黏，口苦而腻，小腹作痛等症。

致病原因

◎引起带下过多的原因很多，如生殖器各种炎症、内分泌功能失调、子宫肌瘤、宫颈癌等。以各种炎症较为多见。身体虚弱者也可出现带下过多。

宜吃食物

◎蚕豆、栗子、莲子、榛子、芡实、黑木耳、胡桃肉、猪肚、甲鱼、龟肉、芹菜、菊花脑、冬瓜、西瓜、苋菜、马兰头、绿豆、赤小豆、紫菜等。

忌吃食物

◎马蹄、山楂、苦瓜、生黄瓜、柿子、莼菜、辣椒、茴香、花椒、芥菜、洋葱、生姜、蒜、狗肉、羊肉、肥肉、荔枝、大枣、糯米、白酒等。

推荐药膳养生方

白果煲猪肚

材料

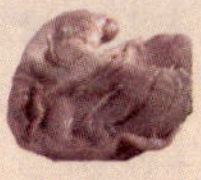
猪肚300克

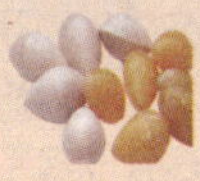
白果30克

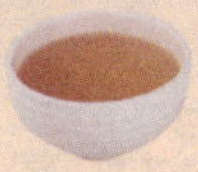
高汤600毫升

做法 猪肚洗净，切条，葱切段、姜去皮切片；将猪肚和白果煮熟捞出；将所有材料一同放入瓦罐内，加入高汤及料酒，煮至肚条软烂，加入调味料即可。

覆盆子米粥

材料

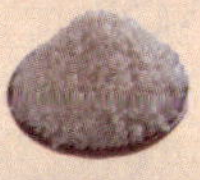
大米100克

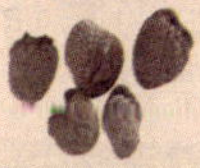
覆盆子20克

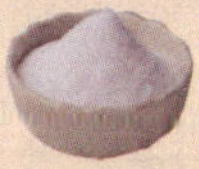
盐适量

做法 覆盆子洗净，煎煮取汁。大米下锅，大火煮至米粒开花。再倒入覆盆子药液同煮片刻，再以小火煮至浓稠状，调入盐拌匀即可。

小米黄芪粥

材料

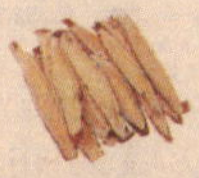
黄芪50克

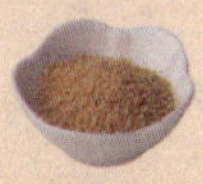
小米100克

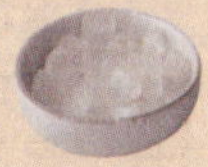
冰糖适量

做法 黄芪切片，煎煮取汁。再将小米淘净放入，慢熬至粥将成时，下冰糖搅拌至糖溶化即可。分3次空腹服，连服3～5天。

乳腺增生

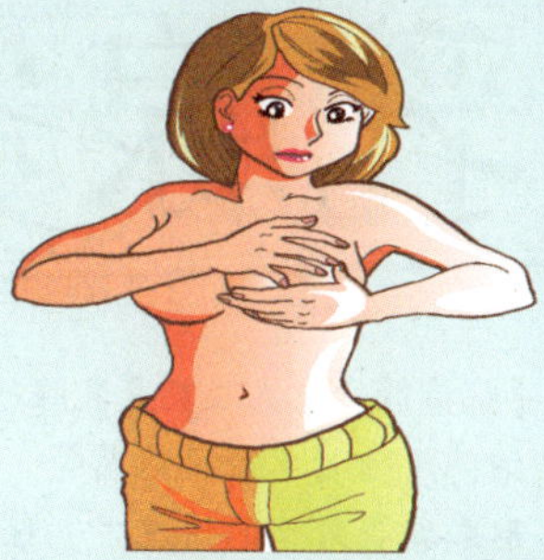

【病症简介】乳腺增生是一种乳腺组织既非炎症也非肿瘤的异常增生性疾病，其本质是生理增生与复旧不全造成的乳腺正常结构的紊乱，女性常见的多发病之一。此病好发于25~45岁女性，发病原因多因内分泌失调和精神因素有关。

临床表现

◎乳管及腺泡上皮增生，单侧或双侧乳房胀痛或触痛，也可有刺痛或牵拉痛，疼痛常在月经前加剧，经后疼痛减轻，常伴情绪波动而变化。

致病原因

◎其病因病机为精神情志刺激，急躁恼怒或日久抑郁，导致肝气郁结，气机阻滞，蕴结于乳房脉络，导致乳络不通，气滞痰凝血瘀而成。

宜吃食物

◎黑木耳、香菇、芦笋、胡萝卜、西红柿、猕猴桃、葡萄、荔枝、鲫鱼、海带、泥鳅、玉米、花生、核桃、杏干、杏仁、葡萄干等。

忌吃食物

◎蒜、胡椒、花椒、辣椒、猪头肉、狗肉、羊肉、海蟹等。

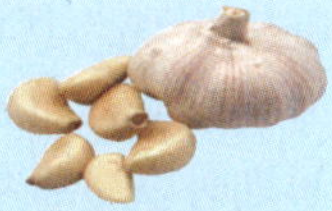

推荐药膳养生方

药膳	材料	做法
青皮炒兔肉	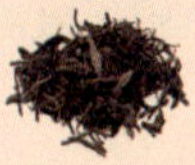 青皮12克；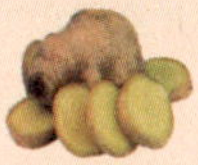 生姜9克；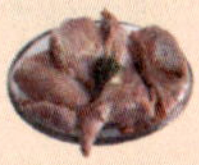 兔肉150克	青皮温水泡后切小块。兔肉洗净，切丁，用盐、料酒、酱油稍腌渍。兔肉翻炒至肉色白，加青皮和调料炒至收干水分，淋上麻油即成。
佛手炖乳鸽	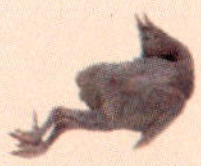 乳鸽1只；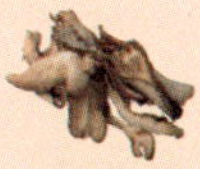 佛手10克；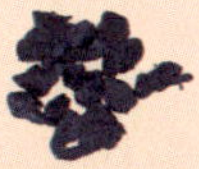 黄精15克	乳鸽洗净，汆烫后捞起；佛手、黄精洗净。炖盅放入佛手、黄精、乳鸽，大火煲沸后改为小火煲3小时，放入葱段，加盐调味即可。
海带瘦肉汤	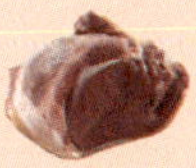 瘦肉350克；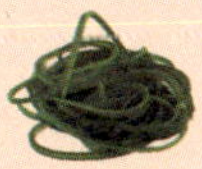 海带适量；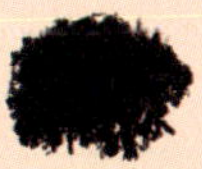 海藻适量	瘦肉洗净切块汆水；海带洗净，切片；海藻洗净。将瘦肉、海带、海藻放入锅中，加入清水，炖2小时至汤色变浓后，调入盐即可。

乳腺炎

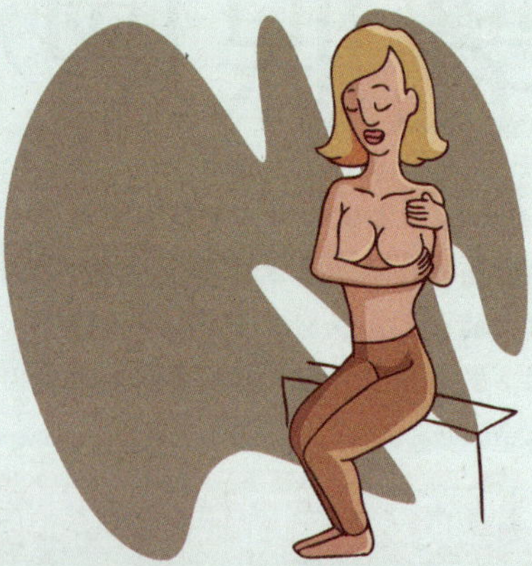

【病症简介】乳腺炎是乳腺的急性化脓性感染，为细菌（金黄色葡萄球菌等）在乳头破裂、乳头畸形或乳头外伤的情况下，经乳头逆行侵入乳腺组织所引起的急性炎症。中医称之为乳痈，多因乳汁淤积、肝胃郁热以及感受外邪引起乳络不通，化热成痈而形成。好发于哺乳期妇女，尤以初产妇最为多见，好发于产后第3~4周。

临床表现

◎起病时常有高热、寒颤等全身中毒症状，患侧乳房体积增大，局部变硬，皮肤发红，有压痛及搏动性疼痛。患侧的腋淋巴结常有肿大，白细胞计数增高。脓肿的临床表现与其位置的深浅有关，位置浅时，早期有局部红肿、隆起，而深部脓肿早期时以局部疼痛和全身性症状为主。

致病原因

◎①乳头有破裂，细菌乘机而入，引起乳腺发炎。②初产妇缺乏哺乳经验，哺乳时往往不让婴儿将乳汁吸尽，而乳腺内剩余的乳汁正好为细菌提供了丰富的营养，给细菌的生长繁殖创造了条件，这样容易引起乳腺发炎。

宜吃食物

◎绿豆、赤小豆、芝麻、柑橘、无花果、葡萄、石榴、苹果、香菇、胡萝卜、木耳、银耳、白菜、黄瓜、海带、紫菜、丝瓜、苦瓜、西红柿、马蹄、罗汉果等。

忌吃食物

◎螃蟹、猪头肉、肥肉、羊肉、狗肉、榴莲、洋葱、辣椒、白酒、烤肉、海鲜、韭菜、香菜、荔枝、桂圆等。

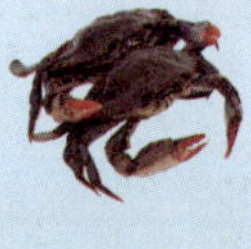

食养原则

乳腺炎患者在日常饮食中，要注意饮食得当，哪些可以吃哪些不可以吃要清楚。一般来说，乳腺炎患者饮食宜清淡而富含营养，如绿叶蔬菜，豆类，新鲜水果等，以清热寒凉类的食物为宜。宜食具有通乳作用的食物，如猪蹄、丝瓜、赤小豆、芝麻等。忌食辛辣刺激性的食物，如辣椒、胡椒、芥末、洋葱、烟、酒等，食后易生热化火，使本病或热毒邪更盛，病势更加严重。忌热性、油腻性食物等。忌油条、麻花等油炸类食物。忌食发物等。

推荐药膳养生方

莲藕瘦肉汤

材料

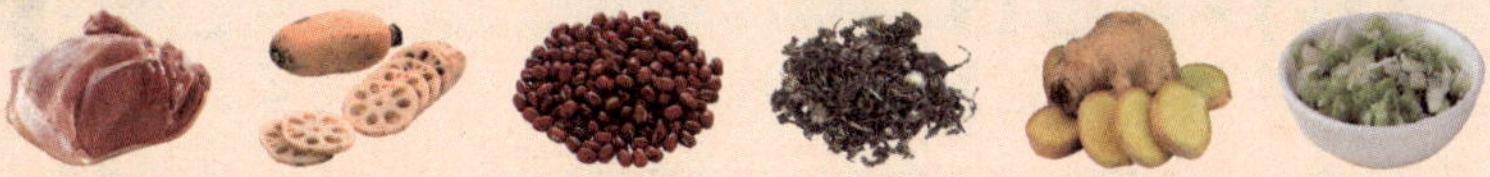

猪瘦肉250克　莲藕300克　赤小豆50克　蒲公英10克　姜丝适量　葱末适量

做法

将猪瘦肉洗净，切块；莲藕去节，去皮，洗净，切段；赤小豆去杂质，洗净备用。蒲公英洗净，用纱布包好，扎紧。锅内加适量水，放入猪肉、莲藕、赤小豆、料酒、姜丝、葱末，大火烧沸，用小火煮1小时。加入蒲公英包煎10分钟后取出丢弃，加入盐、味精、香油即成。

灵芝猪蹄汤

材料

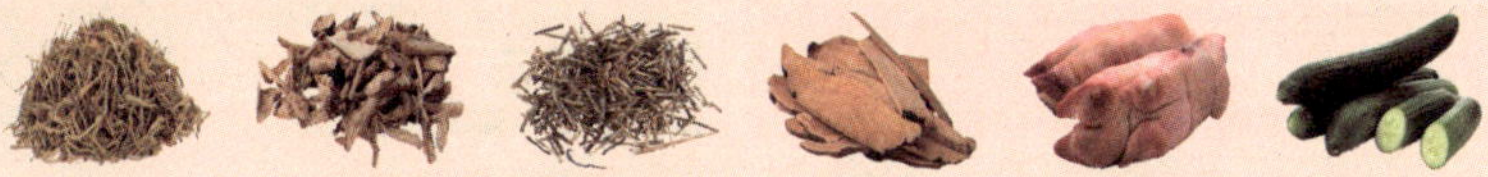

金银花15克　桔梗15克　茅根15克　灵芝8克　猪蹄1只　黄瓜35克

做法

将猪蹄洗净切块汆水；黄瓜去皮、子，切滚刀块备用；灵芝洗净，备用。将金银花、桔梗、茅根洗净装入纱布袋，扎紧。汤锅上火倒入水，下入猪蹄、药袋，调入盐、灵芝烧开，煲至快熟时，下入黄瓜，捞起药袋丢弃即可。

茯苓瘦肉汤

材料

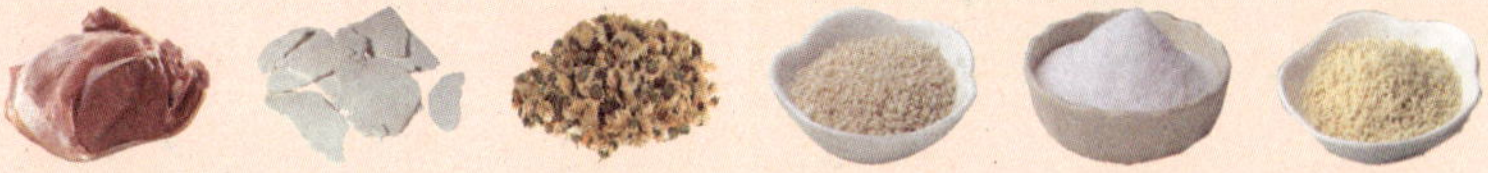

猪瘦肉400克　茯苓10克　菊花20克　白芝麻少许　盐5克　鸡精2克

做法

瘦肉洗净，切件，汆去血水；茯苓洗净，切片；菊花、白芝麻洗净。将瘦肉放入煮锅中汆水，捞出备用。将瘦肉、茯苓、菊花放入炖锅中，加入清水，炖2小时，调入盐和鸡精，撒上白芝麻关火，加盖焖一下即可。

马蹄生鱼汤

材料

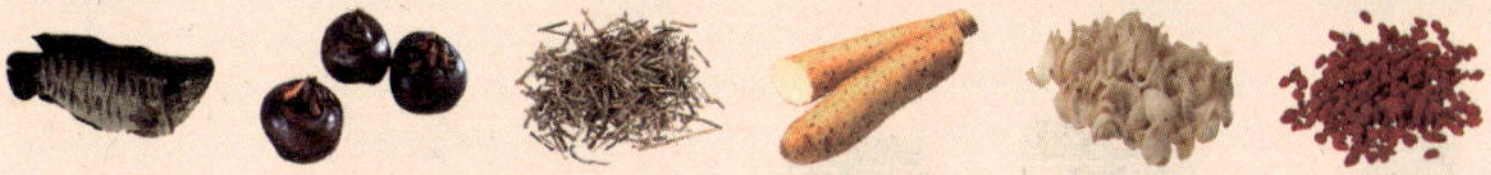

生鱼300克　马蹄200克　白茅根10克　淮山适量　百合适量　枸杞适量

做法

生鱼宰杀治净，切块，汆水；马蹄去皮洗净；淮山洗净；百合、枸杞泡发洗净。将生鱼、马蹄、淮山、白茅根均放入汤煲中，加入适量清水，大火烧开后用中火炖1小时；再放入百合、枸杞炖煮10分钟，加入盐调味即可。

天花金枪鱼

材料

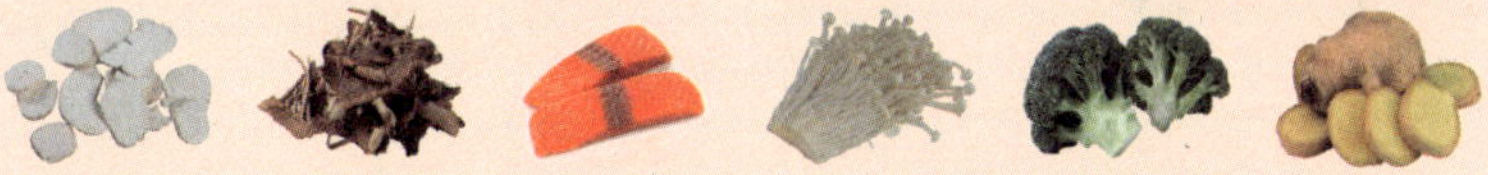

天花粉10克　知母10克　金枪鱼肉200克　金针菇150克　西蓝花150克　姜丝5克

做法

天花粉、知母洗净，放入棉布袋；鱼肉、金针菇、西蓝花洗净，金针菇和西蓝花剥成小朵备用。清水注入锅中，放棉布袋和全部材料煮沸。取出棉布袋，放入姜丝和盐调味即可。

乳腺癌

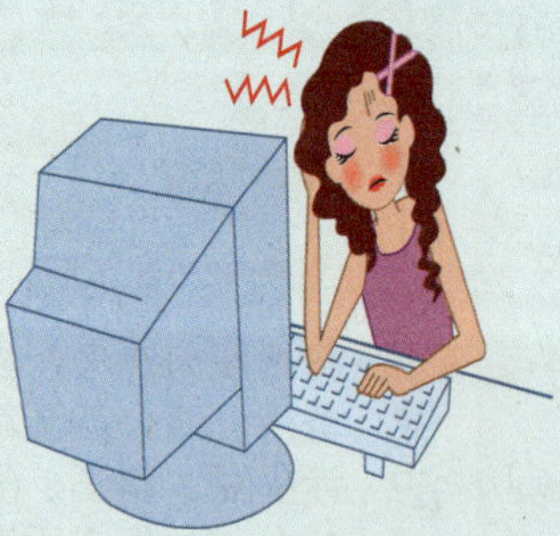

【病症简介】乳腺癌是导管上皮细胞在各种内外致癌因素的作用下，细胞失去正常特性而异常增生，以致超过自我修复的限度而发生癌变的疾病。临床上以乳腺肿块为主要表现。乳腺癌是女性最常见的恶性肿瘤之一，发病率高。

临床表现

◎早期常无明显的临床症状，或仅表现为轻微的乳房疼痛，性质多为钝痛或隐痛，少数为针刺样痛，常呈间歇性且局限于病变处，疼痛不随月经周期而变化。

致病原因

◎发病率随着年龄的增长而上升。遗传因素。其他乳房疾病。月经初潮年龄。绝经年龄。第一次怀孕年龄。绝经后补充雌激素；口服避孕药；长期饮酒过量。

宜吃食物

◎猕猴桃、芦笋、南瓜、虾皮、蟹、蛤蜊、虾、山药、香菇、莴笋、西红柿、黑芝麻、土豆、橄榄、油菜、薏米、赤小豆、海带、泥鳅、芋头等。

忌吃食物

◎白酒、啤酒、咖啡、辣椒、葱、姜、蒜、桂皮、肥肉、腊肠、咸鱼、烤鸡、烤鸭等。

推荐药膳养生方

	材料	做法
拌莴笋丝	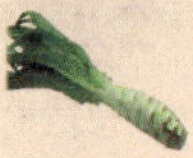 莴笋300克 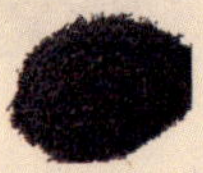 熟黑芝麻少许 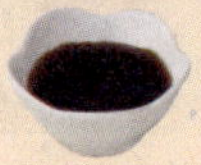 生抽10毫升	莴笋去皮，洗净，切丝，焯熟，捞起沥干装盘。加入盐、味精、醋、生抽拌匀，撒上熟黑芝麻即可。
荔枝核甜粥	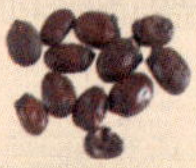 荔枝核15克 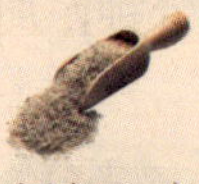 粳米100克 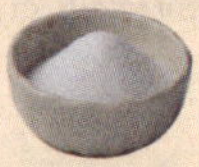 白糖少许	荔枝核洗净，备用。将荔枝核捣碎，加清水以大火煮开，10分钟后滤渣取汁。将粳米、荔枝核汁一同倒入锅中，加水煮30分钟，成粥即食。
甲鱼红枣粥	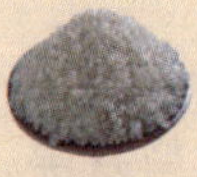 大米100克 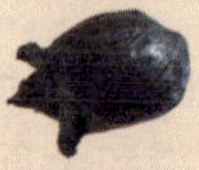 甲鱼肉300克 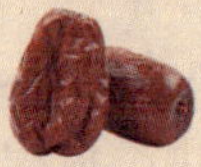 红枣10克	甲鱼肉洗净，剁小块，调入料酒、盐炒熟盛出；红枣洗净。锅内放水和鲜汤，放大米煮至五成熟；入甲鱼肉、红枣、姜末煮至米粒开花，调味即可食用。

阴道炎

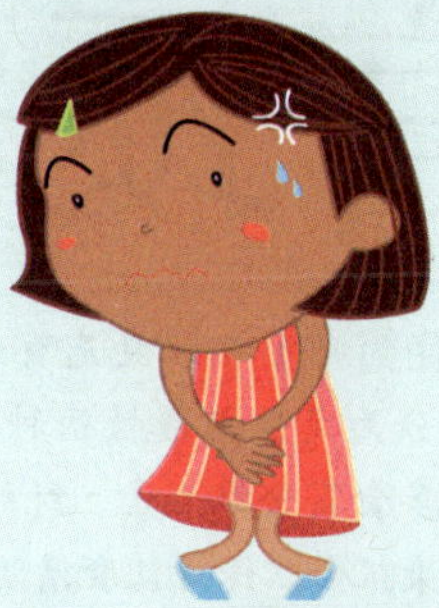

【病症简介】阴道炎是阴道黏膜及黏膜下结缔组织的炎症。临床上以白带的性状发生改变及外阴瘙痒灼痛为主要特点，可有尿痛、尿急等症状。各个年龄段女性均可发生。注意保持外阴清洁、干燥，瘙痒时切忌搔抓摩擦、热水烫洗。

临床表现

◎白带增多且呈黄水样，感染严重时分泌物可转变为脓性并有臭味，偶有点滴出血症状。有阴道灼热下坠感、小腹不适，常出现尿频、尿痛。

致病原因

◎当阴道的自然防御功能遭到破坏时，则病原体易于侵入，导致阴道炎症。幼女及绝经后妇女由于雌激素缺乏，阴道抵抗力低下，比青春期及育龄妇女易受感染。

宜吃食物

◎上海青、桑葚、人参、芥菜、菠菜、红薯、青蒜、薄荷、洋葱、葱、薏米、绿豆、荞麦、燕麦、牛奶、鸡蛋、大豆及豆制品等。

忌吃食物

◎螃蟹、辣椒、羊肉、狗肉、蔗糖、蜂蜜、乳酪、花生、水果干等。

推荐药膳养生方

芥菜红薯汤

材料

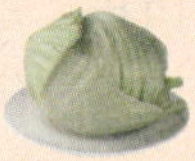
大芥菜450克

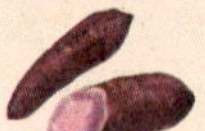
红薯500克

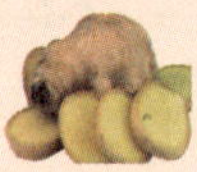
姜2片

做法 大芥菜洗净切段。红薯去皮洗净，切块。爆炒姜片、红薯5分钟，加入1000毫升沸水，煮沸后加入大芥菜，煲滚20分钟，加盐调味即可。

绿豆薏米汤

材料

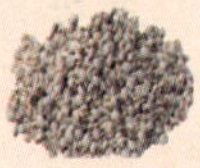
薏米80克

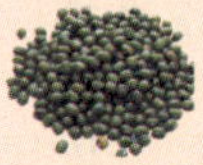
绿豆80克

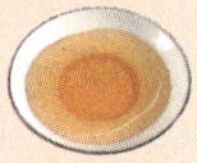
蜂蜜10毫升

做法 将绿豆、薏米洗净。绿豆、薏米放入锅内，加适量水，用小火炖至熟，焖数分钟。待稍凉后调入蜂蜜即可。

鸡蛋马齿苋

材料

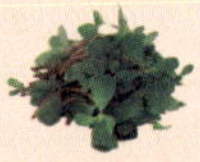
马齿苋250克

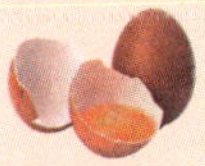
鸡蛋2个

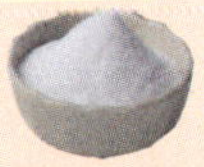
盐适量

做法 将马齿苋洗净。鸡蛋煮熟后去壳。将马齿苋、鸡蛋入锅同煮5分钟后加盐调味即可。

宫颈炎

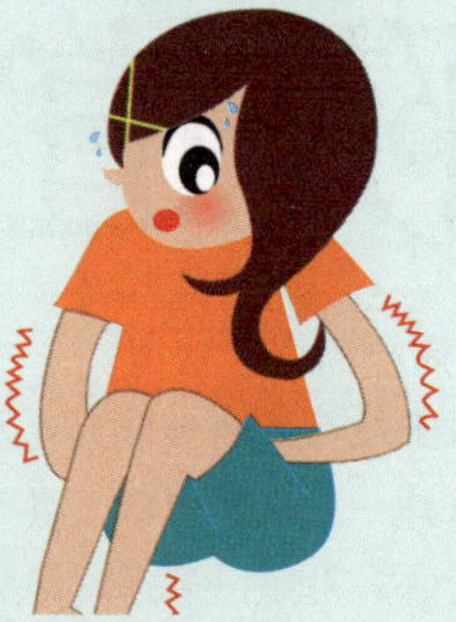

【病症简介】宫颈炎是育龄期女性的妇科常见病、多发病之一，分为急性与慢性两种。已得宫颈炎的患者饮食应注意营养，多食富含维生素、纤维素的食物，可增强身体免疫力，减少感染机会。保持饮食清淡，多饮水，多食蔬菜。

临床表现

◎急性宫颈炎症状为白带增多，呈脓性，伴腰痛。慢性宫颈炎表现为白带增多，呈乳白色，黏液状或白带中夹有血丝，或性交出血，伴外阴瘙痒等。

致病原因

◎急性宫颈炎多是因为分娩或手术损伤宫颈后，病原体侵入宫颈黏膜发生感染。慢性宫颈炎多因急性宫颈炎治疗不彻底，病原体隐藏于宫颈黏膜内形成。

宜吃食物

◎大蒜、马齿苋、生菜、芹菜、菠菜、油麦菜、白菜、西蓝花、花菜、油菜、芥菜、苦瓜、荠菜、马蹄、赤小豆、绿豆等。

忌吃食物

◎忌食辛辣刺激性食物，忌海鲜等发物以及羊肉、狗肉等燥热性食物。

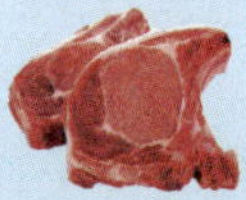

推荐药膳养生方

荠菜猪腰汤

材料

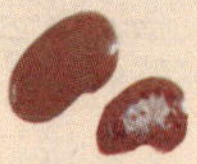

猪腰200克

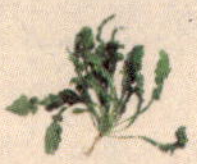

荠菜300克

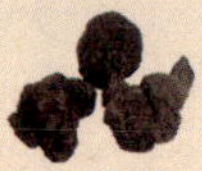

生地10克

做法

猪腰片开，去臊切片，用盐、料酒稍腌；荠菜洗净切段；生地洗净备用；锅内放入高汤、荠菜菜、腰片，煮熟后加盐、味精调味即可。

马蹄猪展汤

材料

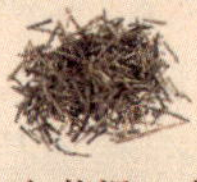

白茅根15克

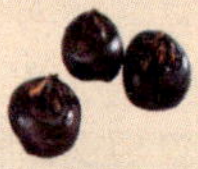

马蹄10个

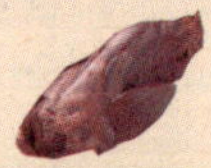

猪展300克

做法

茅根洗净切段；马蹄洗净去皮；猪展洗净切块；姜洗净切片。将所有材料放入砂煲内，注入适量清水，小火煲2小时。加盐调味即可。

黄柏消炎茶

材料

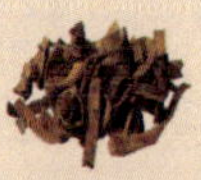

黄柏9克

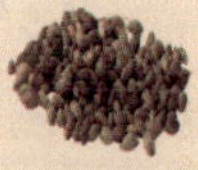

苍耳子10克

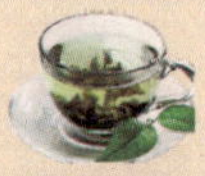

绿茶3克

做法

将黄柏、苍耳子洗净，放入锅中，加水大火煮开，转小火续煮10分钟即可关火。再将绿茶放入锅中，加盖焖5分钟，滤去药渣，即可饮用。

子宫肌瘤

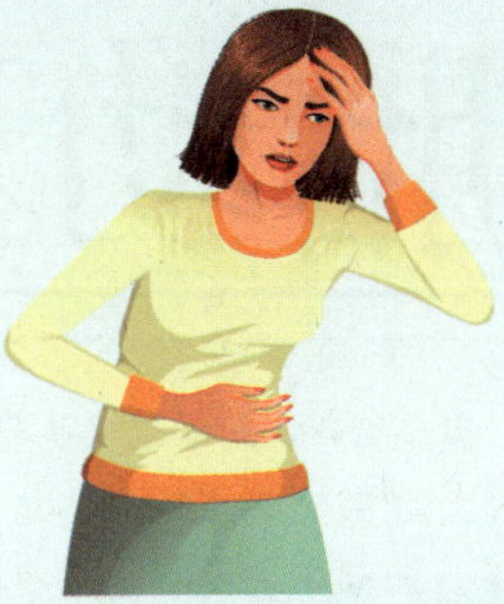

【病症简介】子宫肌瘤是女性生殖系统中最常见的良性肿瘤，其确切病因尚不清楚，多发生于30~50岁的女性。子宫肌瘤为单个或多个大小不一的球形、实性、质硬的肿块，小者直径仅有数毫米，大者可充满整个腹腔。多数子宫肌瘤无明显症状，在盆腔检查时才被发现。

临床表现

◎表现为全身乏力，脸色苍白，心慌气短，面色晦暗，脸部突然长黄褐斑及暗疮，口臭，脱发严重，免疫力下降，体质虚弱等。

致病原因

◎长期性生活失调、女性自身的抑郁情绪等，易使雌激素分泌量增多，且作用加强，有时可持续几个月甚至几年，是子宫肌瘤产生的重要原因。

宜吃食物

◎甲鱼、山楂、海带、大蒜、乌鸡、木耳、白术、苍术、陈皮、白萝卜、香菇、柚子、赤小豆、马齿苋、绿豆、苋菜、油菜等。

忌吃食物

◎少吃辛辣刺激、烧烤、肥腻等食物。

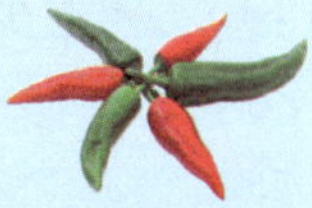

推荐药膳养生方

红花木香饮

材料

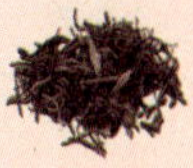
青皮10克

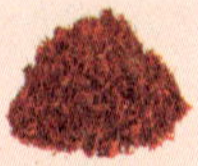
红花10克

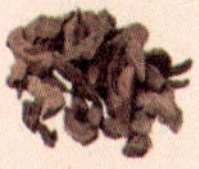
木香10克

做法 先将木香洗净入锅，煎煮15分钟；青皮切丝，与红花同入锅，再煮5分钟，最后过滤，去渣，取汁即成。当茶频频饮用，或早晚2次分服。

丁香猪尾汤

材料

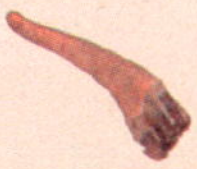
猪尾90克

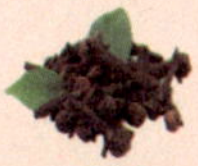
丁香少许

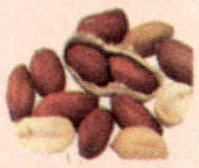
花生少许

做法 猪尾洗净，斩成段，汆烫后捞起；丁香、花生洗净。将猪尾、丁香、花生放入砂锅内，小火煲2.5小时，加盐调味即可。

带鱼黄芪汤

材料

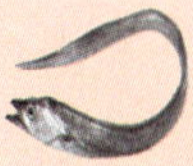
带鱼500克

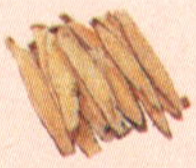
黄芪30克

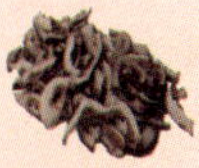
炒枳壳10克

做法 黄芪、枳壳洗净，装入纱布袋扎紧。将带鱼去头，斩成段洗净，入锅内稍煎后加水，放入药包、料酒、调料，煮至鱼肉熟，捡去药包即成。

胎动不安

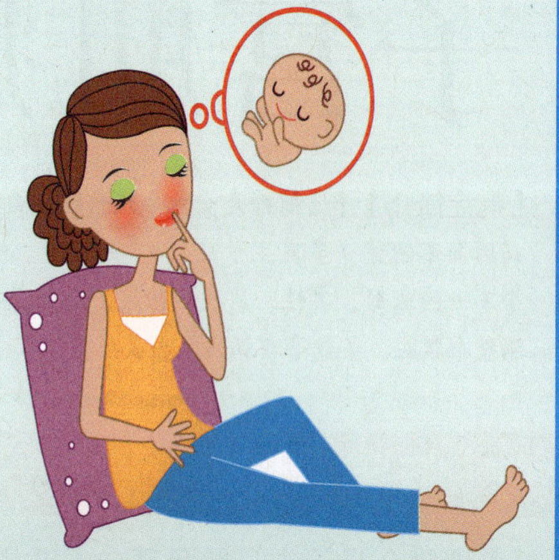

【病症简介】胎动不安是指怀孕以后，先感胎动下坠，腰酸腹痛或坠胀不适，继而或有阴道少量出血。胎动不安是临床常见的妊娠病之一，经过安胎治疗，腰酸、腹痛消失，出血迅速停止，多能继续妊娠。若因胎元有缺陷而致胎动不安者，胚胎不能成形，故不宜进行保胎治疗。中医认为胎动主要是冲任不固，无法摄血养胎使然。

临床表现

◎妊娠期腰酸腹坠，阴道出血，头晕耳鸣，尿频甚或失禁；或胎动下坠，胎漏下血，色鲜红，心烦，手心烦热，咽燥口干，或有潮热，便秘尿黄；或初期胎动下坠，阴道少量出血，色淡、质稀，神倦体乏，面色苍白，心悸，腰酸腰胀等症状。

致病原因

◎多由气虚、血虚、肾虚、血热、外伤使冲任不固，不能摄血养胎及其他损动胎元、母体而致。孕妇起居不慎，导致跌倒或闪挫，过于辛劳等，均可能导致气血紊乱，胎动不安。

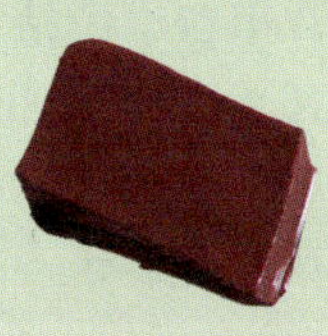

宜吃食物

◎紫苏、白术、黄芪、桑寄生、砂仁、艾叶、菟丝子、杜仲、芡实、淡菜、海参、牛肉、鸡蛋、牛奶、葡萄、苹果、猕猴桃、黑芝麻、核桃仁等。

忌吃食物

◎蒜、胡椒、辣椒、咖喱、肉桂、白酒、山楂、咖啡、桃子、蛤蜊、田螺、河蚌、蟹、韭菜、荠菜、海带、马齿苋、鹿肉、兔肉、鸽肉、雀肉、甲鱼、鱼肉、白鳝等。

食养原则

胎动不安者身体比较虚弱，需要多注意休养，饮食上也要注意以温补和易于消化为主，可以多吃些含有丰富蛋白质和维生素的食物，如鱼类、肉类、蛋类等。多食富含各种维生素及微量元素、易于消化的食品。胃肠虚寒者，慎服性味寒凉的食品；体质阴虚火旺者，慎服雄鸡、牛肉、狗肉、鲤鱼等易使人上火的食品。多食富含膳食纤维的食物，以加强肠胃蠕动功能，避免腹胀以及便秘，便秘的孕妇禁止用泻药通便，如大黄、番泻叶等。

推荐药膳养生方

桑寄生鸡汤

材料

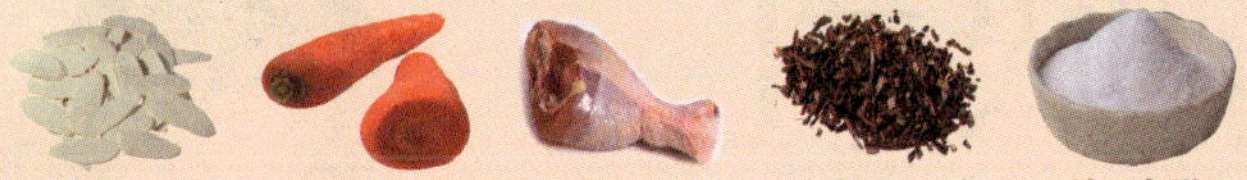

山药250克　胡萝卜1根　鸡腿1只　桑寄生10克　盐1小匙

做法

山药、胡萝卜削皮洗净切块；鸡腿剁块，氽烫，捞起洗净；桑寄生洗净。鸡块、胡萝卜先下锅，加水至盖过材料，以大火煮开后转小火炖15分钟。续下山药、桑寄生以大火煮沸，改用小火续煮10分钟，加盐调味即可。

艾叶鸡蛋汤

材料

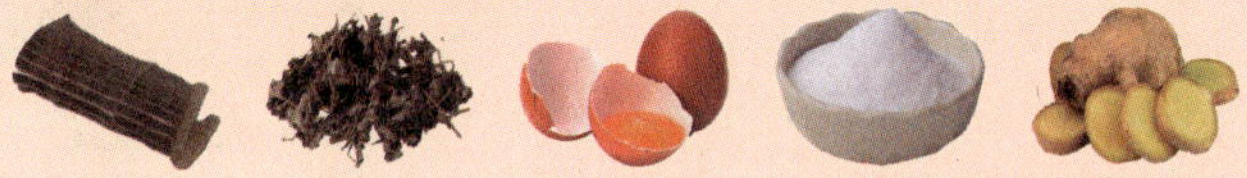

杜仲25克　艾叶20克　鸡蛋2个　精盐5克　生姜丝少量

做法

杜仲、艾叶分别用清水洗净；鸡蛋打入碗中，搅成蛋浆，再加入洗净的姜丝，放入油锅内煎成蛋饼，切成块；再将以上材料放入煲内，用适量水，猛火煲至滚，然后改用中火续煲2小时，精盐调味即可。

红枣炖鹌鹑

材料

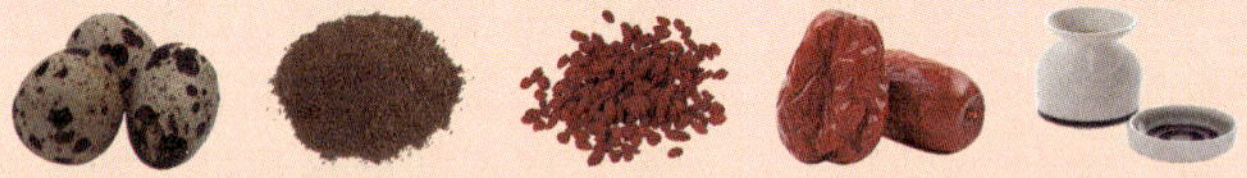

鹌鹑2只　菟丝子10克　枸杞子10克　红枣7枚　绍酒2茶匙

做法

鹌鹑洗净，斩件，氽水去其血污。菟丝子、枸杞子、红枣用温水浸透，红枣去核。将以上用料连同1碗半沸水倒进炖盅，加入绍酒，盖上盅盖，隔水炖之；先用大火炖30分钟，后用小火炖1小时，用盐、味精调味即可。

猪肚炒莲子

材料

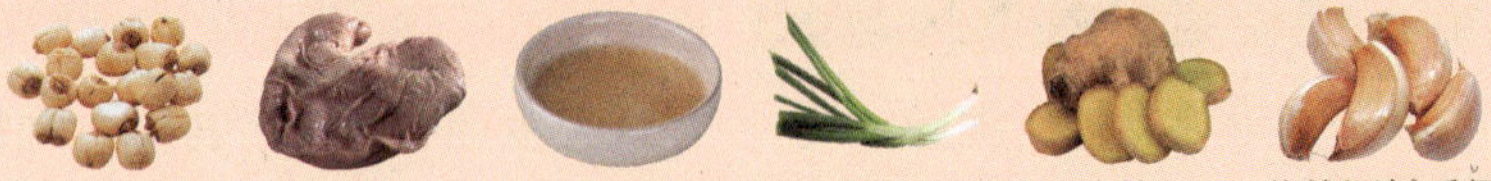

莲子40粒　猪肚1个　香油　葱　姜　蒜等调料适量

做法

猪肚洗净；莲子用清水泡发，去除苦心，装入猪肚内，用线将猪肚的口缝合。将猪肚放入沸水中氽烫一下，再清炖至猪肚完全熟烂。捞出，洗净，将猪肚切成丝，与莲子一起装入盘中，加各种调料拌匀，即可食用。

阿胶猪皮汤

材料

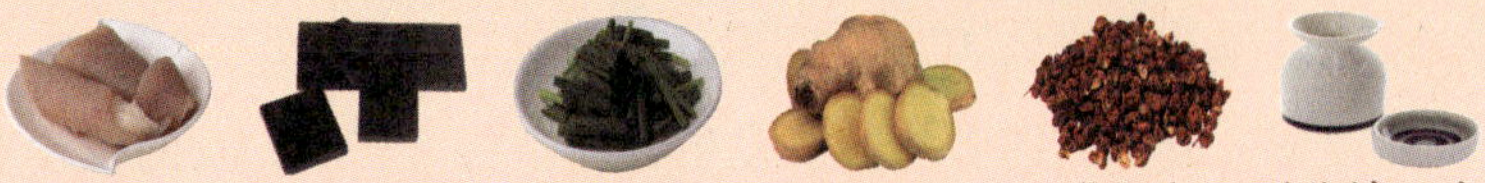

猪皮500克　阿胶25克　葱段15克　姜片5克　花椒水　绍酒各20克

做法

阿胶洗净，放入碗内，加入绍酒，上蒸笼蒸化。猪皮放入锅内煮透后捞出，刮洗干净，切条。锅内放开水，下猪皮及阿胶、绍酒、调味料，先用旺火烧开，再转慢火熬30分钟，淋入香油即可。

产后缺乳

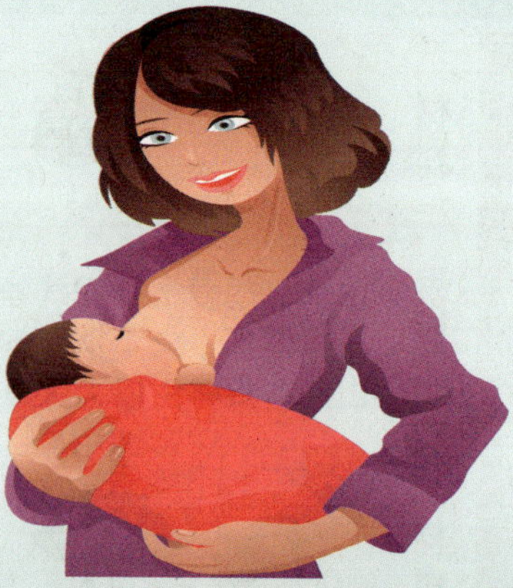

【病症简介】产妇在哺乳时乳汁甚少或全无，不足够甚至不能喂养婴儿者，称为产后缺乳，又称为“产后乳汁不行”。缺乳的程度和情况各不相同：有的开始哺乳时缺乏，以后稍多但仍不充足；有的全无乳汁，完全不能喂乳；有的正常哺乳，突然高热或七情过极后，乳汁骤少，不足于喂养婴儿。

临床表现

◎其主要的临床表现为乳汁量极少甚至接近没有，乳汁清稀或浓稠，乳房柔软或胀痛，同时伴有头晕、神疲乏力、食欲不振、心烦等。

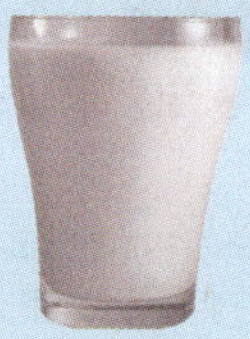

致病原因

◎乳汁的分泌量与乳腺的发育、婴儿的按时吮吸、营养状态、饮食量等有关外，还与精神因素有密切关系。乳腺先天发育不良会导致缺乳或无乳，母体饮食量减少使得营养不良，或因生产时出血过多导致贫血，以及婴儿没有按时吮吸，这些均会导致产后缺乳。

宜吃食物

◎猪蹄、羊肉、老母鸡、虾、泥鳅、乌贼鱼、鲫鱼、鲤鱼、章鱼、鸡蛋、猪瘦肉、骨头汤、南瓜子、黑芝麻、豌豆、花生、赤小豆、茭白、莴苣、黄花菜、豆腐、无花果、龙眼、大枣等。

忌吃食物

◎大麦芽、香菜、花椒、辣椒、胡椒、芥末、烈酒、咖啡、浓茶、苦瓜、西瓜、生黄瓜、生菜瓜、香蕉、柿子、螃蟹、田螺、螺蛳等。

食养原则

中医认为，气血虚弱、肝郁气滞者均容易发生乳汁不行。产后妇女的饮食要保证营养全面，多食高蛋白食物，还要摄入足够的新鲜蔬菜、水果以及充足的汤水。忌食辛辣刺激性食物；忌食甜食，忌食具有回乳作用的食物。

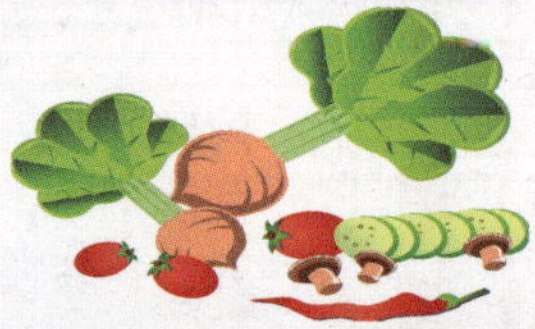

推荐药膳养生方

莲子土鸡汤

材料

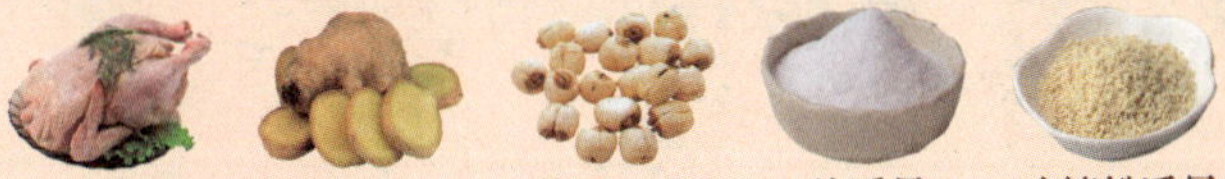

土鸡300克　姜1片　莲子30克　盐适量　鸡精粉适量

做法

先将土鸡剁成块，洗净，入沸水中焯去血水；莲子洗净，泡发；将鸡肉、莲子一起放入炖盅内，加开水适量，放入锅内，炖蒸2个小时；最后加入盐、鸡精调味即可食用。

枸杞香猪尾

材料

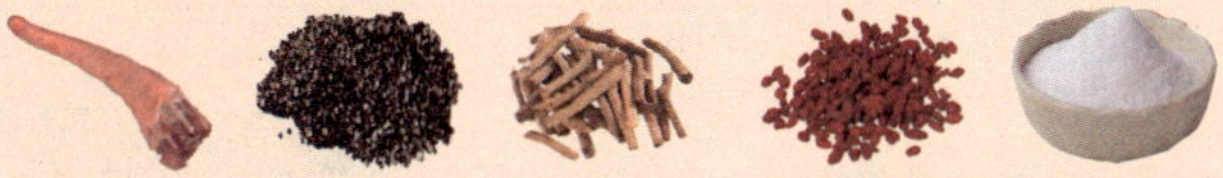

猪尾250克　王不留行10克　牛膝8克　枸杞适量　盐3克

做法

猪尾洗净，剁成段；枸杞洗净，浸水片刻。净锅入水烧沸，下猪尾汆透，捞出洗净。将猪尾、枸杞放入瓦煲内，加入适量清水，大火烧沸后改小火煲1.5小时，加盐调味即可。

莲藕猪蹄汤

材料

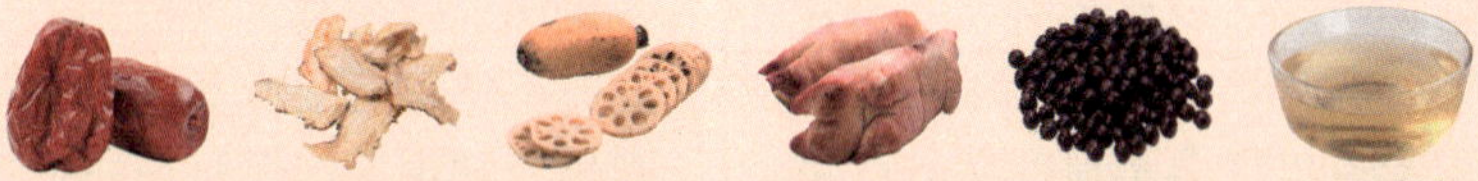

红枣适量　当归适量　莲藕250克　猪蹄250克　黑豆适量　清汤适量

做法

将莲藕洗净切成块；猪蹄洗净斩块。黑豆、红枣洗净浸泡20分钟备用净锅上火倒入清汤，下入姜片、当归，调入盐烧开，下入猪蹄、莲藕、黑豆、红枣煲至熟即可。

竹笋鲫鱼汤

材料

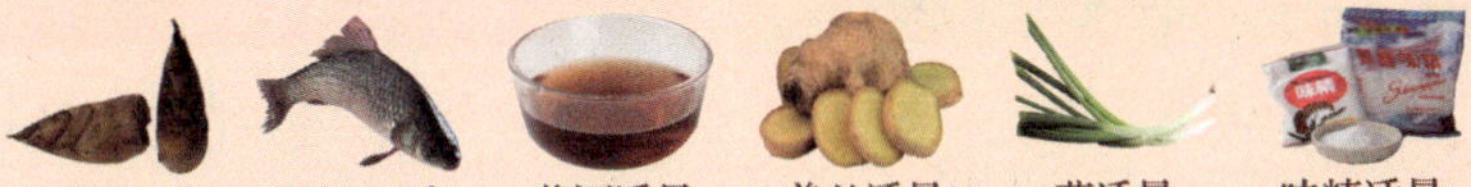

冬笋200克　鲫鱼300克　黄酒适量　姜丝适量　葱适量　味精适量

做法

将鲫鱼去鳃留鳞，剖腹去内脏，加黄酒、姜丝、精盐拌匀；炒锅置火上，下油烧至八成热时，倒入竹笋加姜丝，加盐炒匀，加盖稍焖；再倒入鲫鱼块同焖片刻，注入清水烧开后，转用小火煮至熟透，调入味精，撒上葱花即可。

凤爪冬瓜汤

材料

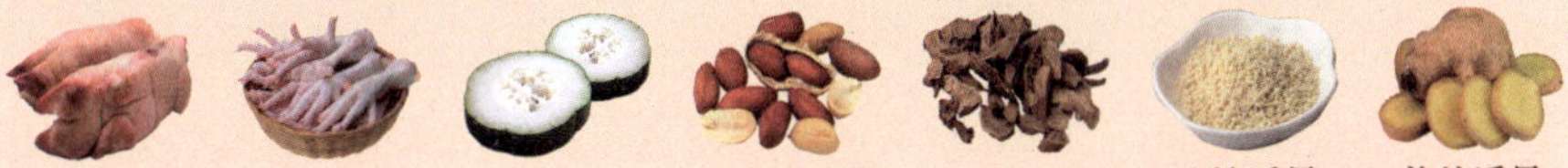

猪蹄250克　鸡爪150克　冬瓜适量　花生米适量　木香10克　鸡精适量　姜片适量

做法

猪蹄洗净，斩块汆烫后捞出冲洗；鸡爪洗净；冬瓜去瓤，洗净切块；花生米洗净；木香洗净，煎汁备用。将猪蹄、鸡爪、姜片、花生米放入炖盅，注入清水，大火烧开，放入冬瓜，改小火炖煮2小时，加盐、鸡精调味即可。

产后恶露不绝

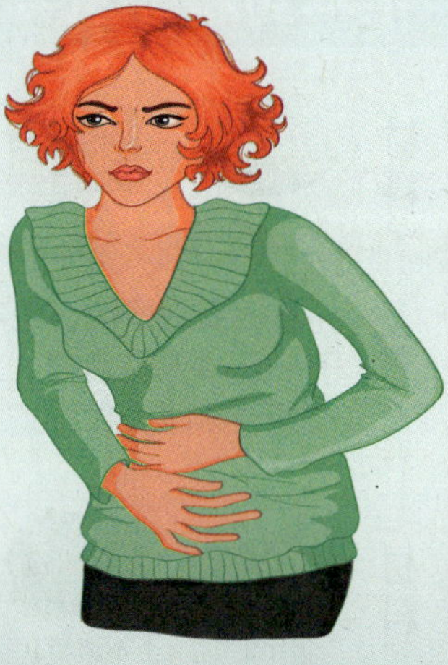

【病症简介】产后恶露不绝是指产后（一般指顺产）血性恶露10天以上，仍淋漓不尽者，称之为“产后恶露不绝”，又称为“恶露不止”、“恶露不尽”。西医学中称之为子宫复旧不全、晚期产后出血。产后恶露若能及时治疗，大多可痊愈，若出血日久可导致贫血，如有胎盘胎膜残留，容易继发感染，严重者可因出血过多而昏厥，应积极抢救。

临床表现

◎产后血性恶露日久不尽，量或多或少，色淡红、暗红，或有恶臭气，可伴有神疲懒言、气短乏力；或小腹疼痛拒按，出血较多者可伴有贫血症状，严重者还可导致晕厥。妇科检查可见子宫大而软，有压痛，子宫口松弛，有时可见残留胎盘组织堵塞于宫口。

致病原因

◎产后恶露不绝大多与产程过长、胎盘等组织残留子宫、产道损伤、产后子宫复旧不良等病史有关。对于剖宫产者，则另当别论，因剖宫产所造成的损伤较大，因此恢复较慢，子宫出血时间会持续更长。

宜吃食物

◎瘦肉类、鱼类、蛋类、奶类、当归、黄芪、党参、白芍、大枣、龙眼肉、米酒、黑米、乌鸡、羊肉、藕节、木耳、马齿苋、苋菜、茄子、莲藕、丝瓜、油菜、红酒、红糖等。

忌吃食物

◎各种冷饮、凉拌菜、梨、甘蔗、柿子、各种瓜及绿豆、螃蟹、粽子、糯米糕、辣椒、花椒、咖啡、浓茶、果糖、巧克力、大麦及麦制品等。

食养原则

产后患者身体多虚弱，因此饮食要保证营养全面，多食高蛋白食物，如瘦肉类、鱼类、蛋类、奶类，还要摄入足够的新鲜蔬菜、水果，有利于身体的恢复。多摄入具有补益气血以及活血化瘀的食物，如乌鸡、红米、羊肉、当归、山楂、米酒等。饮食宜清淡，忌食辛辣刺激性食物，如辣椒、花椒、咖啡、浓茶等；忌食甜食，如果糖、巧克力等，这些食物不利于产后病的恢复。

推荐药膳养生方

养血止痛粥

材料

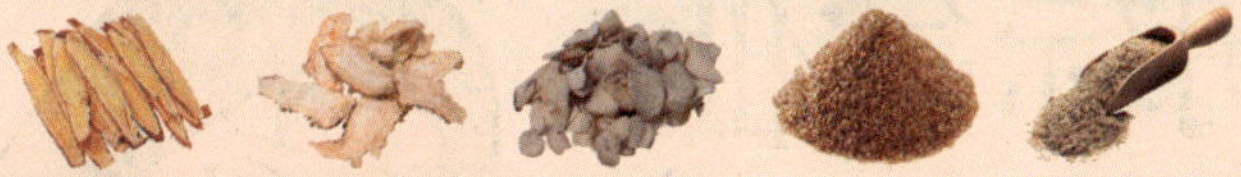

黄芪15克　当归15克　白芍15克　红糖适量　粳米100克

做法

将黄芪、当归、白芍洗净，入锅加水煮沸，转小火续煮10分钟后捞去药渣，留汁。再将粳米淘洗干净，放入锅中加水煮成粥。待粳米熟烂后加入适量红糖，倒入药汁继续稍煮片刻即可。

糯米乌鸡汤

材料

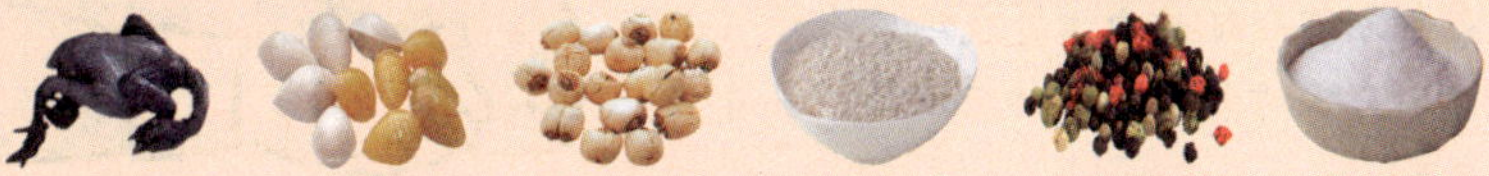

乌鸡1只　白果25克　莲子50克　糯米50克　胡椒适量　盐适量

做法

乌鸡洗净，斩件，入沸水中汆烫；糯米洗净，用水浸泡；白果洗净备用；莲子去莲心，泡发备用。将乌鸡、白果、莲子、糯米放入炖盅中，加开水适量，放入锅内炖蒸2小时，再放入盐、胡椒调味即可。

冬瓜黑鱼汤

材料

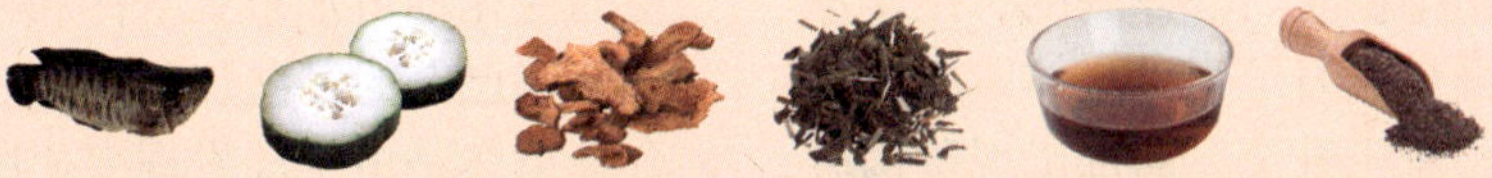

黑鱼500克　冬瓜500克　白术10克　泽兰10克　黄酒适量　胡椒粉适量

做法

冬瓜洗净切片；黑鱼洗净切段；白术、泽兰洗净，煎取药汁，去渣备用。黑鱼下油锅稍煎，再加适量清水，然后加入冬瓜片、黄酒、盐、白糖、葱段、生姜片，煮至鱼熟瓜烂。再倒入药汁，加入胡椒粉调味，烧一会儿即成。

香附炖乌鸡

材料

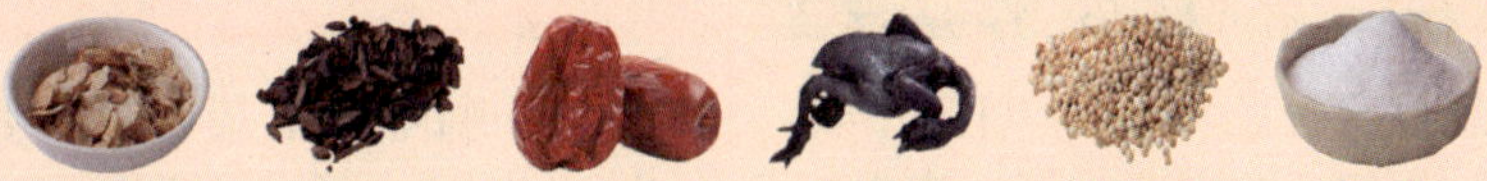

花旗参10克　香附10克　红枣5克　乌鸡1只　川贝3克　盐5克

做法

鸡洗净，斩块，放入炖盅内；香附洗净，煎水备用；花旗参、川贝、红枣均洗净；花旗参、川贝、红枣、乌鸡一起倒入炖盅内，倒入香附汁；在火上炖4小时，再加入盐调味即可。

无花果猪肚

材料

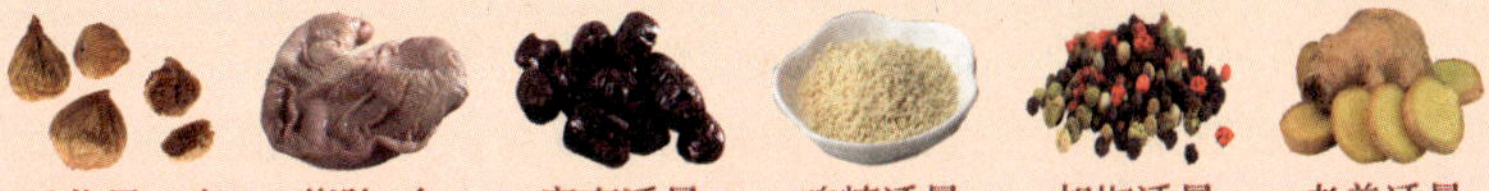

无花果20克　猪肚1个　蜜枣适量　鸡精适量　胡椒适量　老姜适量

做法

猪肚洗净；无花果、蜜枣洗净；胡椒稍研碎；姜洗净，去皮切片。锅中注水烧开，将猪肚汆去血沫后捞出。将所有食材一同放入砂煲中，加清水，大火煲滚后改小火煲2小时，至猪肚软烂后调入盐、鸡精即可。

更年期综合征

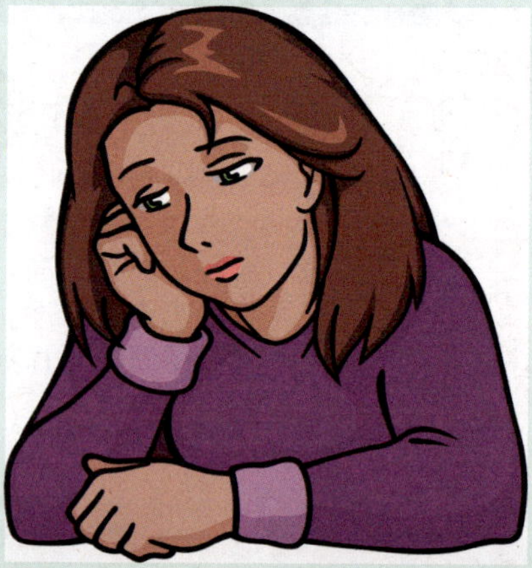

【病症简介】在更年期，卵巢分泌的雌激素急骤降至最低水平，便会发生一系列自主神经功能失调为主的症状，统称为更年期综合征。90%以上的绝经期女性都会出现不同程度的更年期症状。中医认为，更年期综合征是由于肾气渐衰，冲任二脉虚惫而阴阳失调所致，治疗时应以滋阴补肾、益气养血为主。

临床表现

◎其主要的临床表现为四肢乏力、失眠忧郁、情绪不稳定、心悸胸闷、性交不适、出汗潮热、月经紊乱、体重增加、肌肉疼痛、血压升高、面部出现黄褐斑和皱纹等。

致病原因

◎妇女进入绝经期以后，家庭和社会环境的变化都可加重其身体和精神负担，使原来已有的某些症状加重。绝经期综合征虽然是由于性生理变化所致，但发病率高低与个人经历和心理负担有直接关系。

宜吃食物

◎黄豆、扁豆、豌豆、小麦、土豆、黑米、当归、枸杞、鸡蛋、牛奶、瘦肉、牛肉、苹果、梨、山楂、青枣、菠菜、油菜、西红柿、胡萝卜、红枣、桂圆、莲子、糯米、鱼、虾、豆制品等。

忌吃食物

◎酒、咖啡、浓茶、葱、姜、蒜、辣椒、胡椒、蛋黄、肥肉、动物内脏等。

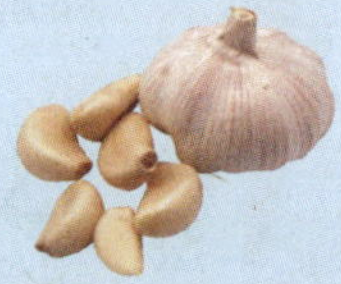

食养原则

更年期综合征患者饮食宜清淡，控制热量和脂肪的摄入。宜选用植物油，如菜籽油、葵花子油等；多食少胆固醇的食物，如蔬菜、水果、瘦肉、鱼类、豆制品等。增加钙质。更年期女性内雌激素水平降低，骨组织合成代谢下降，易发生骨质疏松症，增加骨折的发生率。而且受体内激素影响，更年期女性情绪不稳定，若体内钙不足，更会加重情绪波动，增加精神痛苦。限制食盐的摄入；忌食辛辣刺激性食物。

推荐药膳养生方

兔肉枸杞汤

材料

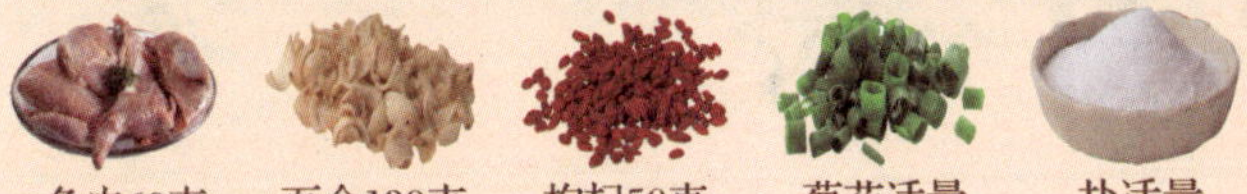

兔肉60克　百合130克　枸杞50克　葱花适量　盐适量

做法

将兔肉洗净，砍成小块；百合洗净，剪去黑边；枸杞泡发。锅中加水烧沸，下入兔肉块，焯去血水，捞出。在锅中倒入一大碗清水，再加入兔肉、盐，用中火烧开后倒入百合、枸杞，再煮5分钟，放入葱花，立即起锅即成。

灵芝香菇鸡

材料

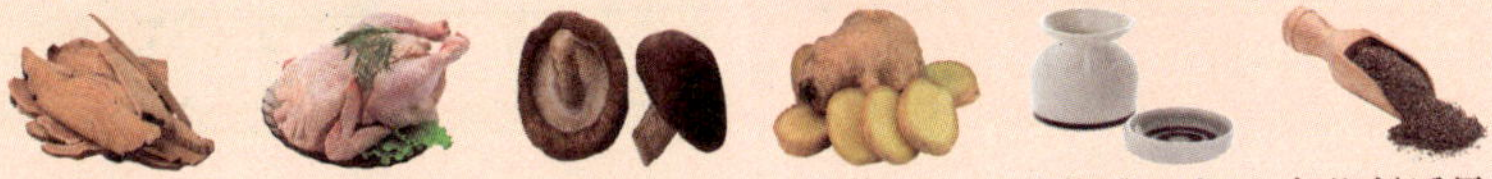

灵芝12克　土鸡1只　香菇50克　老姜15克　花雕10克　胡椒粉适量

做法

将灵芝洗净润透，切片；土鸡肉洗净，汆去血水；香菇洗净去柄切块；老姜洗净去皮切片；炖锅放入土鸡，烧沸，撇去浮沫，放入姜、葱、花雕酒、灵芝微火炖4小时，捞出姜片不用；再加入盐、胡椒粉、鸡精、待汤沸即可。

芡实煲猪心

材料

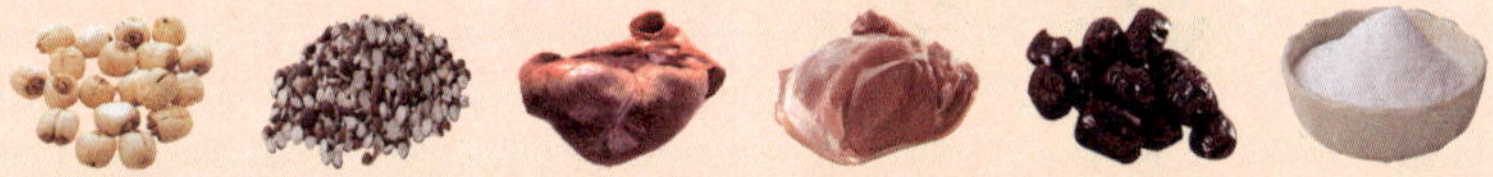

莲子50克　芡实50克　猪心350克　猪瘦肉100克　蜜枣20克　盐适量

做法

将莲子、芡实、猪瘦肉、蜜枣洗净。猪心切开两边，洗净空腔里的残留淤血，入锅中汆烫。将2000毫升清水放入瓦煲内，煮沸后放入以上用料，武火煲开后，改用文火煲3小时，再加盐调味即可。

麦芽鸡肫汤

材料

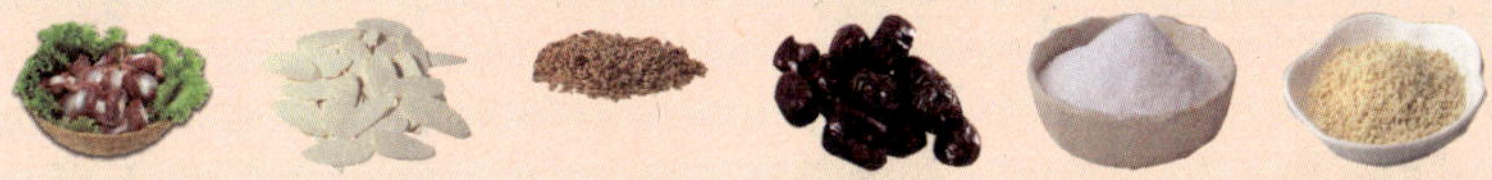

鸡肫200克　山药20克　麦芽20克　蜜枣20克　盐4克　鸡精3克

做法

鸡肫洗净，切块，汆水；山药洗净，去皮，切块；麦芽洗净，浸泡。锅中放入鸡肫、山药、麦芽、蜜枣，加入清水，加盖以小火慢炖。1小时后揭盖，调入盐和鸡精稍煮，出锅即可。

参麦泥鳅汤

材料

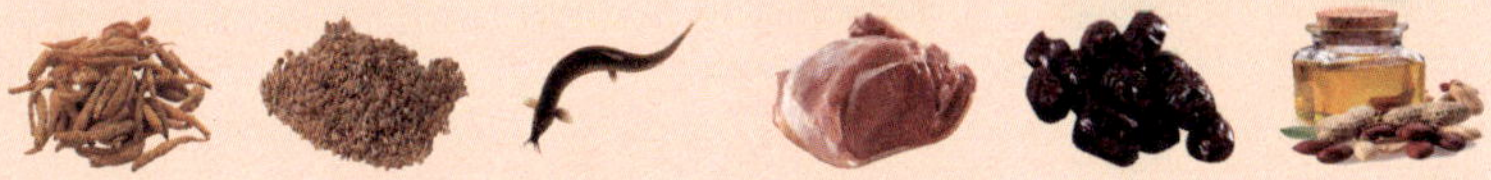

太子参20克　浮小麦20克　泥鳅150克　猪瘦肉150克　蜜枣3颗　花生油10毫升

做法

太子参、浮小麦洗净，用棉布袋装好扎紧。猪瘦肉洗净，切块；蜜枣洗净；泥鳅用开水略烫，洗净表面黏液，入油锅煎至两面金黄色。砂锅放水，水沸后加入全部原料，大火煲开后用小火煲2小时，除去棉袋，加盐调味即可。

卵巢早衰

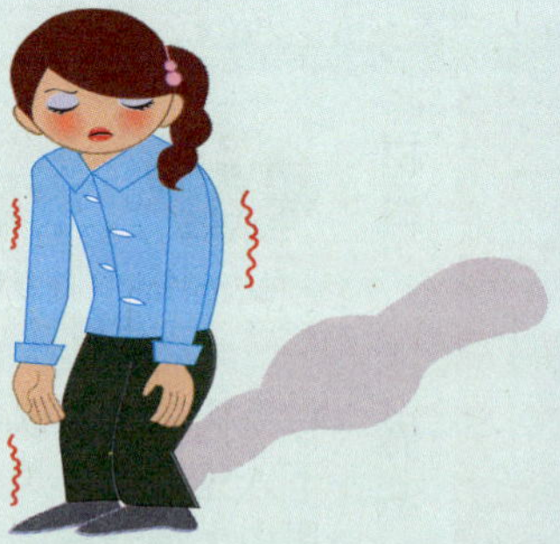

【病症简介】卵巢早衰是指卵巢功能衰竭现象。特点是原发或继发闭经伴随血促性腺激素水平升高和雌激素水平降低，并伴有不同程度的一系列低雌激素症状如潮热多汗、面部潮红、性欲低下等。卵巢早衰患者可多服养身调经、滋补肝肾之品。

临床表现

◎低雌激素症状：潮热、盗汗、性欲低下，伴有萎缩性阴道炎和尿频、尿痛等萎缩性尿道炎。

致病原因

◎中医认为，肾虚是卵巢早衰的最主要的因素，补肾是治疗此病的基本原则，且重在调补肾阴和肾阳。

宜吃食物

◎鲍鱼、海参、鹌鹑、鸽子、乌鸡、墨鱼、章鱼、胡萝卜、红薯、哈密瓜、南瓜、西红柿、虾皮、海米、牛奶、海带、豆制品、桂圆、桑葚、黑芝麻等。

忌吃食物

◎忌烟、酒；忌食刺激性食物，以及肥腻、油煎、霉变、腌制的食物；忌食羊肉、狗肉、韭菜、胡椒等温热性食物。

推荐药膳养生方

	材料	做法
当归牛肉汤	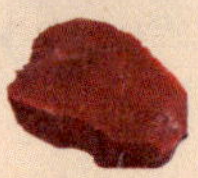 牛肉500克 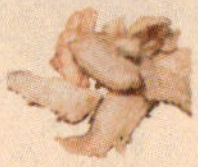 当归50克 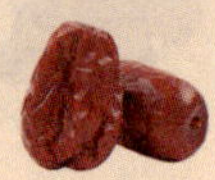 红枣10个	牛肉洗净，切块。当归、红枣洗净。全部用料放入煲内，用适量水，猛火煲至水开，改用慢火煲2~3小时，调味即可。
山药黄精鸡	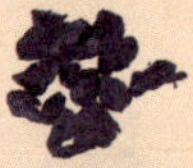 黄精30克 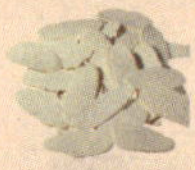 山药100克 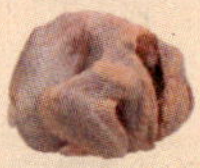 鸡肉1000克	将鸡肉洗净，切块，氽去血水；黄精、山药洗净备用。把鸡肉、黄精、山药一起放入炖盅，加水适量。隔水炖熟，下入盐调味即可。
熟地炖甲鱼	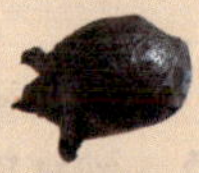 甲鱼400克 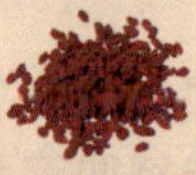 枸杞30克  熟地黄30克	甲鱼宰杀后洗净。枸杞、熟地黄洗净。将甲鱼、枸杞、熟地黄放入煲内，加适量开水，以小火炖2小时，加入盐和味精调味即可。

第八章

药膳对症食疗
儿科常见病

●儿科疾病指的是儿童易患的疾病，这里说的儿童包括新生儿（从出生后脐带结扎开始至生后满28天）、婴儿（出生28天后至1周岁）、幼儿（1周岁后至3周岁）、学龄前期（3周岁后至7周岁）、学龄期（7周岁后至青春期来临，一般女12岁，男13岁）。小孩脏腑娇嫩，机体的抵抗力也较差，所以容易发病，并且变化迅速，所以要积极治疗，不能怠慢。本章选取了16种常见儿科疾病，对于每一种病症，我们从病症简介、临床表现、致病原因、食养原则等方面进行了详细的介绍，并随之列举出其类疾病患者日常宜吃和忌吃的多种食物，相应地推荐了3~5个食疗方，以防治小儿常见病。

小儿发热

【病症简介】小儿发热即小儿发烧，体温在39.1～41℃。发热时间超过两周为长期发热，是小儿常见的一种病症。小儿正常体温常以肛温36.5～37.5℃，腋温36～37℃衡量。若腋温超过37.4℃，一日间体温波动超过1℃以上，可认为发热。

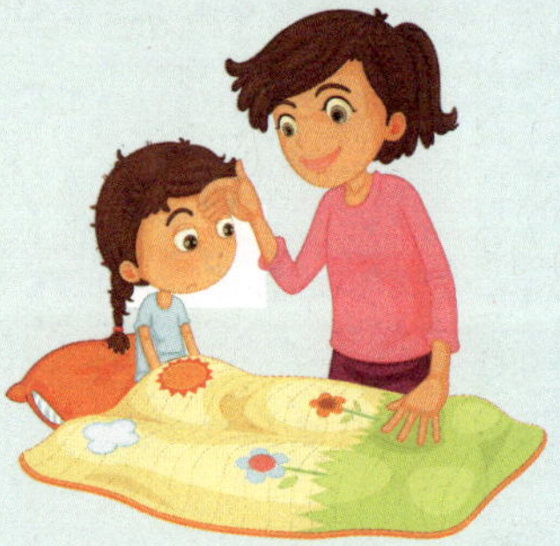

临床表现

◎高热而面色不红或反显青黄，或喜人偎抱，或毛囊粟起，或无汗而手足不温、呕吐、腹胀、腹泻等症，伴发咽喉红肿疼痛，或鼻阻气促、咳喘痰鸣诸症。

致病原因

◎某些变态反应；中暑、某些颅内损伤、癫痫和惊厥的发作、新生儿脱水；急性传染病早期或各系统急性感染性疾病；某些恶性肿瘤等引起小儿高热。

宜吃食物

◎米汤、蛋花汤、稀粥、藕粉、肉末面条、乳制品、豆制品、蔬菜、肉类、鸡肉、水果等。

忌吃食物

◎鸡蛋、冷饮、油炸、油腻食物等。

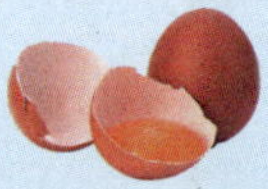

推荐药膳养生方

羚羊角粥

材料

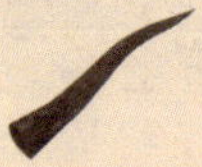
羚羊角10克

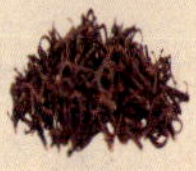
钩藤5克

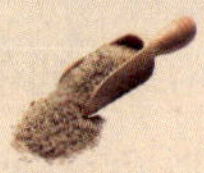
粳米50克

做法

先将羚羊角、钩藤洗净煎汁；洗净粳米，加入药汁和适量水，煮成粥即可。

石膏退热粥

材料

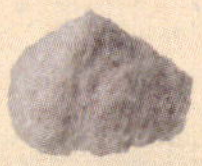
生石膏50克

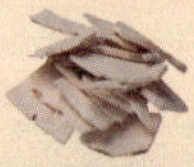
葛根25克

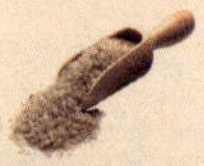
粳米100克

做法

将生石膏、葛根洗净，放进锅中，加入几片生姜，用清水煎煮取汁去渣。将洗净的粳米加清水煮沸后，加入药汁煮成粥。

西瓜皮甜汤

材料

西瓜皮100克

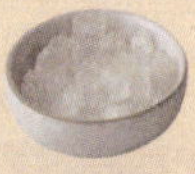
冰糖适量

做法

西瓜皮洗净，切成小块，下入锅中，加适量水煮30分钟；加冰糖调味，待凉后服用。

小儿流涎

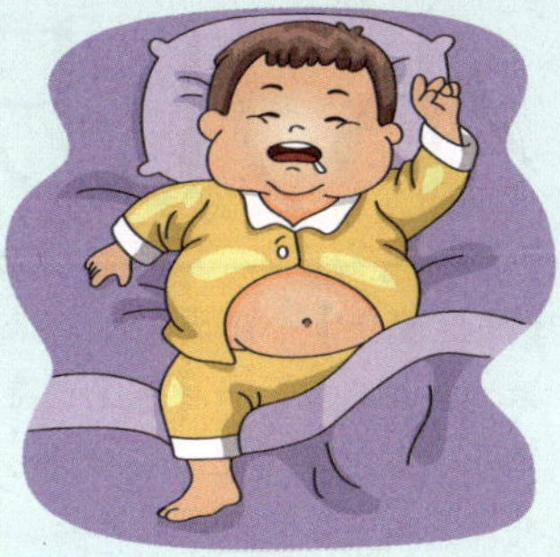

【病症简介】小儿流涎就是指小儿流口水。多发于1岁左右，断奶前后的婴儿。小儿流涎者宜选择可减少唾液的分泌，缓解流涎症状，健脾益气、燥湿和胃、摄纳津液的中药食材；忌食酸性等刺激唾液分泌的食物，如酸梅等。

临床表现

◎3～6个月的婴儿唾液腺发育逐渐完善，流涎属于正常生理现象。如果孩子超过7个月还流涎，应考虑是病理现象，多因为脾胃虚弱不能摄纳津液所致。

致病原因

◎病理性流涎多由于口腔、咽喉黏膜发生炎症以及口腔受药物刺激，或咽后壁脓肿等因素导致唾液分泌增多，经常流出口外。

宜吃食物

◎粳米、薏米、大米、小麦、黄豆、莲子、荞麦、芝麻油、猪肚、牛肚、猪肉、牛肉、兔肉、鲫鱼、鳝鱼、番茄、苹果、绿豆、苦瓜等。

忌吃食物

◎忌食辛辣刺激类食物；忌食酸性等刺激唾液分泌的食物，如酸梅等。

推荐药膳养生方

山药绿豆汤

材料

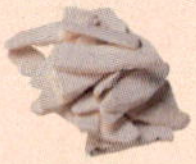
新鲜山药140克

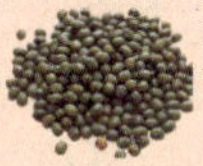
绿豆100克

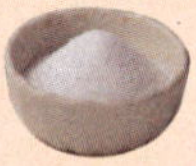
白糖40克

做法

将绿豆洗净，泡发。入锅加水煮沸，转小火续煮40分钟，加白糖搅拌至溶化。山药去皮洗净，切丁，煮熟后捞起，与绿豆汤混合即可。

白术黄芪鱼

材料

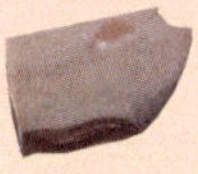
虱目鱼肚1片

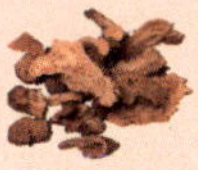
白术10克

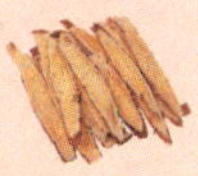
黄芪10克

做法

将虱目鱼肚洗净，切薄片，放淀粉均匀腌渍。白术、黄芪均洗净。将白术、黄芪、虱目鱼肚一起煮至味出，放盐、味精、葱花调味即可。

陈皮猪肚粥

材料

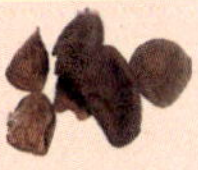
陈皮10克

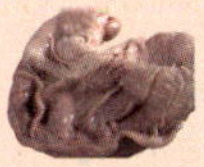
猪肚6克

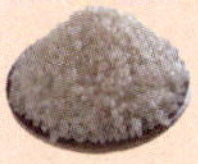
大米60克

做法

猪肚洗净切条；陈皮洗净切碎。锅中放大米烧开，放入猪肚、陈皮熬煮。待米粒开花，小火熬煮至浓稠，加盐、鸡精、葱花即可。

小儿厌食

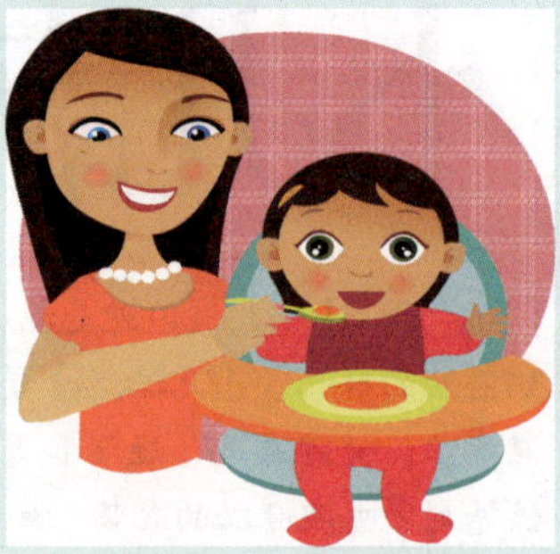

【病症简介】小儿厌食症是指小儿较长时期见食不贪、食欲不振，甚至拒食的一种常见病症。如果长期得不到矫正，会引发营养不良和发育迟缓、畸形。易发于3~6岁的儿童。治疗当从补锌，提高味觉敏感度开始，提高铁元素含量。

临床表现

◎临床以不思饮食、食量较同龄正常儿童明显减少、对进食表示反感、病程一般持续2个月以上为特征。

致病原因

◎不良的饮食习惯；饮食结构不合理；家长照顾孩子进食的方法态度不当；疾病影响均能引起小儿厌食。

宜吃食物

◎虾、紫菜、海带、板栗、芹菜、苹果、猪血、鸡血、山药、红豆、豌豆、红枣、桂圆肉、黑芝麻、蛋黄、蚕豆、毛豆、荞麦面、香蕉、西瓜等。

忌吃食物

◎冰淇淋、碳酸饮料、奶油蛋糕、糖果，辛辣、油腻食物等。

推荐药膳养生方

山药鳝鱼汤

材料

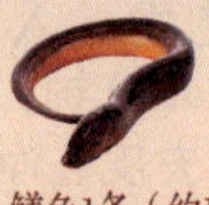
鳝鱼1条（约100克）

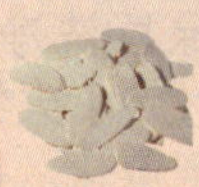
山药150克

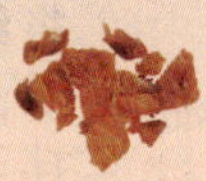
鸡内金10克

做法

山药去皮，切段；鸡内金洗净。鳝鱼洗净，稍煮后捞起，刮去黏液，切段。所有材料放入砂锅内，加适量清水煮沸，改小火煲，加盐调味即可。

山药炖猪血

材料

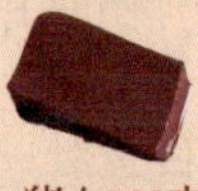
猪血100克

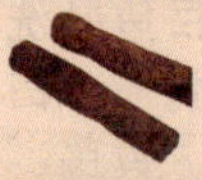
鲜山药100克

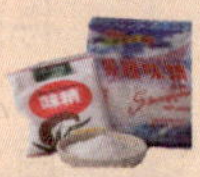
味精适量

做法

鲜山药去皮洗净，切片。猪血洗净切片，氽水。共入锅，加入油和水烧开，改用小火炖15～30分钟，加入盐、味精调味即可。

羊肉豌豆粥

材料

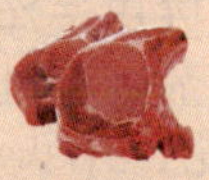
羊肉100克

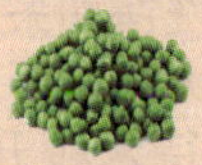
豌豆50克

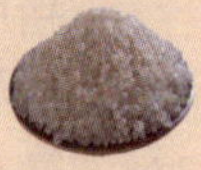
大米80克

做法

豌豆洗净；羊肉洗净，切片。大米加清水，大火煮开，下入羊肉、豌豆，改中火熬煮。用小火将粥熬出香味，加盐调味，撒上香菜即可。

小儿腹泻

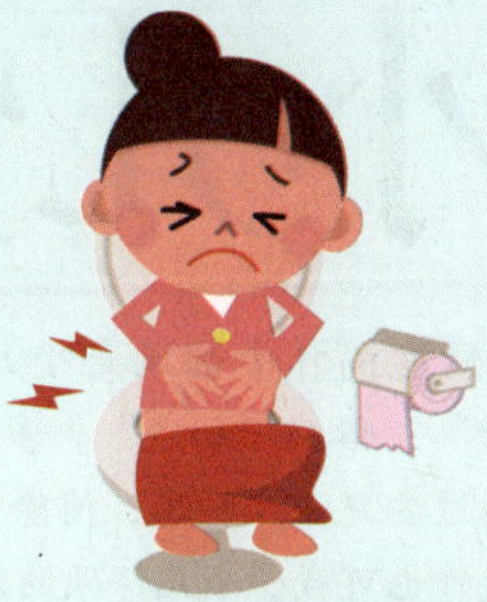

【病症简介】小儿腹泻是各种原因引起的以腹泻为主要临床表现的胃肠道功能紊乱综合征。发病年龄多在2岁以下。1岁以内者约占50%。治疗小儿腹泻，主要从抑制致病菌、健脾祛湿、涩肠止泻着手，要及时补充患儿体内流失的水分。

临床表现

◎轻微的腹泻病儿精神较好，无发热和精神症状；较严重的腹泻多为致病性大肠杆菌或病毒感染引起，伴有发热、烦躁不安、精神萎靡、嗜睡等症状。

致病原因

◎非感染性因素包括：小儿消化系统发育不良、气候突然变化等。感染性因素是指由多种病毒、细菌、真菌、寄生虫引起。

宜吃食物

◎白扁豆、石榴皮、藿香、补骨脂、陈皮、薏米、山药、萝卜、马蹄、石榴、猪肚、牛肚、砂仁、莲子、苹果、糖、盐水、盐稀饭、盐米汤、酸奶等。

忌吃食物

◎白萝卜、葵花子、豆类、牛奶、菠萝、柠檬、梨、柑橘、白菜、竹笋、洋葱、辣椒、肥肉、动物内脏、猪油、蛋类等。

推荐药膳养生方

山药糯米粥

材料

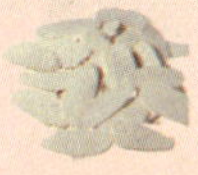

山药15克

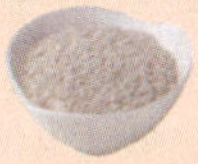

糯米50克

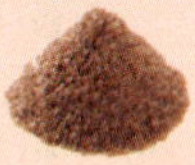

红糖适量

做法

山药去皮，洗净，备用。先将糯米洗净，沥干，略炒，与山药共煮粥。粥将熟时，加胡椒末、红糖，再稍煮即可。

石榴苹果汁

材料

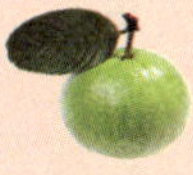

石榴1个

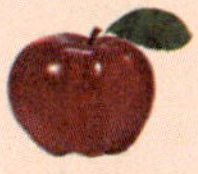

苹果1个

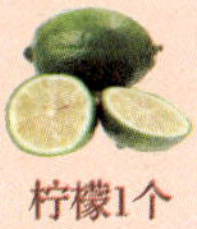

柠檬1个

做法

石榴洗净，不去皮，切小块，备用。苹果洗净，去核，切块；柠檬洗净。将苹果、石榴、柠檬放进榨汁机，榨汁即可。

茯苓薏米粥

材料

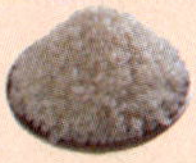

大米70克

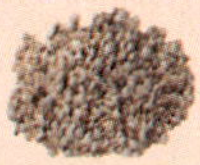

薏米30克

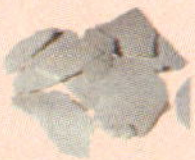

白茯苓10克

做法

大米、薏米均泡发洗净；白茯苓洗净。大米、薏米、白茯苓以大火煮开。待煮至浓稠状时，调入白糖拌匀即可。

小儿惊风

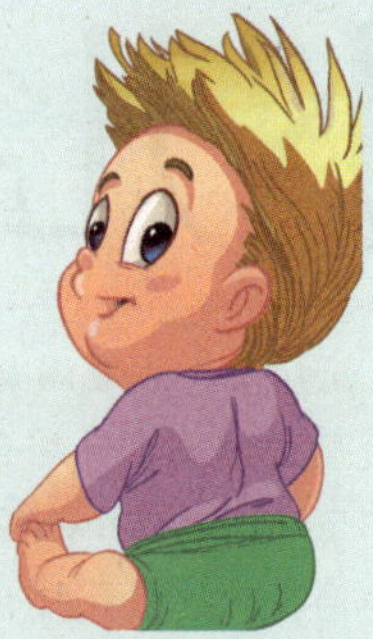

【病症简介】惊风是小儿常见的一种急重病症，又称“惊厥”，俗名“抽风”。多发于1~5岁的小孩。治疗小儿惊风可通过安定小儿神志，消除惊恐，达到镇惊的作用。控制癫痫的发作也可减少小儿惊风的发病。

临床表现

◎急惊风为突然发病，出现高热、神昏、惊厥、牙关紧闭、两眼上翻，严重者会危及生命。慢惊风表现为嗜睡、两手握拳、手足抽搐无力、突发性痉挛等症。

致病原因

◎现代医学认为惊风是中枢神经系统功能紊乱的一种表现，引发原因较多，如高热、脑炎、脑膜炎、大脑发育不全、受到惊吓、癫痫等都可引发小儿惊风。

宜吃食物

◎糯米、西谷米、鳗鲡、桑葚、葡萄、胡桃、大枣、芝麻、银耳、蜂乳、黄鱼、小米、牛奶、百合、猪心、鹌鹑蛋、小麦、糯米、牡蛎肉等。

忌吃食物

◎大葱、洋葱、桂皮、辣椒、鹅肉、香椿头、香菜、带鱼、白酒及猪头肉等。

推荐药膳养生方

决明小米粥

材料

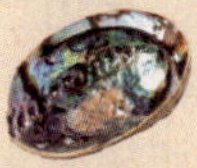
石决明10克

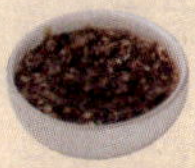
小米80克

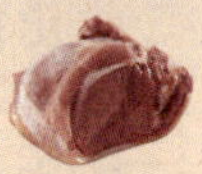
猪瘦肉150克

做法

瘦肉洗净切块。油锅爆香姜丝，放入瘦肉过油捞出。锅中下入小米、石决明熬煮出香味，再下入瘦肉煲5分钟，加盐调味，撒上葱花即可。

天麻炖鹧鸪

材料

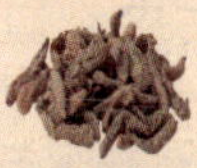
天麻片10克

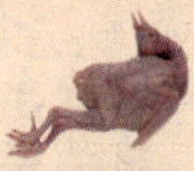
鹧鸪2只

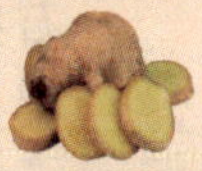
生姜3克

做法

天麻洗净；生姜去皮，洗净切片；鹧鸪洗净，斩件。将天麻片、姜片和鹧鸪放入炖锅中，炖至肉熟烂。加入盐调味即可。

蝉蜕薄荷饮

材料

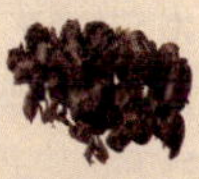
蝉蜕15克

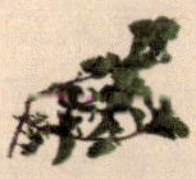
薄荷汁15毫升

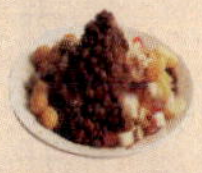
果糖15克

做法

蝉蜕洗净，放入锅内，加水煎汁，去渣取汁，放凉。将冰块放入雪克杯内约2/3满。加入果糖、薄荷汁、蝉蜕汁，摇匀即可饮用。

小儿夜啼

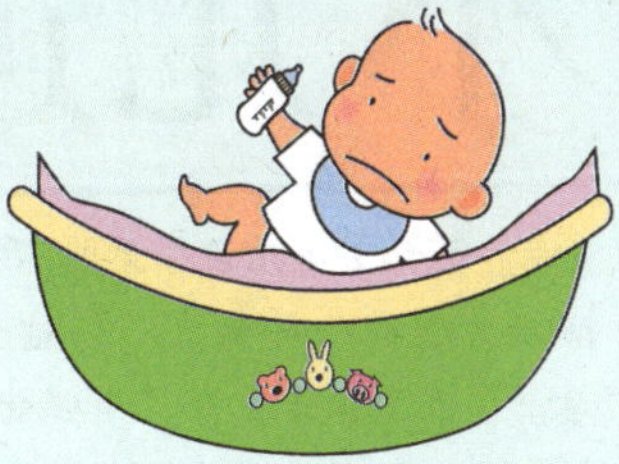

【病症简介】夜啼是婴儿时期最常见的一种睡眠障碍。不少孩子白天好好的，可是一到晚上之后就烦躁不安，哭闹不止，人们习惯上将这些孩子称为“夜啼郎”。本病多见于半岁以内的婴幼儿。

临床表现

◎婴儿白天能安静入睡，入夜则啼哭不安，或每夜定时啼哭，甚至通宵达旦啼哭。常会有面色青白、四肢欠温、烦躁不安、心神不宁等症。

致病原因

◎中医认为小儿啼哭常因脾寒、心热、惊骇、积滞而发病。寒则痛而啼，热则烦而啼，惊则神不安而啼。

宜吃食物

◎珍珠、灯芯草、柏子仁、酸枣仁、朱砂、粳米、生姜、红糖、茯苓、梨、苹果、莲子、黄花菜、粟米等。

忌吃食物

◎巧克力、咖啡制品、芥末、茶叶、桂皮等。

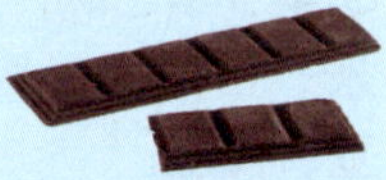

推荐药膳养生方

砂仁茯苓粥

材料：

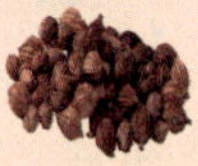
砂仁3粒

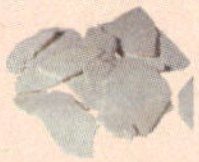
茯苓6克

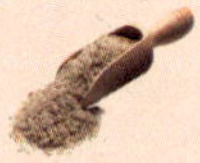
粳米150克

做法：将砂仁、茯苓研成细末；将粳米洗净，放进锅中，加上细末和适量水。先用大火煮沸，再改用小火煮至粥成；可定时喂食。

生姜红糖饮

材料：

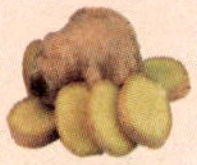
生姜10克

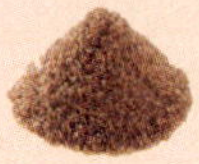
红糖10克

做法：将生姜洗净，切片；再把生姜放进锅中加适量水，一起煎煮；最后再加上红糖，搅拌均匀即可。

清心宁神茶

材料：

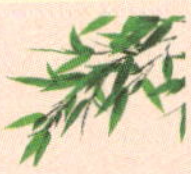
淡竹叶3克

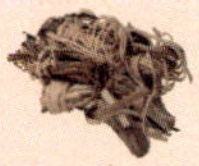
灯心草1撮

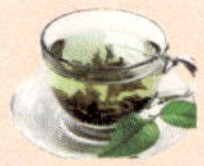
绿茶1克

做法：将淡竹叶、灯心草洗净；将所有材料放进锅中，加适量水，煮沸；可加少许白糖。

小儿遗尿

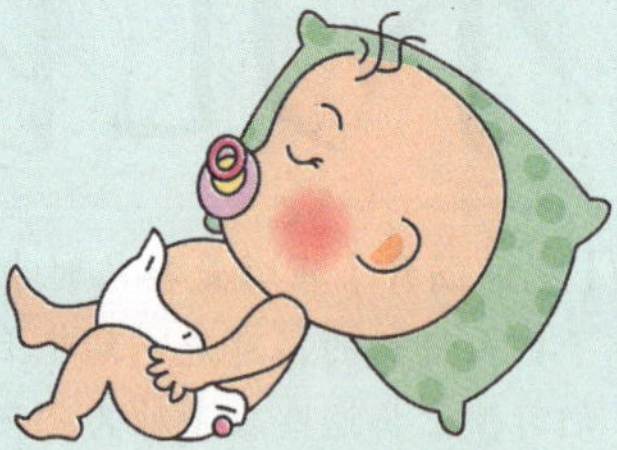

【病症简介】小儿遗尿系指3周岁以上的小儿，睡中小便自遗，醒后方觉的一种病症，俗称“尿床”。常见于三岁以上的儿童。小儿遗尿者宜食具有强化肾功能、缩尿止遗的中药材和食材；忌食削弱脾胃功能、引起多尿的多盐、多糖、生冷食物。

临床表现

◎多数患儿易兴奋、性格活泼、活动量大、夜间睡眠过深、不易醒，遗尿在睡眠过程中一夜发生1～2次或更多。

致病原因

◎遗尿患者常在同一家族中发病，发生率为20%～50%；泌尿通路狭窄梗阻、膀胱发育变异、尿道感染等均可引起；控制排尿的中枢神经系统功能发育迟缓。

宜吃食物

◎羊肉、牛肉、糯米、金鱼鳔、莲子、韭菜、黑芝麻、桂圆、乌梅、粳米、薏米、山药、豆腐、银耳、绿豆、赤小豆、鸭肉。

忌吃食物

◎牛奶、巧克力、柑橘类、水果、冰淇淋、辣椒、咖喱、生姜、肉桂、玉米、赤小豆、鲤鱼、西瓜等。

推荐药膳养生方

猪腰枸杞粥

材料

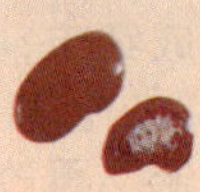
猪腰80克

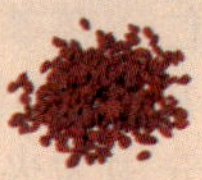
枸杞10克

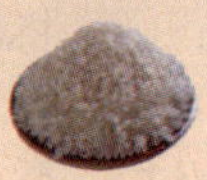
大米120克

做法：猪腰洗净，切花刀；枸杞洗净。大米放入锅中煮沸，下枸杞熬煮。待米粒开花后放入猪腰，待猪腰变熟，加盐调味，撒上葱花即可。

山药莲子羹

材料

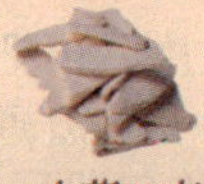
山药30克

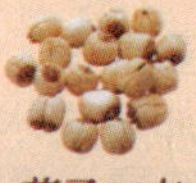
莲子15克

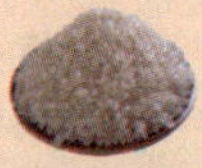
大米90克

做法：山药去皮切块；莲子洗净。大米煮至米粒绽开，再放入莲子、山药。小火煮至浓稠，放入盐调味，撒上葱花即可。

补骨脂枣粥

材料

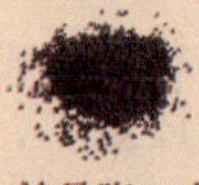
补骨脂20克

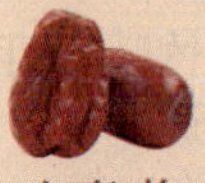
红枣6枚

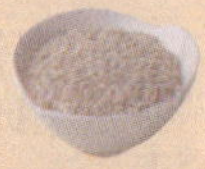
糯米100克

做法：补骨脂用水煎15分钟；糯米中加入药汁、红枣，煮成粥即可。趁热分2次服用。

小儿夏季热

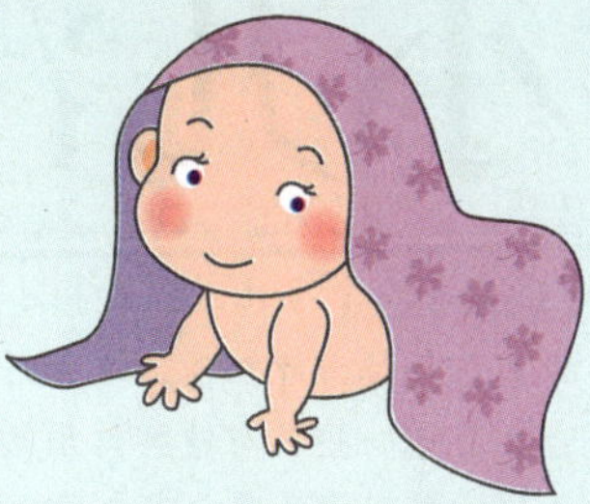

【病症简介】小儿夏热是指在夏天，由于气温升高而引发的一种常见病、多发病。以6个月至3岁体弱小儿为多见。治疗小儿夏热，首先要清除体内热气、解渴生津；要促进身体排汗，以防汗出不畅，邪气蕴蒸而导致中暑等症的发生。

临床表现

◎盛夏时节渐起发热，持续不退，天气越热，体温越高。发热期可长达1～3个月，待气候凉爽时体温自然下降。口渴多饮，排尿频繁且尿色清长。

致病原因

◎小儿先天禀赋不足，如早产儿、未成熟儿、肾气不足者；后天脾胃不足，营养较差、脾胃虚弱者；病后体虚、气阴不足者易患本病。

宜吃食物

◎藕粉、薄荷、洋葱、莲子、冬瓜、山药、西瓜、丝瓜、黄瓜、苦瓜、萝卜、荸荠汁、绿豆、豆浆、甘蔗汁、牛奶、梨、柿子、枇杷、草莓、空心菜等。

忌吃食物

◎狗肉、羊肉、雀肉、鹅肉、鸡肉、虾、胡椒、桂皮、丁香、辣椒、葱、姜、大蒜、洋葱、韭菜、炒黄豆、炒瓜子、爆米花等。

推荐药膳养生方

西瓜橙子汁

材料

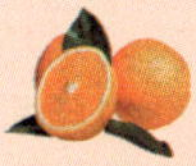
橙子100克

西瓜200克

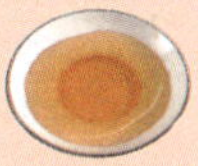
蜂蜜适量

做法

橙子洗净，切片；西瓜去皮取肉。将橙子榨汁，加蜂蜜搅匀。西瓜肉榨汁，加红糖，按分层法注入杯中。最后加入冰块即可。

豆腐冬瓜汤

材料

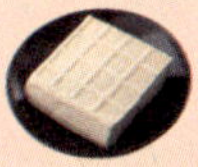
豆腐250克

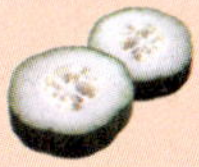
冬瓜200克

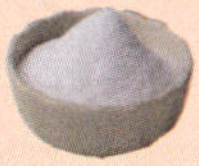
盐适量

做法

豆腐洗净，切小块；冬瓜去皮，洗净，切薄片。锅中加水，放入豆腐、冬瓜，煮汤。煮熟后加盐调味即可。

芡实猪肚汤

材料

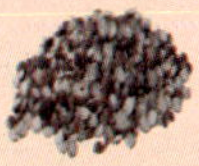
芡实100克

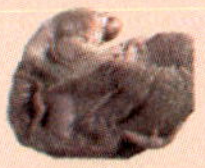
猪肚500克

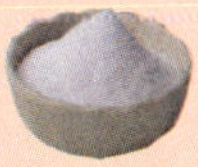
盐适量

做法

猪肚洗净，切块，与芡实同放入锅中，加适量水煮至猪肚烂熟后，加少许盐即可食用。

小儿汗证

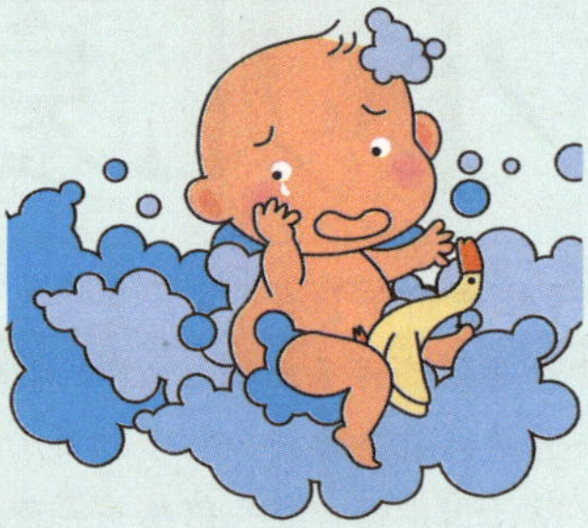

【病症简介】小儿汗症是指小儿在安静的状态下，全身或身体的某些部位出汗较多，或大汗淋漓不止的一种症候。小儿汗症者应多吃一些具有健脾作用的食品，多吃一些具有养阴生津的食物，特别是要多吃富含维生素的果类和蔬菜。

临床表现

◎一般以入睡中汗出称之为“盗汗”，白日无故汗出称之为“自汗”。但是，因天热或衣着过厚等因素引起的汗出不属于此列。

致病原因

◎自汗多是因气虚，汗孔不能关闭而出汗；盗汗不仅气虚，长期汗出，津液流失过多，“阴”也亏损，所以食疗要从养气补阴辨证施治。

宜吃食物

◎粳米、薏米、山药、扁豆、莲子、大枣、小米、麦粉及各种杂粮和豆制品，牛奶、鸡蛋、瘦肉、鱼肉、苹果、甘蔗、香蕉、葡萄、山楂、西瓜等。

忌吃食物

◎大葱、生姜、大蒜、辣椒、胡椒、紫苏、洋葱、白酒、桂皮、芥末、薄荷、茴香等。

推荐药膳养生方

黄芪小麦粥

材料

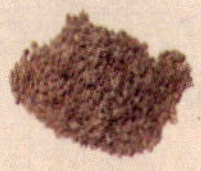
浮小麦50克

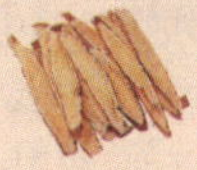
黄芪20克

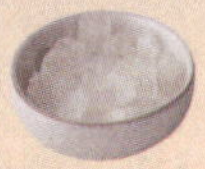
冰糖适量

做法

将黄芪片切成小段，与小麦加水煮成粥；加冰糖，拌匀后早晚服食。趁热服用。

猪肚白术粥

材料

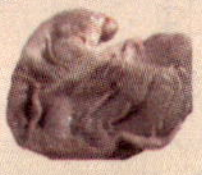
猪肚500克

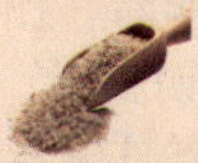
粳米150克

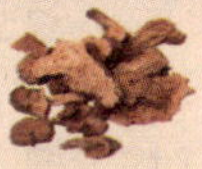
白术30克

做法

将猪肚翻洗干净煮熟，切成小块。白术洗净，与猪肚、粳米一并放入锅中煮熟；再放入少许生姜煮片刻，调入盐即可食用。

菠萝莲子羹

材料

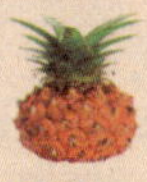
菠萝150克

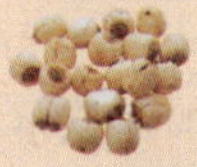
莲子300克

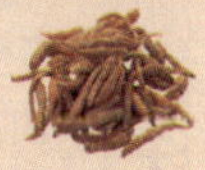
太子参10克

做法

菠萝去皮切块，莲子洗净入锅蒸熟，加冰糖、太子参略蒸。锅内加水，下菠萝、莲子、太子参，连同汤汁，煮沸即可。

小儿黄疸

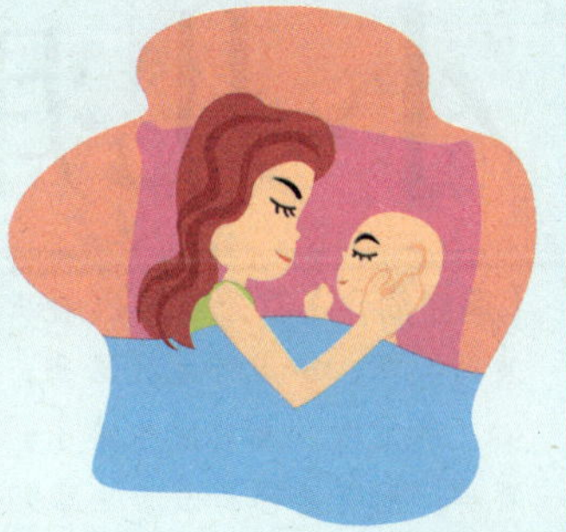

【病症简介】医学上把未满月（出生28天内）宝宝的黄疸，称之为新生儿黄疸，新生儿黄疸是指新生儿时期，由于胆红素代谢异常引起血中胆红素水平升高而出现于皮肤、黏膜及巩膜黄疸为特征的病症，本病有生理性和病理性之分。

临床表现

◎生理性黄疸在出生后2～3天出现，4～6天达到高峰，7～10天消退，早产儿持续时间较长，除有轻微食欲不振外，无其他临床症状。

致病原因

◎病理性黄疸的原因有溶血、重症感染、新生儿肝炎、胆道闭锁以及代谢性疾病等原因引起。

宜吃食物

◎冬瓜、茭白、田螺、泥鳅、番薯、胡萝卜、菠菜、麦芽、西蓝花、西瓜等。

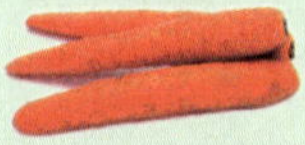

忌吃食物

◎肥肉、辣椒、韭菜、大蒜、生姜、糯米、桂圆、大枣、荔枝等。

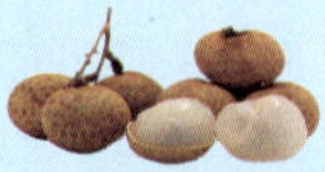

推荐药膳养生方

茵陈鲫鱼汤

材料

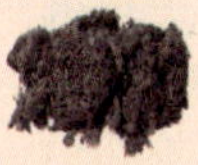

茵陈30克

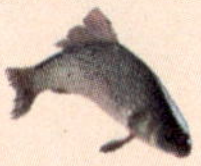

鲫鱼300克

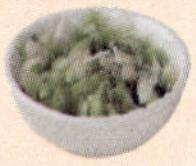

葱末5克

做法 茵陈洗净，水煎取汁；鲫鱼洗净，用盐和料酒腌渍片刻；将鲫鱼煎至两面金黄；将药汁倒入，放入姜片煮10分钟，加入盐、葱花即成。

甘甜红薯汤

材料

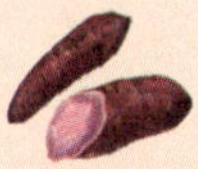

红薯100克

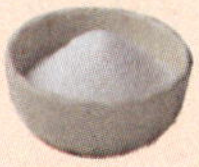

白糖10克

做法 红薯洗净切小块，放入水中煮烂熟，加入白糖搅匀即可食用。

冬瓜皮甜汤

材料

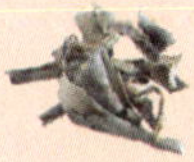

冬瓜皮3克

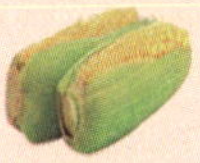

玉米叶3克

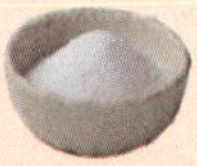

白糖3克

做法 冬瓜皮、玉米叶洗净，共放入水中煎煮30分钟，取汤加入白糖搅匀，即可服用。

小儿痱子

【病症简介】孩子新陈代谢旺盛，非常容易出汗，汗多又没有及时擦干，造成汗毛孔堵塞，因此特别容易发生痱子。除了手心、脚底以外都可发生痱子，常发生在头皮、前额、颈、胸、臀部、肘弯等容易出汗的摩擦部位。

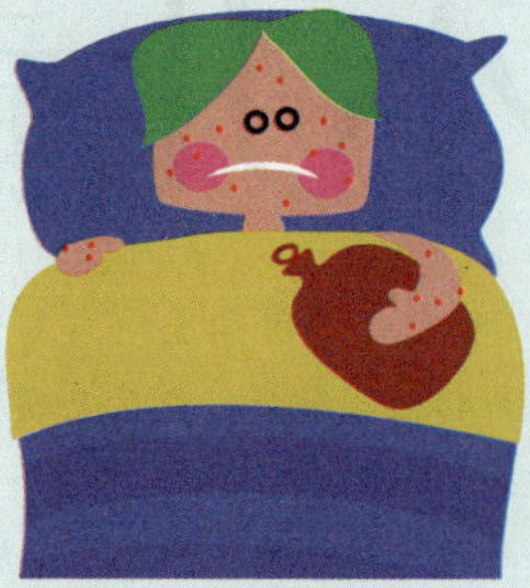

临床表现

◎红色粟粒疹好发于手背、肘窝、颈、胸、背、腹部、臀、头面部，为圆而尖形的针头大小密集的丘疹或丘疱疹，有轻度红晕。自觉轻微烧灼及刺痒感。

致病原因

◎红色粟粒疹是因汗液在表皮内稍深处溢出而成。晶形粟粒疹是汗液在角质层内或角质层下溢出而成。脓疱性粟粒疹是痱子顶端有针头大浅表性小脓疱。

宜吃食物

◎绿豆、葱白、香菜、竹笋、甜菜、马蹄、香菇、荠菜、樱桃、甘蔗、荔枝、西瓜、牛奶、黄瓜、梨、西红柿、鲫鱼、鲤鱼、鲢鱼、青鱼、猪肝、瘦肉等。

忌吃食物

◎狗肉、羊肉、鸡蛋、桂皮、辣椒、胡椒、茴香、花椒、大蒜、韭菜、洋葱、李子、梅子、酸石榴、糯米饭、糍粑、炒花生、炒瓜子、炒黄豆、爆米花等。

推荐药膳养生方

艾叶浴汤	材料	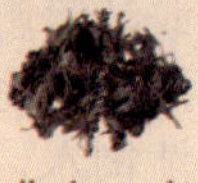 艾叶100克	做法	艾叶洗净，再加大量的水熬煮半小时后，用熬出来的药水给孩子洗澡，不但可以预防和治疗痱子，还能防止其他夏季皮肤病的发生。
绿豆冬瓜汤	材料	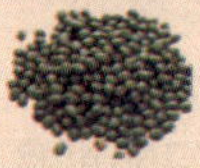 绿豆30克 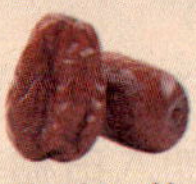 红枣10枚 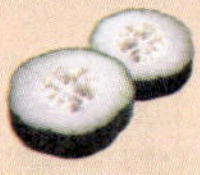 冬瓜30克	做法	绿豆浸泡，红枣洗净去核，冬瓜去皮切块。把红豆、红枣、冬瓜一同放入沙锅中煎至烂熟，再加适量冰糖调和，每日一剂，连服一周。
三豆汤	材料	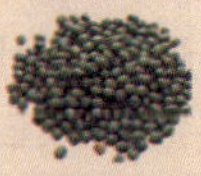 绿豆10克 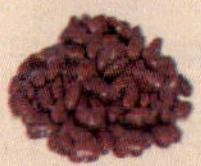 赤豆10克 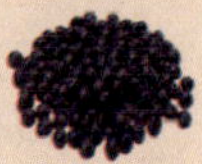 黑豆10克	做法	绿豆、赤豆、黑豆洗净，加水600毫升，小火煎熬至300毫升，连豆带汤喝下即可，宜常服。若从入夏开始服用，小儿很少生痱子。

小儿疳积

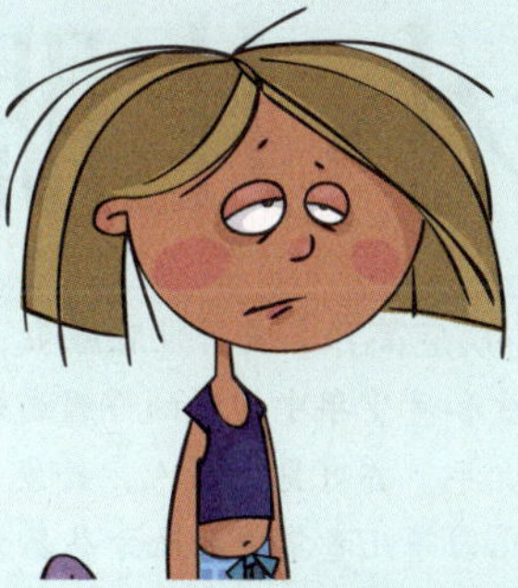

【病症简介】小儿疳积是小儿疳症和小儿积滞的总称，是儿科的一种常见病。多发于小儿时期，尤其是1～5岁的儿童。宜食用具有强化消化功能的中药材以及具有补充营养、增强体质的食材。

临床表现

◎小儿面黄肌瘦、烦躁爱哭、睡眠不安、食欲不振或呕吐酸馊乳食、腹部胀实或时有疼痛、小便短黄或如米泔、大便酸臭或溏薄、或兼发低热。

致病原因

◎现代多由偏食、营养摄入不足、喂养不当、消化吸收不良以及各种慢性疾病所致。

宜吃食物

◎红枣、粳米、猪肉、兔肉、草鱼、鲫鱼、番茄、红萝卜、南瓜、香菇、牛奶、猪肉、牛肉、羊肉、乌鸡、黑豆、芝麻等。

忌吃食物

◎忌吃辛辣、炙烤、油炸、炒爆之品，如辣椒、油条等；忌吃生冷瓜果、性寒滋腻、肥甘黏糯等食品，如肥肉等；忌吃一切变味、变质、不洁的食物。

推荐药膳养生方

红枣薏米粥

材料

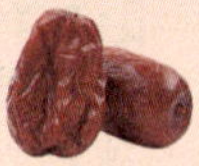

红枣20克

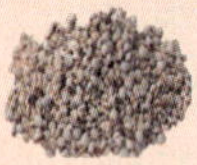

薏米20克

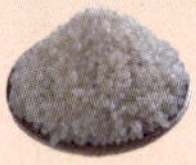

大米70克

做法

薏米均泡发洗净；红枣洗净去核；葱洗净切花。锅内放入大米、薏米煮开。加入红枣煮至浓稠状，撒上葱花，调入白糖拌匀即可。

红枣带鱼粥

材料

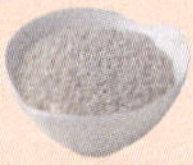

糯米50克

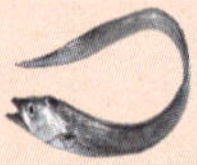

带鱼50克

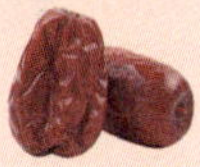

红枣5颗

做法

糯米洗净浸泡；带鱼洗净切块；红枣洗净。红枣、糯米以大火煮开，转用小火煮成粥。加入带鱼煮熟，调入香油、盐、葱花、姜末即可。

牛奶豌豆粥

材料

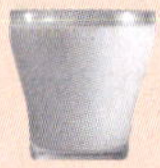

牛奶100克

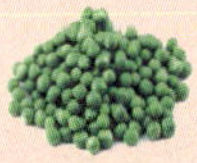

豌豆30克

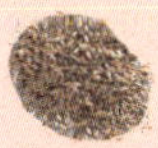

麦片50克

做法

豌豆洗净；葱洗净切花。麦片以大火煮开。加入豌豆同煮至浓稠状，再倒入牛奶煮5分钟后，撒上葱花，调入白糖拌匀即可。

小儿腮腺炎

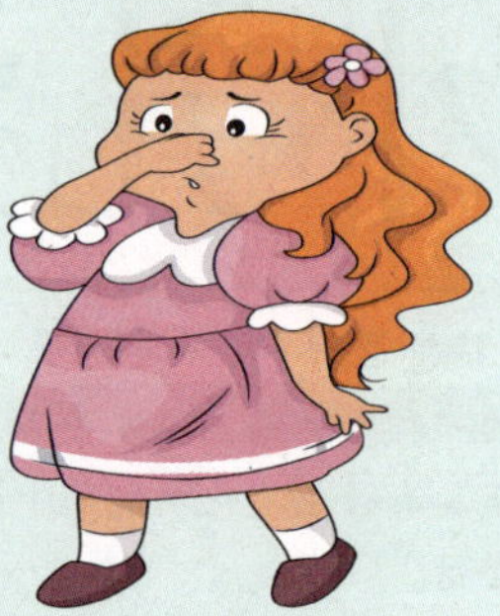

【病症简介】流行性腮腺炎，俗称“痄腮”、“流腮”，是儿童和青少年中常见的呼吸道传染病，多见于4-15岁的儿童和青少年，亦可见于成人，好发于冬、春季，在学校、托儿所、幼儿园等儿童集中的地方易暴发流行。

临床表现

◎腮腺肿胀以耳垂为中心，向周围蔓延，边缘不清楚，局部皮肤不红，表面灼热，有弹性感及触痛。患儿感到局部疼痛和感觉过敏，张口、咀嚼时更明显。

致病原因

◎本病由腮腺炎病毒所引起，该病毒主要侵犯腮腺，也可侵犯各种腺组织、神经系统及肝、肾、心脏、关节等几乎所有的器官。

宜吃食物

◎米汤、藕粉、橘汁、蔬菜汁、西瓜汁、梨汁、蔗汁、胡萝卜汁及牛奶、鸡蛋花汤、豆浆等、香椿头(嫩芽叶)、马齿苋、香菜、绿豆、赤豆、丝瓜等。

忌吃食物

◎不宜进食酸性食物和饮料；不宜吃鱼、虾、蟹等发物；忌吃辛辣、肥甘厚味等助湿生热的食物；不宜吃不易咀嚼碎的食物。

推荐药膳养生方

银花冰糖饮

材料

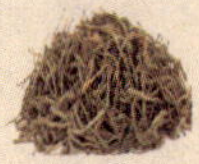
金银花20克

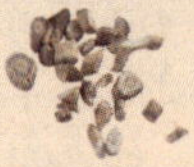
板蓝根15克

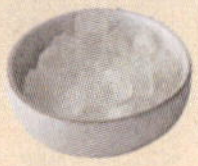
冰糖适量

做法

将金银花、板蓝根洗净；将金银花、板蓝根放入煲中，加适量水，煎30分钟，再加入冰糖即可服用。分2次服。

菊花土茯苓

材料

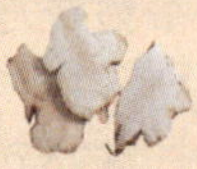
土茯苓30克

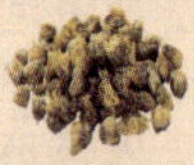
野菊花15克

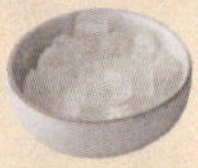
冰糖10克

做法

野菊花洗净，土茯苓洗净，切成薄片备用。土茯苓片大火烧沸后改用小火煮10-15分钟。加入冰糖、野菊花，再煮3分钟，去渣即成。

黄豆绿豆汤

材料

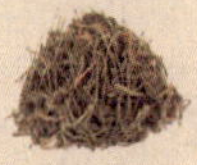
金银花10克

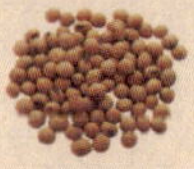
黄豆30克

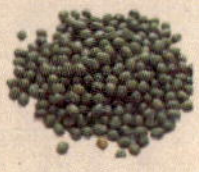
绿豆160克

做法

将黄豆、绿豆洗净，煮熟。金银花洗净，下入汤中煮5分钟。然后将水面上浮起的金银花、豆皮撇去，最后加冰糖调匀即成。

小儿单纯性肥胖

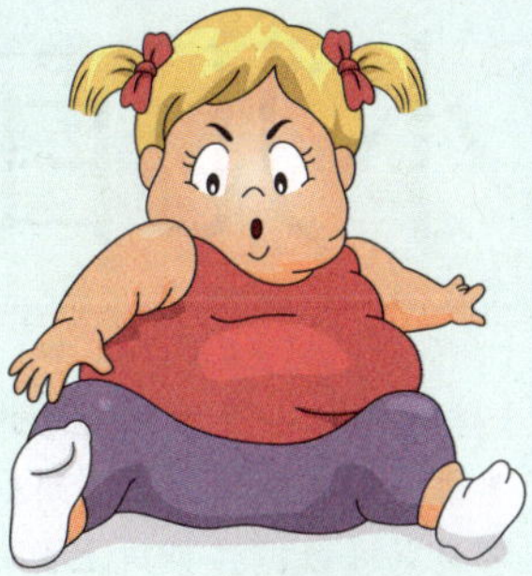

【病症简介】小儿单纯性肥胖症是由于能量摄入长期超过人体的消耗，使体内脂肪过度积聚、体重超过一定范围的一种营养障碍性疾病。多发于婴儿期、5～6岁及青春期儿童。可通过增强饱腹感来减少食欲，控制饮食。

临床表现

◎小儿体重超过同性别、同身高正常小儿均值20％以上者便可诊断为肥胖症。患儿食欲旺盛且喜吃甜食和高脂肪食物。常有疲劳感，用力时气短或腿痛。

致病原因

◎多由营养素摄入过多、活动量过少、遗传因素等原因造成；其他原因有调节饱食感及饥饿感的中枢失去平衡也会导致多食。

宜吃食物

◎魔芋、大麦、韭菜、芹菜、笋、白萝卜、黄豆芽、车前子、菠萝、荷叶、莲子心、山楂、茶叶、香蕉、苹果、荠菜、无糖果冻、话梅等。

忌吃食物

◎巧克力、奶油蛋糕、薯条、烤肉、精白面粉、通心粉等。

推荐药膳养生方

荠菜魔芋汤

材料

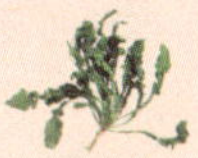
荠菜300克

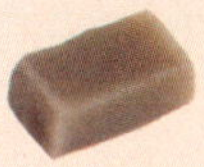
魔芋200克

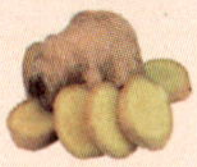
姜丝适量

做法

荠菜切段；魔芋洗净，切片。锅中加入适量清水，加入荠菜、魔芋及姜丝，用大火煮沸，转中火煮至荠菜熟软。最后加盐调味即可。

西蓝花冬笋

材料

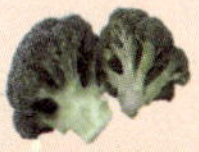
西蓝花250克

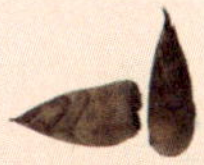
冬笋200克

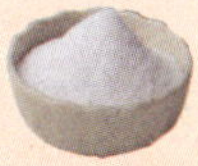
盐适量

做法

西蓝花洗净，掰小朵；冬笋切块，焯去异味后捞出。锅置火上，油烧热，下入冬笋、西蓝花、调味料，炒至入味即可。

莴笋炒木耳

材料

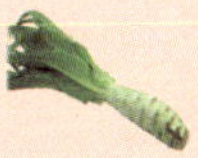
莴笋200克

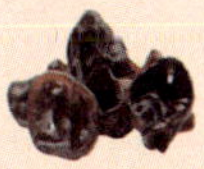
水发木耳80克

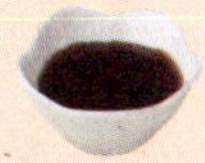
生抽8毫升

做法

莴笋去皮洗净切片；木耳洗净，与莴笋同焯水后晾干。莴笋、木耳翻炒，加入盐、生抽炒入味后，加入味精调味，起锅放于盘中即可。

小儿百日咳

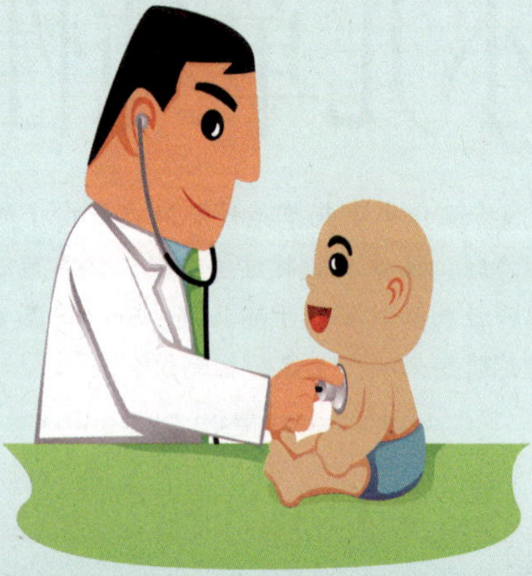

【病症简介】百日咳是急性呼吸道传染病，病人是唯一的传染源，潜伏期2～23天，传染期约一个半月。呼吸道传染是主要传播途径。人群普遍易感，学龄前儿童为多。多发于新生儿及婴幼儿。患儿居室内的空气要新鲜，但又要防止受凉，避免烟尘、异味刺激诱发痉咳。患儿要注意休息，保证充足睡眠，保持心情愉快。

临床表现

◎前期仅表现为低热、咳嗽、流涕、喷嚏等上呼吸道感染症状；7～10天后转入痉咳期，表现为阵发性痉挛性咳嗽，发作日益加剧，每次阵咳可达数分钟之久，咳后伴一次鸡鸣样长吸气，若治疗不善，此期可长达2～6周；恢复期阵咳渐减甚至停止，此期2周或更长。

致病原因

◎百日咳杆菌为鲍特杆菌属，侵入呼吸道黏膜在纤毛上皮进行繁殖，使纤毛麻痹，上皮细胞坏死，坏死上皮、炎性渗出物及黏液排除障碍，堆聚潴留，不断刺激神经末梢，导致痉挛性咳嗽。支气管阻塞也可引起肺不张或肺气肿。

宜吃食物

◎川贝、桔梗、白果、杏仁、黄芩、甘草、萝卜、姜、蒜、蜂蜜、梨、粳米、沙参、玉竹、麦冬、冬虫夏草、猪肺、杏仁、绿豆汤、粥、面片、鸡蛋、酸奶、樱桃、猕猴桃、苹果等。

忌吃食物

◎红参、生姜、丁香、菟丝子、海虾、淡菜、橘子、鳗鱼、螃蟹、姜、辣椒、肥肉、油炸食品、棒冰、冰冻汽水、冰淇淋等。

食养原则

宜食具有消炎杀菌、止咳化痰功能的中药材和食材；宜食具有补养肺气功能的中药材和食材；宜选择细、软、烂、易消化吸收，且易吞咽的半流质或软食，宜选择热能高，含优质蛋白质、营养丰富的食物补充人体所需能量，忌食易损伤脾胃、对气管黏膜有刺激作用的辛辣油腻食物，忌食导致咳嗽加剧的海鲜发物，忌食损伤脾胃，导致脾胃运化失调而使机体康复功能减弱，并且使痰量增多的生冷食物，忌食助热生火的温补类药物。

推荐药膳养生方

川贝蒸鸡蛋

材料

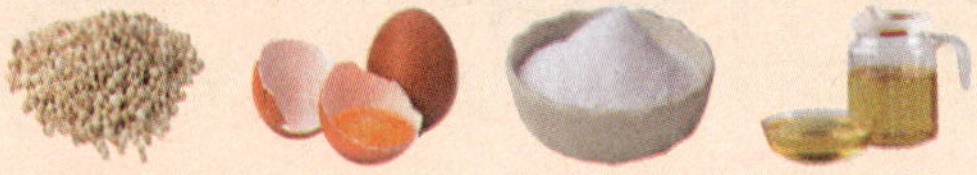

川贝6克　鸡蛋2个　盐3克　食用油少许

做法

川贝洗净，备用。鸡蛋打入碗中，加入少许盐和油，搅拌均匀。 将川贝放入鸡蛋中，入蒸锅蒸6分钟即可。

浙贝母粥

材料

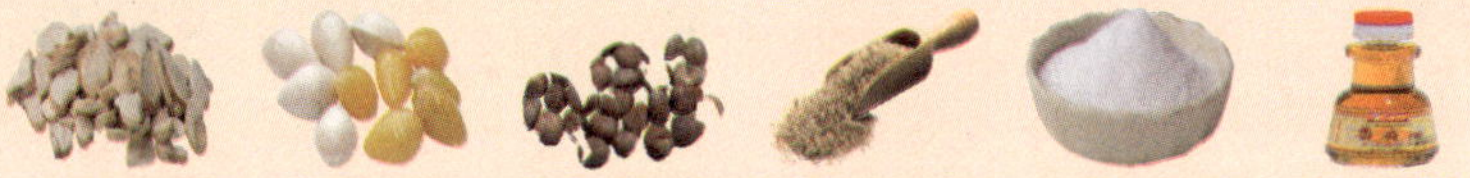

浙贝母10克　白果10克　莱菔子15克　粳米100克　盐3克　麻油适量

做法

白果、粳米、浙贝母、莱菔子均洗净，一起装入瓦煲内。加入2000毫升清水，烧开后，改用小火慢煮成粥样。放入盐，淋上麻油，调匀即可。

果仁鸡蛋羹

材料

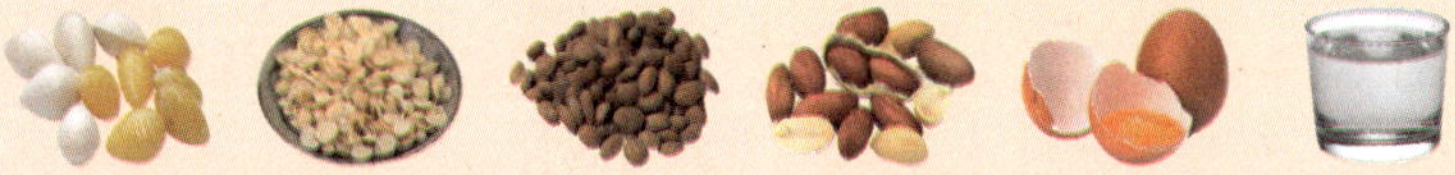

白果仁10克　甜杏仁10克　核桃仁10克　花生仁10克　鸡蛋2个　水适量

做法

白果仁、甜杏仁、核桃仁、花生仁一起炒熟，混合均匀。打入鸡蛋液，调入适量的水。入锅蒸至蛋熟即成。

桑白葡萄果冻

材料

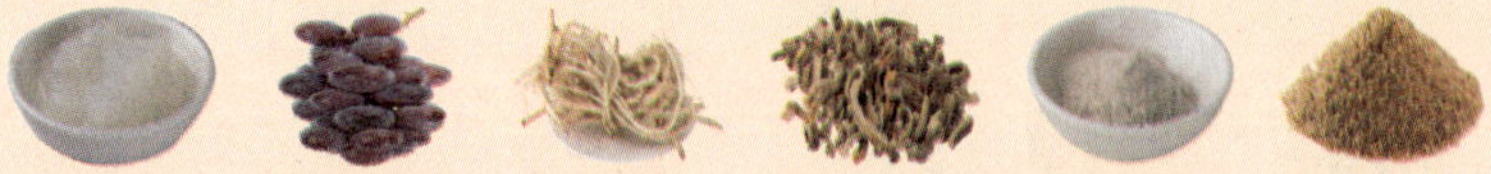

椰果60克　葡萄200克　鱼腥草10克　桑白皮10克　果冻粉20克　红糖25克

做法

鱼腥草、桑白皮洗净，装入纱布袋，水煎取汁。葡萄洗净，切半，取出子，与椰果一起放入模型中。药汁、果冻粉、红糖放入锅中，以小火加热，同时搅拌，煮沸后关火。倒入模型中，凉后移入冰箱中冷藏至凝固，即可食用。

川贝杏仁粥

材料

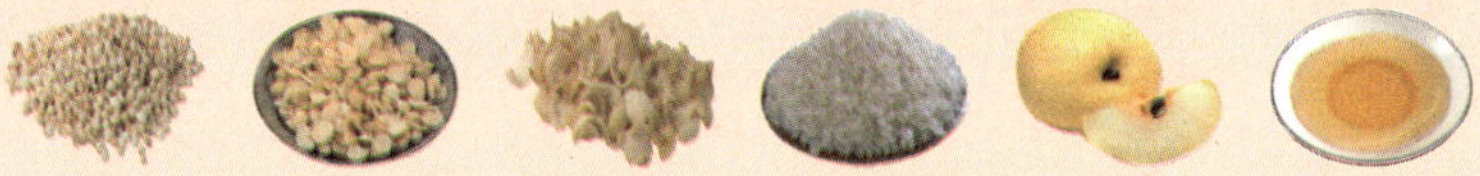

川贝10克　杏仁10克　百合20克　大米100克　梨1个　蜂蜜30毫升

做法

将川贝、杏仁、百合洗净；梨洗净，捣烂挤汁，与川贝、杏仁、百合共放锅内。 入洗净的粳米一起加水煮粥。粥将熟时，加入蜂蜜，再煮片刻即可。

小儿鹅口疮

【病症简介】鹅口疮又名雪口病，为白色念珠菌感染所致的口炎。多见于新生儿、营养不良、腹泻、长期使用广谱抗生素或激素的患儿。新生儿多由产道感染或因哺乳时奶头不洁及污染的乳具感染。

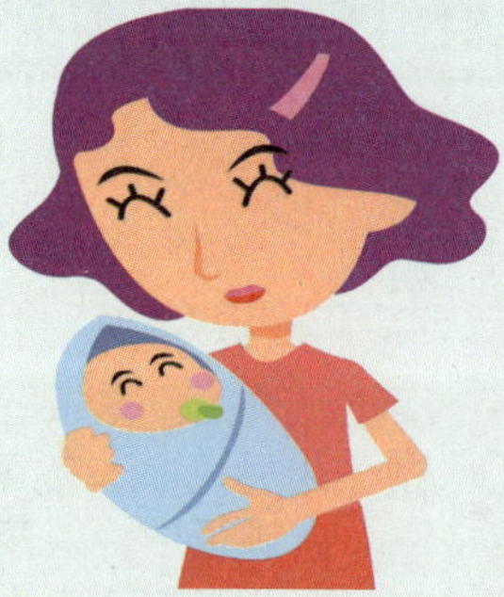

临床表现

◎口腔黏膜表面覆盖白色乳凝块样小点或小片状物，可逐渐融合成大片，不易擦去，强行剥离后局部黏膜潮红，不痛，不流涎，一般不影响吃奶，无全身症状。

致病原因

◎常以链球菌和葡萄球菌为主要致病菌。这些细菌在急性感染、长期腹泻等机体抵抗力低下状况下，若口腔不洁，则致细菌大量繁殖，从而引起损伤。

宜吃食物

◎柿子、西瓜皮、西瓜、杨桃、苦瓜、菊花脑、莲子心、绿豆、绿豆芽、芹菜、丝瓜、萝卜、莼菜、豆腐、紫菜、海带、马蹄、草莓、无花果、蚌等。

忌吃食物

◎炒米花、爆米花、炒蚕豆、炒花生、狗肉、羊肉、鸡肉、雀肉、虾、荔枝、龙眼、樱桃、桃子、韭菜、葱、大蒜、胡椒、辣椒、桂皮、芥末、白酒等。

推荐药膳养生方

绿豆鸡蛋汤

材料

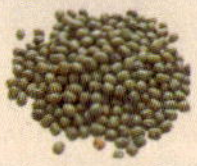
绿豆50克

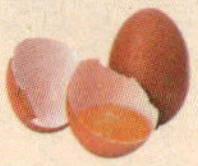
鸡蛋2个

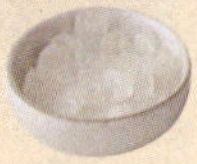
冰糖适量

做法

绿豆洗净，打成粉末；鸡蛋搅匀。水烧开，加入鸡蛋和绿豆粉、冰糖，煮熟即可食用。

冰糖银耳

材料

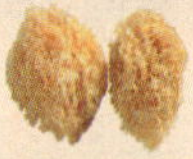
银耳30克

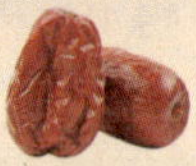
红枣三颗

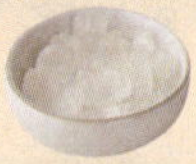
冰糖适量

做法

将银耳加冷开水泡发，洗净撕小块。碗内放银耳和红枣，加冷开水和适量冰糖，如果蒸熟即可食用。

西红柿汁

材料

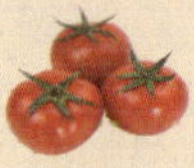
西红柿两个

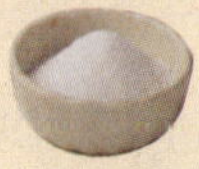
白糖适量

做法

西红柿去蒂洗净，放入榨汁机中搅打成汁，调入适量白糖即可食用。

第九章

药膳对症食疗 骨科常见病

●骨科疾病是一组比较常见的疾病，多表现为病发部位的疼痛及活动功能受限等。骨科慢性疾病有部分是自身的生理自然发展的结果，但是，很大部分却是由人们不良的生活习惯、不正确的姿势以及缺乏运动锻炼等原因引起的。如长时间的低头工作、躺在床上看书、使用过高的枕头、长时间坐在电脑前面等，这些都是引起颈椎病的重要原因。本章选取了5种常见骨科疾病，对于每一种病症，我们从病症简介、临床表现、致病原因、食养原则等方面进行了详细的介绍，并随之列举出其类疾病患者日常宜吃和忌吃的多种食物，相应地推荐了3~5个食疗方，以防治骨科常见病。

骨质疏松

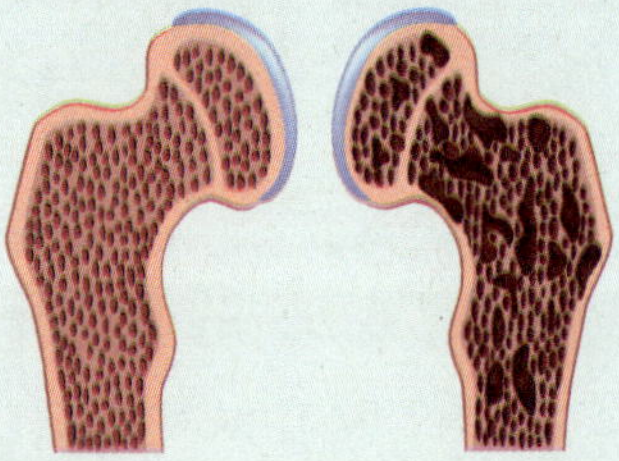

【病症简介】骨质疏松是多种原因引起的一组骨病，骨组织有正常的钙化，钙盐与基质呈正常比例，以单位体积内骨组织量减少为特点的代谢性骨病变。易发于绝经期妇女及65岁以上的人群，长期低钙饮食、营养缺乏者。

临床表现

◎以疼痛最为常见，多为腰背酸疼，其次为肩背、颈部或腕踝部，时好时坏；还可导致脊柱变形、弯腰、驼背、身材变矮；易骨折。

致病原因

◎原发性骨质疏松症和内分泌因素、遗传因素、营养因素、废用因素等有关。继发性骨质疏松症是由其他疾病或药物等因素所诱发的疾病。

宜吃食物

◎紫菜、发菜、黑木耳、虾、螃蟹、青菜、鸡蛋、薏米、山楂、核桃、猪蹄、鸭蛋、排骨、虾皮、海带、木耳、蛋类、牛奶、鱼、鸡、瘦肉、豆制品等。

忌吃食物

◎动物肝脏、虾、蟹、蚌、咖啡、碳酸饮料、巧克力、茶、辣椒、花椒、烟、酒等刺激性食物。

推荐药膳养生方

	材料	做法
酒酿蛋花	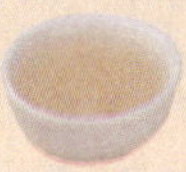 甜酒酿1碗 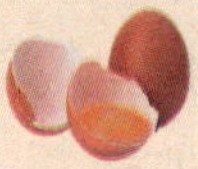 鸡蛋2个 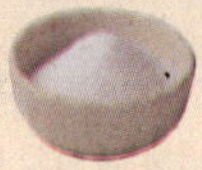 白糖适量	酒酿1碗加水煮开，待煮沸后转小火续煮10分钟，将酒精煮挥发掉。将白糖加入酒酿中。将鸡蛋打散，徐徐淋入酒酿中，至蛋花形成即可。
玉米煲排骨	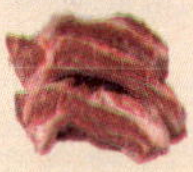 排骨350克 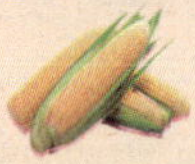 玉米200克 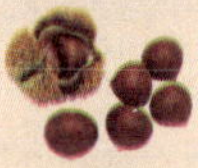 板栗50克	排骨洗净，剁块，汆水。玉米洗净，切块；板栗洗净。锅上火倒入油，将葱、姜爆香，下入高汤、排骨、玉米、板栗，调入盐煲至熟即可。
川牛膝猪蹄	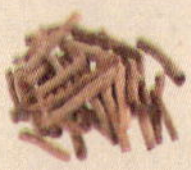 川牛膝15克 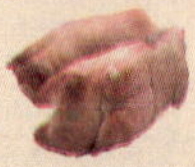 猪蹄1只 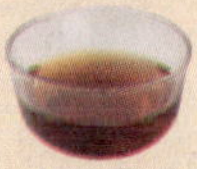 黄酒80毫升	猪蹄洗净，切小块；川牛膝洗净，与黄酒一起放入大炖盅内。炖至猪蹄熟烂，去川牛膝，调入盐、味精、胡椒粉，余下猪蹄肉和汤食用即可。

骨质增生

【病症简介】骨质增生是骨关节退行性改变的一种表现，可分为原发性和继发性两种。多发生于45岁以上的中年人或老年人。骨质增生患者宜补充钙质，多吃富含蛋白质、维生素C和维生素D的食物；忌食辛辣、过咸、过甜等刺激性食品。

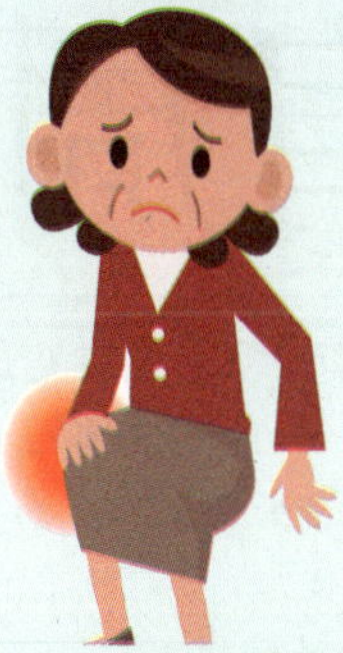

临床表现

◎关节发僵发累，伴有疼痛，当活动后发僵现象好转，疼痛缓解，持续活动多后疼痛又加重。关节有时轻度肿大，关节边缘压痛，两膝与手指关节最为明显。

致病原因

◎多由于中年以后体质虚弱及退行性变。长期站立或行走及长时间的保持某种姿势，由于肌肉的牵拉或撕脱，血肿机化，形成刺状或唇样的骨质增生。

宜吃食物

◎牡蛎、板栗、黑芝麻、黑豆、鳝鱼、猪腰、羊腰、菠菜、洋葱、排骨、脆骨、海带、木耳、瘦肉、牛奶、雪里蕻、香菜、小白菜以及新鲜水果等。

忌吃食物

◎茴香、辣椒、花椒、胡椒、桂皮、肥肉、酒等。

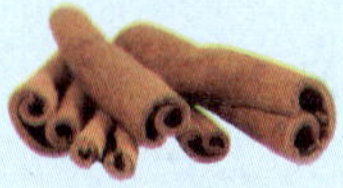

推荐药膳养生方

补骨脂鸭汤

材料

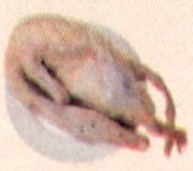
鸭肉300克

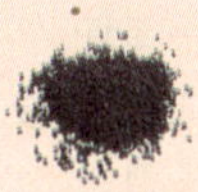
补骨脂15克

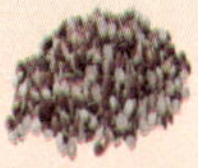
芡实50克

做法

鸭肉洗净汆烫；芡实、补骨脂洗净；一起盛入锅中，加水盖过所有的原材料。大火煮开，转小火续炖约30分钟，加盐调味即可。

西洋参蜜茶

材料

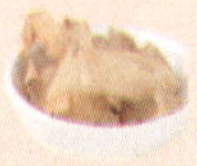
玉竹20克

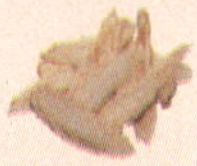
西洋参3片

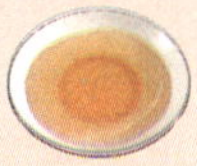
蜂蜜15毫升

做法

先将玉竹和西洋参洗净，用沸水600毫升冲泡30分钟。滤去渣，取汁待用。待温凉后，加入蜂蜜，拌匀即可。

板栗鸡爪汤

材料

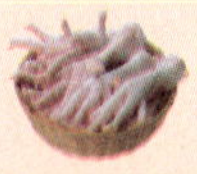
鸡爪2只

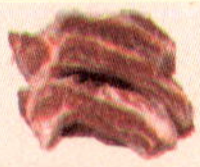
排骨175克

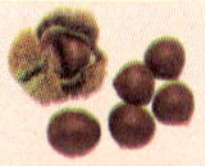
板栗肉120克

做法

鸡爪、排骨洗净，斩块汆水。板栗肉洗净备用。净锅上火倒入水，调入盐、酱油，下入鸡爪、猪排骨、板栗肉，煲至熟即可。

肩周炎

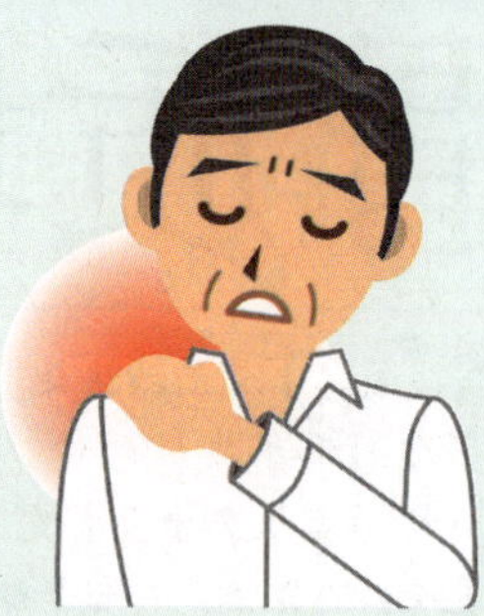

【病症简介】肩周炎是肩关节周围肌肉、肌腱、滑囊和关节囊等软组织的慢性无菌性炎症。炎症导致关节内外粘连，从而影响肩关节的活动。本病多发于40岁以上人群，且女性发病率略高于男性。

临床表现

◎肩部疼痛难忍，尤以夜间为甚，翻身困难，影响入睡。肩关节活动受限，影响日常生活。病重时生活不能自理，日久者可见患肢肌肉萎缩。

致病原因

◎因年老体衰，全身退行性变，活动功能减退，气血不旺盛，肝肾亏虚，复感风寒湿邪的侵袭，久之筋凝气聚、气血凝涩、筋脉失养、经脉拘急而发病。

宜吃食物

◎木瓜、桑葚、葡萄、板栗、黄鳝、鲤鱼、牛肝、红枣、阿胶、胡椒、羊肉、狗肉、生姜、蛇肉、大蒜、花椒、茴香、葱白、白酒等。

忌吃食物

◎忌食生冷食物，如黄瓜、冰镇水果、凉菜、冷饮、菊花茶、地瓜、豆腐、绿豆、海带、香蕉、柿子、西瓜等。

推荐药膳养生方

附子炖狗肉

材料

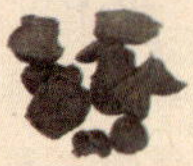
熟附子10克

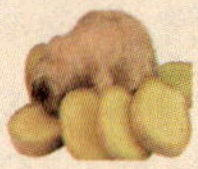
生姜20克

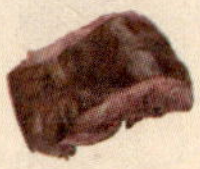
狗肉500克

做法

生姜洗净切片；狗肉洗净，切块，煮沸后加入生姜片、熟附子；再加生油、料酒、八角、葱段，炖至狗肉熟烂后加入盐、胡椒粉调味即成。

干椒炒蛇片

材料

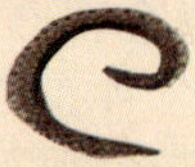
干蕲蛇50克

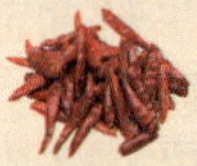
干辣椒5克

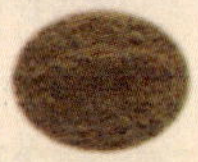
花椒粉5克

做法

干蕲蛇用水泡开，切片；姜去皮切丝；蒜切片。姜丝、蒜片、干辣椒炒香，下入蕲蛇片，爆炒，加盐、花椒粉和水，稍焖即可。

木瓜鲤鱼汤

材料

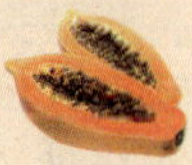
木瓜300克

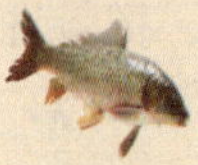
鲤鱼500克

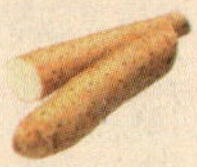
淮山适量

做法

木瓜、淮山洗净，切块。鲤鱼洗净，煎至金黄色。烧水，煮沸后加入木瓜、淮山、鲤鱼，煲2小时，加盐调味即可。

风湿性关节炎

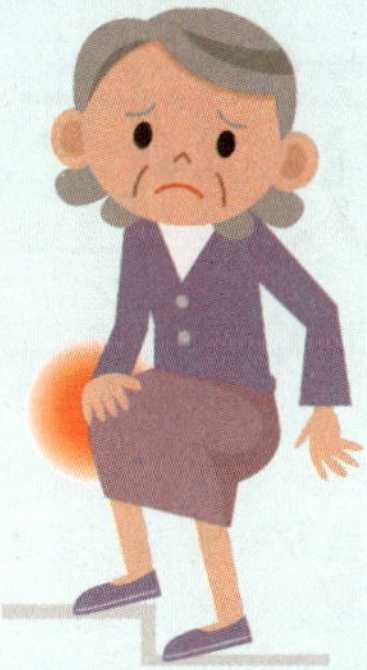

【病症简介】风湿病是风湿性疾病的简称，是一组侵犯关节、骨骼、肌肉、血管及有关软组织或结缔组织为主的疾病。此病多发于中老年人，男性多于女性。老年人，肥胖者，有关节损伤史的人，有家族史者易发生骨性关节炎。

临床表现

◎以心脏炎症和关节炎为主，可伴有发热、毒血症、皮疹、皮下小结等。主要特点是：关节红、肿、热、痛明显，不能活动；疼痛游走不定。

致病原因

◎中医认为风湿性关节炎为机体正气虚，阳气不足，卫气不能固表，以及外在风、寒、湿三邪作用于人体，侵犯关节所致。

宜吃食物

◎鳝鱼、赤小豆、薏米、青菜、芹菜、丝瓜、土豆、茄子、萝卜、胡萝卜、西红柿、梨、葡萄、苹果、甘蔗、牛奶、玉米、芦根、花菜等。

忌吃食物

◎狗肉、牛肉、香椿头、羊肉、鸽肉、动物内脏、鹌鹑、螃蟹、虾、杏、胡椒、茴香、花椒、咖啡、白酒、啤酒、人参、鹅肉等。

推荐药膳养生方

薏米水蛇汤

材料

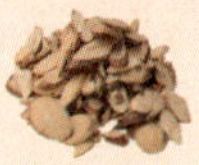

桑枝30克

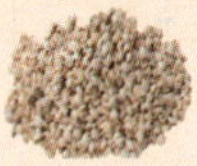

薏米30克

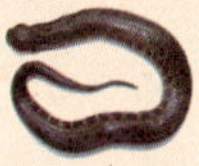

水蛇500克

做法

桑枝、薏米洗净。水蛇洗净汆水。清水煮沸后加入桑枝、薏米、水蛇，可加入几枚红枣，大火煲开后改小火煲3小时，加盐调味即可。

鳝鱼豆腐汤

材料

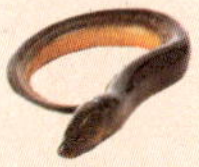

鳝鱼100克

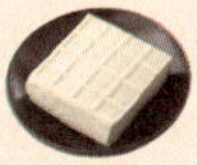

豆腐150克

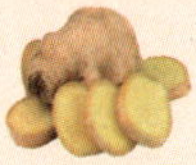

姜10克

做法

鳝鱼洗净切段；豆腐洗净切块；姜洗净切片。鳝鱼用大火煸炒片刻，加料酒、姜片、葱段及适量清水煮熟，加入豆腐稍煮，调味即食。

肉桂炖猪肚

材料

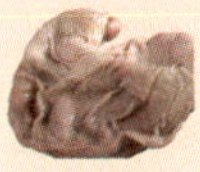

猪肚150克

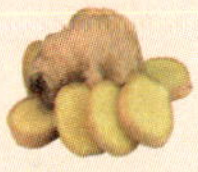

生姜15克

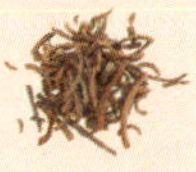

肉桂5克

做法

猪肚洗净，汆水后切条。生姜去皮洗净拍烂；肉桂洗净。将以上用料放入炖盅内，加适量清水，隔水炖2小时，调入盐即可。

颈椎病

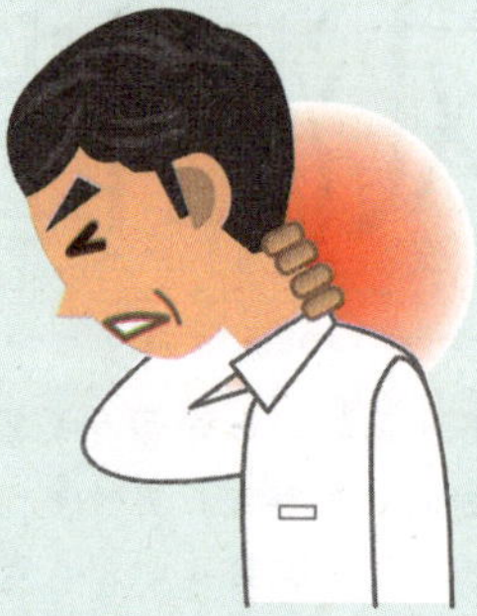

【病症简介】颈椎病是指因为颈椎的退行性变引起颈椎管或椎间孔变形、狭窄，刺激、压迫颈部脊髓、神经根，并引起相应的临床症状的疾病。多发在中老年人，男性发病率高于女性。忌：忌吃油腻厚味、过冷过热的食品。

临床表现

◎该症主要表现为颈肩部疼痛、头晕头痛、上肢麻木、肌肉萎缩，严重者可出现双下肢痉挛、行走困难，甚至四肢麻痹、大小便障碍、瘫痪等。

致病原因

◎外伤是导致颈椎病的直接原因。不良的姿势，如长时间伏案工作，躺在床上看电视、看书，长时间用电脑等，也是引起颈椎病的主要原因。

宜吃食物

◎蛇肉、鳝鱼、黑豆、板栗、排骨、菠菜、鸡爪、豆芽、菠菜、海带、木耳、大蒜、芹菜、红薯、冬瓜、绿豆等。

忌吃食物

◎忌吃油腻厚味、过冷过热的食品，如肥肉、荔枝、茴香、花椒、白酒、啤酒、雪糕等。

推荐药膳养生方

桂枝排骨汤	材料	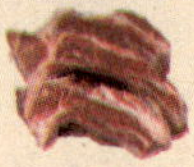 排骨350克	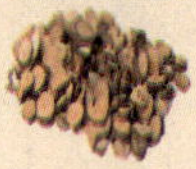 桂枝20克	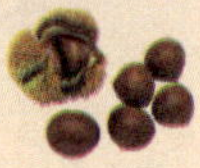 板栗20克	做法：排骨洗净，切块，汆水。桂枝洗净；板栗去壳备用。净锅上火倒入高汤，调入盐、味精，放入排骨、桂枝、板栗、煲至成熟即可。
川芎桂枝茶	材料	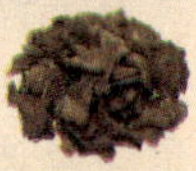 川芎10克	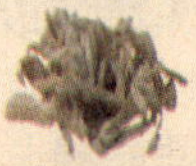 丝瓜络10克	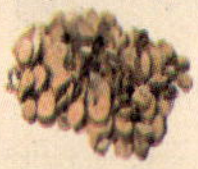 桂枝8克	做法：将川芎、桂枝、丝瓜络洗净，一起放入锅中。往锅里加入适量水，煲20分钟，加入冰糖煮至融化即可。
菠菜猪肚汤	材料	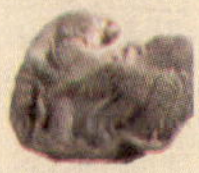 熟猪肚125克	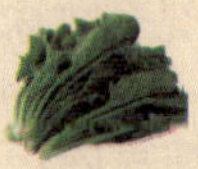 菠菜100克	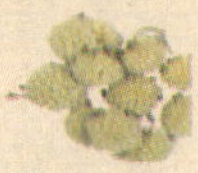 三七20克	做法：熟猪肚切块；菠菜洗净；三七、生地洗净。将葱花、姜丝、生地爆香，倒入水，调入盐，下入熟猪肚、菠菜、三七煲至熟，淋入香油即可。

第十章

药膳对症食疗五官科常见病

●五官泛指脸的各部位，包括额、双眉、双目、双耳、鼻、双颊、唇、舌、齿和下颏，其中的耳、目、鼻、舌是人体重要的感觉器官，分别司听、视、嗅、味四种感觉，通过这四种感觉，可以分辨外界事物的各种属性，了解自身的状态。常见的五官科疾病包括耳鼻喉科、眼科、口腔科疾病。五官科疾病会严重地影响人们的日常生活，如鼻炎，呼吸障碍会引发血氧浓度降低，从而出现头痛、头晕、记忆力下降、胸痛、胸闷、精神萎靡等，甚至会引发肺气肿等严重的并发症。本章选取了6种常见五官科疾病，对于每一种病症，我们从病症简介、临床表现、致病原因、食养原则等方面进行了详细的介绍，并随之列举出其类疾病患者日常宜吃和忌吃的多种食物，相应地推荐了3~5个食疗方，以防治五官科常见病。

口腔溃疡

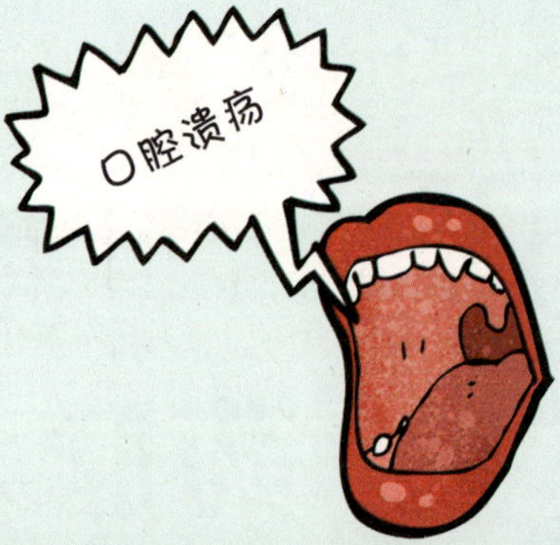

【病症简介】口腔溃疡又称为“口疮”，是发生在口腔黏膜上的表浅性溃疡，大小可从米粒至黄豆大小、成圆形或卵圆形，溃疡面为凹型，周围充血。复发性口疮是口腔黏膜疾病中发病率最高的一种疾病,普通感冒、消化不良、精神紧张,郁闷不乐等情况均能偶然发生，好发于唇、颊、舌缘等，在黏膜的任何部位均能出现。

临床表现

◎口腔溃疡是发生在口腔黏膜上的浅表性溃疡，米粒或黄豆般大小，呈圆形或卵圆形，溃疡面凹陷、周围充血、并且有灼痛，食入刺激性食物后加剧疼痛，好发于唇、颊、舌缘等，一般一至两周可以自愈。

致病原因

◎复发性口腔溃疡常与缺乏B族维生素以及消化道疾病有关，如胃溃疡、十二指肠溃疡、慢性肝炎、肠炎等有关，原发性口腔溃疡的诱因可能是局部创伤、精神紧张、食物上火及维生素或微量元素缺乏等。

宜吃食物

◎葡萄干、乳酪、香菇、黄豆、小麦胚芽、黑米、花生、鸡肝、鸡蛋、香菇、牛奶、菠菜、牡蛎、动物肝脏、瘦肉、蛋类、花生、核桃、紫菜、芝麻、西红柿、茄子、胡萝卜、白菜、橙子等。

忌吃食物

◎葱、姜、韭菜、蒜、辣椒、胡椒、牛羊肉、狗肉、白酒、咖啡、浓茶、碳酸饮料等。

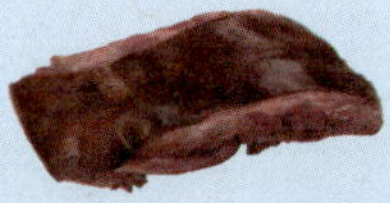

食养原则

口腔溃疡是由病毒或细菌侵入口腔造成的，如果能够抑制病菌的活性，便可缓解甚至治愈口腔溃疡，可选用决明子、金银花、黄芩等中药材，具有抑制口腔细菌的功能；此外，口腔溃疡多由于缺乏B族维生素引起的，所以平常的饮食中，可选用富含B族维生素的食物，富含锌、维生素B_1、维生素B_2、维生素C的食物，可以促进创面愈合，可多吃。忌吃辛辣、香燥、温热、动火的食物，忌吃含有酒精、咖啡等刺激性的饮料。

推荐药膳养生方

鲜竹笋炒木耳

材料

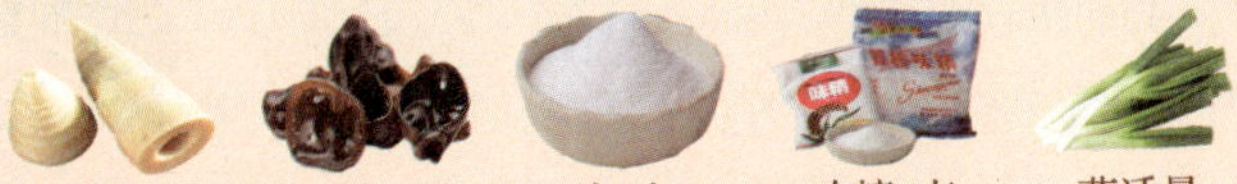

竹笋200克　木耳150克　盐3克　味精3克　葱适量

做法

竹笋洗净切滚刀块；木耳洗净切粗丝。竹笋入沸水中焯烫后取出控干水分。锅中放油，爆香葱节，下入竹笋、木耳，放入盐、味精，炒至入味即可。

莲子萝卜汤

材料

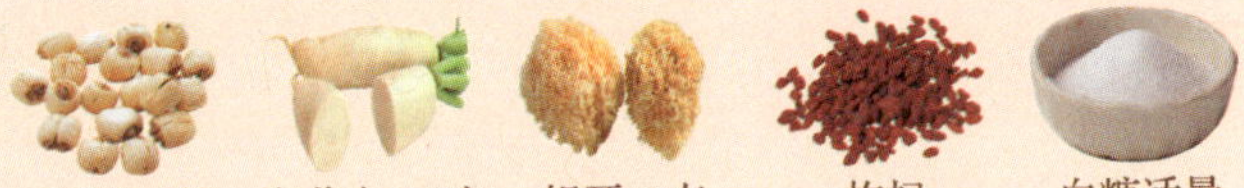

莲子30克　白萝卜250克　银耳20克　枸杞　白糖适量

做法

将莲子去心，洗净；白萝卜洗净，切片，备用；银耳泡发洗净；枸杞洗净。锅内加适量水，放入莲子银耳、枸杞，大火烧沸，改用小火煮10分钟，再放入萝卜片，小火煮沸5分钟。最后调入白糖即成。

蒜蓉菠菜

材料

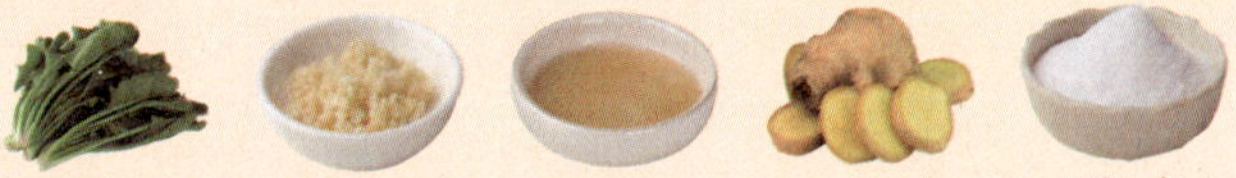

菠菜500克　蒜蓉50克　香油20克　生姜4克　盐4克

做法

将菠菜洗净，切段，焯水，捞出装盘待用；生姜切丝。炒锅注油烧热，放入蒜蓉、生姜丝炒香，倒在菠菜上。加入香油和适量盐充分搅拌均匀即可。

菠萝苦瓜汤

材料

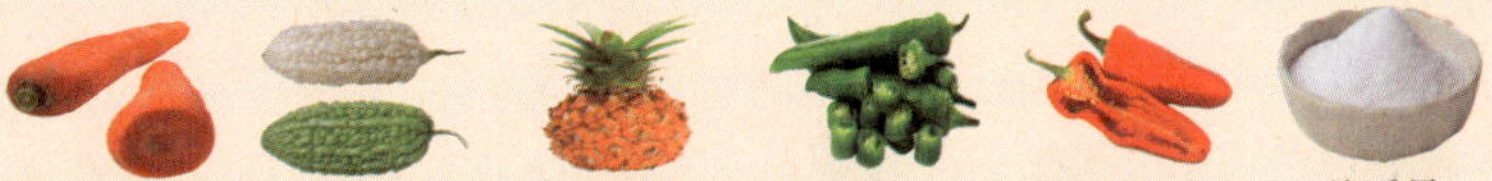

胡萝卜1根　苦瓜350克　菠萝半个　青椒5克　红椒5克　盐适量

做法

胡萝卜洗净去皮，切片备用，青椒、红椒洗净，切丝。苦瓜洗净去子，切片。锅中放入适量水，开中火，将苦瓜、胡萝卜、菠萝放入锅内煮，待水滚后转小火，加入青椒丝和红椒丝，煮熟后加入少许盐调味即可。

养生八宝粥

材料

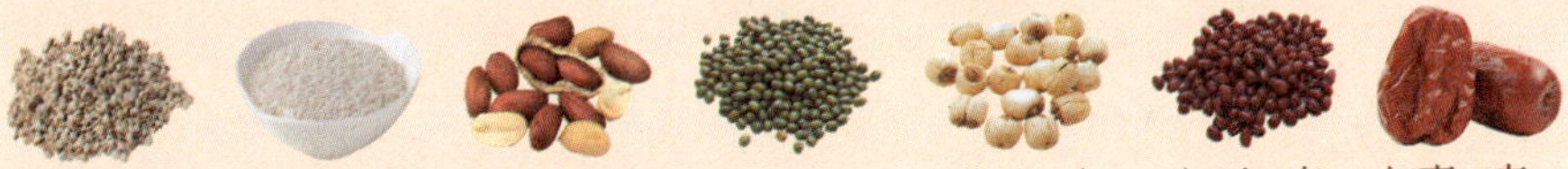

薏米35克　糯米35克　花生35克　绿豆35克　莲子35克　红豆35克　红枣15克

做法

薏米、糯米、花生、绿豆、莲子、红豆、麦仁洗净泡发后同煮，加入红枣，白糖煮沸即可。

鼻炎

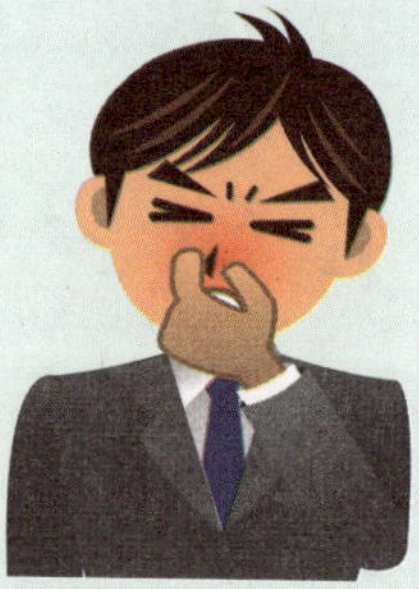

【病症简介】鼻窦炎是鼻窦黏膜的非特异性炎症，为一种鼻科常见病。多发生于我国南方地区人群。饮食方面，应注意多吃新鲜的食物，或含蛋白质多的食物，应选用具有清热通窍、扶正祛邪的食物，勿食辛辣、性热助火的食物。

临床表现

◎单纯性鼻炎：鼻塞、流涕、打喷嚏、头痛头昏，伴有鼻痒感，还可伴有头痛，记忆力下降等；过敏性鼻炎：鼻痒、喷嚏连连、清水样鼻涕流不止、间歇性鼻塞等。

致病原因

◎中医认为是脾肺虚弱，肺气不足不能抗御外邪，易受风邪所致。西医认为是机体因受凉、过劳、抵抗力降低，病毒侵入机体生长繁殖而产生。

宜吃食物

◎葱白、丝瓜、冬瓜、芹菜、马齿苋、大蒜、胡萝卜、刀豆、苋菜、青菜、菠菜、豆腐、黄瓜、无花果、百合等。

忌吃食物

◎肥肉、香肠、辣椒、胡椒、芥末、葱、蒜、韭菜、梨、西瓜、番茄、椰子、香瓜、橘子、哈密瓜、大白菜、白萝卜、冷饮、冰水及各种酒类。

推荐药膳养生方

红枣鸡肉粥

材料

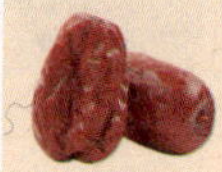
红枣6枚

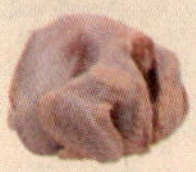
鸡肉100克

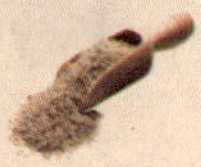
粳米100克

做法

鸡肉洗净切块；粳米、红枣洗净；生姜去皮，洗净切片；将粳米、鸡肉、生姜、红枣放入锅中熬煮；加入少许葱白、香菜、盐调味即可。

丝瓜络瘦肉

材料

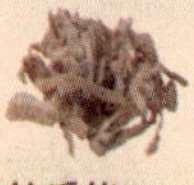
丝瓜络300克

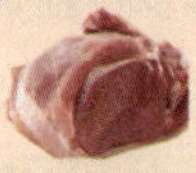
瘦猪肉60克

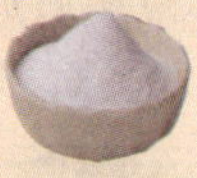
盐4克

做法

将丝瓜络洗净；猪瘦肉洗净，切块；将丝瓜络和猪瘦肉一同放锅内煮汤，至熟加少许盐调味。

无花果糖水

材料

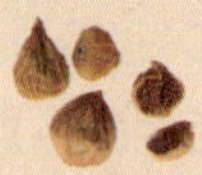
无花果30克

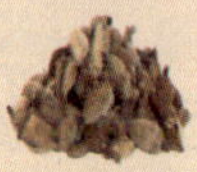
辛夷5克

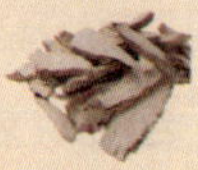
白芷5克

做法

无花果、辛夷、白芷洗净，备用；无花果、辛夷、白芷加水一起放入砂锅内；加入冰糖煮沸即可。

慢性咽炎

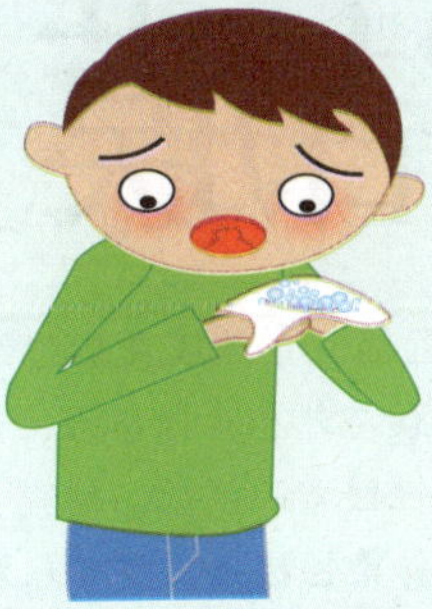

【病症简介】慢性咽炎是指慢性感染所引起的弥漫性咽部病变，多见于成年人，儿童也可出现。全身症状均不明显，以局部症状为主。易发于长期吸烟者、长期遭受有害气体刺激者、多语、嗜酒或夜生活过度者。

临床表现

◎咽部不适，发干、异物感或轻度疼痛、干咳、恶心，咽部充血呈暗红色，咽后壁可见淋巴滤泡等。

致病原因

◎引起慢性咽炎的原因有：急性咽炎的迁延、鼻的疾病、慢性扁桃体炎、龋病、粉尘、化学气体、烟酒过度以及贫血、便秘、肝脏、肾脏病。

宜吃食物

◎香菇、银耳、黑木耳、百合、西米、猪蹄、猪皮、蹄筋、鱼类、豆类、海产品、动物肝脏、瘦肉、绿色蔬菜、奶类、新鲜水果等。

忌吃食物

◎忌吃羊肉、狗肉、花椒、桂圆、炒花生、腊肉、冰镇饮料、冰淇淋、炒瓜子、薯片等，忌吸烟、饮酒。

推荐药膳养生方

薄荷西米粥

材料

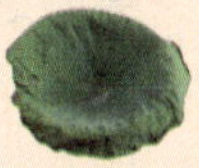
嫩薄荷叶15克

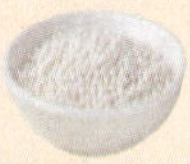
西米100克

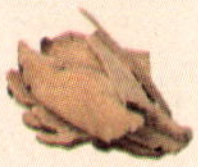
灵芝10克

做法 西米洗净泡发；薄荷叶洗净切碎；灵芝洗净；西米用旺火煮至米粒开花；放入薄荷叶、灵芝，改用文火煮，加盐和味精调入味即可。

雪梨银耳汤

材料

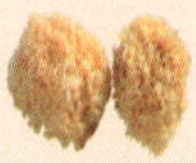
银耳适量

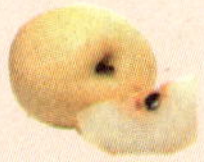
雪梨适量

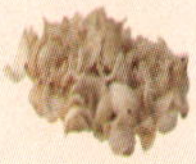
百合适量

做法 雪梨洗净去皮去核，切小块；银耳浸泡洗净撕成小朵；百合洗净；锅中放银耳炖烂，放入百合、梨、冰糖，炖至梨熟即可。

罗汉果茶

材料

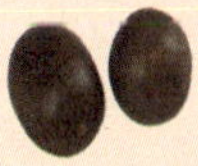
罗汉果1个

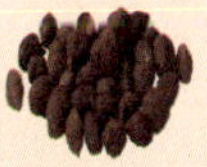
胖大海5个

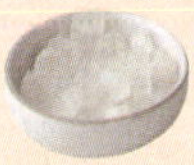
冰糖适量

做法 将罗汉果洗净后，拍碎；胖大海洗净后，与罗汉果加水1500毫升，煮开后小火再煮20分钟，滤渣；加冰糖调味即可。

结膜炎

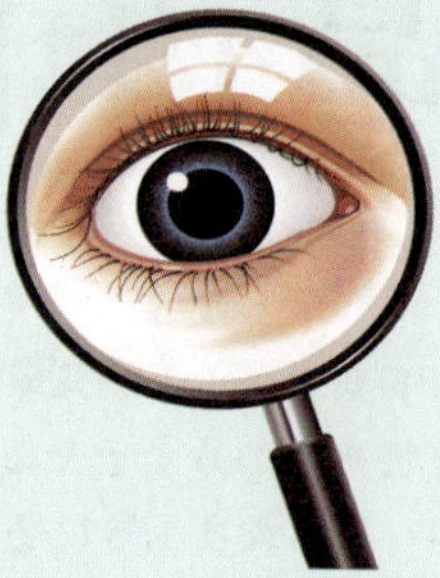

【病症简介】结膜炎俗称红眼病，是眼科的常见病。由于大部分结膜与外界直接接触，因此容易受到周围环境中感染性和非感染性因素的刺激。结膜炎是季节性传染病，好发生在夏、秋季，传染性极强，常可暴发流行。

临床表现

◎患病早期，双眼发烫、烧灼，随后眼皮红肿、眼眵多、怕光、流泪，早晨起床时，眼皮常被分泌物粘住，不易睁开。严重的有头痛、发热等症状。

致病原因

◎结膜炎最常见的病因是微生物感染，包括细菌、病毒、衣原体、真菌等感染，物理性刺激、化学性损伤或免疫性病变以及全身性疾病都可引起结膜炎。

宜吃食物

◎蜂胶、姜、田螺、蚌、苦瓜、旱芹、白菊花、决明子、薄荷、荷叶、花菜、橙子、柚子、猕猴桃、柠檬、西红柿、雪莲子、草莓、红枣等。

忌吃食物

◎茄子、虾、蟹、带鱼、辣椒、狗肉、羊肉、鹅肉、虾、鲢鱼、鳗鱼、人参、荔枝 胡椒、茴香、桂皮、白酒等。

推荐药膳养生方

花菜西红柿	材料	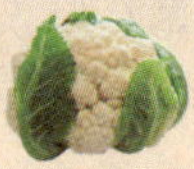 花菜250克	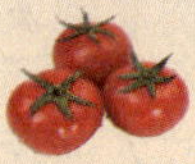 西红柿200克	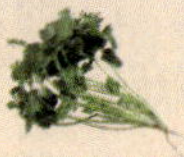 香菜10克	做法	花菜切小朵焯水；香菜洗净切段；西红柿洗净切丁。将花菜和西红柿丁放入锅中翻炒，调入盐、鸡精炒匀，盛盘，撒上香菜段即可。
黄花菜苍术汤	材料	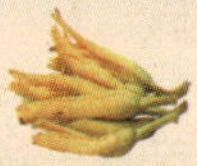 黄花菜50克	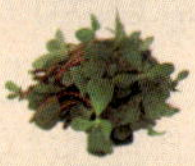 马齿苋50克	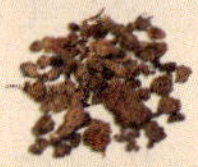 苍术10克	做法	将黄花菜、马齿苋、苍术洗净，备用。把黄花菜、马齿苋、苍术放入锅中。加入适量水煮成汤即可。
丝瓜猪肝汤	材料	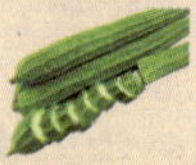 丝瓜250克	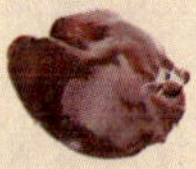 熟猪肝75克	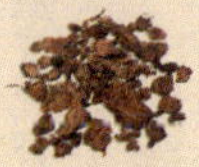 苍术15克	做法	将丝瓜洗净，去皮切片；熟猪肝切片备用。苍术洗净备用。净锅上火倒入高汤，调入盐，下入熟猪肝、丝瓜煲至熟即可。

白内障

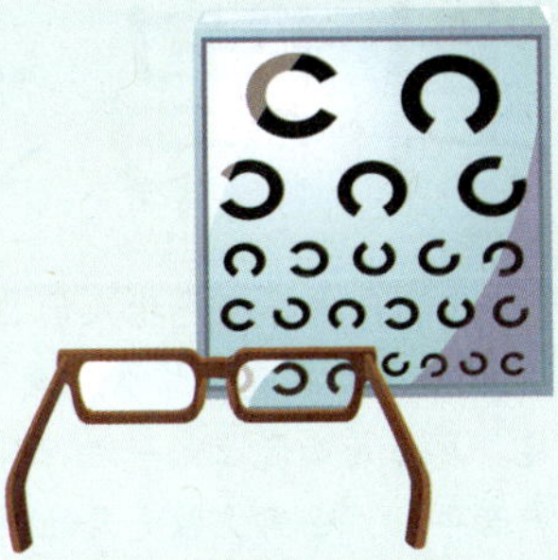

【病症简介】各种原因如老化、遗传、营养障碍、免疫与代谢异常等，都能引起晶状体代谢紊乱，导致晶状体蛋白质变性而发生混浊，形成白内障。白内障患者应抑制紫外线的照射，或者吸收进入眼球的紫外线。

临床表现

◎无痛楚下视力逐渐减弱，对光敏感，经常需要更换眼镜镜片的度数、复视。需在较强光线下阅读，晚上视力比较差，看到颜色褪色或带黄。

致病原因

◎新陈代谢功能减退、糖尿病、眼局部外伤、眼内炎症以及其他疾病、过度暴露于紫外光下、营养不良等。

宜吃食物

◎芹菜、白菜、青菜、番茄、草莓、柑橘、鲜枣、胡萝卜、西红柿、葡萄、柠檬、香蕉、杏子、羊肝、猪肝、牛肝、鸡肝、兔肝、鸭肝、红枣、甲鱼等。

忌吃食物

◎酒、红糖、冰糖、砂糖、猪肉、羊肉、狗肉、牛肉、辣椒、胡椒、大蒜、花椒、桂皮、大葱、芥菜等。

推荐药膳养生方

桑叶猪肝汤

材料

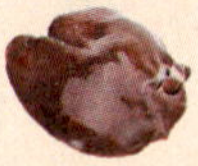
猪肝200克

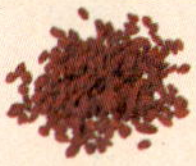
枸杞叶10克

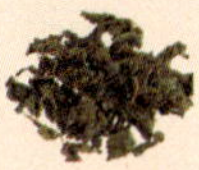
桑叶10克

做法

猪肝洗净，切成薄片；枸杞叶、桑叶洗净；姜切片；将桑叶加水熬成药液；再下入猪肝片、枸杞叶、姜片，煮5分钟后，调入盐即可。

木耳炒鸡肝

材料

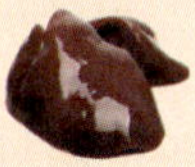
鸡肝150克

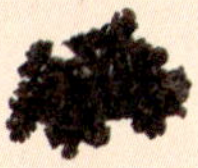
黑木耳80克

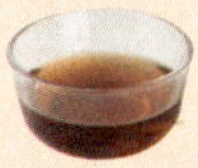
黄酒适量

做法

鸡肝洗净切片；黑木耳泡发洗净切丝；将姜丝炒香，放鸡肝片炒匀后放黑木耳丝、黄酒和精盐，翻炒5分钟，加水稍焖；调味即食。

凉拌虎皮椒

材料

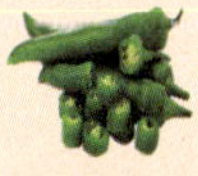
虎皮椒150克

红椒150克

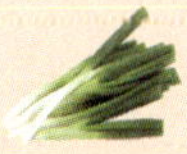
葱10克

做法

虎皮椒、红椒洗净去蒂；炸至表皮松起状时捞出，盛入盘内；虎皮椒内加入所有调味料一起拌匀即可。

耳鸣、耳聋。

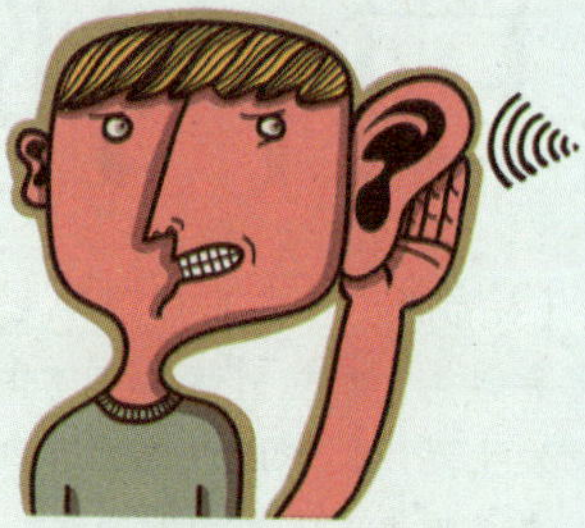

【病症简介】耳鸣是指人们在没有任何外界刺激条件下所产生的异常声音感觉，常常是耳聋的先兆，因听觉机能紊乱而引起。耳聋是听觉上的一种障碍，不能听到外界的声音。多发于中老年人，也有少数先天性耳聋患者。

临床表现

◎耳鸣是指病人自觉耳内鸣响，如闻蝉声或潮声。耳聋是指不同程度的听觉减退，甚至消失。耳鸣可伴有耳聋，耳聋亦可由耳鸣发展而来。

致病原因

◎药物使用不当对耳蜗神经造成损害；过度疲劳、内分泌失调等会引起内耳供血不足、代谢紊乱，导致耳神经感受器损害而造成听力下降，引起耳鸣、耳聋。

宜吃食物

◎海参、鹿茸、紫菜、虾皮、海蜇皮、黑芝麻、黄花菜、黑木耳、苋菜、香菜、韭菜、白菜、少量红葡萄酒、少量黄酒、柑橘、苹果、西红柿等。

忌吃食物

◎忌吃富含脂肪的食物，如动物内脏、奶油、肥肉、鱼子等；忌食烟酒、茶叶、咖啡、辣椒等辛辣刺激食物，忌煎炸类食物以及冷饮等。

推荐药膳养生方

人参鹌鹑蛋

材料

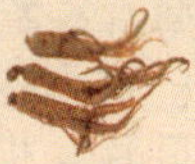
人参7克

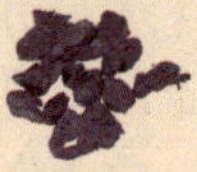
黄精10克

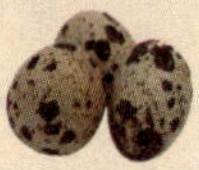
鹌鹑蛋12个

做法 将人参、黄精分别用水煎，取汁。鹌鹑蛋煮熟去壳，用药汁、盐、味精腌渍，加高汤、白糖、盐、酱油、药汁、水淀粉兑成汁，和鹌鹑蛋一起翻炒即可。

归芪猪肝汤

材料

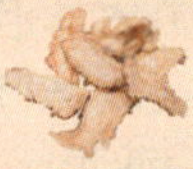
当归6克

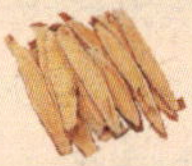
黄芪30克

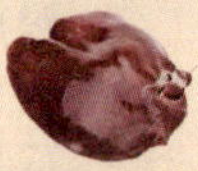
猪肝150克

做法 猪肝洗净，切片，用盐稍腌渍。当归、黄芪洗净，水煎取汁。药汁继续烧开，加入腌好的猪肝，煮熟，调入盐、味精，淋麻油即可。

枸杞瘦肉汤

材料

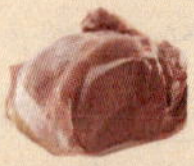
猪瘦肉100克

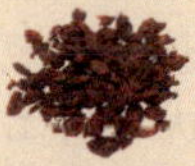
山茱萸10克

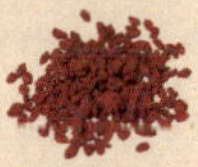
枸杞30克

做法 猪瘦肉洗净，切块。山茱萸、枸杞加适量水煎40分钟，去渣取汁。将药汁与猪瘦肉同煮至肉熟即可。

第十一章

药膳对症食疗 皮肤科常见病

●皮肤病是有关皮肤（包括毛发和甲）的疾病，是严重影响人们健康的常见病、多发病之一，皮肤病的发病率很高，常只影响外观，一般不会危及生命健康，仅少数症状较重者会危及生命。皮肤病常见的症状为皮疹、瘙痒等，有的可伴有腹痛、恶心、呕吐、胸闷、心悸等。常见的皮肤科疾病有痤疮、湿疹、荨麻疹、冻疮、黄褐斑、牛皮癣、白癜风、脱发等。本章选取了8种常见皮肤科疾病，对于每一种病症，我们从病症简介、临床表现、致病原因、食养原则等方面进行了详细的介绍，并随之列举出其类疾病患者日常宜吃和忌吃的多种食物，相应地推荐了3~5个食疗方，以防治皮肤科常见病。

痤疮

【病症简介】痤疮是美容皮肤科的最常见的病种之一，又叫青春痘、面皰或粉刺、毛囊炎，多发于面部、前胸和后背。其皮疹为明显扩大的毛孔中的黑点，挤出后形如小虫，顶端发黑。常见于青春发育期青少年。中医认为是肺热、风热、血热、湿热等原因造成，现代还发现与冲任不调、肾阴不足、血瘀痰结等有关。

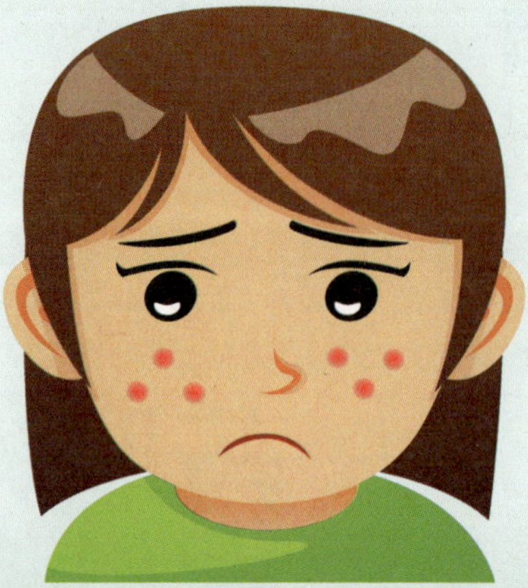

临床表现

◎初起皮损多为位于毛囊口的粉刺，分白头粉刺和黑头粉刺两种，在发展过程中可产生红色丘疹、脓疱、结节、脓肿、囊肿及疤痕；皮损好发于颜面部，尤其是前额、颊部、颏部，其次为胸背部、肩部皮脂腺丰富区，对称性分布，偶尔也发生在其他部位。

致病原因

◎痤疮的发生原因较复杂，与多种因素有关，如饮食结构不合理、精神紧张、内脏功能紊乱、生活或工作环境不佳、某些微量元素缺乏、遗传因素、大便秘结等。但主要诱因是青春期发育成熟，体内雄性激素水平升高，聚集成黄白色物质栓塞在毛孔内，即形成粉刺。

宜吃食物

◎梨、甘蔗、柿子、水蜜桃、牛奶、上海青、百合、莲子、芦笋、银耳、柠檬、猕猴桃、柳橙、西红柿、柑橘、大白菜、白萝卜、苦瓜、苹果、葡萄、火龙果、樱桃、蛋、糙米等。

忌吃食物

◎腌渍蔬菜、咸鱼、腌肉、辣椒、胡椒、茶、咖啡、酒类、牛肉、羊肉、虾、蟹、蛤蜊、河蚌、甜点、桂圆、速食面、罐头等。

食养原则

饮食应选择具有清肺解毒、疏散风热、具有抑制皮脂腺分泌作用或是利湿排毒富含锌的食物；少吃脂肪类食物、糖和巧克力；不饮酒，不吃辛辣、酸、刺激性食物；忌食性温助热、煎炸炒爆、香燥助火及过咸的食物。

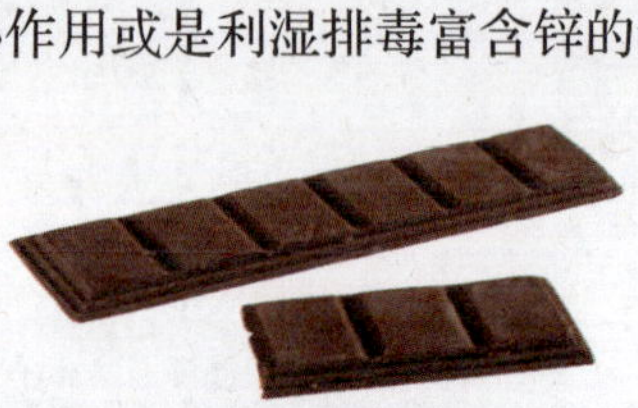

推荐药膳养生方

鱼腥草甜汤

材料

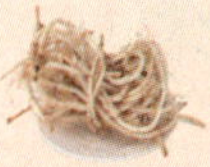
鱼腥草15克

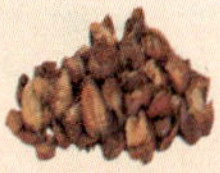
山楂15克

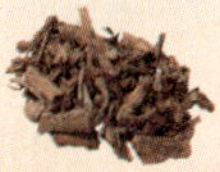
地骨皮9克

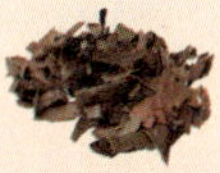
枇杷叶9克

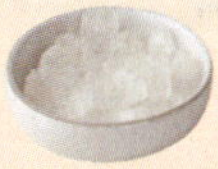
冰糖适量

做法 鱼腥草洗净沥干水，与山楂、地骨皮，枇杷叶共入锅，加水适量，中火煎20分钟，弃渣，可加入少量冰糖，饮汁。每日2次，连服数日。

枇杷石膏粥

材料

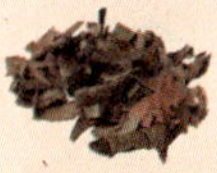
枇杷叶10克

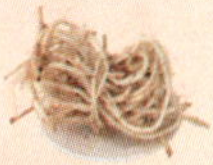
鱼腥草100克

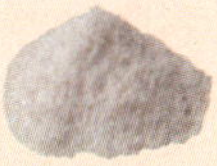
石膏30克

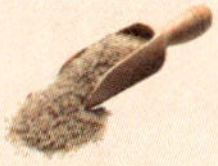
粳米100克

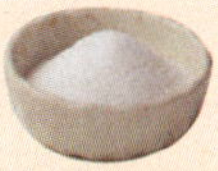
白糖适量

做法 将枇杷叶、鱼腥草、石膏水煎取汁，放入粳米煮粥，可加入白糖调味。分2次服。

黄瓜芦荟粥

材料

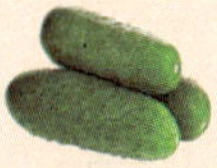
黄瓜20克

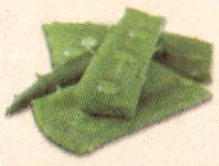
芦荟20克

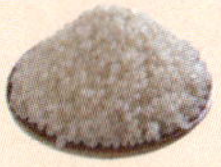
大米80克

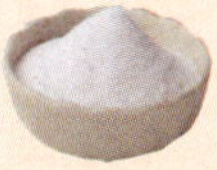
盐2克

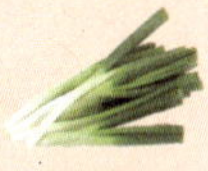
葱少许

做法 大米洗净，泡发；芦荟洗净，切成小粒备用；黄瓜洗净，切成小块；葱洗净，切花。锅置火上，注入清水，放入大米煮至米粒熟烂后，放入芦荟、黄瓜。用小火煮至粥成时，调入盐入味，撒上葱花即可食用。

萝卜炖排骨

材料

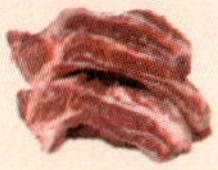
排骨250克

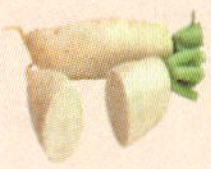
白萝卜200克

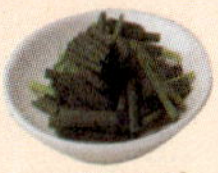
葱段适量

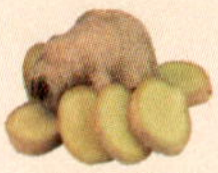
姜片适量

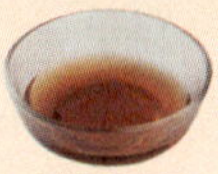
料酒适量

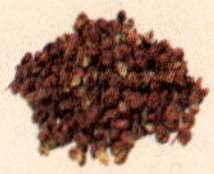
花椒适量

做法 白萝卜去皮洗净切块；排骨剁成小块，氽水后洗净，重新入开水锅中，放葱段、姜片、料酒、花椒，用中火炖煮烂熟后，捞出去骨，投入白萝卜，炖15分钟，至肉烂、白萝卜软，加盐调味即成。

翠玉蔬菜汤

材料

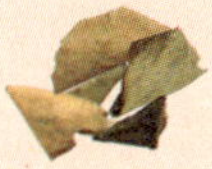
西瓜皮100克

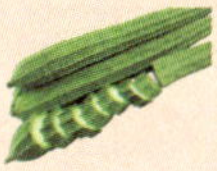
丝瓜100克

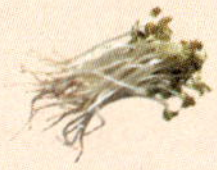
黄豆芽30克

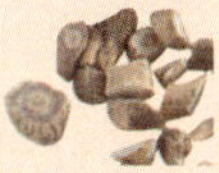
板蓝根 8 克

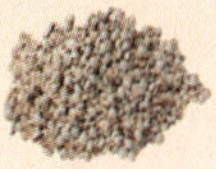
薏米10克

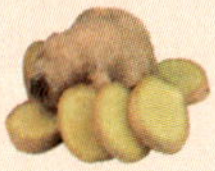
嫩姜丝5克

做法 西瓜皮洗净，取白肉切片；丝瓜洗净，去皮，取翠绿部分切丝；黄豆芽洗净，去除根须；板蓝根洗净棉布袋中，和薏米同煮后取汁。将药汁和薏米放入锅中加热，加西瓜皮、丝瓜丝和黄豆芽煮沸，加入盐、嫩姜丝拌匀即可。

湿疹

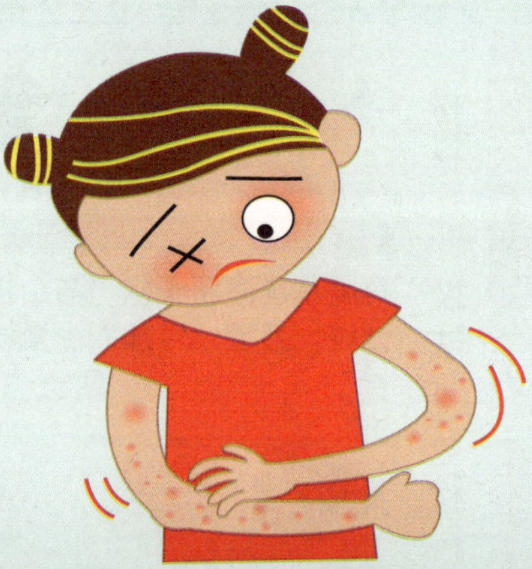

【病症简介】湿疹是由多种内、外因素引起的浅层真皮及表皮炎。其临床表现具有对称性、渗出性、瘙痒性、多形性和复发性等特点。一般多发生于儿童、青年人和老年人身上。湿疹可发生于任何季节，但常在冬季复发或加剧有渗出倾向，慢性病程，易反复发作常在红斑基础上有针头到粟粒大小的丘疹，严重时发展到渗液或者结痂。

临床表现

◎湿热型发病迅速，皮肤灼热红肿，或见大片红斑、丘疹、水疱、渗水多，甚至黄水淋漓，黏而有腥味；血风型全身起红丘疹，搔破出血，渗水不多，舌质红，苔薄白或薄黄，脉弦带数；脾湿型皮肤黯淡不红，搔痒后见渗水，后期干燥脱屑，瘙痒剧烈。

致病原因

◎①日光、湿热、干燥、搔抓、摩擦、化妆品、肥皂、皮毛、燃料、人造纤维等均可诱发湿疹。②内分泌，代谢及胃肠功能障碍，感染病灶等。③神经因素如忧虑、紧张、情绪激动、失眠、劳累等也可能导致湿疹。

宜吃食物

◎绿豆芽、薏米、绿豆、冬瓜、瓠子、丝瓜、西瓜、苦瓜、黑木耳、胡萝卜、西红柿、土豆、豆腐、玉米须、枸杞、蛇肉、鲫鱼、泥鳅、鸭肉、梨、枇杷、柿子、草莓、橘子等。

忌吃食物

◎鸡蛋、猪头肉、猪肥肉、猪油、螃蟹、虾、蜂蜜、荔枝、红枣、樱桃、葱、姜、茄子、洋葱、大蒜、芥菜、香椿、韭菜、莴笋、蘑菇、竹笋、辣椒、芥末、胡椒、花椒、银耳、酒等。

食养原则

可食用增强机体的抗过敏能力的中药材和食材，如枳实、防己、人参、甘草等。湿疹患者常因剧烈瘙痒而痛苦不堪，应服用可止痒的中药材和食材；宜吃具有清热、利湿作用的食物；宜吃富含维生素和矿物质的食物；慎食海鲜、发物、油腻食物和刺激性食物；慎食钠和糖含量高的食物等。不饮酒，不喝浓茶、咖啡。不吃酸、辣菜肴或其他刺激性食物。

推荐药膳养生方

归芪瘦肉汤

材料

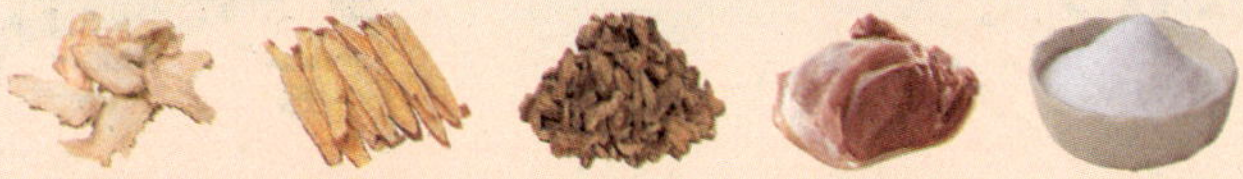

当归20克 黄芪20克 防风10克 猪瘦肉60克 盐适量

做法

将当归、黄芪、防风洗净；猪瘦肉洗净，切块。将当归、黄芪、防风与猪瘦肉一起炖熟。最后加盐调味即可。

爽口蔬菜泥

材料

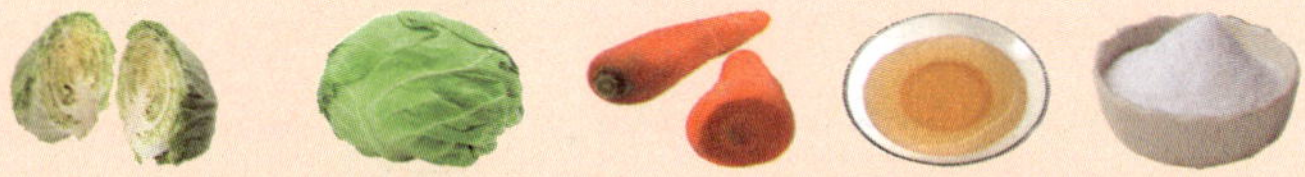

新鲜白菜100克 卷心菜100克 胡萝卜100克 蜂蜜少许 盐少许

做法

将上述菜洗净切碎倒入煮开的水中，15分钟即熟，取出捣成泥加盐。将菜洗净切碎，按两碗菜一碗水的比例，先煮开水后加菜，煮5分钟即可食用。饮汤时可加适量蜂蜜。

黄柏绿豆汤

材料

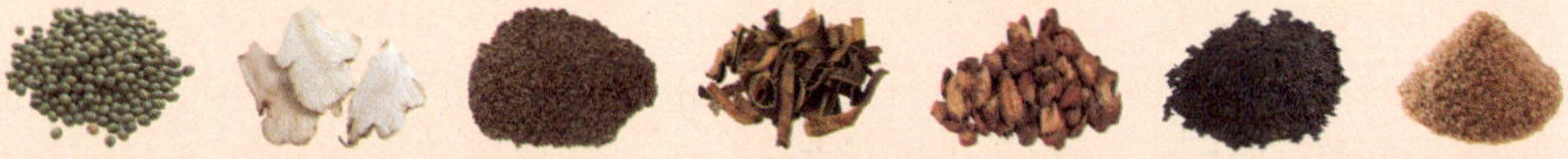

绿豆150克 土茯苓15克 地肤子15克 黄柏15克 山楂15克 车前子15克 红糖适量

做法

将土茯苓、地肤子、黄柏、山楂、车前子分别洗净，沥水；绿豆洗净，泡发备用。土茯苓、地肤子、黄柏、山楂、车前子加水煮开，转入慢火熬20分钟，滤取药汁。药汁加泡好的绿豆放入锅中煮烂，加适量红糖即可。

枳实薏米粥

材料

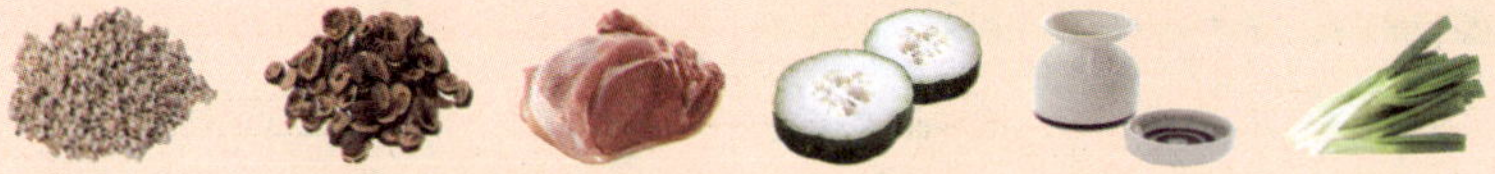

薏米50克 枳实50克 猪瘦肉50克 冬瓜适量 绍酒5克 葱8克

做法

薏米泡发洗净；枳实洗净；冬瓜去皮洗净切丁；猪瘦肉洗净切丝；葱洗净，切花。锅置火上，倒入清水，放入薏米，以大火煮至米粒开花。再加入冬瓜煮至浓稠状，入猪肉丝、枳实煮至熟，调入盐、绍酒拌匀，撒上葱花即可。

龙胆草炖鸭

材料

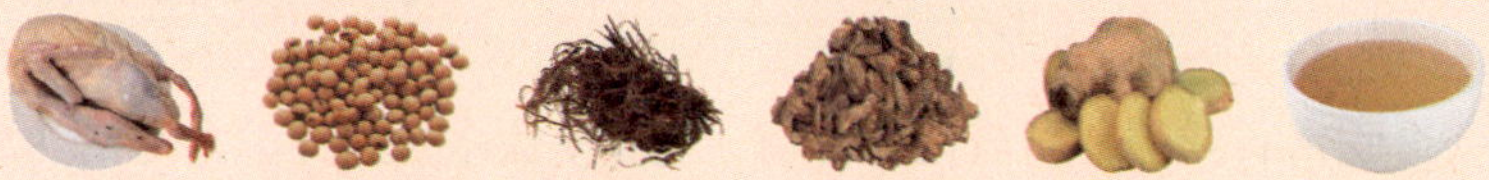

鸭半只 黄豆200克 龙胆草10克 防风10克 姜片5克 上汤750克

做法

将鸭治净斩块；黄豆、龙胆草、防风均洗净，备用。鸭块与黄豆一起放入沸水锅中氽水后捞出。上汤倒入锅中，放入鸭块、黄豆、龙胆草、防风、姜片，炖上1小时后加盐、味精调味即可。

荨麻疹

【病症简介】荨麻疹俗称风团、风疹团、风疙瘩、风疹块，是一种常见的皮肤病。任何人均可发生。要想防止荨麻疹，就要多吃含有丰富维生素的新鲜蔬果或是服用维生素C，或是维生素B_6；多吃碱性食物等。可采用冷敷，或是涂抹碱性物质，如氧化镁乳液，来减轻荨麻疹症状。

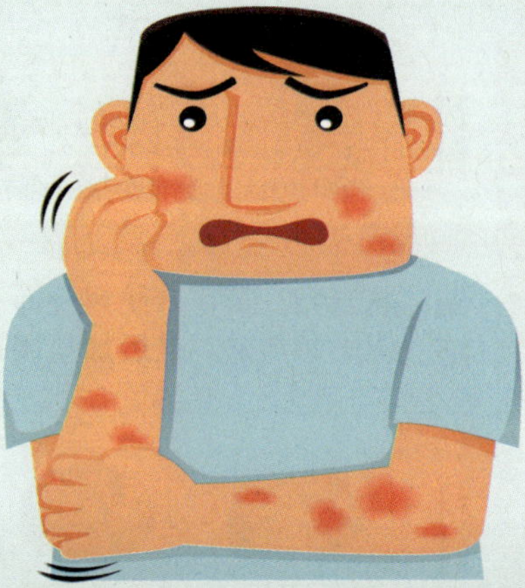

临床表现

◎常突然发生，成批出现，呈鲜红色、淡红色或苍白色斑片，于数小时至10多小时内消失，一天内可反复发作几次，伴剧烈瘙痒。在搔抓或受到机械刺激后，皮肤上可出现条状疹团，即“划痕征”。

致病原因

◎由于过敏、自身免疫、药物、饮食、吸入物、感染、物理刺激、昆虫叮咬等原因引起肥大细胞依赖性和非肥大细胞依赖性导致的炎症介质的释放，造成血管扩张、血管通透性增加、炎症细胞浸润而造成。

宜吃食物

◎马蹄、香菜、冬瓜、竹笋、香菇、荠菜、绿豆、樱桃、鸽蛋、鲫鱼、猪肝、虾、荔枝、牛奶、赤小豆、菠菜、红苋菜、西红柿、西瓜、黄瓜、梨、香醋、鲤鱼、鲢鱼、青鱼、猪瘦肉等。

忌吃食物

◎狗肉、羊肉、鸡蛋、桂皮、辣椒、胡椒、茴香、花椒、洋葱、韭菜、葱、酸石榴、李子、梅子、猪肥肉、猪油、烤鹅、糍粑、糯米饭、年糕、炒花生、炒瓜子、炒黄豆、炒蚕豆、爆玉米花等。

食养原则

饮食宜清淡，多吃富有营养，易消化的食物，适宜多饮水及果汁，多吃清热、祛湿、利尿的食物；适宜多摄入含膳食纤维多的食物，有助于通便与毒素的排出。忌食辛辣、煎炸、刺激性、燥热的食物，以免助热生风，诱发或加重病情；忌食海鲜类等过敏食物，如虾、蟹；以免过敏而诱发或加重病情。

推荐药膳养生方

白及煮鲤鱼

材料

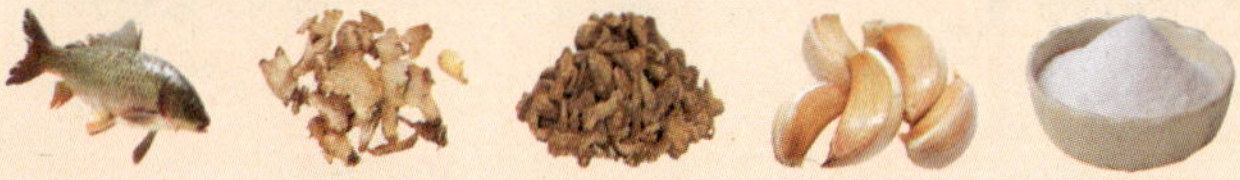

鲤鱼1条　白及15克　防风15克　大蒜10克　盐适量

做法

将鲤鱼去鳞、鳃及内脏，洗净，切成段。白及、防风、大蒜洗净，备用。鲤鱼与大蒜、白及、防风一同煮汤，鱼肉熟后调入少许盐，即可食用。

马蹄煲乳鸽

材料

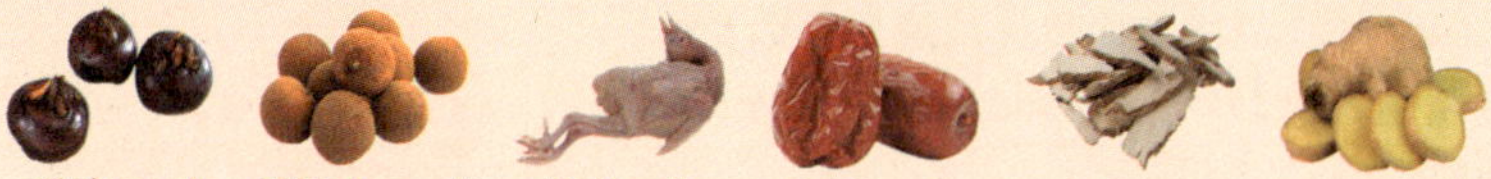

马蹄200克　桂圆肉150克　乳鸽1只　红枣10克　白芷20克　姜10克

做法

马蹄、红枣、白芷洗净；乳鸽洗净，开水汆烫；姜洗净切片；桂圆肉切块。砂锅置于旺火上，放入高汤、姜片、乳鸽、桂圆肉、红枣、白芷、马蹄，大火炖开后转用小火煲约90分钟，调入盐、鸡精、胡椒粉，淋入香油即可。

银花绿豆粥

材料

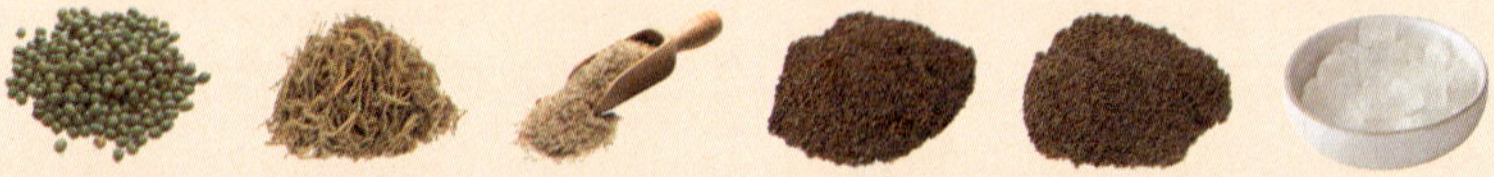

绿豆　金银花各50克　粳米100克　蛇床子10克　地肤子10克　冰糖适量

做法

先将绿豆洗净，浸泡半天；粳米淘洗干净，备用。金银花、蛇床子、地肤子洗净，加水煎汁，取汁备用。取药汁与淘洗干净的粳米、绿豆一同煮粥，煮熟烂后加入冰糖即可。

薏米冬瓜粥

材料

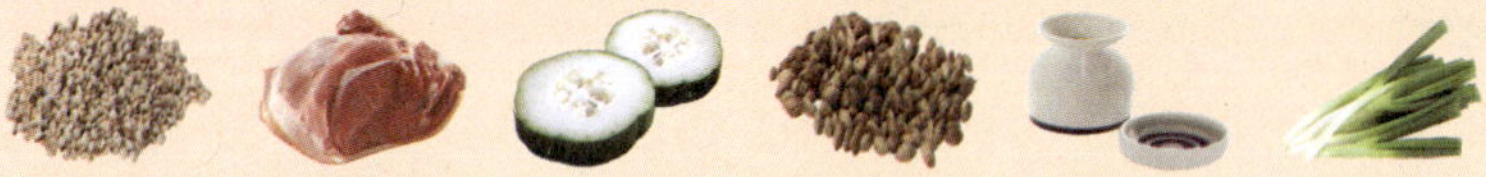

薏米80克　猪瘦肉适量　冬瓜适量　苍耳子20克　绍酒5克　葱8克

做法

薏米泡发洗净；冬瓜去皮洗净切丁；猪瘦肉洗净切丝；苍耳子洗净；葱洗净切花。将苍耳子装入纱布袋放入锅里，煮15分钟后捞出纱布袋，放入薏米煮至开花。再加入冬瓜、猪肉丝煮至熟后，调入盐、绍酒、葱花即可。

鲜活美颜茶

材料

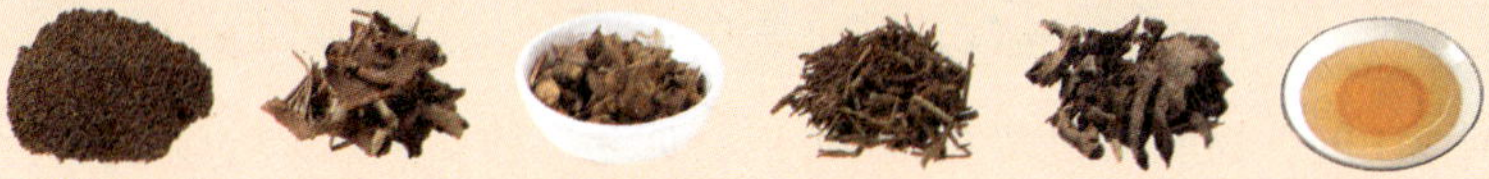

地肤子15克　知母10克　黄芩10克　瞿麦10克　升麻10克　蜂蜜少许

做法

将以上所有药材洗净。放入全部药材至锅中，加入清水800毫升，煮取药汁300毫升，调入蜂蜜即可。分三次温服。

黄褐斑

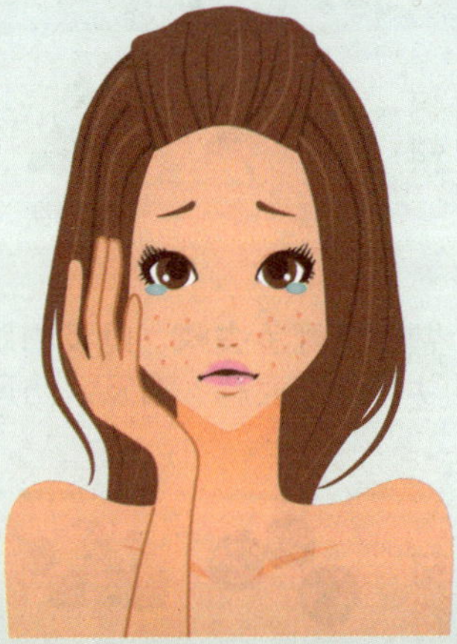

【病症简介】黄褐斑俗称"肝斑""妊娠斑"，它是由于皮肤黑色素增多而不能及时排出，沉积于面部所引起的一种常见皮肤病。黄褐斑主要发生在颧部、颊部、颏部、鼻和前额等部位，分布多为对称性。选用柠檬制成的洁面和沐浴产品能够使皮肤变得滋润光滑，柠檬含有枸橼酸，可有效防止皮肤色素沉着，防止黄褐斑的形成。

临床表现

◎面部出现色素沉着斑，呈黄褐色或深褐色斑片，形状不规则，表面光滑，无鳞屑，可融合成大片，患者无自觉症状或全身不适。慢性经过，日晒后加重。一部分由于分娩后或停用避孕药后可缓慢消退。

致病原因

◎黄褐斑的产生与内分泌失调有密切的关系，女性激素水平异常、月经不调或肝功能不好都可能出现黄褐斑。此外，慢性病、阳光照射、各种电离辐射以及不良的生活习惯也会引发或加重本病。

宜吃食物

◎胡萝卜、白萝卜、豌豆、冬瓜、苦瓜、丝瓜、黄瓜、豆芽、蘑菇、山药、红薯、芦笋、包菜、花菜、花生、猕猴桃、草莓、西红柿、橘子、红枣、枸杞、醋、新鲜豆腐、猪蹄、猪皮等。

忌吃食物

◎芹菜、茴香、香菜、桃子、动物肝脏、豆类制品等。忌食辛辣刺激食物，忌烟酒。

食养原则

多吃富含维生素E的食物能抑制黑色素的形成，加速黑色素从表皮经血液循环排出体外。多吃富含维生素C的食物，能淡化和分解已经形成的黑色素，美白皮肤。而像动物肝脏、豆类制品、桃子等所含有的铜或锌则会使皮肤变黑。其次，芹菜、茴香、香菜等食物会促进肌肤在受到日照后产生黄褐斑、黑斑，属于感光食物，要少吃。

推荐药膳养生方

清热除斑汤

材料

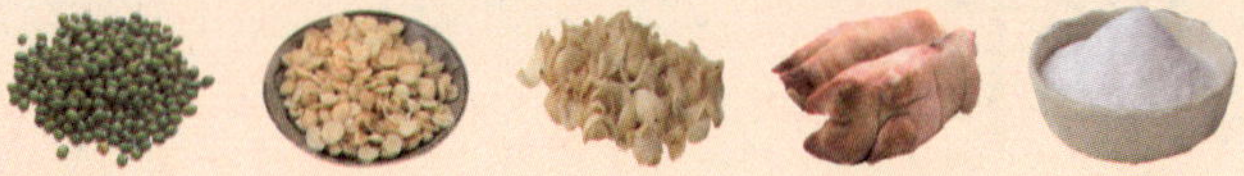

绿豆30克　杏仁30克　百合30克　猪蹄450克　盐适量

做法 将食材洗净；猪蹄砍成块，氽烫后捞起备用；将所有材料放入煲中，注入水，以文火煲至豆类和猪蹄软烂；加盐调味即可。

莴笋拌蛰皮

材料

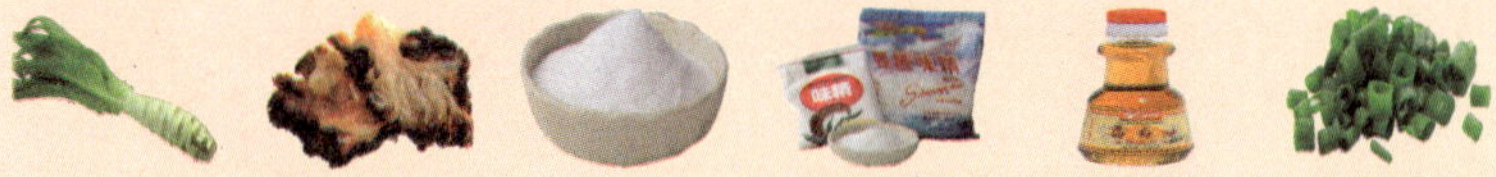

莴笋200克　海蜇皮100克　盐适量　味精适量　麻油适量　葱花适量

做法 将莴笋去皮，洗净，切细丝，用盐腌渍一下，挤去水分；将泡发的海蜇皮洗净泥沙后切丝；将莴笋丝、海蜇丝拌合在一起，加精盐、味精、葱花调味，淋上适量麻油，拌匀即可。

山药排骨煲

材料

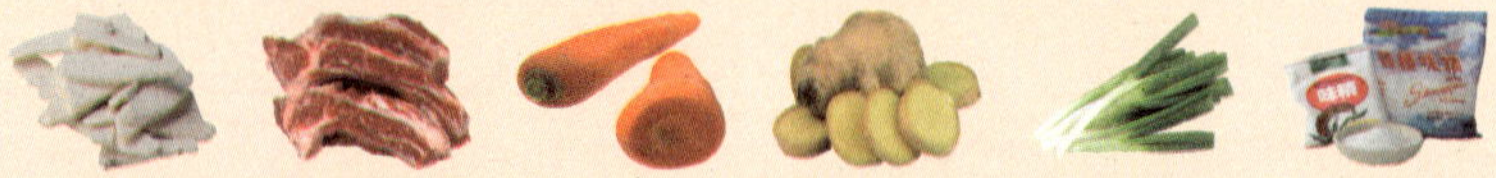

山药100克　排骨250克　胡萝卜1个　生姜5克　葱6克　味精3克

做法 排骨洗净，砍成段，胡萝卜、山药均去皮洗净切成小块；锅中加油烧热，下入姜片爆香后，加入排骨后炒干水分；再将排骨、胡萝卜、山药一起放入煲内，以大火煲40分钟后，调入味即可。

西红柿肉汤

材料

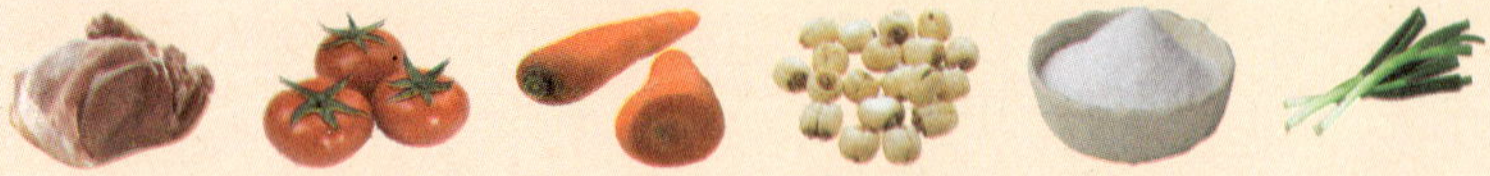

鲜猪肉50克　西红柿200克　胡萝卜30克　莲子25克　盐8克　葱1根

做法 瘦肉洗净，抹干水，用盐腌渍过夜，第二天切小块；西红柿洗净切块；胡萝卜去皮，洗净，切厚块；葱洗净切花；莲子洗净；将咸肉、红萝卜、莲子放入清水锅内煮熟，放入葱花，加油、盐调味即可。

苦瓜炖豆腐

材料

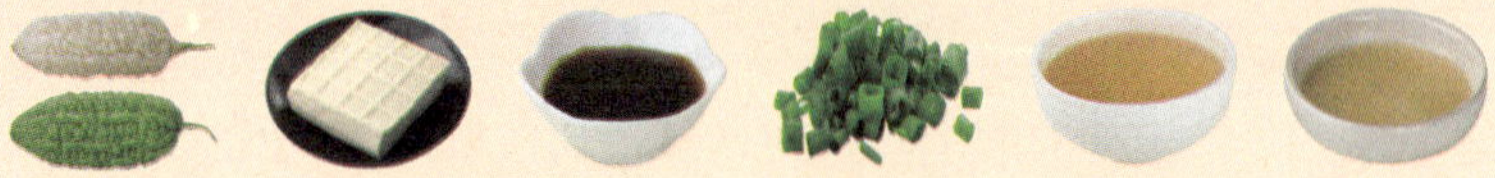

苦瓜250克　豆腐200克　酱油适量　葱花适量　高汤适量　香油适量

做法 苦瓜洗净，去子、切片，豆腐切块；烧开食油，将瓜片倒入锅内煸炒，加盐、酱油、葱花等作料，添高汤；放入豆腐一起炖熟，淋香油调味即可。

牛皮癣

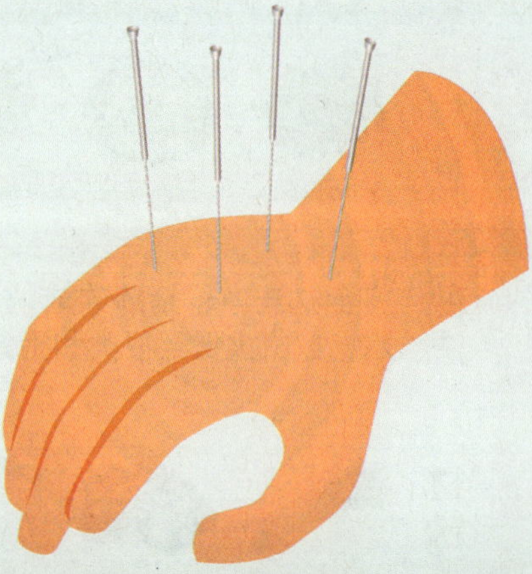

【病症简介】牛皮癣又叫银屑病，是一种常见的慢性炎症性皮肤病。它属于多基因遗传的疾病，可由多种激发因素，如创伤、感染、药物等都可能在易感个体中诱发该病。典型的皮肤表现是境界清楚的具有银白色鳞屑的红色斑块。轻者可表现为几个银币大小的肘膝部位斑块，重者也可以全身皮肤受累。

临床表现

◎初起为红色丘疹，扩大后形成大小不等的斑片，上面有银白色鳞屑，层层相叠如云母状。如将鳞屑刮去，基底露出鲜红、平滑光亮的薄膜，再刮即有点状出血现象。皮疹呈滴状、钱币状、地图状等多种形态。好发于头皮、四肢，常呈不对称分布。

致病原因

◎目前在临床上病因尚不明确，可能与病毒和链球菌感染、遗传、脂肪代谢障碍以及内分泌腺或胸腺机能障碍有关。季节改变、精神创伤、外伤、预防接种等也能诱发本病。任何年龄段的人群都可发病，男性多于女性。牛皮癣春冬季节容易复发或加重，而夏秋季节多有缓解。

宜吃食物

◎苹果、香蕉、橙子、薏米、山楂、南瓜、苦瓜、胡萝卜、小白菜、油菜、花菜、大蒜、甘草、绿茶、瘦肉、乳类、鸡蛋、豆类等。

忌吃食物

◎酒类、辣椒、生姜、肥肉、虾、螃蟹、狗肉、牛肉等。

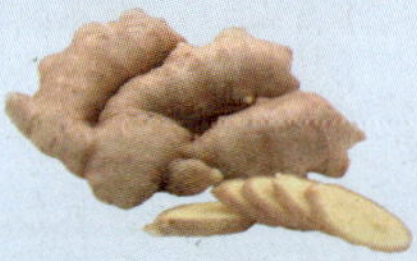

食养原则

牛皮癣患者宜食具有抗感染功能的中药材和食材，宜食具有调节内分泌功能的中药材，宜食含有大量维生素和矿物质的食物，宜食富含钙的食物；慎食辛辣油腻的食物，慎食海鲜和肉类。

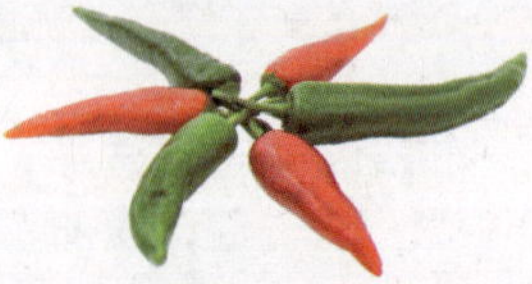

推荐药膳养生方

洋葱炒芦笋

材料

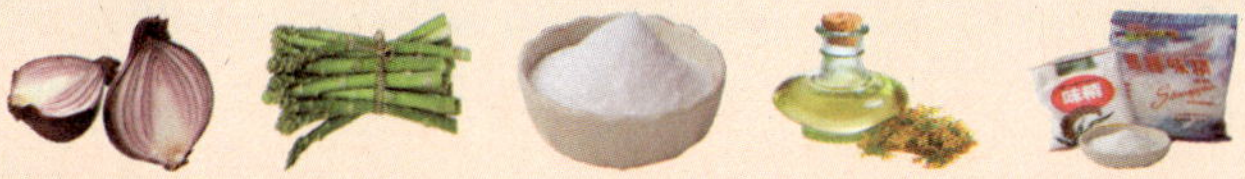

洋葱150克　芦笋200克　盐3克　植物油少许　味精少许

做法

芦笋用清水洗净，切段；洋葱用清水洗净，切片。锅洗净，置于火上，注入适量清水，以大火烧开，下入芦笋段稍焯后捞出沥水。锅中加适量植物油烧热，下入洋葱爆炒香后，再下入芦笋稍炒，加入盐、味精炒匀即可。

苦瓜瘦肉汤

材料

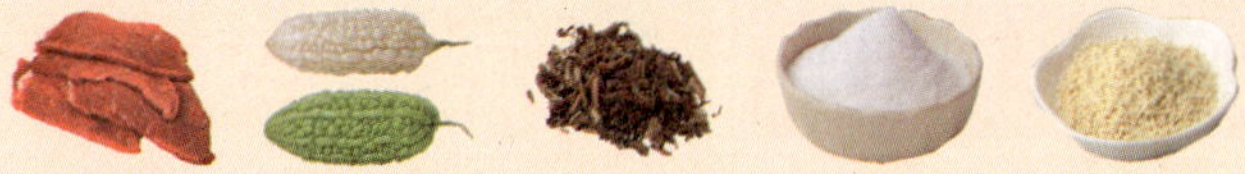

瘦肉400克　苦瓜200克　败酱草100克　盐5克　鸡精5克

做法

瘦肉洗净，切块，汆去血水；苦瓜洗净，去瓤，切片；败酱草洗净，切段。锅中注水，烧沸，放入瘦肉、苦瓜慢炖。1小时后放入败酱草再炖30分钟，加入盐和鸡精调味即可。

酒醉冬笋

材料

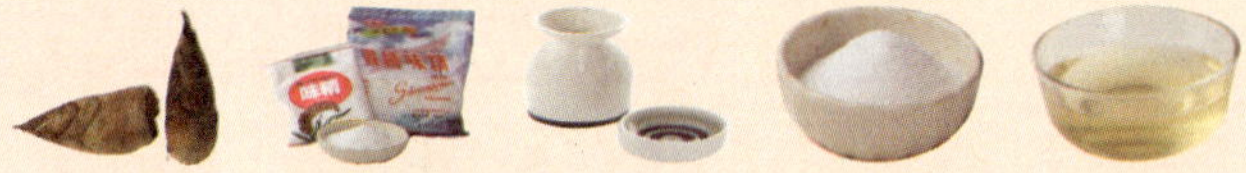

冬笋500克　味精适量　白酒适量　白糖适量　鸡油适量

做法

将冬笋放入沸水锅中焯烫捞出，用冷水冲凉，切成薄片备用。2.把冬笋放入小碗里，加味精、盐、白糖、白酒、鸡油拌匀。3.盖上碗盖，上笼蒸20分钟，取出凉凉装盘即可。

红枣炖鸽肉

材料

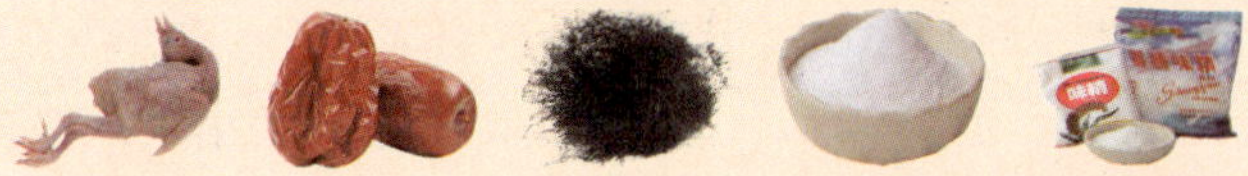

鸽子1只　红枣15枚　发菜10克　盐适量　味精适量

做法

把鸽子洗净，与红枣、发菜一起，加水炖至鸽肉酥烂，调味即成，饮汤吃鸽肉、红枣。

葛根花粉粥

材料

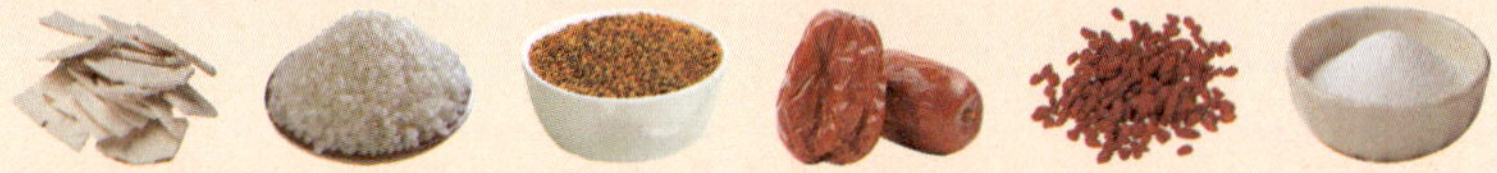

葛根30克　大米100克　花粉1勺　红枣3枚　枸杞5克　白糖适量

做法

将大米洗净，泡发。将葛根洗净，沥干，研成粉末。红枣、枸杞洗净。将大米与葛根粉、花粉、红枣、枸杞同入砂锅内，加600毫升水，用小火煮至粥稠，调入适量白糖即可。

冻疮

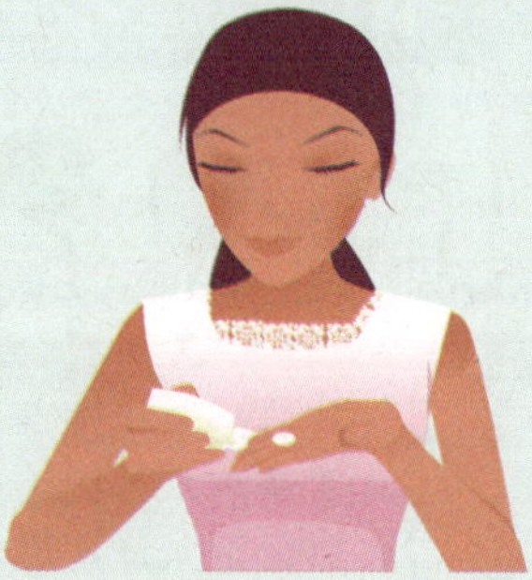

【病症简介】冻疮是由于冬季气候寒冷，外露的皮肤受到寒冷的侵袭，皮下小动脉发生痉挛收缩，造成血液瘀滞，使局部组织缺氧，导致组织细胞受到损害而致。可用生姜片或辣椒涂擦易患冻疮的部位，每日2次，可减轻或避免冻疮的发生。

临床表现

◎冻疮初起时为局部性蚕豆至指甲盖大小紫红色肿块或硬结，边缘鲜红，中央青紫，触之动脉冰冷，压之退色，去压后恢复较慢，自觉局部有胀感、瘙痒。

致病原因

◎中医认为冻疮是由于暴露部位御寒不够，寒邪侵犯，气血运行，凝滞而引起，且与患者体弱少动或过度劳累密切相关。

宜吃食物

◎羊肉、狗肉、生姜、白酒、丁香、胡椒、花椒、辣椒、桂圆、茴香、韭菜、鹿肉、肉桂等。

忌吃食物

◎西瓜、生黄瓜、香蕉、花红、柿子、绿豆、海带、蚌、田螺、螃蟹、蚬等。

推荐药膳养生方

花椒猪脚冻

材料

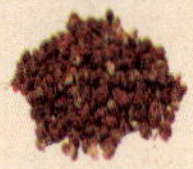
花椒1大匙

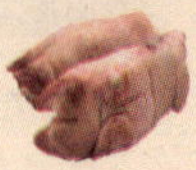
猪蹄500克

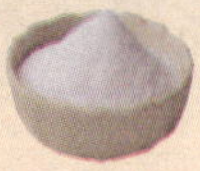
盐1小匙

做法

猪蹄洗净，切小块，加花椒腌渍。猪蹄加水煮至汤汁浓稠。倒入容器内，待冷却即成花椒猪脚冻，切块食用。

肉桂鲜奶茶

材料

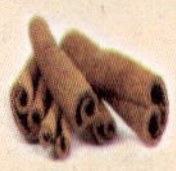
肉桂棒2根

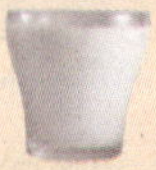
鲜奶300毫升

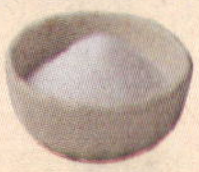
白糖少许

做法

鲜奶倒入杯中。将鲜奶放入微波炉中加热后取出。以肉桂棒搅拌，直至肉桂香渗入鲜奶中即成。

碧溪高羊肉

材料

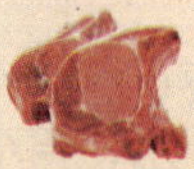
带骨羊肉800克

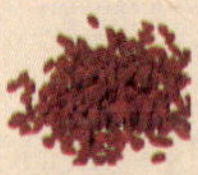
枸杞10克

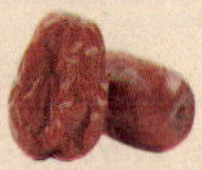
红枣10克

做法

羊肉洗净，切块，汆去血水，捞出沥干；枸杞、红枣洗净泡发。锅中倒水，入羊肉、枸杞、红枣炖煮。加入调味料即可。

白癜风

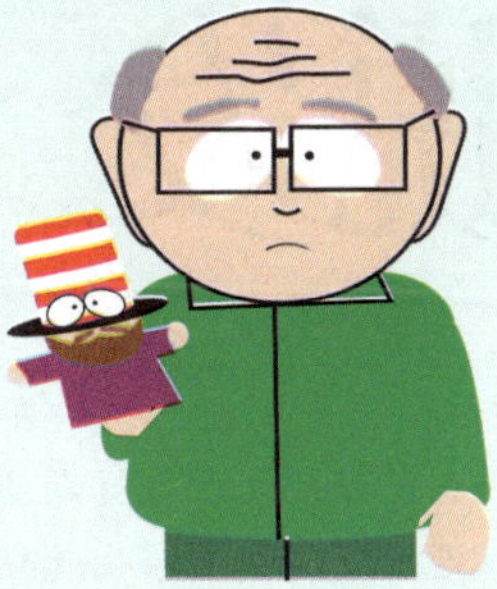

【病症简介】白癜风是一种常见的后天性色素减退性皮肤病，是由于皮肤和毛囊黑色素细胞内的酪氨酸酶系统的功能减退、丧失而引起的黑色素生成障碍，从而产生皮肤色素脱失斑。白癜风患者宜食性清淡的食物，忌食爆炒煎炸的食物。

临床表现

◎头皮、脸部、躯干和四肢等部位出现大小不等、单个或多发的不规则纯白色斑块，白色斑块面积逐渐扩大，数目增多。白斑境界清楚，斑内毛发也呈白色。

致病原因

◎中医认为在里则是由于气阴不足，肝肾亏虚；在表则是由于风邪外候，客于肌表，络脉阻滞，肌肤失于濡养而发为本病。

宜吃食物

◎芹菜、黄瓜、西瓜、丝瓜、猪肝、猪肉、羊肝、牛奶、胡萝卜、黑芝麻、花生、牛肉、兔肉、鸡蛋、鸭蛋、绿豆、豌豆、海带、核桃、贝类食物等。

忌吃食物

◎辣椒、西红柿、橘子、橙子、柚子、杏、山楂、樱桃、猕猴桃、草莓、杨梅、葱、蒜、鱼、虾等。忌烟酒。

推荐药膳养生方

沙苑子猪肝

材料

沙苑子20克

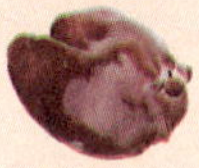
猪肝250克

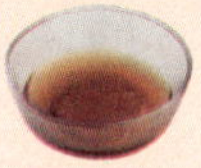
料酒6毫升

做法

沙苑子炒香；猪肝洗净切片。沙苑子放入锅内，加适量水，大火煮沸，用小火煮25分钟，再加入猪肝、料酒，盐、味精煮熟即成。

旱莲草乌鸡

材料

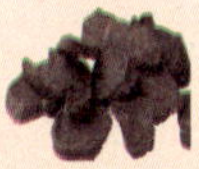
何首乌15克

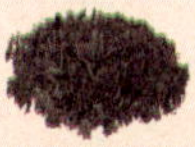
旱莲草5克

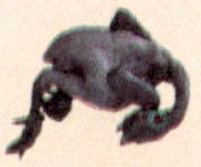
乌鸡1只

做法

乌鸡洗净；将何首乌、旱莲草洗净备用。锅内加适量水，放入乌鸡块和何首乌、旱莲草，用慢火煮熟后即可。每日2次，食肉喝汤。

赤芍桃仁饮

材料

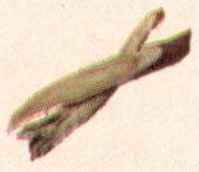
赤芍5克

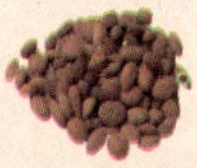
桃仁8克

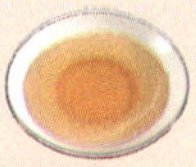
蜂蜜适量

做法

将赤芍和桃仁洗净，研末，装入纱布袋，扎紧。将纱布袋加入壶中，注入热开水，泡半个小时。泡好后取出药袋，加入适量蜂蜜调味。

脱发

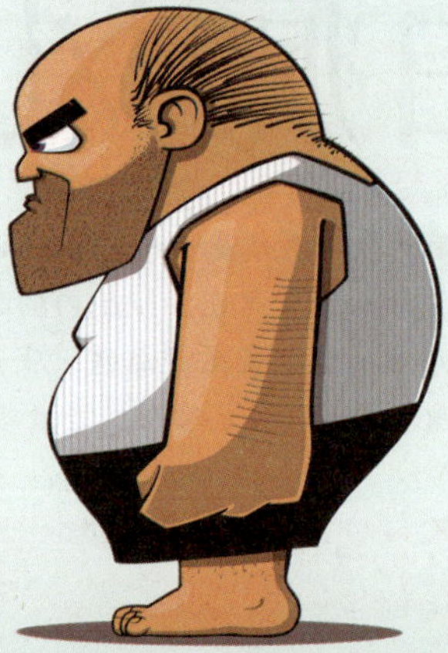

【病症简介】脱发是指头发脱落的现象。正常脱落的头发都是处于退行期及休止期的毛发，由于进入退行期与新进入生长期的毛发不断处于动态平衡。病理性脱发是指头发异常或过度的脱落。任何人群皆可发病，脂溢性脱发以男性多见，脑力劳动者多于体力劳动者。脱发者要保证充足睡眠，不熬夜。

临床表现

◎脱发的主要症状是头发油腻，如同擦油一样，亦有焦枯发蓬，缺乏光泽，有淡黄色鳞屑固着难脱，或灰白色鳞屑飞扬，自觉瘙痒。若是男性脱发，主要是前头与头顶部，前额的发际与鬓角往上移，前头与顶部的头发稀疏、变黄、变软，终使额顶部一片光秃或有些茸毛。

致病原因

◎①病理性原因，由于病毒、细菌、高热使毛母细胞受到损伤。②物理性原因，空气污染物堵塞毛囊导致的脱发。③化学性原因，有害化学物质对头皮组织毛囊细胞的损害导致脱发。④营养性原因，消化吸收机能障碍造成营养不良导致脱发。

宜吃食物

◎阿胶、黑芝麻、黑豆、核桃、葵花子、板栗、花生、黑米、莴笋、枸杞、猪腰、羊腰、瘦肉、菠菜、包菜、紫菜、海带、葡萄、柿子、无花果、柑橘、牡蛎、土豆、豌豆、蚕豆等。

忌吃食物

◎慎食酒、辛辣刺激、肥腻食物，如辣椒、芥末、白酒、肥肉等；慎食酸性过强的食物，如牛肉、金枪鱼、奶酪等。

食养原则

治疗脱发要抵抗毛发衰老，宜食用具有抗衰老的中药材和食材，要食用有补充肾气，调节内分泌功能的中药材和食材，宜多喝生水，多食用含有丰富铁质的食品，多吃含碱性物质的新鲜蔬菜和水果，宜食富含锌的食物，宜食补充维生素E可抵抗毛发衰老，宜食富含维生素B_6的食物等。

推荐药膳养生方

黄精炖白鸽

材料

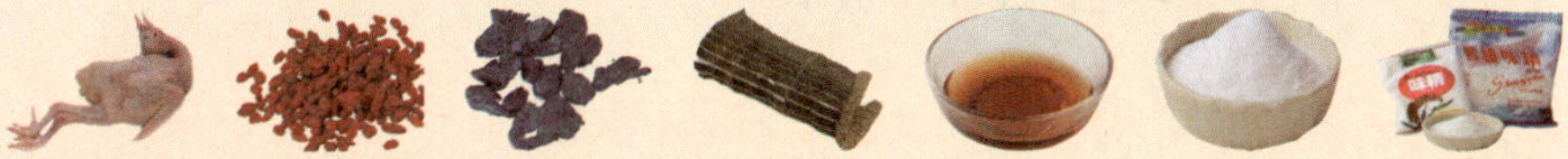

白鸽1只　枸杞20克　黄精15克　杜仲10克　料酒适量　盐适量　味精适量

做法

将白鸽去毛及内脏，洗净，剁成小块；枸杞、黄精、杜仲泡发，洗净；锅中加水烧沸，下入鸽块汆去血水；鸽块放入锅中，加水，再加入黄精、枸杞、杜仲、料酒、盐、味精，煮至熟即可。

胡桃芝麻糊

材料

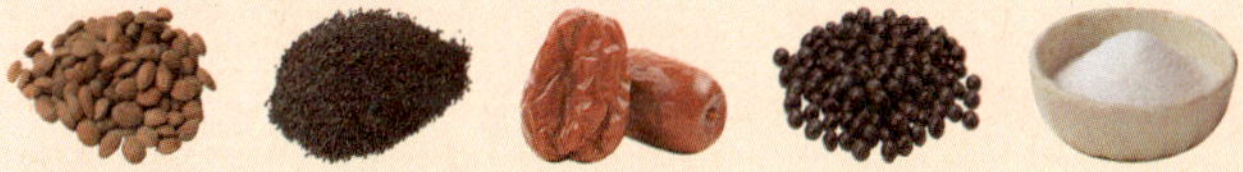

核桃仁50克　芝麻50克　红枣适量　黑豆适量　白砂糖适量

做法

核桃仁洗净，芝麻去杂质，洗净备用；红枣洗净去核；黑豆浸泡软。将核桃、芝麻、红枣、黑豆放入豆浆机内，加水适量，搅打成糊。加入白糖，搅拌均匀即可。

首乌核桃羹

材料

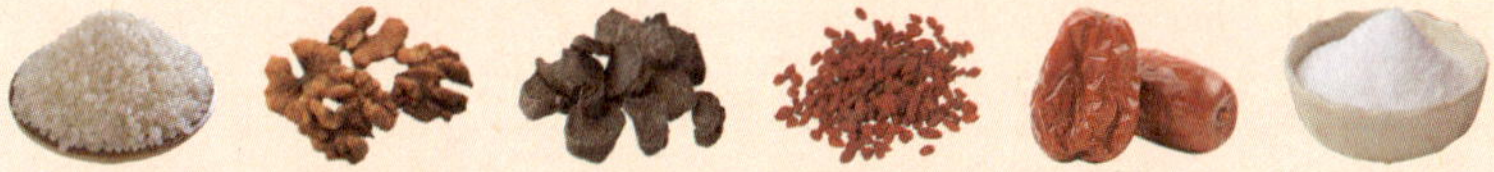

大米100克　核桃50克　何首乌10克　枸杞适量　红枣适量　盐适量

做法

何首乌洗净，加5碗水熬成汤汁，煮沸；去掉渣滓，保留汤汁，备用。将大米淘洗干净，放入锅中，加入备好的何首乌汁、枸杞、红枣一同熬煮约30分钟，直至大米软烂。加入洗净的核桃、盐调味即可。

黑豆乌鸡汤

材料

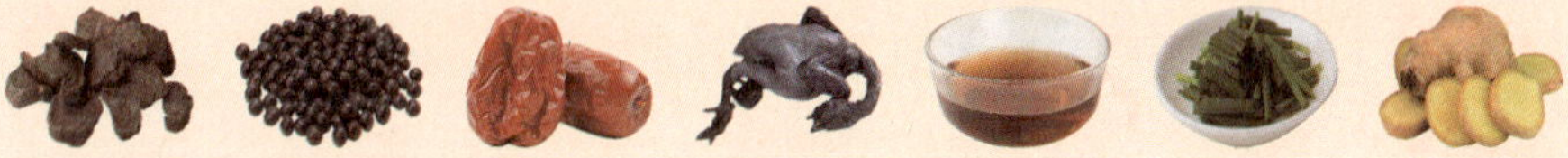

何首乌15克　黑豆50克　红枣10枚　乌鸡1只　黄酒适量　葱段适量　姜片适量

做法

乌鸡清洗干净，斩件；何首乌、黑豆、红枣均洗净。乌鸡、何首乌、黑豆、红枣、黄酒、葱段、姜片及食盐加水烧沸后，改用小火煨至鸡肉熟烂。加葱花、味精调味即可。

菟丝子鳝鱼

材料

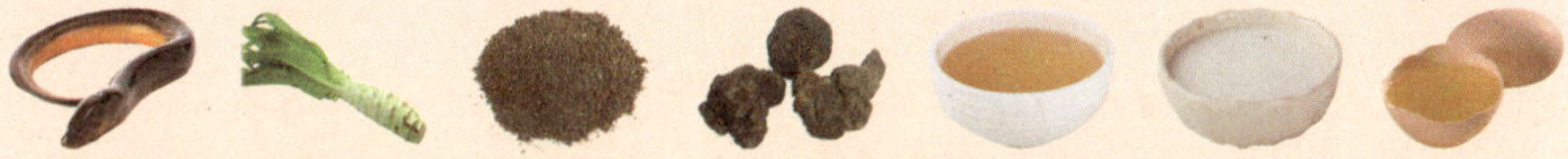

鳝鱼250克　莴笋50克　菟丝子12克　干地黄12克　高汤少许　淀粉少许　蛋清少许

做法

将菟丝子、干地黄洗净，煎两次，过滤取汁；莴笋洗净，备用。鳝鱼切片，加水、淀粉、蛋清、盐煨好放入碗内。炒锅入油烧至七成热，下入鳝鱼、莴笋、药汁，待鱼片泛起即捞出，再放入所有材料调味即可。

图书在版编目（CIP）数据

《黄帝内经》和《本草纲目》中的中药养生全典/
柴瑞震主编.—哈尔滨:黑龙江科学技术出版社,2013.10
ISBN 978-7-5388-7714-4

Ⅰ.①黄… Ⅱ.①柴… Ⅲ.①《内经》—中草药—养
生（中医）②《本草纲目》—中草药—养生（中医）
Ⅳ.①R221②R281.3③R212

中国版本图书馆CIP数据核字(2013)第239608号

《黄帝内经》和《本草纲目》中的中药养生全典

HUANGDINEIJING HE BENCAOGANGMU ZHONG DE ZHONGYAO YANGSHENG QUANDIAN

主　　编　柴瑞震
责任编辑　刘佳琪
封面设计　景雪峰
出　　版　黑龙江科学技术出版社
地址：哈尔滨市南岗区建设街41号 邮编：150001
电话：(0451)53642106　　传真：(0451)53642143
网址：www.lkcbs.cn　　www.lkpub.cn
发　　行　全国新华书店
印　　刷　深圳市鹰达印刷包装有限公司
开　　本　711mm×1016mm　1/16
印　　张　40
字　　数　500千字
版　　次　2014年1月第1版　2014年1月第1次印刷
书　　号　ISBN 978-7-5388-7714-4/R・2220
定　　价　49.80元